U0311889

[illegible] 3

[illegible]

[illegible]

[illegible]

ᠦᠨᠳᠦᠰᠦᠲᠡᠨ ᠦ ᠬᠡᠪᠯᠡᠯ ᠦᠨ ᠬᠣᠷᠢᠶ᠎ᠠ

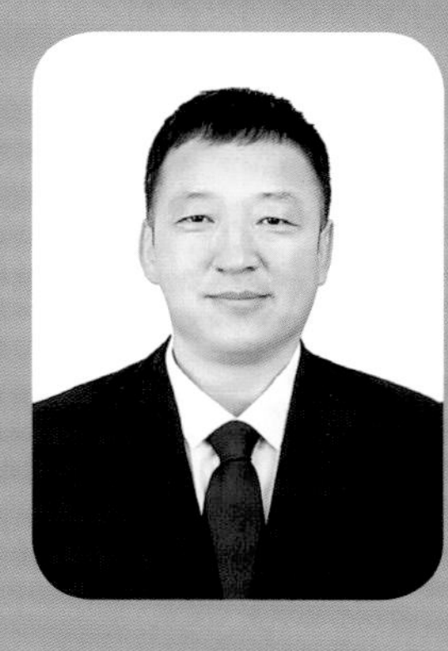

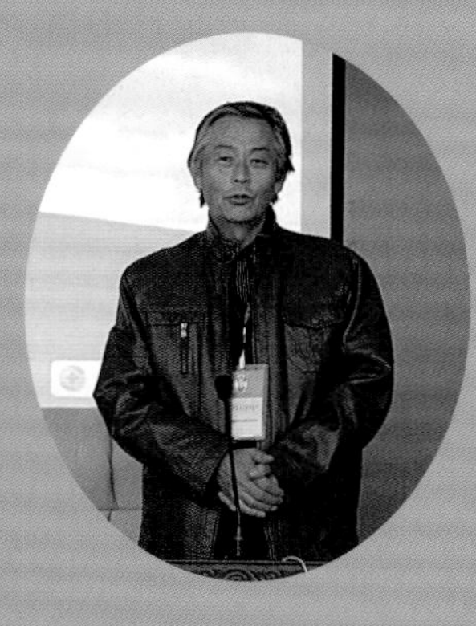

ᠮᠣᠩᠭᠣᠯ ᠡᠮᠨᠡᠯᠭᠡ ᠶᠢᠨ 《ᠳᠠᠷᠠᠨ ᠲᠣᠯᠢ》 ᠶᠢᠨ ᠲᠤᠬᠠᠢ

—— ᠰᠤᠷᠤᠯᠴᠠᠭ᠎ᠠ ᠶᠢᠨ ᠰᠤᠷᠠᠭ ᠳᠤ

ᠪᠠᠷᠢᠮᠲᠠᠯᠠᠭᠰᠠᠨ ᠳᠤ 《ᠲᠠᠨ ᠤ ᠰᠤᠷᠭᠠᠭᠤᠯᠢ ᠶᠢᠨ ᠪᠠᠭᠰᠢ ᠶᠢᠨ ᠰᠤᠷᠭᠠᠯ》 ᠬᠡᠮᠡᠬᠦ ᠨᠣᠮ ᠢ ᠪᠣᠯᠪᠠᠰᠤᠷᠠᠭᠤᠯᠤᠭᠰᠠᠨ ᠤ ᠬᠠᠮᠲᠤ ᠮᠣᠩᠭᠣᠯ ᠡᠮᠨᠡᠯᠭᠡ ᠶᠢᠨ ᠪᠣᠯᠪᠠᠰᠤᠷᠠᠯ ᠤᠨ ᠲᠡᠦᠬᠡ ᠳᠦ ᠴᠢᠬᠤᠯᠠ ᠨᠥᠯᠦᠭᠡ ᠦᠵᠡᠭᠦᠯᠦᠭᠰᠡᠨ ᠪᠠᠶᠢᠨ᠎ᠠ᠂ ᠰᠤᠷᠪᠤᠯᠵᠢ ᠶᠢᠨ ᠬᠡᠪᠯᠡᠯ ᠢ ᠰᠤᠳᠤᠯᠤᠭᠰᠠᠨ ᠪᠣᠯᠤᠨ᠎ᠠ ᠄

ᠮᠣᠩᠭᠣᠯ ᠡᠮᠨᠡᠯᠭᠡ ᠶᠢᠨ ᠰᠤᠳᠤᠯᠤᠯ ᠤᠨ ᠲᠤᠬᠠᠢ ᠰᠤᠳᠤᠯᠭ᠎ᠠ ᠶᠢ ᠰᠢᠨᠵᠢᠯᠡᠬᠦ ᠶᠢᠨ ᠬᠠᠮᠲᠤ᠂ ᠮᠣᠩᠭᠣᠯ ᠡᠮᠨᠡᠯᠭᠡ ᠶᠢᠨ ᠪᠢᠴᠢᠭ᠌ ᠦᠨ ᠰᠤᠳᠤᠯᠤᠯ ᠢ ᠵᠢᠷᠤᠭ᠂ ᠮᠣᠩᠭᠣᠯ ᠡᠮᠨᠡᠯᠭᠡ ᠶᠢᠨ ᠰᠤᠳᠤᠯᠤᠯ ᠤᠨ ᠪᠢᠴᠢᠭᠳᠡᠭᠰᠡᠨ ᠪᠣᠯᠠᠢ ᠄

ᠮᠣᠩᠭᠣᠯ ᠡᠮᠨᠡᠯᠭᠡ ᠶᠢᠨ ᠭᠠᠷᠴᠠᠭ ᠤᠨ ᠬᠡᠷᠡᠭ ᠦᠨ ᠲᠡᠦᠬᠡ ᠶᠢᠨ ᠪᠢᠴᠢᠭ᠌ ᠦᠨ ᠰᠤᠳᠤᠯᠤᠯ ᠤᠨ 1979 ᠣᠨ ᠳᠤ ᠬᠡᠪᠯᠡᠭᠰᠡᠨ᠂ 《ᠮᠣᠩᠭᠣᠯ ᠡᠮᠨᠡᠯᠭᠡ ᠶᠢᠨ ᠰᠤᠳᠤᠯᠤᠯ》 ᠢ ᠪᠣᠯᠪᠠᠰᠤᠷᠠᠭᠤᠯᠤᠭᠰᠠᠨ᠂ ᠮᠣᠩᠭᠣᠯ ᠡᠮᠨᠡᠯᠭᠡ ᠶᠢᠨ ᠬᠡᠷᠡᠭ ᠦᠨ ᠮᠠᠨᠤ ᠪᠣᠯ ᠮᠣᠩᠭᠣᠯ ᠡᠮᠨᠡᠯᠭᠡ ᠶᠢᠨ ᠨᠠᠢ᠌ᠮᠠᠨ ᠪᠣᠯᠵᠡᠢ ᠄

ᠮᠣᠩᠭᠣᠯᠴᠤᠳ ᠤᠨ ᠡᠮᠨᠡᠯᠭᠡ ᠶᠢᠨ ᠬᠡᠷᠡᠭ ᠦᠨ ᠳᠦᠷᠪᠡ · 1588 ᠣᠨ ᠳᠤ ᠰᠢᠷᠡᠭᠡᠲᠦ ᠭᠦᠦᠰᠢ ᠶᠢᠨ ᠣᠷᠴᠢᠭᠤᠯᠤᠭᠰᠠᠨ 《ᠳᠠᠷᠠᠨ ᠲᠣᠯᠢ》 ᠪᠣᠯ ᠮᠣᠩᠭᠣᠯ ᠡᠮᠨᠡᠯᠭᠡ ᠶᠢᠨ ᠰᠤᠳᠤᠯᠤᠯ ᠤᠨ ᠲᠡᠷᠡ ᠰᠠᠢᠢᠨ ᠨᠣᠮ ᠪᠣᠯᠤᠨ᠎ᠠ ᠄

ᠰᠤᠷᠤᠯᠴᠠᠭᠠᠪᠠ᠂ ᠮᠣᠩᠭᠣᠯ ᠬᠡᠯᠡᠨ ᠦ ᠬᠡᠯᠡ ᠵᠦᠢ ᠶᠢᠨ ᠰᠤᠷᠭᠠᠯ ᠤᠨ ᠨᠣᠮ ᠢ ᠪᠣᠯ ᠡᠨᠡ ᠨᠣᠮ ᠤᠨ ᠪᠢᠴᠢᠭᠳᠡᠯ ᠢ ᠰᠤᠷᠤᠯᠴᠠᠬᠤ ᠳᠤ ᠬᠡᠷᠡᠭᠯᠡᠭᠰᠡᠨ ᠪᠣᠯᠪᠠᠰᠤ ᠬᠡᠯᠡ ᠵᠦᠢ ᠶᠢᠨ ᠨᠣᠮ ᠤᠨ ᠣᠨᠴᠠᠯᠢᠭ ᠢ ᠨᠡᠩ ᠰᠠᠢᠨ ᠢᠯᠡᠷᠬᠡᠶᠢᠯᠡᠪᠡ ᠃

ᠮᠣᠩᠭᠣᠯ ᠬᠡᠯᠡᠨ ᠦ ᠬᠡᠯᠡ ᠵᠦᠢ ᠶᠢᠨ ᠰᠤᠷᠭᠠᠯ ᠢ ᠰᠠᠢᠵᠢᠷᠠᠭᠤᠯᠬᠤ ᠳᠤ ᠮᠣᠩᠭᠣᠯ ᠬᠡᠯᠡᠨ ᠦ ᠰᠤᠷᠭᠠᠯ ᠤᠨ ᠨᠣᠮ ᠤᠨ ᠣᠨᠣᠯ ᠤᠨ ᠰᠤᠷᠭᠠᠯ ᠢ ᠪᠠᠷ ᠤᠬᠤᠭᠳᠠᠬᠤᠨ ᠤ ᠬᠠᠮᠲᠤ ᠮᠣᠩᠭᠣᠯ ᠬᠡᠯᠡᠨ ᠦ ᠪᠦᠲᠦᠴᠡ ᠶᠢᠨ ᠵᠦᠢ ᠶᠢ ᠮᠡᠳᠡᠬᠦ ᠬᠡᠷᠡᠭᠲᠡᠢ ᠃

ᠡᠨᠡ ᠨᠣᠮ ᠢ ᠪᠢᠴᠢᠬᠦ ᠳᠤ 《ᠮᠣᠩᠭᠣᠯ ᠬᠡᠯᠡᠨ ᠦ ᠬᠡᠯᠡ ᠵᠦᠢ》《ᠣᠷᠴᠢᠨ ᠴᠠᠭ ᠤᠨ ᠮᠣᠩᠭᠣᠯ ᠬᠡᠯᠡ》《ᠮᠣᠩᠭᠣᠯ ᠬᠡᠯᠡᠨ ᠦ ᠦᠭᠡ ᠵᠦᠢ》 ᠵᠡᠷᠭᠡ ᠨᠣᠮ ᠳᠤ ᠲᠤᠰᠬᠠᠢ ᠰᠤᠷᠤᠯᠴᠠᠭᠰᠠᠨ ᠪᠤᠰᠤᠳ ᠤᠨ ᠰᠤᠷᠭᠠᠯ ᠢ ᠰᠤᠷᠤᠯᠴᠠᠨ ᠬᠡᠷᠡᠭᠯᠡᠭᠰᠡᠨ ᠬᠡᠯᠡ ᠵᠦᠢ ᠶᠢᠨ ᠨᠣᠮ ᠤᠳ ᠢ ᠡᠰᠢ ᠪᠣᠯᠭᠠᠨ ᠦᠵᠡᠯᠴᠡᠭᠰᠡᠨ ᠦ ᠬᠠᠮᠲᠤ ᠪᠢᠴᠢᠭᠰᠡᠨ ᠶᠢ ᠡᠷᠬᠢᠮᠯᠡᠪᠡ ᠃

ᠪᠢᠴᠢᠭ ᠢ ᠬᠡᠪᠯᠡᠬᠦ᠂ ᠬᠡᠪᠯᠡᠯ ᠦᠨ ᠠᠵᠢᠯ ᠢ ᠪᠡᠶᠡᠯᠡᠭᠦᠯᠬᠦ ᠳᠤ ᠲᠤᠰᠠᠯᠠᠵᠤ ᠦᠭᠬᠦᠭᠰᠡᠨ ᠪᠦᠬᠦ ᠨᠥᠬᠦᠳ ᠲᠦ ᠲᠠᠯᠠᠷᠬᠠᠯ ᠢᠶᠠᠨ ᠢᠯᠡᠷᠬᠡᠶᠢᠯᠡᠶ !

ᠮᠣᠩᠭᠣᠯ ᠰᠤᠷᠭᠠᠭᠤᠯᠢ ᠶᠢᠨ ᠮᠣᠩᠭᠣᠯ ᠬᠡᠯᠡ ᠪᠢᠴᠢᠭ ᠦᠨ ᠨᠠᠢᠷᠠᠭᠤᠯᠤᠨ ᠡᠮᠬᠢᠳᠬᠡᠭᠴᠢ

ᠬᠥᠬᠡᠬᠣᠲᠠ ᠳᠤ

2020 ᠣᠨ ᠤ 8 ᠰᠠᠷ᠎ᠠ ᠶᠢᠨ 3 ᠤ ᠡᠳᠦᠷ

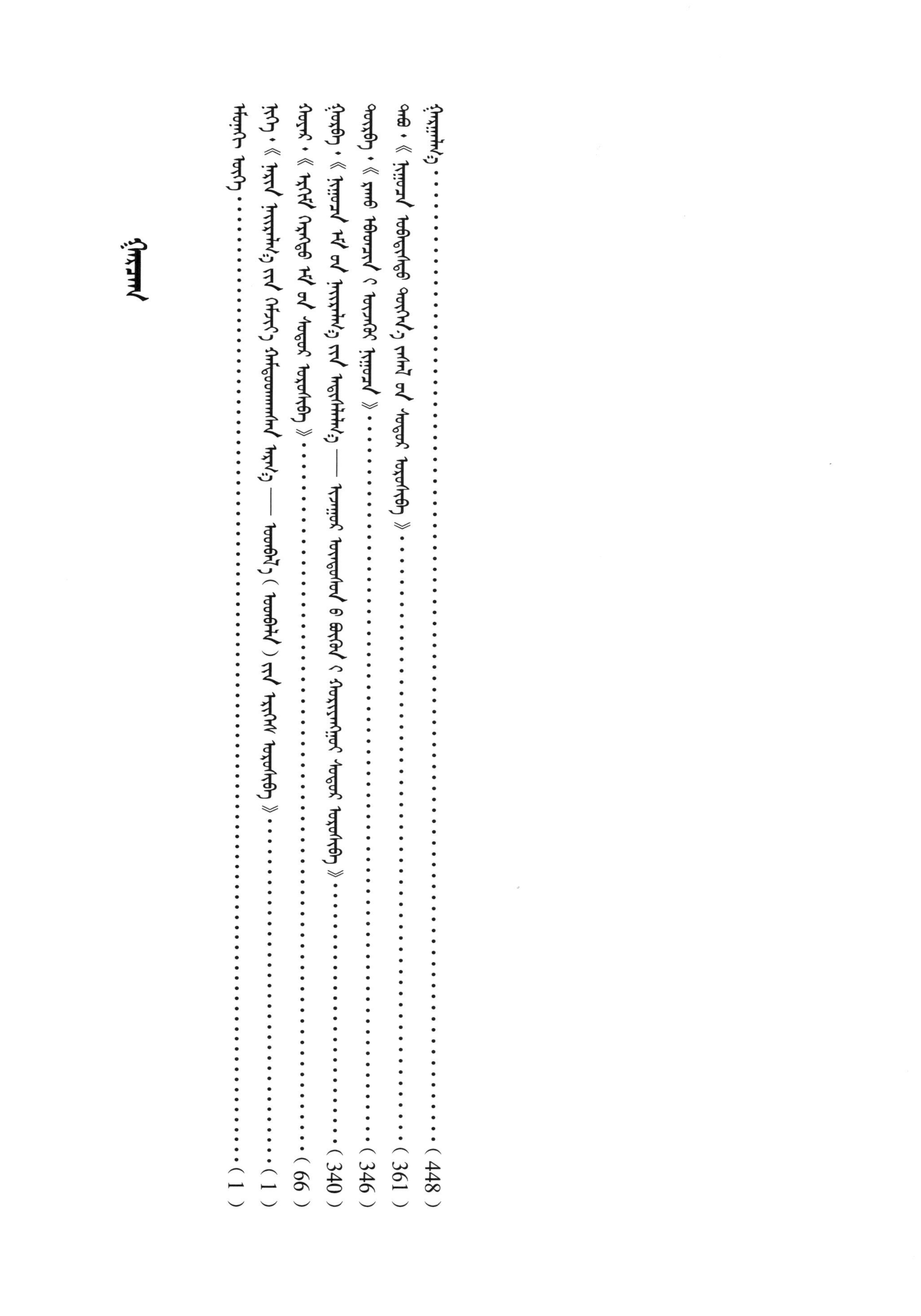

[illegible]

[illegible] ……………………………………………… (1)

[illegible] · 《 [illegible] 》 — [illegible] ([illegible]) [illegible] ([illegible]) [illegible] …………………… (1)

[illegible] · 《 [illegible] 》 ……………………………………… (66)

[illegible] · 《 [illegible] 》 — [illegible] 》 ……………………… (340)

[illegible] · 《 [illegible] 》 ……………………………………… (346)

[illegible] · 《 [illegible] 》 ……………………………………… (361)

[illegible] ……………………………………………… (448)

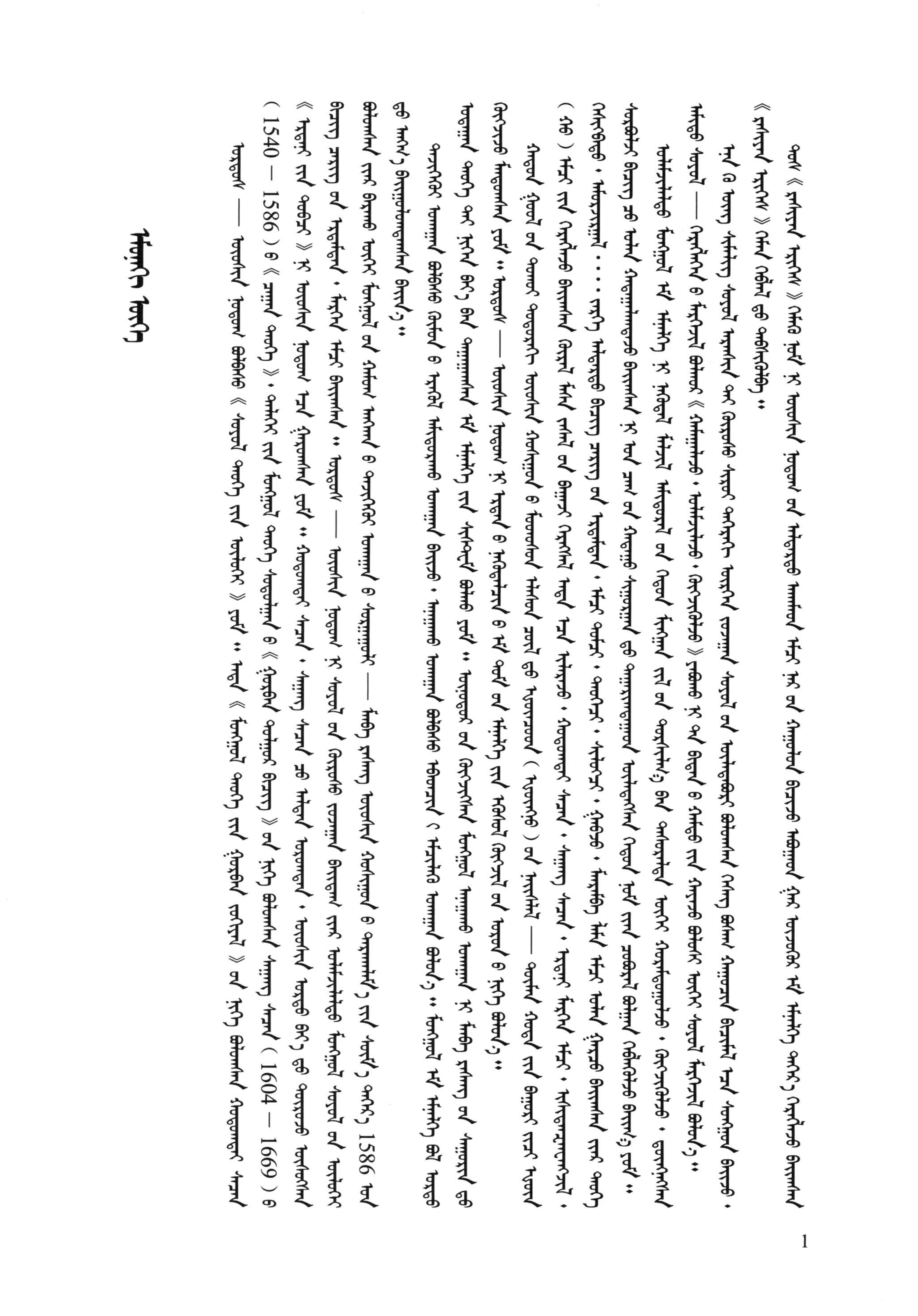

ᠤᠷᠢᠳᠤ ᠦᠭᠡ

[illegible]

[illegible] 1586 [illegible]

[illegible] (1540 — 1586) [illegible] (1604 — 1669) [illegible]

[illegible]

ᠪᠢᠴᠢᠭᠰᠡᠨ 《ᠰᠤᠪᠤᠳ ᠡᠷᠢᠬᠡ》《ᠰᠤᠪᠤᠳ ᠡᠷᠢᠬᠢ》· ᠴᠠᠭᠠᠨ ᠲᠡᠦᠬᠡ 《ᠠᠷᠪᠠᠨ ᠬᠤᠪᠢ ᠶᠢᠨ ᠨᠣᠮ ᠤᠨ ᠴᠠᠭᠠᠨ ᠲᠡᠦᠬᠡ》· ᠭᠤᠴᠢᠨ ᠳᠥᠷᠪᠡᠨ ᠦ 《ᠪᠠᠷᠤᠭᠤᠨ ᠬᠦᠷᠢᠶᠡᠨ》ᠢ ᠪᠠᠷᠤᠭᠤᠨ ᠲᠠᠪᠣᠨᠲᠣ · 《ᠣᠨ (ᠴᠠᠭᠠᠨ)》ᠲᠡᠦᠬᠡ · ᠲᠣᠪᠴᠢ ᠲᠡᠦᠬᠡ · ᠡᠨᠡ ᠲᠡᠦᠬᠡᠨ ᠦ ᠬᠤᠪᠢ ᠶᠢᠨ ᠪᠣᠳᠣᠯᠭ᠎ᠠ ᠲᠡᠷᠡ ᠴᠠᠭ ᠤᠨ ᠰᠤᠷᠭᠠᠭᠤᠯᠢ ᠶᠢ ᠰᠢᠨᠵᠢᠯᠡᠨ ᠰᠣᠳᠤᠯᠬᠤ ᠳᠤ ᠴᠢᠬᠤᠯᠠ ᠬᠡᠷᠡᠭᠯᠡᠭᠳᠡᠬᠦ ᠮᠠᠲᠧᠷᠢᠶᠠᠯ ᠪᠣᠯᠤᠨ᠎ᠠ ᠃ ᠲᠡᠦᠬᠡ ᠶᠢᠨ ᠰᠤᠳᠤᠯᠤᠯ ᠳᠤ ᠴᠢᠬᠤᠯᠠ ᠪᠠᠷᠢᠮᠲᠠ ᠪᠣᠯᠬᠤ ᠲᠥᠷᠥ ᠶᠢᠨ ᠶᠣᠰᠤᠨ ᠤ ᠲᠤᠬᠠᠢ ᠮᠡᠳᠡᠭᠡ · ᠰᠠᠶᠢᠨ ᠬᠤᠪᠢ ᠶᠢᠨ ᠰᠤᠷᠭᠠᠭᠤᠯᠢ · ᠨᠣᠮ ᠤᠨ ᠰᠤᠷᠭᠠᠭᠤᠯᠢ ᠶᠢ ᠰᠢᠯᠭᠠᠨ ᠮᠠᠭᠠᠳᠯᠠᠬᠤ ᠳᠤ ᠴᠢᠬᠤᠯᠠ ᠤᠳᠬ᠎ᠠ ᠲᠠᠢ ᠪᠣᠯᠤᠨ᠎ᠠ ᠃ ᠲᠡᠷᠡ ᠴᠠᠭ ᠤᠨ ᠨᠣᠮ ᠤᠨ ᠰᠤᠷᠭᠠᠭᠤᠯᠢ ᠶᠢᠨ ᠬᠦᠮᠦᠵᠢᠯ ᠢ ᠲᠤᠰᠬᠠᠭᠰᠠᠨ ᠪᠣᠯᠤᠨ ᠰᠣᠶᠣᠯ ᠤᠨ ᠦᠷ᠎ᠡ ᠳᠡᠭᠡᠳᠦ ᠵᠠᠩᠰᠢᠯ ᠢ ᠲᠤᠰᠬᠠᠭᠰᠠᠨ ᠲᠡᠦᠬᠡ ᠪᠣᠯᠤᠨ᠎ᠠ · 《ᠲᠡᠦᠬᠡ ᠶᠢᠨ ᠲᠣᠪᠴᠢ》

ᠡᠨᠡ 《ᠬᠠᠭᠠᠳ ᠤᠨ ᠦᠨᠳᠦᠰᠦ》 ᠭᠡᠳᠡᠭ ᠨᠢ ᠲᠥᠷᠥ ᠶᠢᠨ ᠶᠣᠰᠤᠨ ᠪᠣᠯᠤᠨ · ᠲᠡᠦᠬᠡ ᠶᠢᠨ ᠰᠤᠷᠭᠠᠭᠤᠯᠢ ᠶᠢᠨ 《ᠡᠷᠲᠡᠨ ᠦ ᠬᠠᠭᠠᠳ ᠤᠨ ……》ᠪᠤᠶᠤ 《ᠬᠠᠭᠠᠳ ᠤᠨ ᠦᠨᠳᠦᠰᠦ ᠶᠢᠨ ᠲᠣᠪᠴᠢ ᠲᠡᠦᠬᠡ》 ᠰᠣᠶᠣᠯ ᠤᠨ · ᠲᠡᠦᠬᠡ ᠲᠠᠢ · ᠪᠣᠳᠠᠯᠢᠭ ᠤᠨ ᠰᠢᠨᠵᠢᠯᠡᠬᠦ ᠬᠡᠪᠯᠡᠯ ᠲᠠᠢ ᠪᠢᠴᠢᠭᠰᠡᠨ · ᠡᠷᠲᠡᠨ ᠦ ᠲᠡᠦᠬᠡ ᠶᠢᠨ ᠬᠡᠪᠯᠡᠯ ᠡᠴᠡ ᠵᠣᠬᠢᠶᠠᠯ ᠤᠨ ᠳᠦᠷᠢ ᠶᠢᠨ ᠬᠡᠷᠡᠭᠯᠡᠭᠡ ᠳᠤ ᠴᠢᠬᠤᠯᠠ ᠪᠠᠷᠢᠮᠲᠠ ᠪᠣᠯᠤᠨ᠎ᠠ ᠃ ᠡᠨᠡ ᠬᠡᠪᠯᠡᠯ ᠨᠢ ᠬᠤᠪᠢ ᠶᠢᠨ ᠬᠡᠪᠯᠡᠯ ᠪᠣᠯᠤᠨ · ᠬᠡᠮᠵᠢᠶ᠎ᠡ ᠨᠢ 26.2cm × 13.5cm · ᠨᠢᠭᠤᠷ ᠪᠦᠷᠢ 7 ᠮᠥᠷ · ᠮᠥᠷ ᠪᠦᠷᠢ 16 — 19 ᠦᠰᠦᠭ ᠲᠠᠢ · ᠨᠡᠢᠲᠡ 33 ᠬᠠᠭᠤᠳᠠᠰᠤ 66 ᠨᠢᠭᠤᠷ ᠪᠣᠯᠤᠨ᠎ᠠ ᠃
ᠡᠨᠡ ᠬᠡᠪᠯᠡᠯ ᠪᠣᠯᠬᠤ ᠨᠢ ᠣᠳᠣ ᠶᠠᠭ ᠤᠯᠠᠭᠠᠨ ᠪᠠᠭᠠᠲᠤᠷ ᠬᠣᠲᠠ ᠳᠤ ᠪᠤᠢ ᠮᠣᠩᠭᠣᠯ ᠤᠯᠤᠰ ᠤᠨ ᠦᠨᠳᠦᠰᠦᠨ ᠦ ᠨᠠᠢᠷᠠᠮᠳᠠᠯ ᠤᠨ ᠨᠣᠮ ᠤᠨ ᠰᠠᠩ ᠳᠤ ᠬᠠᠳᠠᠭᠠᠯᠠᠭᠳᠠᠵᠤ ᠪᠠᠢᠨ᠎ᠠ ᠃

ᠠᠯᠲᠠᠨ ᠲᠣᠪᠴᠢᠶᠠᠨ 》(ᠪᠤᠰᠤᠳ 《ᠲᠣᠪᠴᠢᠶᠠᠨ ᠤ ᠠᠯᠲᠠᠨ》 ᠭᠡᠵᠦ ᠨᠡᠷᠡᠢᠳᠦᠭ)
ᠬᠠᠭᠠᠨ · 《ᠬᠠᠭᠠᠳ ᠤᠨ ᠦᠨᠳᠦᠰᠦᠯᠡᠭᠰᠡᠨ ᠤ ᠲᠥᠷᠥ ᠶᠣᠰᠤᠨ ᠤ ᠵᠣᠬᠢᠶᠠᠯ ᠢ ᠲᠣᠪᠴᠢᠯᠠᠨ ᠬᠤᠷᠢᠶᠠᠭᠰᠠᠨ — ᠲᠣᠪᠴᠢᠶᠠᠨ (ᠲᠣᠪᠴᠢᠶᠠᠨ) ᠤᠨ

ᠡᠨᠡ 《ᠠᠯᠲᠠᠨ ᠲᠣᠪᠴᠢᠶᠠᠨ》 ᠮᠣᠩᠭᠣᠯ ᠦᠨᠳᠦᠰᠦᠲᠡᠨ ᠦ ᠲᠡᠦᠬᠡ ᠶᠢ ᠪᠢᠴᠢᠭᠰᠡᠨ ᠪᠢᠴᠢᠭ ᠤᠨ ᠨᠢᠭᠡ ᠴᠢᠬᠤᠯᠠ ᠵᠣᠬᠢᠶᠠᠯ ᠪᠣᠯᠤᠨ᠎ᠠ ᠃
ᠮᠣᠩᠭᠣᠯ ᠤᠨ ᠡᠷᠲᠡᠨ ᠦ ᠲᠡᠦᠬᠡ ᠶᠢᠨ ᠵᠣᠬᠢᠶᠠᠯ ᠤᠨ ᠭᠤᠷᠪᠠᠨ ᠣᠷᠭᠢᠯ ᠤᠨ ᠨᠢᠭᠡ ᠨᠢ ᠪᠣᠯᠤᠨ᠎ᠠ ᠃
ᠵᠣᠬᠢᠶᠠᠭᠴᠢ · ᠵᠣᠬᠢᠶᠠᠭᠰᠠᠨ ᠣᠨ ᠴᠠᠭ ᠢ ᠲᠣᠳᠤᠷᠬᠠᠢ ᠪᠤᠰᠤ 《ᠮᠣᠩᠭᠣᠯ ᠤᠨ ᠨᠢᠭᠤᠴᠠ ᠲᠣᠪᠴᠢᠶᠠᠨ》 ᠤ ᠵᠠᠷᠢᠮ ᠬᠡᠰᠡᠭ ᠢ ᠪᠠᠭᠲᠠᠭᠠᠭᠰᠠᠨ · ᠮᠣᠩᠭᠣᠯ ᠤᠨ ᠡᠷᠲᠡᠨ ᠦ ᠲᠡᠦᠬᠡ ᠶᠢᠨ ᠰᠤᠳᠤᠯᠭ᠎ᠠ ᠳᠤ ᠴᠢᠬᠤᠯᠠ ᠤᠳᠬ᠎ᠠ ᠲᠠᠢ ᠪᠢᠴᠢᠭ ᠪᠣᠯᠤᠨ᠎ᠠ ᠃ ᠡᠨᠡ ᠨᠢ ᠡᠷᠲᠡᠨ ᠦ ᠮᠣᠩᠭᠣᠯ ᠤᠨ ᠲᠡᠦᠬᠡ ᠰᠣᠶᠣᠯ ᠤᠨ ᠰᠤᠳᠤᠯᠭ᠎ᠠ ᠳᠤ ᠴᠢᠬᠤᠯᠠ ᠪᠠᠷᠢᠮᠲᠠ ᠪᠣᠯᠬᠤ ᠪᠢᠴᠢᠭ ᠪᠣᠯᠤᠨ᠎ᠠ ᠃ ᠲᠡᠭᠦᠨ ᠦ ᠵᠣᠬᠢᠶᠠᠯ ᠤᠨ ᠭᠣᠣᠯ ᠬᠡᠰᠡᠭ ᠨᠢ ᠮᠣᠩᠭᠣᠯ ᠤᠨ ᠬᠠᠭᠠᠳ ᠤᠨ ᠦᠨᠳᠦᠰᠦᠨ ᠦ ᠬᠡᠰᠡᠭ ᠲᠡᠭᠦᠨ ᠦ ᠵᠢᠷᠤᠮ ᠤᠨ ᠬᠡᠰᠡᠭ · ᠮᠥᠨ
《ᠮᠣᠩᠭᠣᠯ ᠤᠨ ᠨᠢᠭᠤᠴᠠ ᠲᠣᠪᠴᠢᠶᠠᠨ》ᠢ ᠲᠡᠦᠬᠡ ᠶᠢᠨ ᠪᠢᠴᠢᠭ ᠪᠣᠯᠤᠨ ᠬᠡᠯᠡᠨ ᠡᠭᠦᠰᠬᠡᠭᠳᠡᠭᠰᠡᠨ ᠲᠡᠦᠬᠡ ᠪᠤᠶᠤ ᠲᠡᠭᠦᠨ ᠦ ᠵᠢᠷᠤᠮ ᠤᠨ ᠬᠡᠰᠡᠭ
ᠵᠢᠷᠤᠮ ᠤᠨ ᠬᠡᠰᠡᠭ ᠲᠤ ᠬᠡᠳᠦᠨ ᠵᠣᠬᠢᠶᠠᠯ (ᠵᠢᠷᠤᠮ — ᠬᠡᠰᠡᠭ) ᠵᠣᠬᠢᠶᠠᠯ ᠤᠨ ᠳᠠᠷᠠᠭ᠎ᠠ ᠶᠢᠨ ᠲᠣᠪᠴᠢᠶᠠᠨ ᠤ ᠪᠢᠴᠢᠭ ᠮᠥᠷ ᠰᠢᠯᠤᠭ ᠢ ᠵᠣᠬᠢᠶᠠᠭᠰᠠᠨ · ᠰᠣᠶᠣᠯ ᠤᠨ ᠪᠤᠶᠤ ᠰᠢᠯᠤᠭ ᠮᠠᠲᠧᠷᠢᠶᠠᠯ
(ᠬᠡᠰᠡᠭ) ᠴᠠᠭᠠᠨ ᠢ ᠵᠣᠬᠢᠶᠠᠭᠰᠠᠨ ᠲᠡᠦᠬᠡᠯᠢᠭ …… ᠵᠣᠬᠢᠶᠠᠯ ᠦᠨᠳᠦᠰᠦ ᠮᠣᠩᠭᠣᠯ ᠤᠨ ᠲᠡᠦᠬᠡ ᠪᠣᠯᠤᠨ᠎ᠠ ᠃ ᠲᠡᠭᠦᠨ ᠳᠦ ᠲᠣᠪᠴᠢᠶᠠᠨ ᠨᠢ ᠡᠨᠡ ᠦᠶ᠎ᠡ ᠶᠢᠨ ᠲᠡᠦᠬᠡ ᠪᠢᠴᠢᠭ ᠤᠨ ᠰᠤᠷᠭᠠᠭᠤᠯᠢ ᠮᠥᠨ ᠪᠣᠯᠤᠨ (ᠬᠡᠰᠡᠭ)
ᠡᠨᠡ 《ᠠᠯᠲᠠᠨ ᠲᠣᠪᠴᠢᠶᠠᠨ》 ᠳᠤ ᠲᠣᠪᠴᠢᠶᠠᠨ ᠵᠢᠷᠤᠮ ᠤᠨ ᠬᠡᠰᠡᠭ ᠦᠨᠳᠦᠰᠦᠯᠡᠯ ᠤᠨ ᠪᠡᠷ ᠰᠤᠷᠭᠠᠭᠤᠯᠢ ᠮᠥᠨ ᠵᠣᠬᠢᠶᠠᠯ ᠪᠣᠯᠤᠨ · ᠡᠨᠡ ᠨᠢ · ᠬᠡᠰᠡᠭ ᠵᠣᠬᠢᠶᠠᠯ ᠤᠨ ᠰᠢᠨᠵᠢᠯᠡᠯ ᠲᠡᠦᠬᠡ ᠶᠢᠨ ᠪᠢᠴᠢᠭ ᠪᠣᠯᠬᠤ ᠬᠡᠮᠵᠢᠶ᠎ᠡ ᠲᠡᠢ ᠪᠠᠢᠨ᠎ᠠ ᠃
ᠡᠨᠡ ᠪᠢᠴᠢᠭ ᠪᠣᠯ · ᠡᠷᠲᠡᠨ ᠡᠴᠡ ᠡᠬᠢᠯᠡᠨ ᠮᠣᠩᠭᠣᠯ ᠤᠨ ᠬᠠᠭᠠᠳ ᠤᠨ ᠦᠶ᠎ᠡ · ᠦᠶ᠎ᠡ ᠶᠢᠨ ᠲᠥᠷᠥ ᠶᠢᠨ ᠶᠣᠰᠤ ᠮᠣᠩᠭᠣᠯ ᠦᠨᠳᠦᠰᠦᠲᠡᠨ ᠦ ᠲᠡᠦᠬᠡ ᠶᠢ ᠨᠢᠭᠡ ᠮᠥᠷ ᠲᠤ ᠬᠣᠯᠪᠣᠨ ᠪᠢᠴᠢᠭᠰᠡᠨ ᠲᠡᠦᠬᠡ

[illegible]
[illegible]
[illegible] ([illegible])
[illegible]
[illegible] ᠃
[illegible] (1911 — 1973) [illegible]

[illegible] · 《 [illegible] 》

[illegible] ᠃
[illegible] (1911 — 1973) [illegible] (1952 — 2016) [illegible]
[illegible] 《 [illegible] 》 [illegible] ([illegible] · 1898 — 1977) [illegible] 》 [illegible] ᠃
[illegible] ([illegible]) [illegible] 《 [illegible] 》 · [illegible] 《 [illegible] 》 [illegible] ᠃
[illegible] — [illegible] — [illegible] · · · · [illegible] 《 [illegible] — 6 》 [illegible] ᠃ 《 [illegible] 》 [illegible] 《 [illegible] 》 [illegible] ᠃ [illegible] — [illegible] 21 · [illegible] —4 [illegible] 《 [illegible] 》 [illegible] — [illegible] 》 [illegible] ᠃
[illegible] ([illegible]) ᠃ [illegible] ᠃ [illegible] ·

ᠤᠯᠠᠮᠵᠢᠯᠠᠭᠰᠠᠨ ᠶᠠᠭᠤ ᠶᠢᠨ ᠪᠣᠯᠬᠤ ᠶᠢ ᠮᠡᠳᠡᠬᠦ ᠦᠭᠡᠢ ᠪᠡᠷ 《ᠡᠮ ᠦᠨ ᠰᠣᠷᠪᠢᠯᠠᠭᠰᠠᠨ ᠨᠣᠮ》《 ᠲᠠᠯ᠎ᠠ ᠶᠢᠨ ᠰᠢᠯᠢᠳᠡᠭ ᠰᠣᠷᠪᠢᠯᠠᠭ 》 ᠂ ᠮᠥᠨ ᠂ ᠡᠮᠴᠢ ᠨᠠᠷ ᠤᠨ ᠬᠡᠷᠡᠭᠯᠡᠭᠰᠡᠨ ᠶᠠᠭᠤᠮᠠ ᠲᠠᠨ ᠢ ᠬᠤᠷᠢᠶᠠᠨ ᠲᠡᠮᠳᠡᠭᠯᠡᠭᠰᠡᠨ ᠪᠠᠶᠢᠨ᠎ᠠ ᠃ 《 ᠡᠮ ᠦᠨ ᠰᠠᠩ ᠦᠨ ᠲᠣᠪᠴᠢ ᠨᠣᠮ 》 ᠮᠡᠳᠦ ᠂ ᠰᠠᠶᠢᠨ ᠲᠤᠰᠠ 《 ᠰᠠᠶᠢᠨ ᠡᠮ ᠦᠨ ᠰᠢᠯᠢᠳᠡᠭ ᠰᠣᠷᠪᠢᠯᠠᠭ 》 ᠵᠡᠷᠭᠡ ᠨᠣᠮ ᠤᠳ ᠢ ᠡᠰᠢ ᠪᠣᠯᠭᠠᠨ ᠲᠡᠮᠳᠡᠭᠯᠡᠭᠰᠡᠨ ᠪᠠᠶᠢᠨ᠎ᠠ ᠃ ᠡᠨᠡ ᠨᠣᠮ ᠳᠤ ᠰᠠᠷᠠ ᠂ ᠴᠠᠭᠠᠨ ᠮᠣᠭᠠᠢ （白术） ᠮᠡᠳᠦ ᠬᠢᠳᠠᠳ ᠡᠮ ᠦᠨ ᠨᠡᠷ᠎ᠡ （ ᠳᠠᠭᠤᠳᠠᠯᠭ᠎ᠠ ） ᠶᠢᠨ ᠮᠣᠩᠭᠣᠯ ᠬᠡᠯᠡᠨ ᠦ ᠣᠷᠴᠢᠭᠤᠯᠭ᠎ᠠ ᠨᠡᠷ᠎ᠡ ᠲᠦᠷᠦᠯ ᠪᠡᠷ ᠲᠡᠮᠳᠡᠭᠯᠡᠭᠰᠡᠨ ᠵᠡᠷᠭᠡ 《 ᠰᠢᠷ᠎ᠠ ᠲᠠᠯ᠎ᠠ ᠶᠢᠨ ᠡᠮ ᠦᠨ ᠰᠢᠯᠢᠳᠡᠭ 》 ᠳᠦ ᠪᠠᠢᠬᠤ ᠰᠢᠷ᠎ᠠ ᠴᠡᠴᠡᠭ ᠢ ᠬᠤᠷᠢᠶᠠᠵᠤ ᠬᠢᠳᠠᠳ （黄精） ᠭᠡᠵᠦ

ᠮᠡᠳᠦ ᠨᠡᠷᠡᠶᠢᠳᠦᠭᠰᠡᠨ ᠂ ᠲᠡᠮᠳᠡᠭᠯᠡᠭᠰᠡᠨ ᠲᠡᠭᠦᠨ ᠡᠴᠡ ᠪᠤᠰᠤ ᠳᠠᠭᠠᠵᠤ 《 ᠬᠤᠪᠢ ᠰᠢᠷ᠎ᠠ ᠲᠠᠯ᠎ᠠ ᠶᠢᠨ ᠰᠢᠷ᠎ᠠ ᠴᠡᠴᠡᠭ ᠦ ᠨᠡᠷ᠎ᠡ ᠪᠠ ᠪᠤᠶᠤ ᠂ ᠬᠤᠪᠢ ᠰᠢᠷ᠎ᠠ ᠲᠠᠯ᠎ᠠ ᠶᠢᠨ ᠬᠤᠪᠢ ᠰᠢᠨᠵᠢ 》 ᠮᠡᠳᠦ ᠂ ᠵᠢᠭᠡᠳ （ ᠵᠢᠭᠡᠳ ） ᠮᠣᠩᠭᠣᠯ ᠤᠨ ᠨᠡᠷ᠎ᠡ ᠳᠦ 《 ᠲᠠᠯ᠎ᠠ ᠶᠢᠨ ᠪᠢᠴᠢᠭ ᠰᠢᠷ᠎ᠠ ᠰᠢᠨᠵᠢ 》 ᠮᠡᠳᠦ ᠰᠢᠨᠵᠢᠯᠡᠭᠰᠡᠨ ᠨᠢ ᠪᠣᠯ ᠤᠨ ᠲᠡᠮᠳᠡᠭᠯᠡᠭᠰᠡᠨ ᠪᠠᠢ ᠃

ᠡᠨᠡ ᠨᠣᠮ ᠢ ᠮᠣᠩᠭᠣᠯ ᠬᠡᠯᠡᠨ ᠦ ᠰᠣᠨᠢᠨ ᠮᠣᠩᠭᠣᠯ ᠬᠡᠯᠡ ᠪᠡᠷ ᠪᠢᠴᠢᠭᠰᠡᠨ ᠂ 《 ᠲᠦᠪᠡᠳ ᠪᠢᠴᠢᠭ ᠦᠨ ᠦᠭᠡ ᠶᠢ ᠮᠠᠰᠢ ᠴᠦᠭᠡᠨ ᠤᠷᠤᠭᠤᠯᠤᠭᠰᠠᠨ ᠂ ᠬᠡᠯᠡᠨ ᠦ ᠬᠡᠯᠪᠡᠷᠢ ᠬᠡᠯᠡᠨ ᠴᠤᠷᠢᠭ ᠂ ᠴᠦᠭᠡᠨ ᠪᠠᠶᠢᠨ᠎ᠠ ᠃

ᠮᠣᠩᠭᠣᠯ ᠢ ᠲᠦᠮᠡᠨ ᠴᠢᠭᠤᠯᠭᠠᠨ ᠵᠢᠯ ᠡᠨᠡ ᠨᠣᠮ ᠤᠨ ᠡᠬᠡ ᠬᠡᠪ ᠢ 1951 ᠣᠨ ᠤ ᠡᠮᠴᠢ ᠨᠠᠷ ᠤᠨ ᠬᠠᠮᠲᠤ ᠳᠤᠯᠳᠤᠶᠢᠳᠤᠯ ᠮᠣᠩᠭᠣᠯ ᠤᠨ ᠪᠢᠴᠢᠭᠯᠡᠭᠰᠡᠨ ᠪᠢᠴᠢᠯᠭᠡ ᠶᠢ ᠮᠣᠩᠭᠣᠯ ᠪᠢᠴᠢᠭᠯᠡᠭᠰᠡᠨ ᠪᠣᠳᠠᠳ ᠪᠢᠴᠢᠭᠰᠡᠨ ᠬᠡᠪ ᠦᠨ ᠬᠠᠮᠤᠭ ᠪᠢᠴᠢᠭ ᠦᠨ ᠡᠨᠡ ᠨᠣᠮ ᠤᠨ ᠮᠣᠩᠭᠣᠯ ᠪᠢᠴᠢᠭ ᠂ ᠲᠡᠷᠡ ᠴᠠᠭ 1951 ᠣᠨ ᠮᠥᠨ ᠲᠡᠮᠳᠡᠭᠯᠡᠭᠰᠡᠨ ᠪᠢᠴᠢᠭᠯᠡᠭᠰᠡᠨ ᠪᠡᠷ ᠬᠤᠪᠢᠶᠠᠷ ᠤᠨ ᠡᠨᠡ ᠨᠣᠮ ᠤᠨ ᠰᠢᠨᠵᠢᠯᠡᠭᠰᠡᠨ ᠪᠠᠶᠢᠨ᠎ᠠ ᠃ ᠡᠨᠡ ᠮᠣᠩᠭᠣᠯ （日记本） ᠢ 1951 ᠣᠨ ᠤ 《 ᠡᠳᠦᠷ ᠦᠨ ᠲᠡᠮᠳᠡᠭᠯᠡᠯ ᠦᠨ ᠳᠡᠪᠲᠡᠷ ᠦᠨ ᠬᠡᠪ ᠦᠨ ᠬᠡᠯᠪᠡᠷᠢ 》 ᠮᠡᠳᠦ

137 ᠬᠠᠭᠤᠳᠠᠰᠤ 274 ᠨᠢᠭᠤᠷ ᠲᠠᠢ ᠂ ᠲᠡᠮᠳᠡᠭᠯᠡᠭᠰᠡᠨ ᠪᠢᠴᠢᠭ ᠦᠨ ᠲᠣᠪᠴᠢᠶᠠᠨ ᠤ ᠬᠡᠪ ᠨᠢ ᠪᠦᠲᠦᠨ ᠬᠡᠪᠡᠷ ᠬᠠᠳᠠᠭᠠᠯᠠᠭᠳᠠᠵᠤ ᠪᠠᠶᠢᠨ᠎ᠠ ᠂ ᠪᠢᠴᠢᠭ ᠦᠨ ᠬᠡᠪ ᠢ ᠲᠣᠳᠤᠷᠬᠠᠢ ᠪᠠᠶᠢᠨ᠎ᠠ ᠃ ᠨᠢᠭᠤᠷ ᠪᠦᠷᠢ 10 ᠮᠦᠷ ᠂ ᠮᠦᠷ ᠪᠦᠷᠢ 4 — 5 ᠦᠭᠡ ᠲᠠᠢ ᠂ ᠬᠡᠮᠵᠢᠶ᠎ᠡ

ᠡᠨᠡ ᠰᠢᠨᠵᠢᠯᠡᠯ ᠦᠨ ᠮᠣᠩᠭᠣᠯ ᠤᠨ ᠬᠡᠮᠵᠢᠶ᠎ᠡ ᠨᠢ ᠪᠠᠷᠤᠭ ᠢ 17.6cm × 12.5cm ᠂ ᠨᠠᠮᠳᠠ ᠶᠢ ᠪᠠᠢᠬᠤ ᠬᠠᠭᠤᠳᠠᠰᠤ ᠲᠠᠢ ᠰᠠᠶᠢᠨ ᠬᠡᠮᠵᠢᠶ᠎ᠡ ᠨᠠᠷᠢᠨ ᠨᠢᠭᠤᠷ ᠪᠠᠷ ᠤᠨ ᠬᠠᠳᠠᠭᠠᠯᠠᠭᠰᠠᠨ ᠨᠢ ᠪᠠᠢ

ᠬᠠᠳᠠᠭᠠᠯᠠᠭᠰᠠᠨ ᠪᠠᠶᠢᠳᠠᠯ ᠢ ᠰᠢᠨᠵᠢᠯᠡᠨ ᠲᠣᠭᠲᠠᠭᠠᠬᠤ ᠪᠠᠶᠢᠨ᠎ᠠ ᠃

ᠡᠨᠡ ᠨᠣᠮ ᠤᠨ ᠬᠡᠮᠵᠢᠶ᠎ᠡ ᠪᠡᠷ ᠲᠣᠭᠠᠴᠠᠭᠰᠠᠨ ᠬᠤᠷᠢᠶᠠᠩᠭᠤᠢ ᠳᠤ ᠮᠣᠩᠭᠣᠯ ᠤ ᠬᠠᠳᠠᠭᠠᠯᠠᠭᠰᠠᠨ ᠨᠠᠰᠤ ᠨᠢ ᠪᠢᠴᠢᠭ ᠤᠨ ᠬᠠᠳᠠᠭᠠᠯᠠᠭᠰᠠᠨ ᠪᠠᠶᠢᠳᠠᠯ ᠢ ᠲᠡᠮᠳᠡᠭᠯᠡᠭᠰᠡᠨ ᠮᠡᠳᠦ ᠂ ᠰᠠᠶᠢᠨ ᠨᠢᠭᠤᠷ ᠤᠨ ᠂ ᠨᠢ ᠬᠠᠳᠠᠭᠠᠯᠠᠭᠰᠠᠨ ᠤᠨ ᠨᠠᠰᠤ ᠂ ᠬᠡᠮᠵᠢᠶ᠎ᠡ ᠶᠢᠨ ᠲᠣᠭ᠎ᠠ ᠨᠠᠰᠤ ᠂ ᠬᠡᠮᠵᠢᠶ᠎ᠡ ᠶᠢᠨ ᠲᠣᠭ᠎ᠠ ᠶᠢ ᠲᠡᠮᠳᠡᠭᠯᠡᠭᠰᠡᠨ ᠰᠢᠨᠵᠢᠯᠡᠯ ᠪᠠᠶᠢᠨ᠎ᠠ ᠃

ᠰᠢᠨᠵᠢᠯᠡᠭᠰᠡᠨ ᠮᠣᠩᠭᠣᠯ ᠡᠮ ᠦᠨ ᠬᠡᠪᠯᠡᠯ ᠦᠨ ᠬᠤᠷᠢᠶᠠᠨ ᠲᠡᠮᠳᠡᠭᠯᠡᠭᠰᠡᠨ ᠰᠢᠨᠵᠢᠯᠡᠯ ᠂ ᠨᠠᠰᠤ ᠶᠢᠨ ᠬᠡᠷᠡᠭᠯᠡᠭᠰᠡᠨ ᠬᠡᠪᠯᠡᠯ 《 ᠮᠣᠩᠭᠣᠯ ᠡᠮ ᠦᠨ ᠲᠦᠦᠬᠡ ᠰᠤᠳᠤᠯ 》 ᠮᠡᠳᠦ ᠬᠡᠪᠯᠡᠭᠰᠡᠨ ᠪᠠᠶᠢᠨ᠎ᠠ ᠃ ᠡᠨᠡ ᠨᠣᠮ ᠢ ᠮᠥᠨ ᠬᠡᠪᠯᠡᠯ ᠤᠨ ᠬᠤᠷᠢᠶᠠᠩᠭᠤᠢ 《 ᠮᠣᠩᠭᠣᠯ ᠡᠮ ᠦᠨ ᠂ ᠡᠮ ᠦᠨ ᠰᠤᠳᠤᠯ ᠂ ᠰᠤᠷᠭᠠᠯ ᠤᠨ ᠪᠠ ᠬᠠᠷᠢᠴᠠᠯ （ ᠬᠠᠷᠢᠴᠠᠯ ） ᠮᠡᠳᠡᠯᠭᠡ ᠬᠡᠪᠯᠡᠯ 》 ᠮᠡᠳᠦ ᠮᠣᠩᠭᠣᠯ ᠡᠮ ᠦᠨ ᠬᠡᠪᠯᠡᠯ ᠤᠨ ᠨᠢᠭᠤᠷ ᠨᠠᠰᠤ ᠤᠨ ᠤ

ᠮᠣᠩᠭᠣᠯ ᠤᠨ ᠪᠦᠬᠦ ᠬᠠᠷᠢᠴᠠᠭᠤᠯᠤᠯ （ ᠬᠠᠷᠢᠴᠠᠯ ） ᠤᠨ ᠬᠡᠪᠯᠡᠯ ᠤᠨ ᠪᠠᠶᠢᠳᠠᠯ ᠰᠢᠨᠵᠢᠯᠡᠬᠦ

ᠰᠢᠨᠵᠢᠯᠡᠯ ᠬᠡᠪᠯᠡᠯ ᠤᠨ （ ᠬᠡᠪᠯᠡᠯ ᠤᠨ ） ᠮᠣᠩᠭᠣᠯ ᠤ ᠲᠤᠰᠢᠶᠠᠯ

ᠲᠡᠭᠦᠨ ᠡᠴᠡ ᠤᠯᠠᠮᠵᠢᠯᠠᠯ ᠤᠨ ᠨᠢᠭᠤᠷ

ᠮᠣᠩᠭᠣᠯ ᠪᠢᠴᠢᠭ ᠦᠨ ᠬᠡᠪᠯᠡᠯ ᠤᠨ ᠲᠤᠬᠠᠢ ᠪᠣᠯ ᠮᠣᠩᠭᠣᠯ ᠤᠨ ᠨᠢᠭᠤᠴᠠ ᠲᠣᠪᠴᠢᠶᠠᠨ ᠤ ᠡᠬᠢ ᠪᠢᠴᠢᠭ ᠢ ᠬᠠᠢᠨ ᠣᠯᠬᠤ᠂ ᠰᠡᠷᠭᠦᠭᠡᠨ ᠵᠠᠰᠠᠬᠤ ᠳᠤ ᠴᠢᠬᠤᠯᠠ ᠠᠴᠢ ᠬ�OLᠪᠣᠭᠳᠠᠯ ᠲᠠᠢ ᠪᠣᠯᠤᠨ᠎ᠠ᠃ ᠮᠣᠩᠭᠣᠯ ᠤᠨ ᠨᠢᠭᠤᠴᠠ ᠲᠣᠪᠴᠢᠶᠠᠨ ᠤ ᠮᠣᠩᠭᠣᠯ ᠪᠢᠴᠢᠭ ᠦᠨ ᠡᠬᠡ ᠨᠢ ᠣᠳᠣ ᠪᠠᠷ ᠣᠯᠳᠠᠭᠠᠳᠤᠢ ᠪᠠᠢᠨ᠎ᠠ᠃

ᠬᠣᠶᠠᠷ᠂ ᠬᠢᠲᠠᠳ ᠦᠰᠦᠭ 3 ᠳᠤᠭᠠᠷ᠂ ᠬᠡᠪᠯᠡᠯ ᠤᠨ ᠨᠣᠮ ᠤᠨ ᠬᠦᠷᠢᠶᠡᠯᠡᠩ ᠦᠨ ᠬᠢᠲᠠᠳ ᠬᠡᠪᠯᠡᠯ᠂ ᠬᠠᠷᠢᠴᠠᠭᠤᠯᠤᠯᠲᠠ 19 ᠳᠤᠭᠠᠷ ᠣᠨ ᠤ ᠬᠡᠪᠯᠡᠯ᠂《ᠮᠣᠩᠭᠣᠯ ᠤᠨ ᠨᠢᠭᠤᠴᠠ ᠲᠣᠪᠴᠢᠶᠠᠨ》ᠤ ᠬᠡᠪᠯᠡᠯ᠂ ᠨᠢᠭᠤᠷ ᠤᠨ ᠬᠡᠮᠵᠢᠶ᠎ᠡ ᠨᠢ 22.5cm × 8cm᠃ ᠬᠡᠪᠯᠡᠯ ᠦᠨ ᠤᠳᠤᠷᠢᠳᠬᠤ ᠨᠢ ᠡᠷᠳᠡᠮᠲᠡᠨ ᠦ ᠲᠡᠭᠦᠯᠳᠡᠷ ᠳᠦ 4 ᠳᠡᠪᠲᠡᠷ 7 ᠬᠢᠳᠤᠭᠠᠷ ᠬᠡᠪᠯᠡᠯ᠂ ᠬᠡᠰᠡᠭ ᠦᠨ ᠵᠢᠷᠤᠮ ᠢᠶᠠᠷ ᠬᠤᠪᠢᠶᠠᠭᠳᠠᠯ ᠲᠠᠢ᠃

ᠲᠡᠦᠬᠡ 《ᠴᠠᠭᠠᠨ ᠲᠡᠦᠬᠡ》 ᠬᠡᠮᠡᠬᠦ ᠨᠡᠷ᠎ᠡ ᠲᠡᠢ ᠡᠨᠡ ᠬᠡᠪᠯᠡᠯ ᠦᠨ ᠲᠡᠷᠢᠭᠦᠨ ᠳᠦ᠂ ᠬᠤᠪᠢᠯᠠᠢ᠂ ᠬᠠᠭᠠᠨ ᠤ ᠨᠡᠷ᠎ᠡ᠂ ᠰᠡᠴᠡᠨ ᠬᠠᠭᠠᠨ ᠤ ᠨᠡᠷ᠎ᠡ᠂ ᠨᠣᠮ ᠤᠨ ᠳᠡᠭᠡᠳᠦ 《ᠴᠠᠭᠠᠨ ᠲᠡᠦᠬᠡ》 ᠬᠡᠮᠡᠨ ᠪᠢᠴᠢᠭᠰᠡᠨ ᠪᠠᠢᠨ᠎ᠠ᠃ ᠡᠨᠡ ᠬᠡᠪᠯᠡᠯ ᠦᠨ ᠬᠡᠮᠵᠢᠶ᠎ᠡ ᠨᠢ 26.3cm × 11.5cm᠂ ᠨᠢᠭᠤᠷ ᠪᠦᠷᠢ 8 ᠮᠥᠷ 14 ᠦᠰᠦᠭ ᠲᠡᠢ᠂ ᠮᠥᠷ ᠪᠦᠷᠢ 9 ᠦᠰᠦᠭ᠂ ᠮᠥᠷ ᠪᠦᠷᠢ 13 — 20 ᠦᠰᠦᠭ ᠲᠡᠢ᠂ ᠨᠡᠢᠲᠡ 36 ᠨᠢᠭᠤᠷ ᠲᠠᠢ᠃ ᠡᠨᠡ ᠬᠡᠪᠯᠡᠯ ᠢ ᠪᠣᠭᠳᠠ ᠬᠠᠭᠠᠨ ᠤ ᠣᠯᠠᠨ ᠠᠷᠴᠢᠭᠤᠯᠤᠭᠰᠠᠨ ᠤᠯᠤᠰ（1911 — 1973）ᠤᠨ ᠦᠶ᠎ᠡ ᠳᠦ ᠪᠢᠴᠢᠭᠰᠡᠨ ᠬᠡᠪᠯᠡᠯ ᠪᠣᠯᠤᠨ᠎ᠠ᠃ ᠡᠨᠡ ᠬᠡᠪᠯᠡᠯ ᠨᠢ ᠳᠠᠭᠤᠰᠤᠭᠰᠠᠨ ᠪᠢᠴᠢᠭ ᠪᠠᠢᠨ᠎ᠠ᠃ ᠡᠨᠡ ᠬᠡᠪᠯᠡᠯ ᠦᠨ ᠬᠡᠮᠵᠢᠶ᠎ᠡ ᠨᠢ ᠲᠣᠳᠣᠷᠬᠠᠢ ᠪᠢᠰᠢ ᠪᠣᠯᠪᠠᠴᠤ᠂ ᠲᠡᠦᠬᠡᠨ ᠦ ᠰᠤᠳᠤᠯᠤᠯ ᠤᠨ ᠮᠠᠲ᠋ᠧᠷᠢᠶᠠᠯ ᠪᠣᠯᠬᠤ ᠠᠴᠢ ᠬᠤᠴᠢᠨ ᠲᠠᠢ᠃ ᠡᠨᠡ ᠬᠡᠪᠯᠡᠯ ᠢ ᠰᠤᠳᠤᠯᠤᠭᠰᠠᠨ ᠪᠠᠢᠨ᠎ᠠ᠃ ᠡᠨᠡ ᠨᠢ（ᠴᠠᠭᠠᠨ — ᠲᠡᠦᠬᠡ）ᠬᠡᠮᠡᠬᠦ ᠨᠡᠷ᠎ᠡ ᠲᠡᠢ᠂ ᠡᠨᠡ ᠬᠡᠪᠯᠡᠯ ᠦᠨ ᠰᠤᠳᠤᠯᠤᠯ ᠤᠨ ᠡᠬᠢ ᠮᠠᠲ᠋ᠧᠷᠢᠶᠠᠯ ᠪᠣᠯᠤᠨ᠎ᠠ᠂

[illegible] 25cm × 14cm ᠂ [illegible] ᠪᠣᠯᠤᠨᠠ ::

[illegible] ᠪᠣᠯᠤᠨᠠ :: [illegible] ᠂ [illegible] ᠂ [illegible] ᠪᠣᠯᠤᠨᠠ :: [illegible] ᠂ [illegible] ᠂ [illegible] ᠂ [illegible] ᠂ [illegible] …… [illegible]

[illegible] 《 [illegible] 》 [illegible] 《 [illegible] 》 [illegible]

[illegible] ᠂《 [illegible] 》

[illegible] ::

[illegible] :: [illegible] …… [illegible]

[illegible] :: [illegible] 1740 [illegible] ᠂ 1800 [illegible] ᠂ 1860 [illegible] ᠪᠣᠯᠤᠨᠠ ::

[illegible] 《 [illegible] 》 [illegible] ᠪᠣᠯᠤᠨᠠ ::

[illegible]

[illegible] :: [illegible] ::

[illegible] ᠂ [illegible] ([illegible]) [illegible] ::

[illegible] ᠪᠣᠯᠤᠨᠠ :: [illegible] ([illegible] ᠪᠣᠯᠤᠨᠠ :: [illegible] :: [illegible] :: [illegible] ᠂ [illegible] ᠂ [illegible] ᠂ [illegible] ᠂ [illegible]

ᠰᠤᠳᠤᠯᠭᠠᠨ ᠰᠢᠨᠵᠢᠯᠡᠭᠡ ᠬᠡᠮᠡᠨ ᠰᠤᠳᠤᠷ ᠤᠨ ᠬᠤᠪᠢᠶᠠᠷ ᠲᠠᠢ ᠬᠠᠮᠢᠶᠠᠷᠤᠯᠤᠨ᠎ᠠ᠂ ᠪᠤᠰᠤᠳ ᠲᠠᠯ᠎ᠠ ᠪᠠᠨ ᠰᠤᠳᠤᠯᠬᠤ ᠪᠠᠶᠢᠳᠠᠯ ᠪᠤᠢ᠂ ᠲᠡᠷᠡ ᠪᠤᠯ ᠰᠤᠳᠤᠯᠤᠯ ᠤᠨ ᠦᠨᠳᠦᠰᠦᠨ ᠬᠡᠷᠡᠭᠯᠡᠭᠡᠨ ᠪᠤᠯᠤᠨ᠎ᠠ᠃

ᠲᠤᠰ ᠨᠣᠮ ᠤᠨ ᠰᠤᠳᠤᠯᠤᠯ ᠤᠨ ᠠᠷᠭ᠎ᠠ ᠪᠠᠷ ᠪᠢᠴᠢᠭᠳᠡᠭᠰᠡᠨ ᠪᠠᠶᠢᠨ᠎ᠠ᠃

ᠬᠡᠯᠡ ᠬᠡᠯᠡᠬᠦ ᠶᠤᠰᠤᠨ ᠤ 《ᠪᠢᠴᠢᠭ ᠦᠨ ᠬᠡᠯᠡ》 ᠪᠤᠯᠤᠨ 《ᠨᠣᠮ ᠤᠨ ᠬᠡᠯᠡᠨ ᠤ ᠳᠦᠷᠢᠮ》 ᠶᠢ ᠰᠤᠳᠤᠯᠬᠤ ᠳᠤ 《ᠬᠡᠯᠡᠨ ᠦ ᠰᠤᠳᠤᠯᠤᠯ》᠂ 《ᠪᠢᠴᠢᠭ ᠦᠨ ᠰᠤᠳᠤᠯᠤᠯ》 ᠤᠨ ᠠᠷᠭ᠎ᠠ ᠶᠢ ᠬᠡᠷᠡᠭᠯᠡᠵᠦ ᠪᠤᠢ ᠪᠡᠷ 《ᠮᠣᠩᠭᠣᠯ ᠬᠡᠯᠡ ᠪᠢᠴᠢᠭ》 ᠦᠨ ᠰᠤᠳᠤᠯᠤᠯ ᠤᠨ ᠬᠠᠮᠤᠭ ᠴᠢᠬᠤᠯᠠ ᠰᠤᠷᠪᠤᠯᠵᠢ ᠪᠤᠯᠤᠨ᠎ᠠ᠃

ᠰᠤᠳᠤᠷ ᠤᠨ ᠨᠡᠢᠲᠡ 16 ᠪᠦᠯᠦᠭ᠂ ᠨᠡᠢᠲᠡ 67 ᠮᠢᠩᠭ᠎ᠠ ᠦᠰᠦᠭ ᠪᠢᠴᠢᠭᠳᠡᠭᠰᠡᠨ ᠪᠠᠶᠢᠨ᠎ᠠ᠃ ᠡᠳᠡᠭᠡᠷ ᠦᠨ ᠳᠣᠲᠤᠷ᠎ᠠ ᠬᠤᠪᠢᠶᠠᠷᠢᠯᠠᠬᠤ ᠶᠢᠨ ᠳᠡᠯᠭᠡᠷᠡᠩᠭᠦᠢ ᠮᠡᠳᠡᠭᠡ ᠪᠤᠢ (ᠲᠤᠰ ᠪᠦᠯᠦᠭ) 16᠂ ᠪᠤᠰᠤᠳ ᠰᠤᠳᠤᠯᠤᠯ ᠤᠨ ᠠᠷᠭ᠎ᠠ ᠪᠠᠷ ᠪᠢᠴᠢᠭᠳᠡᠭᠰᠡᠨ ᠪᠠᠶᠢᠨ᠎ᠠ᠃ ᠡᠳᠡᠭᠡᠷ ᠦᠨ 《ᠨᠣᠮ》 ᠤᠨ ᠰᠤᠳᠤᠯᠤᠯ ᠤᠨ ᠬᠡᠰᠡᠭ ᠳᠦ ᠪᠦᠯᠦᠭ᠂ ᠬᠡᠰᠡᠭ᠂ ᠵᠦᠢᠯ᠂ ᠵᠤᠷᠪᠤᠰ᠂ ᠵᠢᠱᠢᠶ᠎ᠡ᠂ ᠵᠠᠭᠪᠤᠷ ᠪᠤᠯᠤᠨ ᠰᠤᠳᠤᠯᠤᠯ ᠤᠨ …… ᠮᠡᠳᠡᠭᠡ ᠶᠢ ᠰᠤᠳᠤᠯᠬᠤ ᠳᠤ ᠬᠡᠷᠡᠭᠯᠡᠬᠦ ᠪᠤᠯᠤᠨ᠎ᠠ᠂ ᠰᠤᠳᠤᠯᠤᠯ ᠤᠨ ᠬᠡᠷᠡᠭᠯᠡᠭᠡᠨ᠂ ᠬᠡᠯᠡᠨ ᠦ ᠰᠢᠨᠵᠢᠯᠡᠬᠦ᠂ ᠨᠡᠷ᠎ᠡ ᠲᠣᠮᠢᠶ᠎ᠠ᠂ ᠪᠢᠴᠢᠭ ᠦᠨ ᠬᠡᠯᠡ᠂ ᠦᠭᠡ ᠬᠡᠯᠡᠯᠭᠡ ᠶᠢᠨ ᠵᠦᠢᠯ᠂ ᠬᠡᠯᠡᠨ ᠦ ᠰᠤᠳᠤᠯᠤᠯ᠂ ᠬᠡᠯᠡᠨ ᠦ ᠵᠦᠢ᠂ ᠬᠡᠯᠡᠨ ᠦ ᠪᠦᠲᠦᠴᠡ ᠶᠢᠨ ᠰᠤᠳᠤᠯᠤᠯ ᠳᠤ ᠬᠠᠮᠢᠶᠠᠷᠤᠨ᠎ᠠ᠃

ᠲᠡᠷᠡ ᠴᠢᠯᠠᠭᠤᠨ ᠤ ᠪᠢᠴᠢᠭ ᠦᠨ ᠬᠡᠯᠡ ᠶᠢᠨ ᠰᠤᠳᠤᠯᠤᠯ ᠤᠨ ᠮᠠᠲ᠋ᠧᠷᠢᠶᠠᠯ ᠨᠢ ᠪᠤᠯᠤᠨ 《ᠮᠣᠩᠭᠣᠯ ᠰᠤᠳᠤᠯᠤᠯ ᠤᠨ ᠪᠢᠴᠢᠭ》 ᠤᠨ ᠬᠡᠰᠡᠭ ᠤᠨ ᠰᠤᠳᠤᠯᠤᠯ ᠤᠨ ᠦᠷ᠎ᠡ ᠳ᠋ᠦᠩ᠂ ᠮᠡᠳᠡᠭᠡ ᠶᠢᠨ ᠰᠤᠳᠤᠯᠤᠯ ᠤᠨ ᠪᠠᠶᠢᠳᠠᠯ᠂ ᠰᠤᠳᠤᠯᠤᠯ ᠤᠨ ᠬᠡᠯᠡ᠂ ᠬᠡᠯᠡ ᠶᠢᠨ ᠪᠠᠶᠢᠳᠠᠯ ᠪᠡᠨ ᠰᠤᠳᠤᠯᠬᠤ ᠳᠤ ᠬᠡᠷᠡᠭᠯᠡᠬᠦ ᠲᠡᠢ ᠪᠤᠯᠤᠨ᠎ᠠ᠄ ᠰᠤᠳᠤᠯᠤᠯ ᠤᠨ ᠪᠠᠶᠢᠳᠠᠯ᠂ ᠬᠡᠯᠡᠨ ᠦ ᠪᠠᠶᠢᠳᠠᠯ᠂ ᠪᠢᠴᠢᠭ ᠦᠨ ᠬᠡᠯᠡ᠂ ᠬᠡᠯᠡᠨ ᠦ ᠰᠢᠨᠵᠢᠯᠡᠬᠦ ᠪᠤᠯᠤᠨ ᠰᠤᠳᠤᠯᠤᠯ ᠤᠨ ᠠᠷᠭ᠎ᠠ᠃ ᠰᠤᠳᠤᠯᠤᠯ ᠤᠨ ᠦᠨᠳᠦᠰᠦ ᠶᠢ ᠬᠡᠯᠡᠬᠦ ᠳᠦ᠂ ᠬᠡᠯᠡᠨ ᠦ ᠰᠤᠳᠤᠯᠤᠯ ᠤᠨ ᠪᠠᠶᠢᠳᠠᠯ᠂ ᠬᠡᠯᠡᠨ ᠦ 《ᠬᠡᠯᠡᠨ ᠦ ᠰᠤᠳᠤᠯᠤᠯ》 ᠤᠨ ᠪᠠᠶᠢᠳᠠᠯ ᠪᠡᠨ ᠪᠢᠴᠢᠭᠳᠡᠭᠰᠡᠨ ᠪᠠᠶᠢᠳᠠᠯ᠂ ᠰᠤᠳᠤᠯᠤᠯ ᠤᠨ ᠪᠠᠶᠢᠳᠠᠯ ᠪᠤᠯᠤᠨ 《ᠮᠣᠩᠭᠣᠯ ᠬᠡᠯᠡ》 ᠶᠢᠨ ᠰᠤᠳᠤᠯᠤᠯ ᠤᠨ ᠪᠦᠲᠦᠭᠡᠯ᠂ ᠰᠤᠳᠤᠯᠤᠯ ᠤᠨ ᠮᠡᠳᠡᠭᠡ ᠶᠢᠨ ᠰᠤᠳᠤᠯᠤᠯ ᠤᠨ ᠪᠠᠶᠢᠳᠠᠯ ᠤᠨ ᠰᠤᠳᠤᠯᠤᠯ᠂ ᠰᠤᠳᠤᠯᠤᠯ ᠤᠨ ᠪᠦᠲᠦᠭᠡᠯ ᠢ ᠬᠡᠯᠡᠨ ᠦ ᠰᠤᠳᠤᠯᠤᠯ ᠤᠨ ᠪᠠᠶᠢᠳᠠᠯ ᠪᠤᠯᠤᠨ᠎ᠠ᠃

ᠣᠳᠣ ᠬᠦᠷᠲᠡᠯ᠎ᠡ ᠨᠡᠢᠲᠡ 43 ᠰᠤᠳᠤᠯᠤᠭᠰᠠᠨ 85 ᠨᠢᠭᠤᠷ ᠪᠤᠢ᠃ ᠡᠳᠡᠭᠡᠷ ᠲᠤ ᠬᠡᠯᠡᠨ ᠦ ᠰᠤᠳᠤᠯᠤᠯ ᠤᠨ ᠪᠠᠶᠢᠳᠠᠯ ᠪᠤᠯᠤᠨ ᠰᠤᠳᠤᠯᠤᠯ ᠤᠨ ᠮᠡᠳᠡᠭᠡ᠂ ᠰᠤᠳᠤᠯᠤᠯ ᠤᠨ ᠪᠦᠲᠦᠭᠡᠯ ᠢ ᠬᠡᠯᠡᠨ ᠦ ᠰᠤᠳᠤᠯᠤᠯ ᠤᠨ ᠪᠦᠲᠦᠭᠡᠯ ᠳᠦ ᠬᠠᠮᠢᠶᠠᠷᠤᠯᠤᠨ ᠪᠢᠴᠢᠭᠳᠡᠭᠰᠡᠨ ᠪᠠᠶᠢᠨ᠎ᠠ᠃

ᠣᠳᠣ ᠬᠦᠷᠲᠡᠯ᠎ᠡ ᠪᠢᠴᠢᠭ ᠪᠠᠶᠢᠨ᠎ᠠ᠃

ᠣᠳᠣ ᠬᠦᠷᠲᠡᠯ᠎ᠡ ᠳᠤ ᠰᠤᠳᠤᠯᠤᠯ ᠤᠨ ᠪᠦᠲᠦᠭᠡᠯ ᠢ ᠰᠤᠳᠤᠯᠬᠤ ᠳᠤ ᠬᠡᠷᠡᠭᠯᠡᠬᠦ ᠮᠡᠳᠡᠭᠡ ᠪᠤᠯᠤᠨ ᠪᠢᠴᠢᠭᠳᠡᠭᠰᠡᠨ ᠪᠠᠶᠢᠨ᠎ᠠ᠃ ᠲᠤᠰ ᠰᠤᠳᠤᠯᠤᠯ ᠢ ᠰᠤᠳᠤᠯᠬᠤ ᠳᠤ ᠬᠡᠷᠡᠭᠯᠡᠬᠦ ᠨᠢ ᠰᠤᠳᠤᠯᠤᠯ ᠤᠨ ᠪᠠᠶᠢᠳᠠᠯ ᠪᠤᠯᠤᠨ ᠬᠡᠯᠡᠨ ᠦ ᠪᠠᠶᠢᠳᠠᠯ ᠢ ᠰᠤᠳᠤᠯᠬᠤ ᠪᠤᠯᠤᠨ᠎ᠠ᠃ ᠰᠤᠳᠤᠯᠤᠯ ᠤᠨ ᠪᠦᠲᠦᠭᠡᠯ ᠳᠦ ᠪᠢᠴᠢᠭᠳᠡᠭᠰᠡᠨ ᠪᠠᠶᠢᠨ᠎ᠠ᠃ ᠰᠤᠳᠤᠯᠤᠯ ᠤᠨ 8 ᠵᠠᠭᠤᠨ᠂ ᠵᠠᠭᠤᠨ 8 — 13 ᠵᠠᠭᠤᠨ ᠤ᠂ ᠰᠤᠳᠤᠯᠤᠯ ᠤᠨ ᠪᠦᠲᠦᠭᠡᠯ ᠢ ᠰᠤᠳᠤᠯᠬᠤ ᠳᠤ ᠪᠢᠴᠢᠭᠳᠡᠭᠰᠡᠨ ᠪᠠᠶᠢᠨ᠎ᠠ᠃

ᠪᠢᠳᠡᠨ ᠰᠠᠶᠢᠬᠠᠨ ᠳᠤ ᠰᠤᠷᠤᠯᠴᠠᠭᠠᠨ ᠤ ᠵᠢᠷᠭᠤᠭ᠎ᠠ ᠬᠡᠮᠡᠨ ᠪᠠᠭᠰᠢ ᠡᠨᠡ ᠮᠡᠲᠦ ᠨᠢᠭᠡ ᠬᠡᠪᠯᠡᠯ ᠤᠯᠠᠮ ᠰᠠᠶᠢᠨ ᠪᠣᠯᠬᠤ ᠶᠢᠨ ᠬᠠᠮᠲᠤ ᠭᠡᠷᠡᠯ ᠳᠦ ᠦᠭᠡᠯᠡᠶ᠎ᠡ ! ᠪᠢᠳᠡ ᠳᠦ ᠰᠤᠷᠭᠠᠭᠤᠯᠢ ᠶᠢᠨ ᠪᠠᠭᠰᠢ ᠪᠠᠭᠠᠴᠤᠳ ᠤᠨ ᠦᠭᠡ ᠰᠤᠷᠭᠠᠭᠤᠯᠢ ᠶᠢᠨ ᠪᠠᠭᠰᠢ ᠶᠢᠨ ᠬᠠᠮᠲᠤ ᠰᠠᠨᠠᠭᠠᠯᠠᠭᠰᠠᠨ ᠦᠭᠡ ᠦᠭᠡᠯᠡᠪᠡ ::

ᠰᠤᠷᠤᠯᠴᠠᠯ ᠲᠠᠢ 《ᠪᠣᠯᠤᠷ ᠪᠣᠯᠤᠷ》 ᠬᠠᠮᠢ ᠬᠠᠮᠤᠷᠤᠬᠤ ᠲᠠᠢ ᠪᠣᠯᠪᠠ 《ᠰᠢᠨᠵᠢᠯᠡᠬᠦ》 ᠬᠠᠮᠢ ᠬᠠᠮᠤᠷᠤᠭ ᠰᠢᠨᠵᠢᠯᠡᠭᠡᠨ ᠪᠦᠲᠦᠭᠡᠯ ᠪᠦᠲᠦᠭᠡᠭᠰᠡᠨ ᠵᠢᠷᠭᠤᠭ᠎ᠠ ᠶᠢ ᠠᠷᠪᠠᠨ 《ᠲᠠᠪᠤ ᠰᠤᠷᠤᠯᠴᠠᠭᠠ》 ᠪᠣᠯᠤᠨ᠎ᠠ᠂ 《ᠲᠠᠪᠤ ᠰᠤᠷᠭᠠᠯ ᠳᠤ ᠰᠤᠷᠤᠯᠴᠠᠬᠤ》 ᠤᠨ ᠳᠤ ᠬᠡᠮᠡᠨ ᠡᠨᠡ ᠮᠡᠲᠦ ᠬᠡᠪᠯᠡᠯ᠂ ᠤᠯᠠᠮ ᠵᠢᠷᠭᠤᠭ᠎ᠠ ᠶᠠᠭᠤᠮᠠ ᠶᠢ ᠣᠯᠠᠨ ᠲᠠᠯ᠎ᠠ ᠪᠠᠷ ᠬᠠᠮᠤᠷᠤᠭᠰᠠᠨ ::

ᠪᠢᠳᠡ ᠡᠷᠳᠡᠮ ᠳᠦ ᠰᠢᠨᠵᠢᠯᠡᠬᠦ ᠪᠦᠲᠦᠭᠡᠯ ᠰᠢᠨᠵᠢᠯᠡᠭᠡᠨ ᠦ ᠬᠤᠷᠠᠯ ᠪᠦᠲᠦᠭᠡᠯ᠂ 《ᠰᠢᠨᠵᠢᠯᠡᠬᠦ ᠪᠦᠲᠦᠭᠡᠯ ᠪᠦᠲᠦᠭᠡᠯ》 ᠢ ᠡᠬᠢᠯᠡᠨ ᠪᠦᠲᠦᠭᠡᠶ᠎ᠡ !

ᠡᠷᠳᠡᠮ ᠳᠦ ᠲᠠᠨᠢ ᠠᠮᠵᠢᠯᠲᠠ ᠪᠣᠯᠲᠤᠭᠠᠢ !

ᠡᠷᠡᠭᠦᠯ ᠲᠡᠢ ᠵᠢᠷᠭᠠᠯᠲᠠᠢ ᠪᠣᠯᠲᠤᠭᠠᠢ !

ᠥᠪᠦᠷ ᠮᠣᠩᠭᠣᠯ ᠤᠨ ᠪᠠᠭᠰᠢ ᠶᠢᠨ ᠶᠡᠬᠡ ᠰᠤᠷᠭᠠᠭᠤᠯᠢ ᠶᠢᠨ

ᠠᠮᠤᠷ ᠰᠠᠶᠢᠨ ᠪᠢᠴᠢᠪᠡ

2021 ᠣᠨ ᠤ 3 ᠰᠠᠷ᠎ᠠ ᠶᠢᠨ 3 ᠤ ᠡᠳᠦᠷ

ᠨᠢᠭᠡ᠂《ᠶᠡᠬᠡ ᠶᠤᠸᠠᠨ ᠤ ᠲᠥᠷᠥ ᠶᠢᠨ ᠮᠠᠨᠳᠤᠭᠰᠠᠨ ᠲᠥᠷᠥ ᠶᠢᠨ ——
ᠬᠥᠬᠡ ᠰᠤᠳᠤᠷ (ᠬᠥᠬᠡ ᠰᠤᠳᠤᠷ) ᠤᠨ ᠬᠡᠪᠯᠡᠯ ᠬᠠᠪᠰᠤᠷᠭ᠎ᠠ 》

《ᠶᠡᠬᠡ ᠶᠤᠸᠠᠨ ᠤ ᠲᠥᠷᠥ ᠶᠢᠨ ᠮᠠᠨᠳᠤᠭᠰᠠᠨ ᠲᠥᠷᠥ ᠶᠢᠨ —— ᠬᠥᠬᠡ ᠰᠤᠳᠤᠷ (ᠬᠥᠬᠡ ᠰᠤᠳᠤᠷ) ᠤᠨ ᠬᠡᠪᠯᠡᠯ ᠬᠠᠪᠰᠤᠷᠭ᠎ᠠ 》(ᠳᠠᠷᠤᠢ《ᠬᠥᠬᠡ ᠰᠤᠳᠤᠷ ᠤᠨ ᠬᠡᠪᠯᠡᠯ》ᠭᠡᠵᠦ ᠲᠣᠪᠴᠢᠯᠠᠨ᠎ᠠ) ᠪᠣᠯ ᠪᠠᠷ ᠤᠨ ᠬᠡᠪᠯᠡᠯ ᠤᠨ ᠬᠠᠭᠤᠳᠠᠰᠤ ᠲᠠᠢ ᠪᠢᠴᠢᠭ ᠪᠤᠰᠤ ᠪᠠᠢᠳᠠᠯ ᠬᠠᠳᠠᠭᠠᠯᠠᠭᠳᠠᠵᠤ ᠪᠠᠢᠭ᠎ᠠ ᠬᠠᠪᠰᠤᠷᠭ᠎ᠠ ᠬᠡᠪᠯᠡᠯ ᠦᠨ ᠲᠠᠯᠠ ᠪᠠᠷ ᠳᠠᠭᠤᠰᠤᠭᠰᠠᠨ ᠪᠣᠯᠤᠨ᠎ᠠ ᠃ ᠨᠢᠭᠡ ᠪᠣᠳᠢ ᠶᠢᠨ ᠡᠬᠢ ᠳᠠᠭᠤᠰᠤᠭᠰᠠᠨ ᠪᠠᠢᠨ᠎ᠠ ᠂ ᠬᠡᠪᠯᠡᠯ ᠦᠨ ᠪᠢᠴᠢᠭ᠂ 26.2cm × 13.5cm᠂ ᠨᠢᠭᠤᠷ ᠪᠦᠷᠢ 7 ᠮᠥᠷ᠂ ᠮᠥᠷ ᠪᠦᠷᠢ 16 — 19 ᠦᠰᠦᠭ ᠲᠠᠢ᠂ ᠨᠡᠢᠲᠡ 33 ᠬᠡᠰᠡᠭ ᠬᠤᠪᠢᠶᠠᠷᠠᠯ ᠲᠠᠢ᠂ ᠪᠣᠯᠤᠨ ᠬᠡᠪᠯᠡᠯ ᠦᠨ ᠨᠢᠭᠤᠷ ᠪᠣᠯ ᠪᠠᠢᠭᠠᠳ ᠢᠳᠡᠪᠬᠢᠳᠡᠨ ᠬᠠᠳᠠᠭᠠᠯᠠᠭᠳᠠᠵᠤ ᠪᠠᠢᠨ᠎ᠠ ᠃ ᠡᠨᠡ ᠬᠡᠪᠯᠡᠯ ᠢ ᠪᠣᠯᠪᠠᠰᠤ ᠨᠢᠭᠤᠷ ᠳᠤ ᠲᠤᠰ ᠨᠣᠮ ᠤᠨ ᠵᠣᠬᠢᠶᠠᠯ ᠪᠢᠴᠢᠭ ᠢ ᠬᠠᠳᠠᠭᠠᠯᠠᠭᠳᠠᠭᠰᠠᠨ ᠪᠣᠯᠤᠨ᠎ᠠ ᠃
ᠡᠨᠡ《ᠬᠥᠬᠡ ᠰᠤᠳᠤᠷ ᠤᠨ ᠬᠡᠪᠯᠡᠯ》ᠢ ᠪᠢᠴᠢᠭᠰᠡᠨ ᠬᠦᠮᠦᠨ ᠪᠣᠯ ᠮᠣᠩᠭᠣᠯ ᠤᠨ ᠤᠯᠤᠰ ᠤᠨ ᠨᠡᠷᠡᠲᠦ ᠵᠣᠬᠢᠶᠠᠯᠴᠢ (ᠬᠠᠷᠴᠢᠨ ᠬᠣᠰᠢᠭᠤ ᠬᠦᠮᠦᠨ᠂ 1898 — 1977)
ᠪᠣᠯ ᠪᠢᠴᠢᠭᠰᠡᠨ ᠬᠠᠪᠰᠤᠷᠭ᠎ᠠ ᠪᠢᠴᠢᠭ ᠢ ᠬᠦᠮᠦᠨ ᠦ ᠡᠷᠳᠡᠮᠲᠡᠨ ᠨᠣᠮᠤᠨ ᠳᠠᠷᠠᠭ᠎ᠠ (1911 — 1973) ᠪᠠ ᠲᠡᠭᠦᠨ ᠦ ᠬᠦᠪᠡᠭᠦᠨ ᠪᠢᠴᠢᠭᠰᠡᠨ ᠬᠦᠮᠦᠨ ᠳᠠᠭᠤᠰᠤᠭᠰᠠᠨ ᠨᠣᠮᠤᠨ ᠵᠣᠬᠢᠶᠠᠯᠴᠢ (1952 — 2016) ᠬᠠᠳᠠᠭᠠᠯᠠᠭᠰᠠᠨ
ᠪᠣᠯᠵᠤ ᠪᠠᠢᠨ᠎ᠠ ᠃

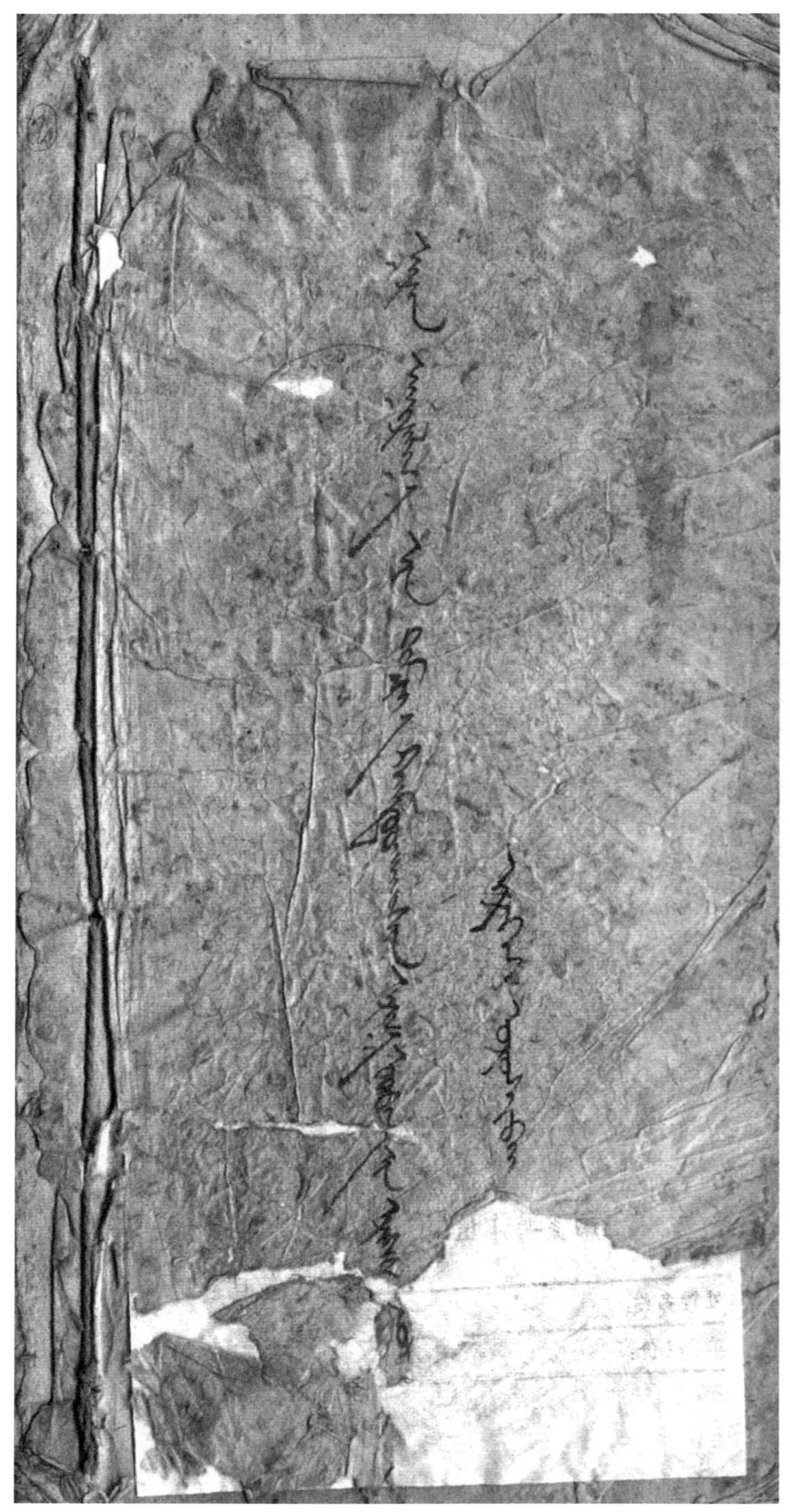

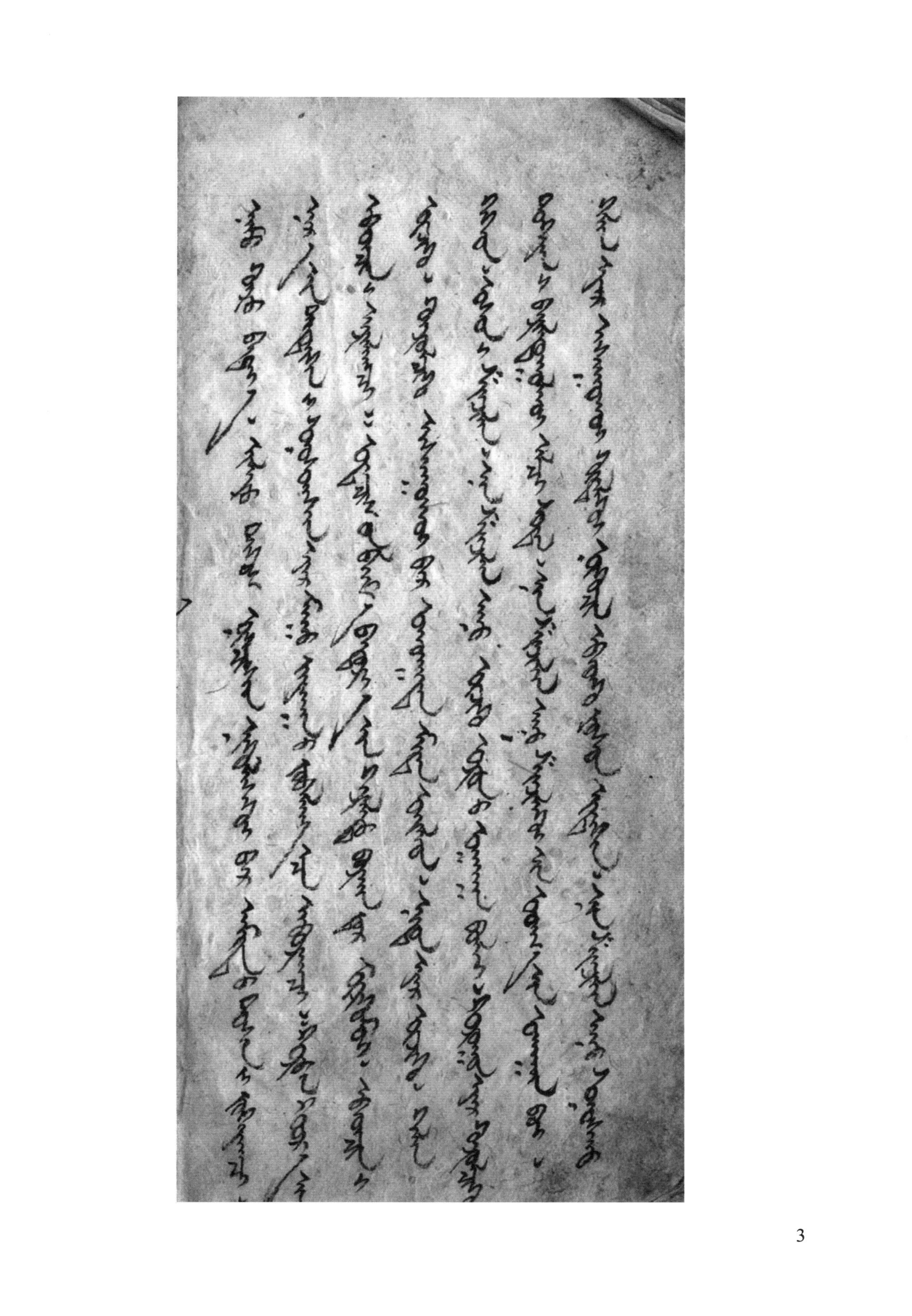

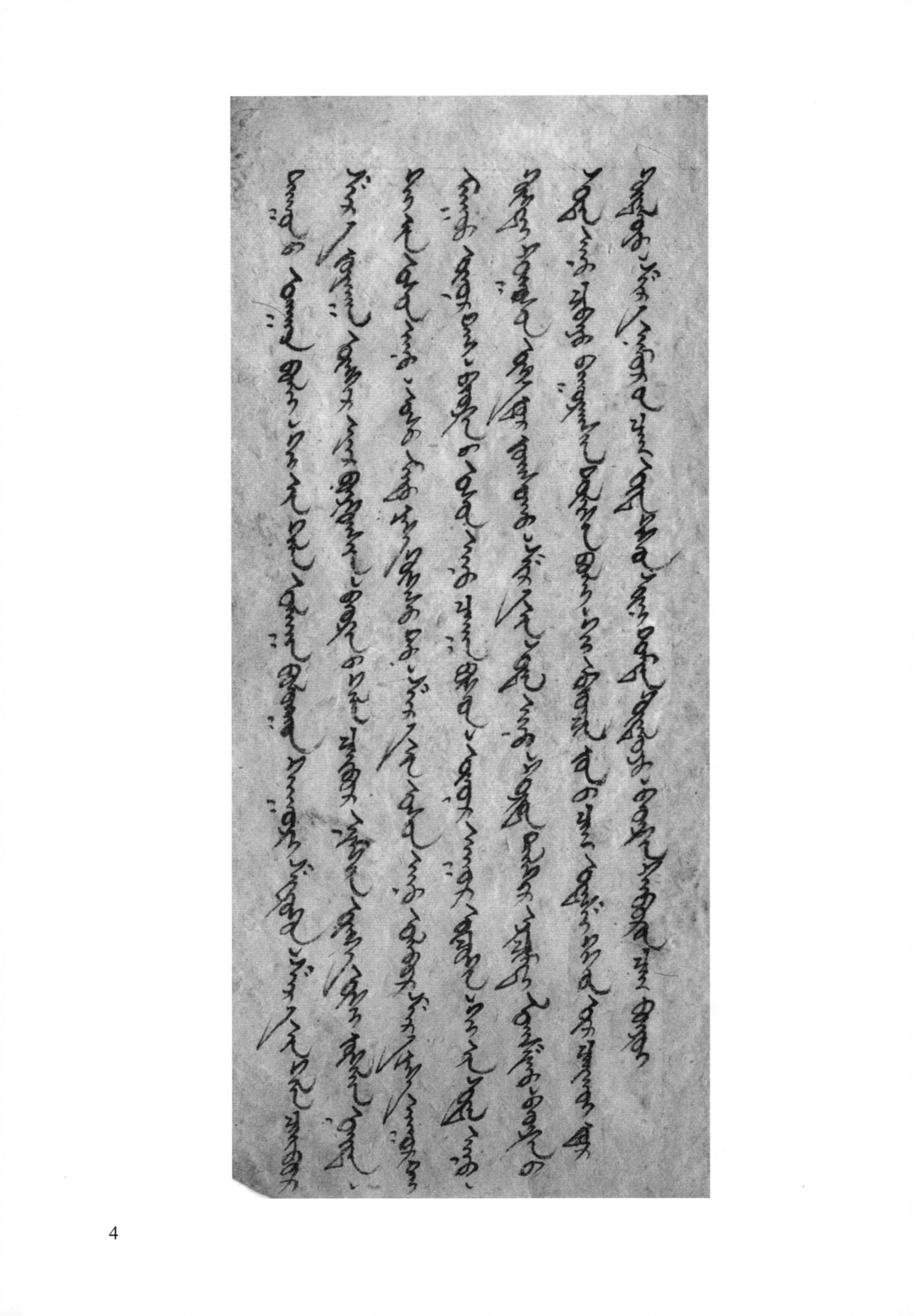

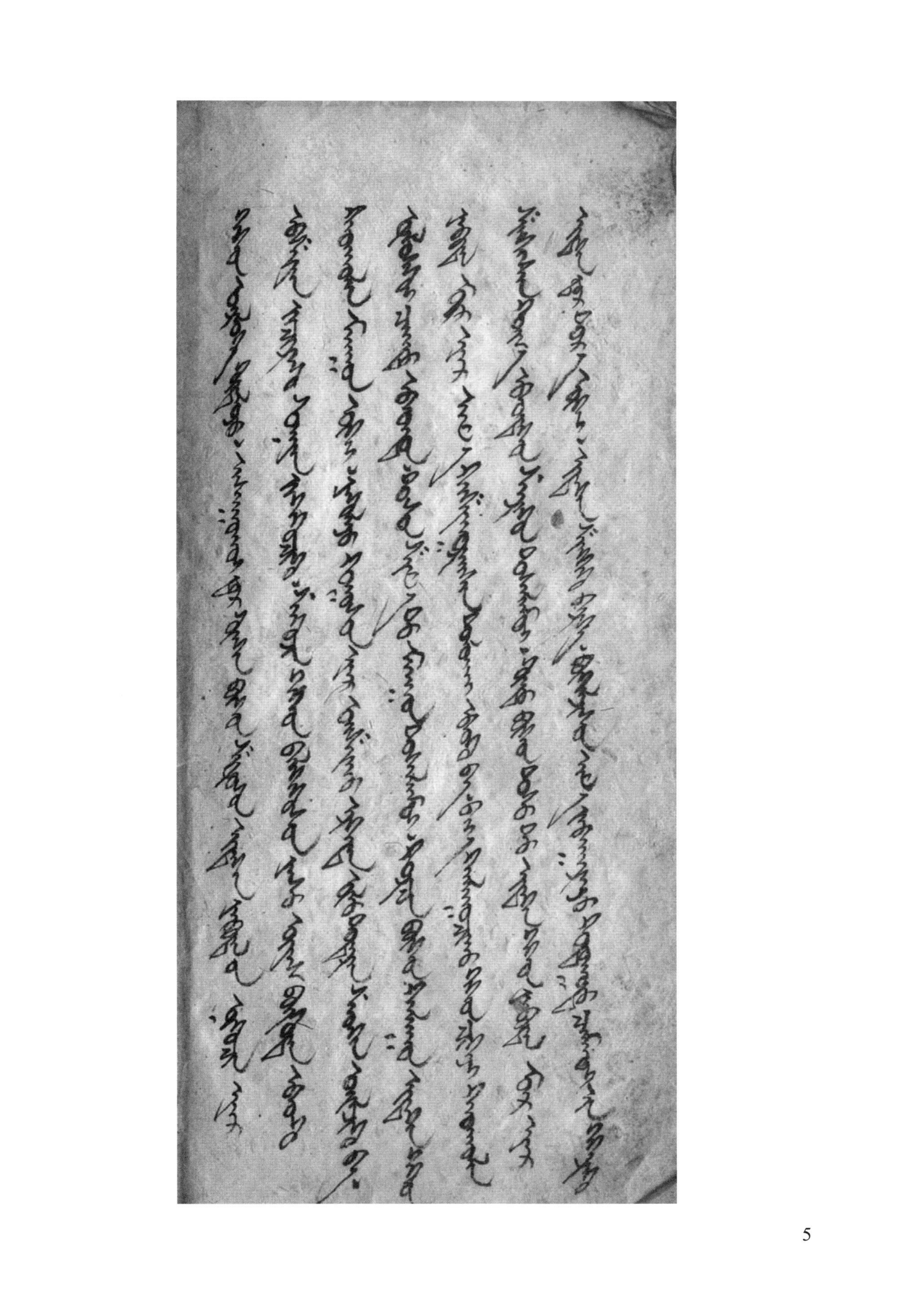

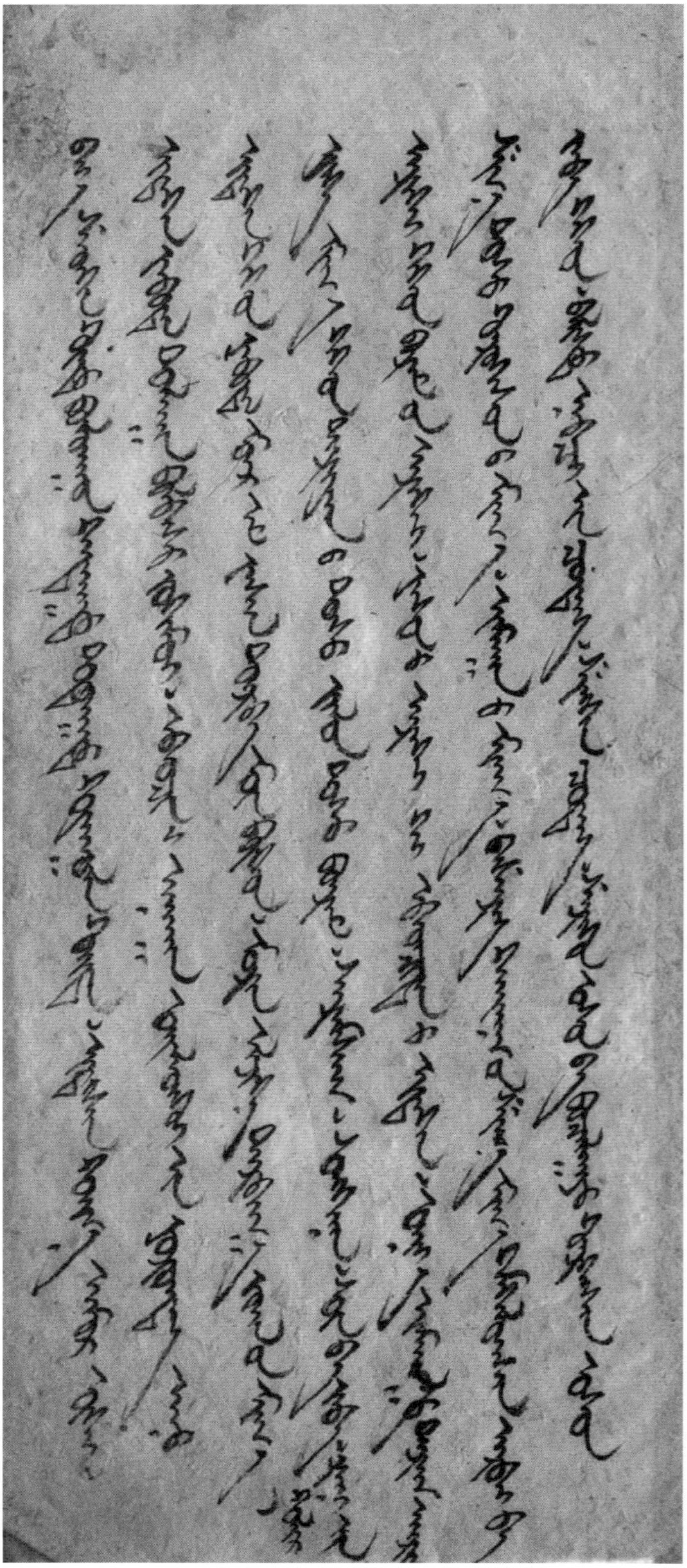

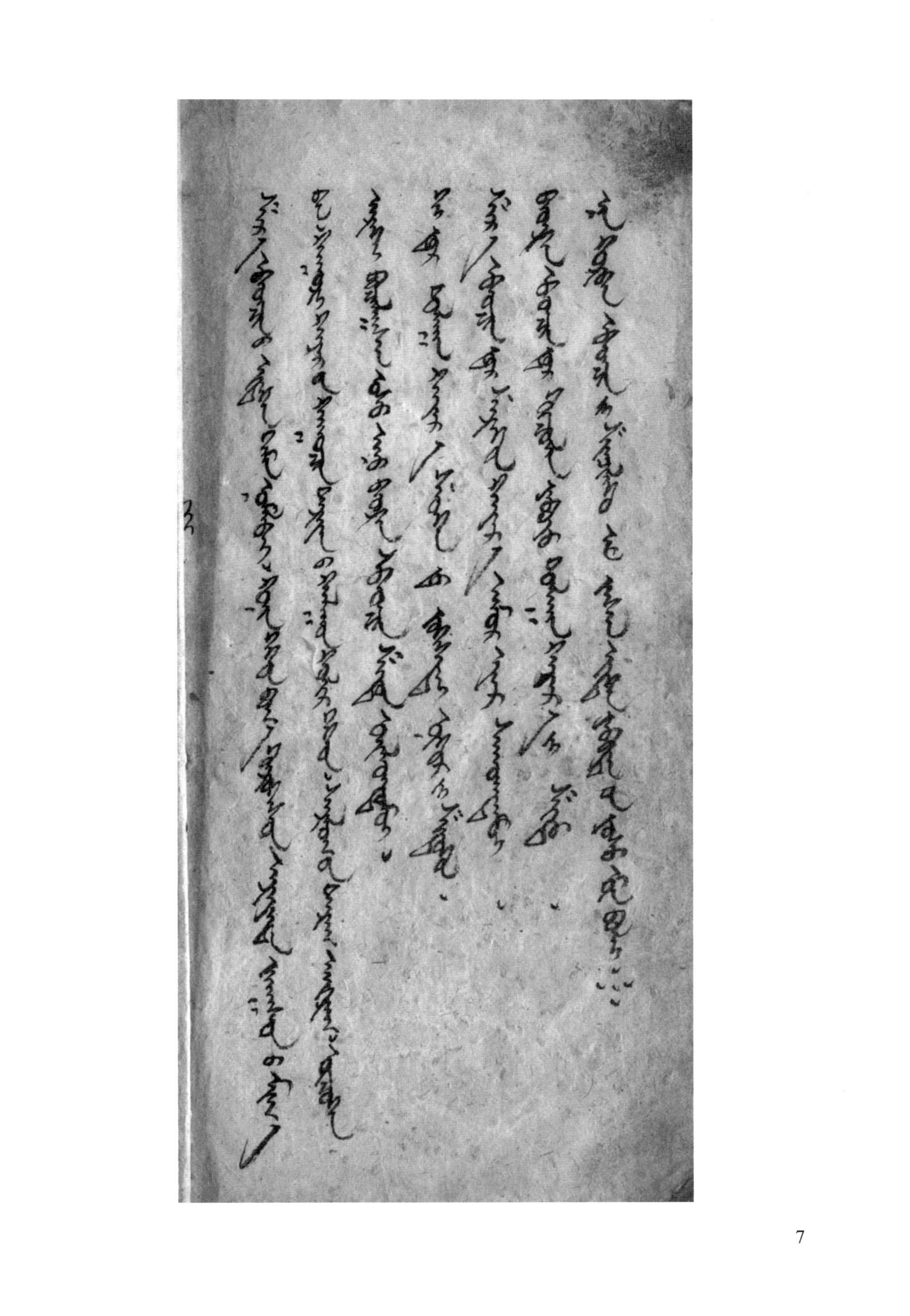

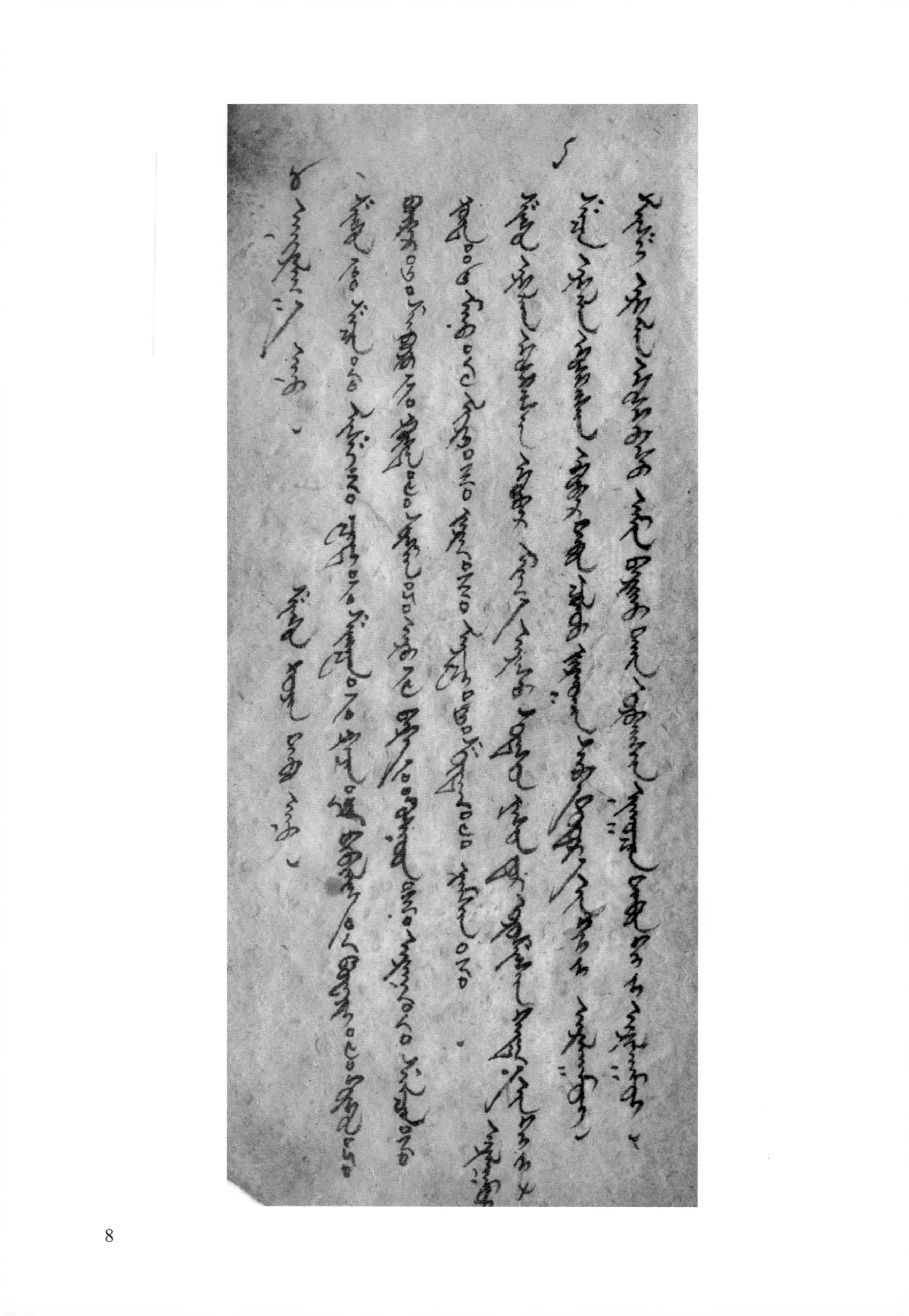

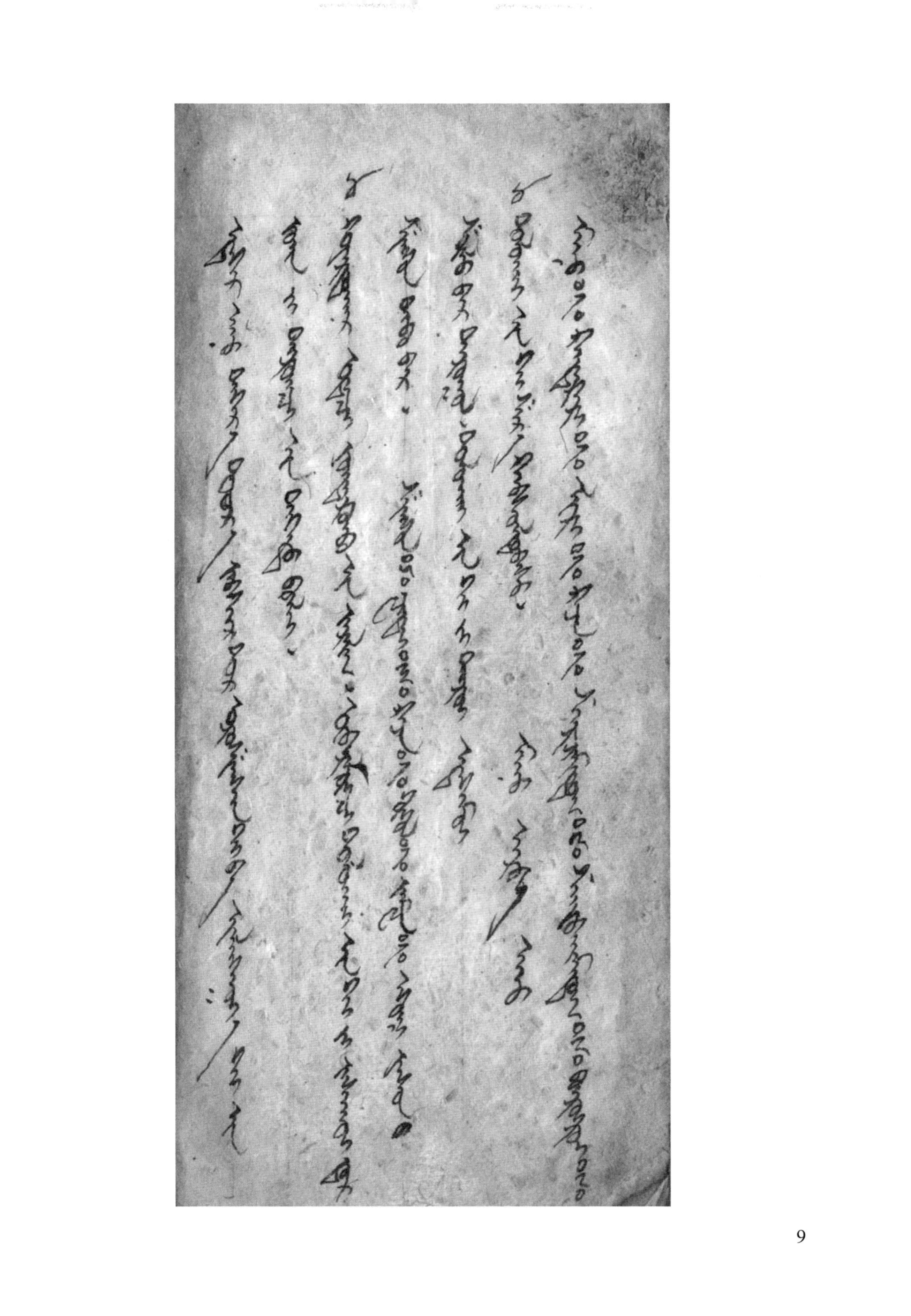

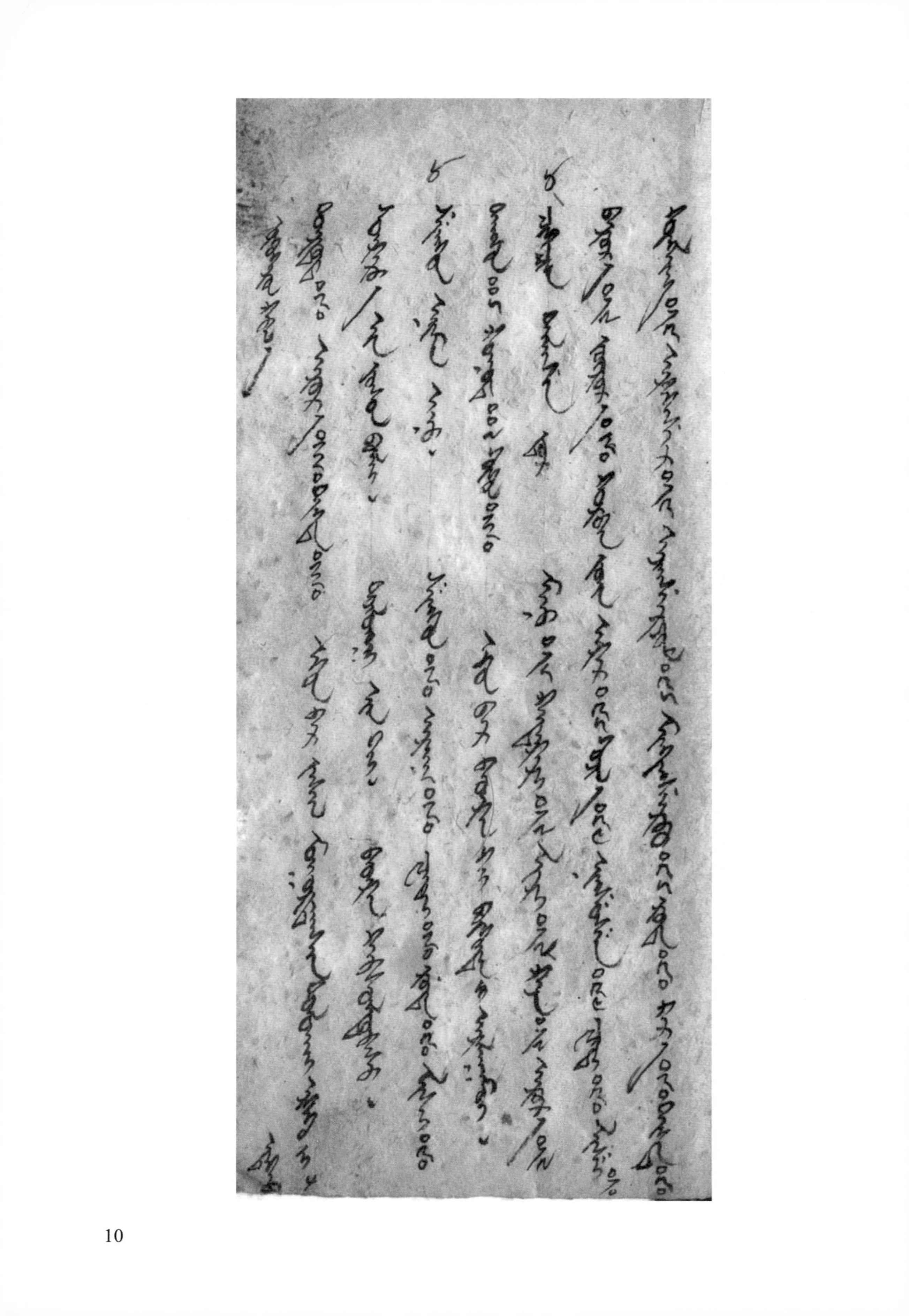

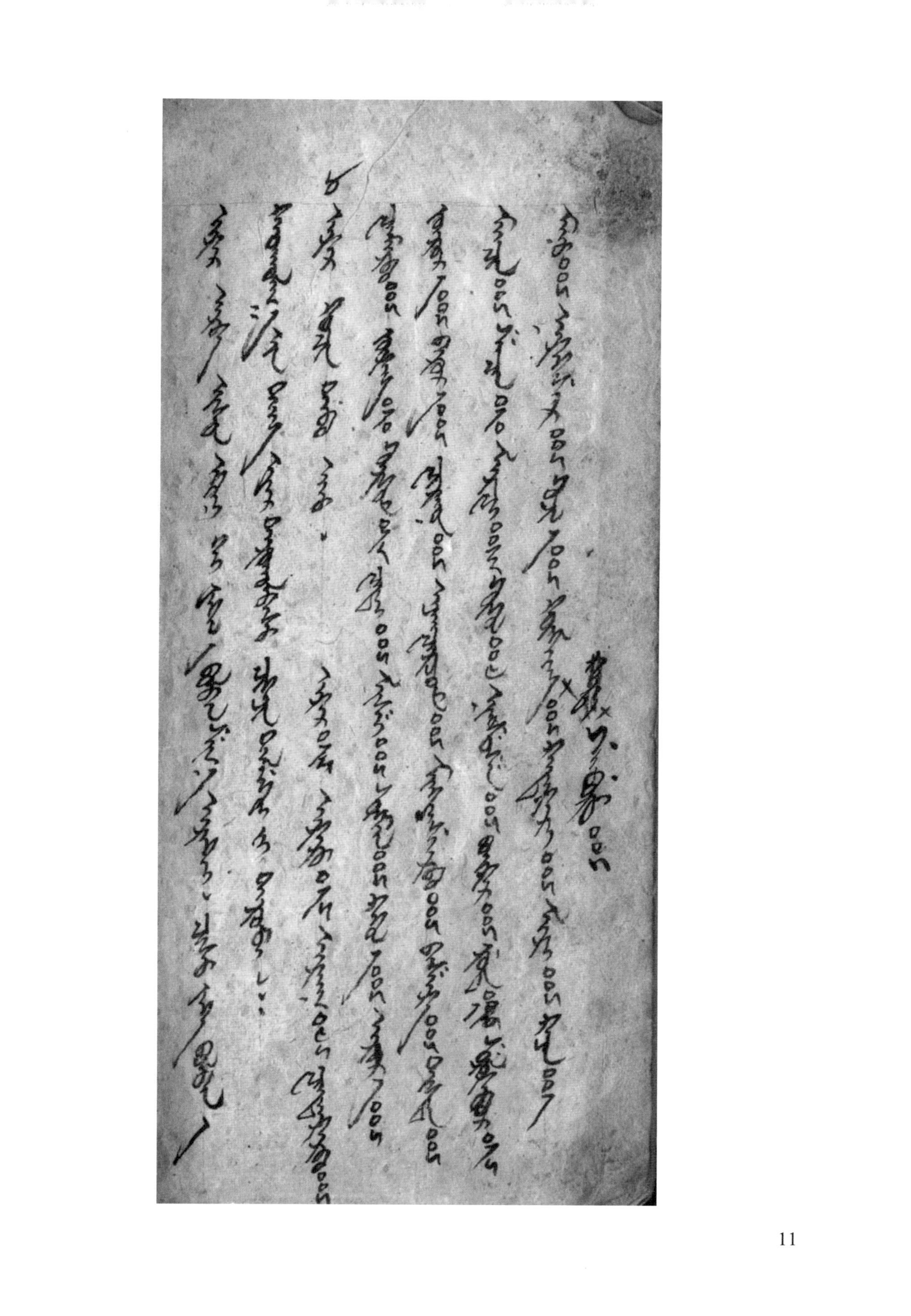

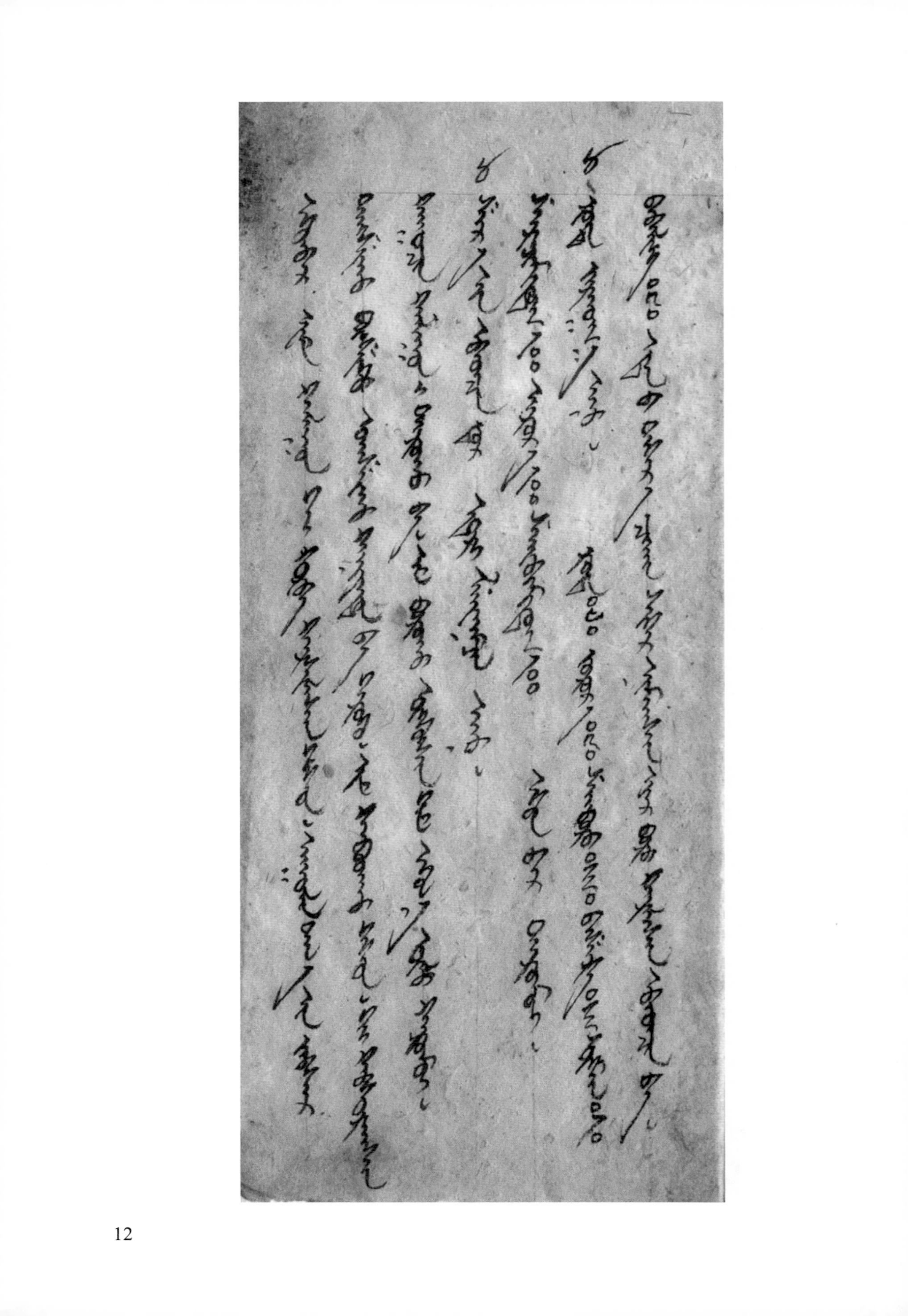

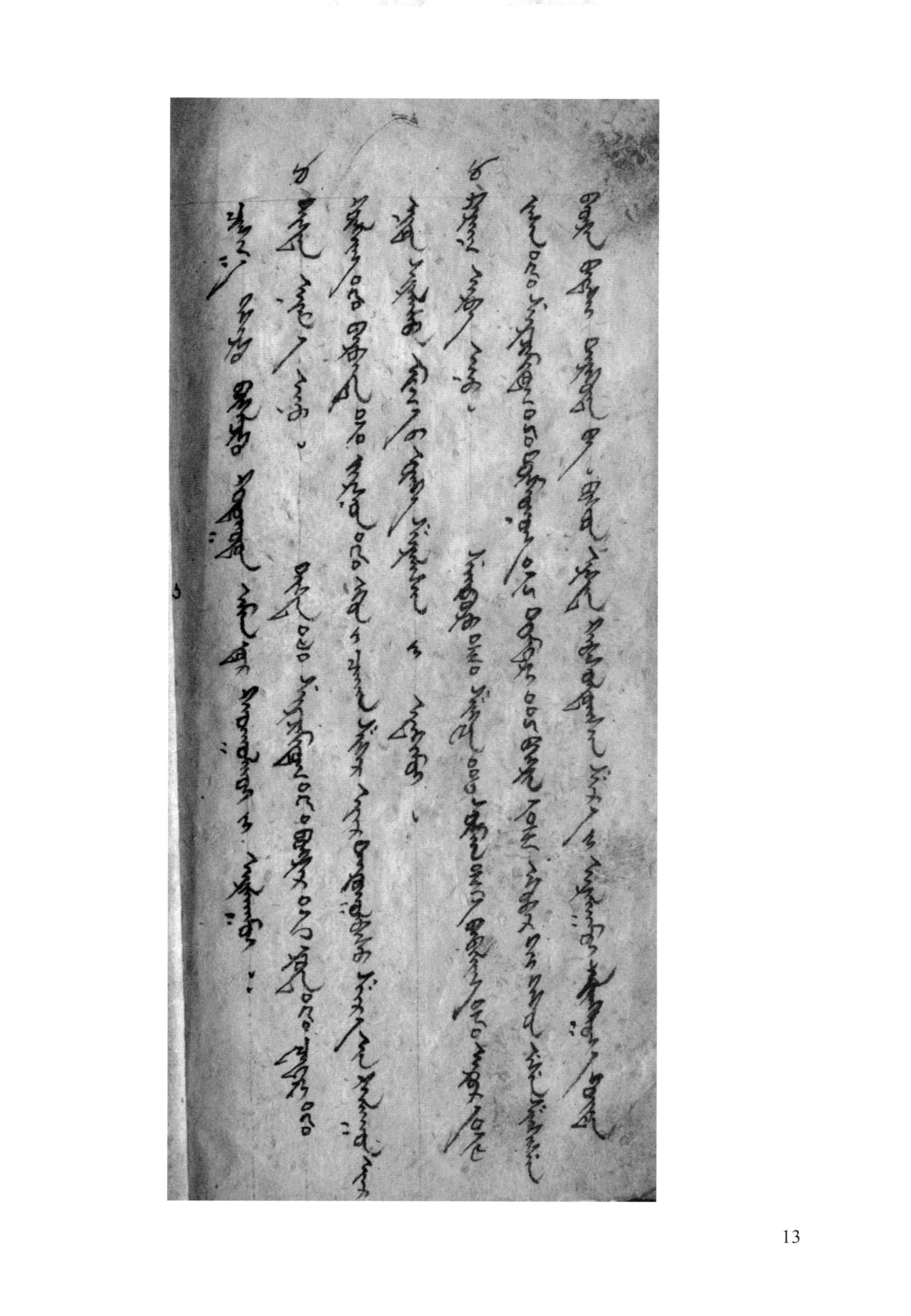

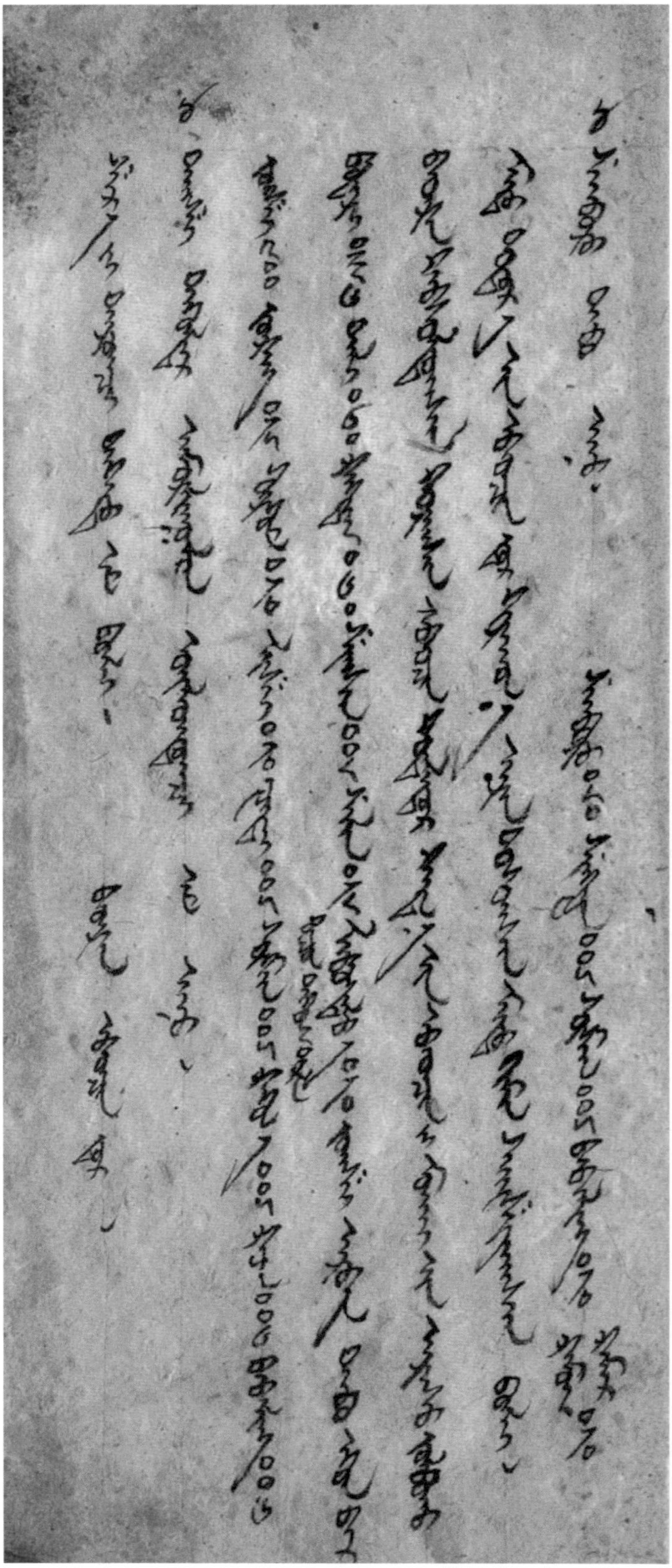

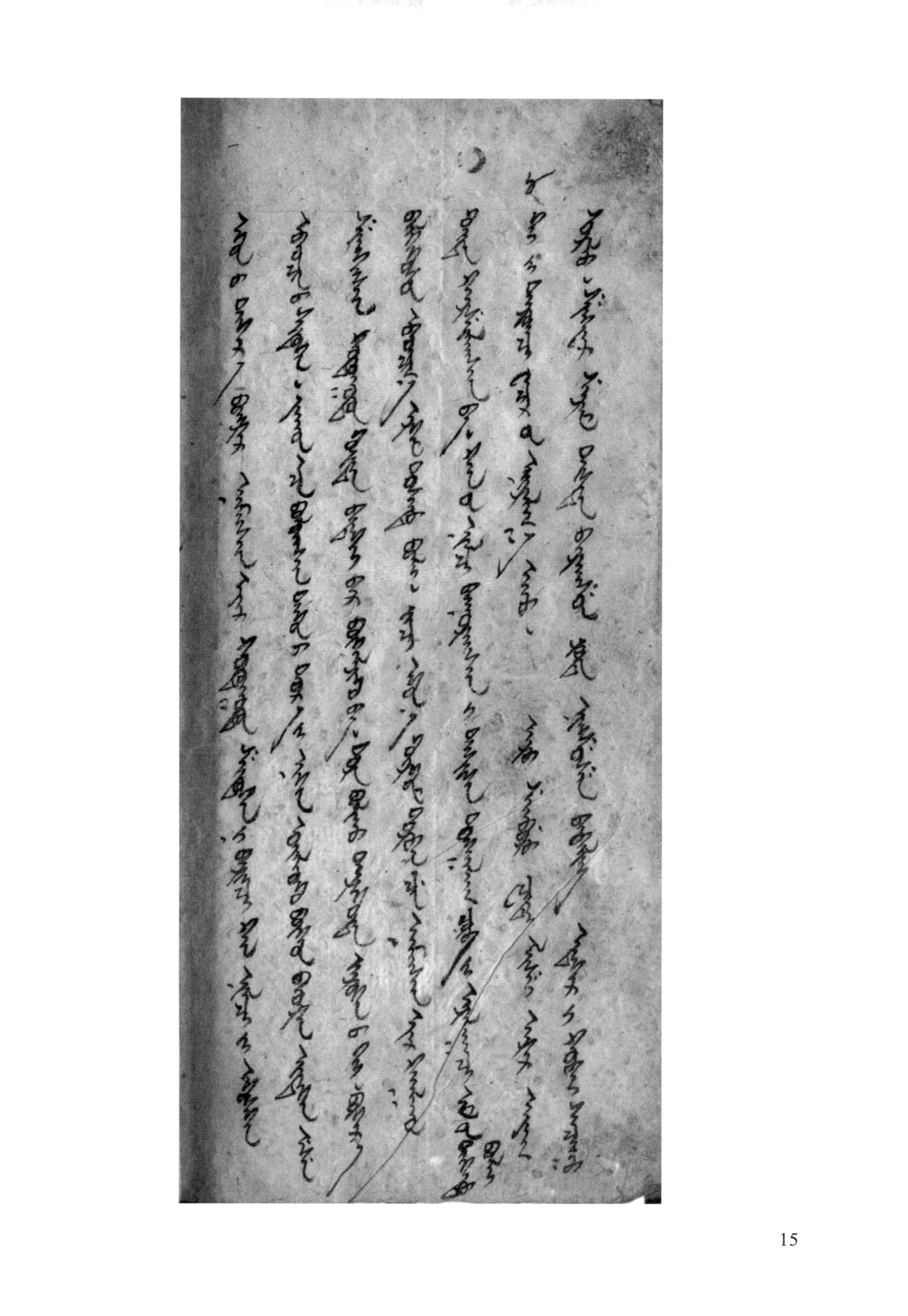

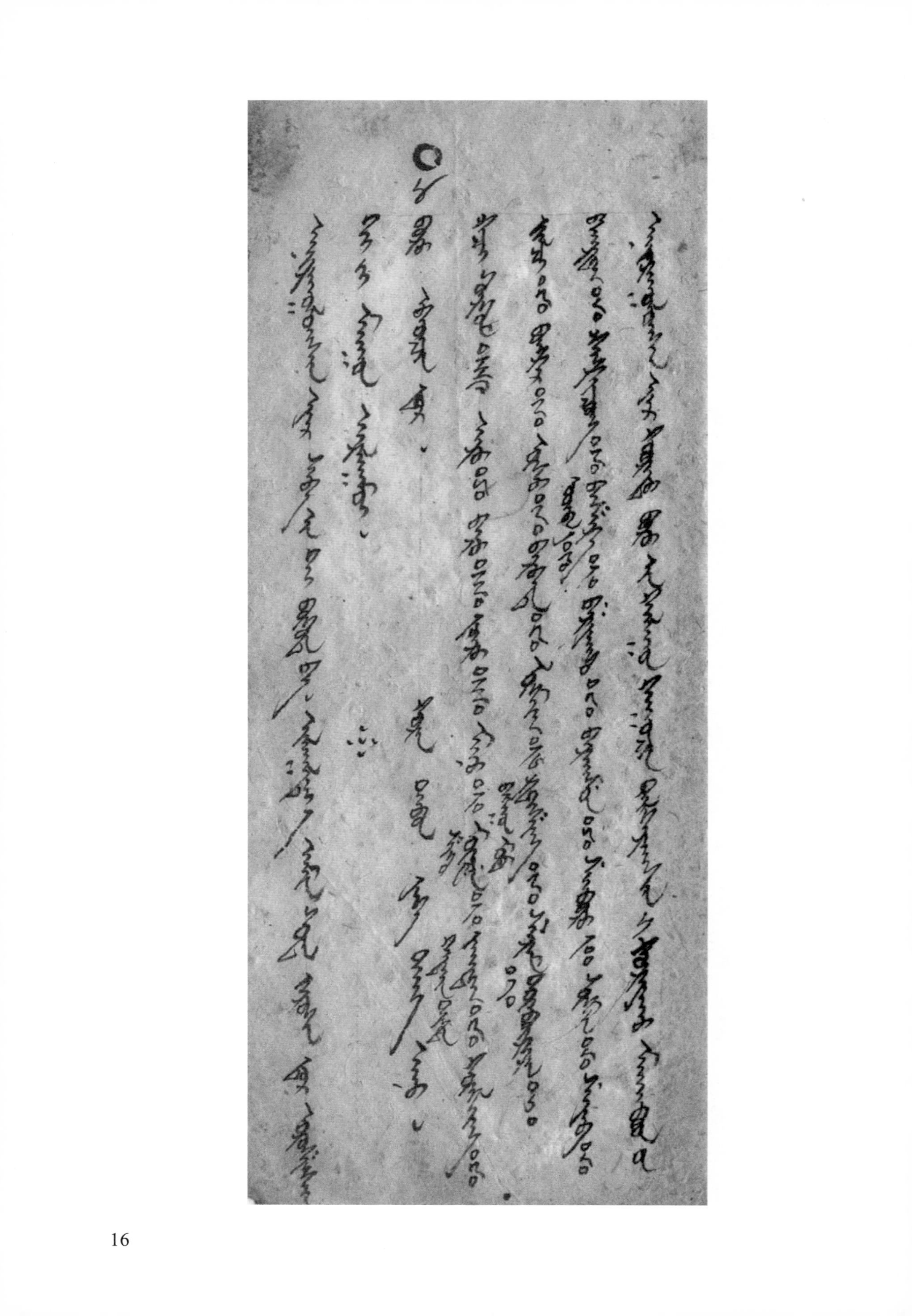

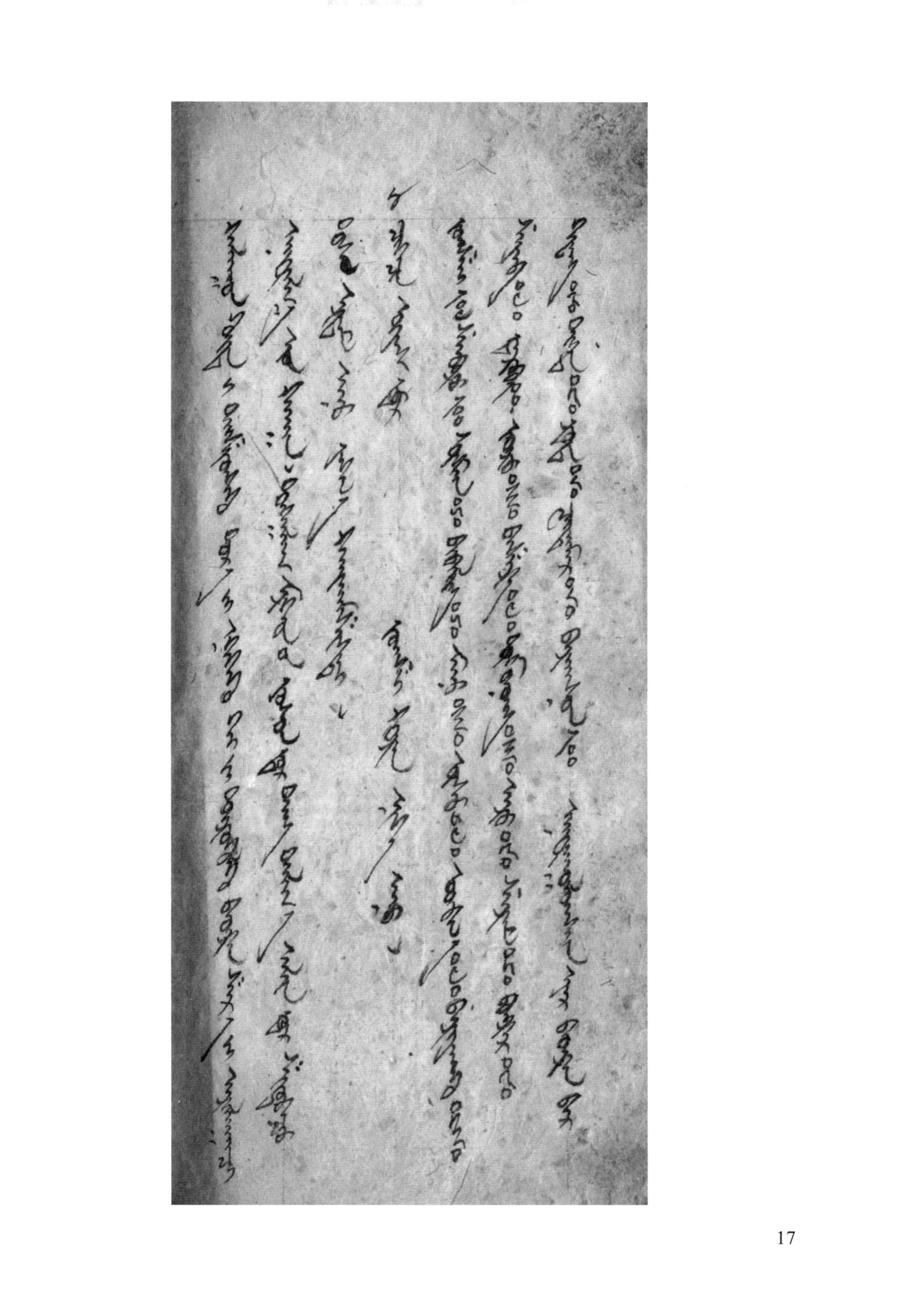

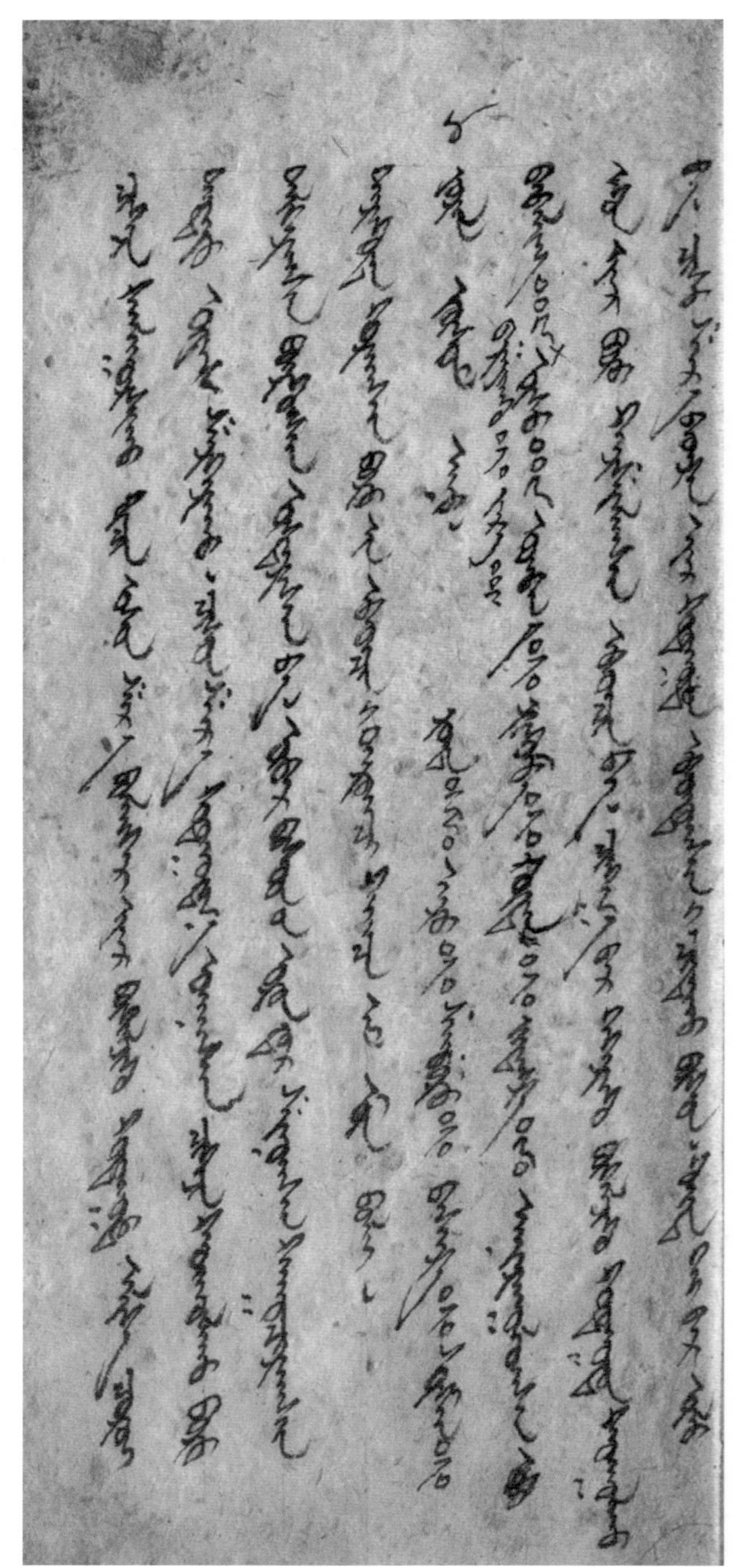

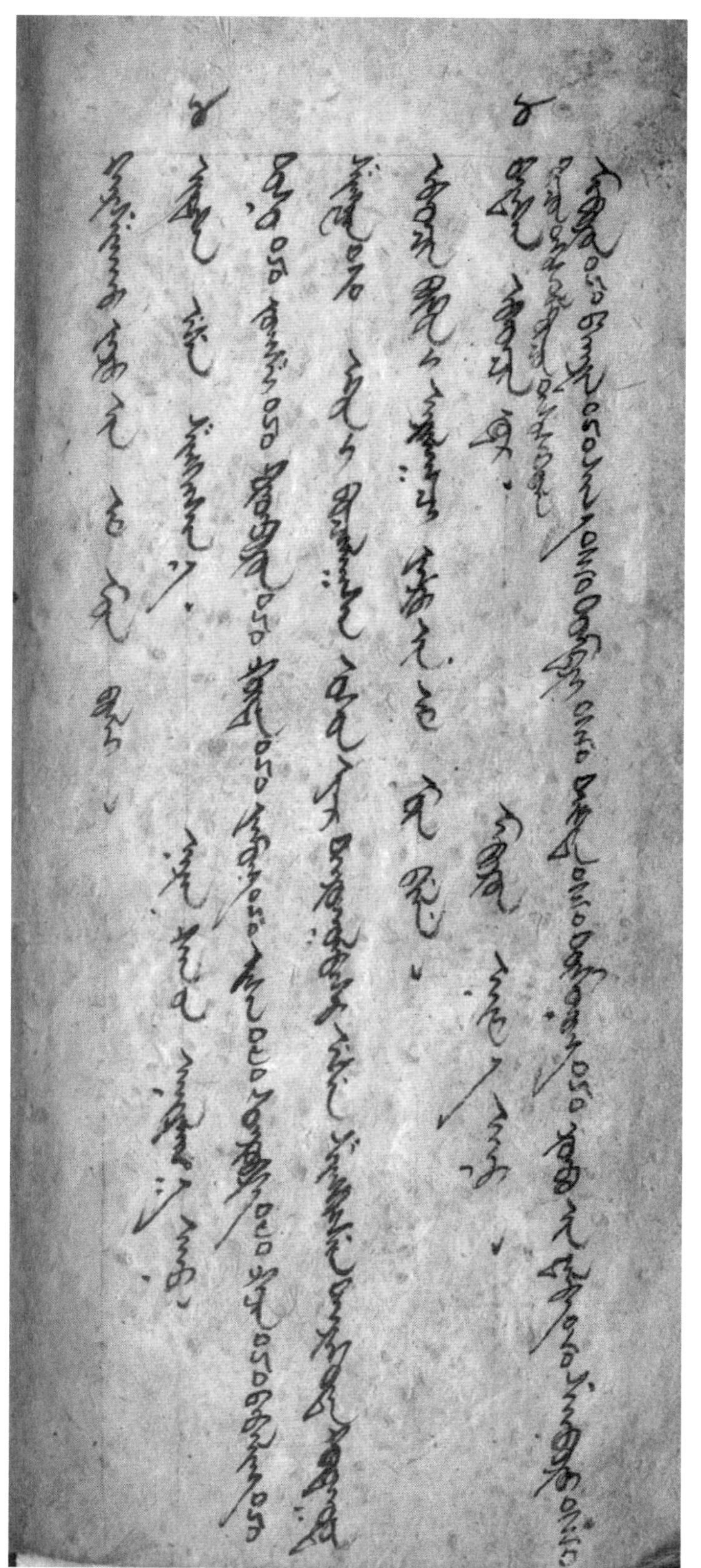

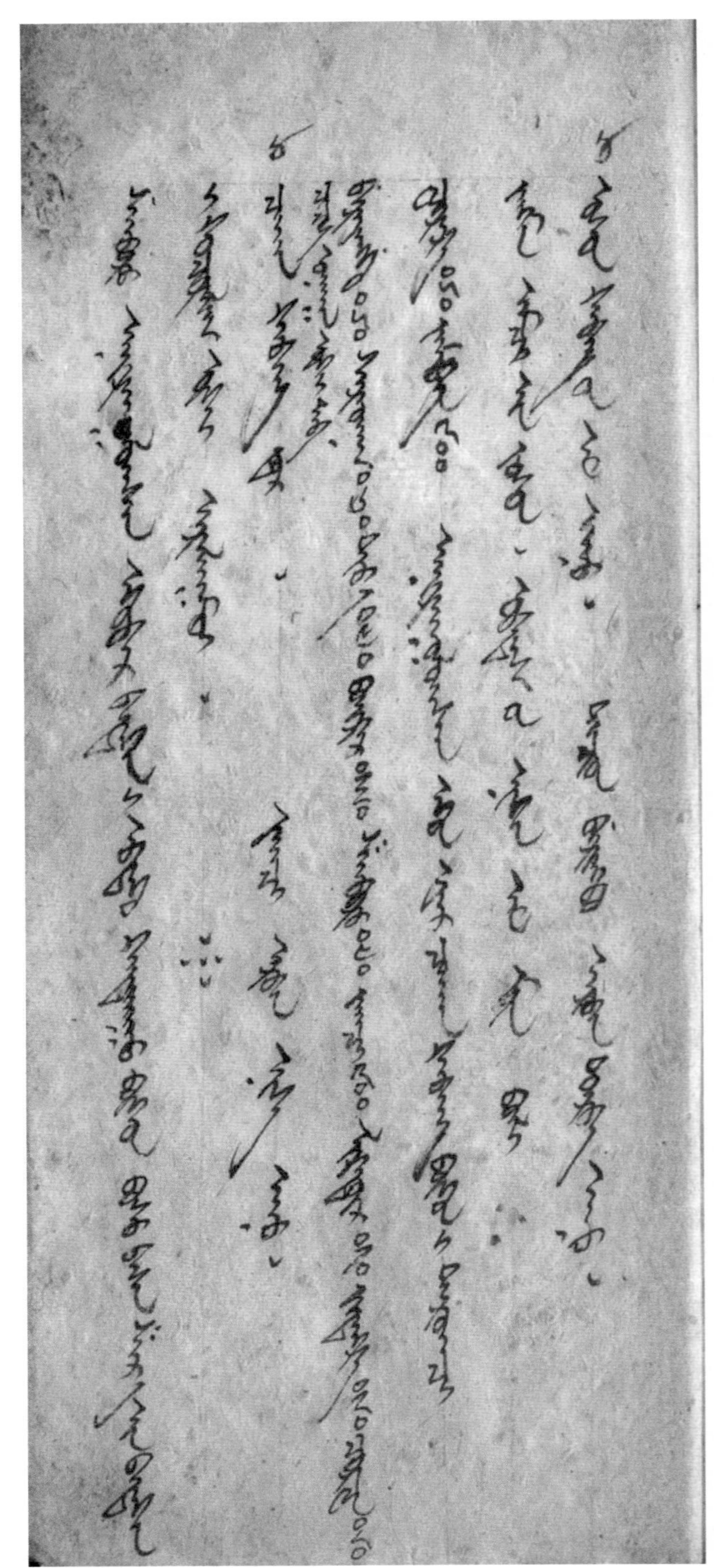

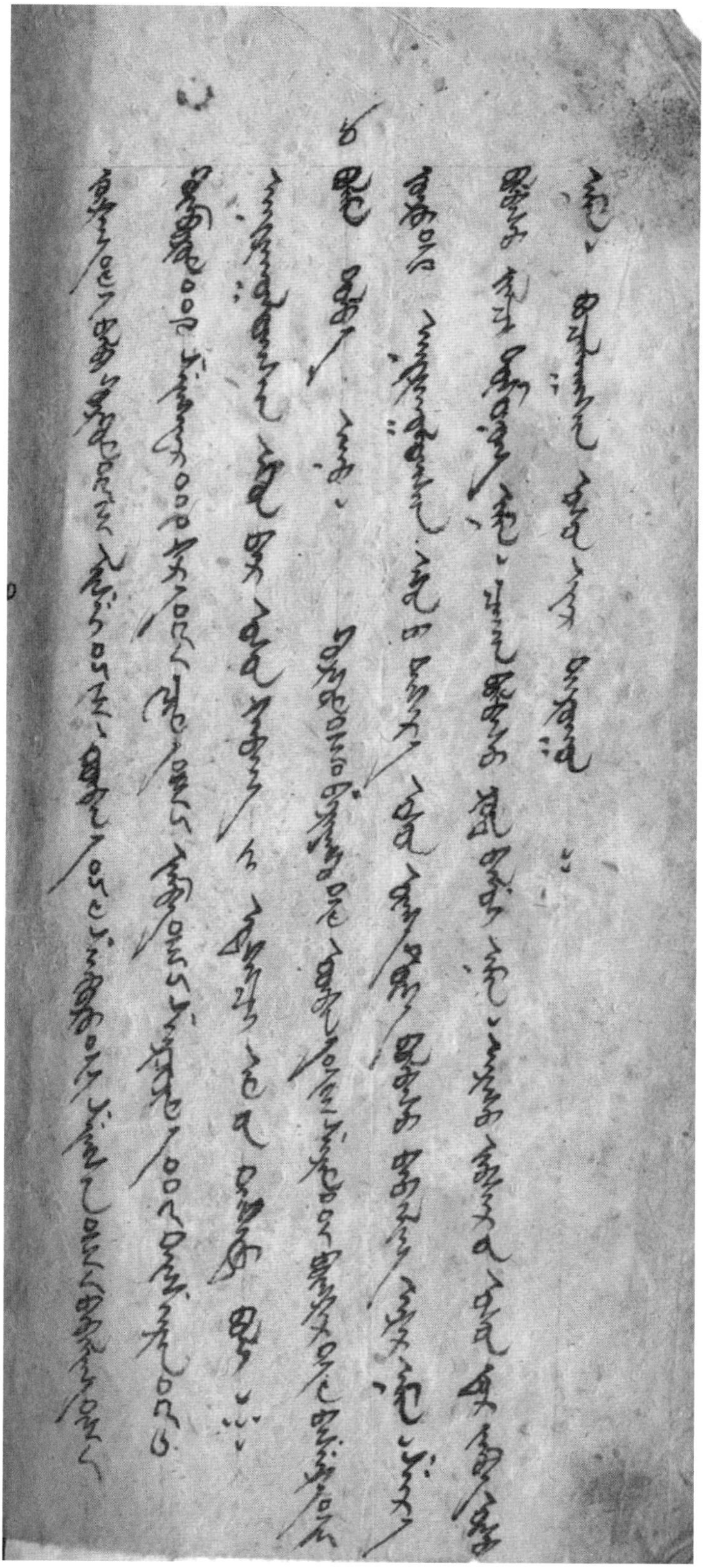

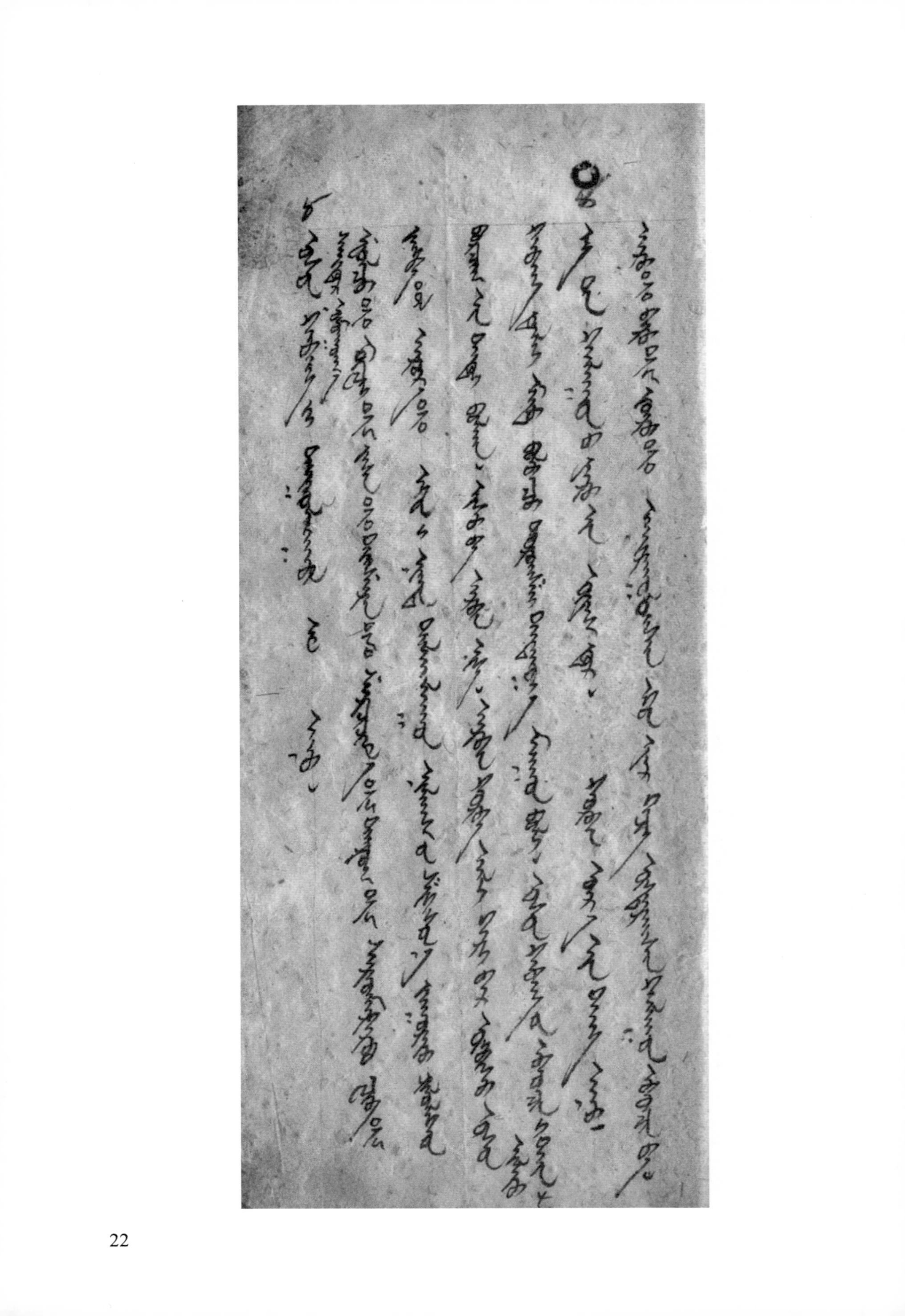

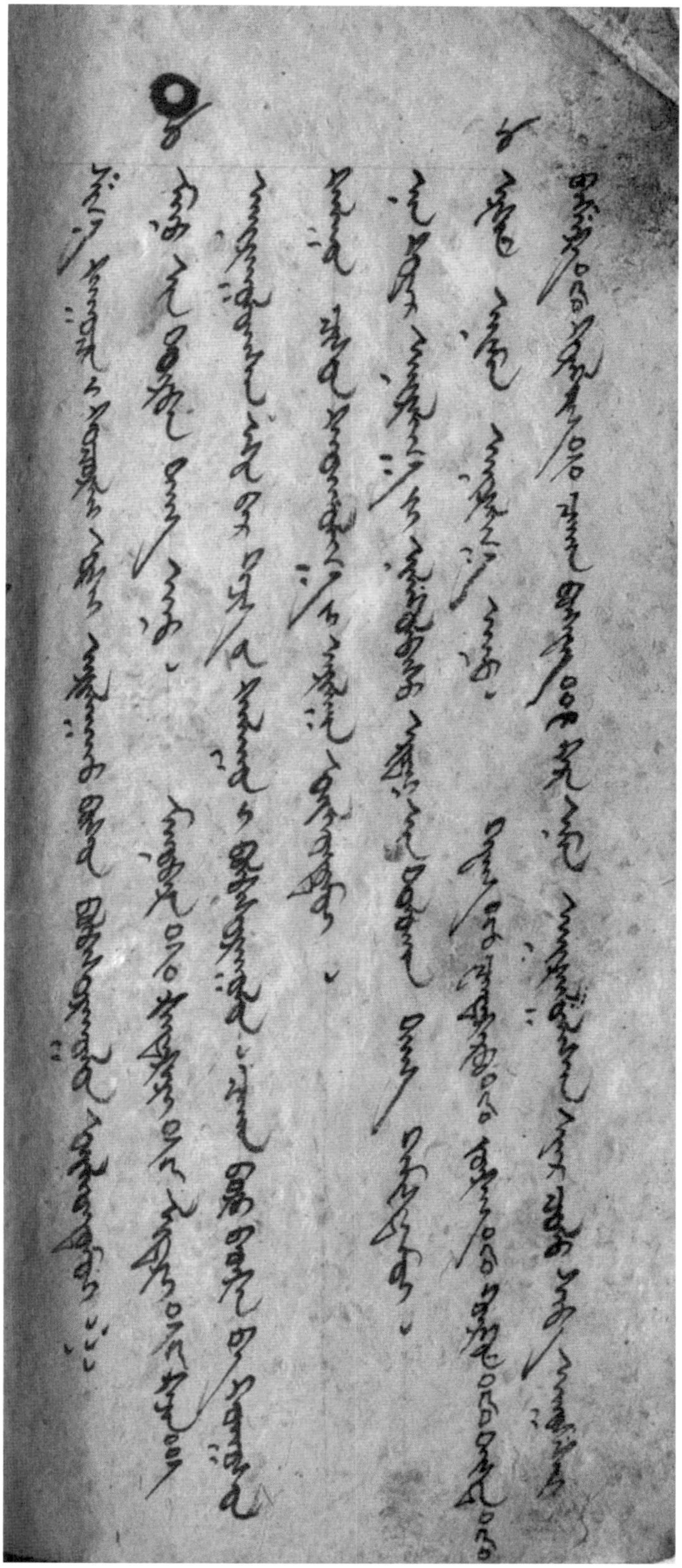

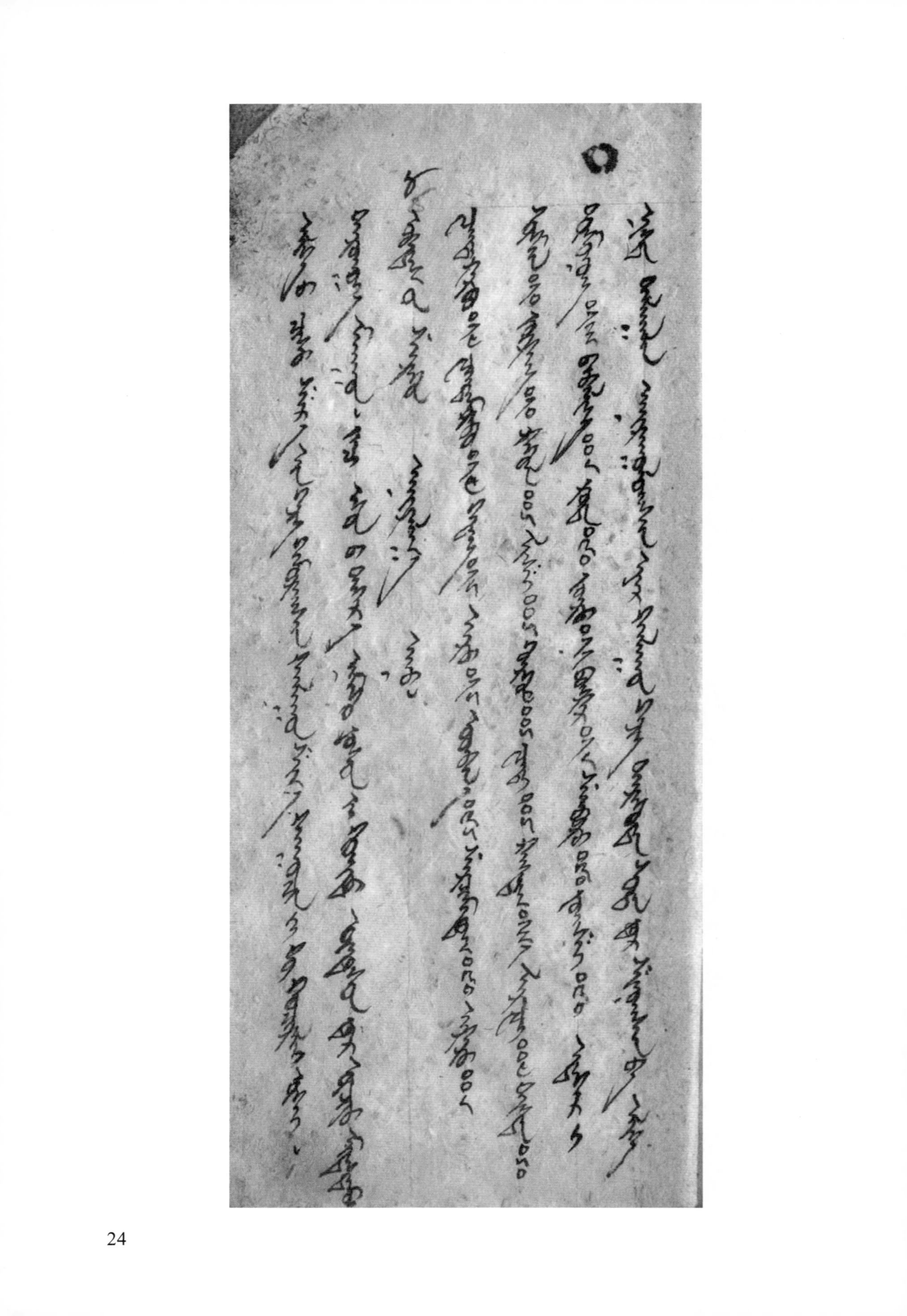

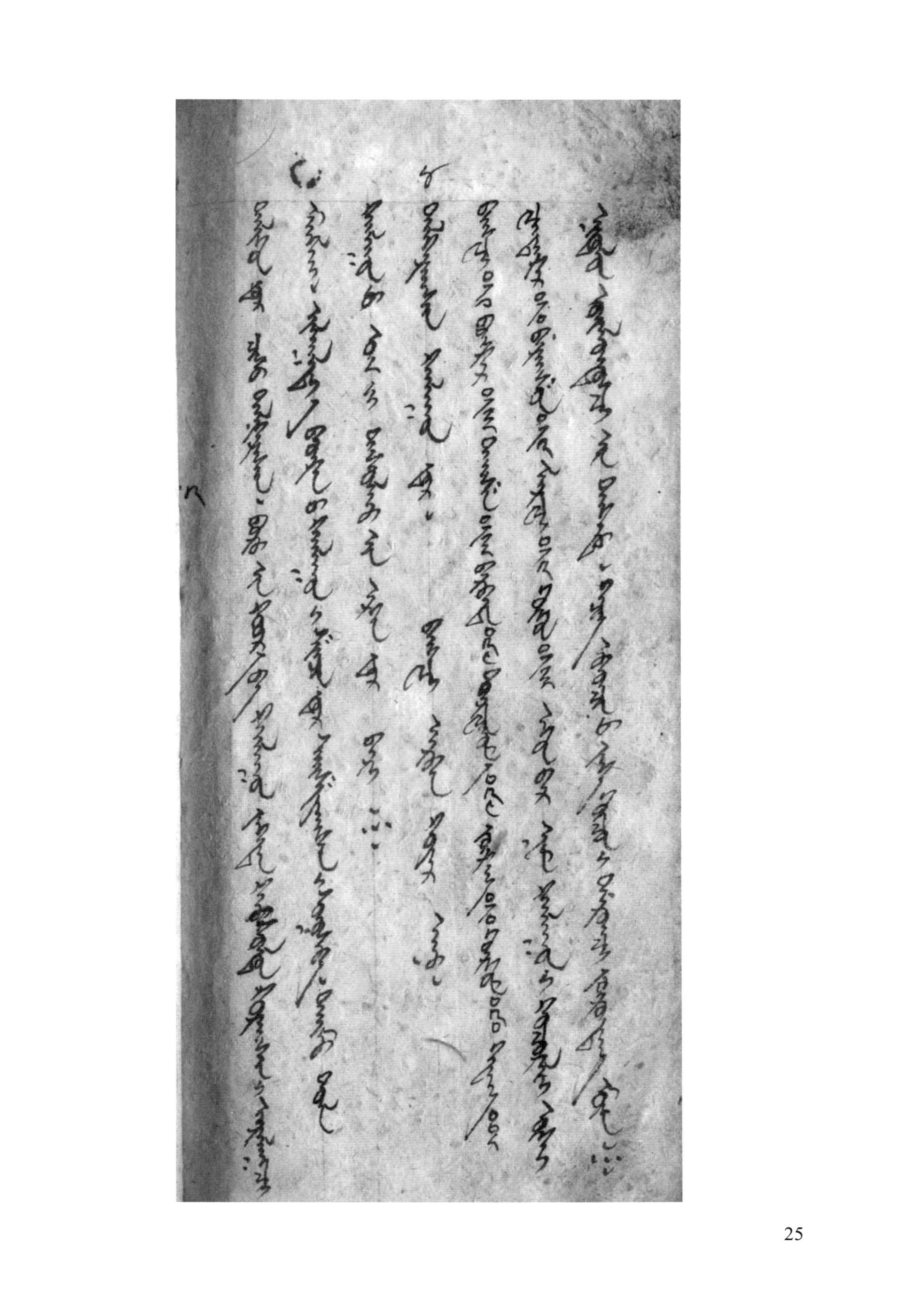

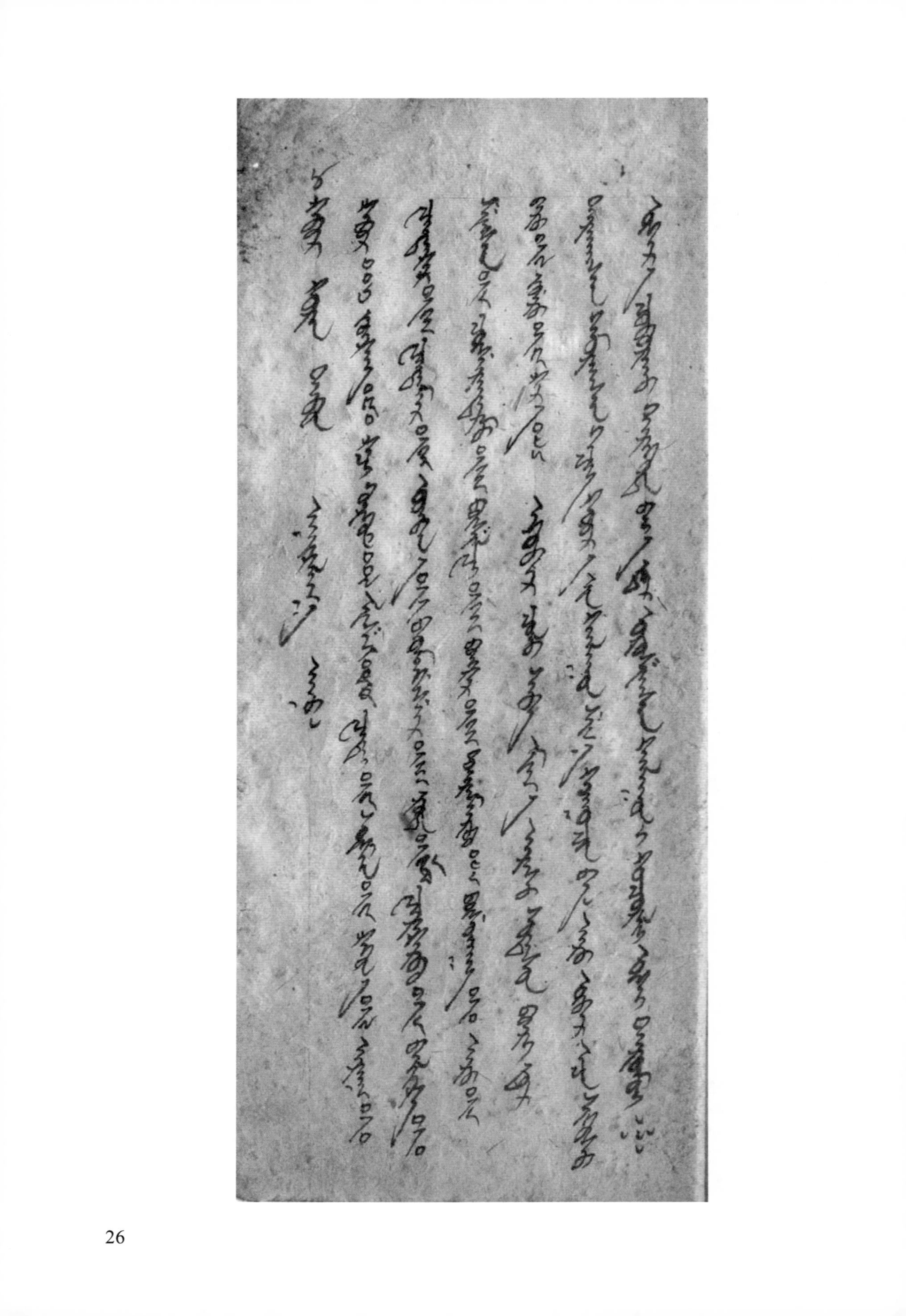

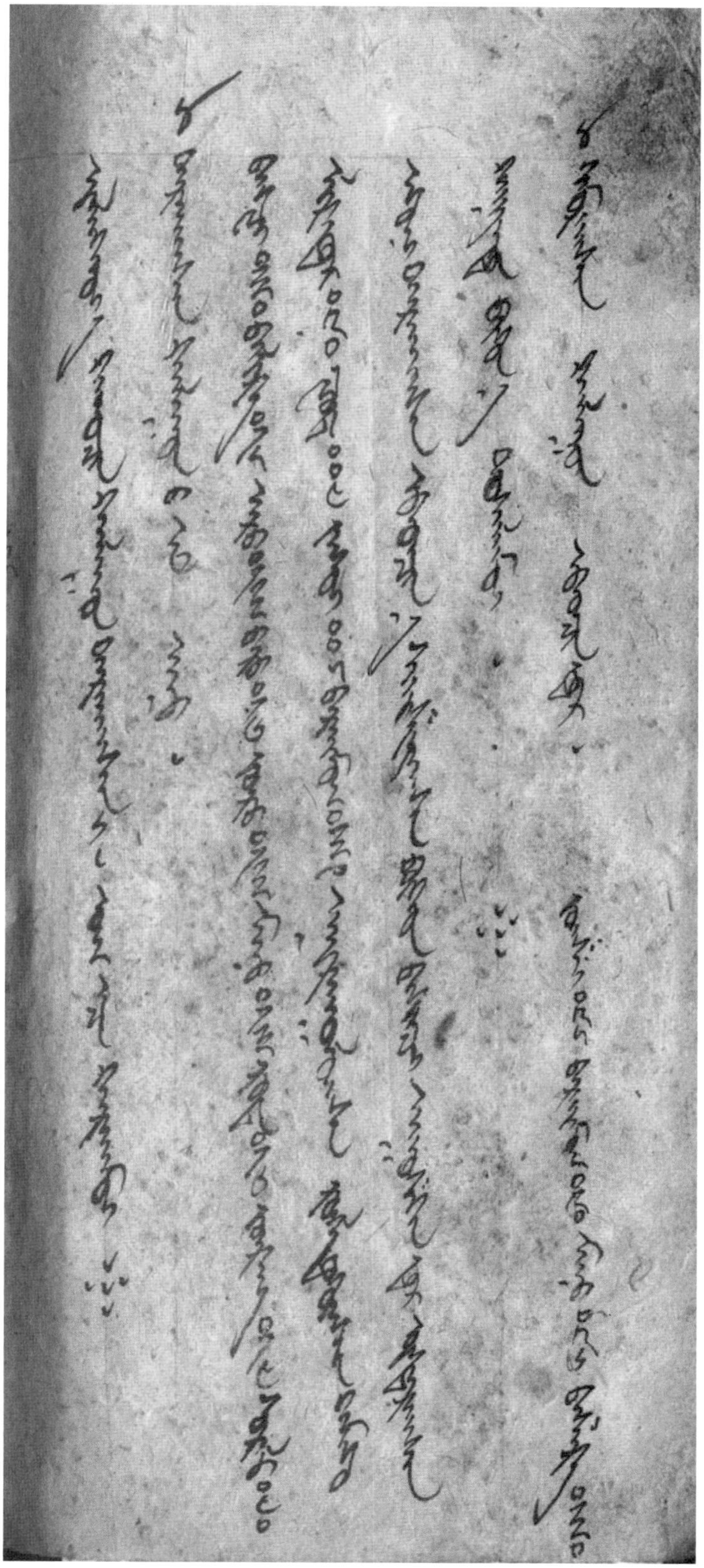

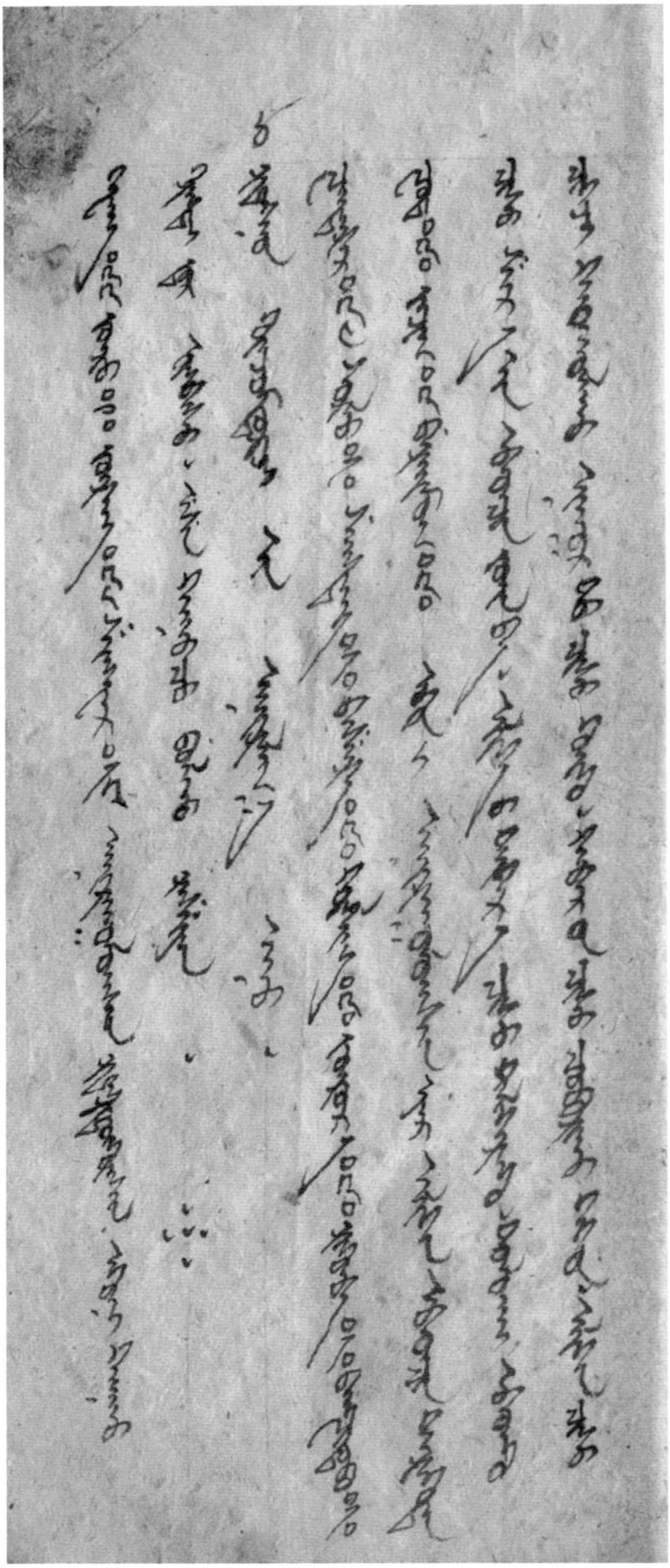

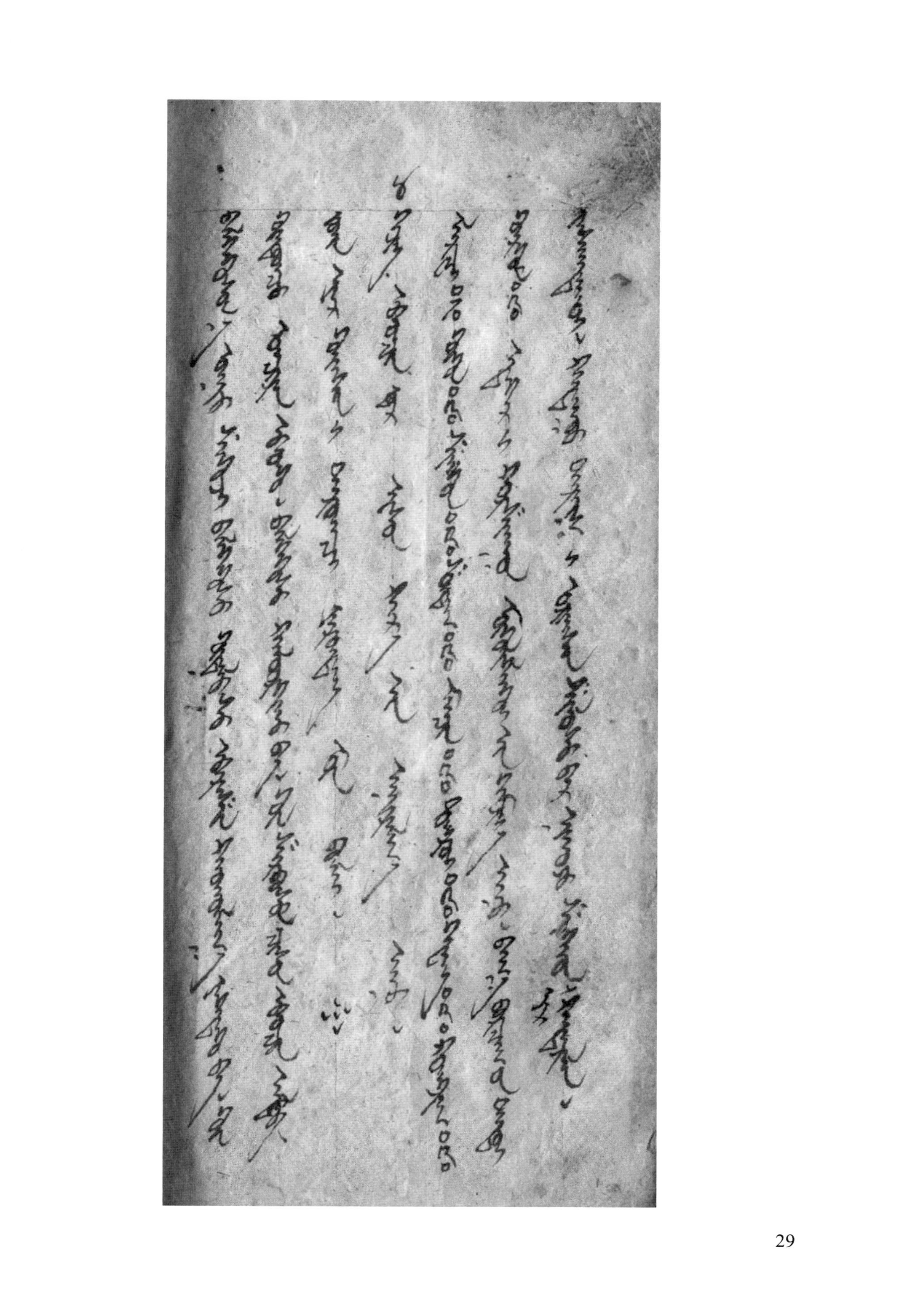

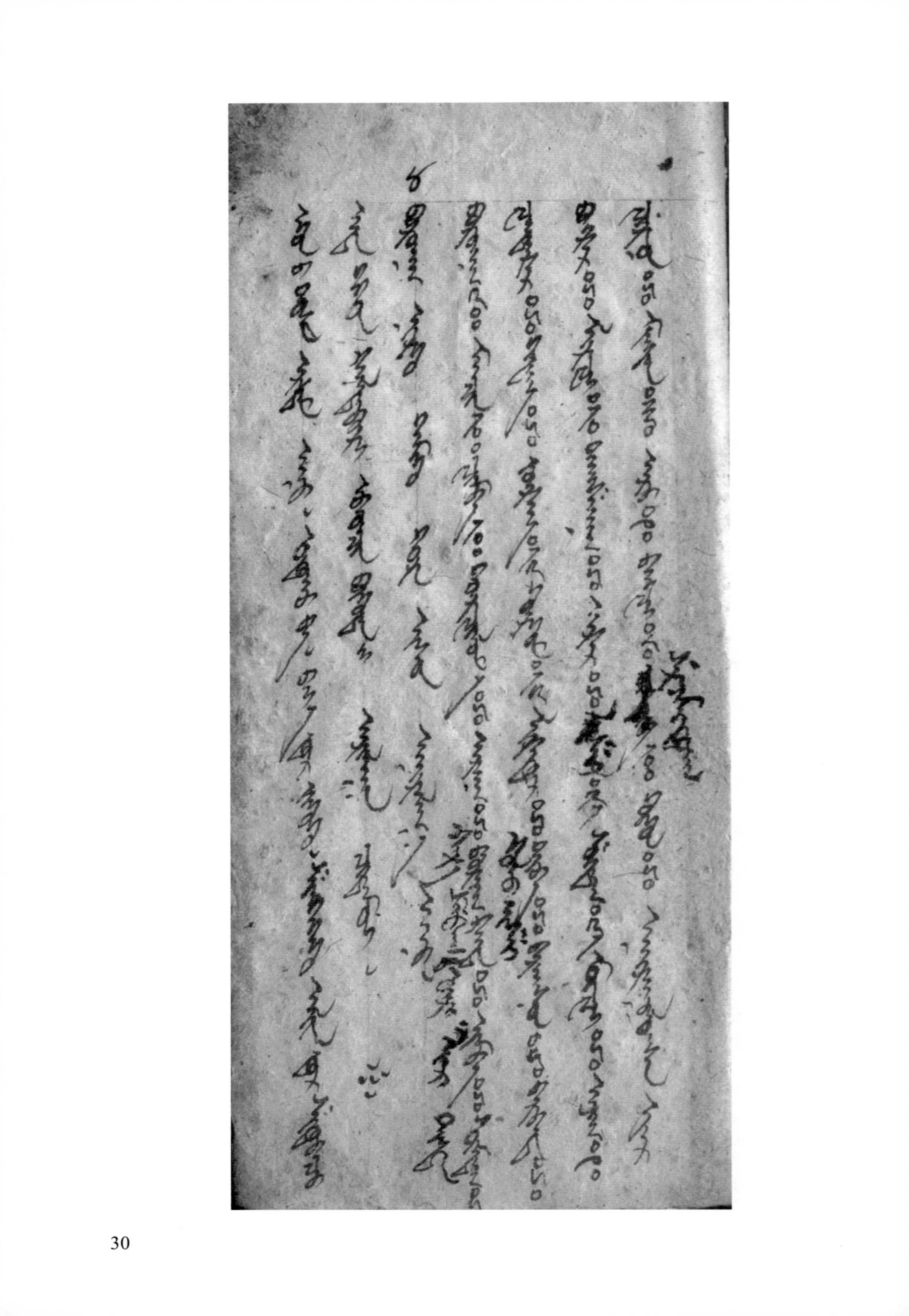

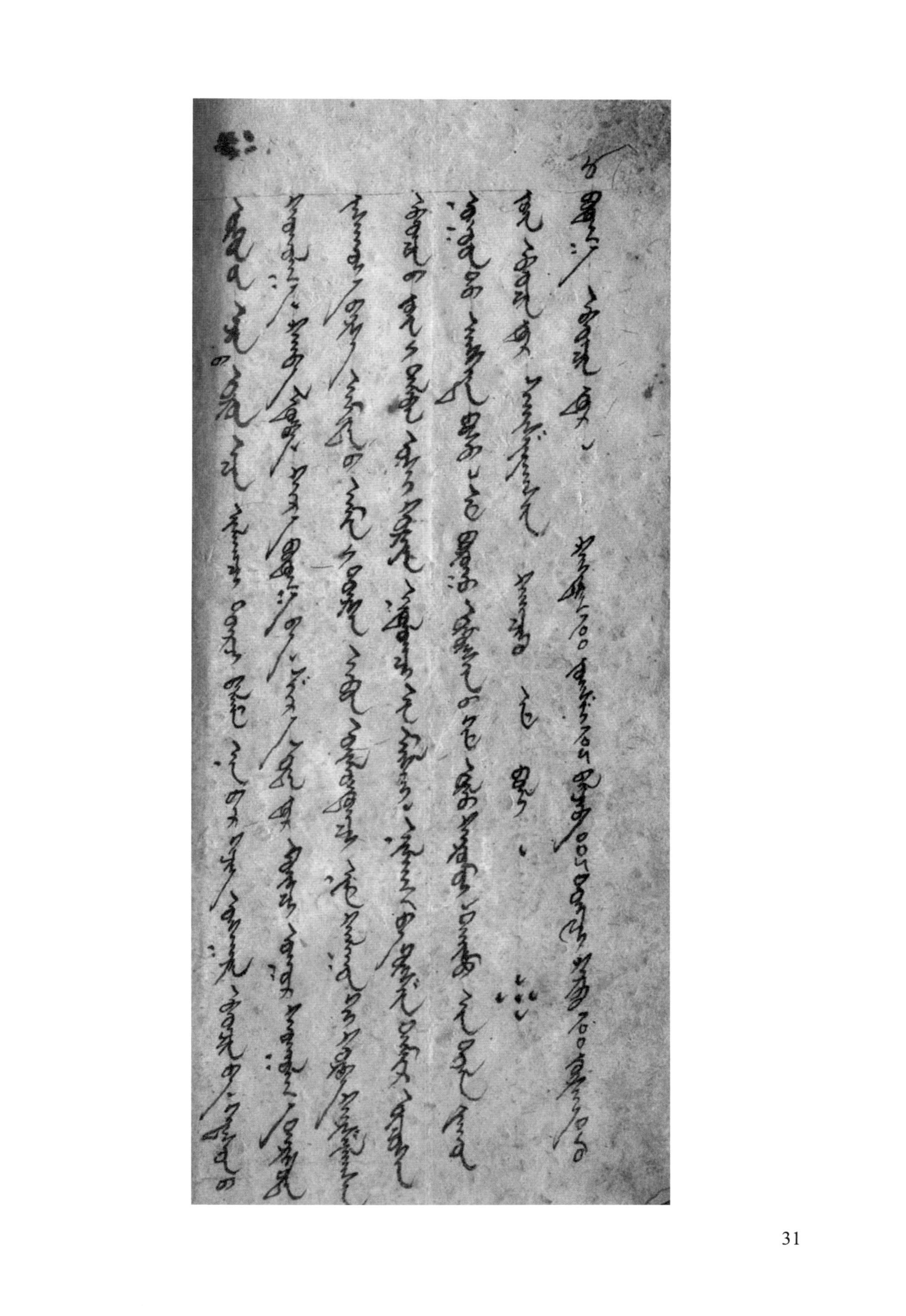

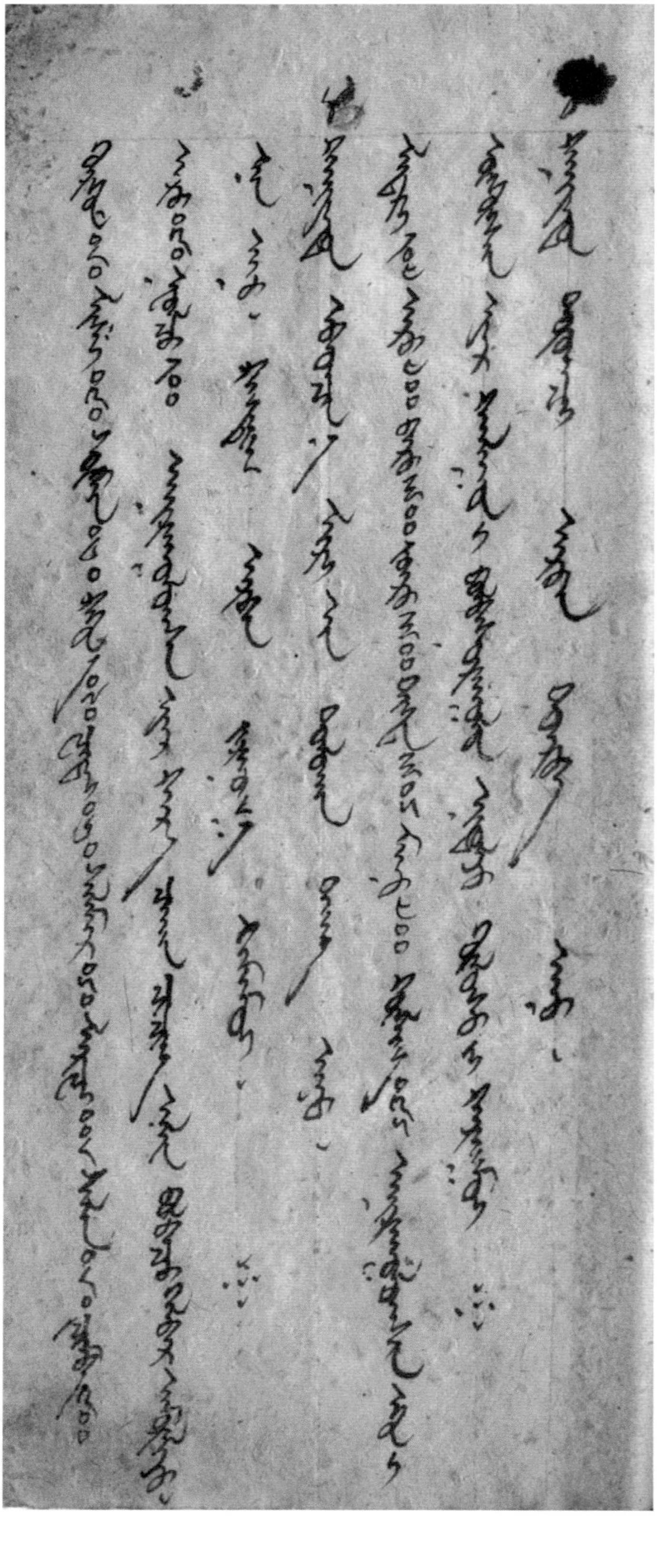

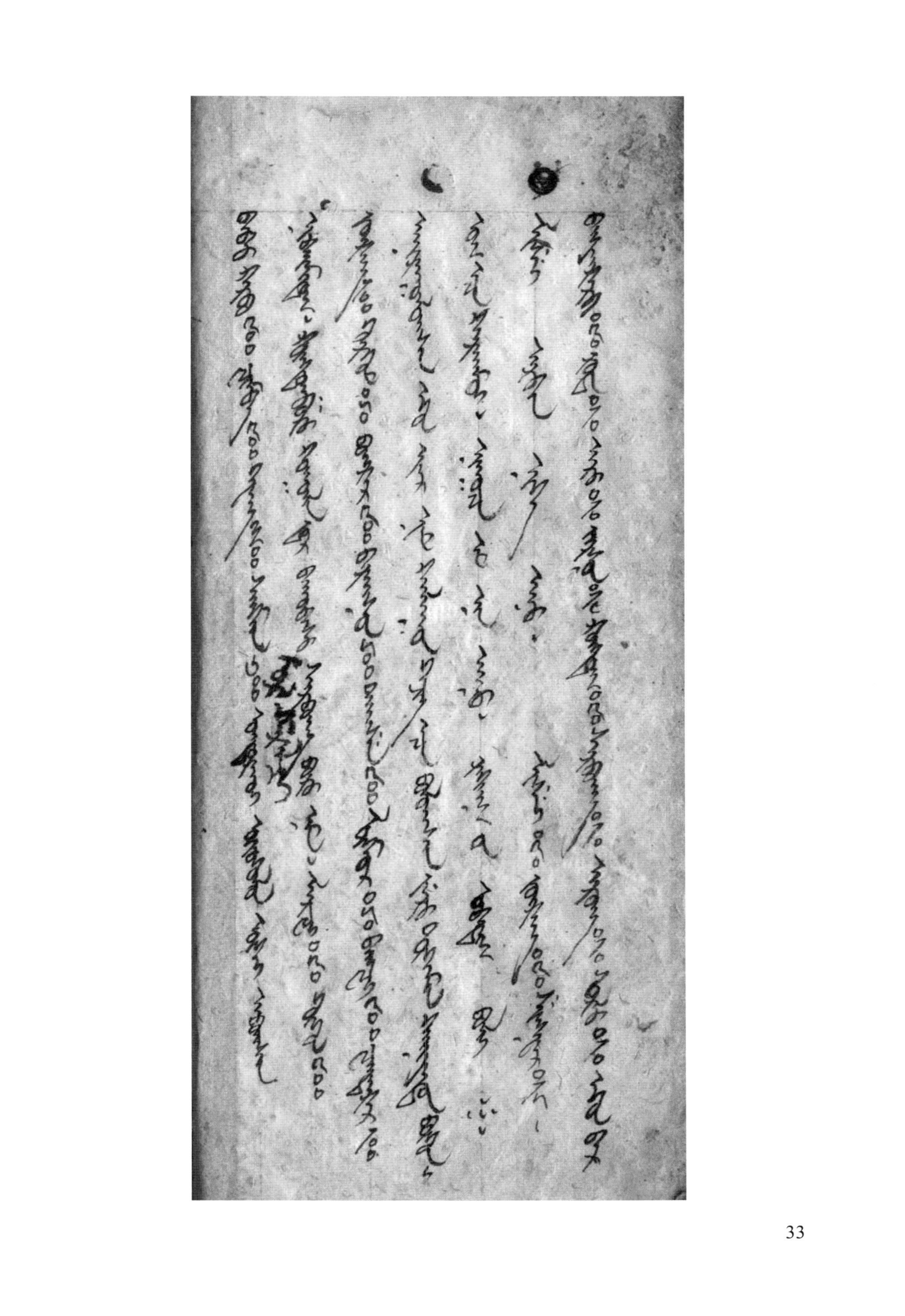

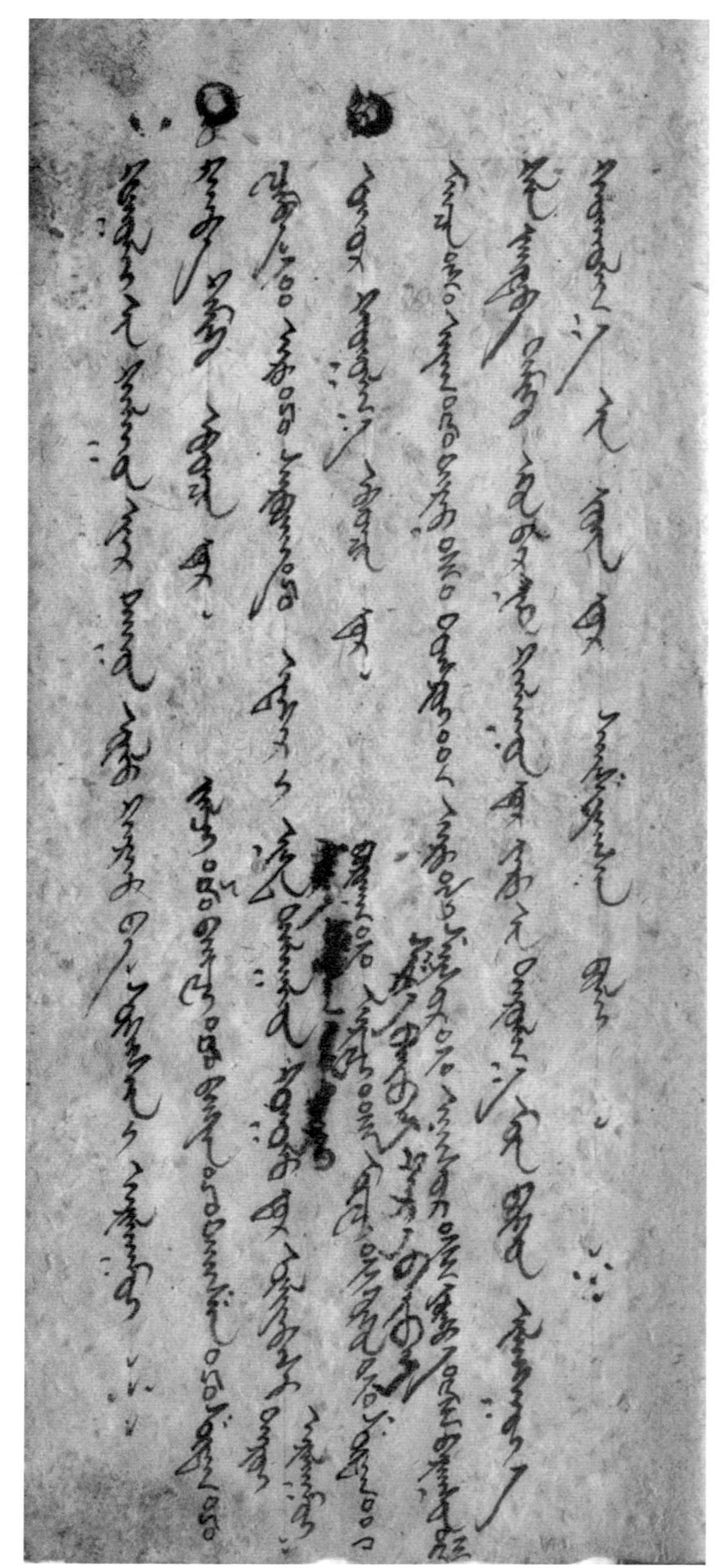

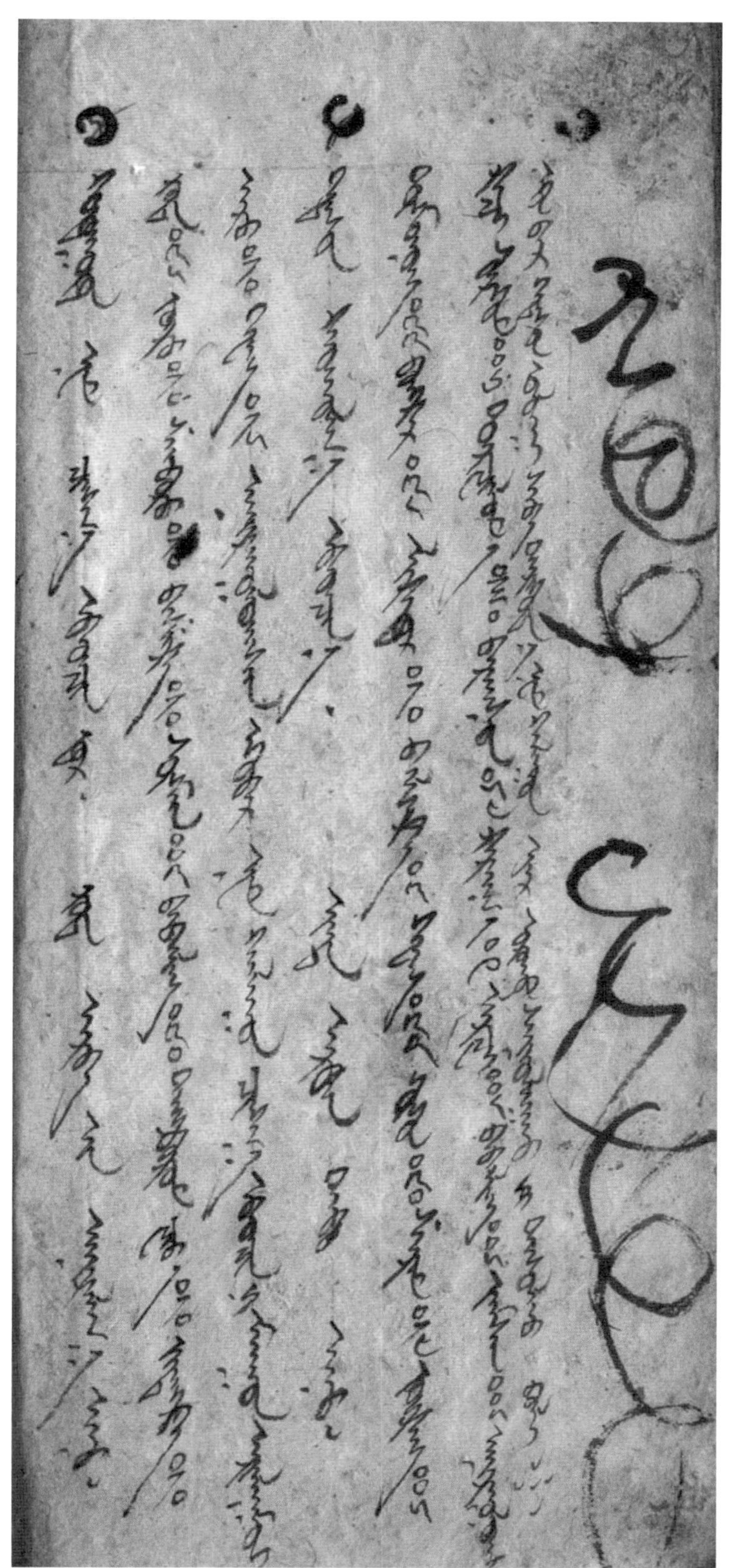

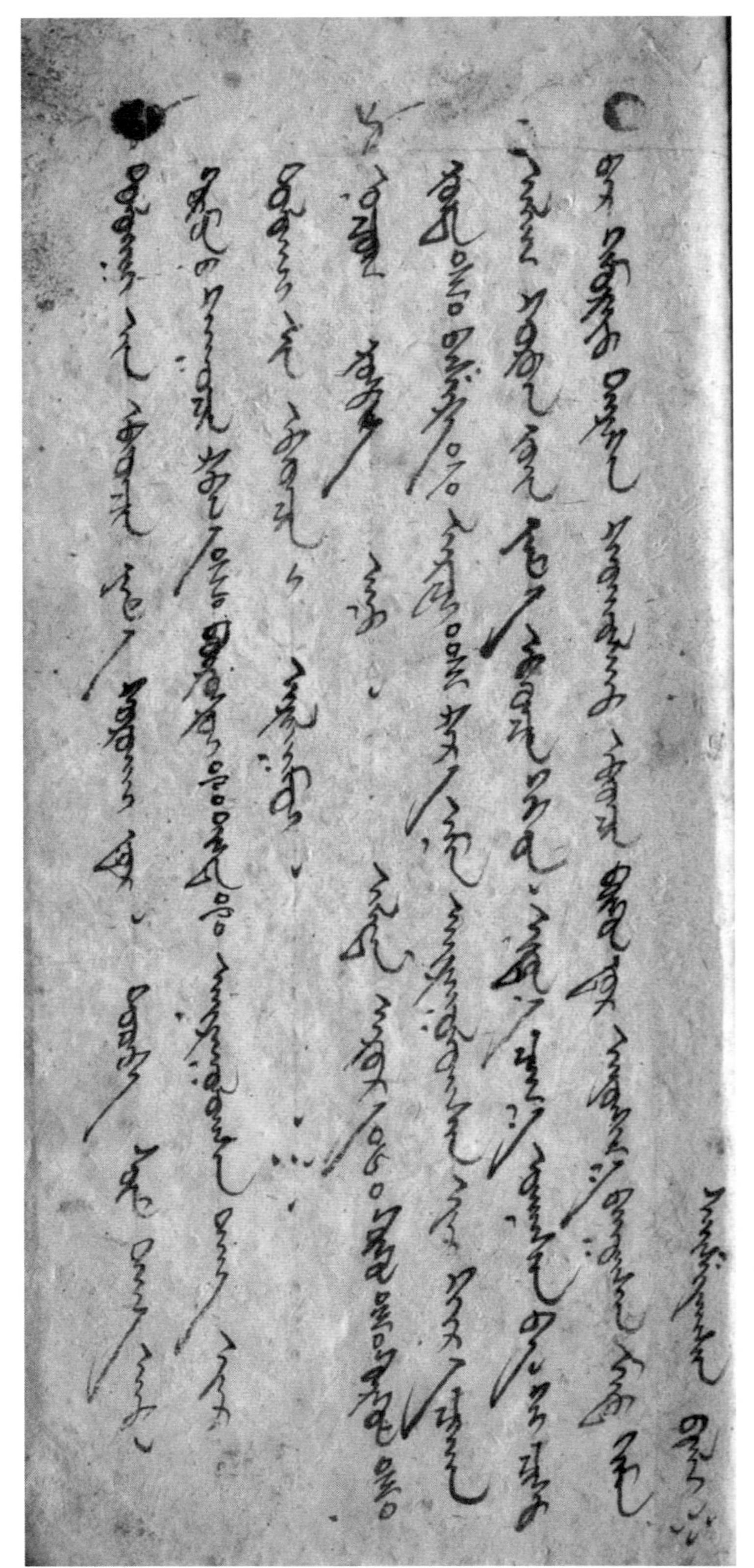

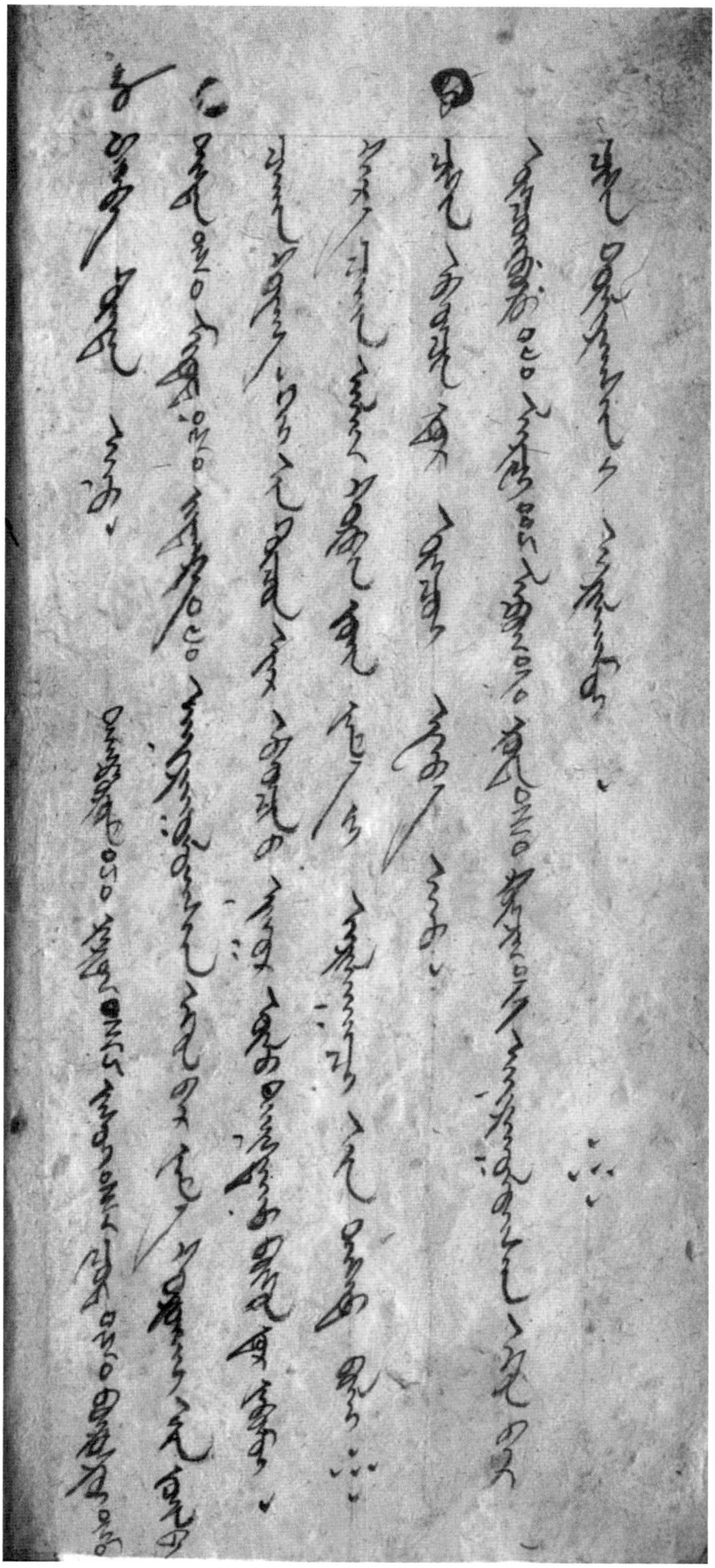

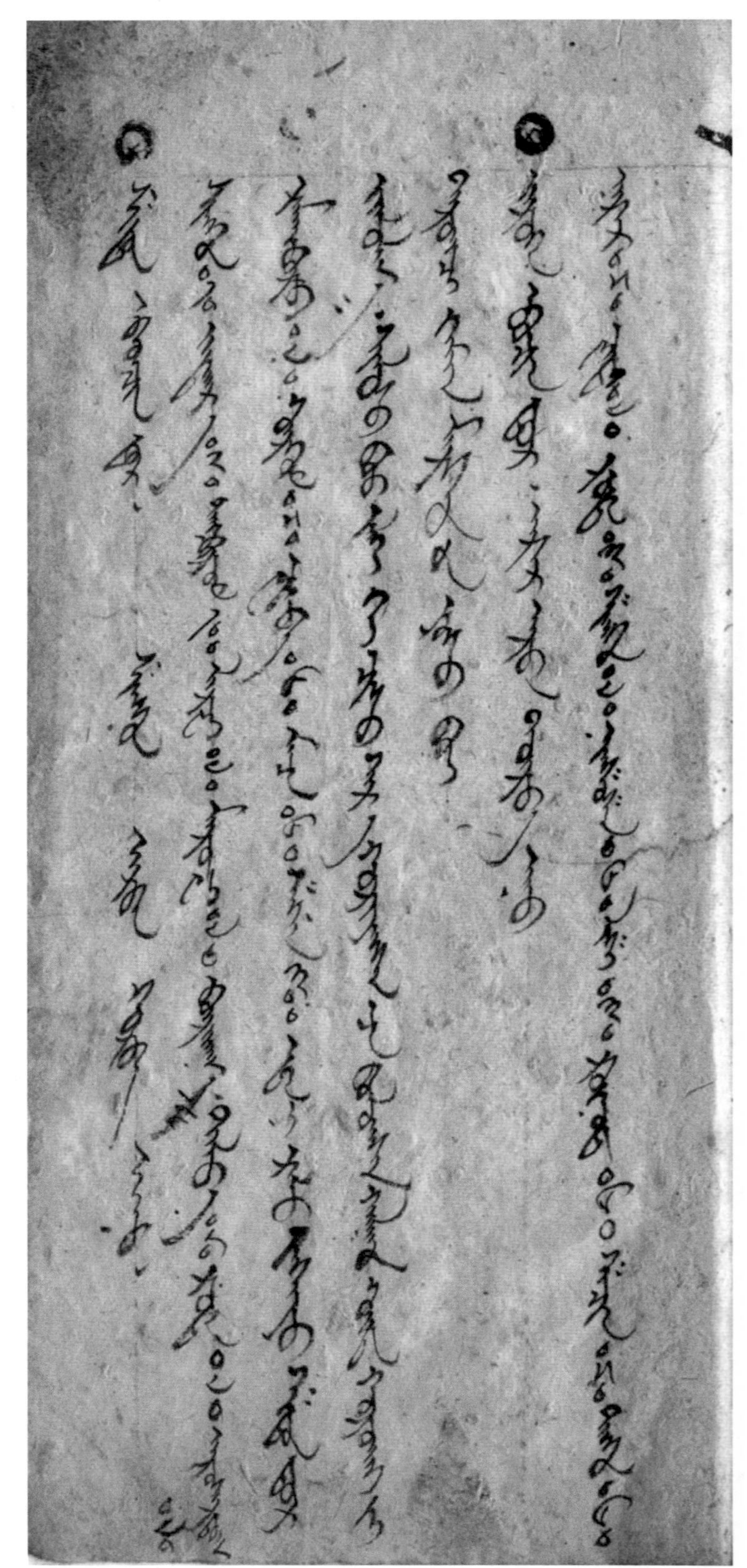

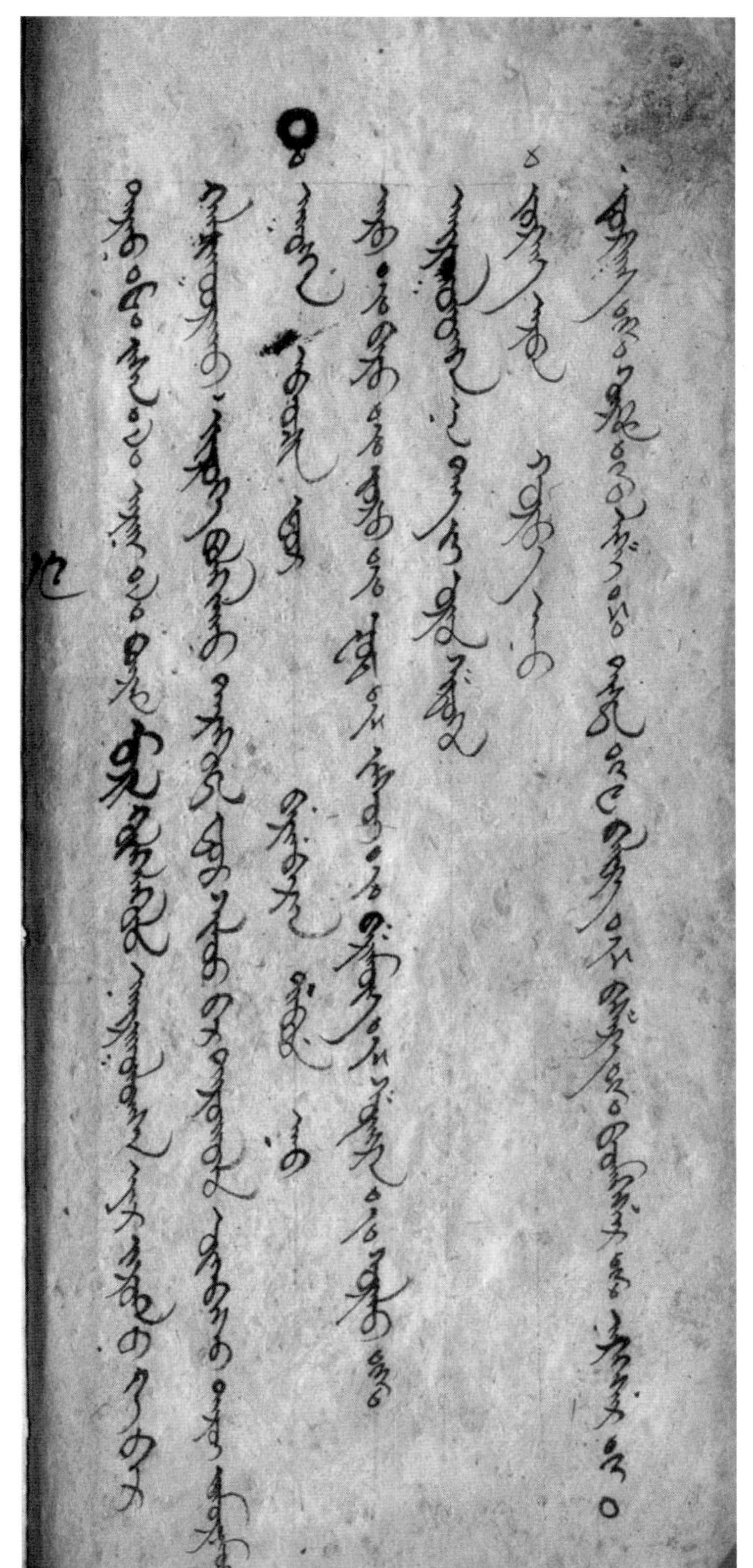

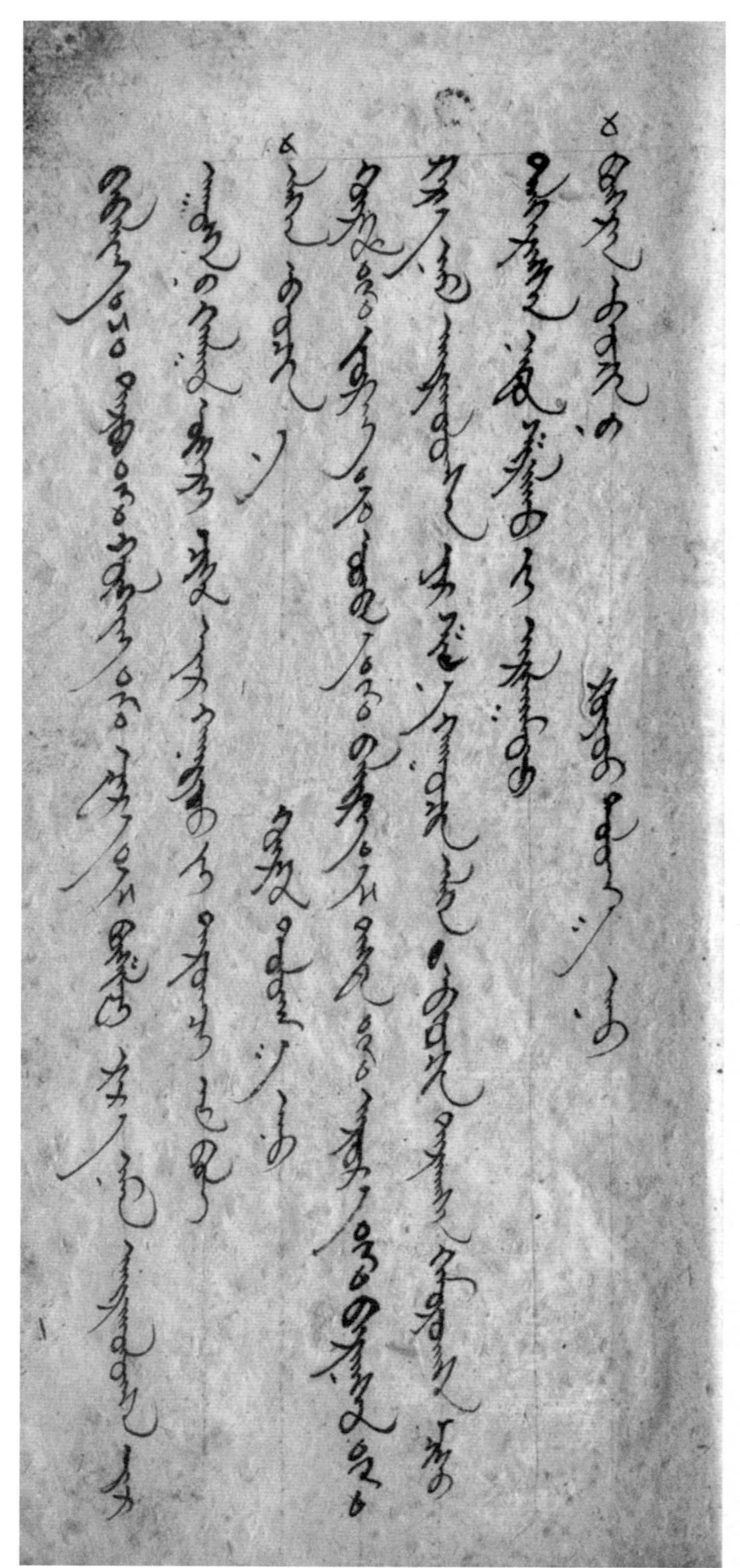

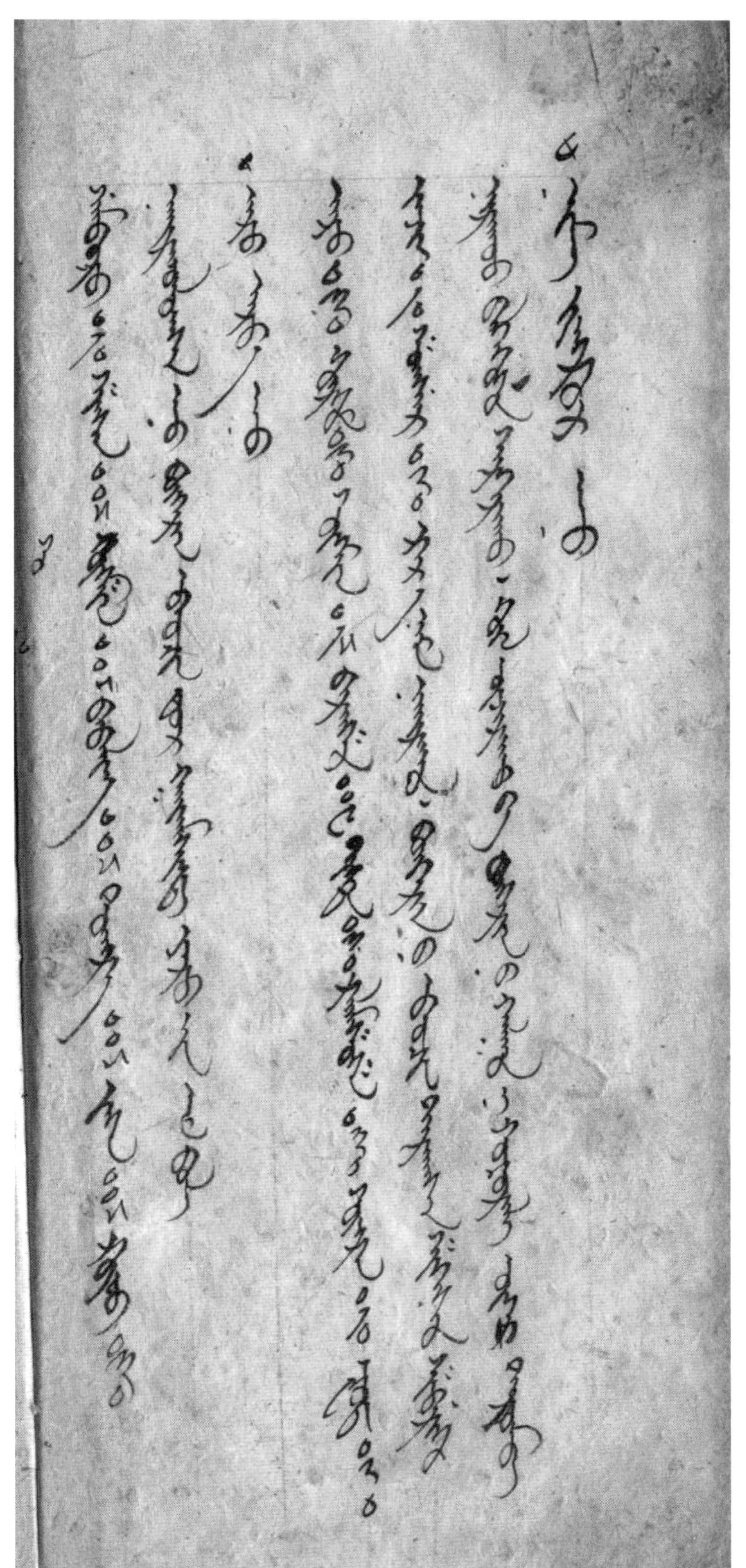

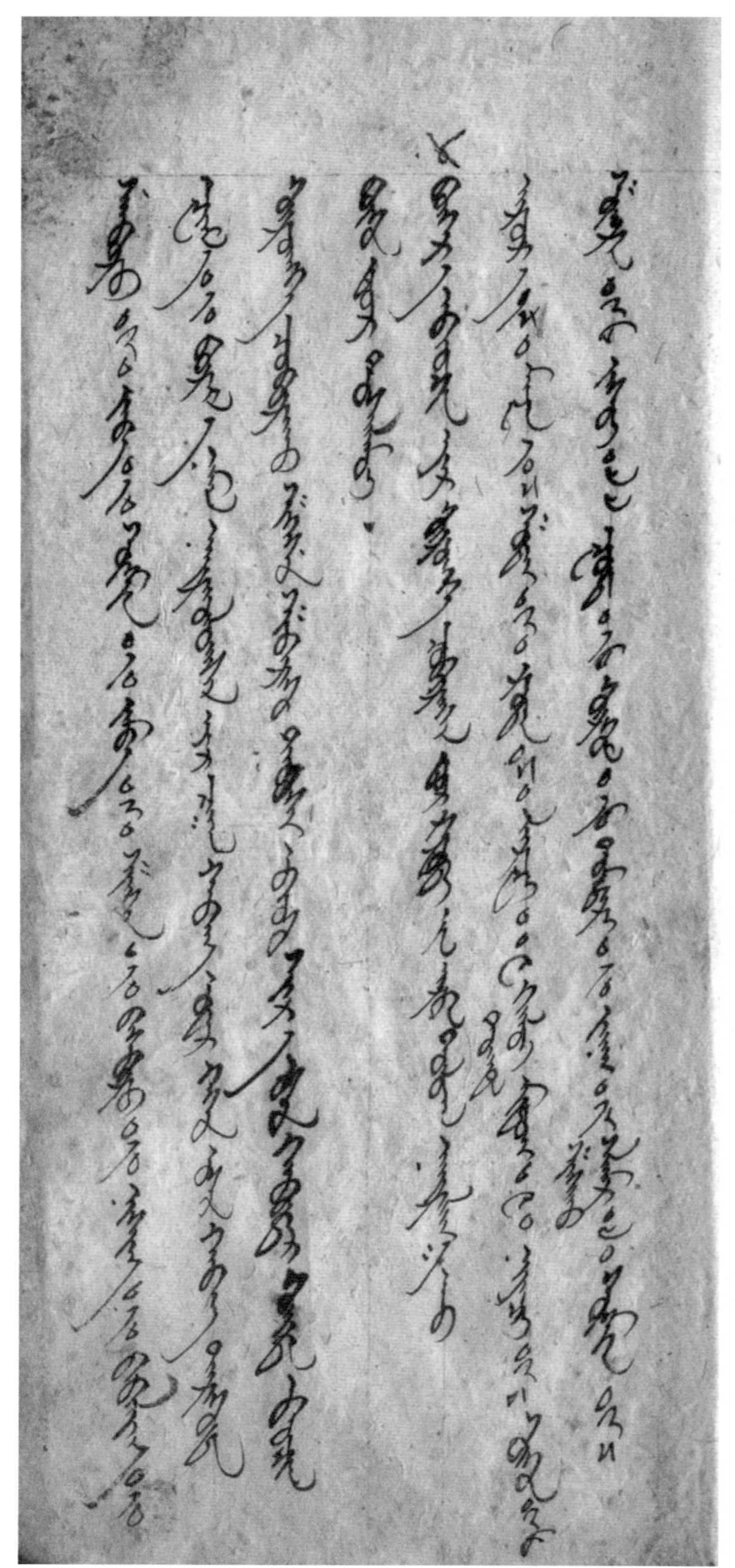

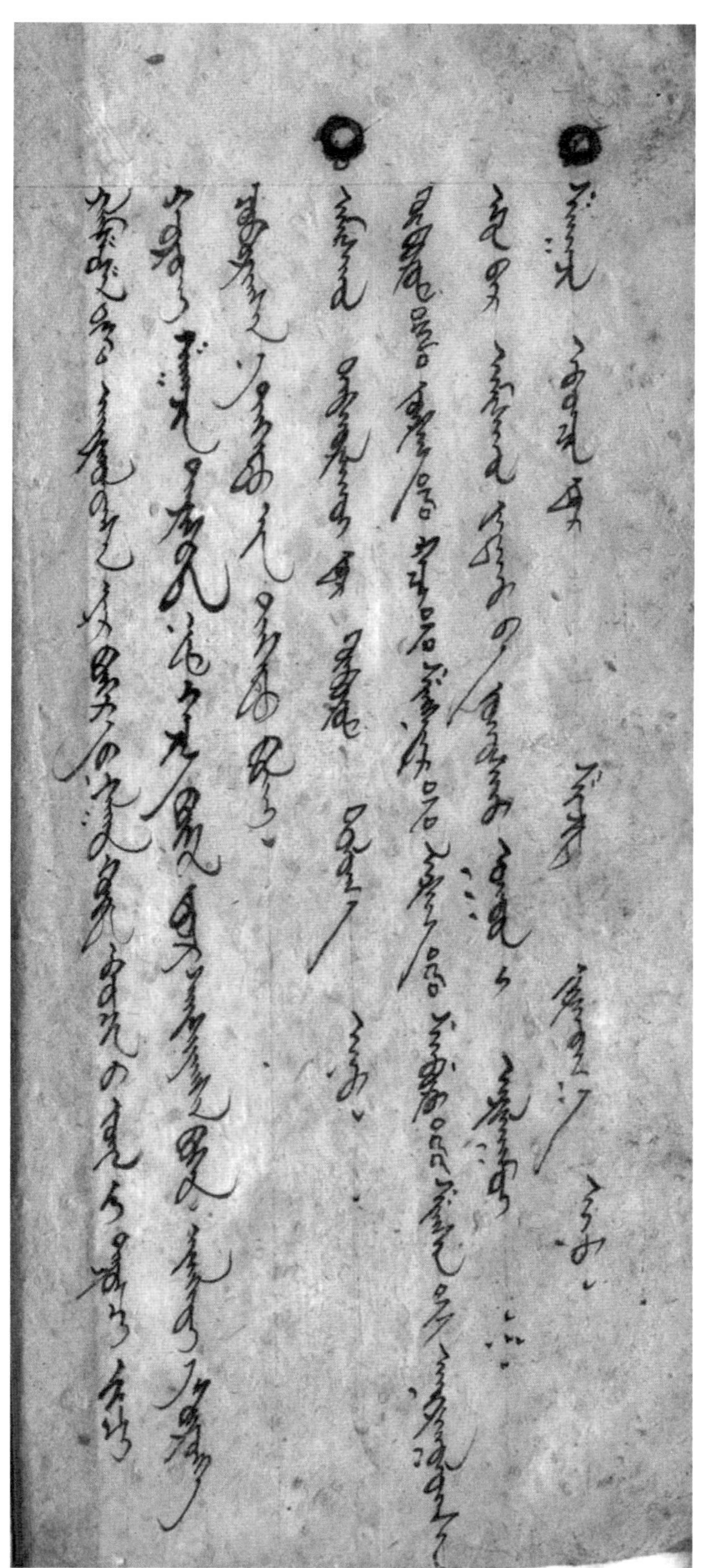

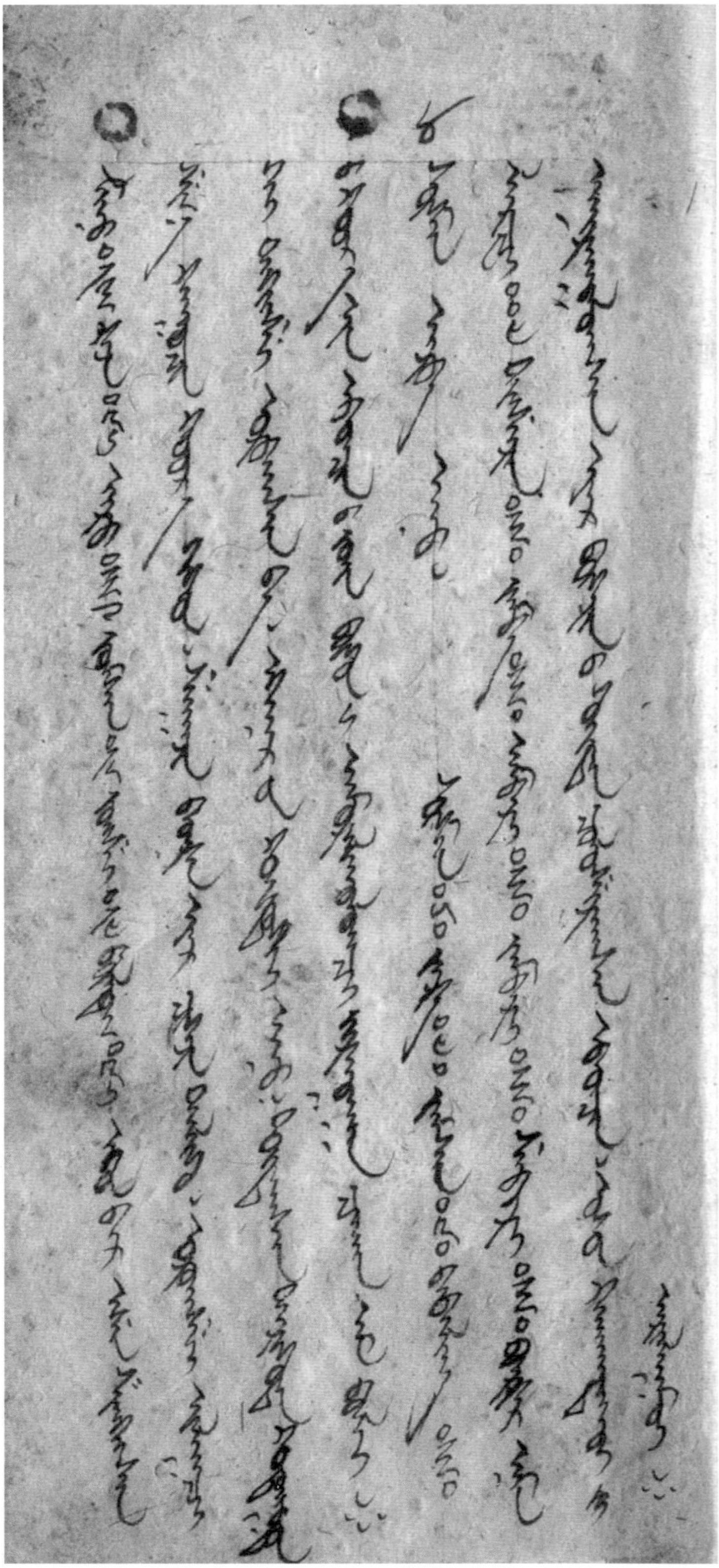

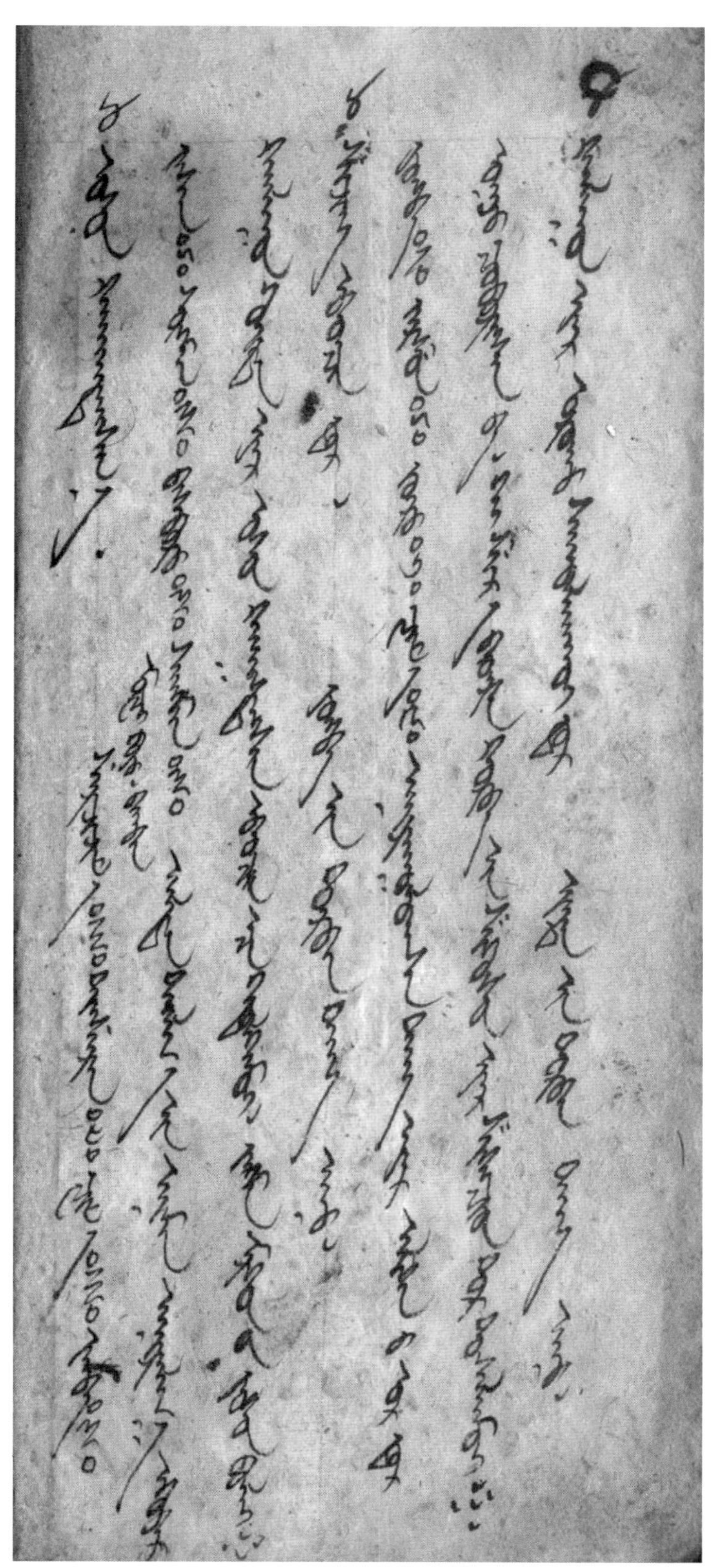

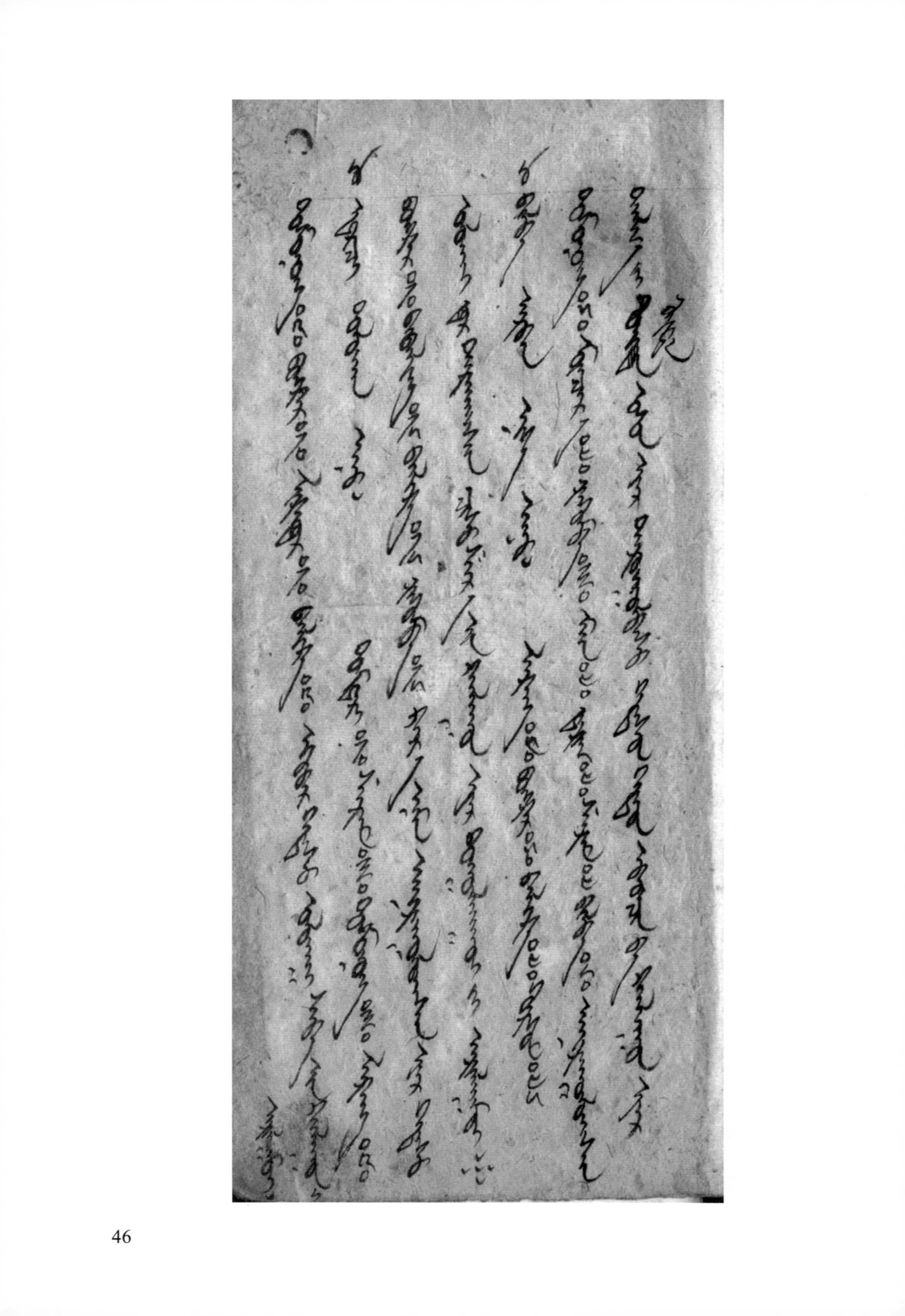

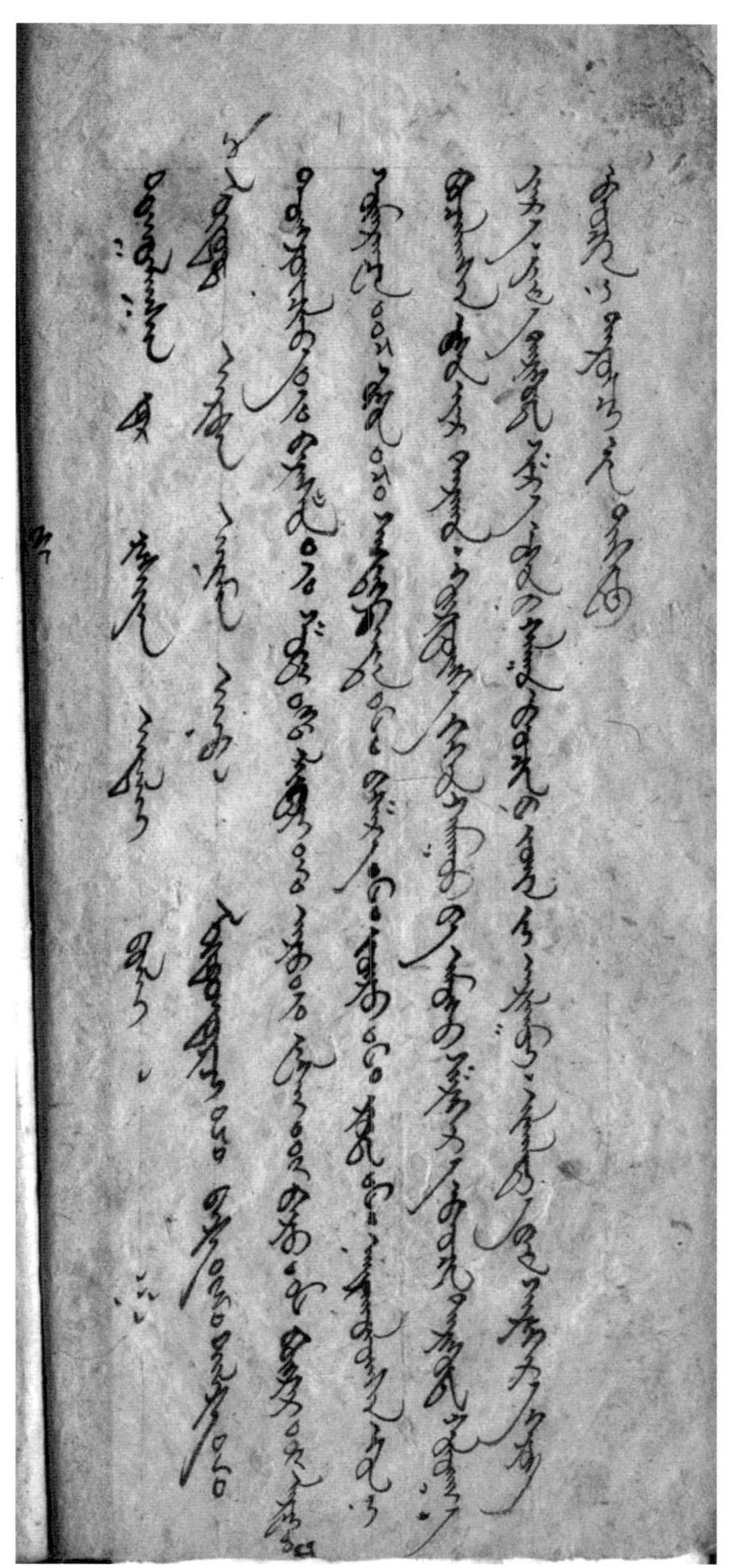

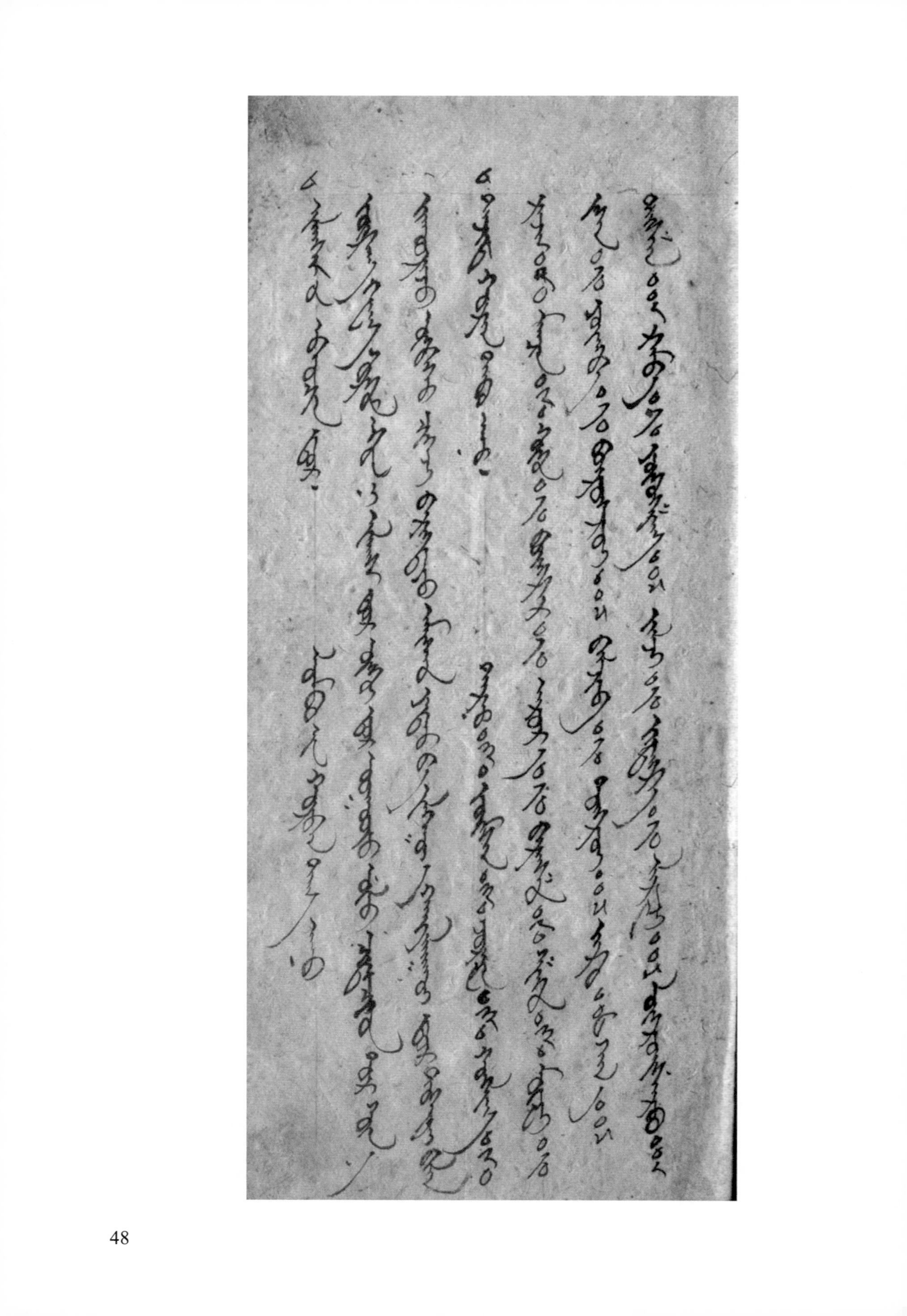

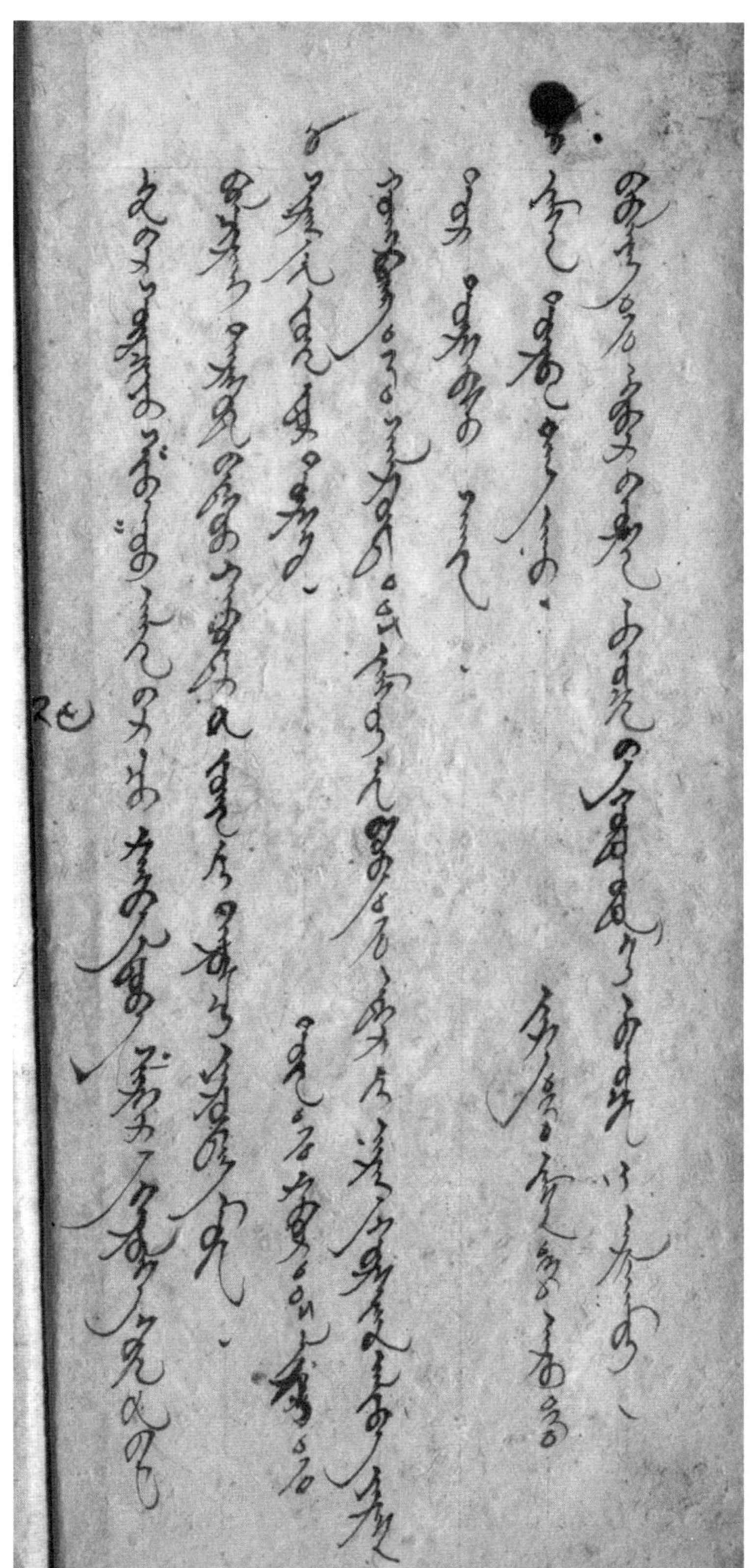

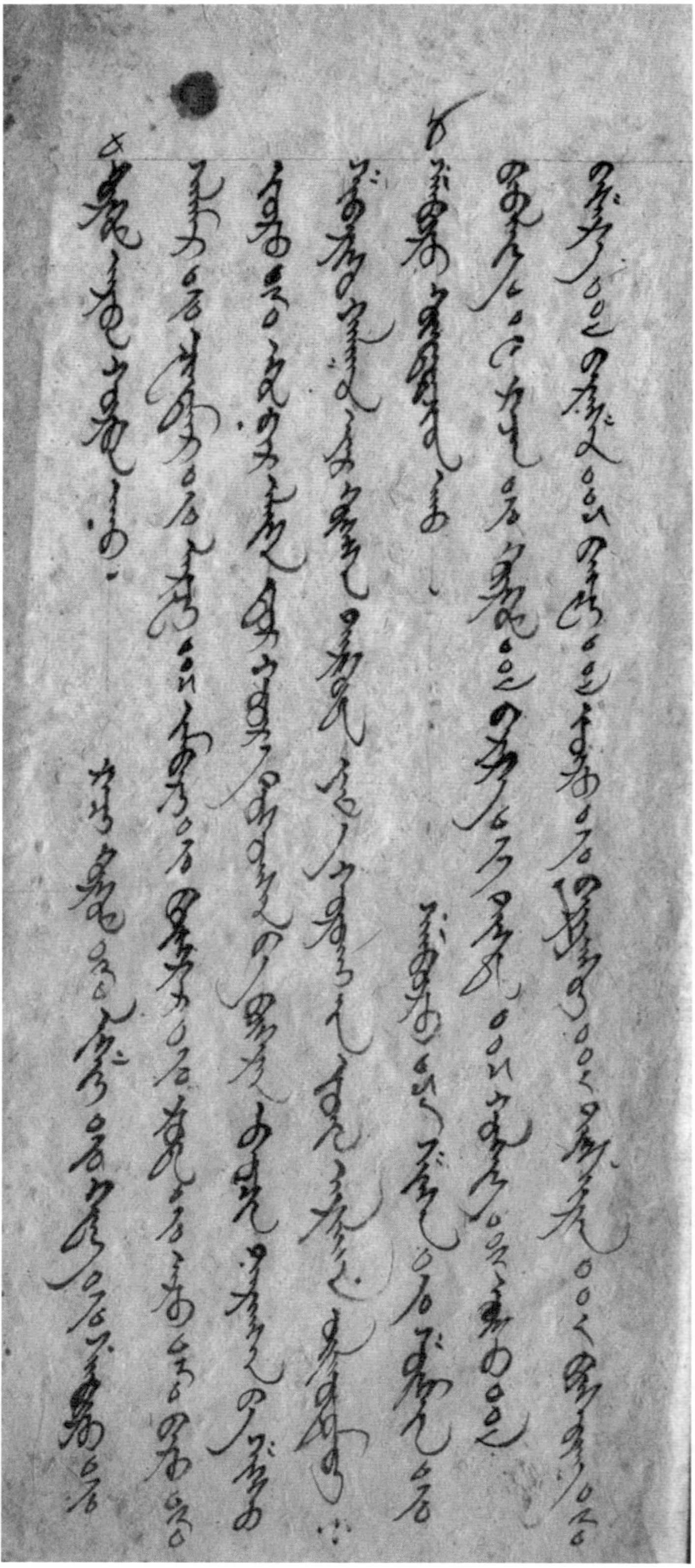

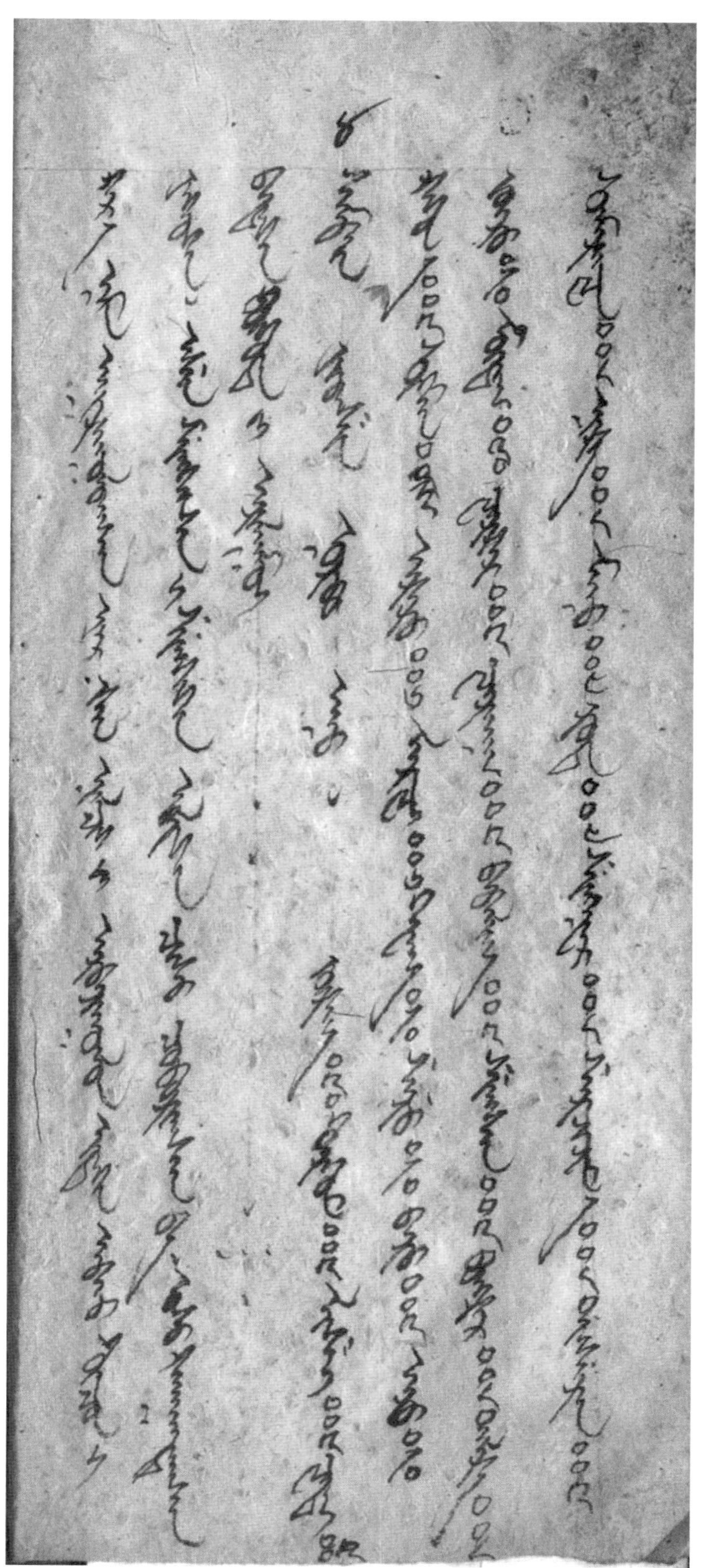

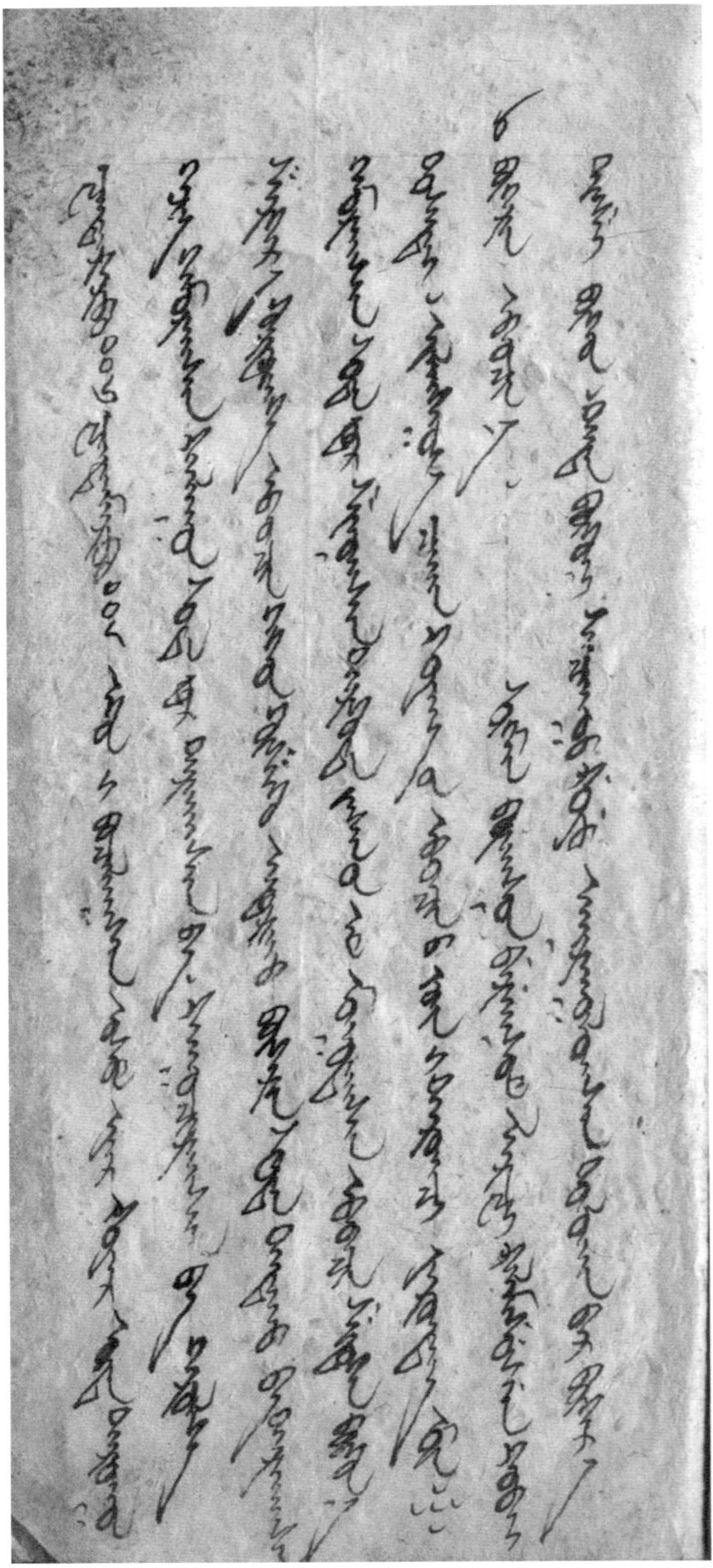

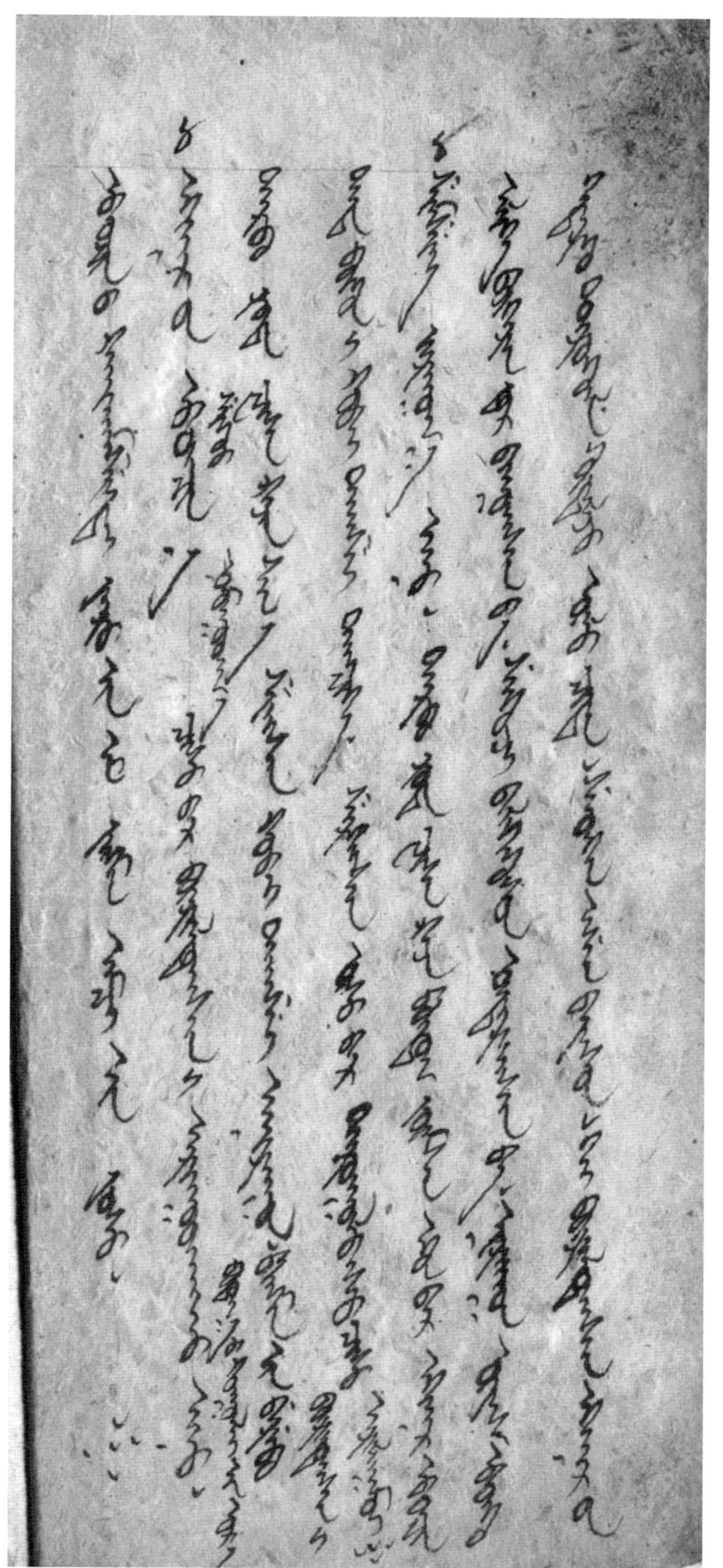

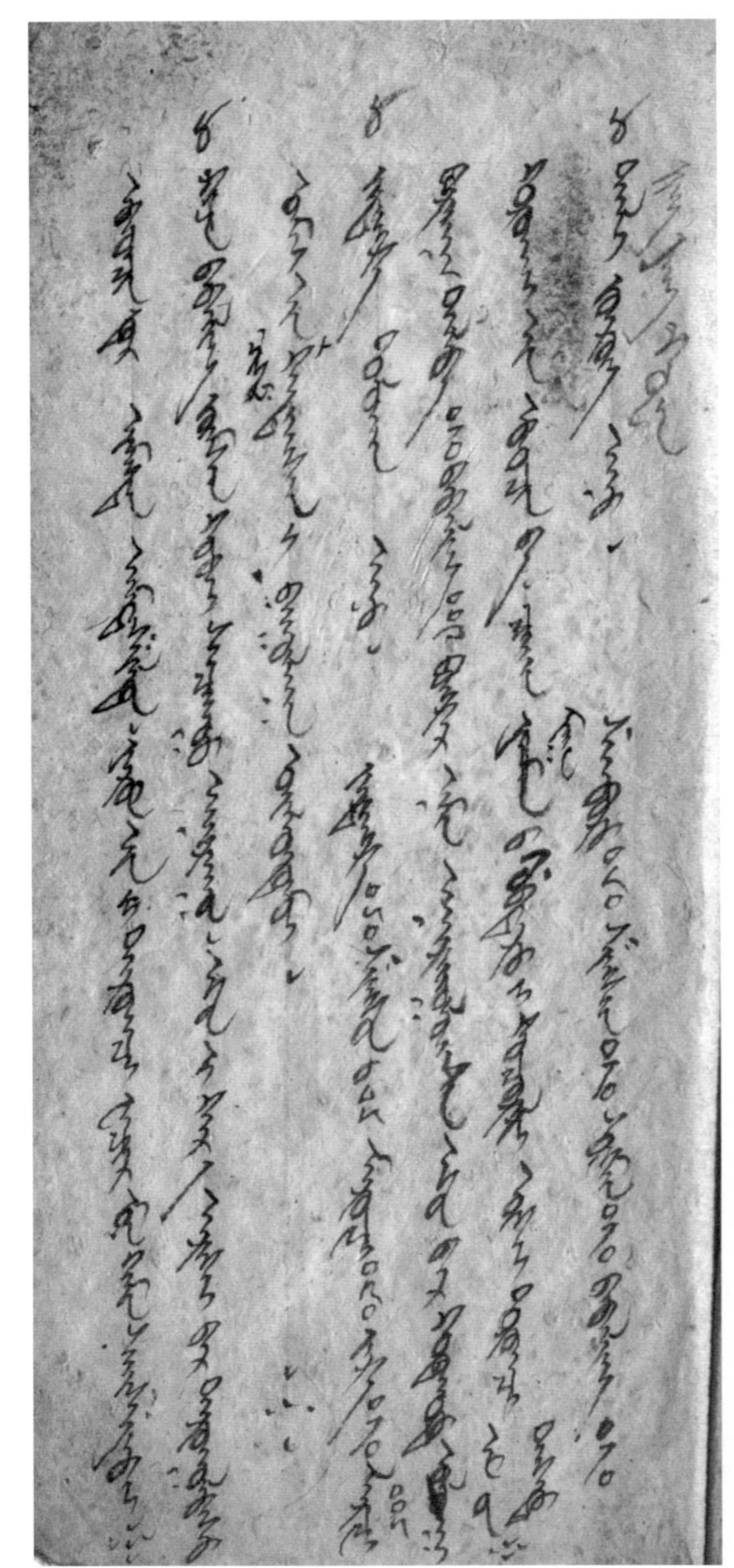

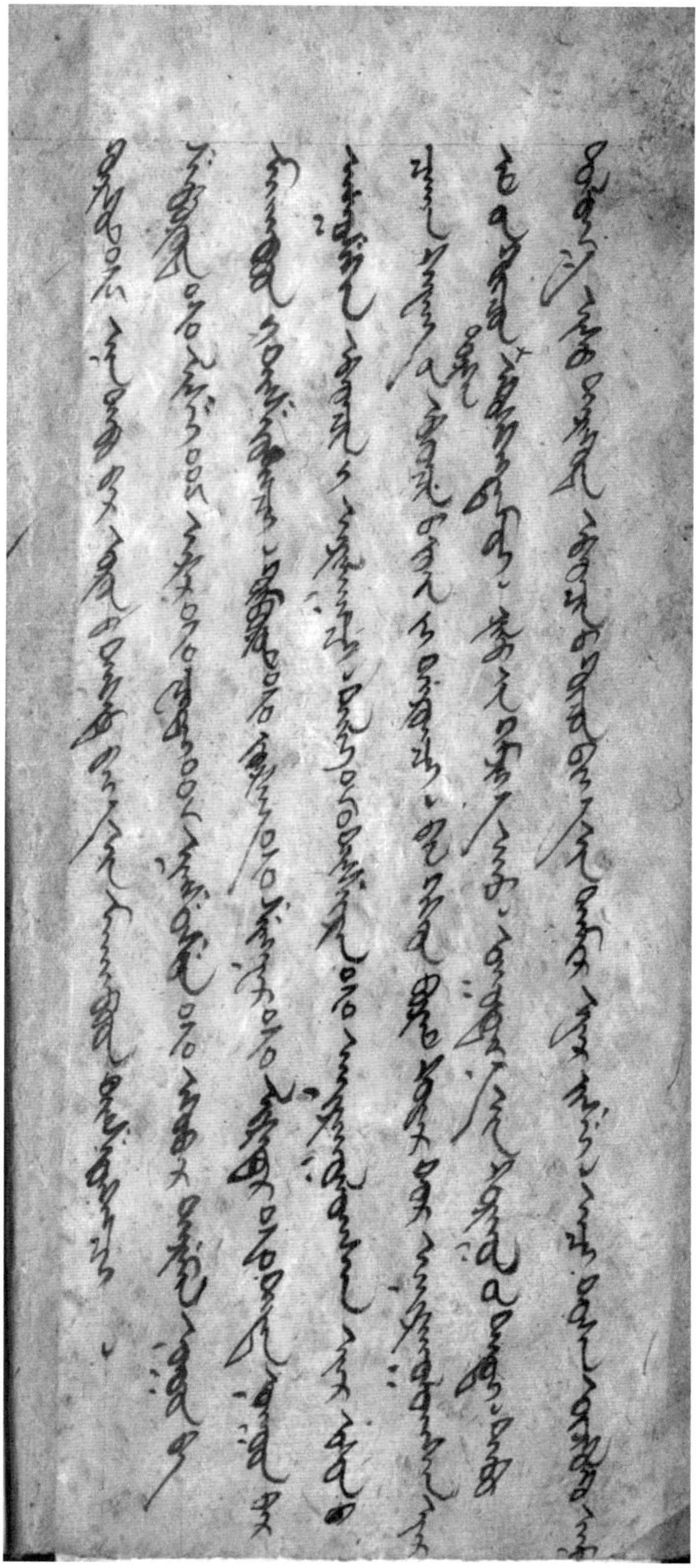

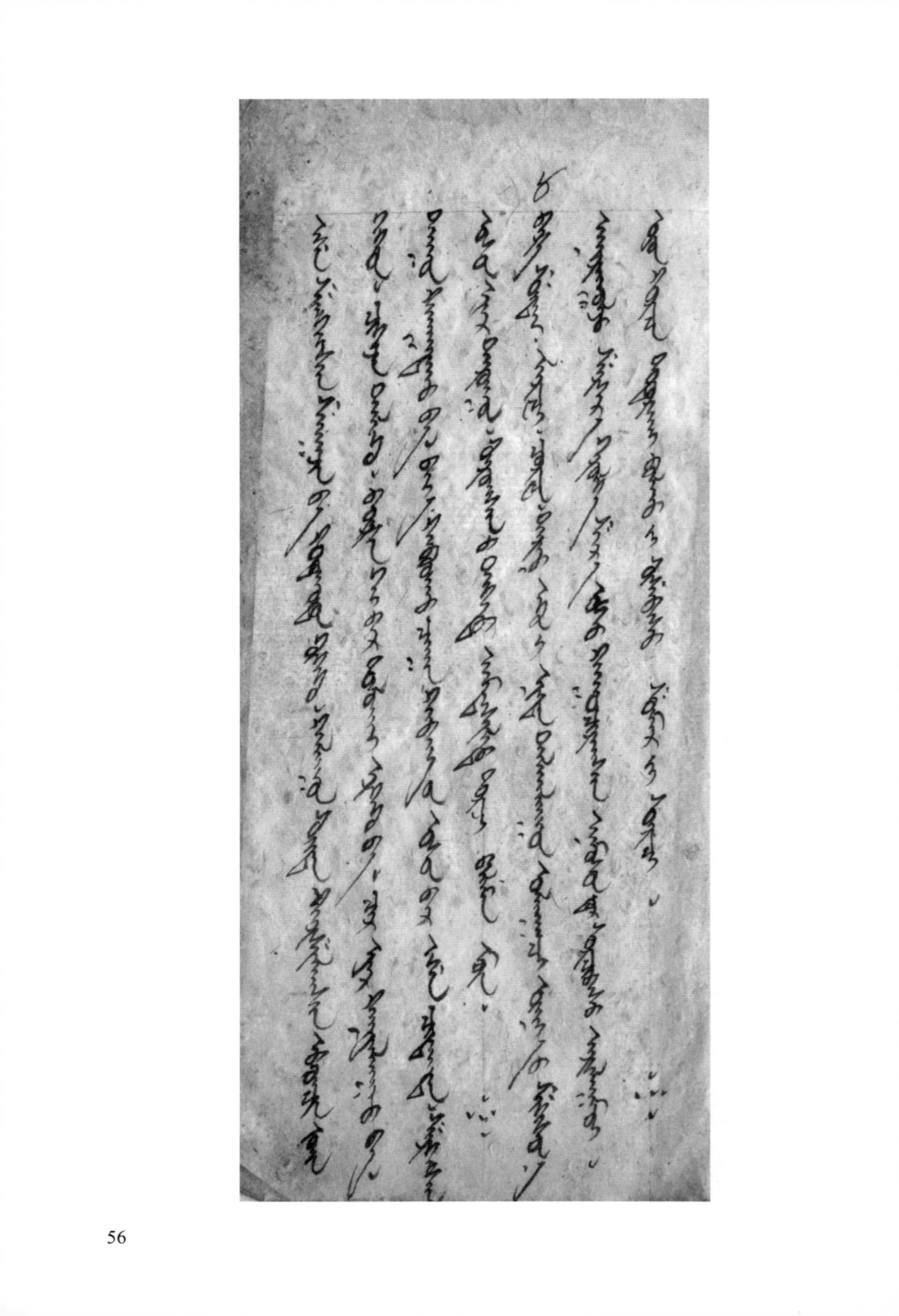

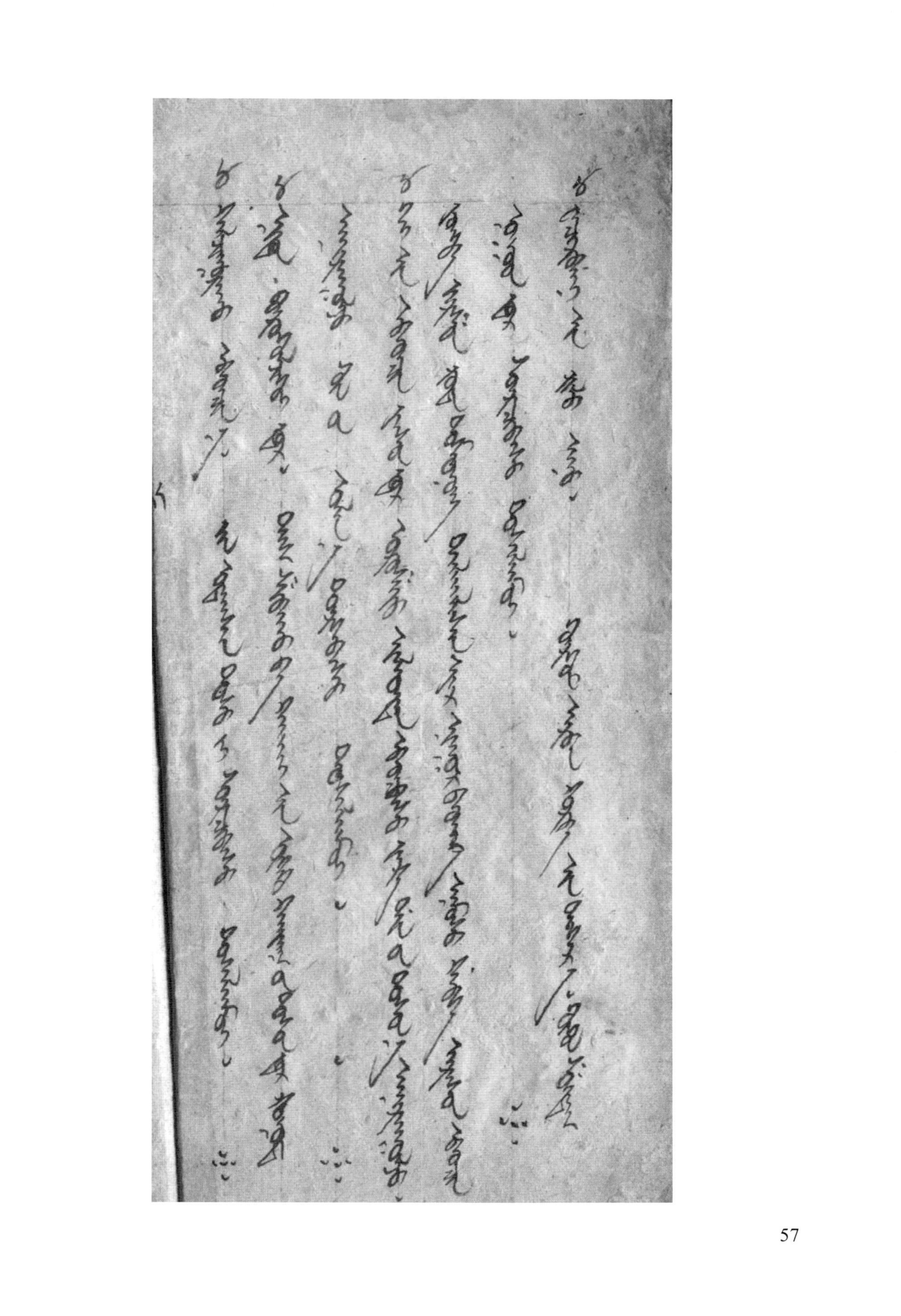

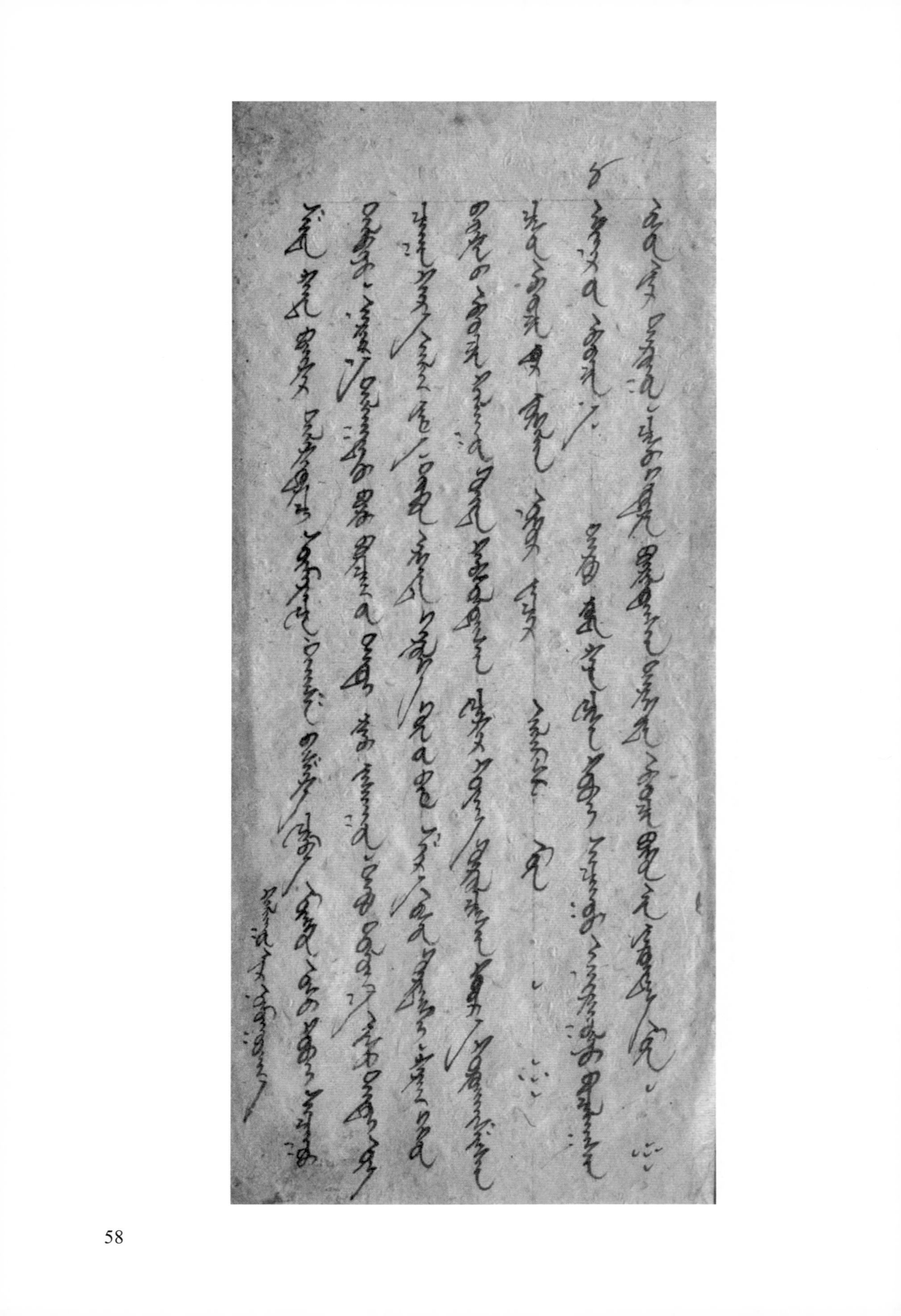

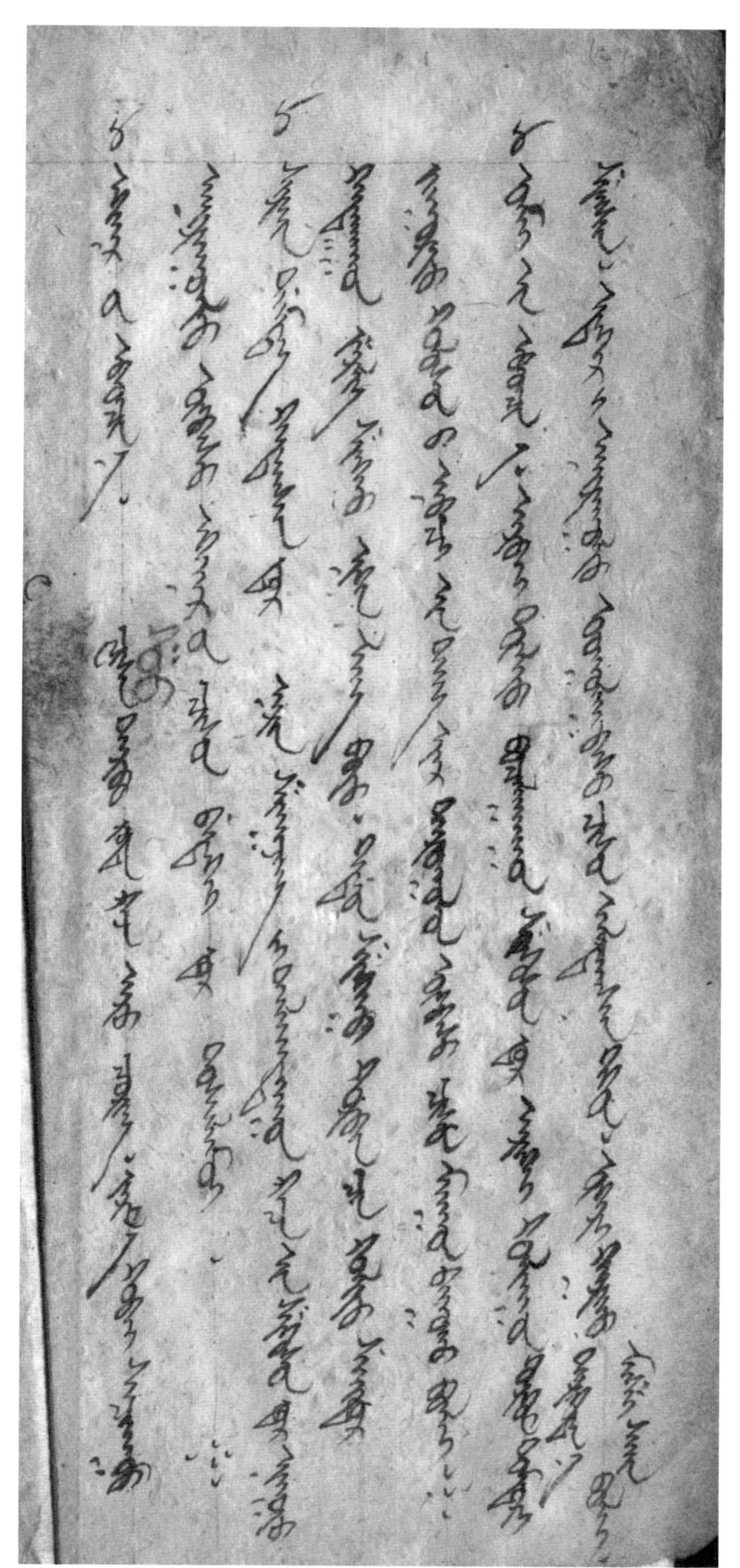

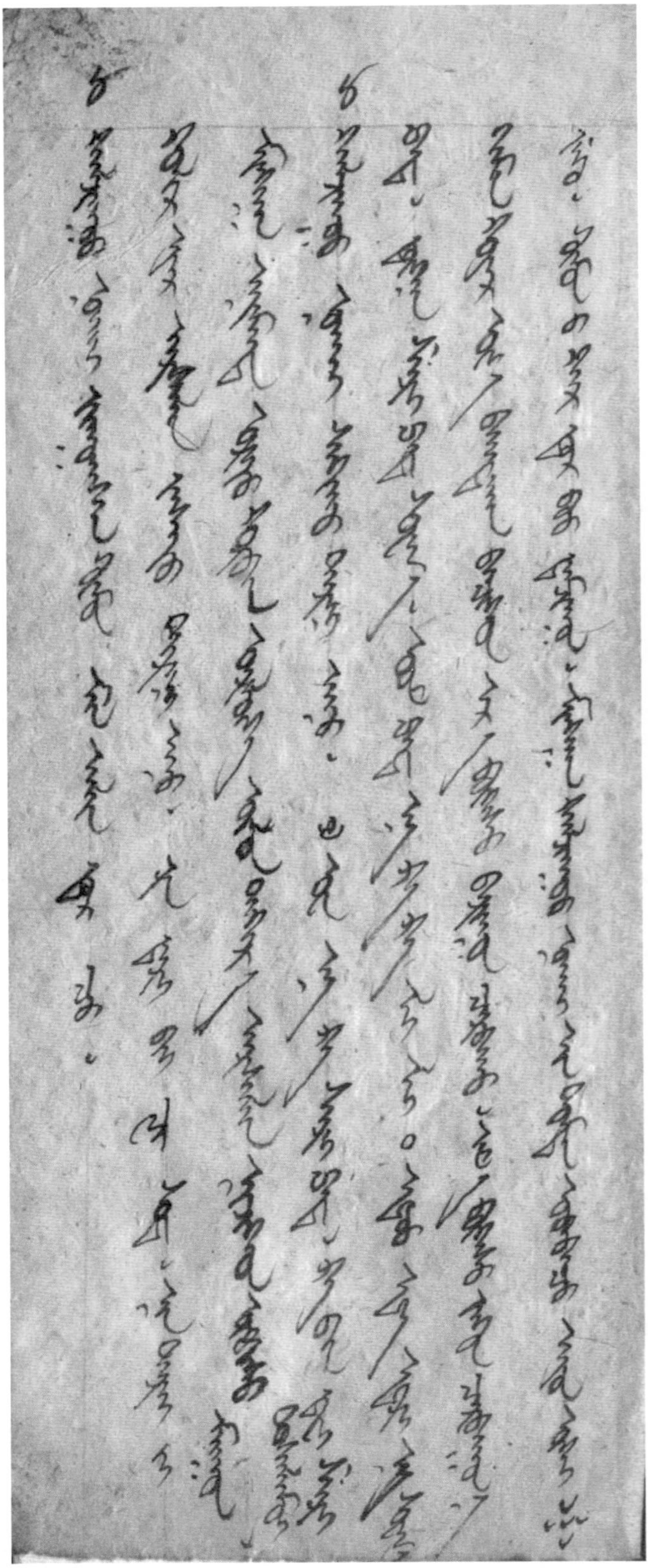

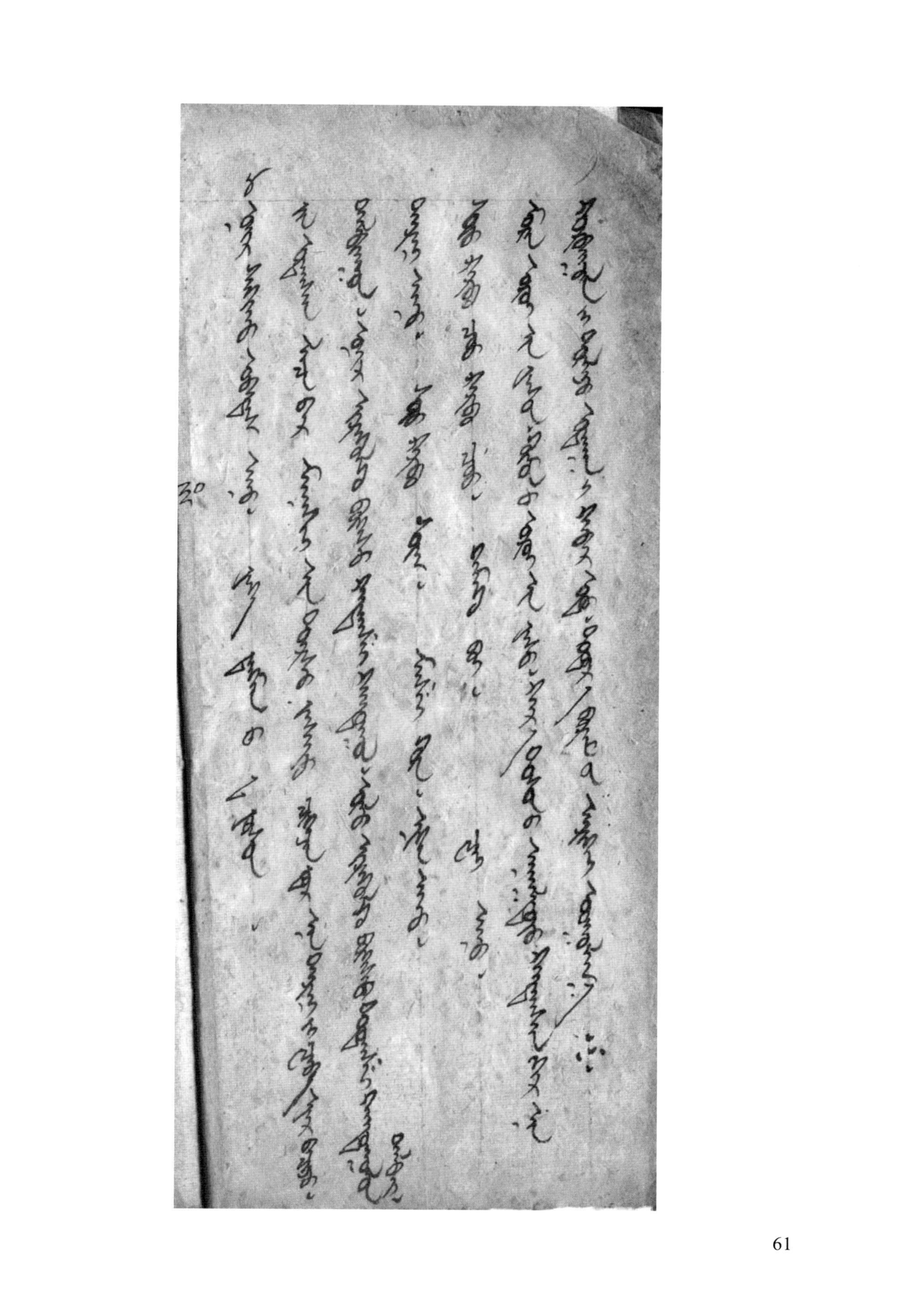

20

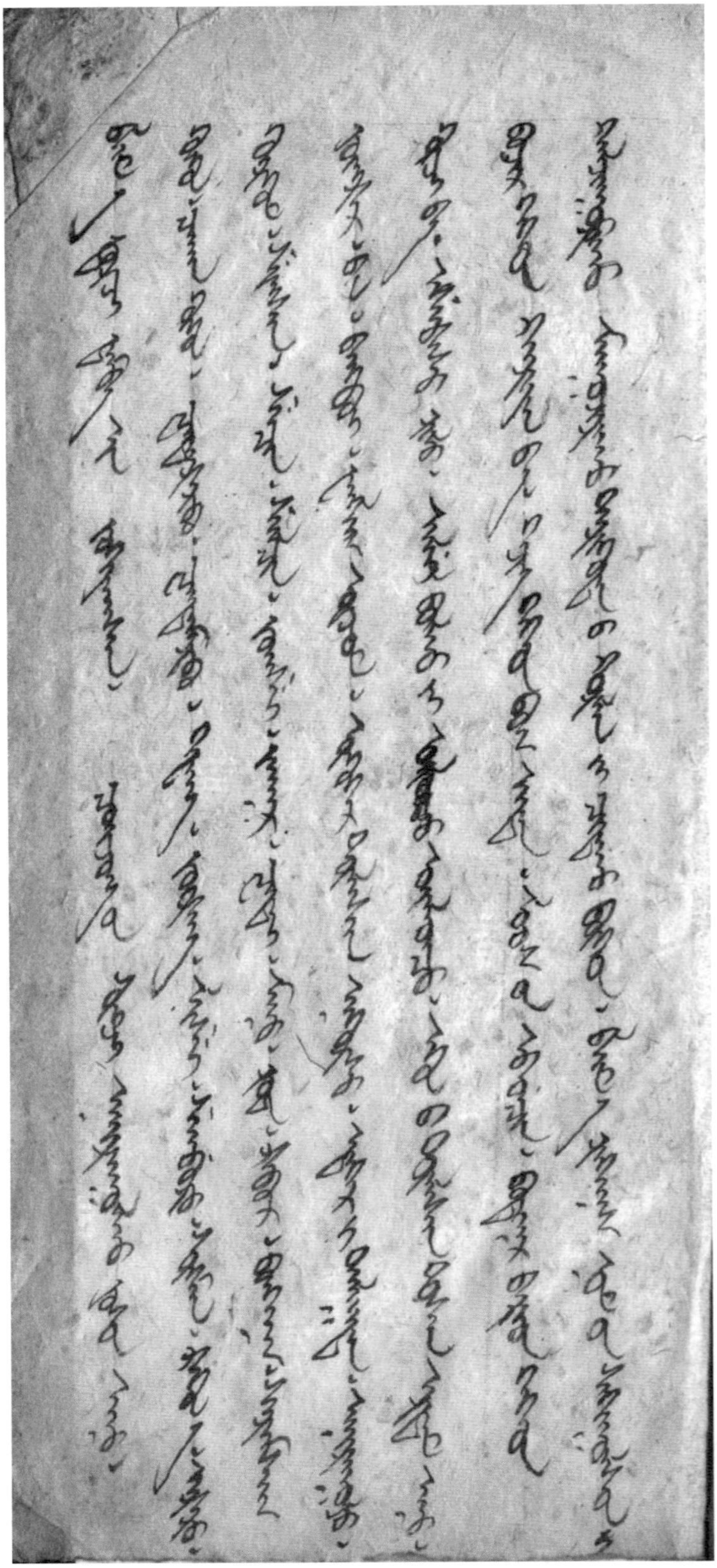

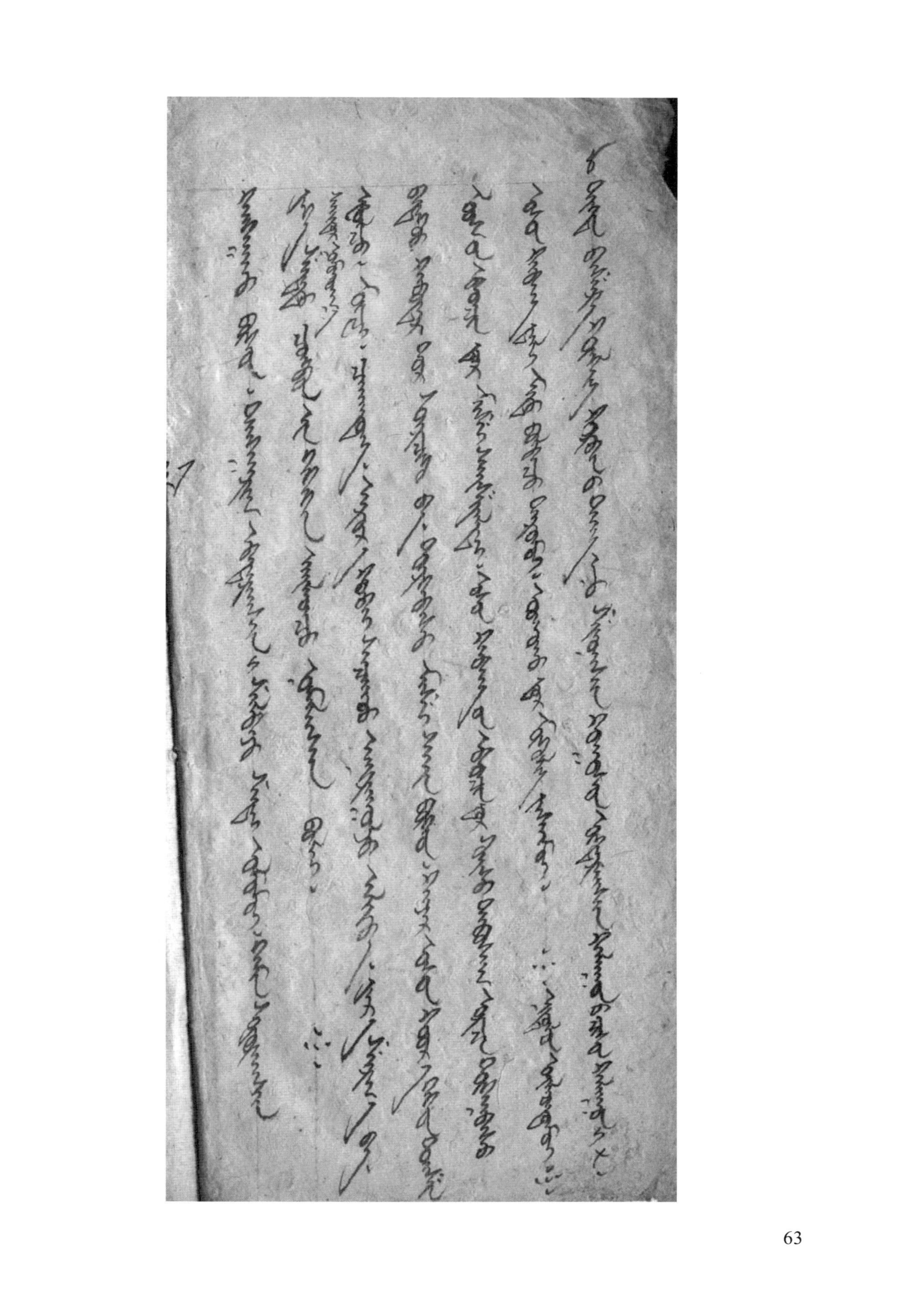

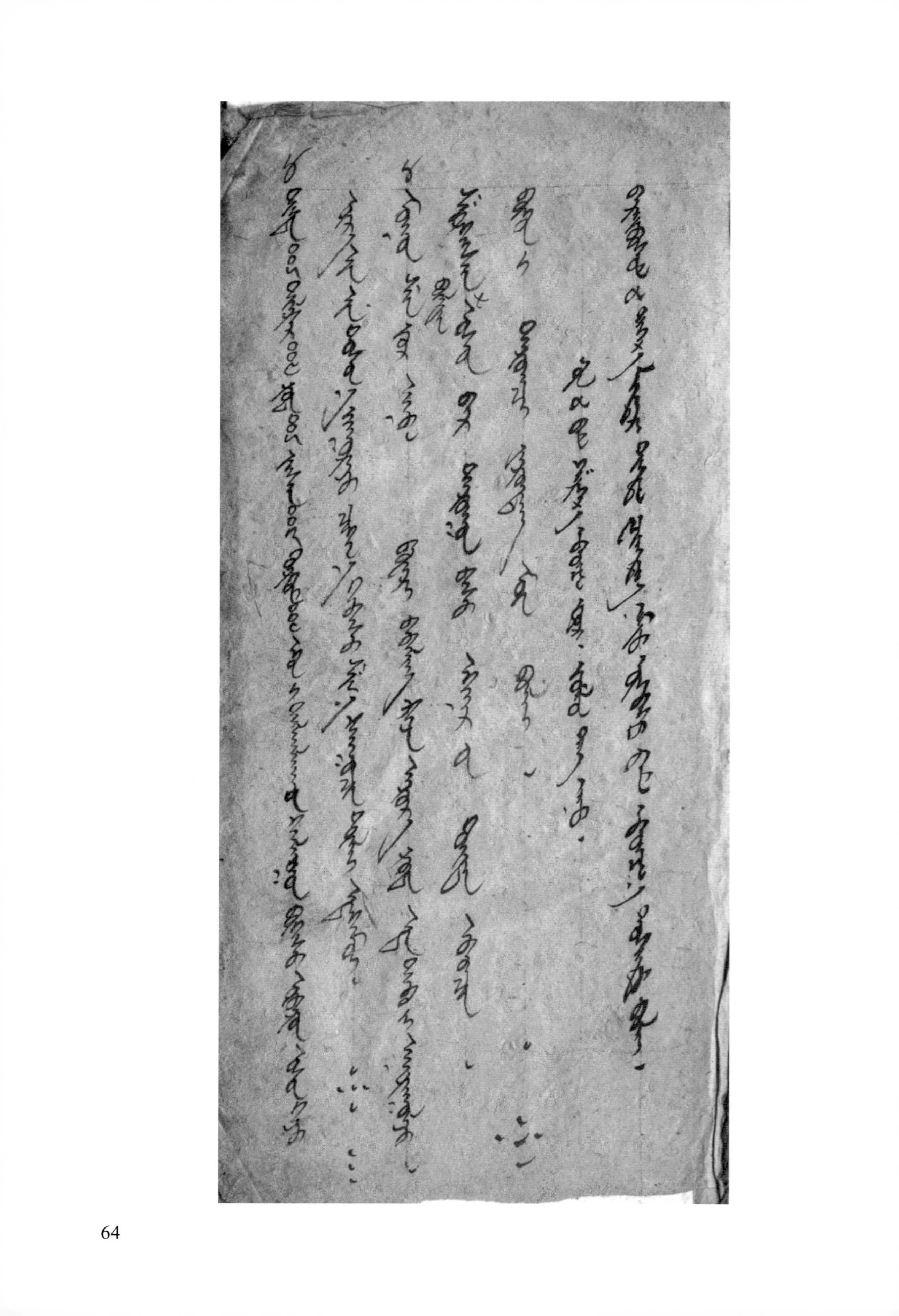

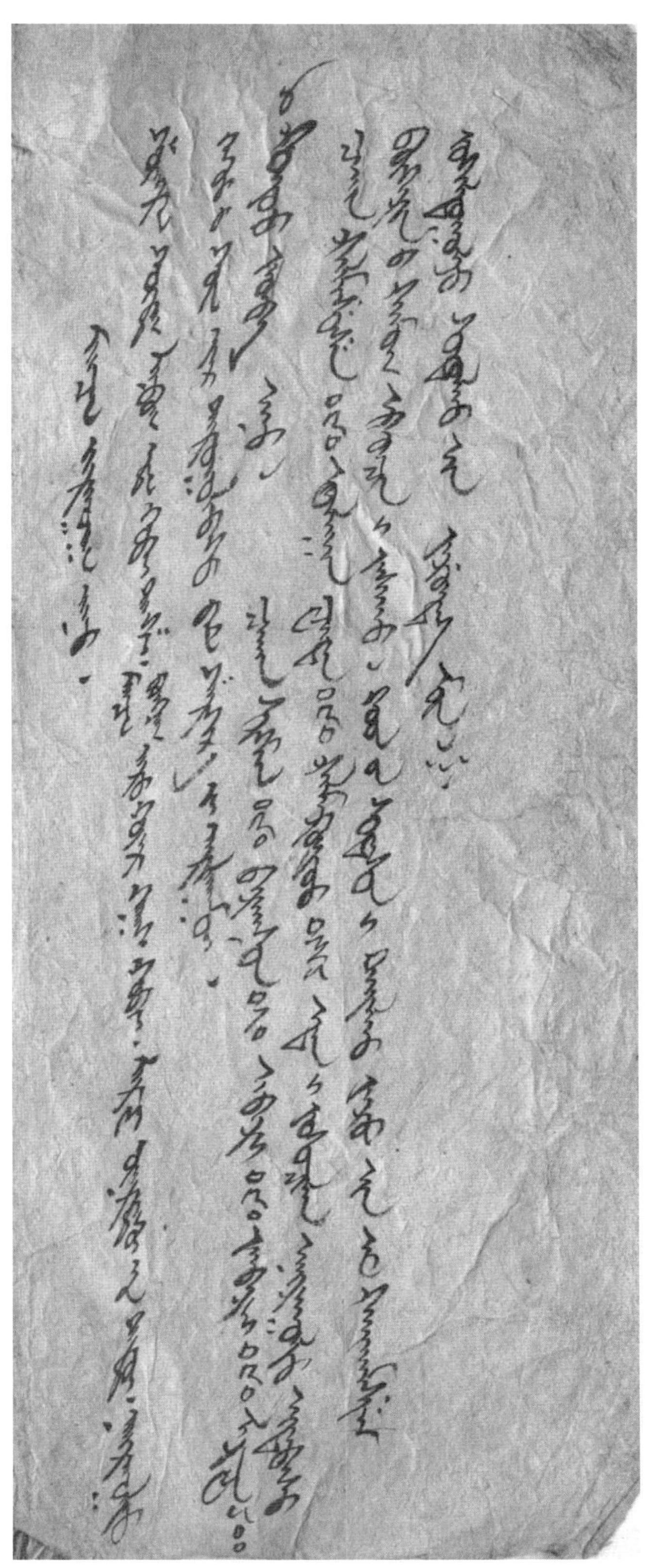

ᠬᠡᠪᠯᠡᠯᠲᠡ ᠲᠠᠷᠬᠠᠭᠳᠠᠭᠰᠠᠨ ᠪᠠᠢᠨ᠎ᠠ᠃

137 ᠨᠢᠭᠤᠷᠯᠢᠭ 274 ᠬᠠᠭᠤᠳᠠᠰᠤ ᠲᠠᠢ᠂ ᠬᠡᠪᠯᠡᠭᠰᠡᠨ ᠬᠠᠪᠲᠠᠰᠤ ᠨᠢ ᠬᠡᠪᠯᠡᠯ ᠪᠠ ᠬᠡᠪᠯᠡᠯ᠎ᠡ ᠶᠢᠨ ᠬᠠᠪᠲᠠᠰᠤ ᠪᠣᠯᠤᠨ᠎ᠠ ᠳᠣᠲᠣᠷ᠎ᠠ ᠬᠡᠪᠯᠡᠭᠰᠡᠨ ᠪᠢᠴᠢᠭ᠌ ᠦᠨ ᠬᠡᠪ ᠢ ᠬᠠᠳᠠᠭᠠᠯᠠᠭᠰᠠᠨ ᠪᠣᠯᠤᠨ᠎ᠠ ᠃ ᠮᠥᠷ ᠪᠦᠷᠢ 10 ᠮᠥᠷ᠂ ᠮᠥᠷ ᠪᠦᠷᠢ 4—5 ᠦᠰᠦᠭ ᠲᠠᠢ᠂ ᠬᠠᠪᠲᠠᠰᠤ

ᠬᠡᠪᠯᠡᠯ ᠦᠨ ᠨᠢᠭᠤᠷ ᠪᠦᠷᠢ ᠶᠢᠨ ᠬᠡᠮᠵᠢᠶ᠎ᠡ ᠨᠢ 17.6 cm × 12.5cm᠂ ᠣᠯᠠᠨ ᠢ ᠬᠤᠪᠢ ᠨᠢ ᠬᠡᠪᠯᠡᠯ ᠦᠨ ᠭᠠᠵᠠᠷ ᠲᠤ ᠬᠠᠳᠠᠭᠠᠯᠠᠭᠳᠠᠵᠤ ᠪᠠᠢᠨ᠎ᠠ᠃

ᠲᠡᠭᠦᠨ ᠦ ᠬᠦᠮᠦᠨ᠂ ᠮᠣᠩᠭᠣᠯ ᠤᠨ ᠪᠣᠭᠳᠠ ᠬᠠᠭᠠᠨ ᠤ ᠬᠦᠮᠦᠨ ᠦ ᠬᠡᠪᠯᠡᠯ ᠦᠨ ᠭᠠᠵᠠᠷ ᠪᠣᠯᠬᠤ ᠪᠡᠷ᠂ ᠪᠣᠭᠳᠠ ᠬᠠᠭᠠᠨ ᠤ ᠬᠦᠮᠦᠨ ᠦ ᠬᠡᠪᠯᠡᠯ᠎ᠡ ᠪᠠᠢᠭᠤᠯᠤᠯᠲᠠ

ᠲᠡᠭᠦᠨ ᠦ ᠬᠦᠮᠦᠨ ᠦ ᠬᠡᠪᠯᠡᠯ ᠦᠨ ᠭᠠᠵᠠᠷ (1911 — 1973) ᠤᠨ ᠬᠤᠪᠢ ᠶᠢᠨ ᠬᠡᠪᠯᠡᠯ ᠦᠨ ᠭᠠᠵᠠᠷ ᠲᠤ ᠬᠡᠪᠯᠡᠭᠳᠡᠭᠰᠡᠨ ᠪᠢᠴᠢᠭ᠌ ᠤᠨ

ᠳᠥᠷᠪᠡ᠂《 ᠮᠣᠩᠭᠣᠯ ᠤᠨ ᠨᠢᠭᠤᠴᠠ ᠲᠣᠪᠴᠢᠶᠠᠨ ᠤ ᠰᠢᠨ᠎ᠡ ᠬᠡᠪᠯᠡᠯ 》

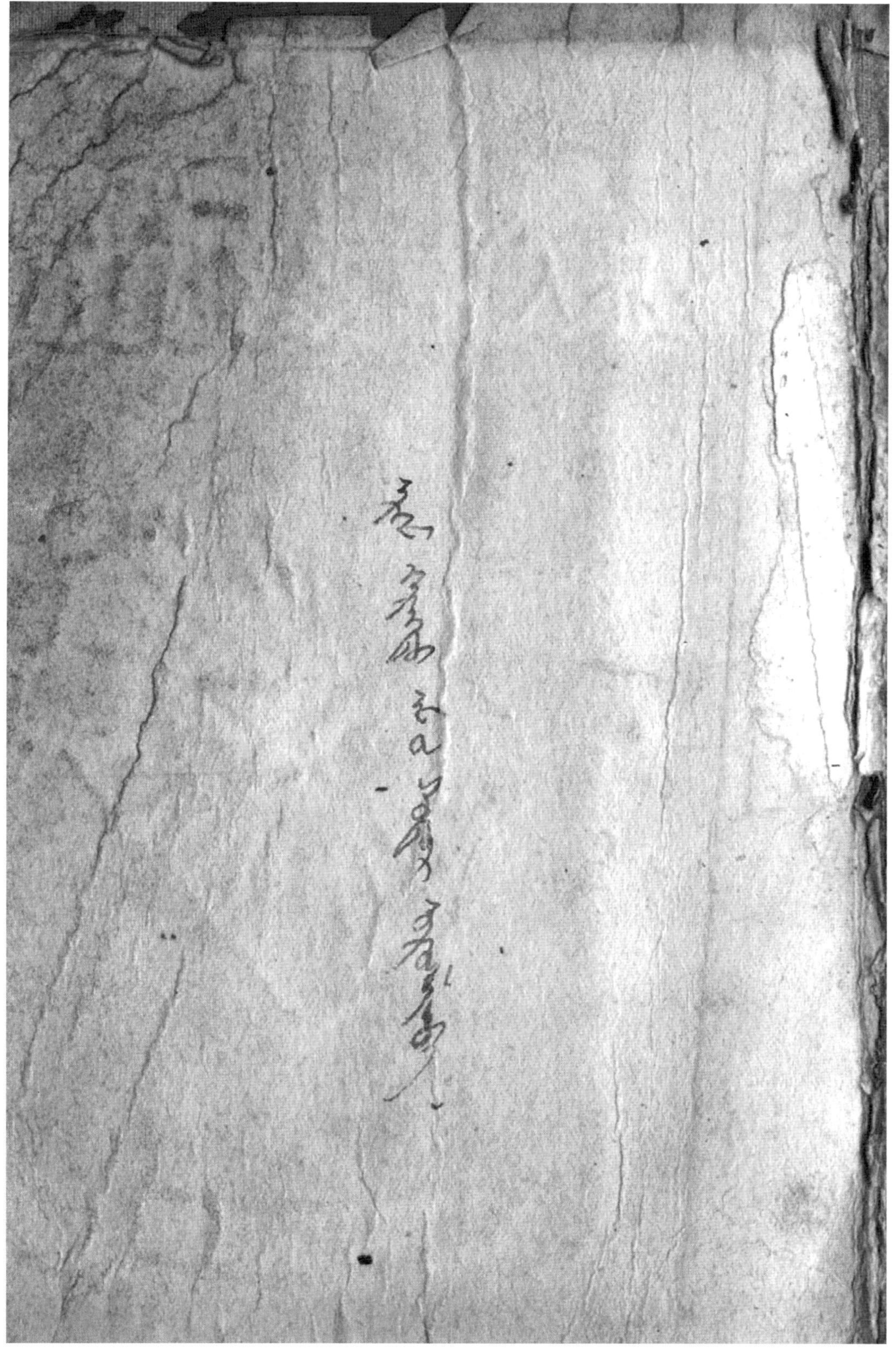

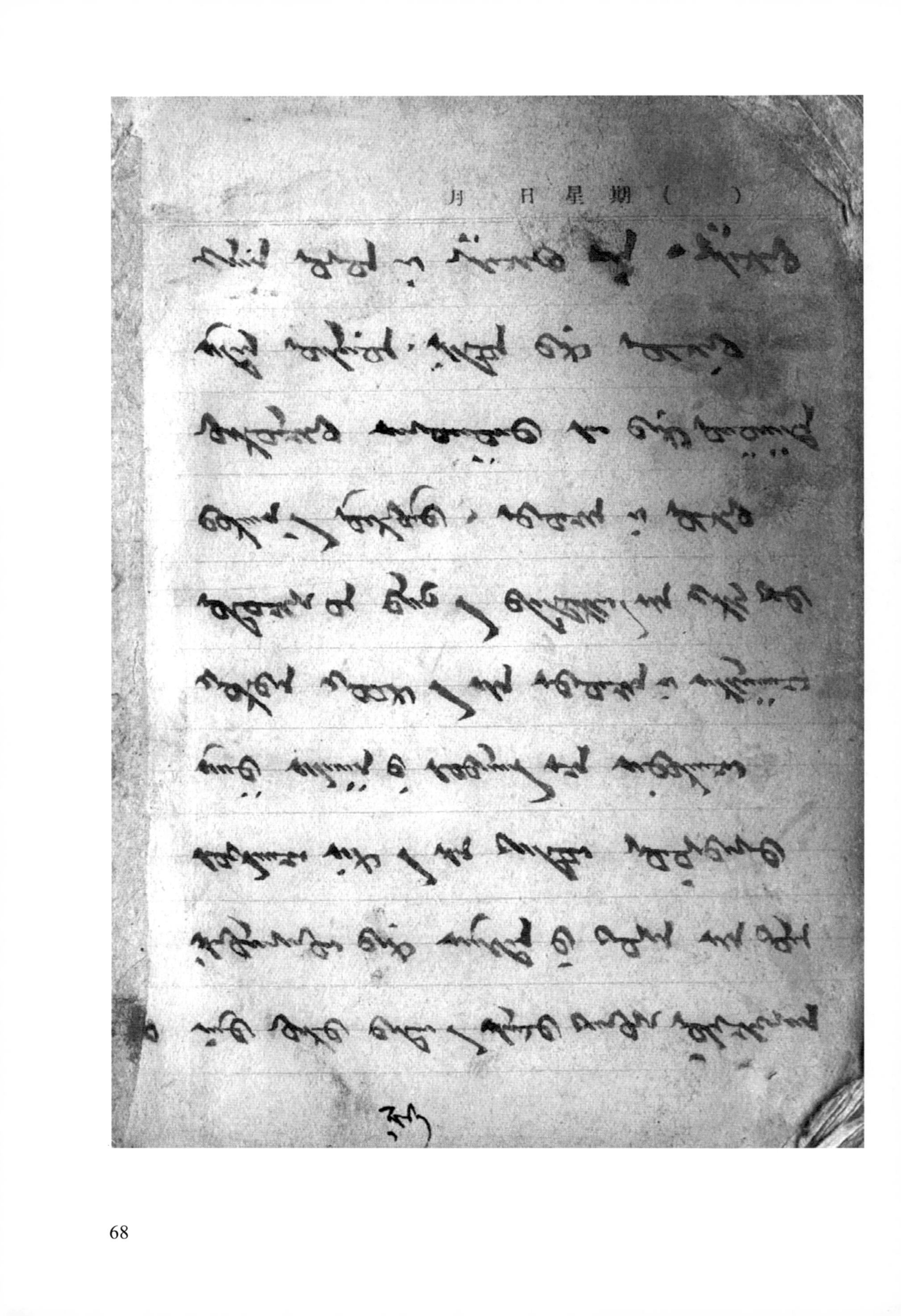

月　　日星期（　　）

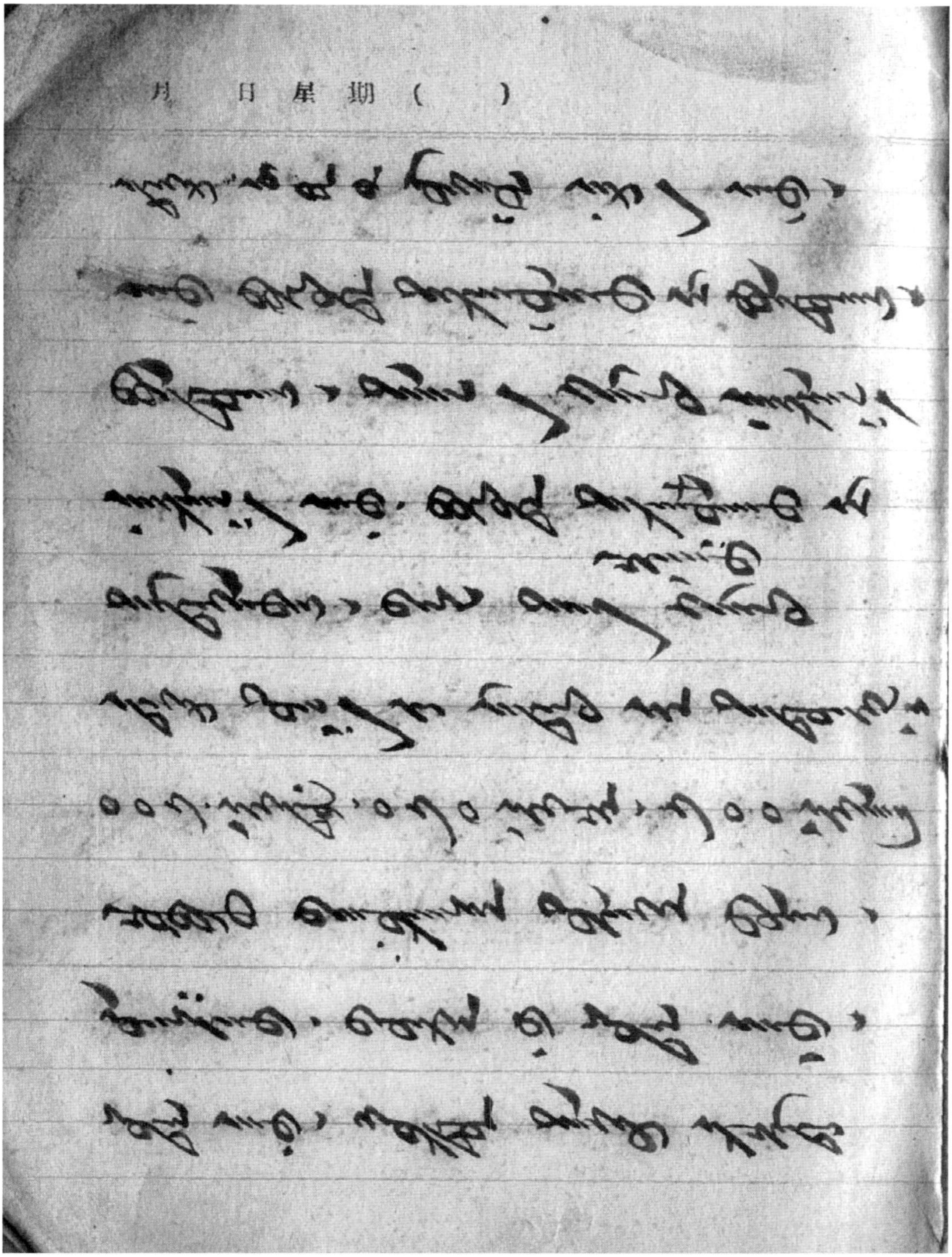
月　　日星期（　　）

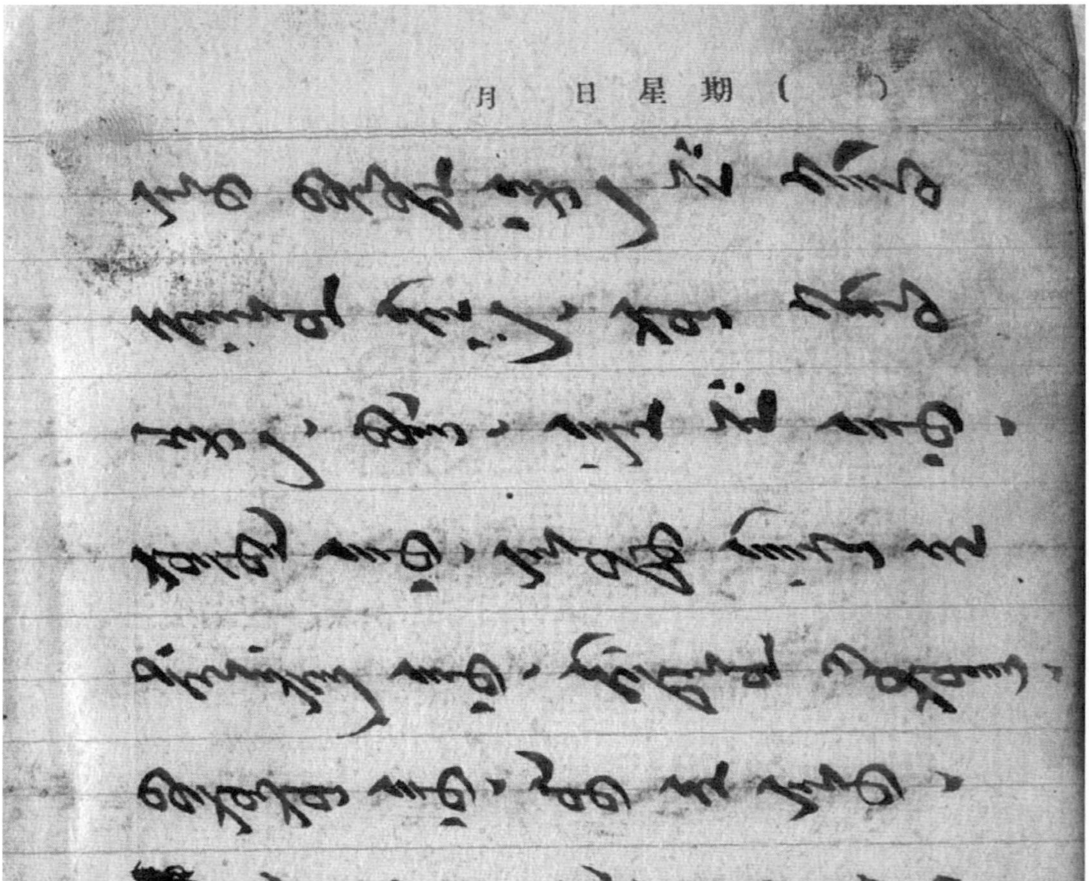
月 日 星期（ ）

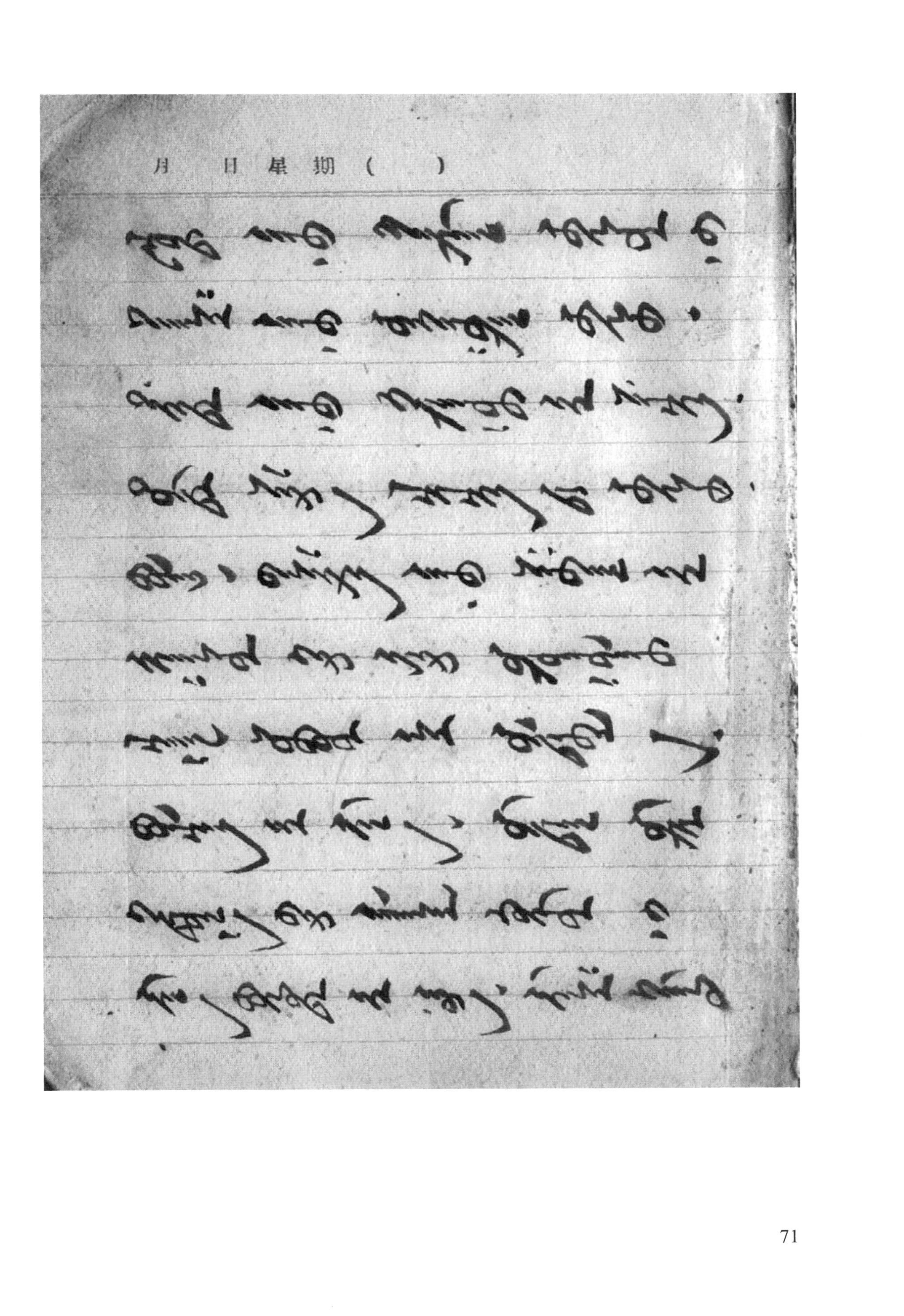

月　　日星期（　　）

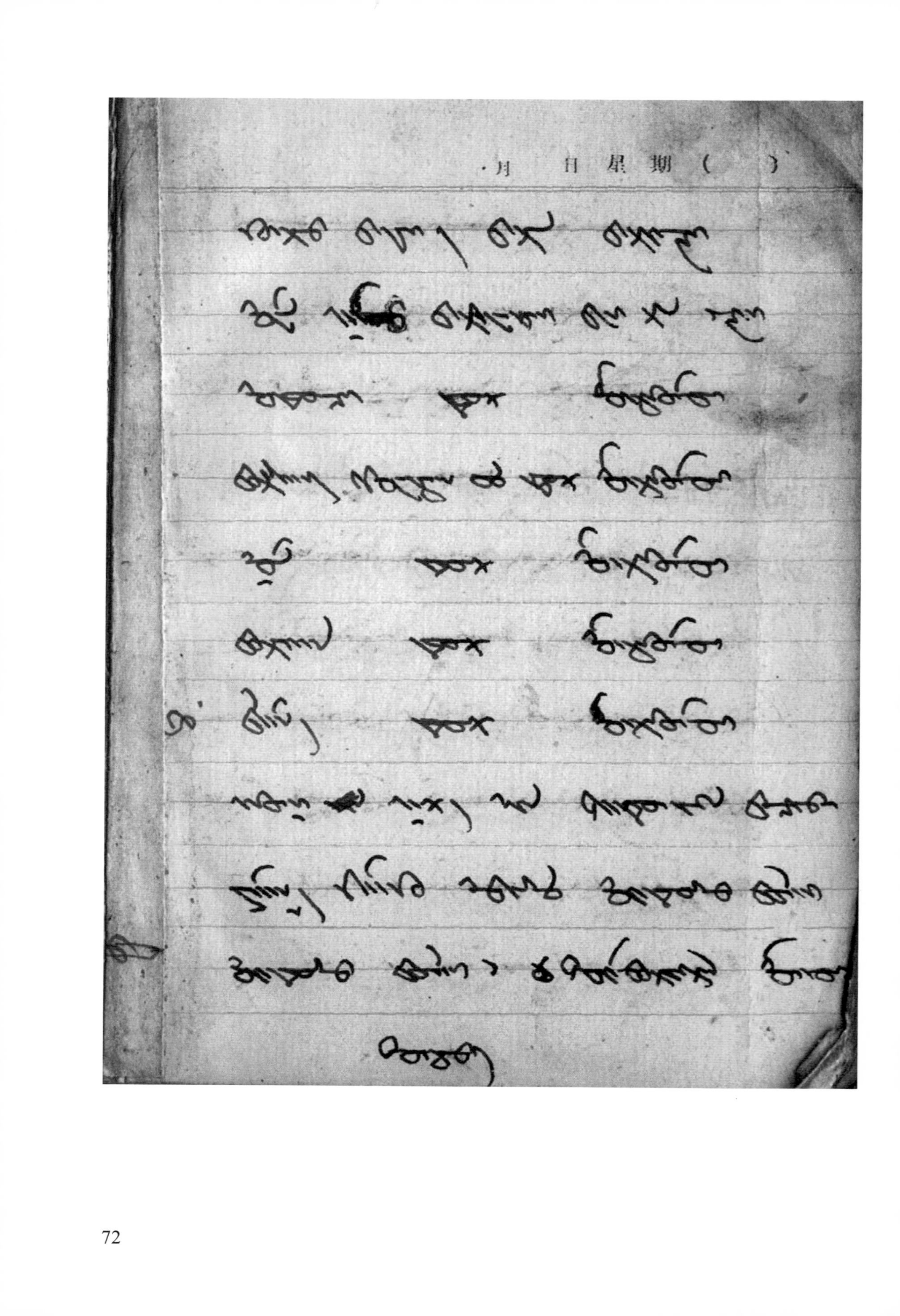

月　日　星期（　）

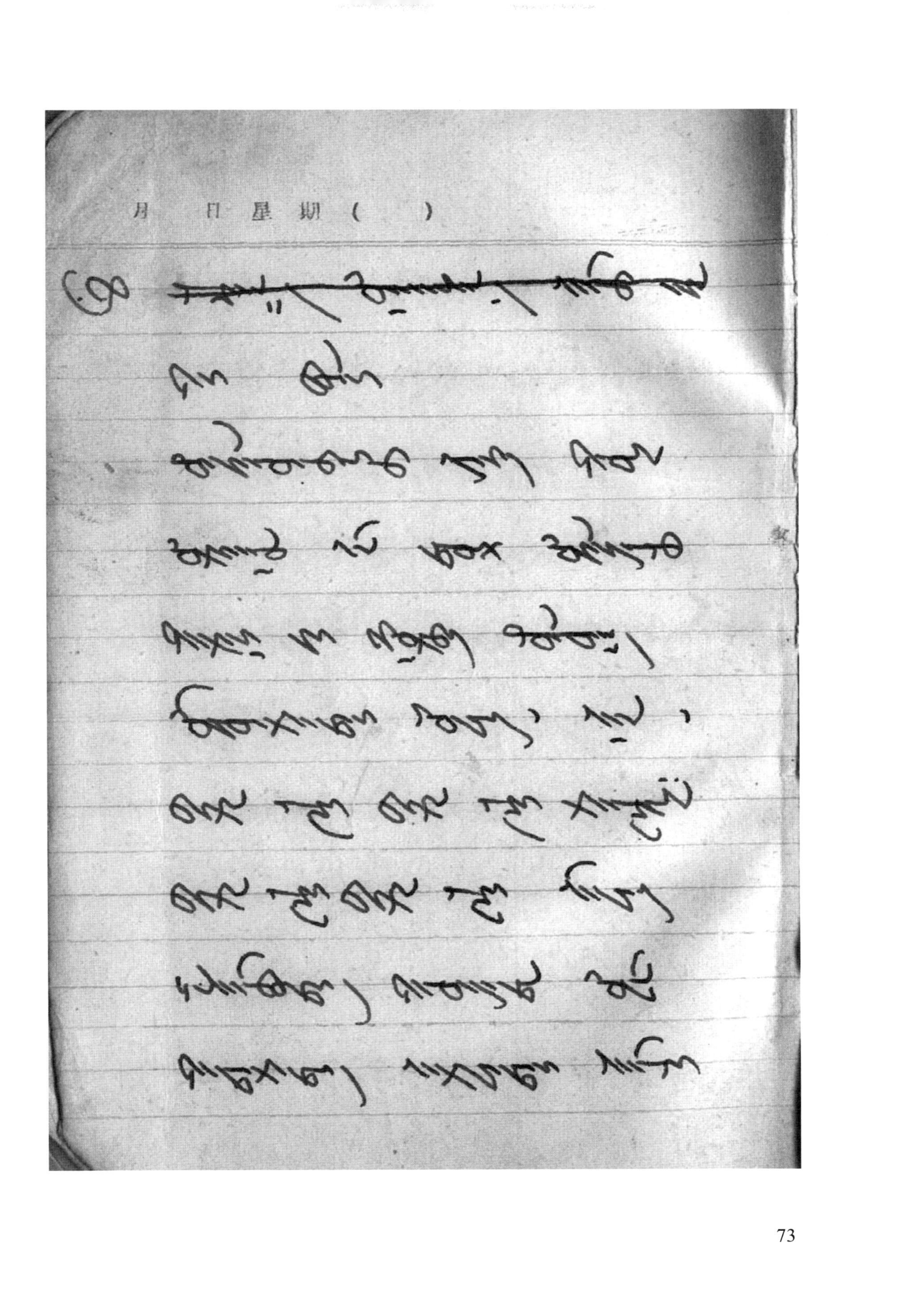

月　日星期（　）

[illegible]

[illegible]

[illegible]

[illegible]

[illegible]

[illegible]

[illegible]

[illegible]

[illegible]

[illegible]

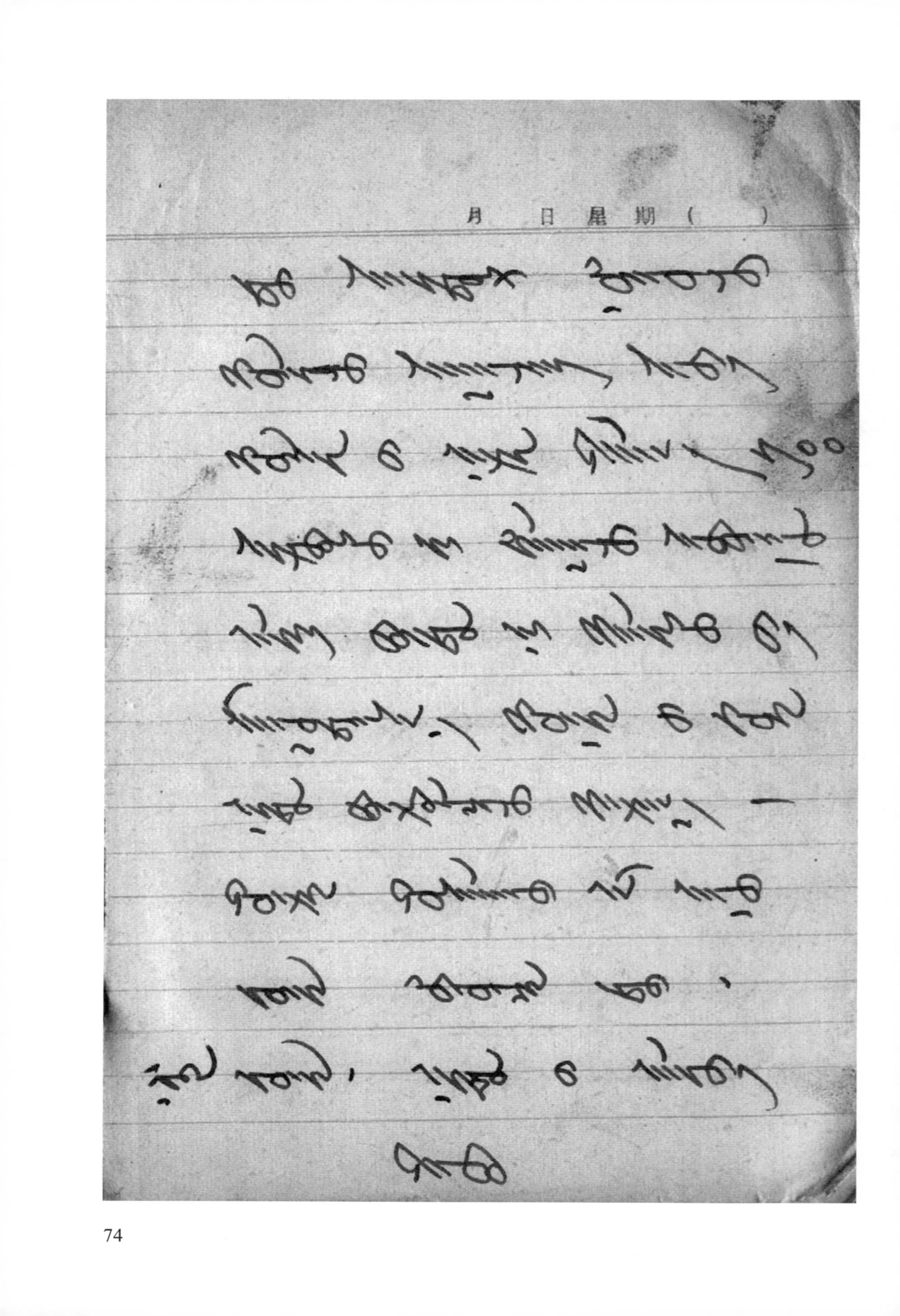

月　日星期（　　）

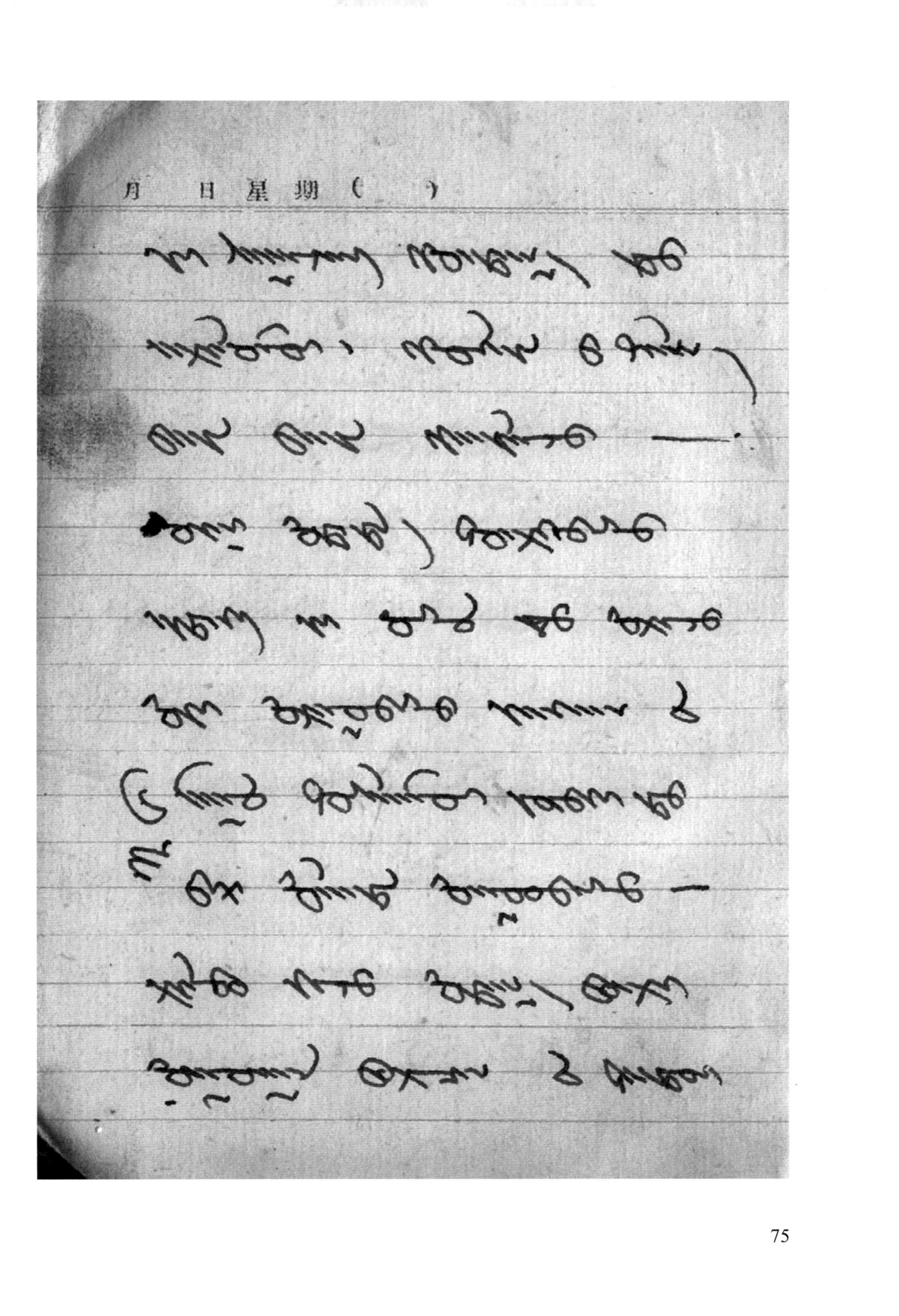

月　日星期（　）

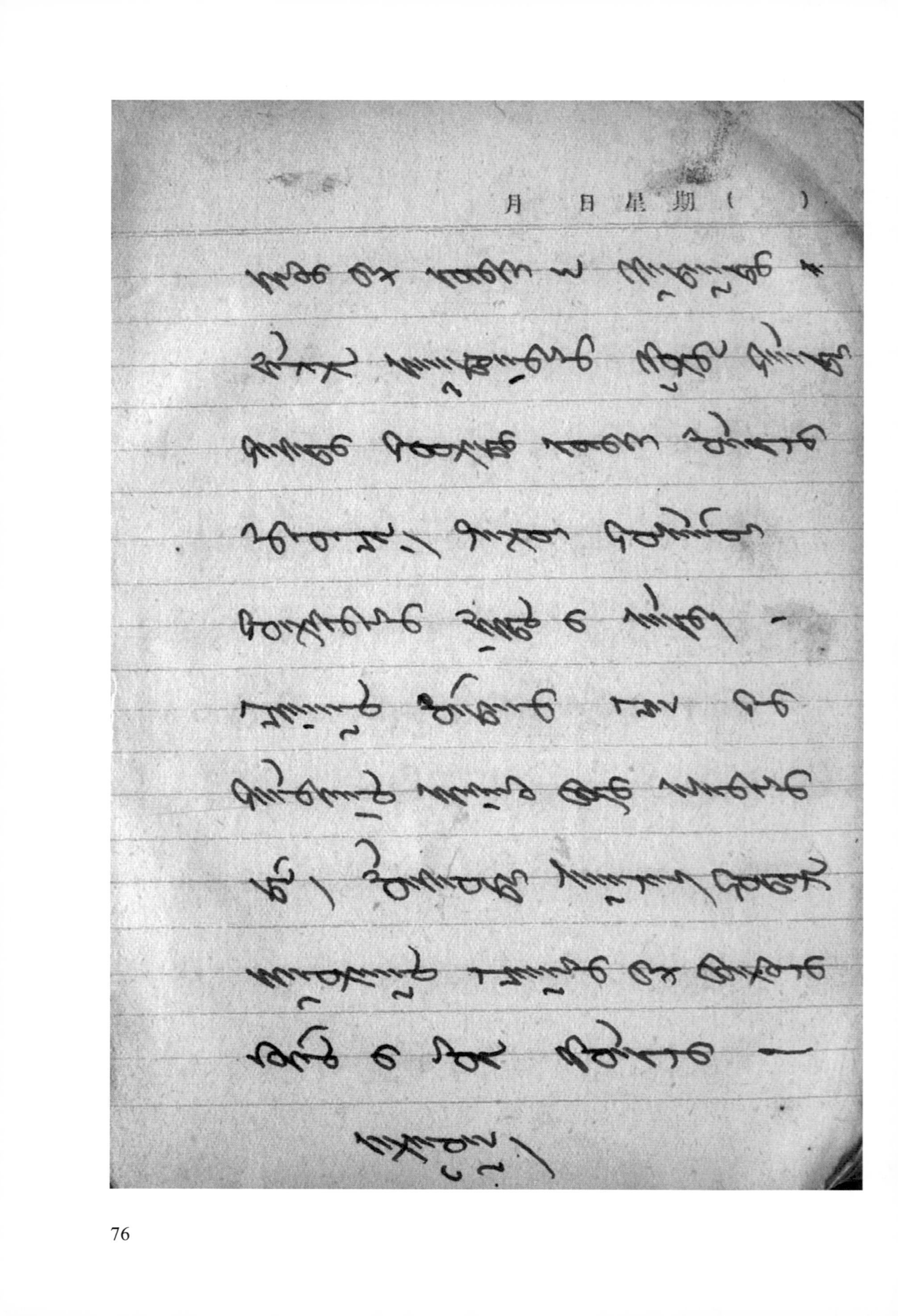

月　日 星 期（　　）

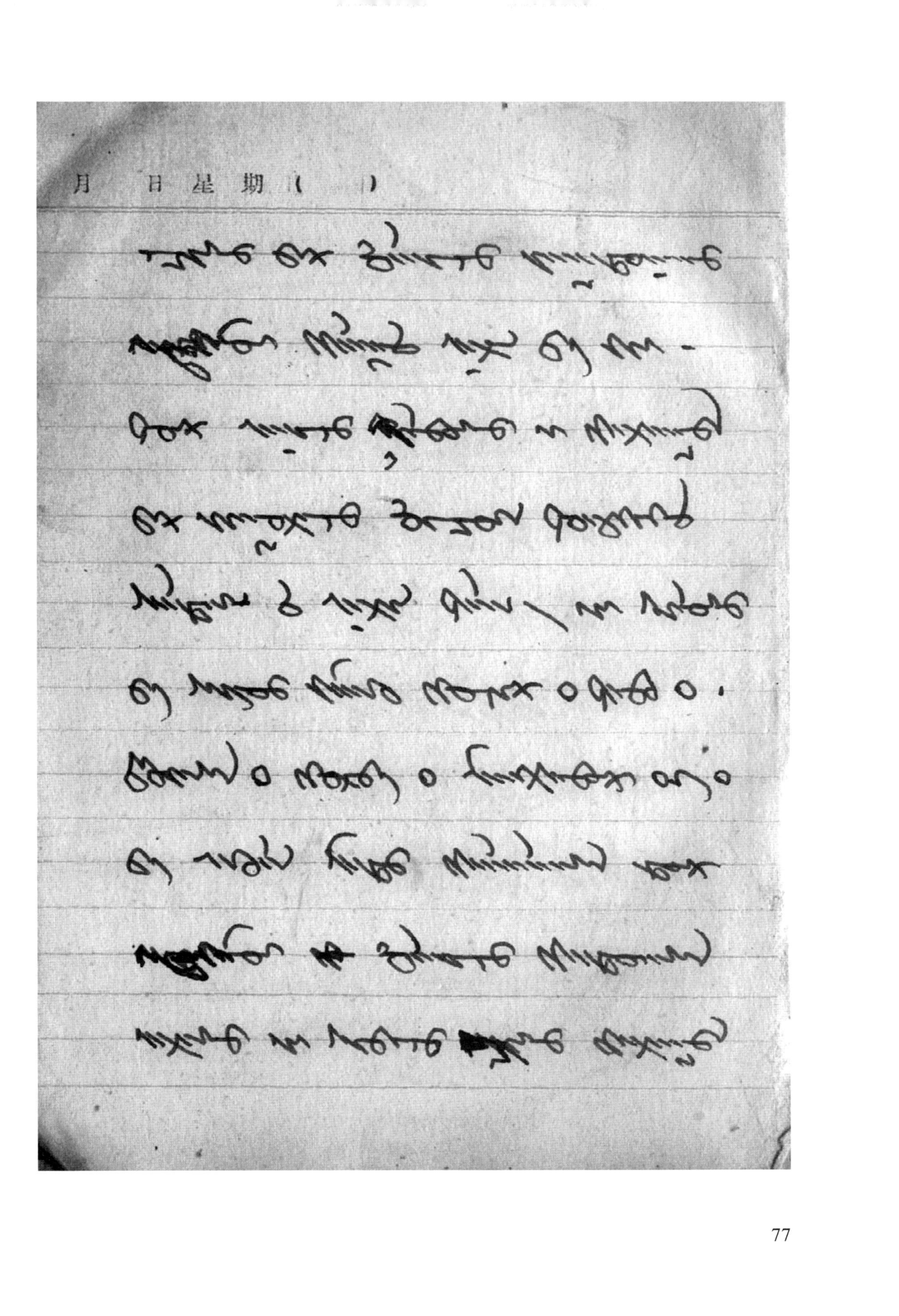

月　日星期（　）

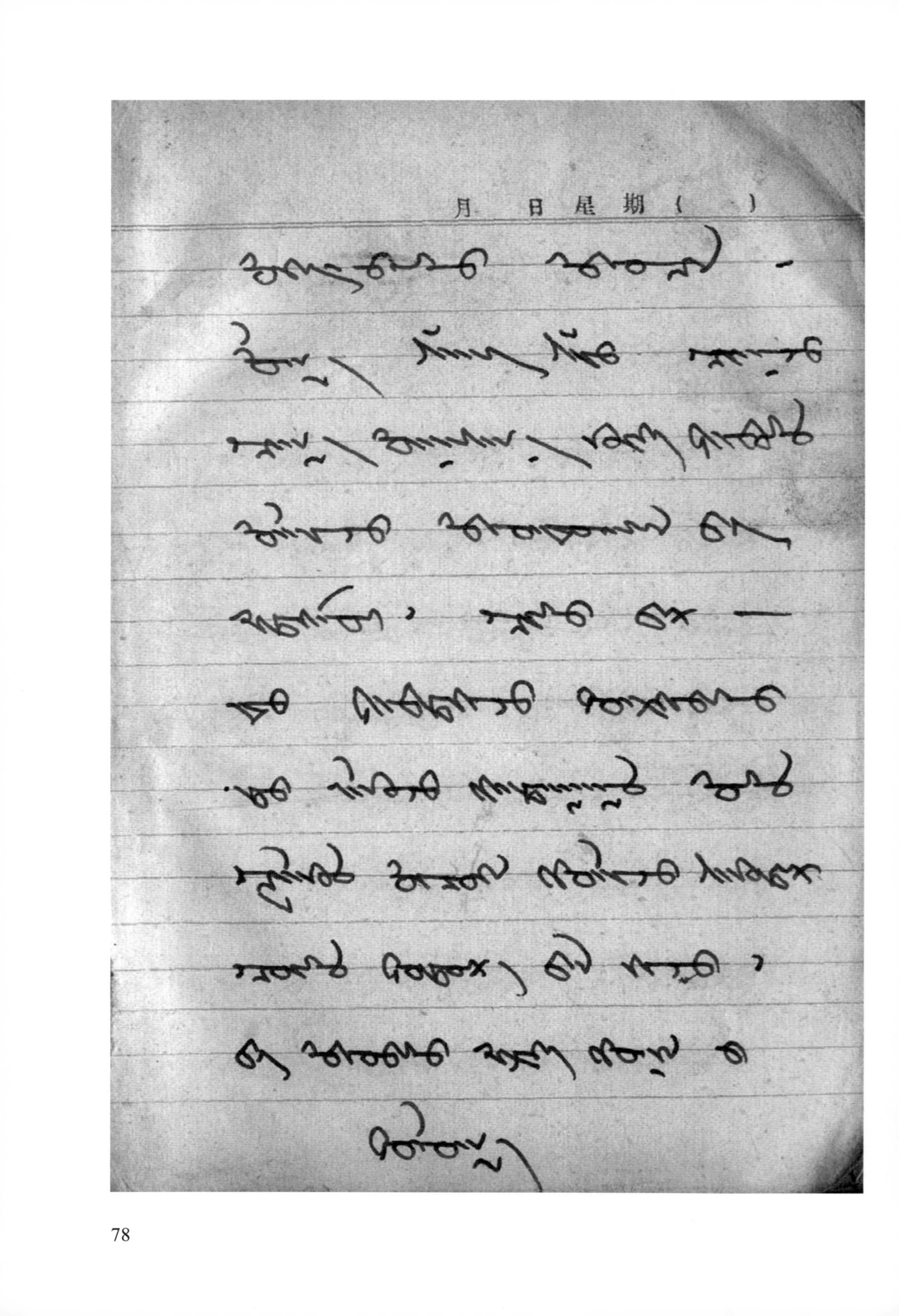

月　日星期（　）

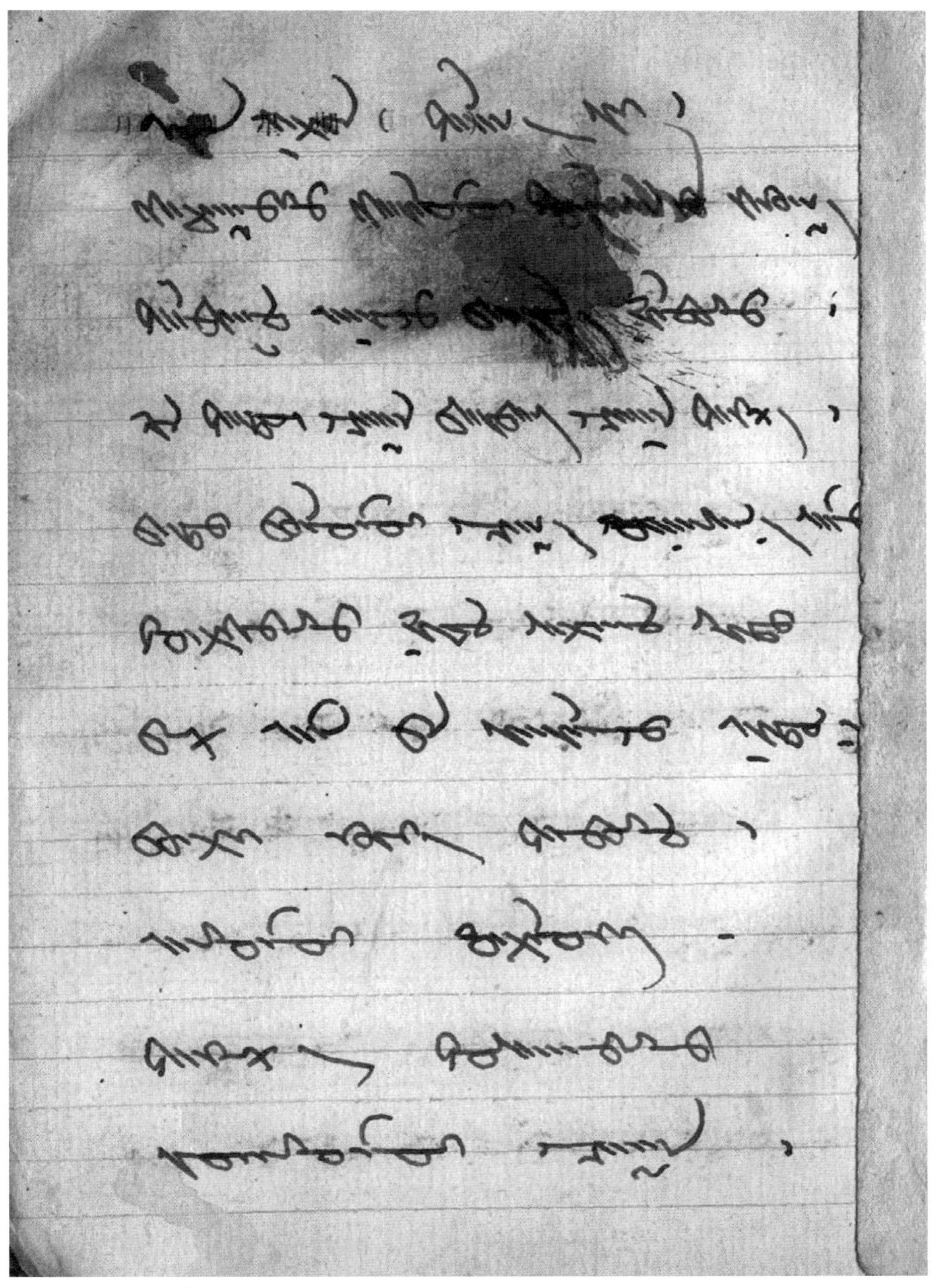

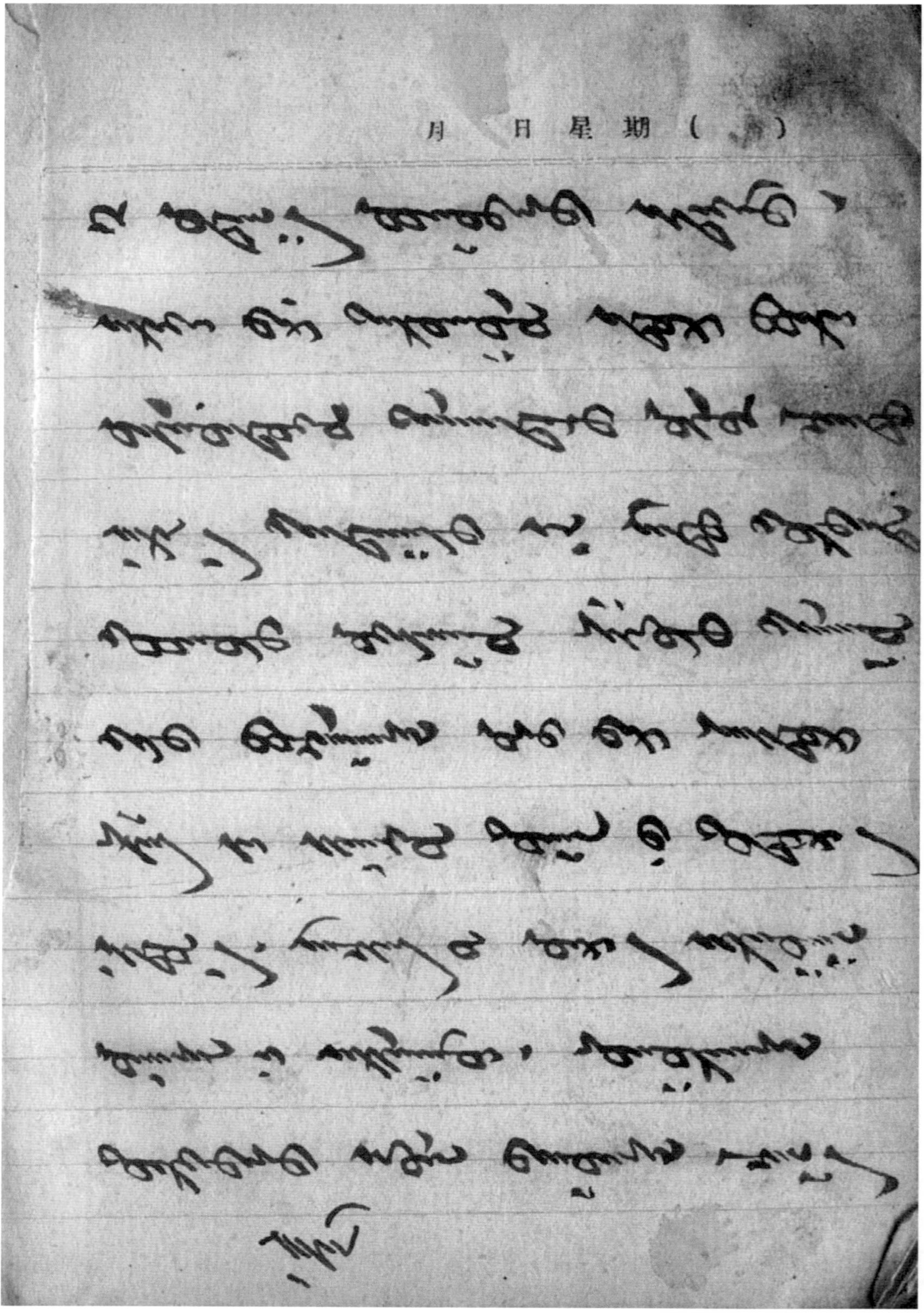
月 日 星期 ( )

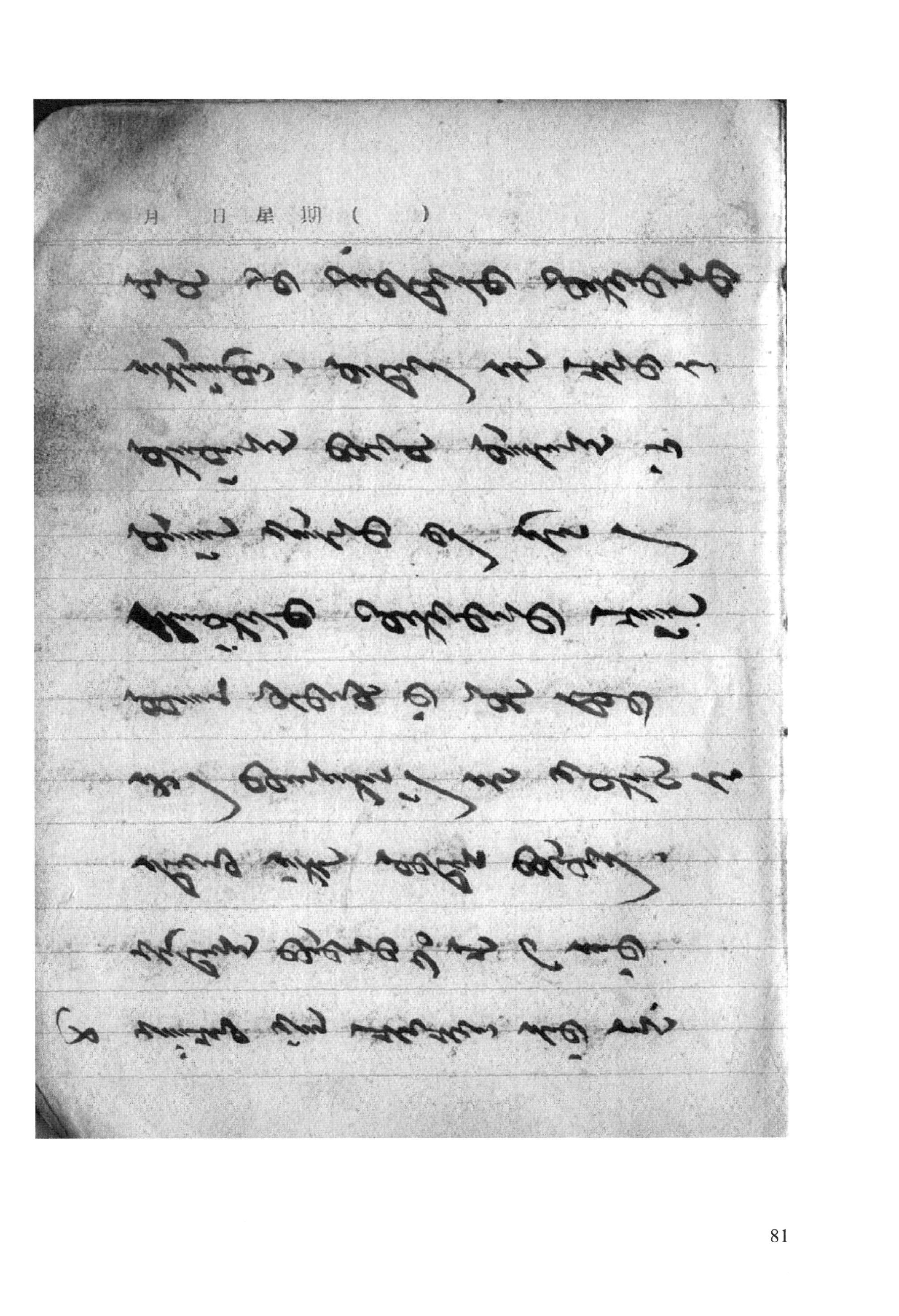

月　　日 星 期（　　）

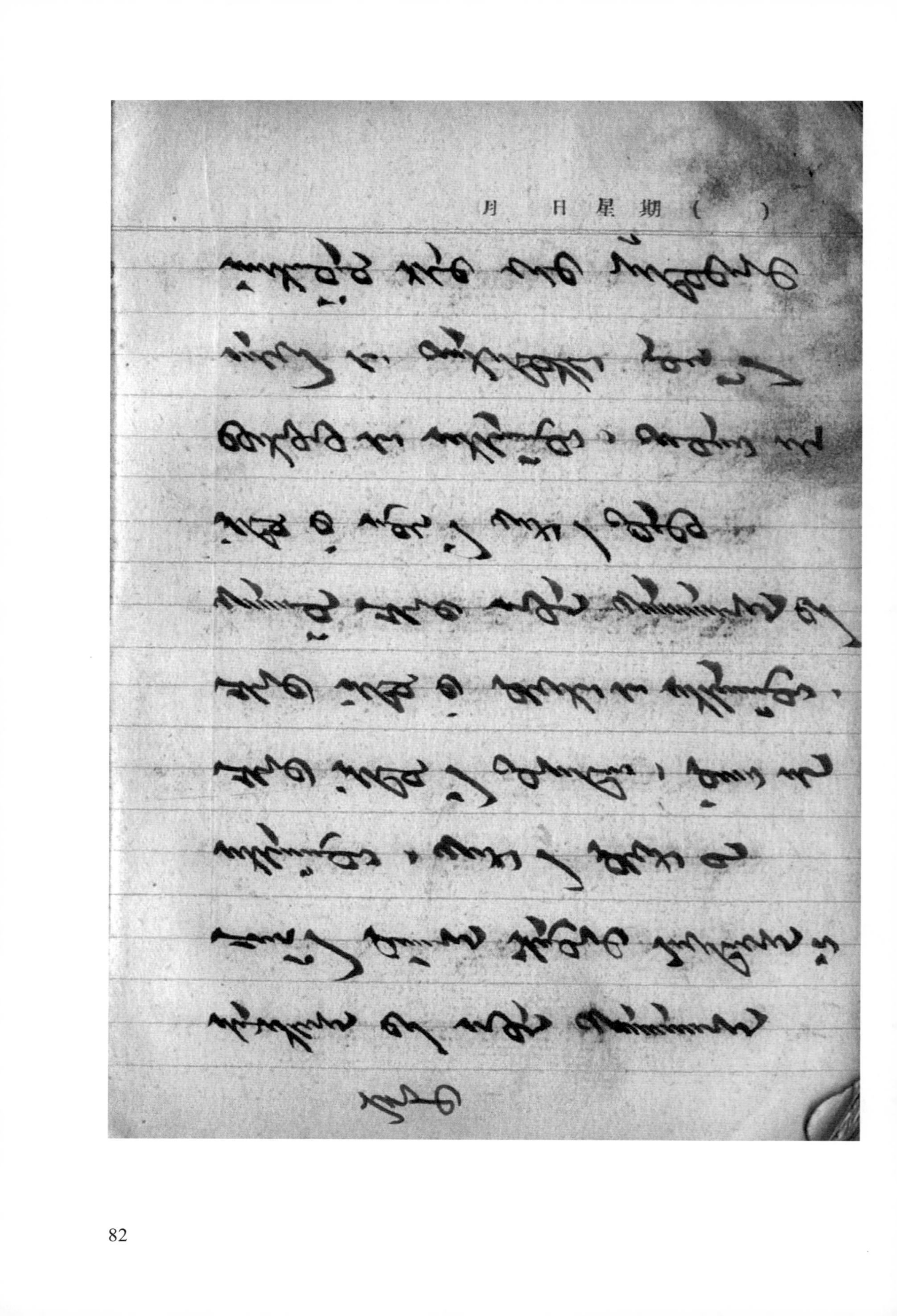

[illegible]

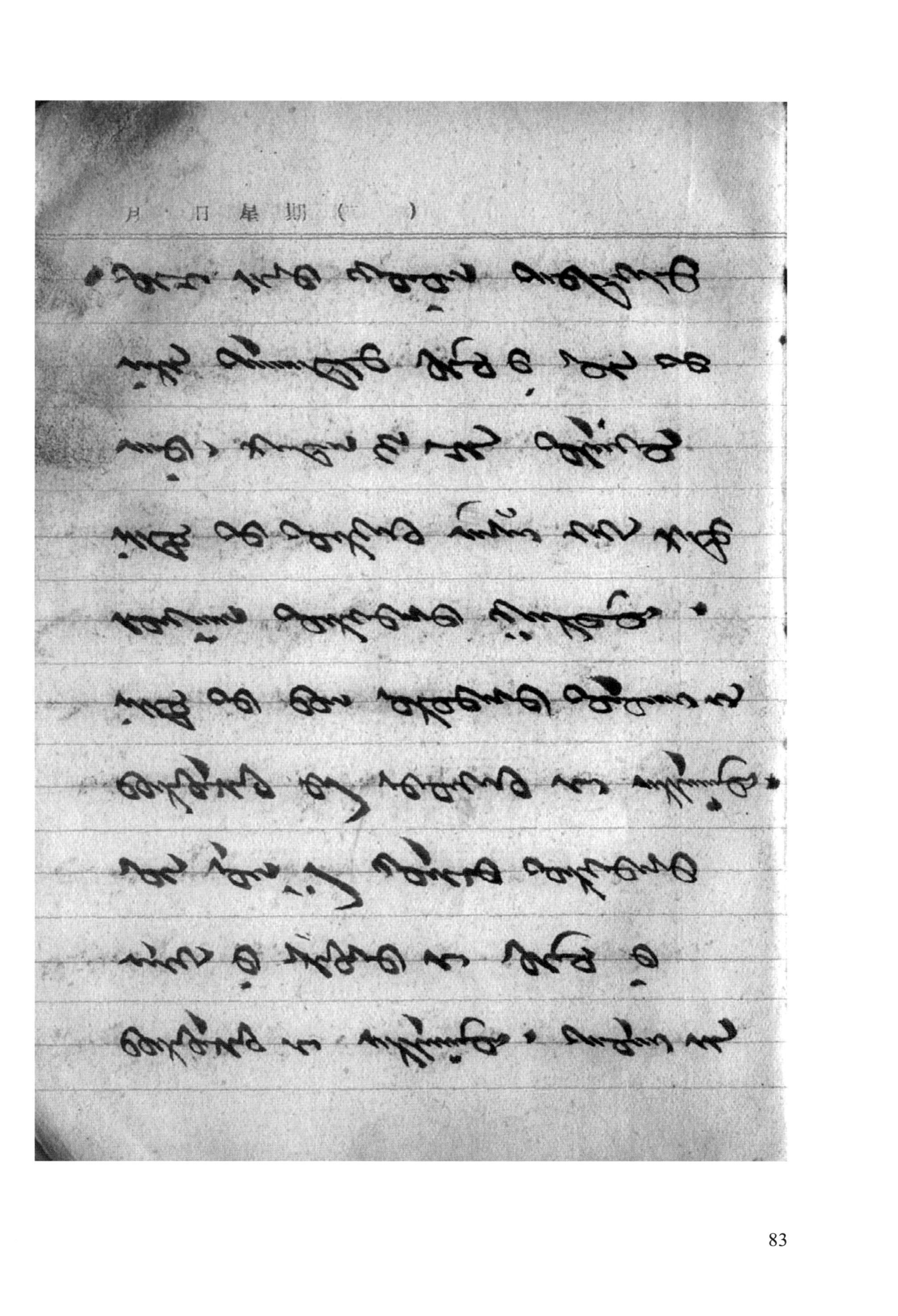

月 日 星期 ( )

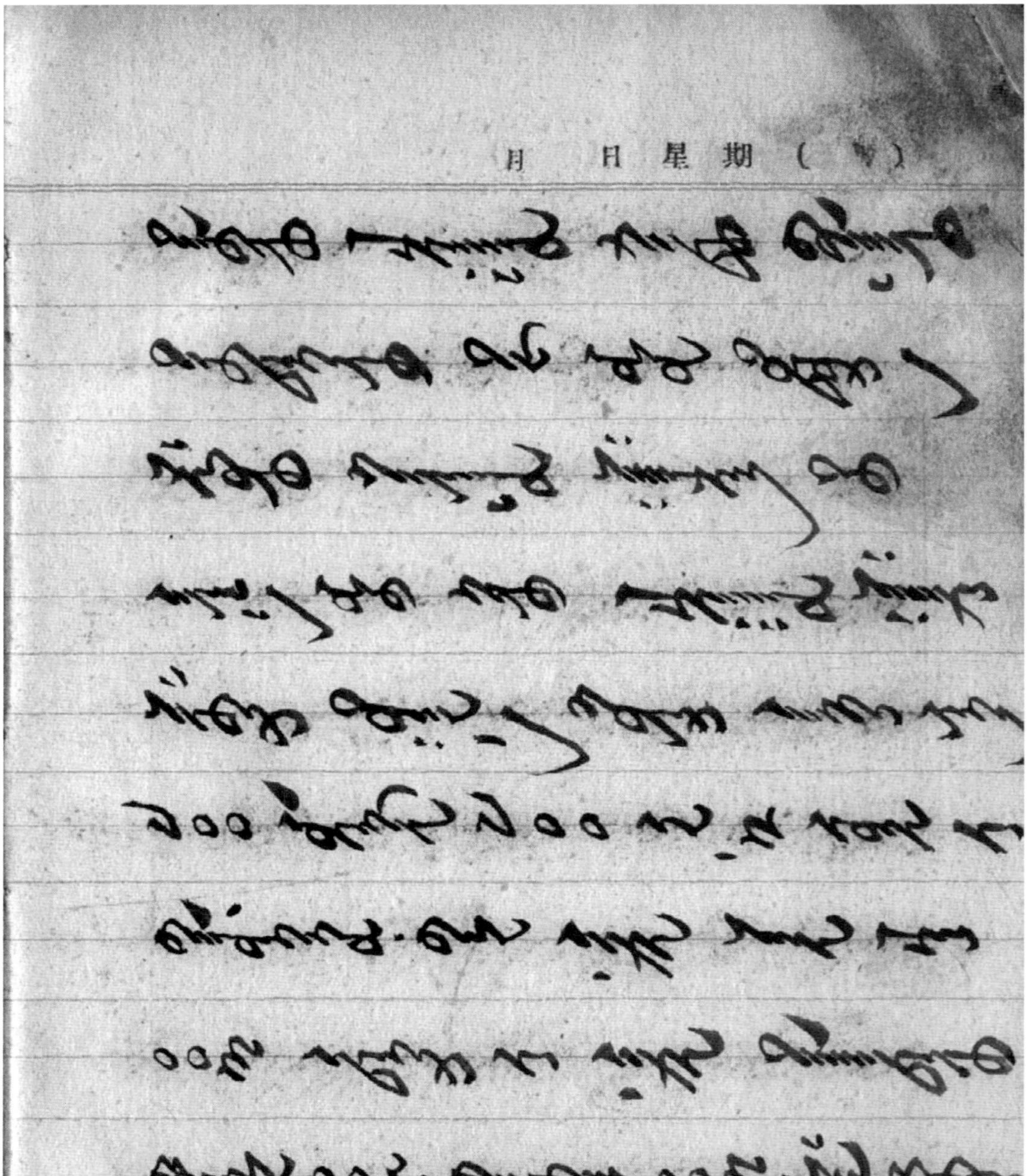
月 日星期（ ）

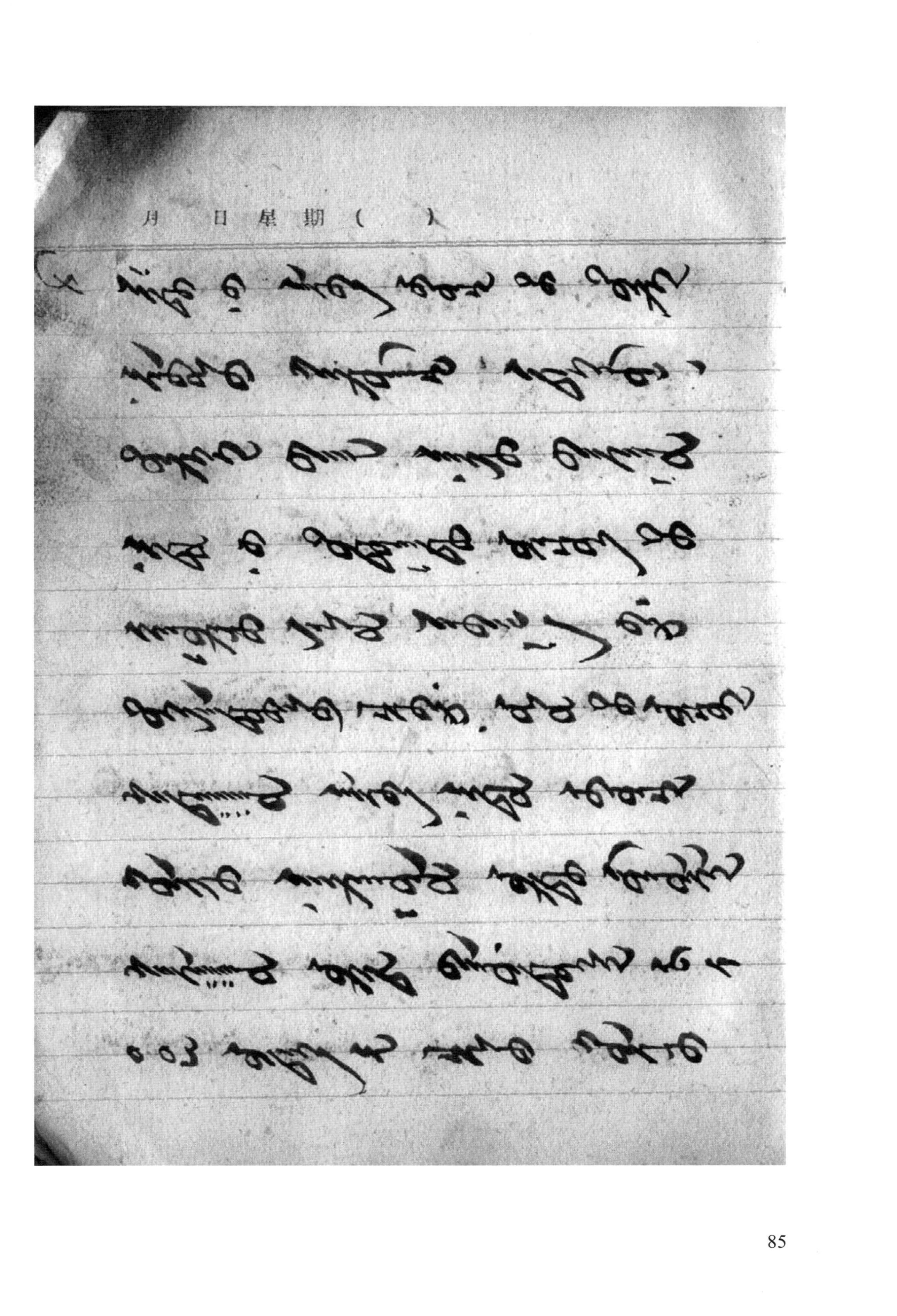

[illegible]

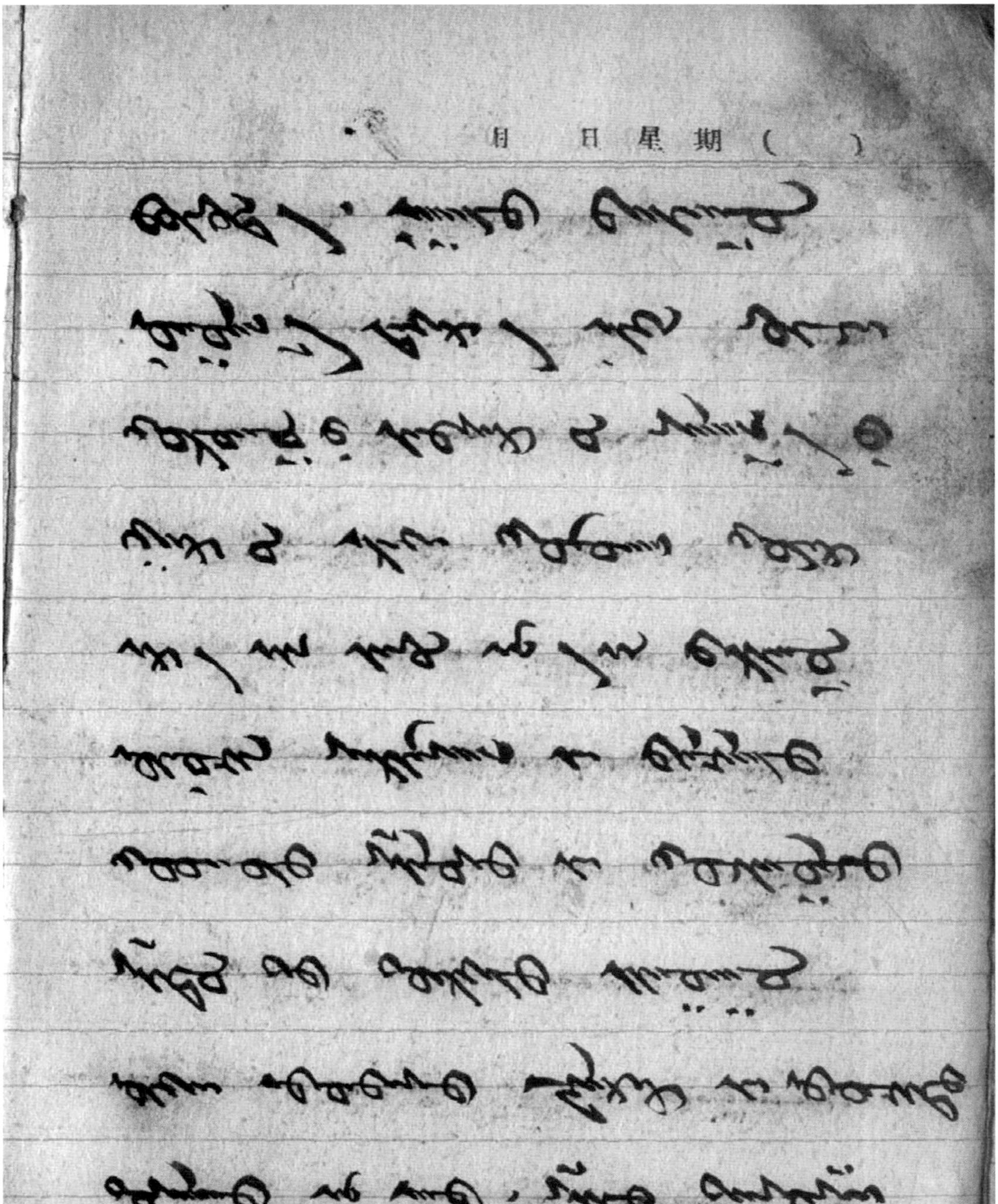

月 日 星期（ ）

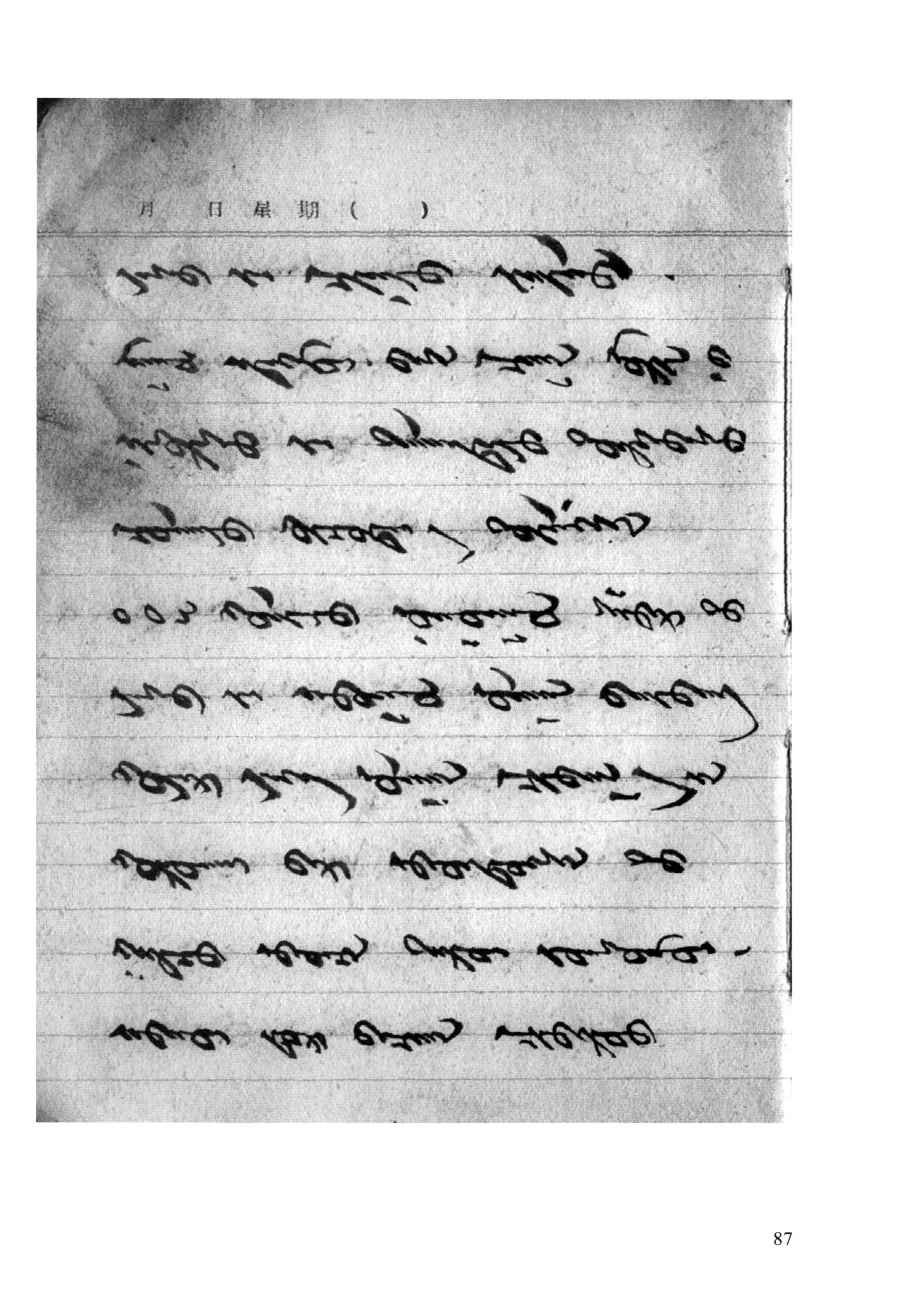

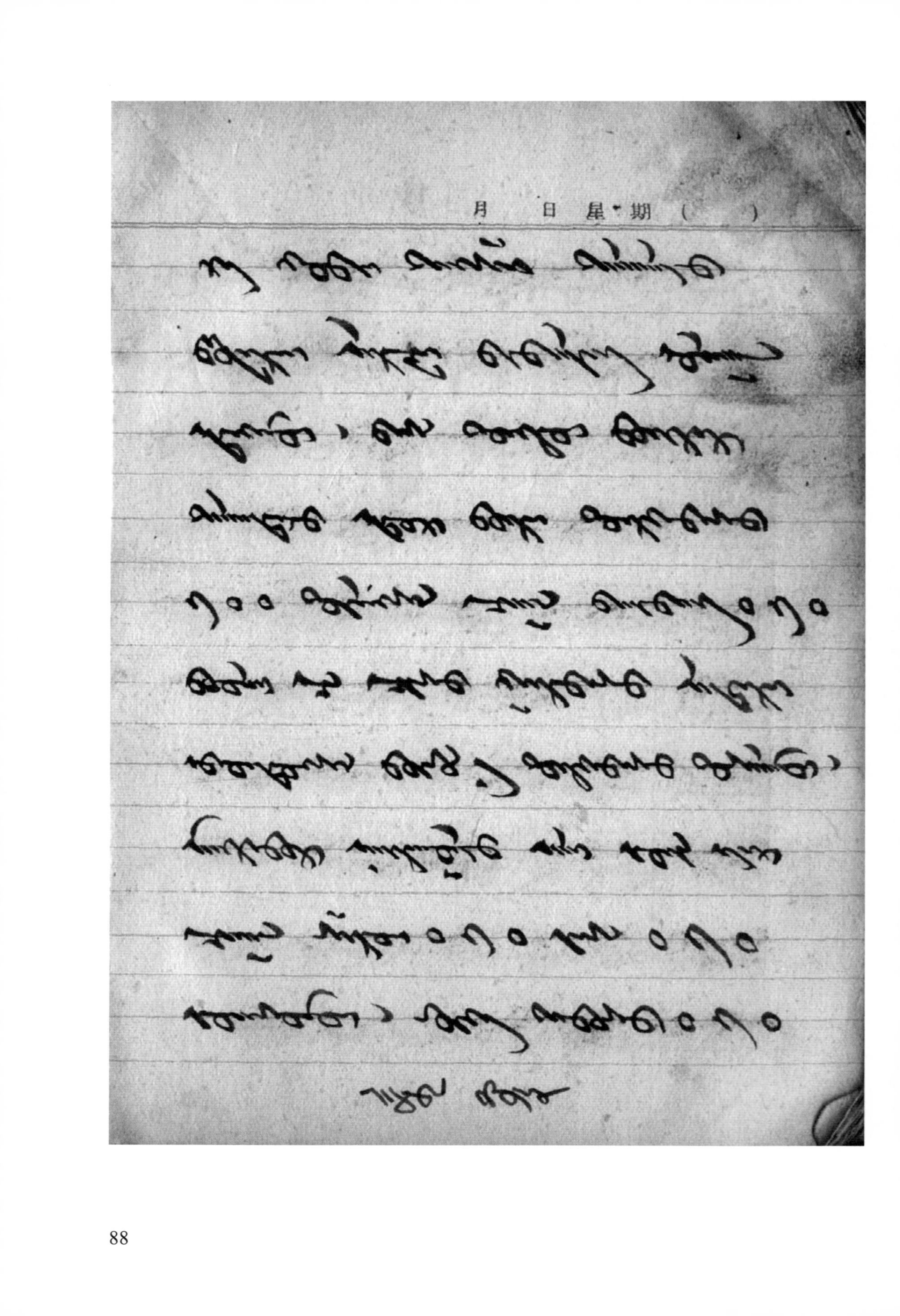

月　日　星期　(　　)

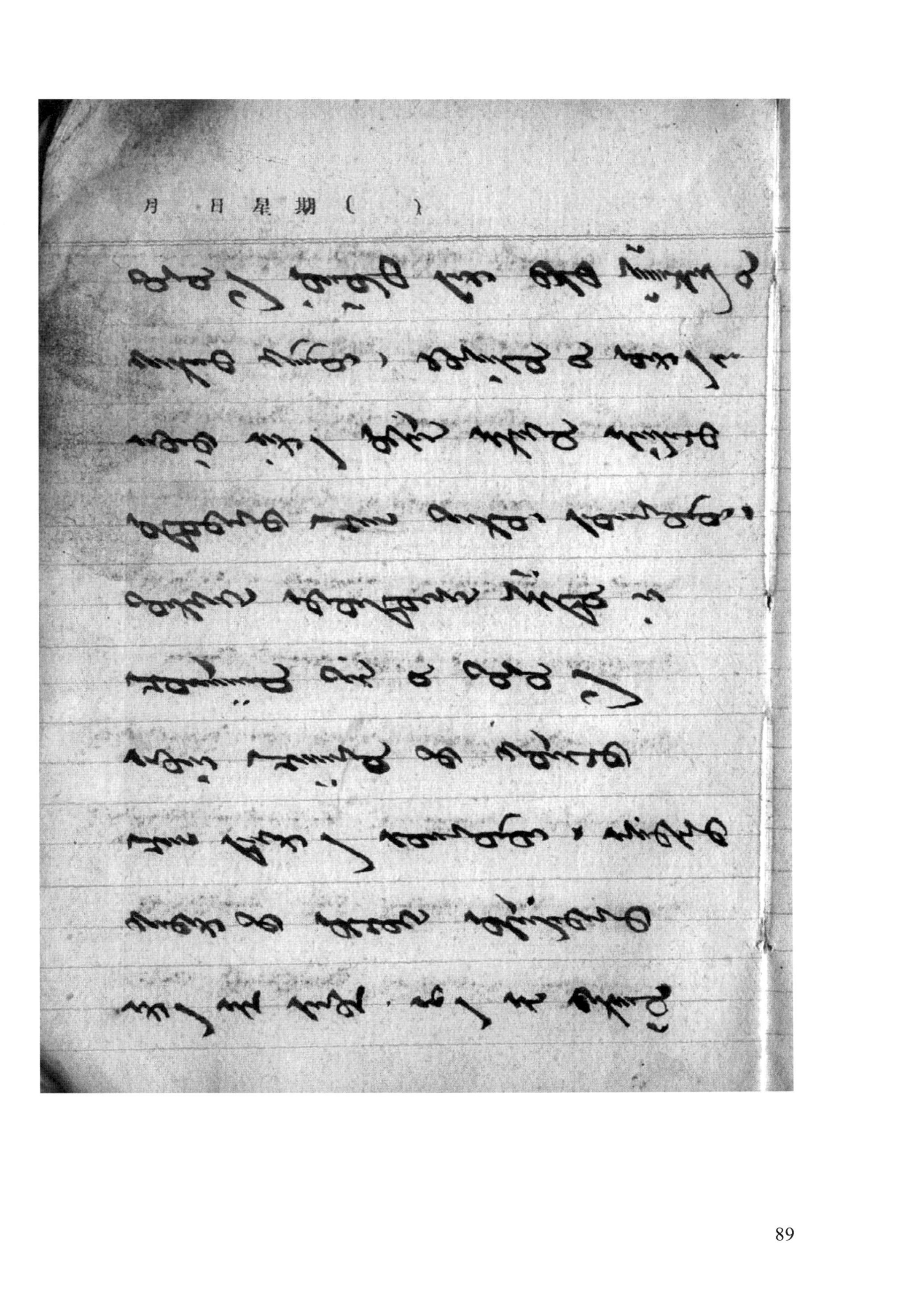

月　日　星期（　）

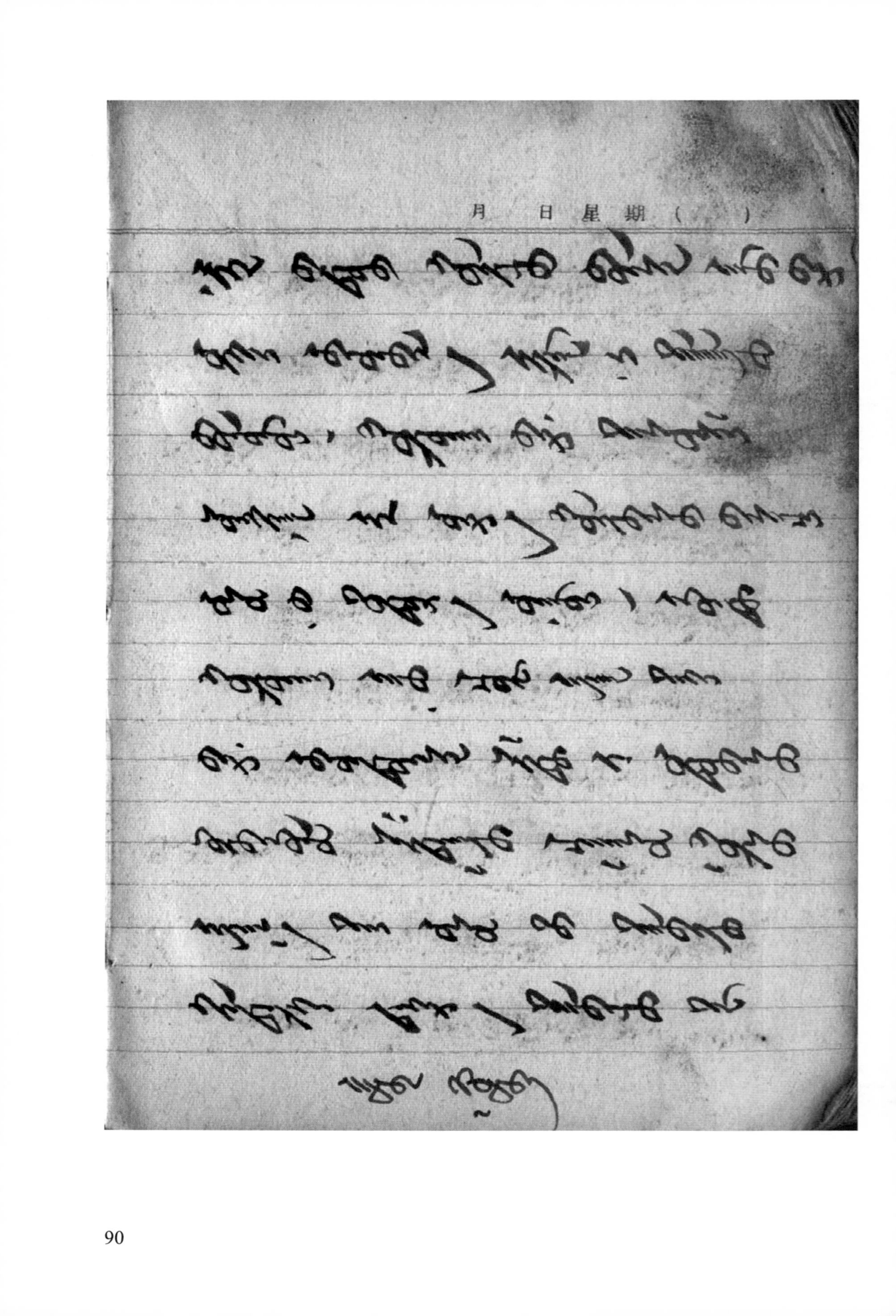

月　　日星期（　　）

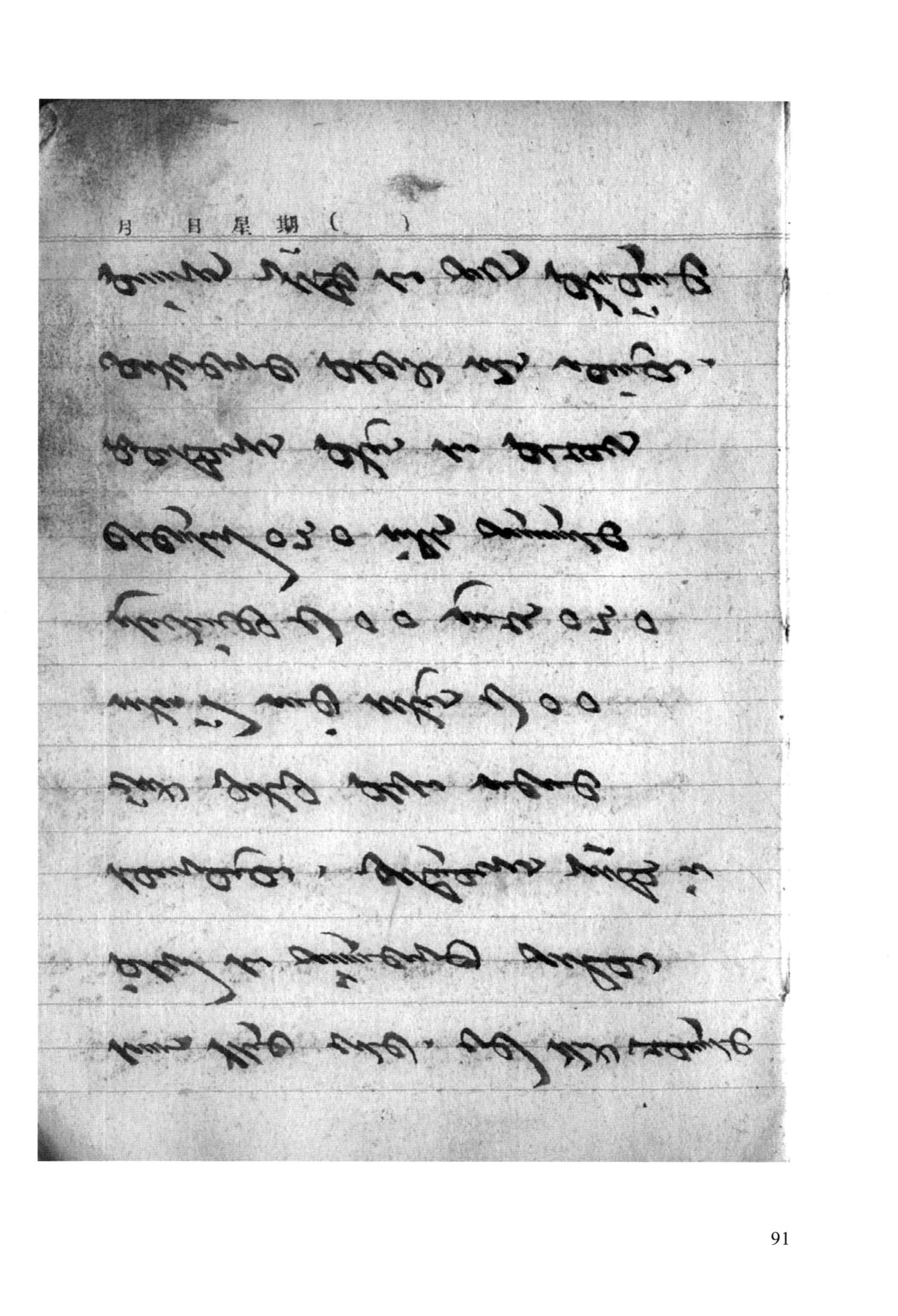

月　日星期（　）

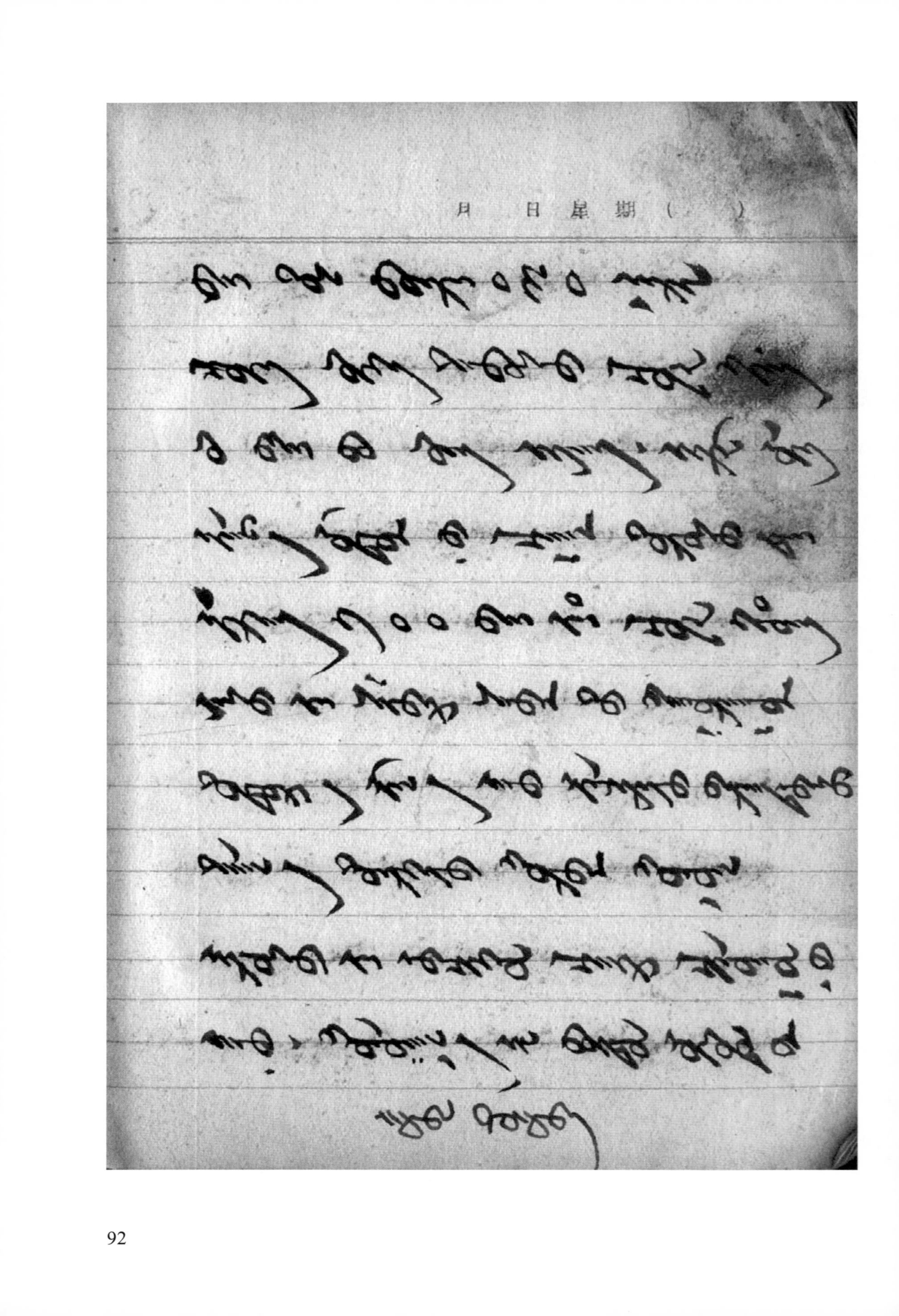

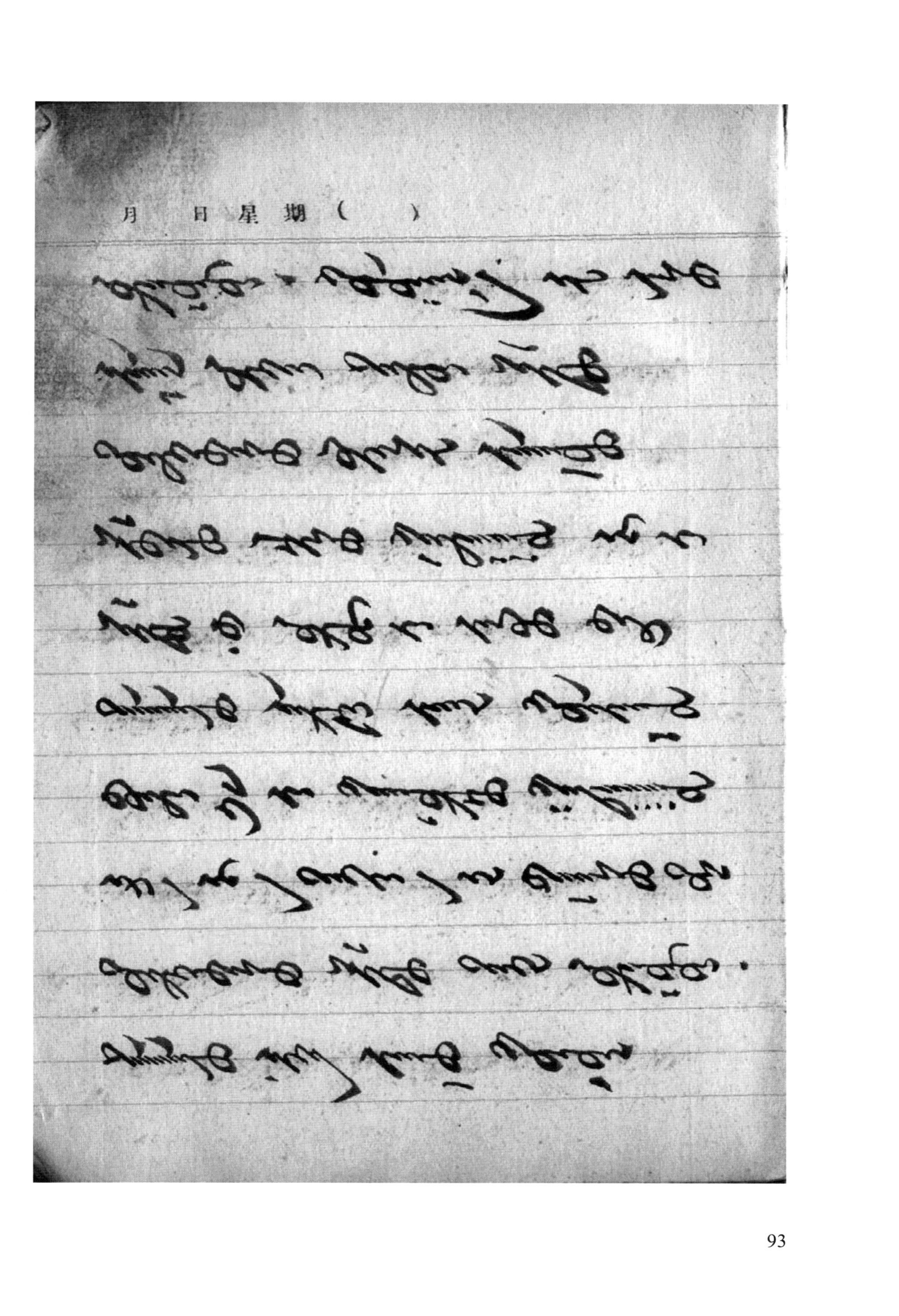

月　　日 星 期（　　）

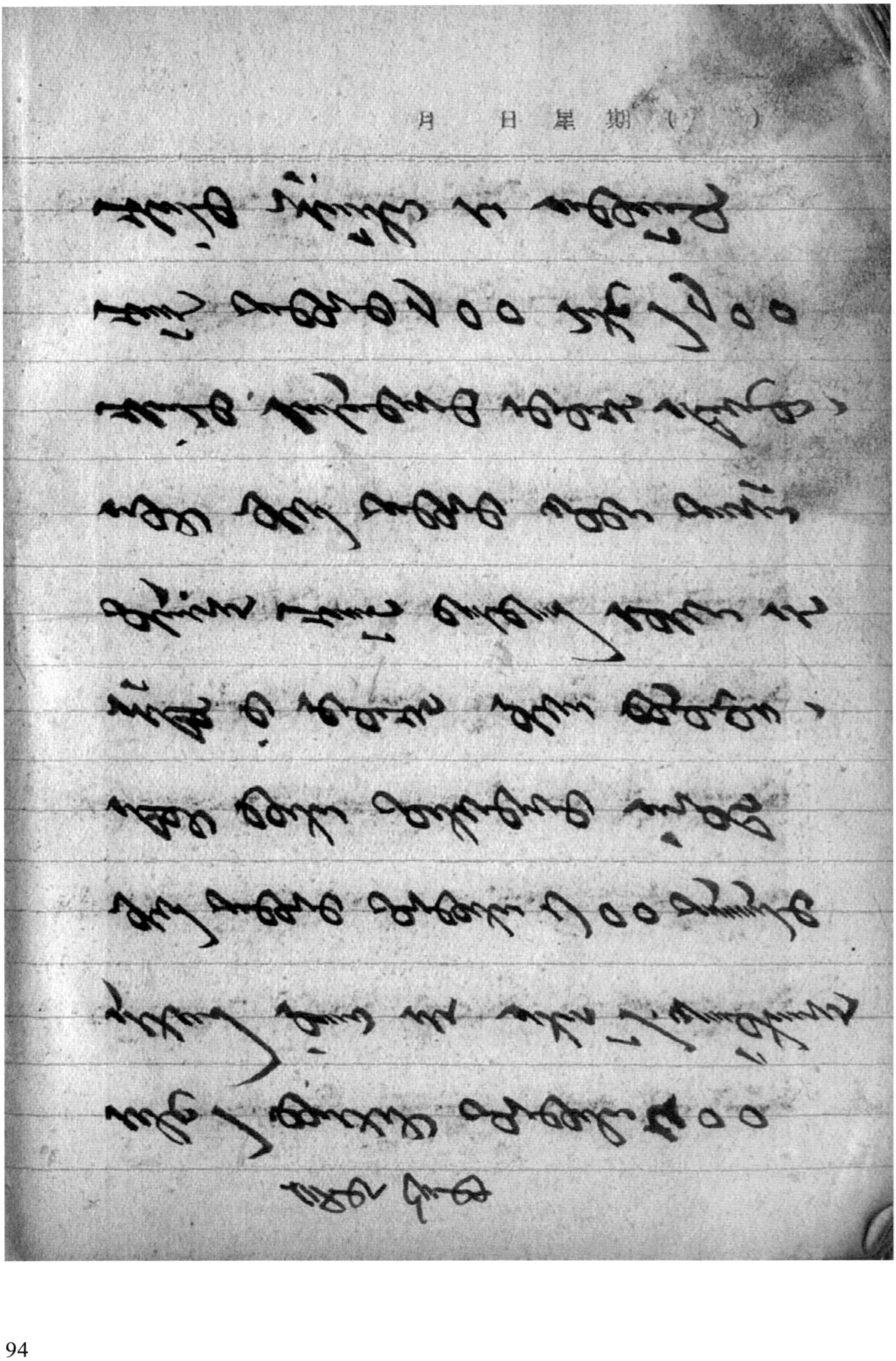

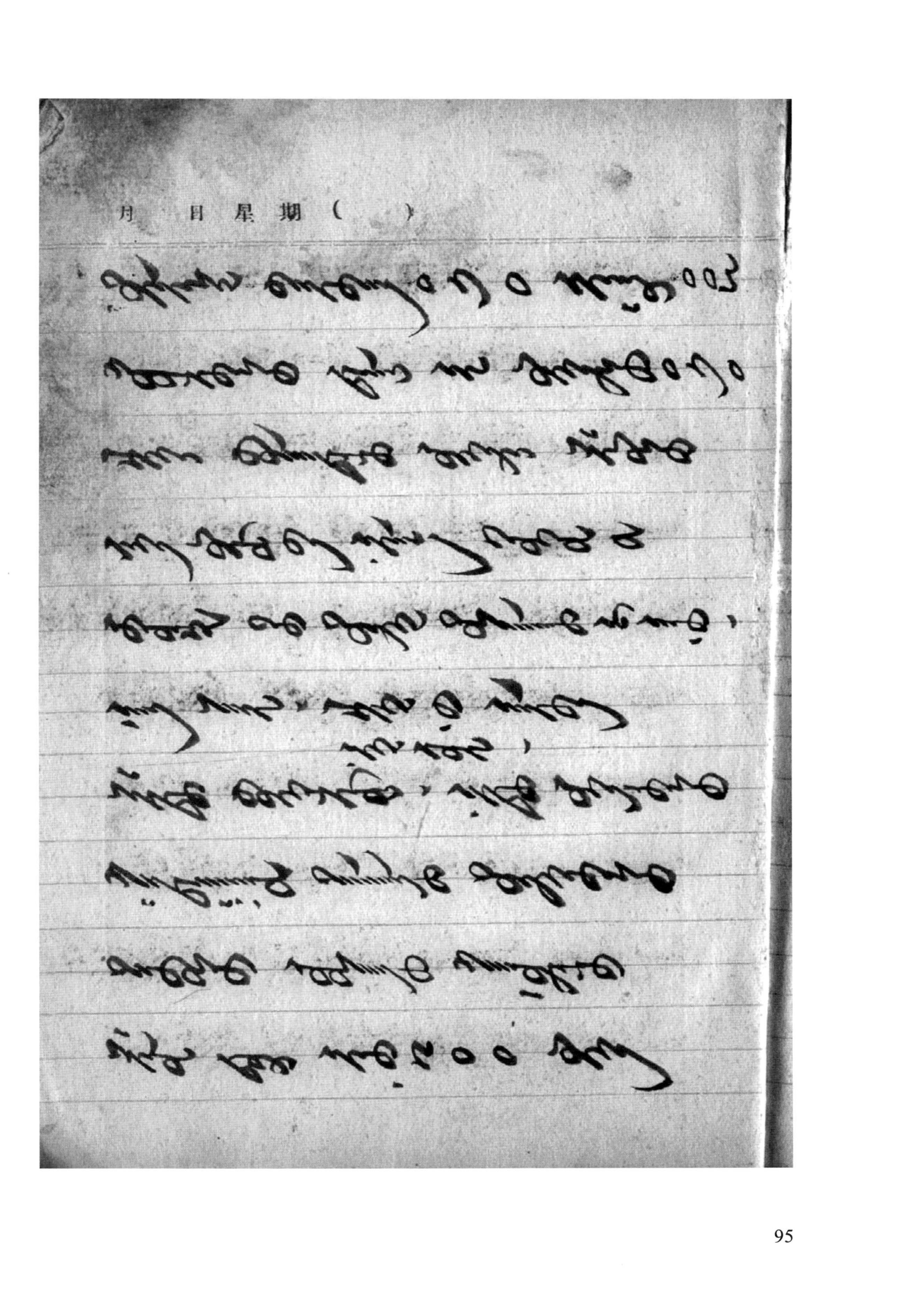

月 日 星期（ ）

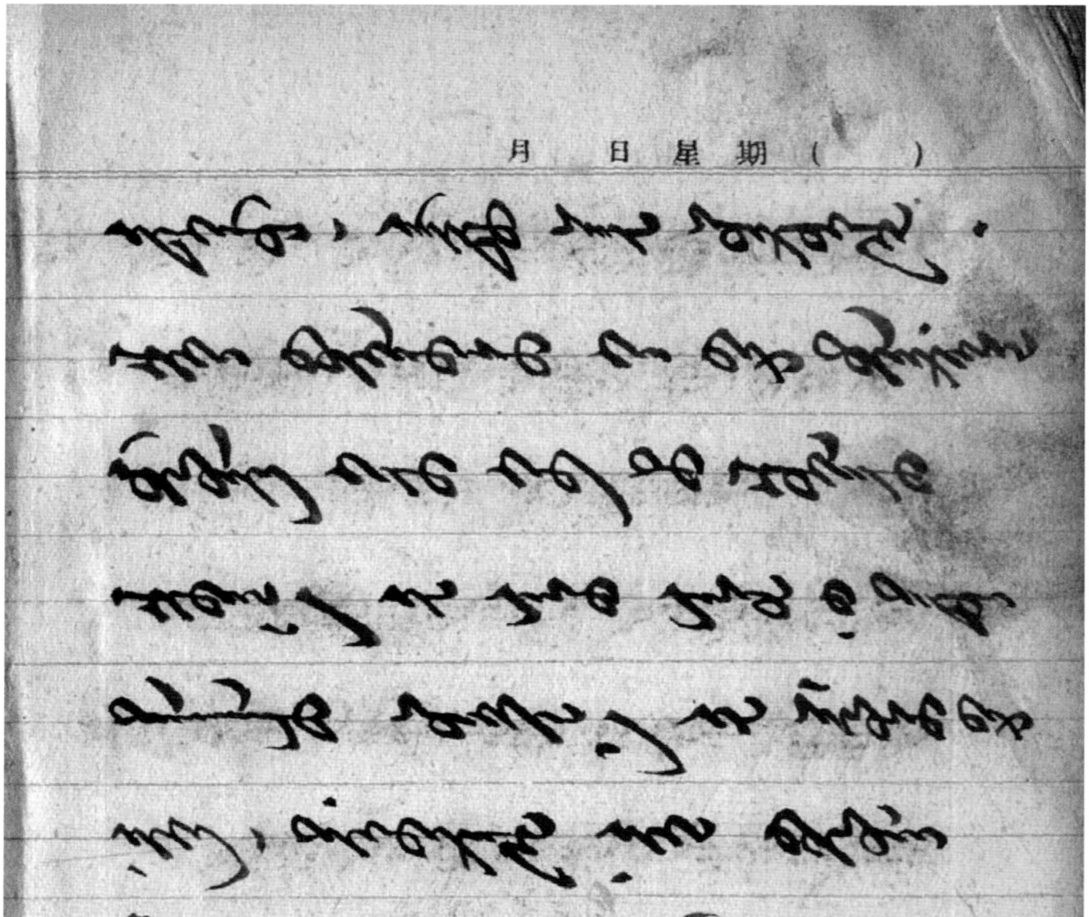
月 日 星期 ( )

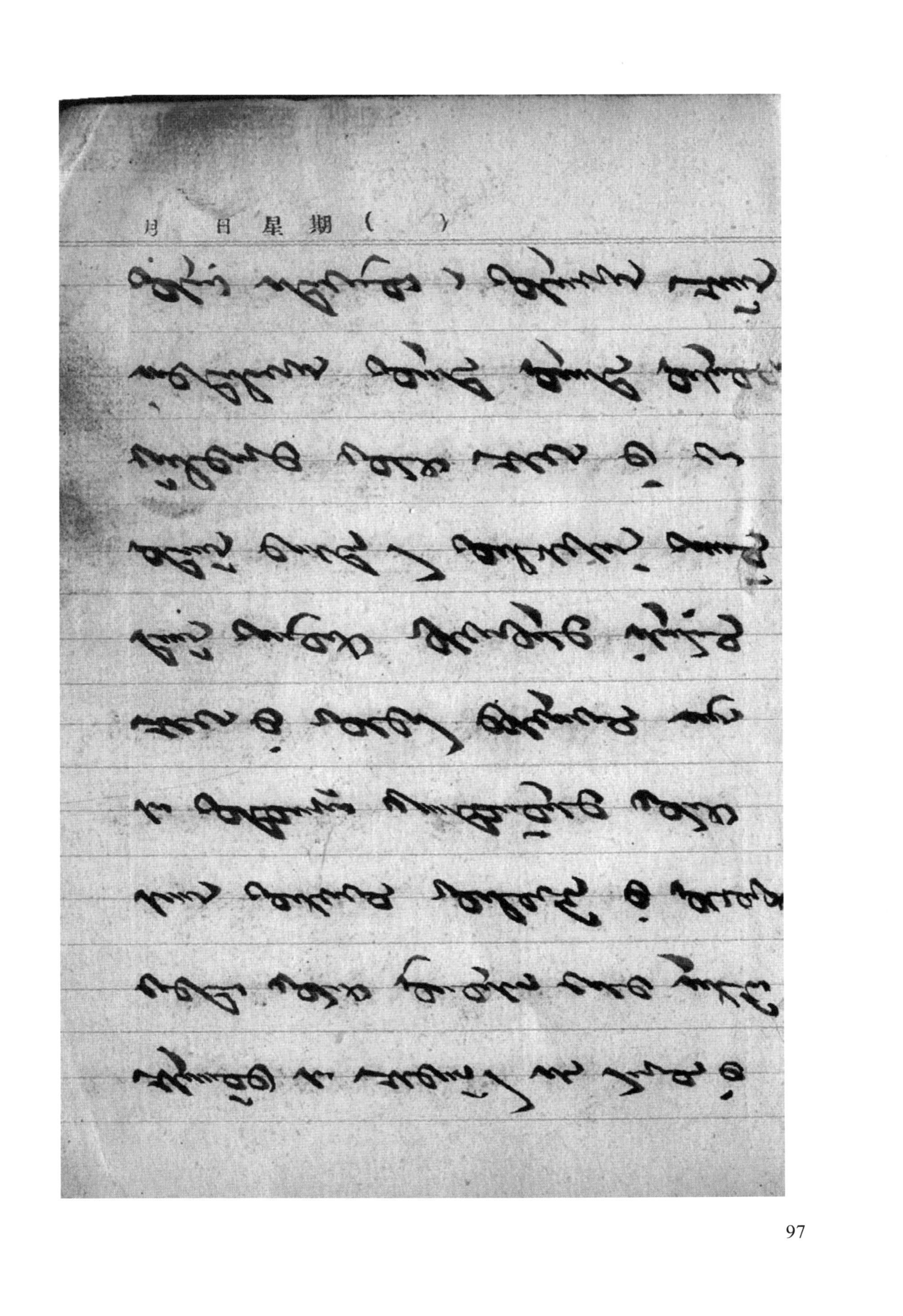

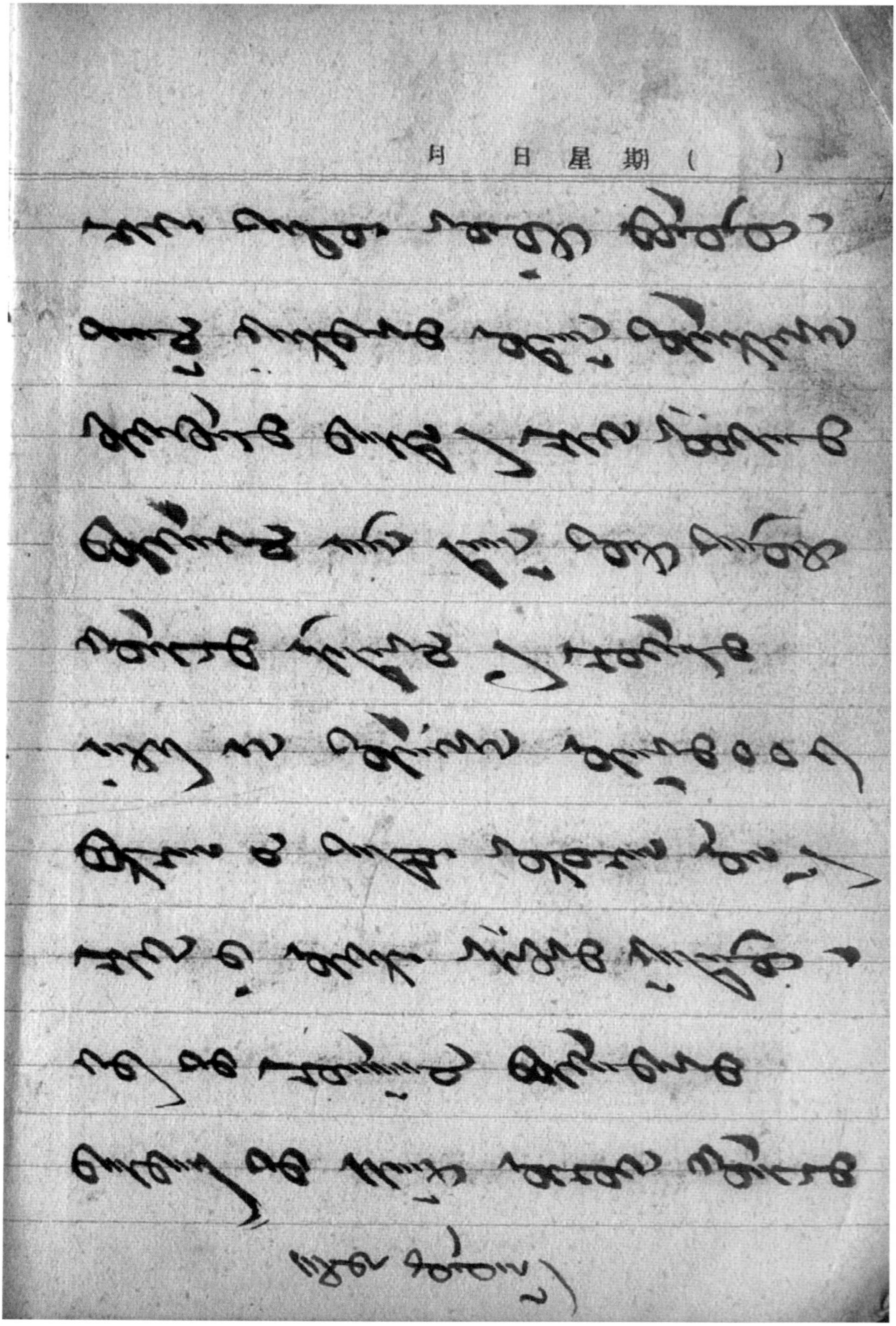

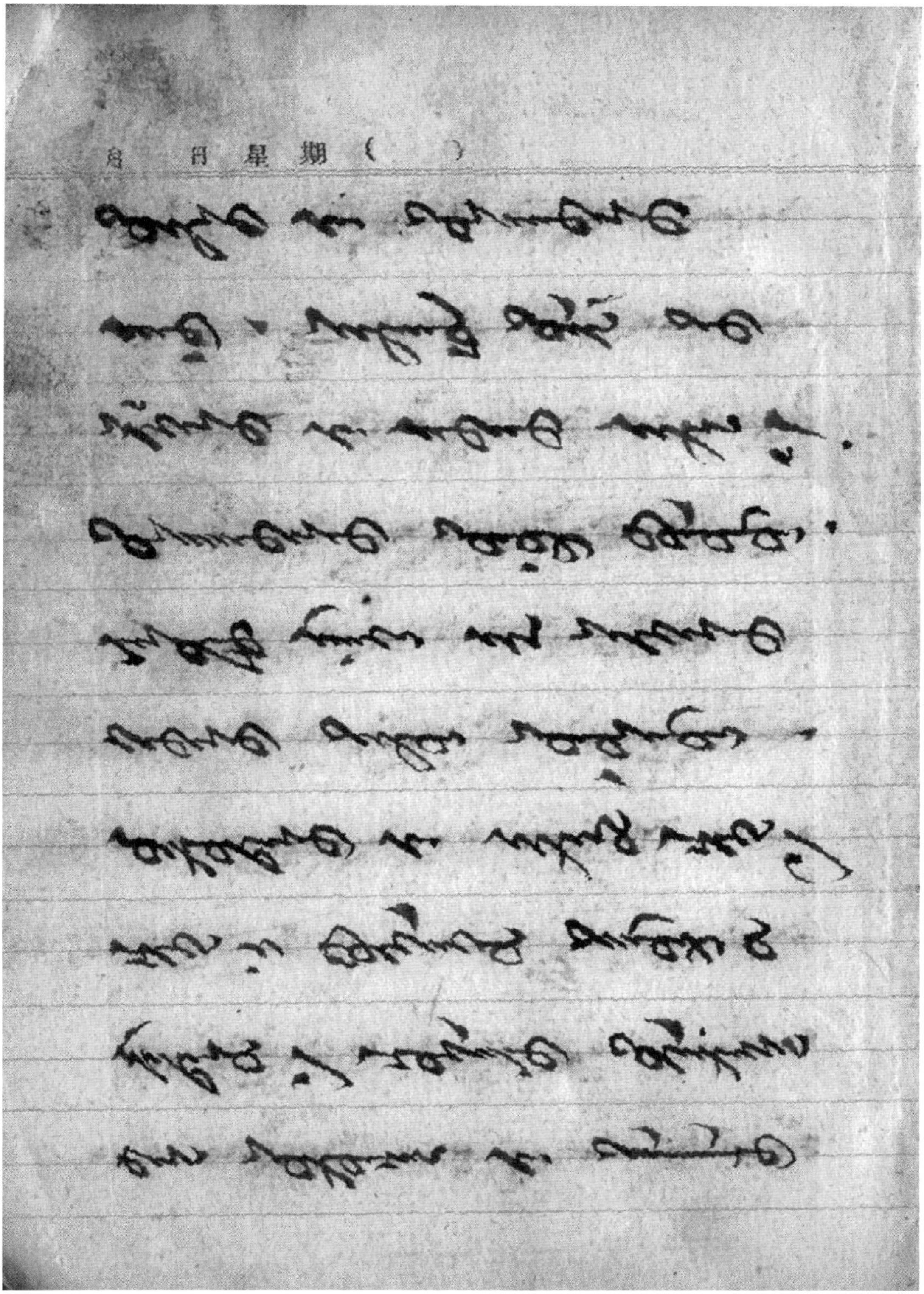

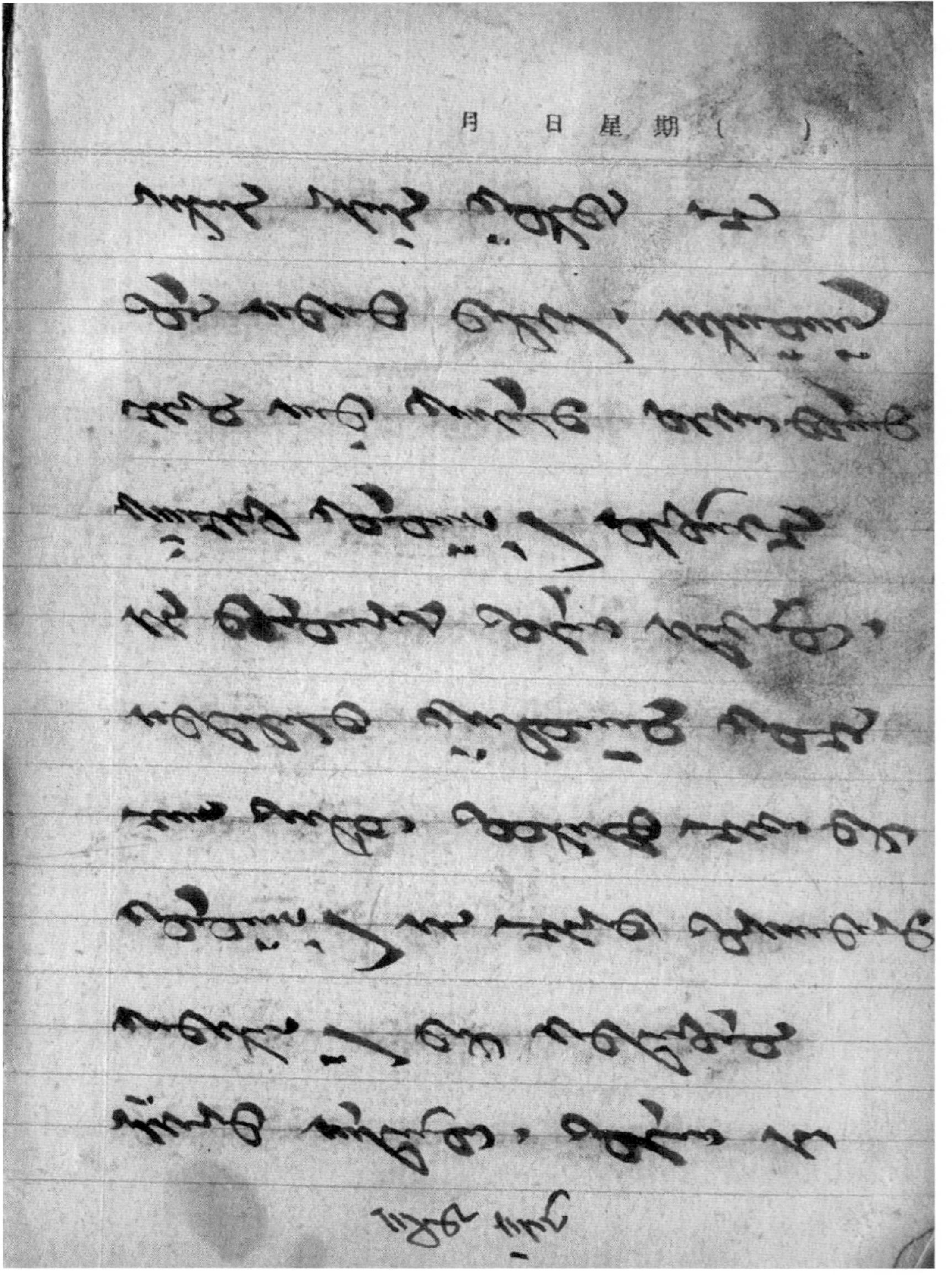
月　日星期（　）

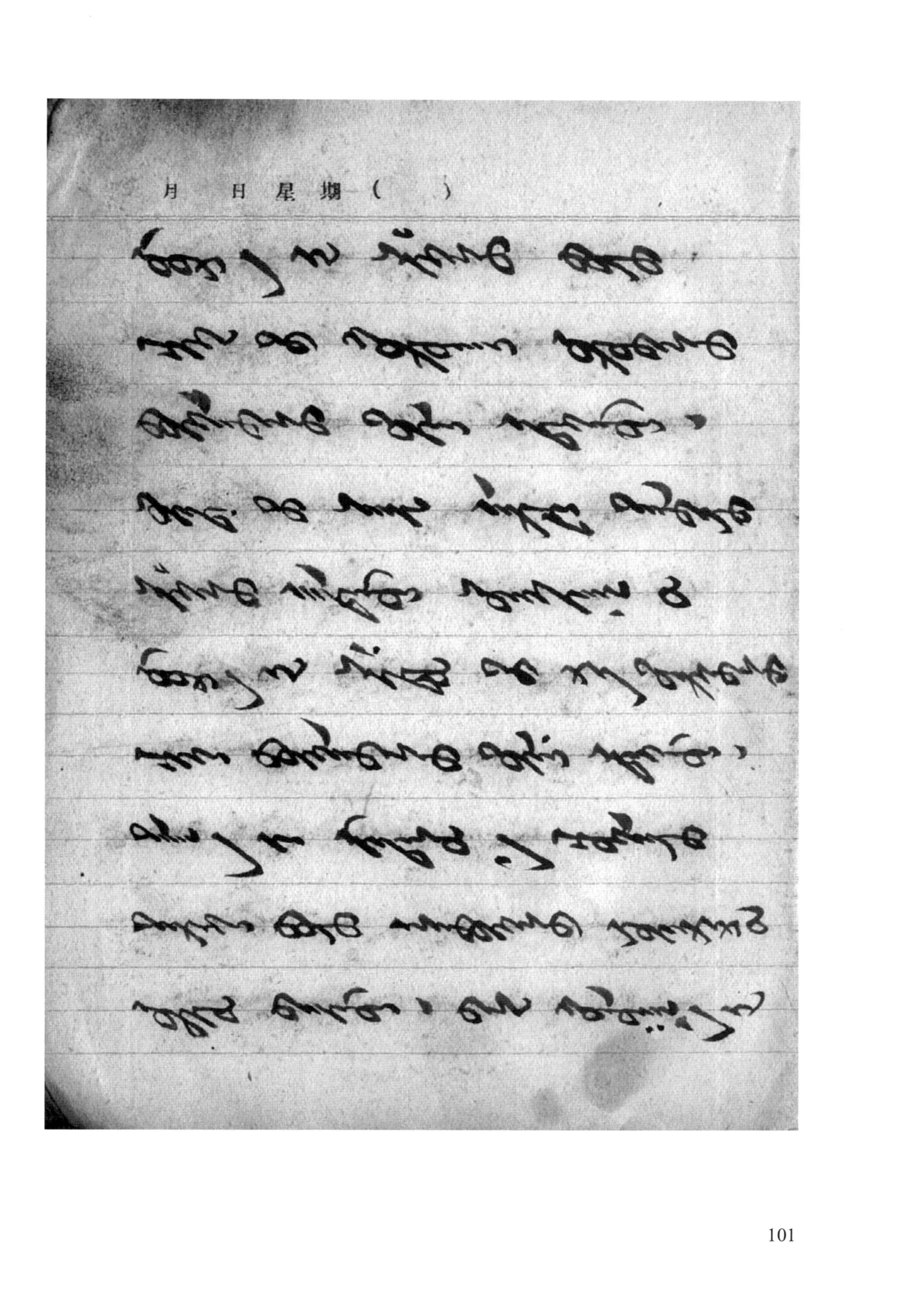

月 日星期（ ）

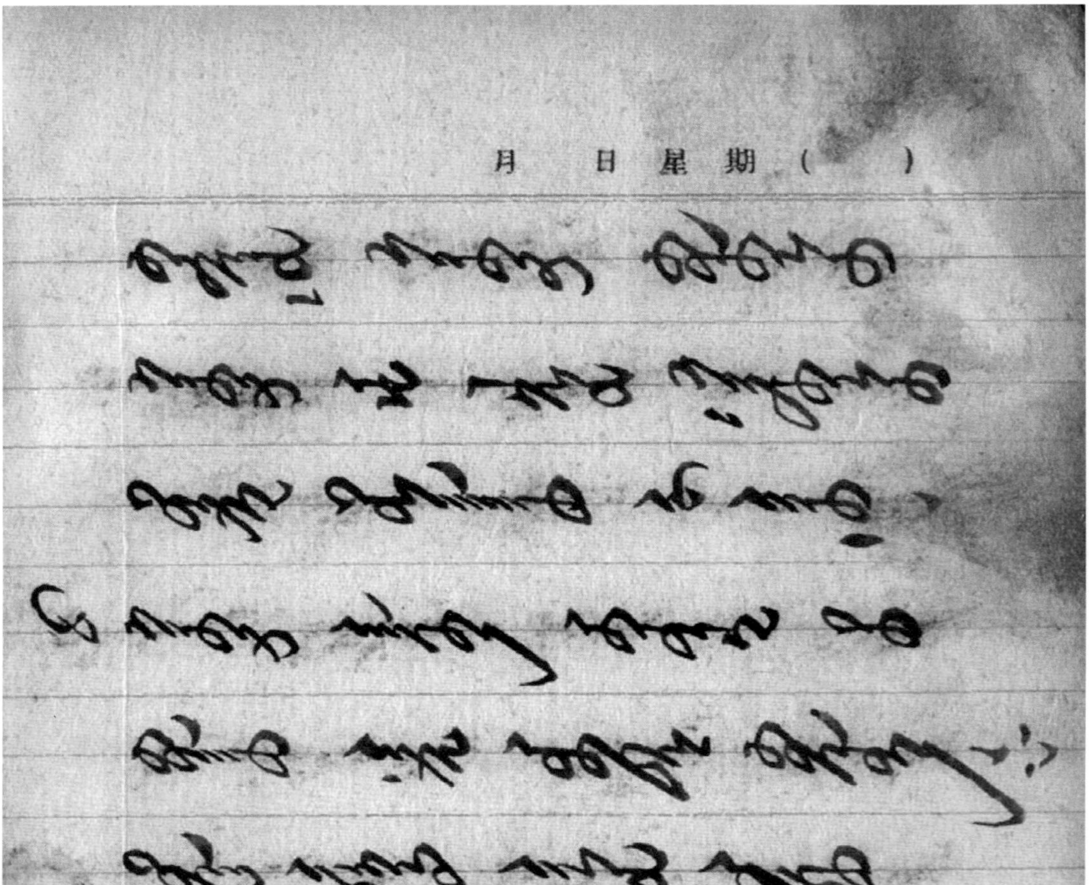
月　日星期（　）

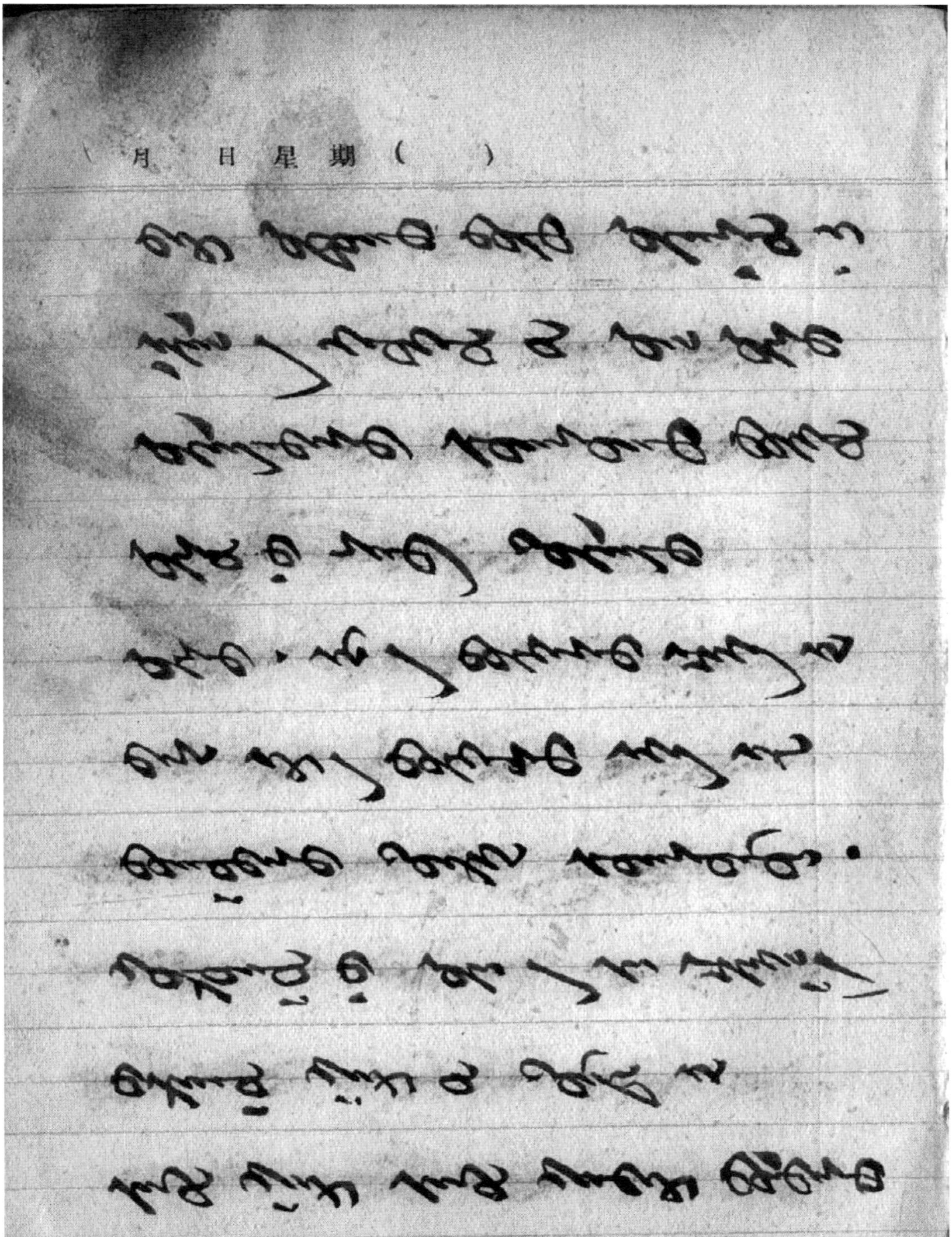
月 日星期（ ）

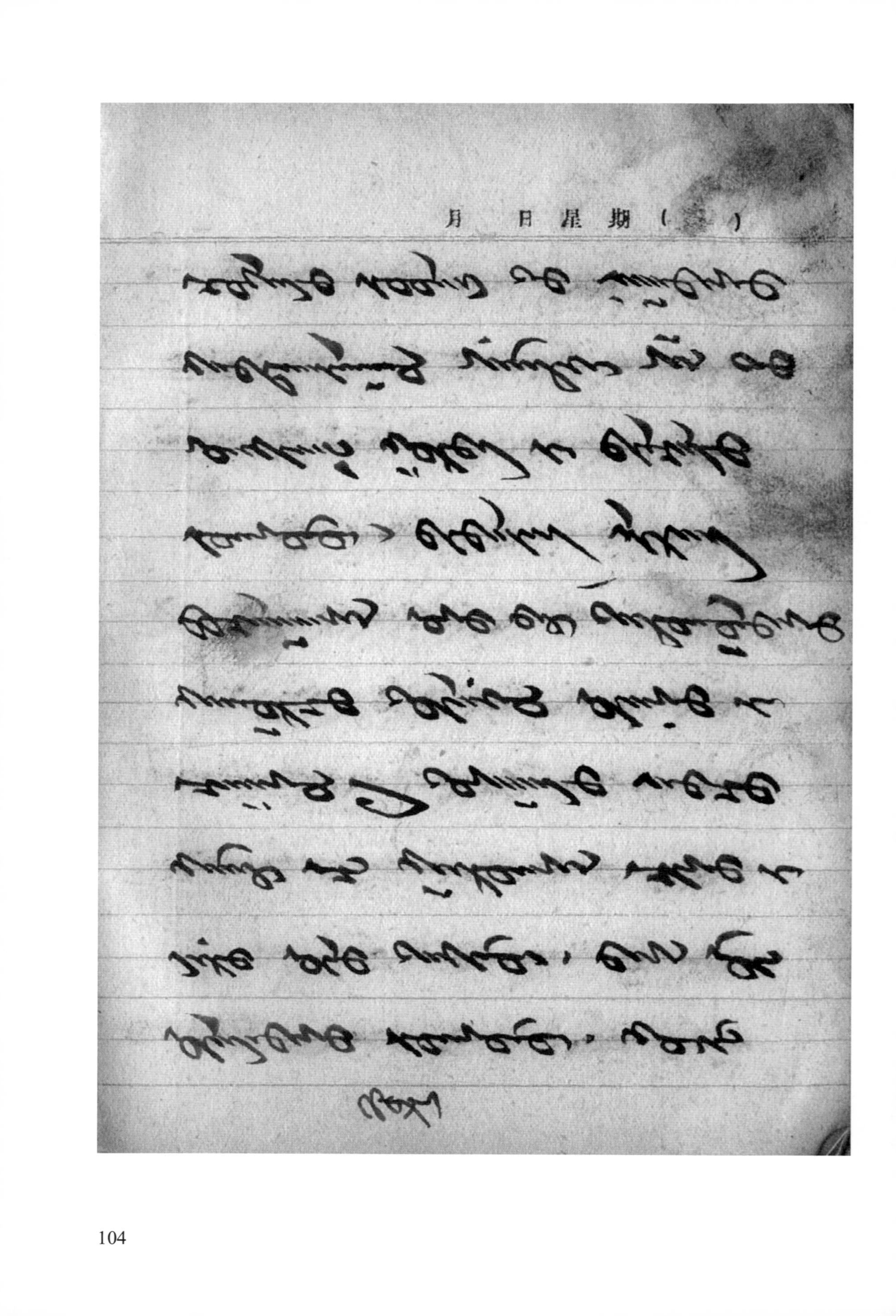

月　日星期（　）

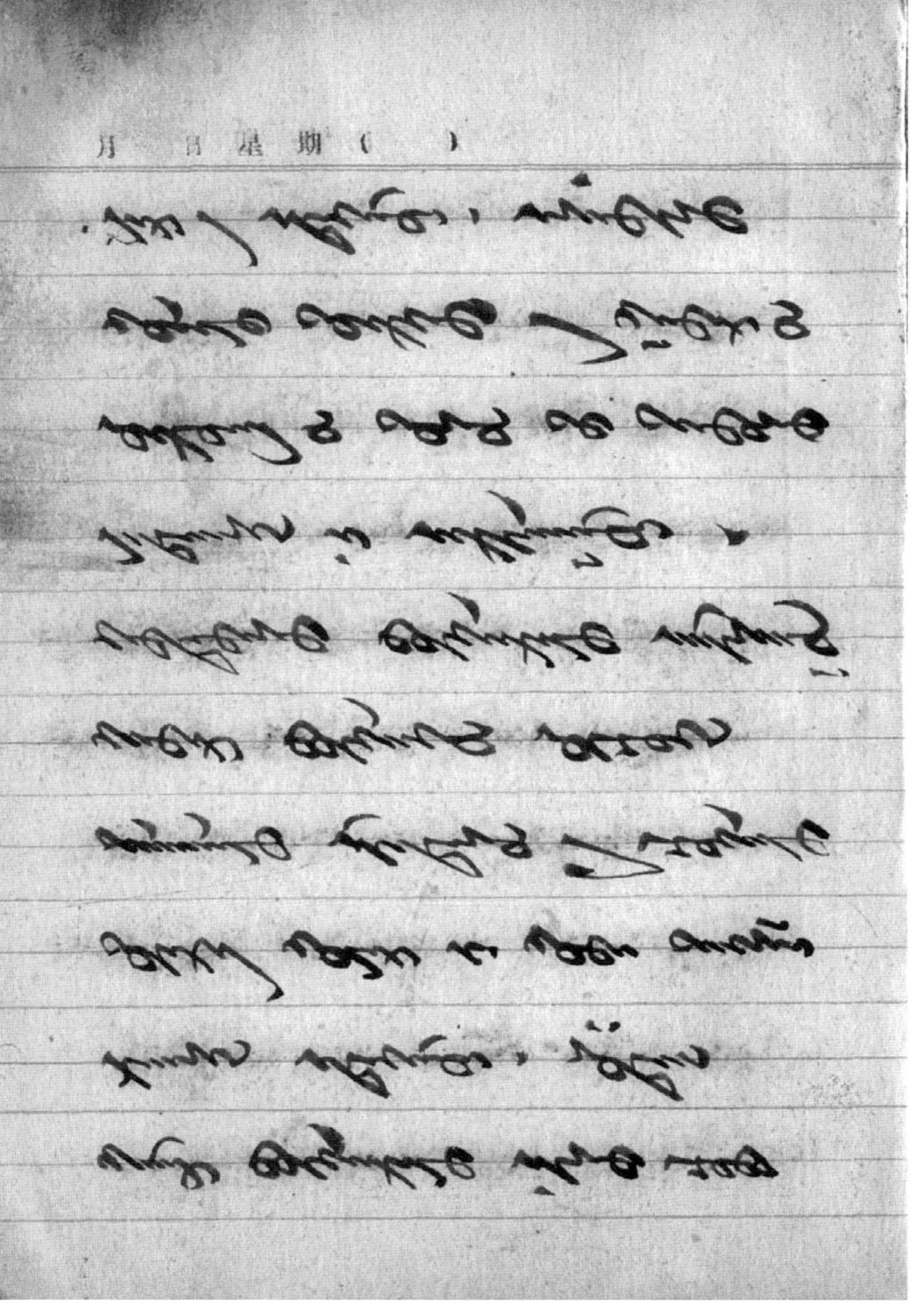

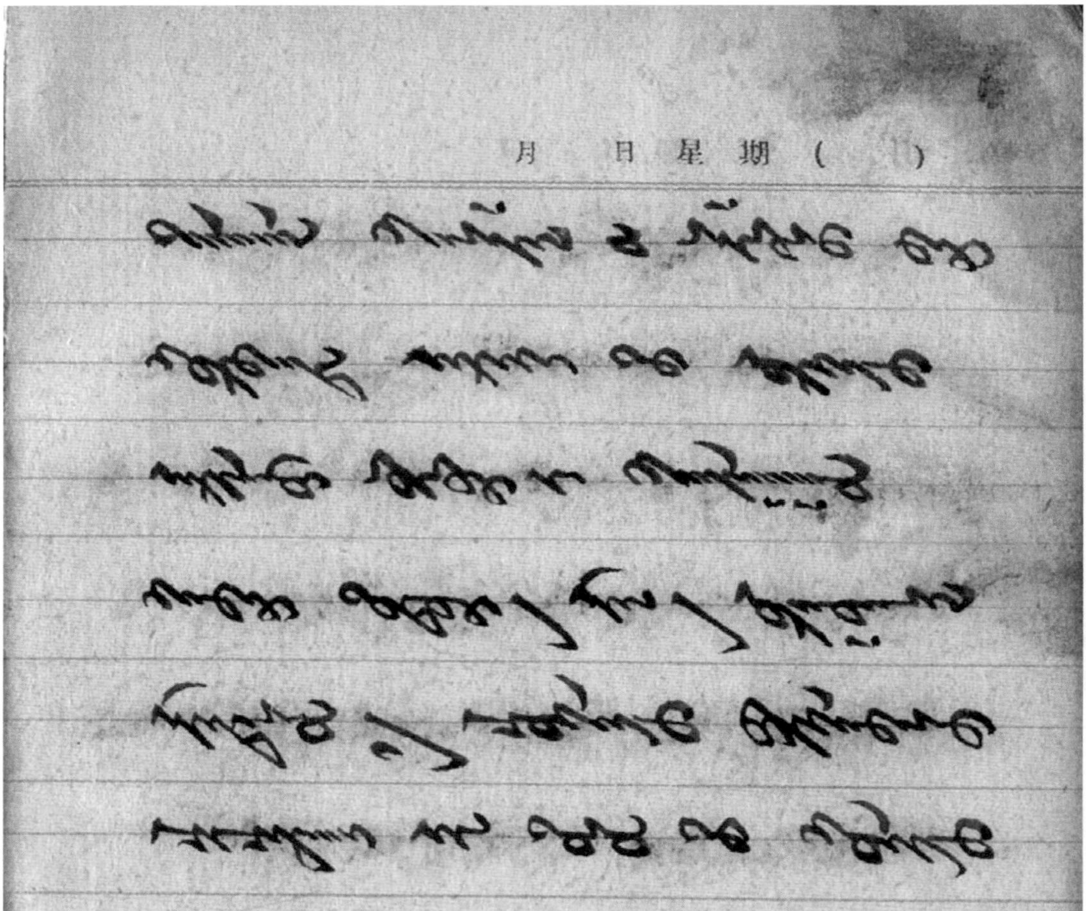
月 日星期 ( )

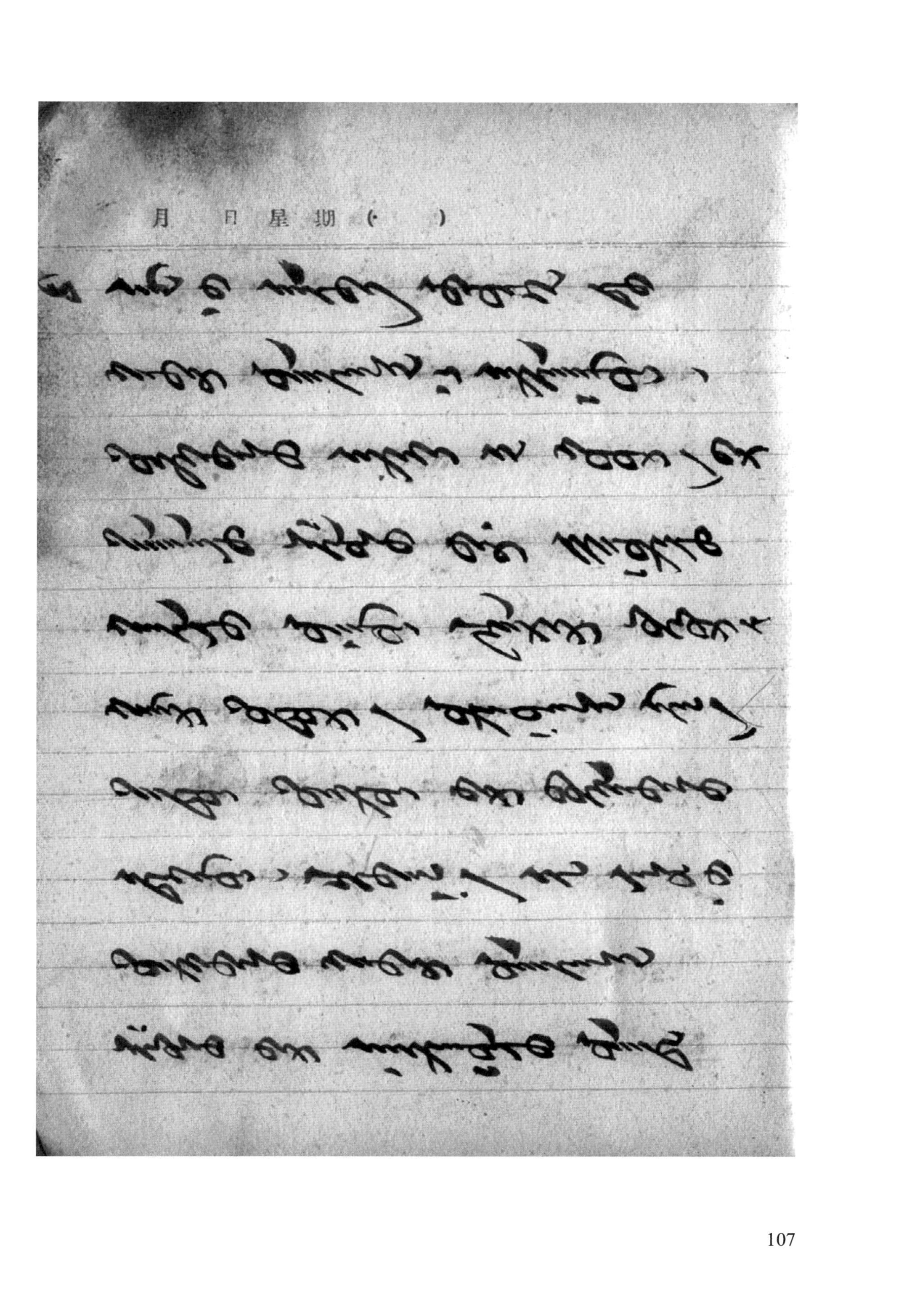

月　日星期（　）

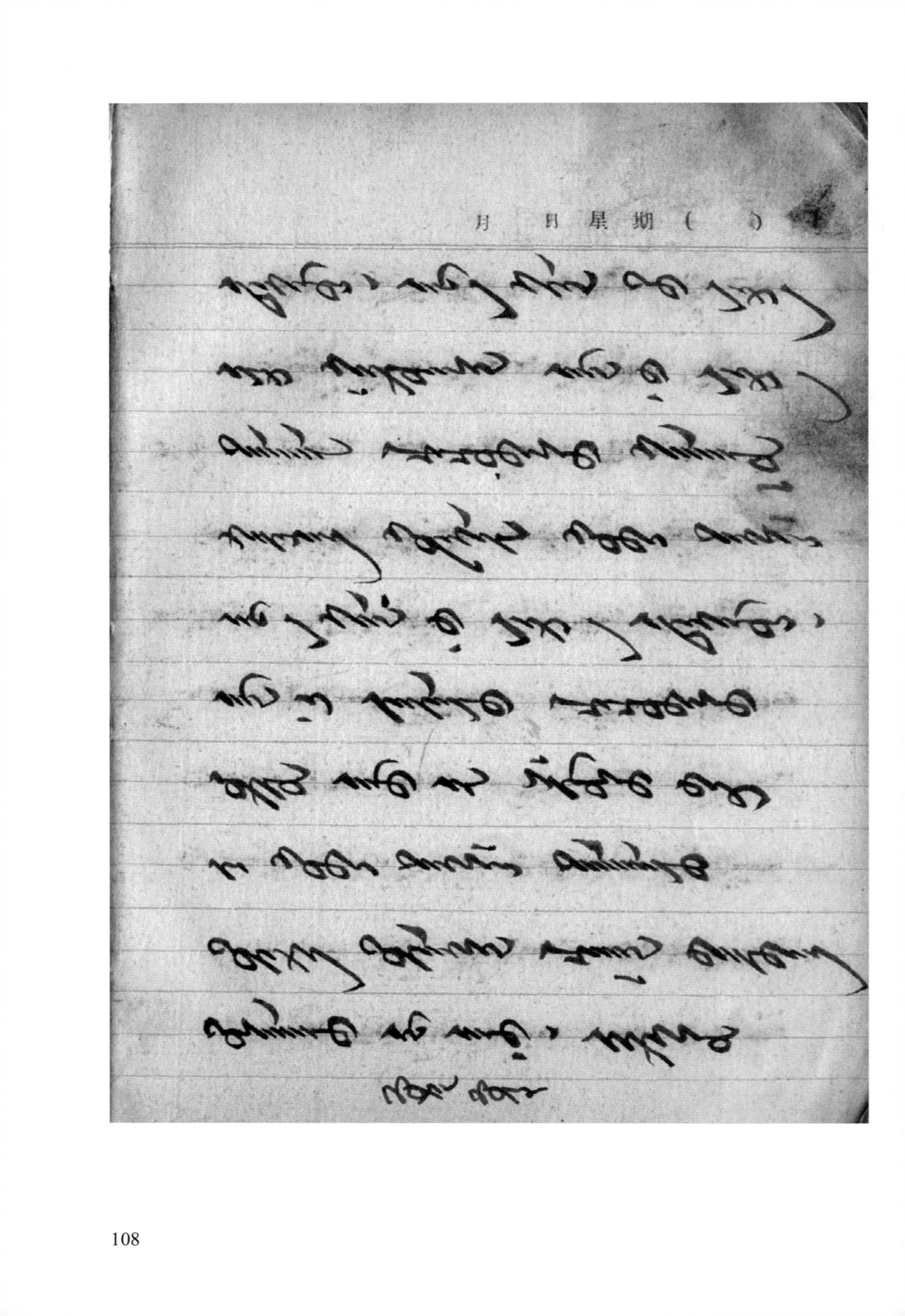

月　日　星期（　）

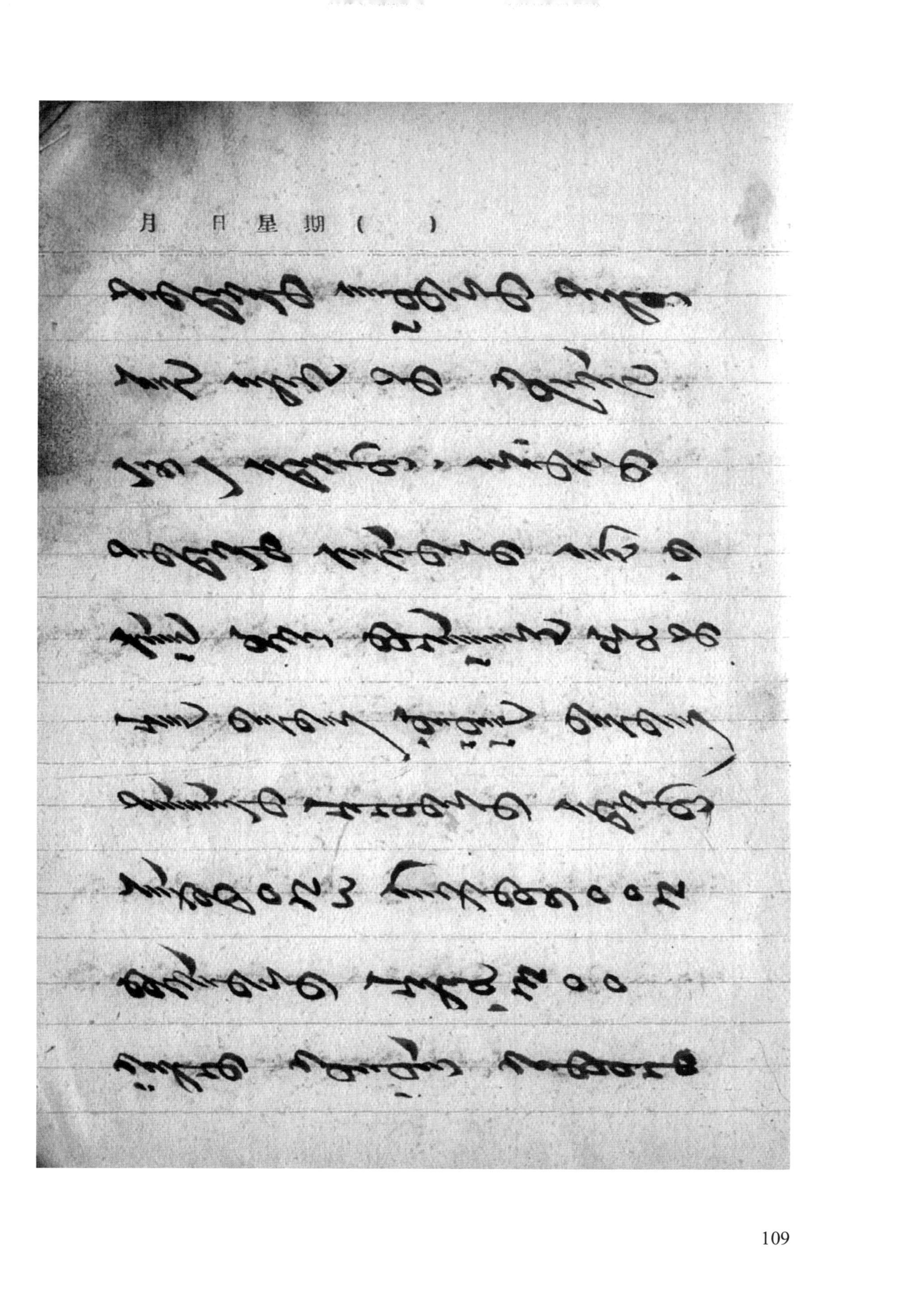

月　日星期（　）

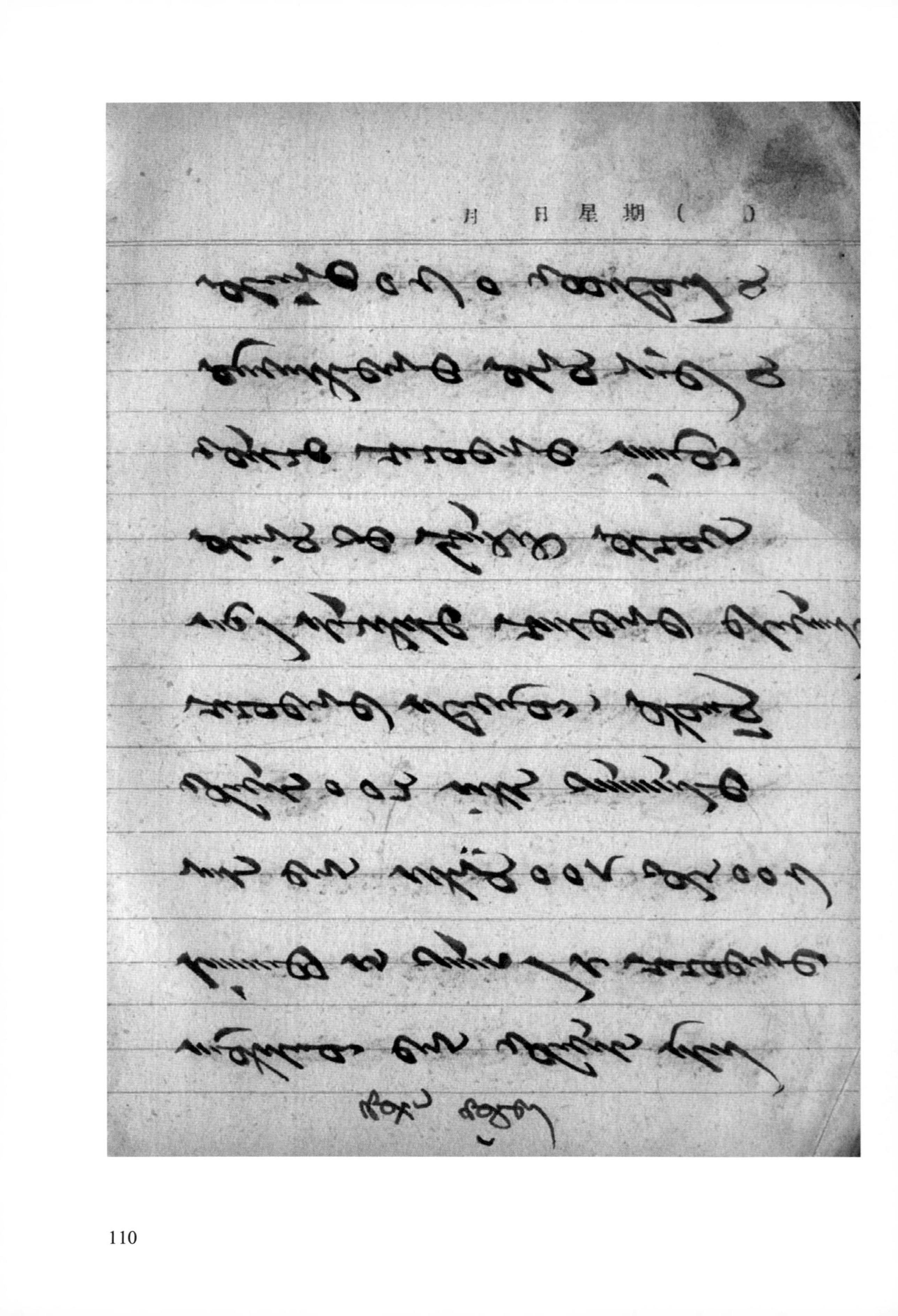

月 日 星期（ ）

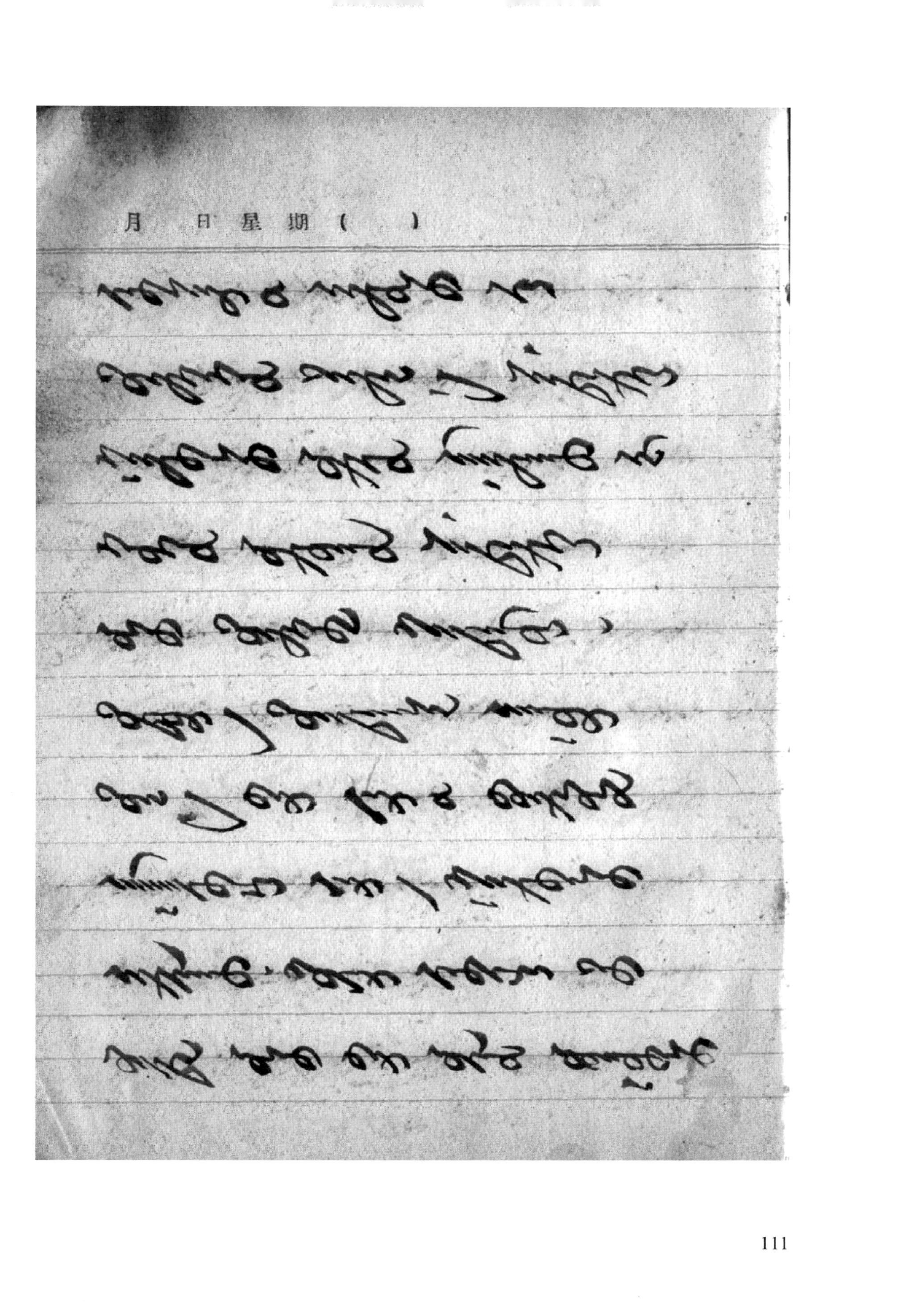

月　　日星期（　　）

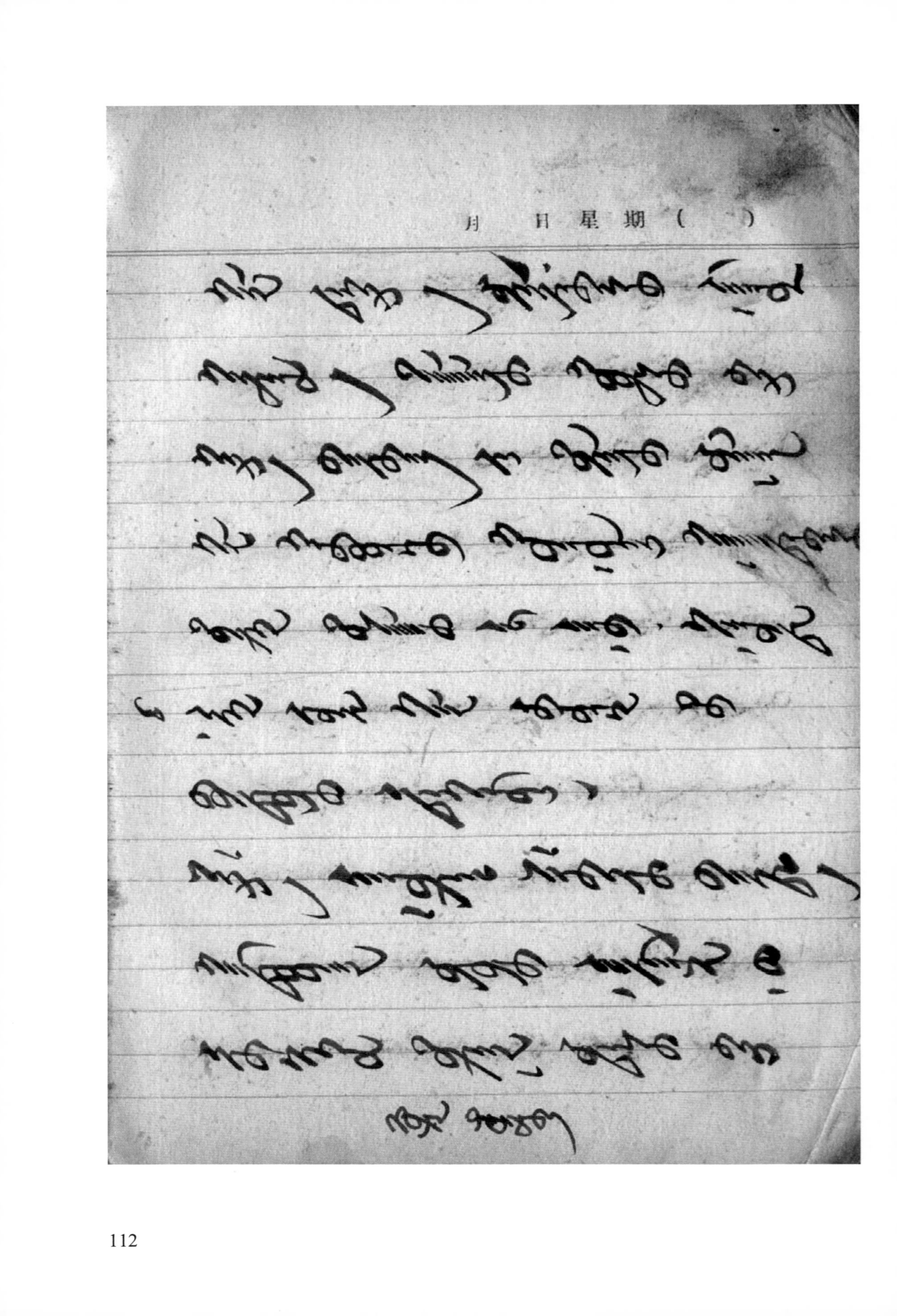

月　　日星期（　　）

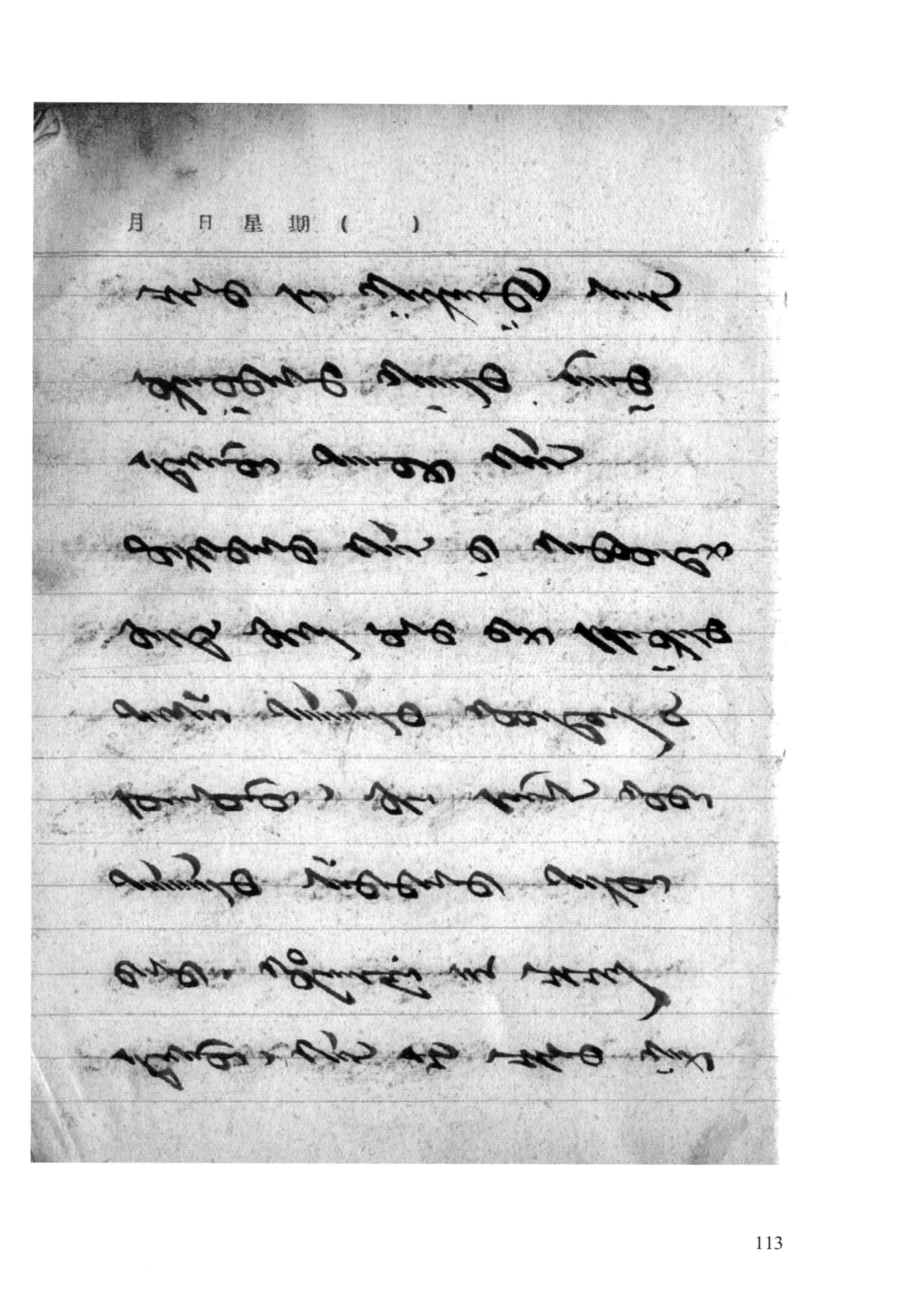

月　日星期（　）

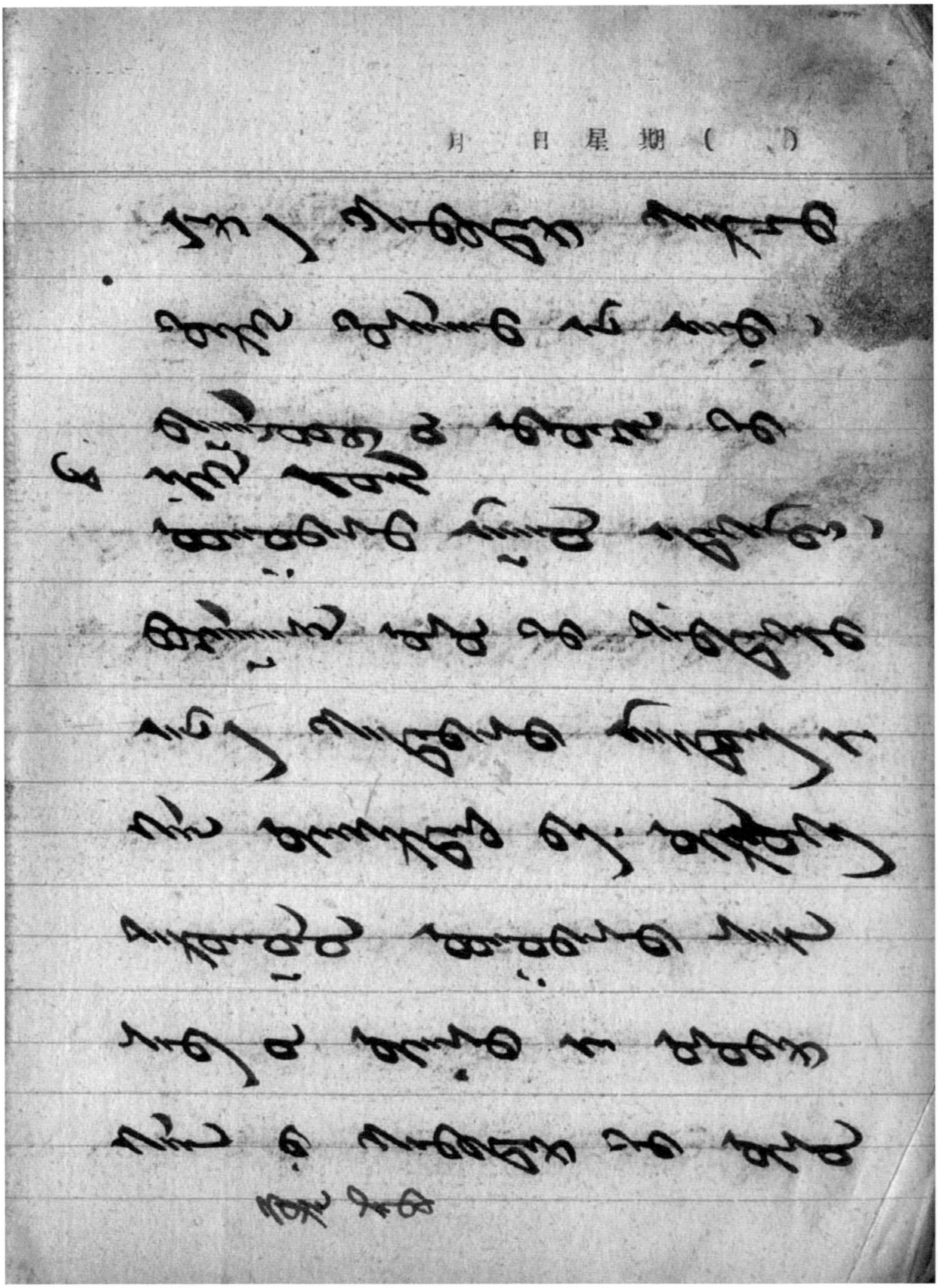

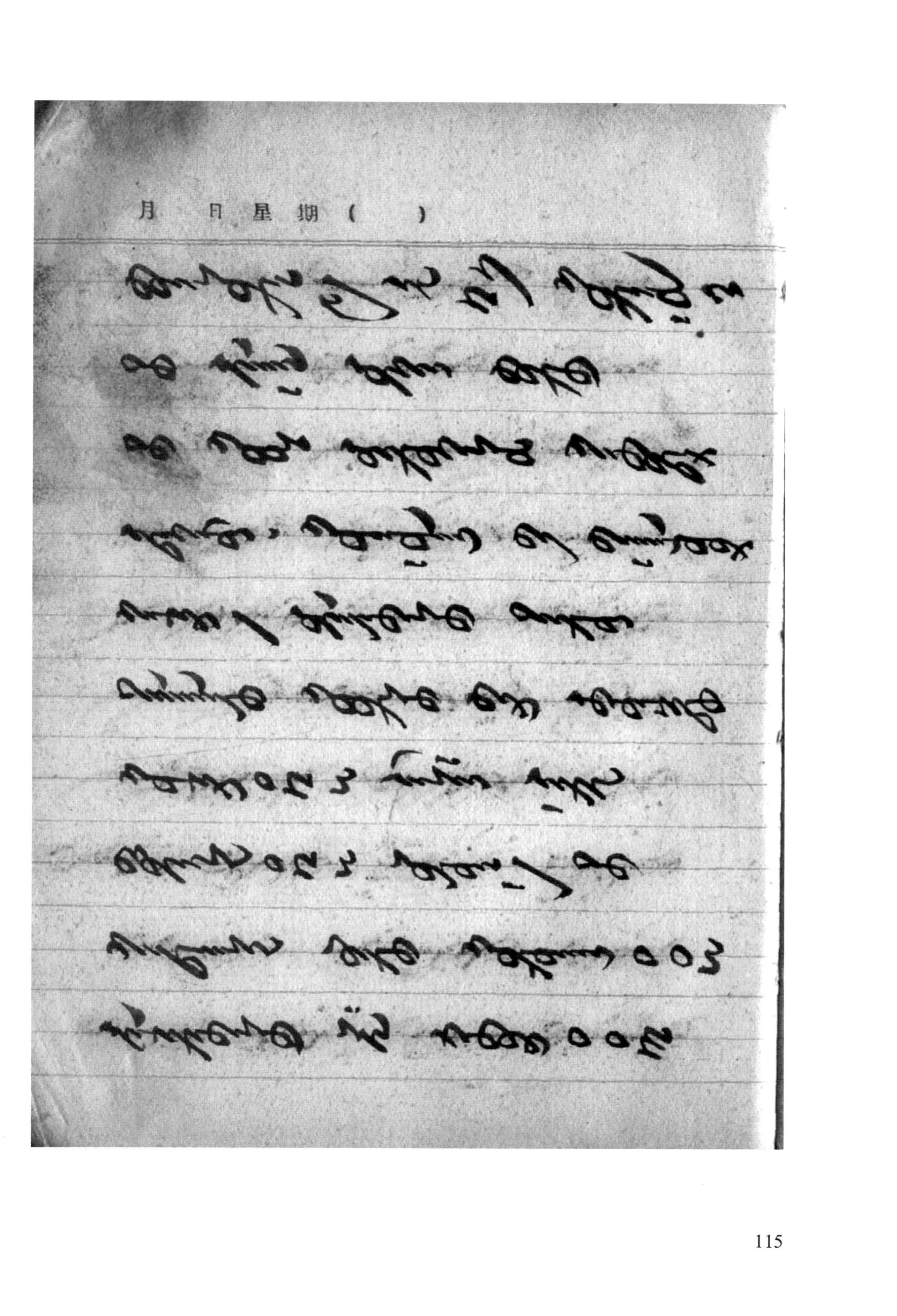

月　日星期（　）

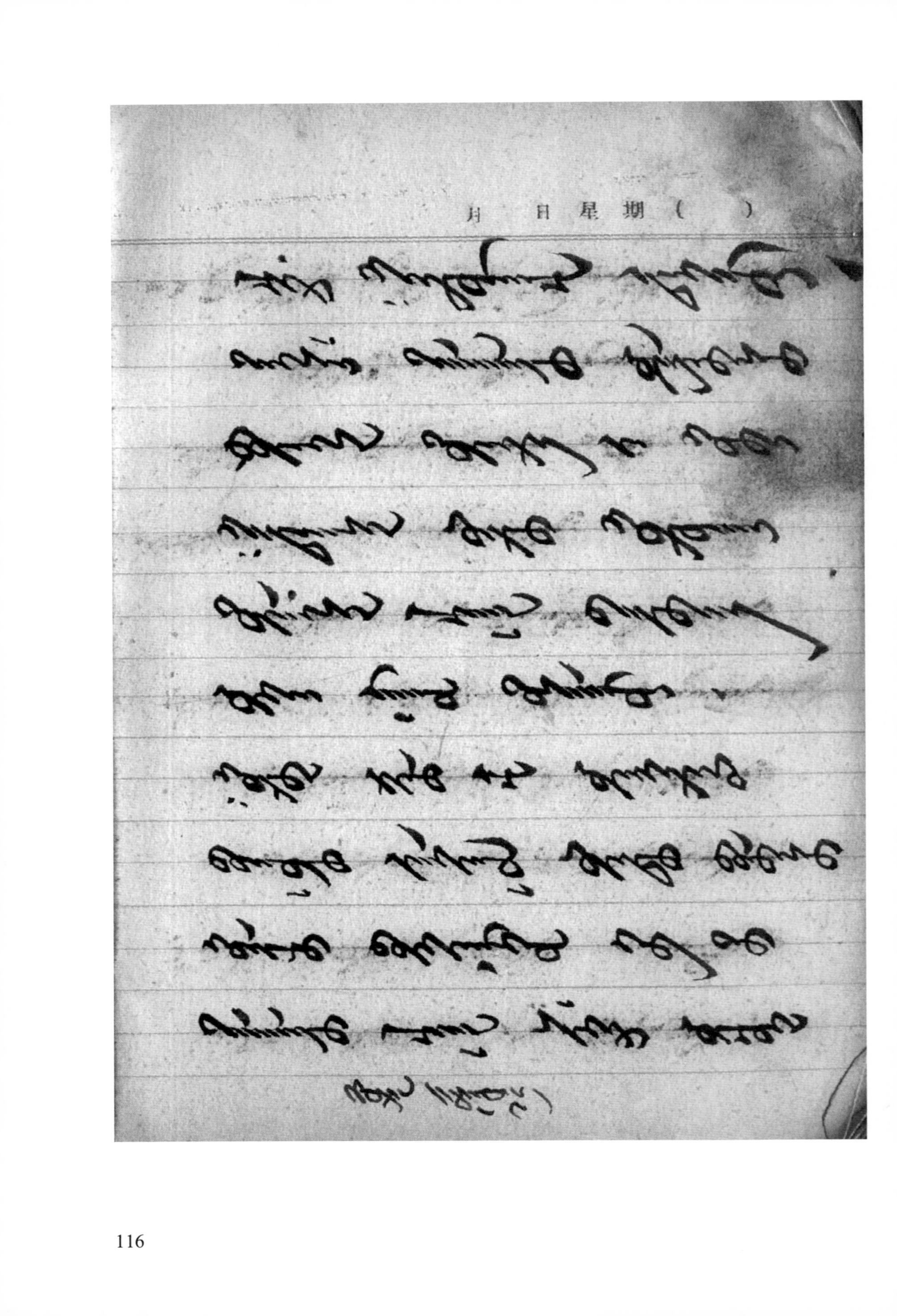

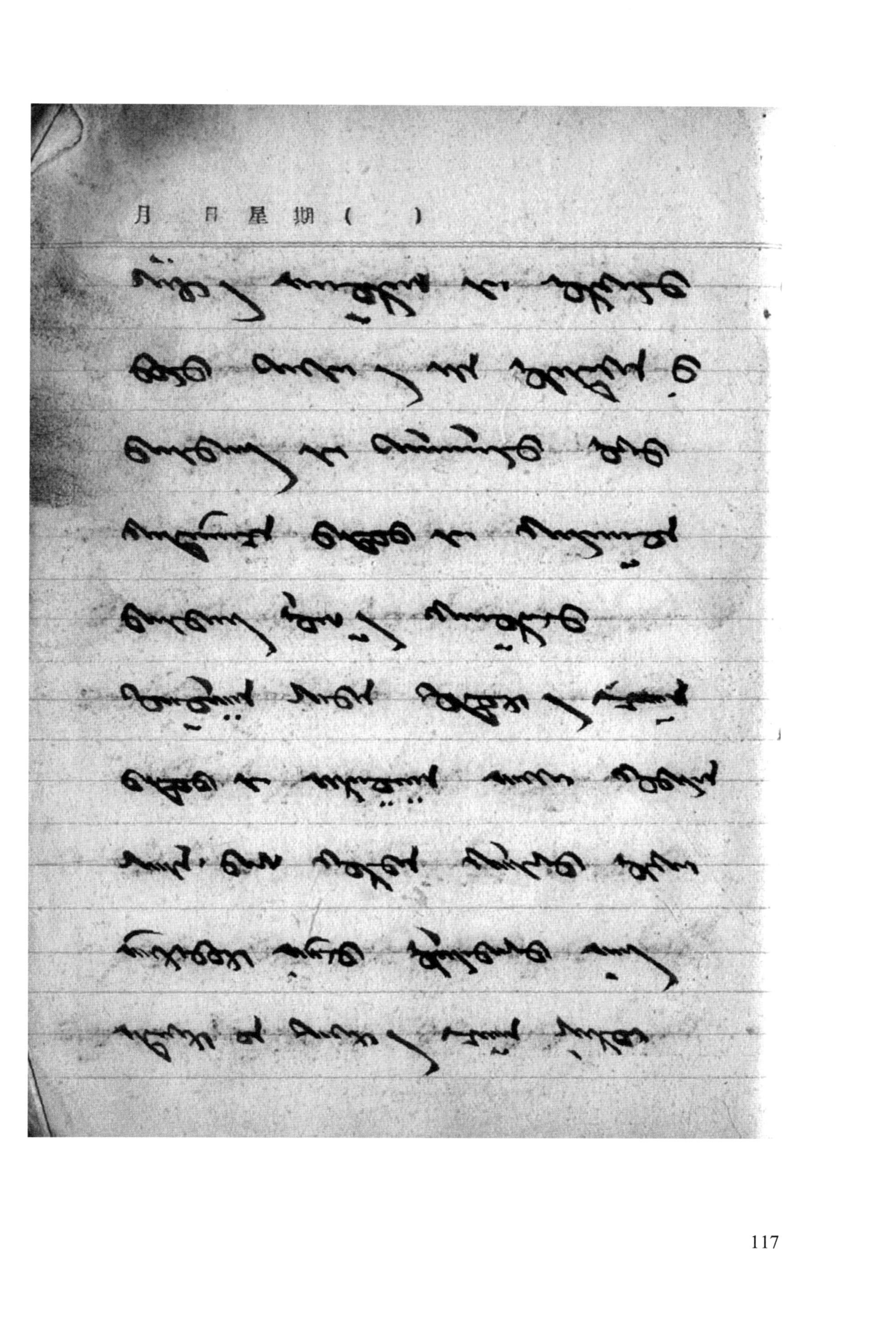

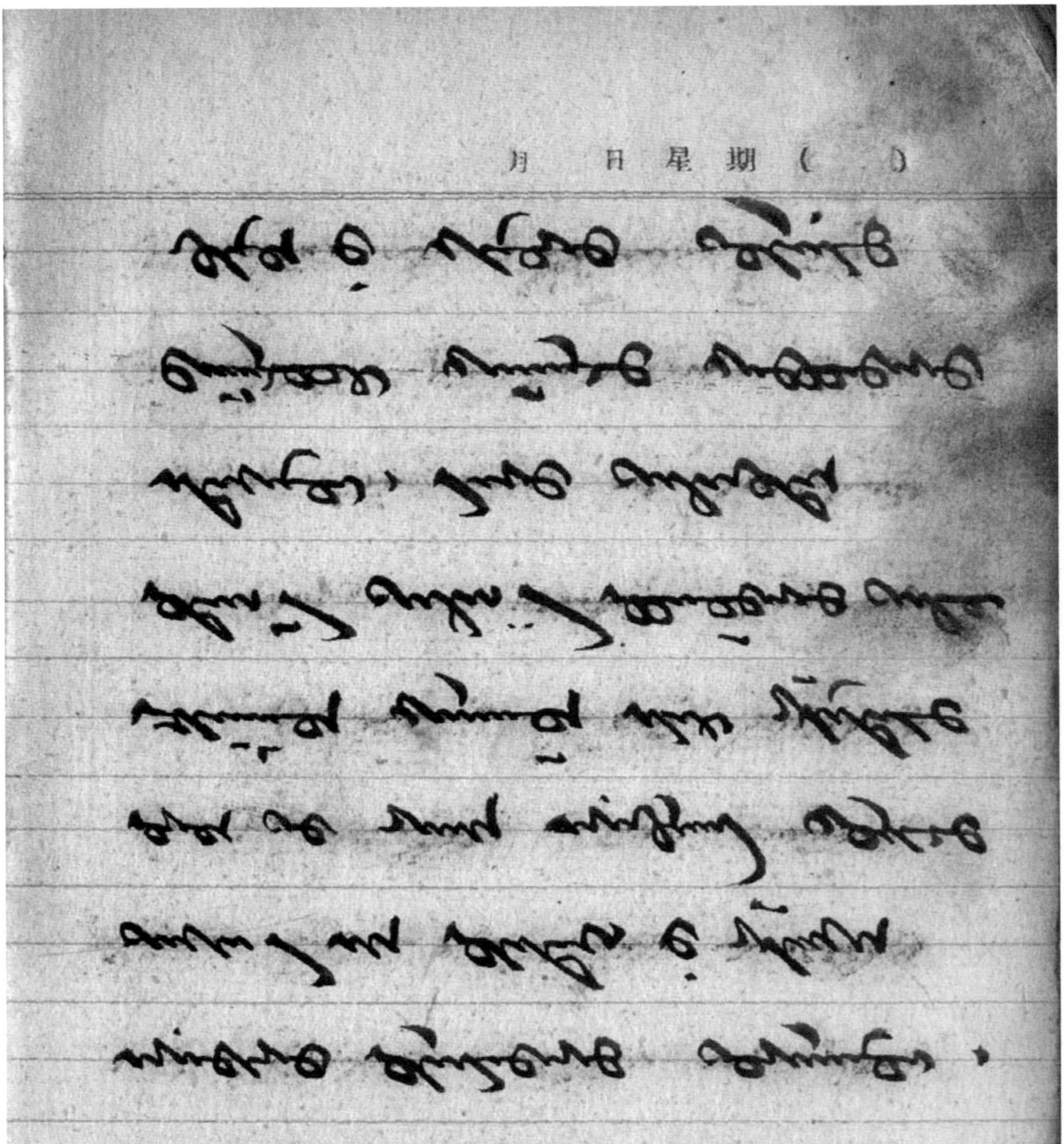

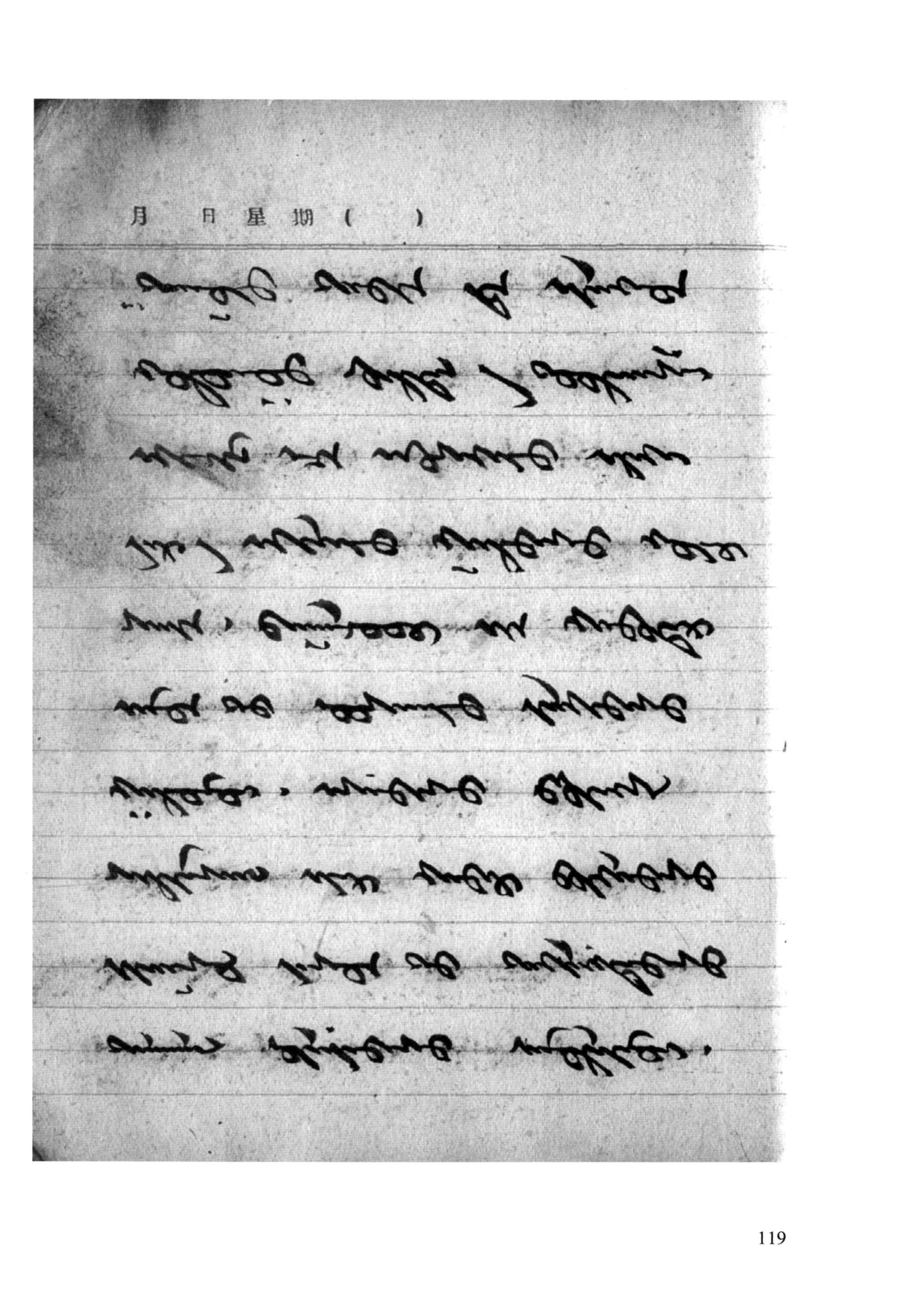

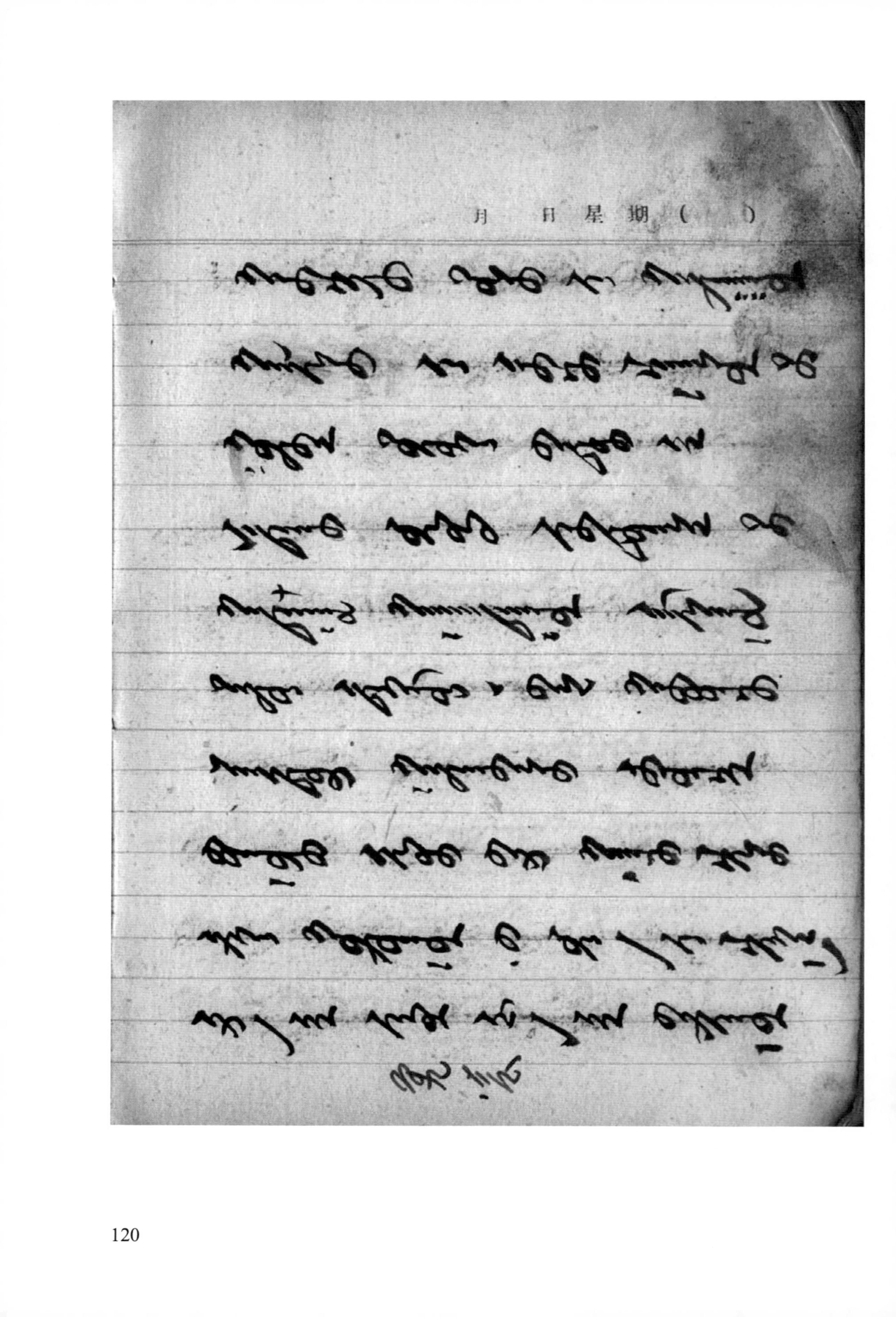

月　日　星期（　）

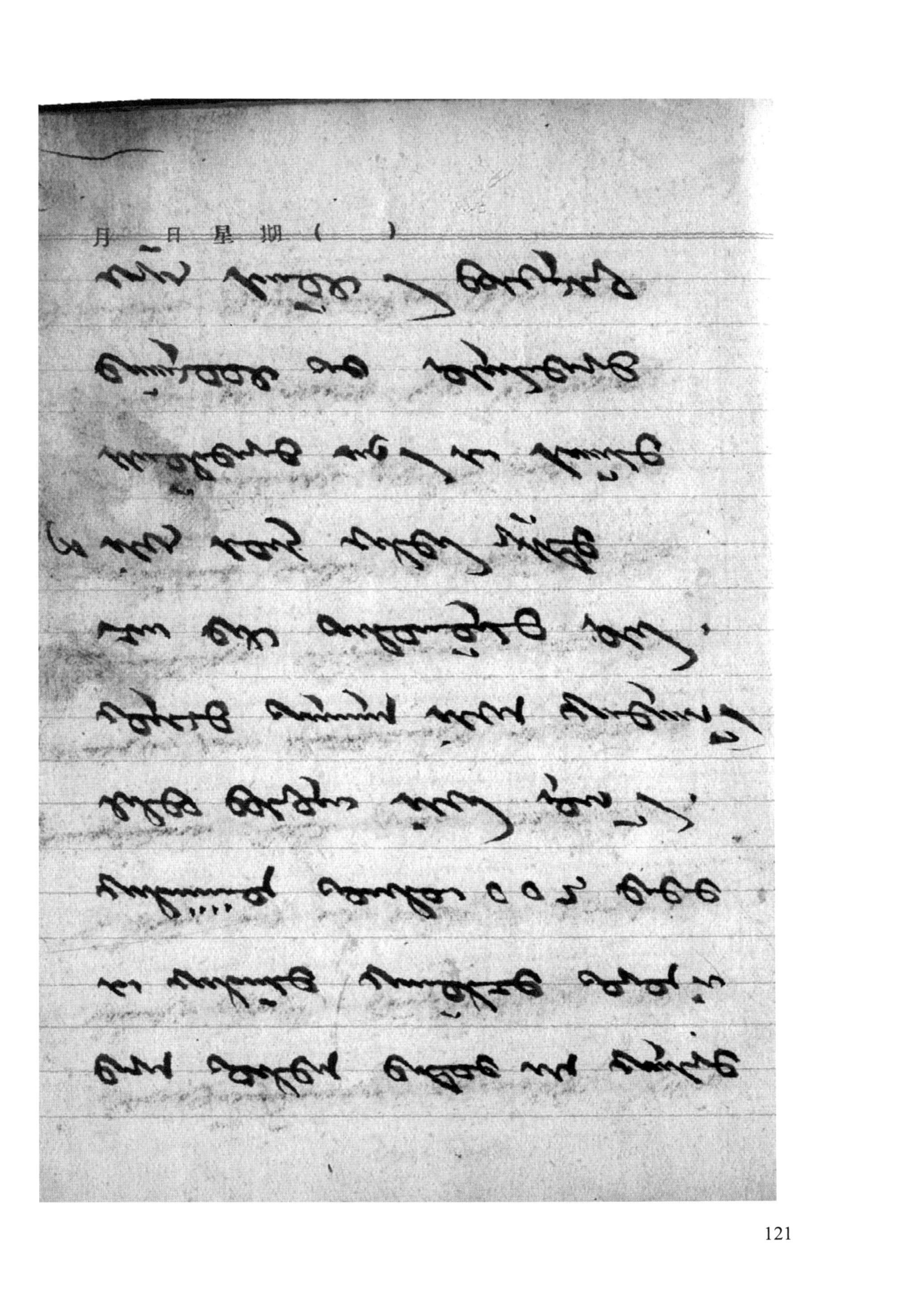

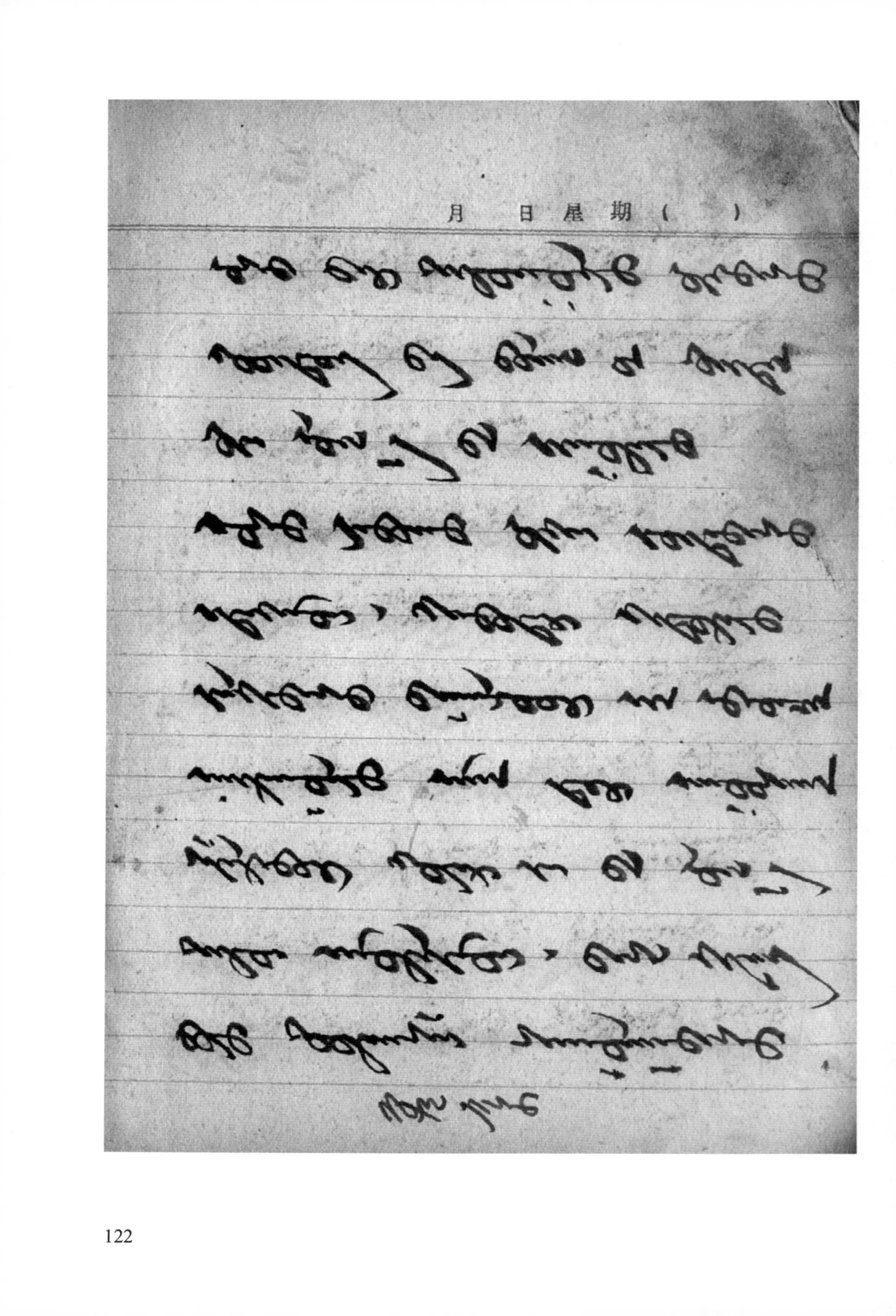

月　　日　星期（　　）

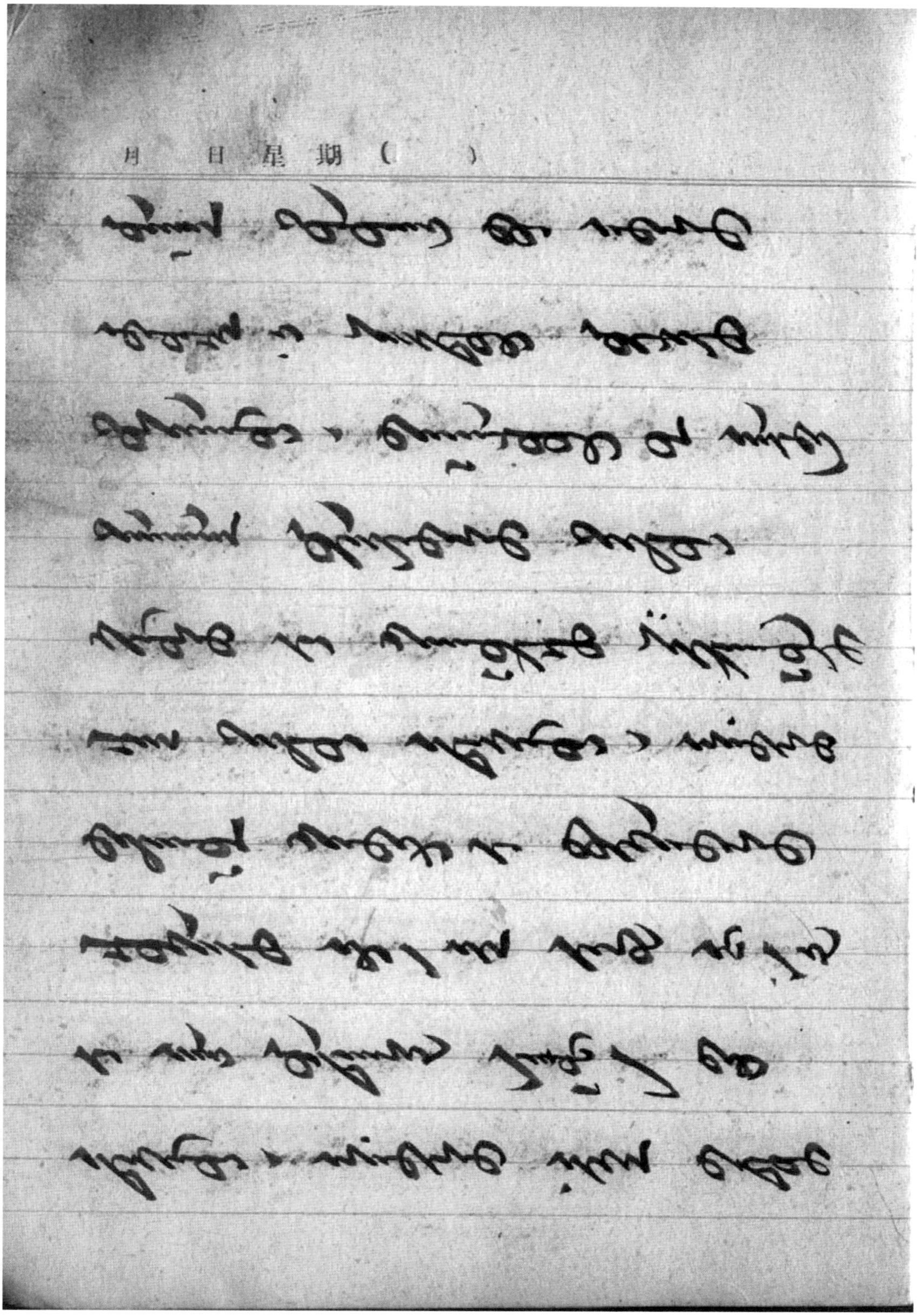
月　日　星期（　）

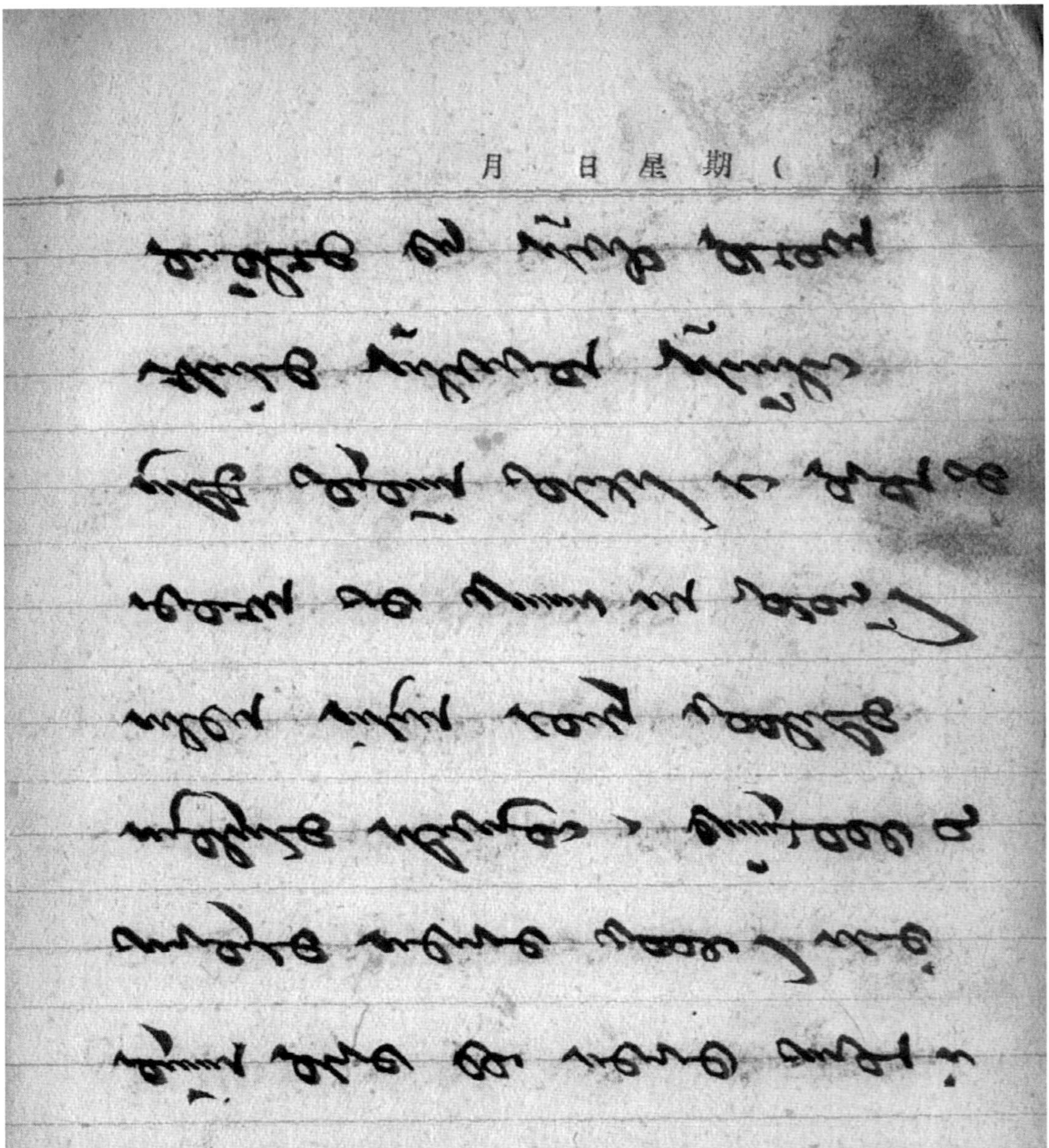

月 日星期( )

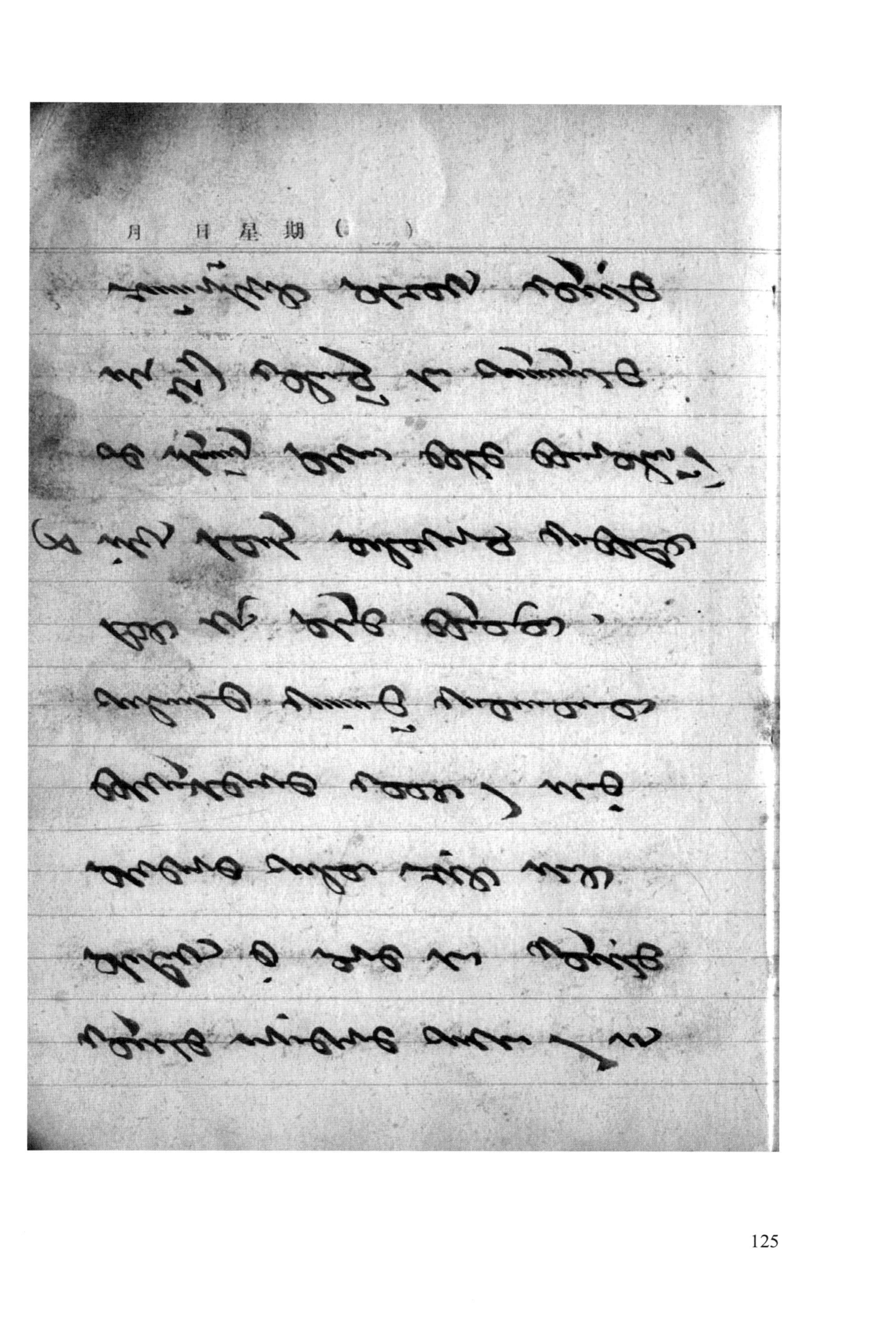

月 日 星期（ ）

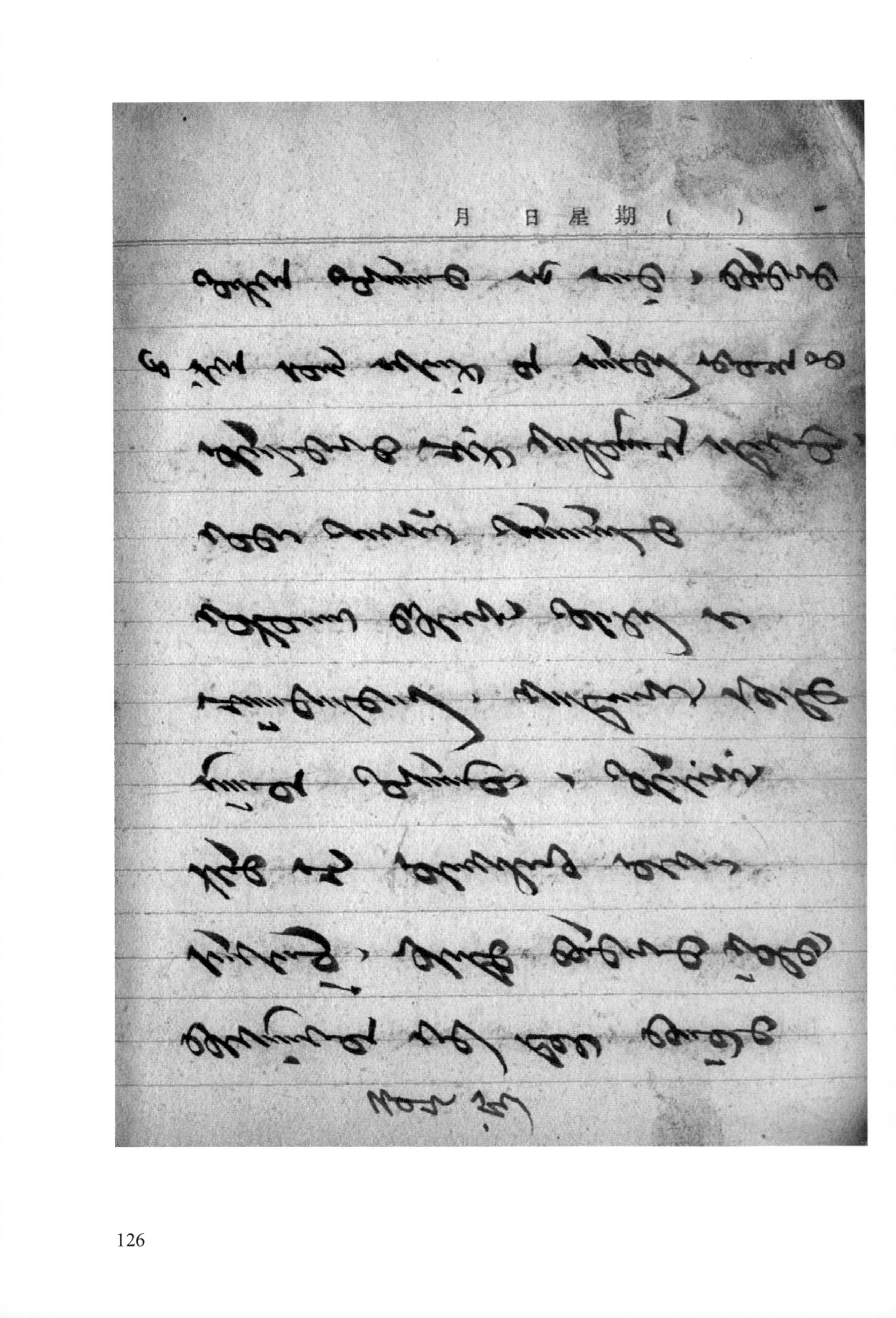

月　日星期（　）

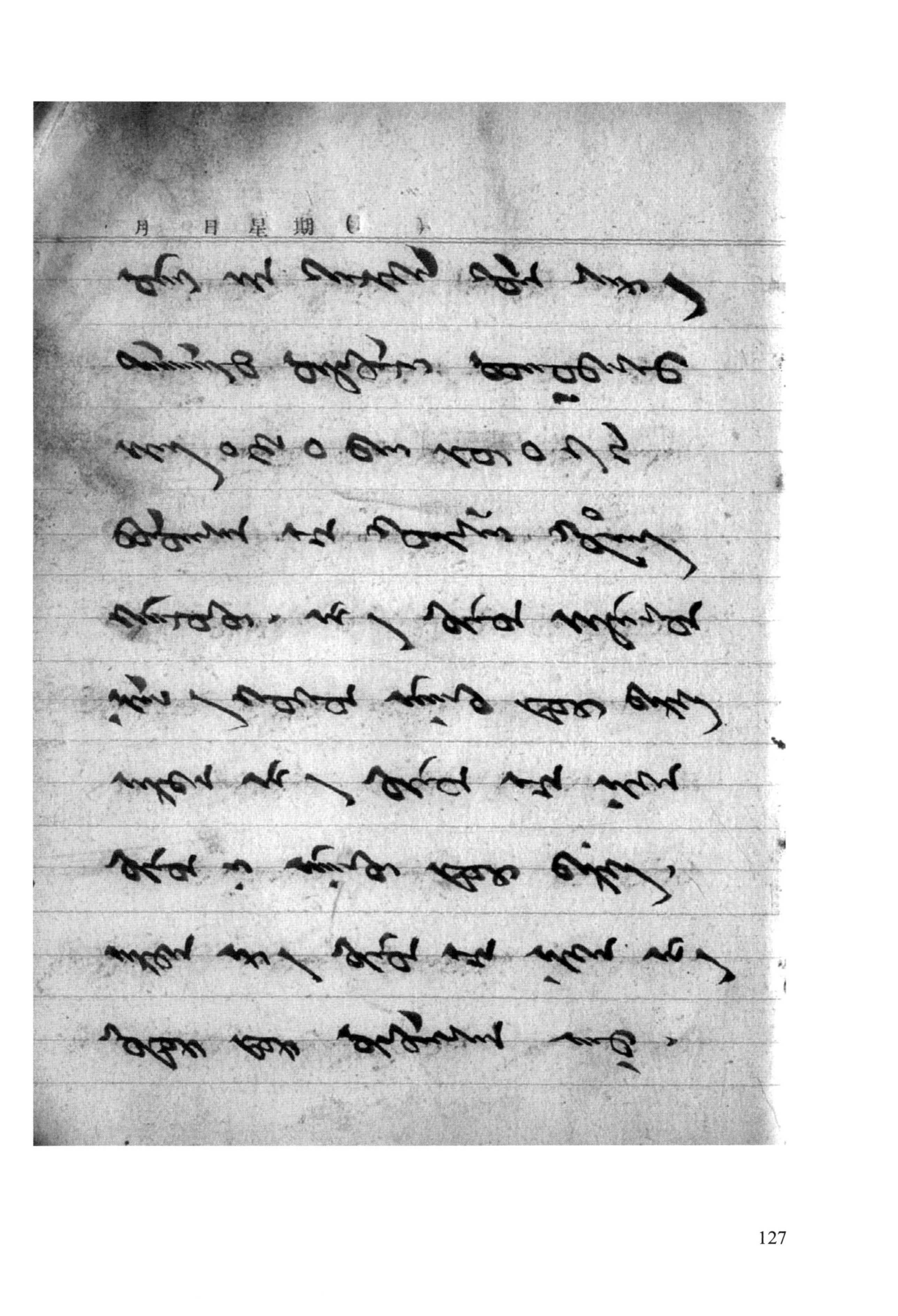

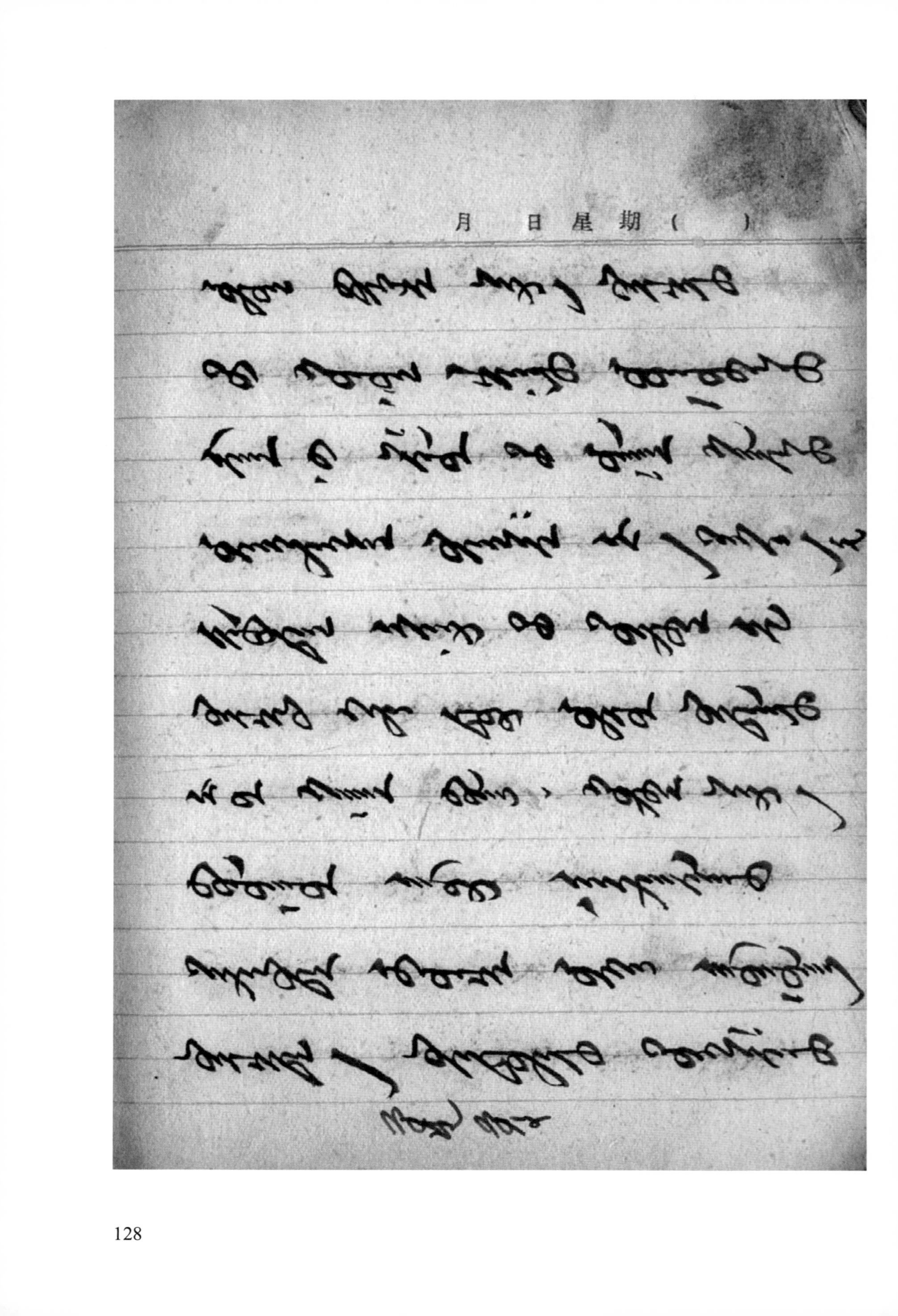

月　日星期（　）

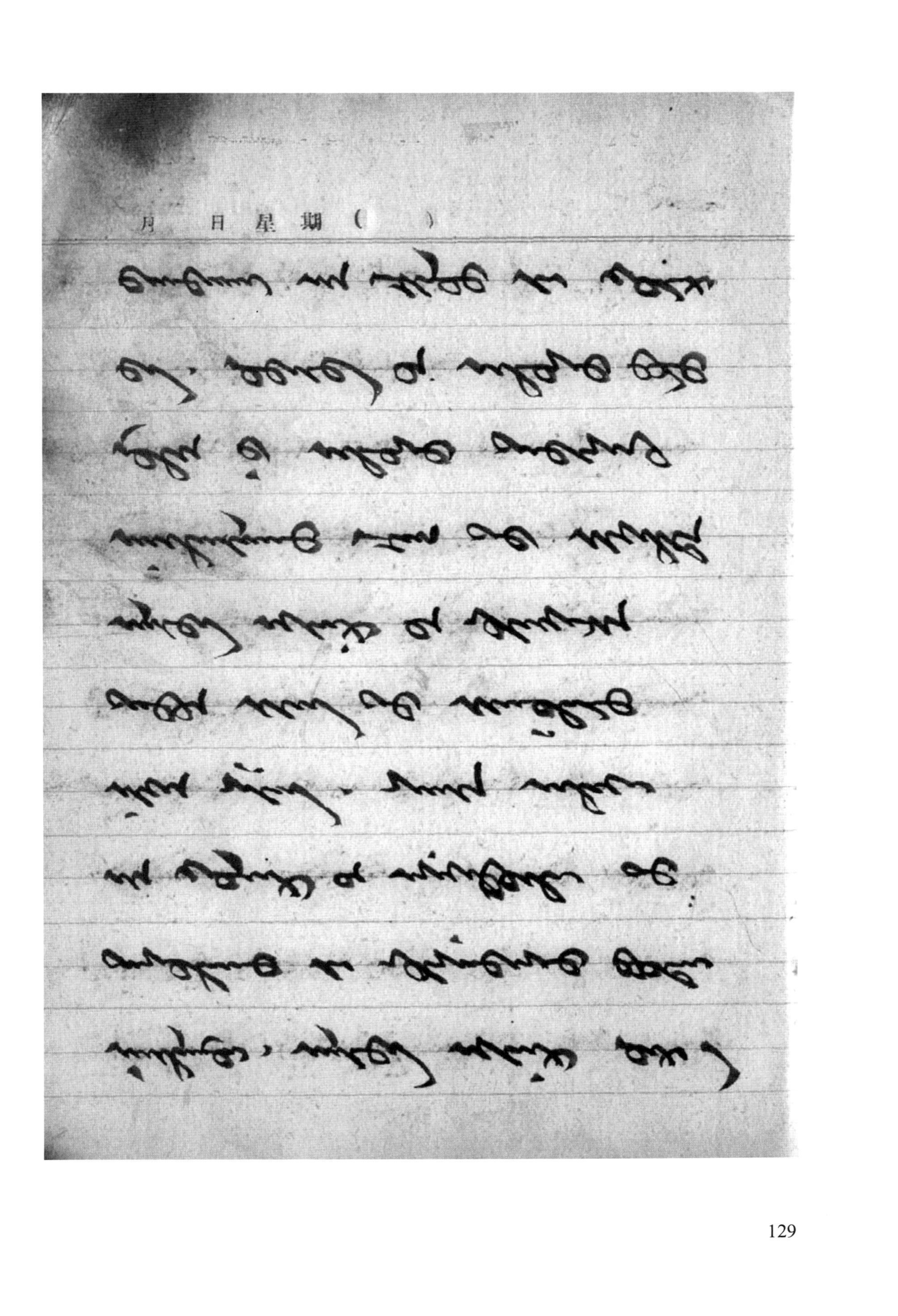

月　日星期（　）

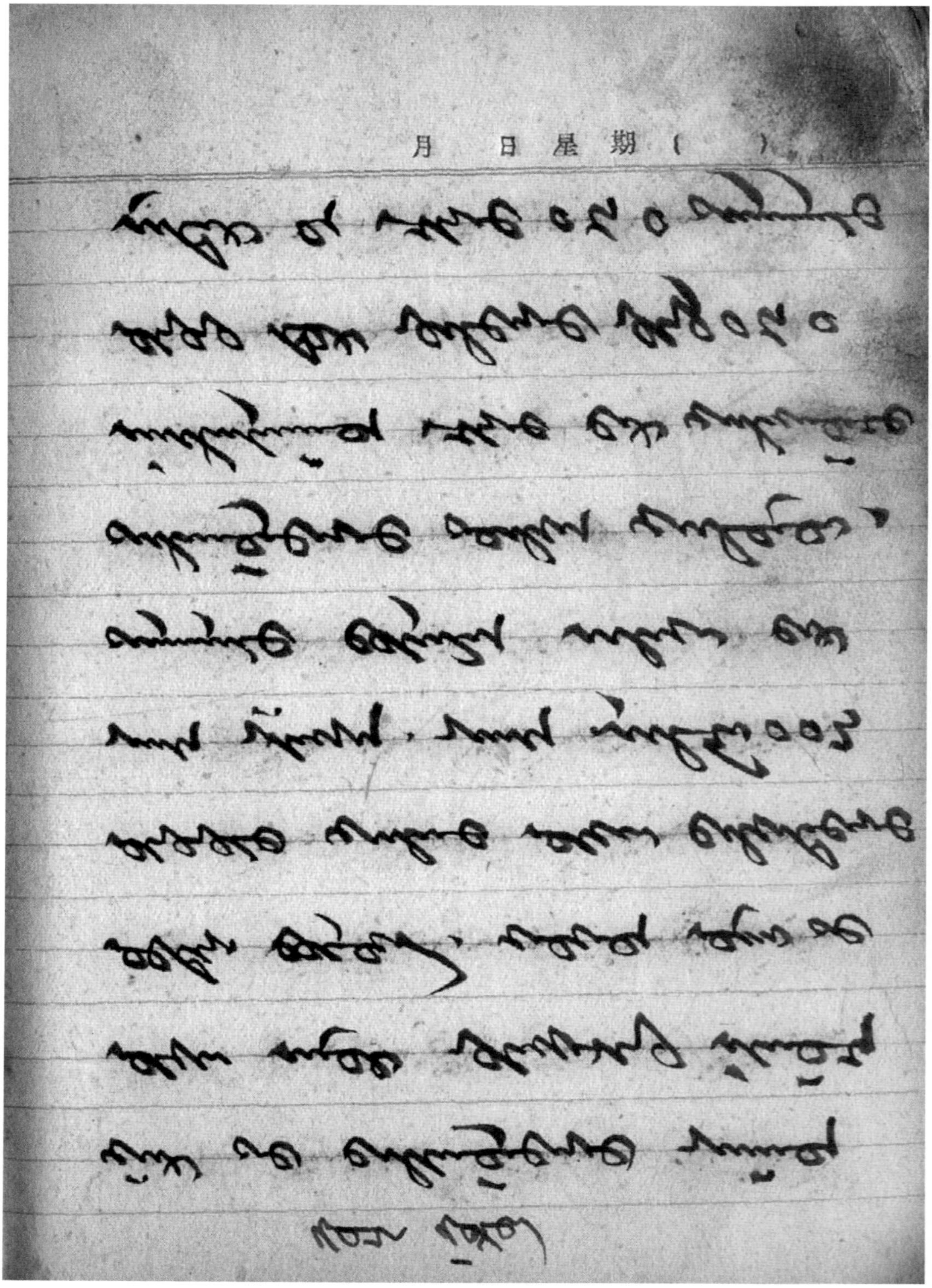
月 日星期（ ）

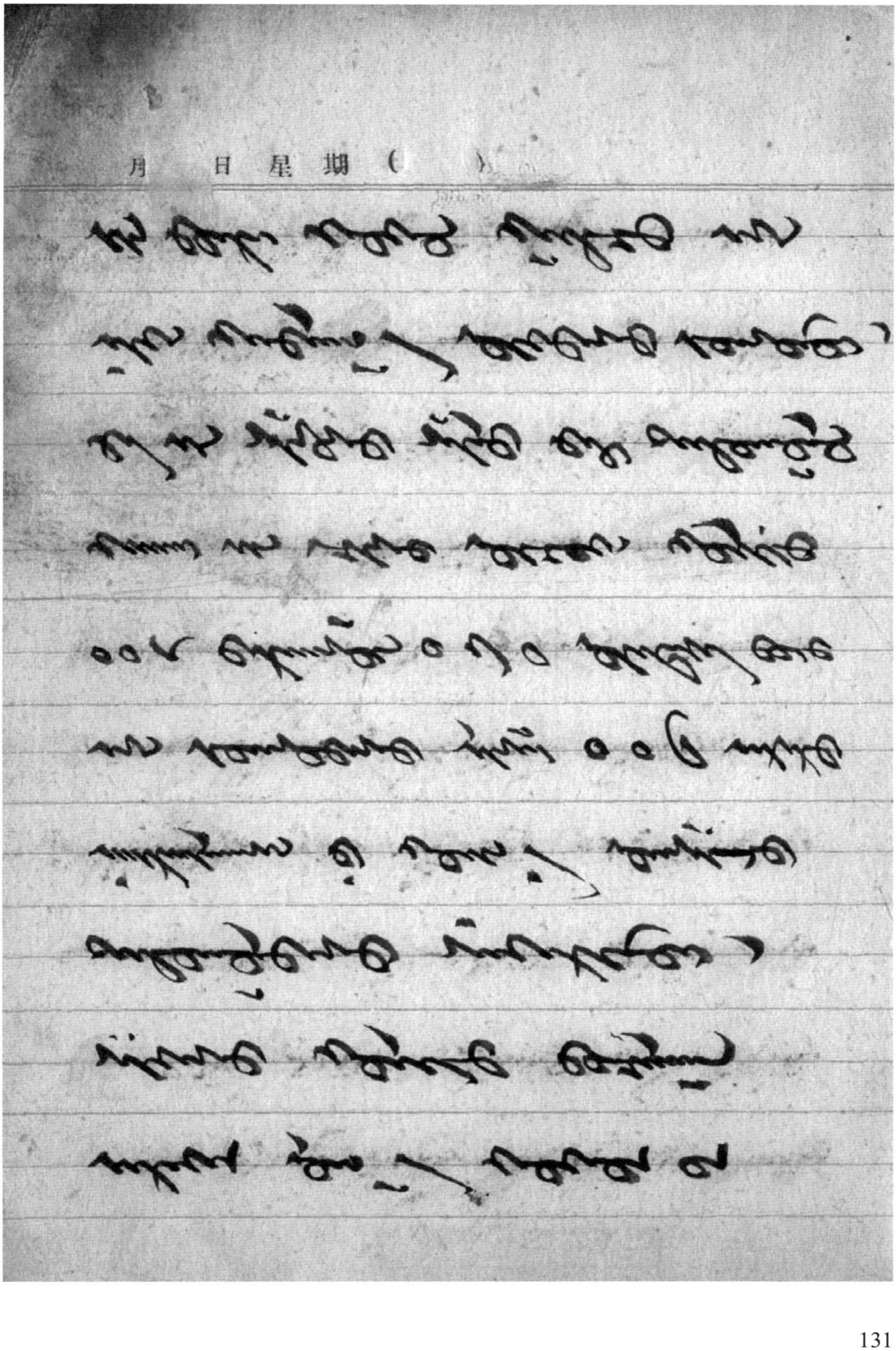
月 日星期（ ）

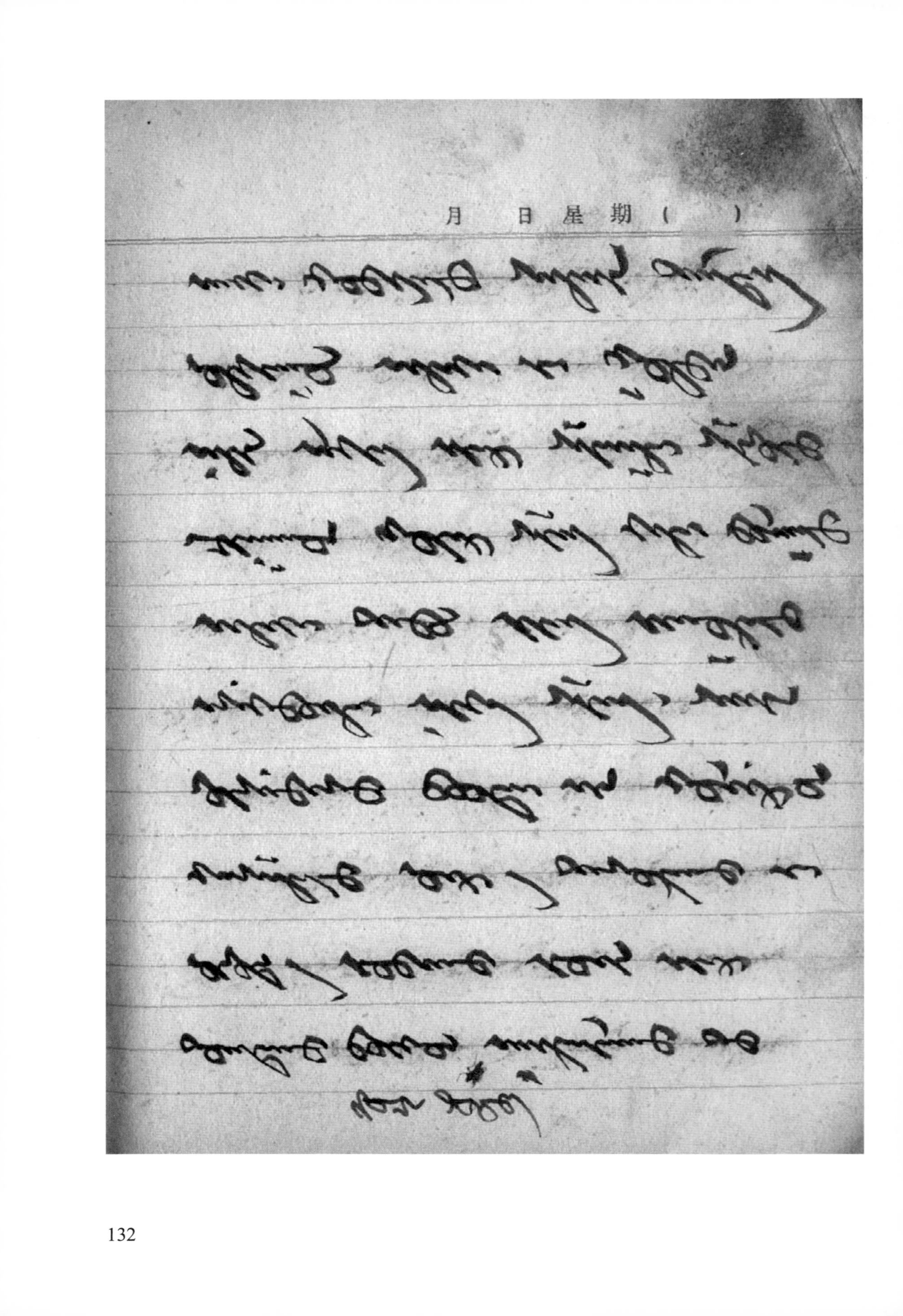

月 日星期（ ）

[illegible]

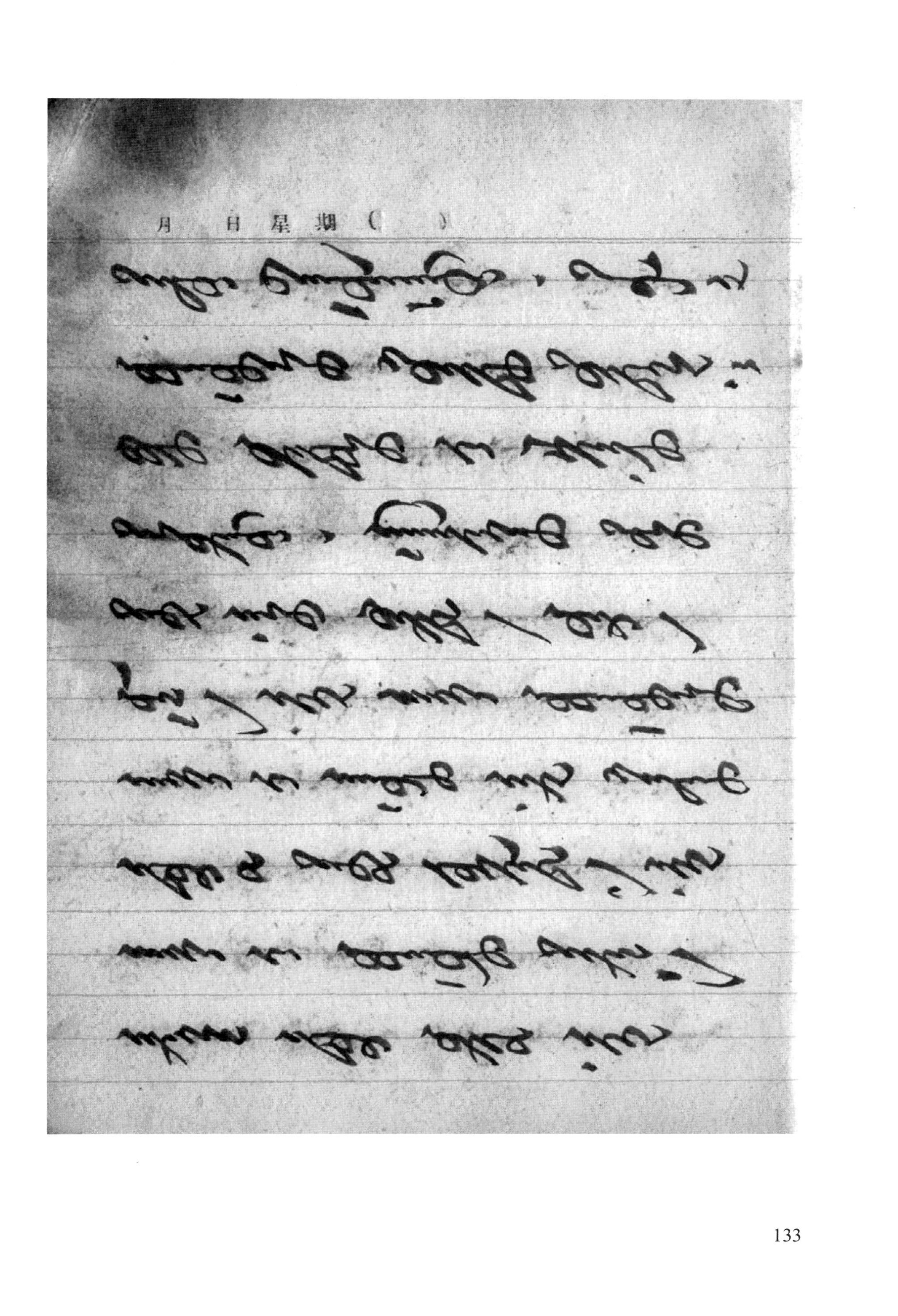

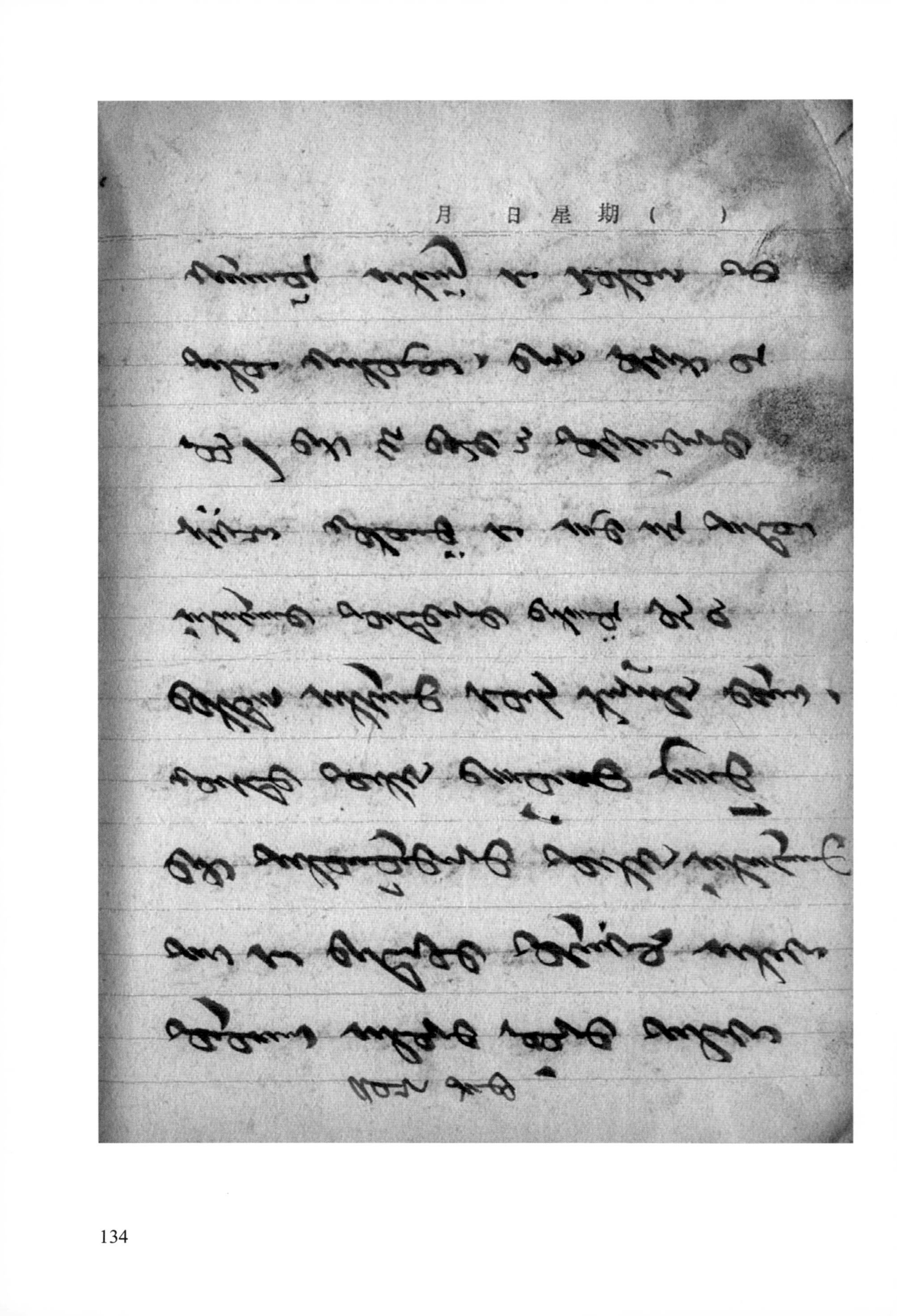

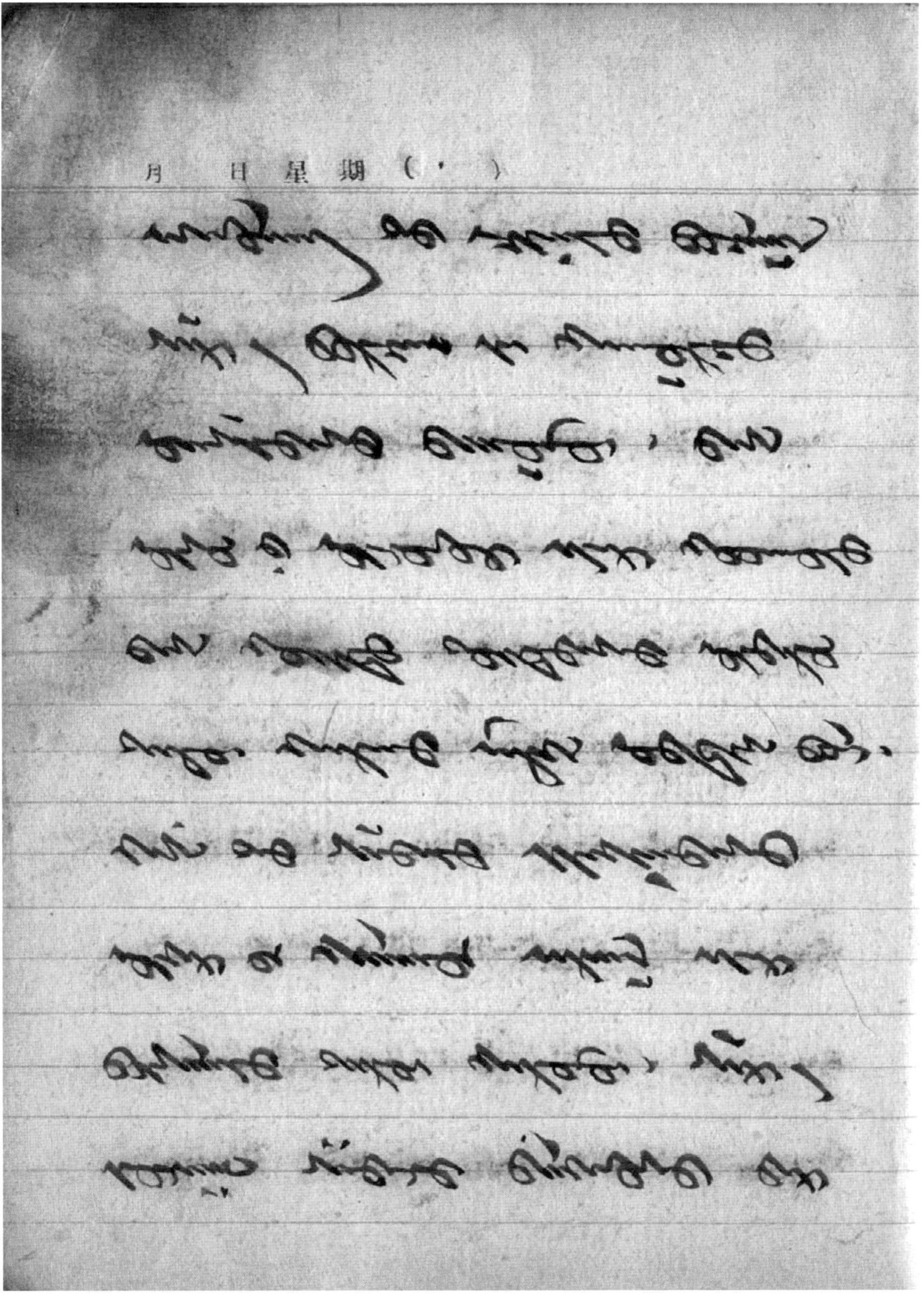

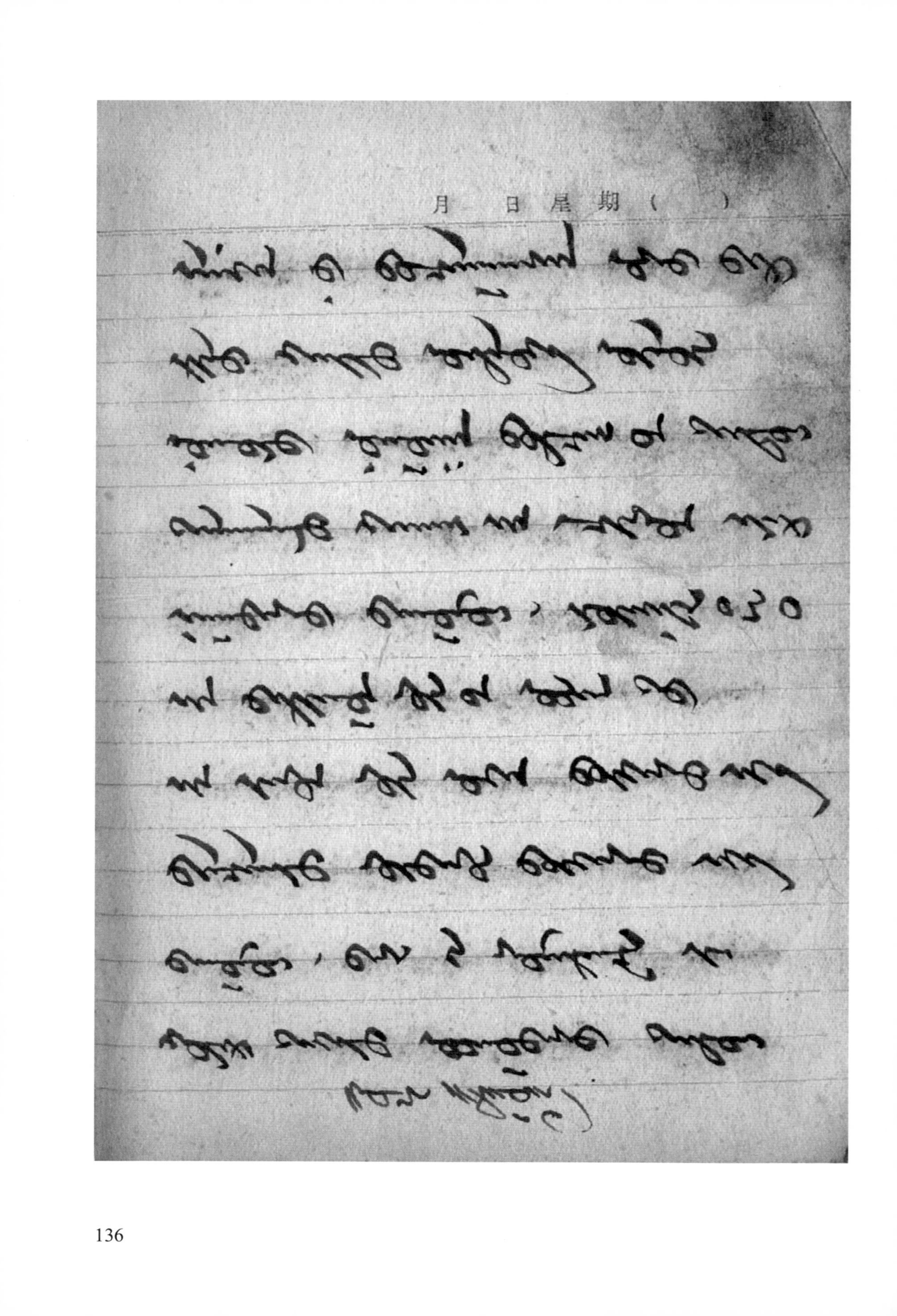

月　日　星期（　）

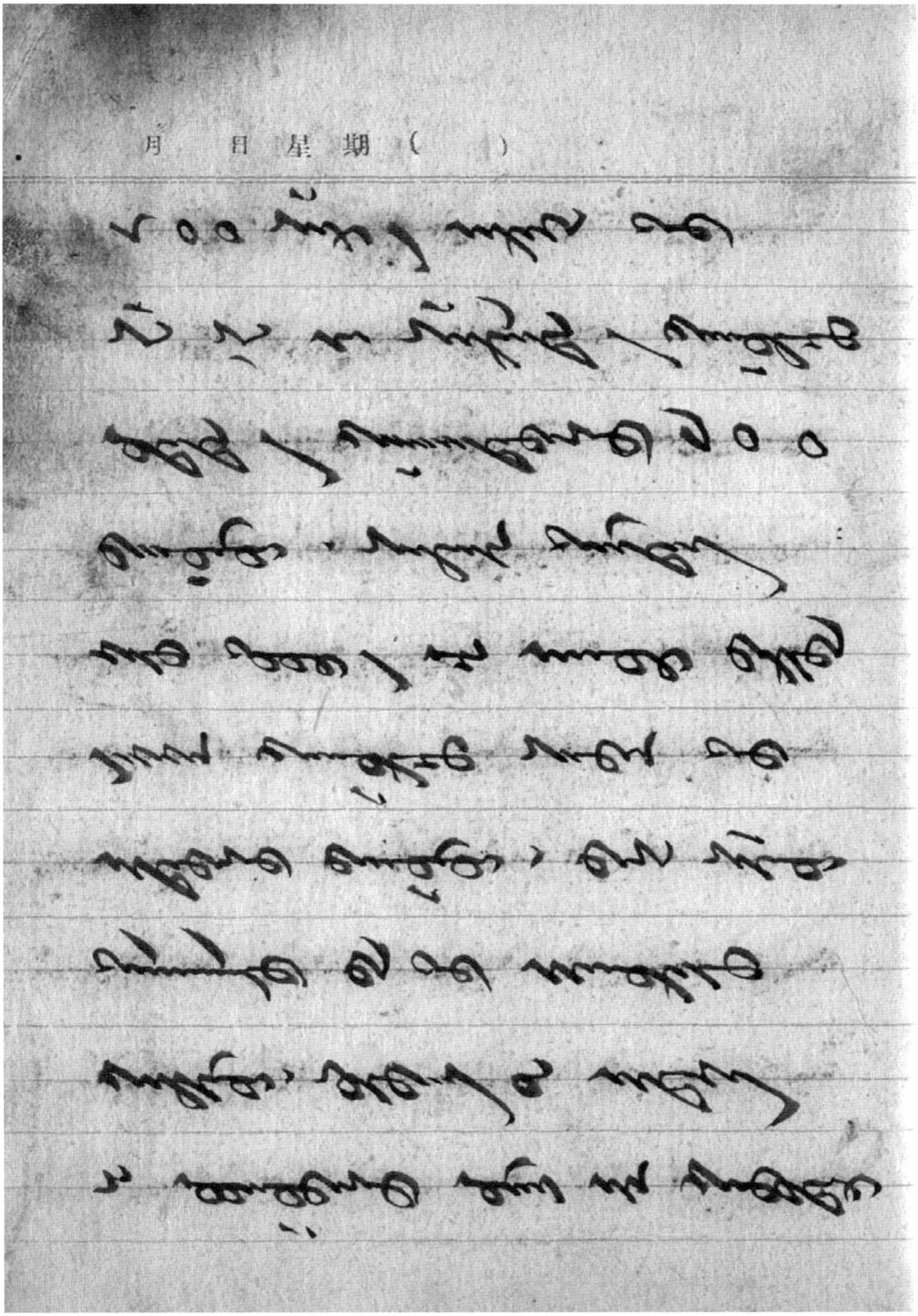

月　日　星期（　）

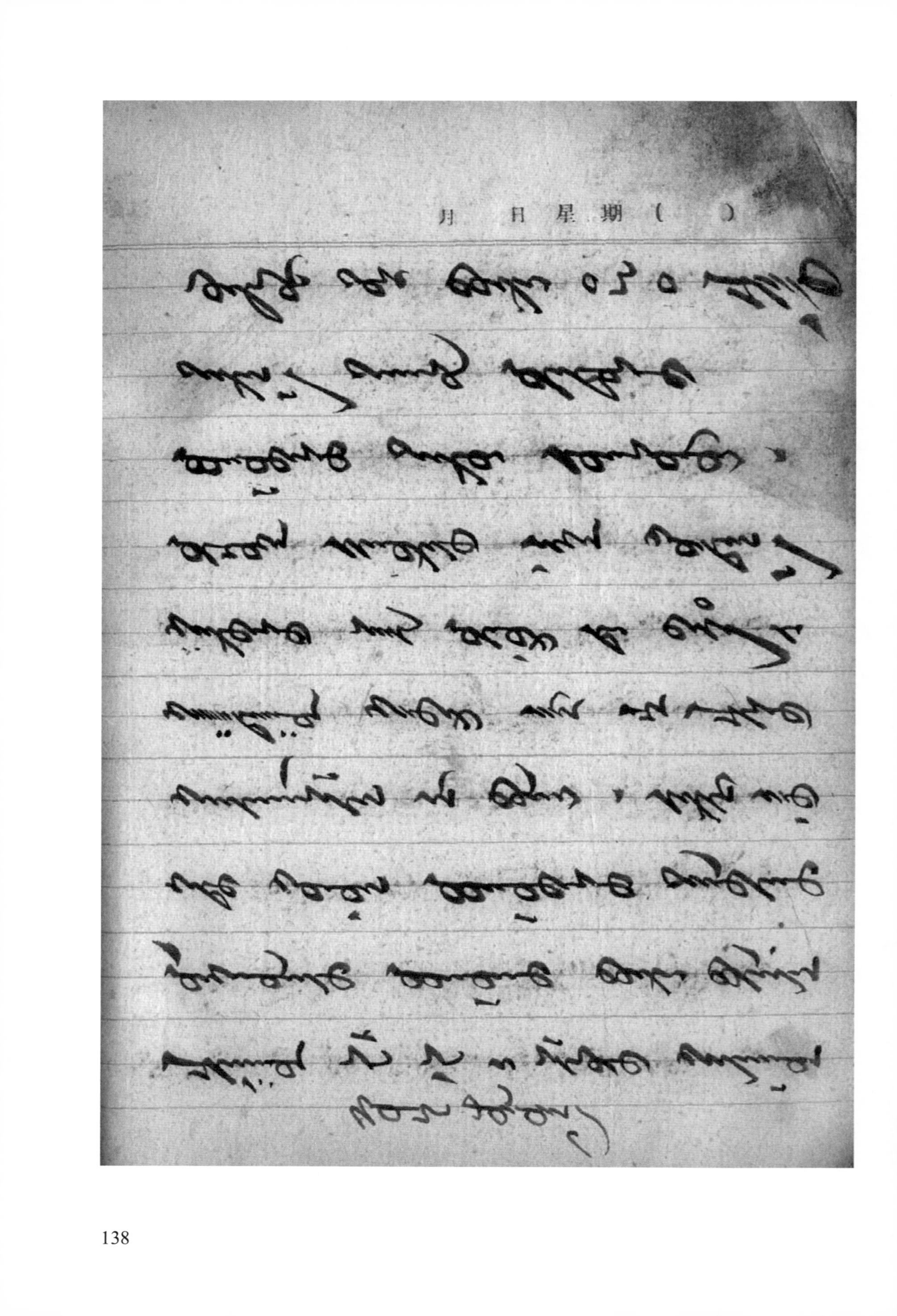

月　日　星期（　）

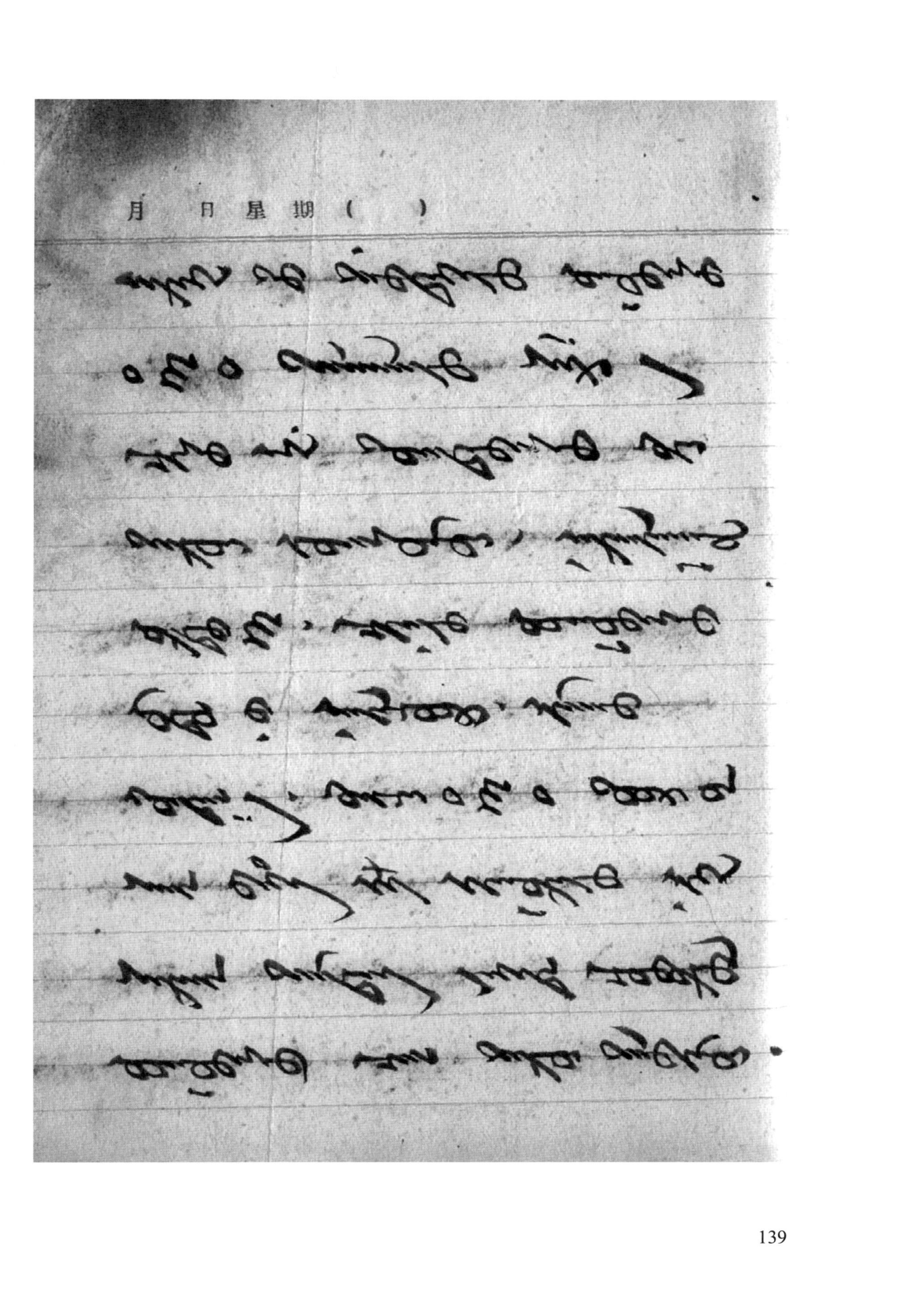

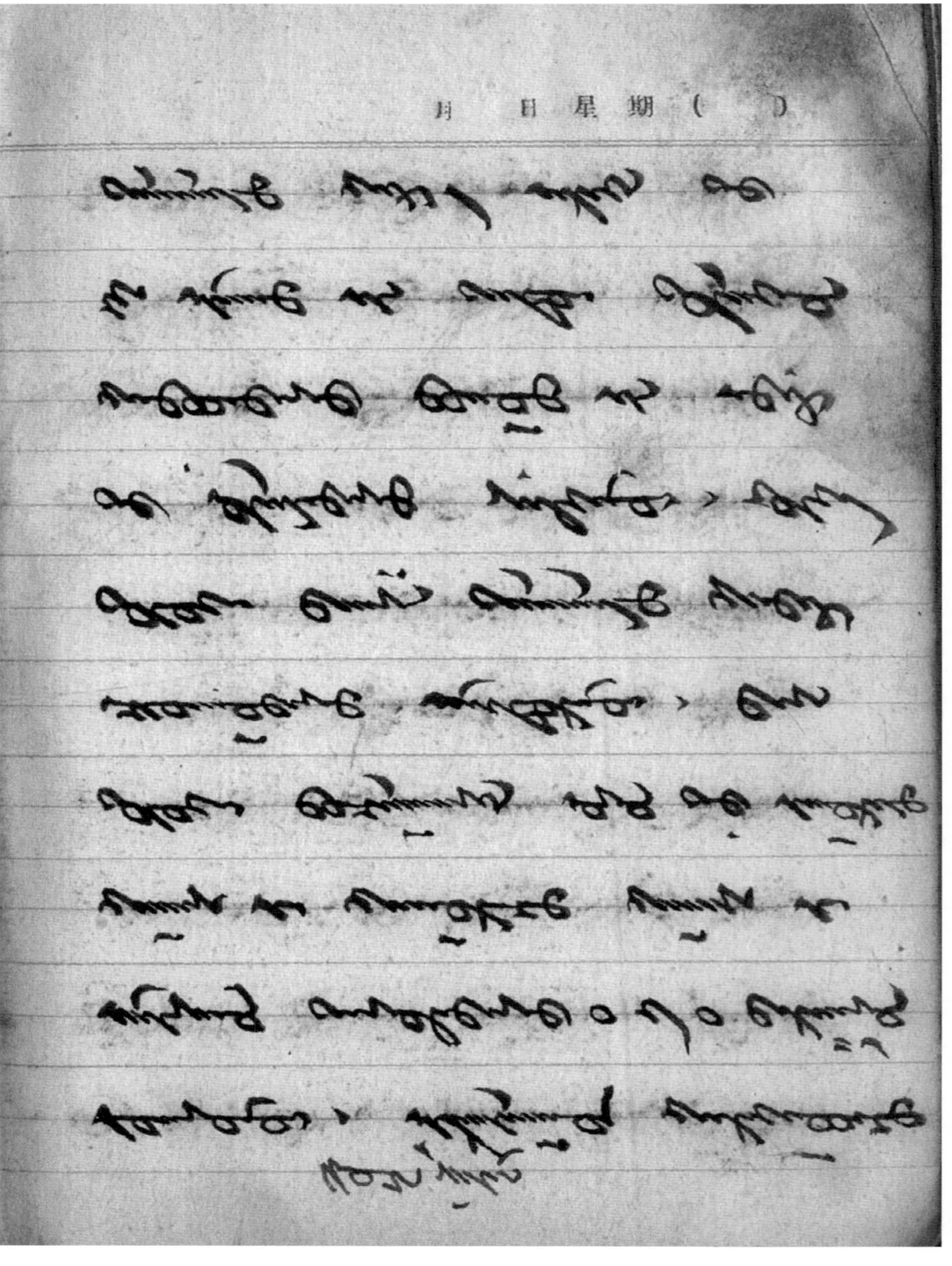

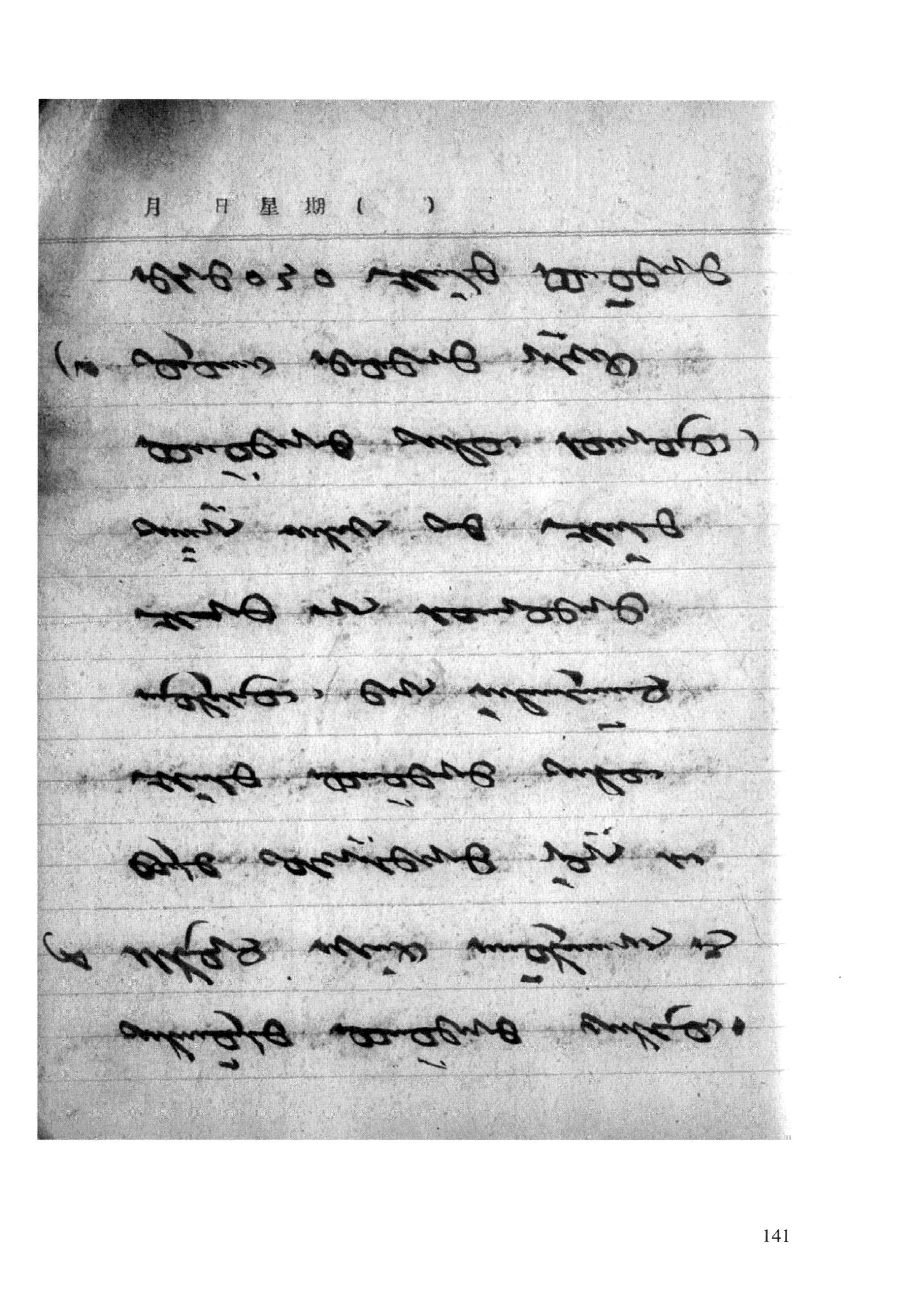

月　日星期（　）

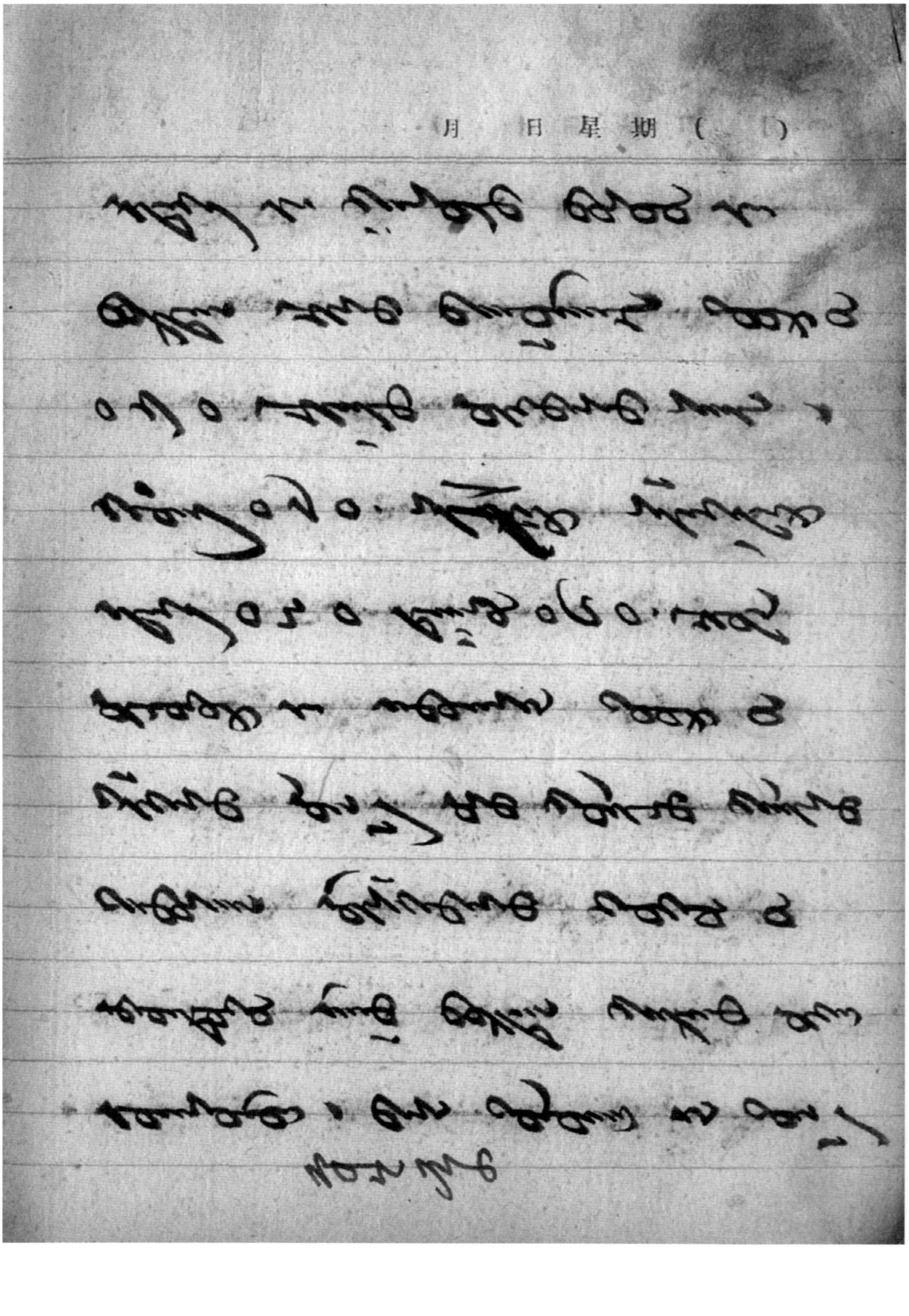

月 日 星期 （ ）

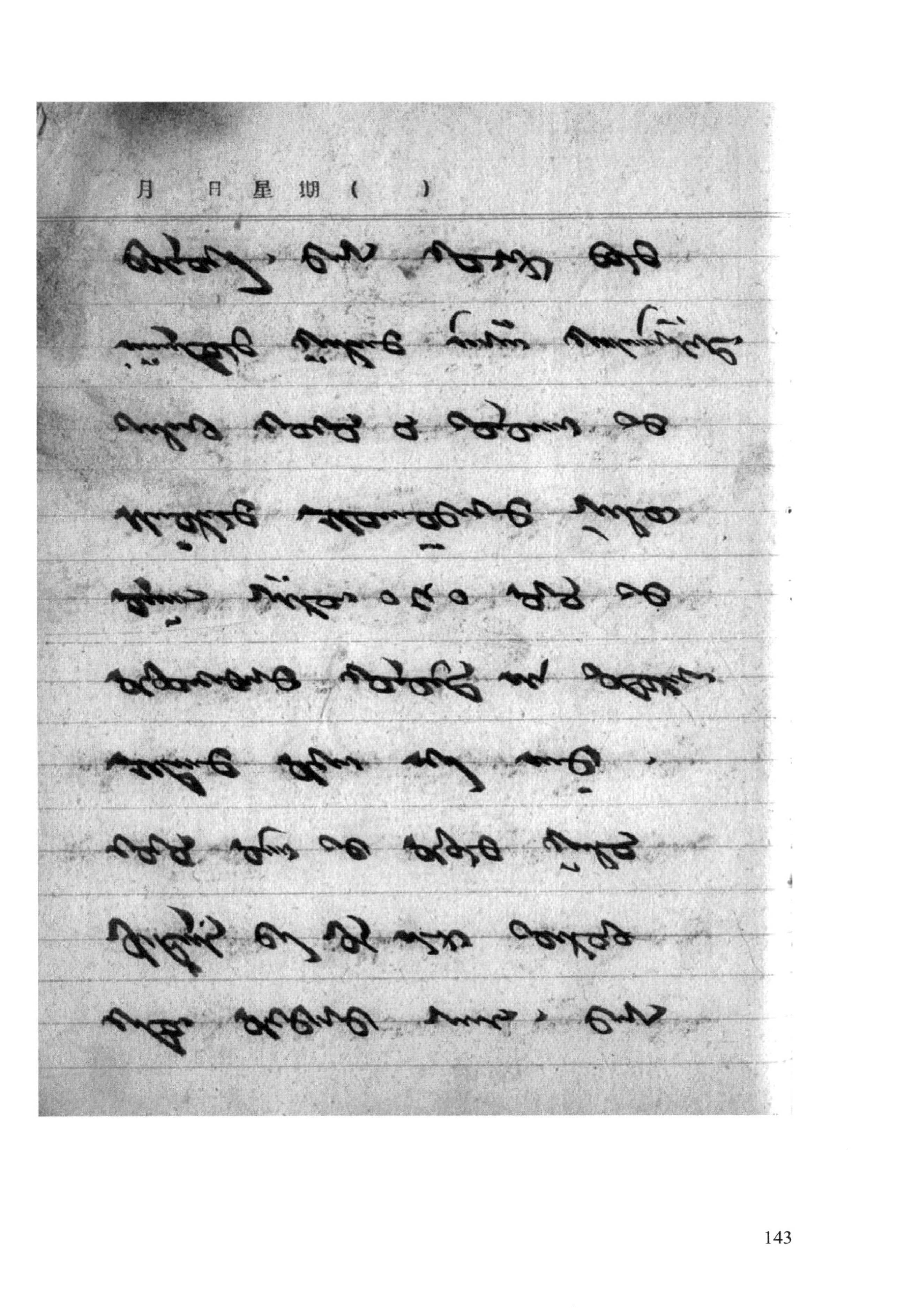

月　　日星期（　　）

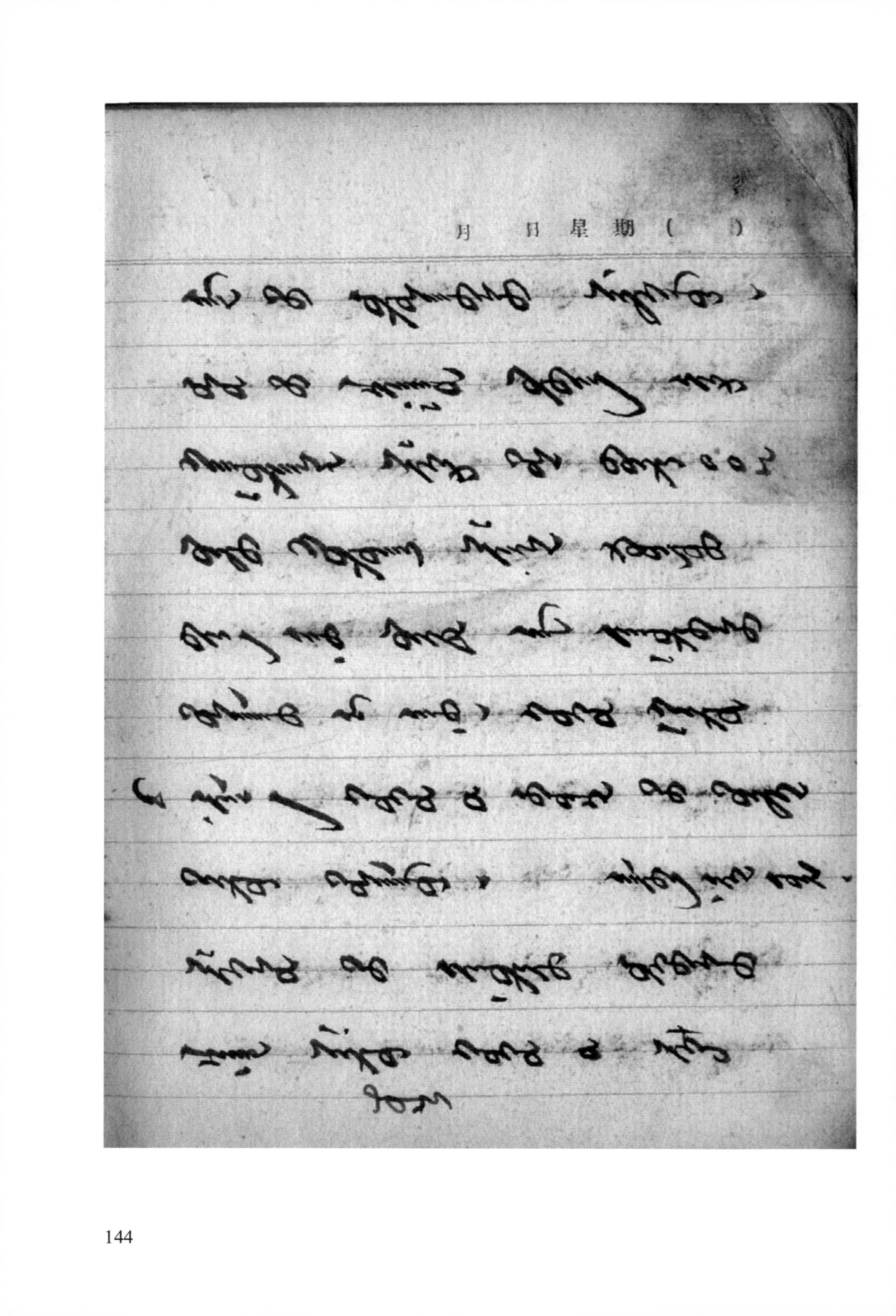

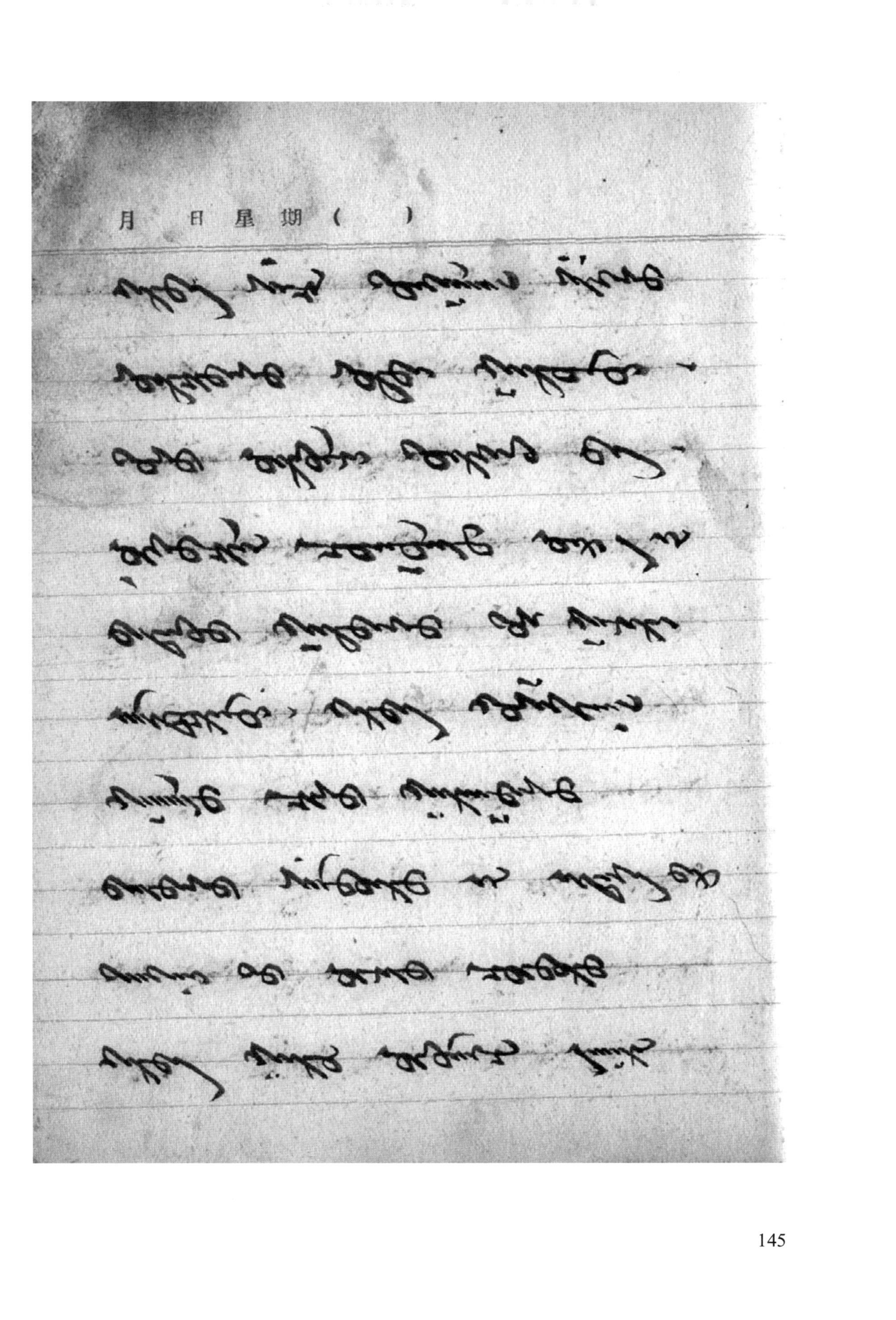

月　　日 星 期（　　）

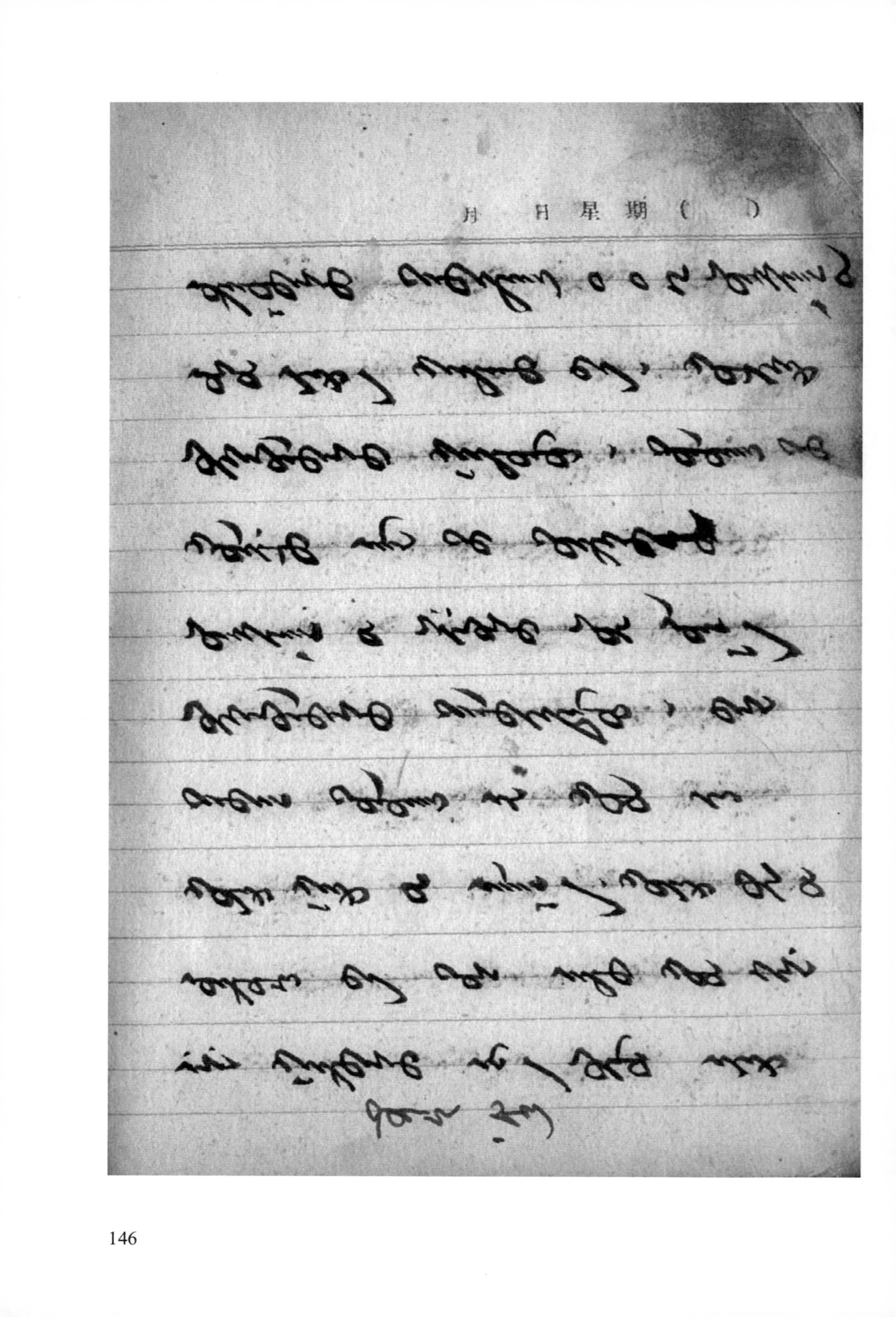

月　日　星期（　）

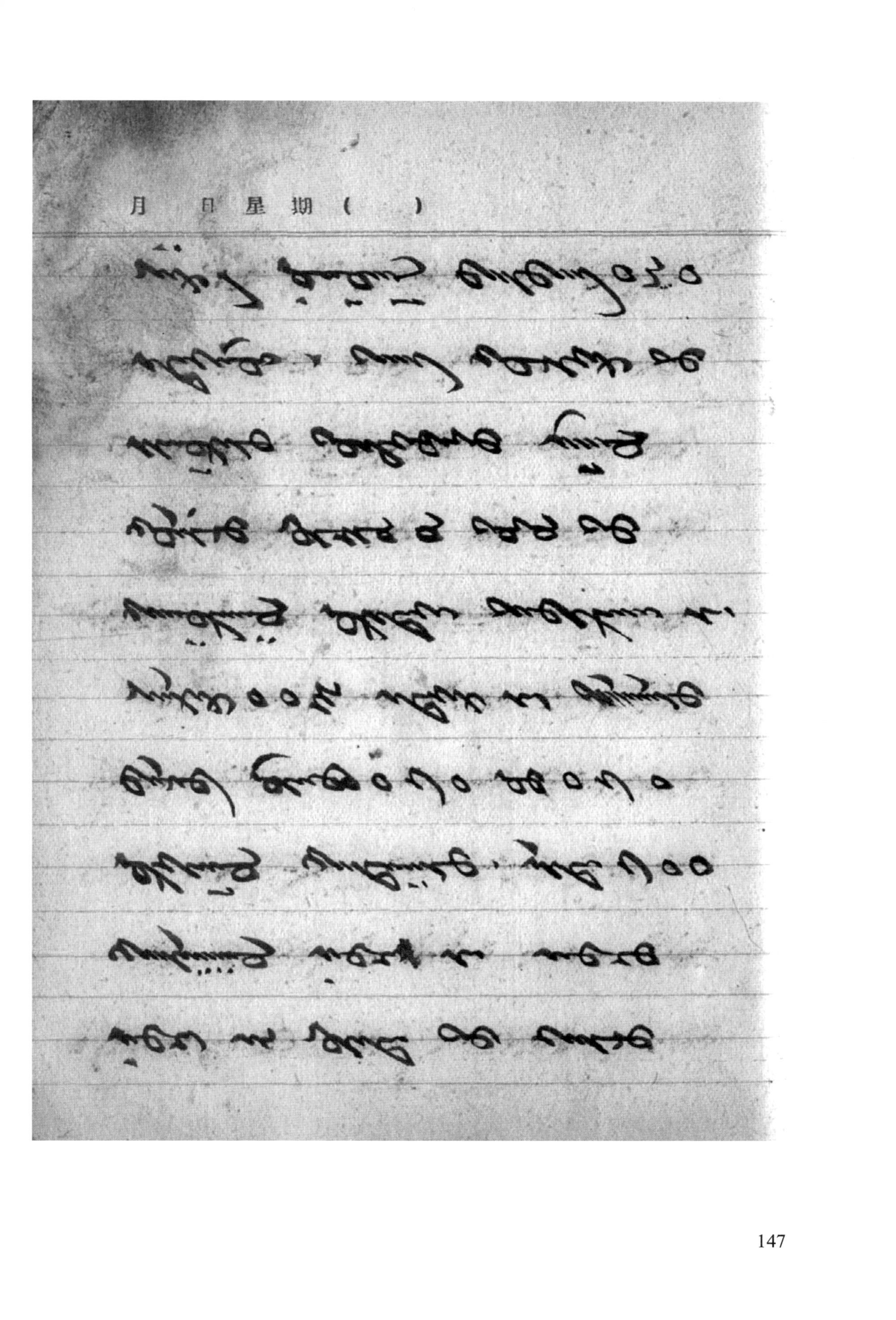

月　日星期（　）

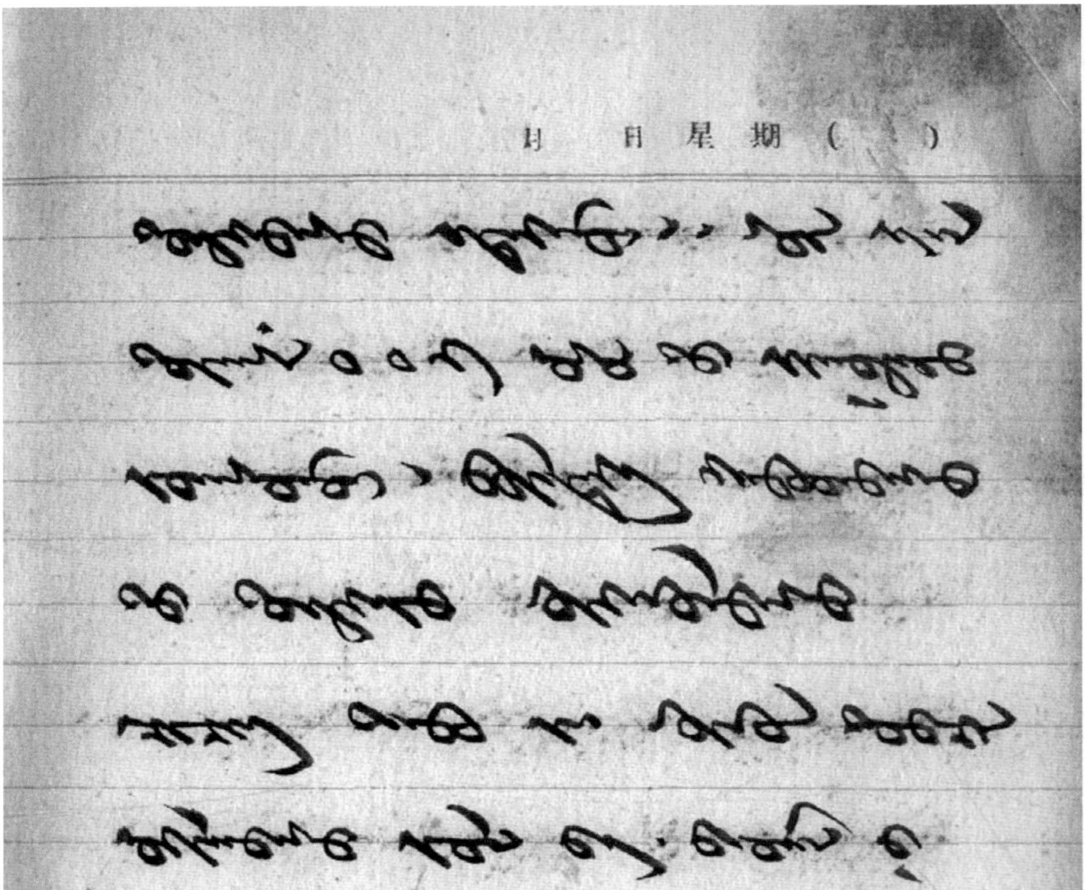
月　日　星期（　）

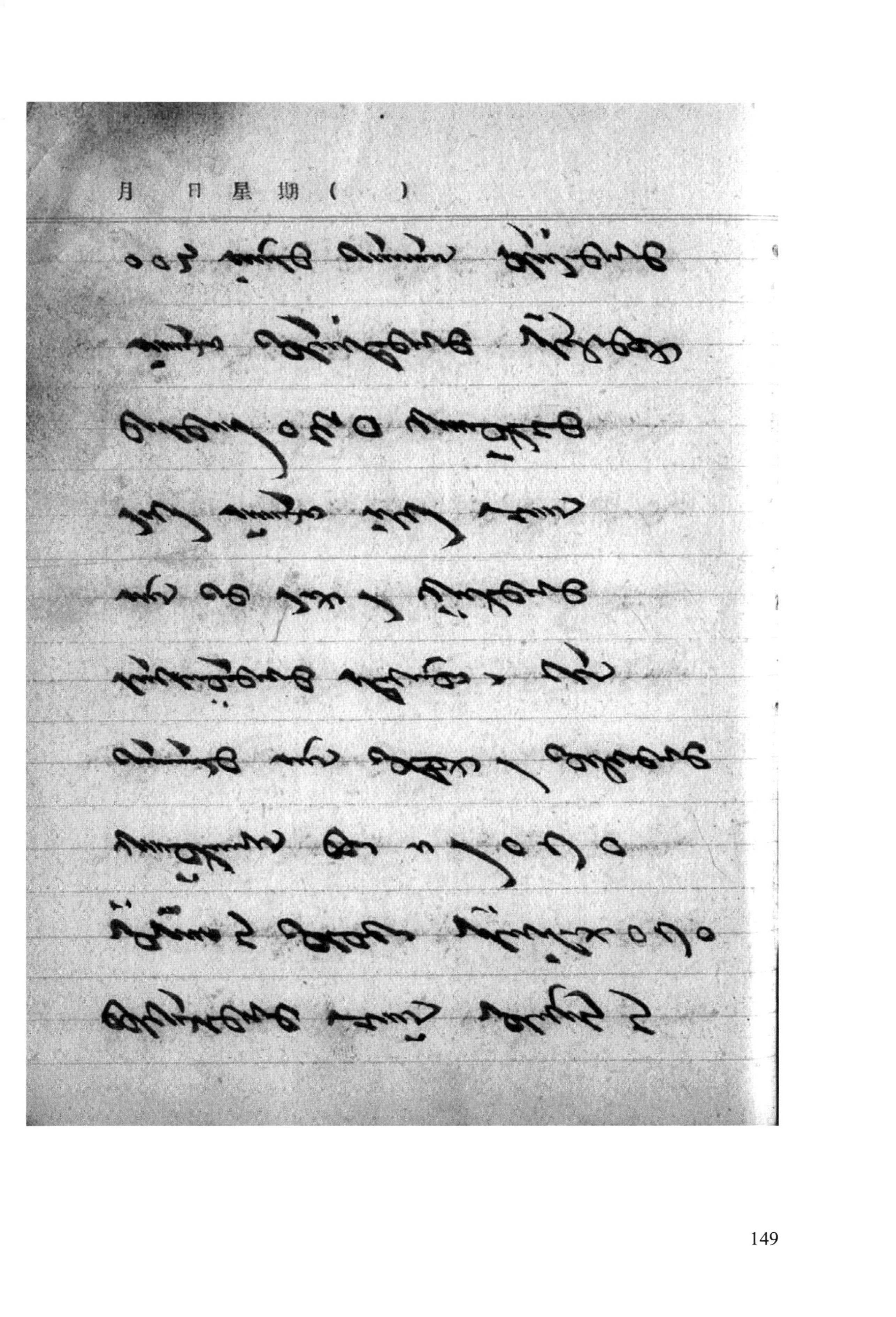

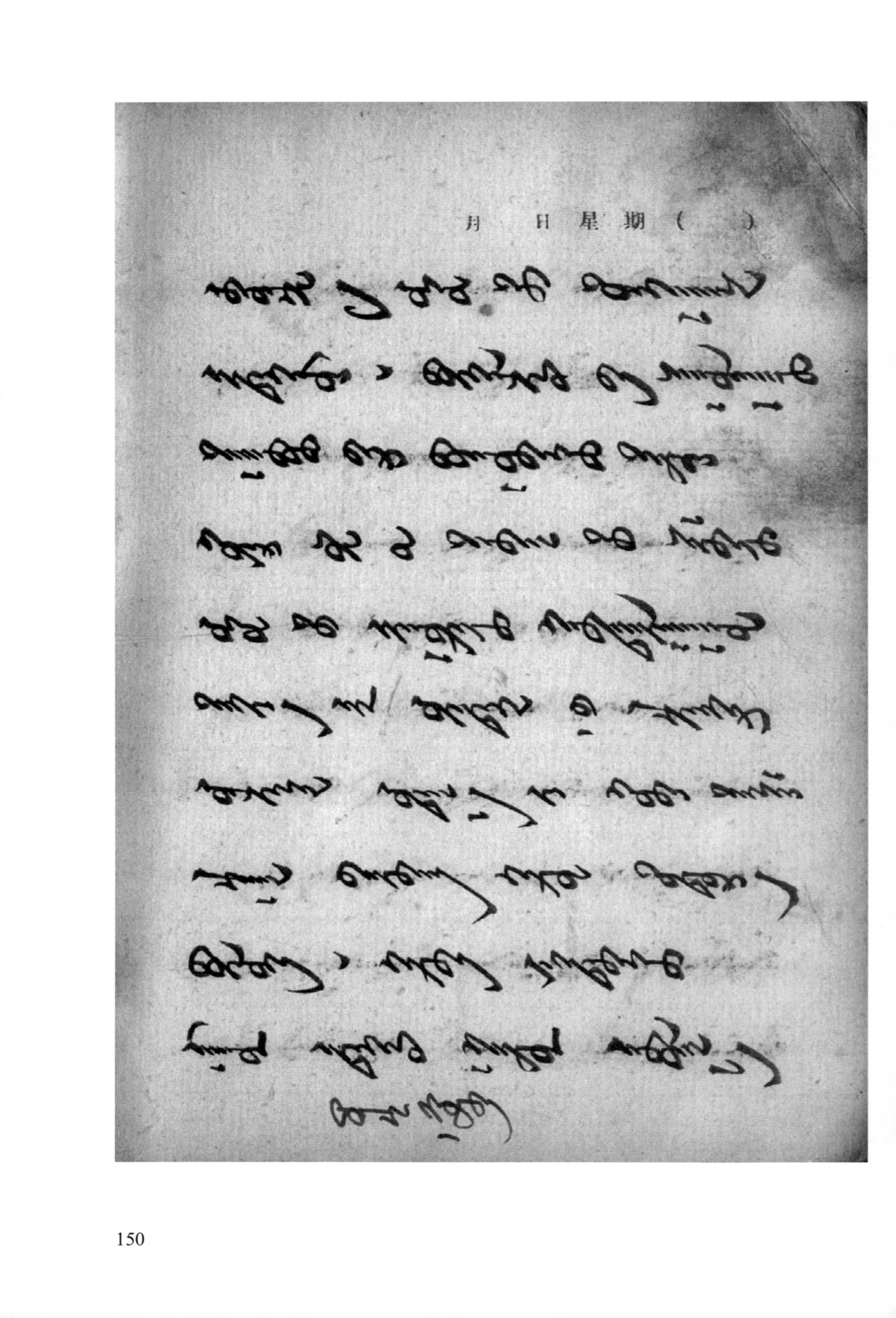

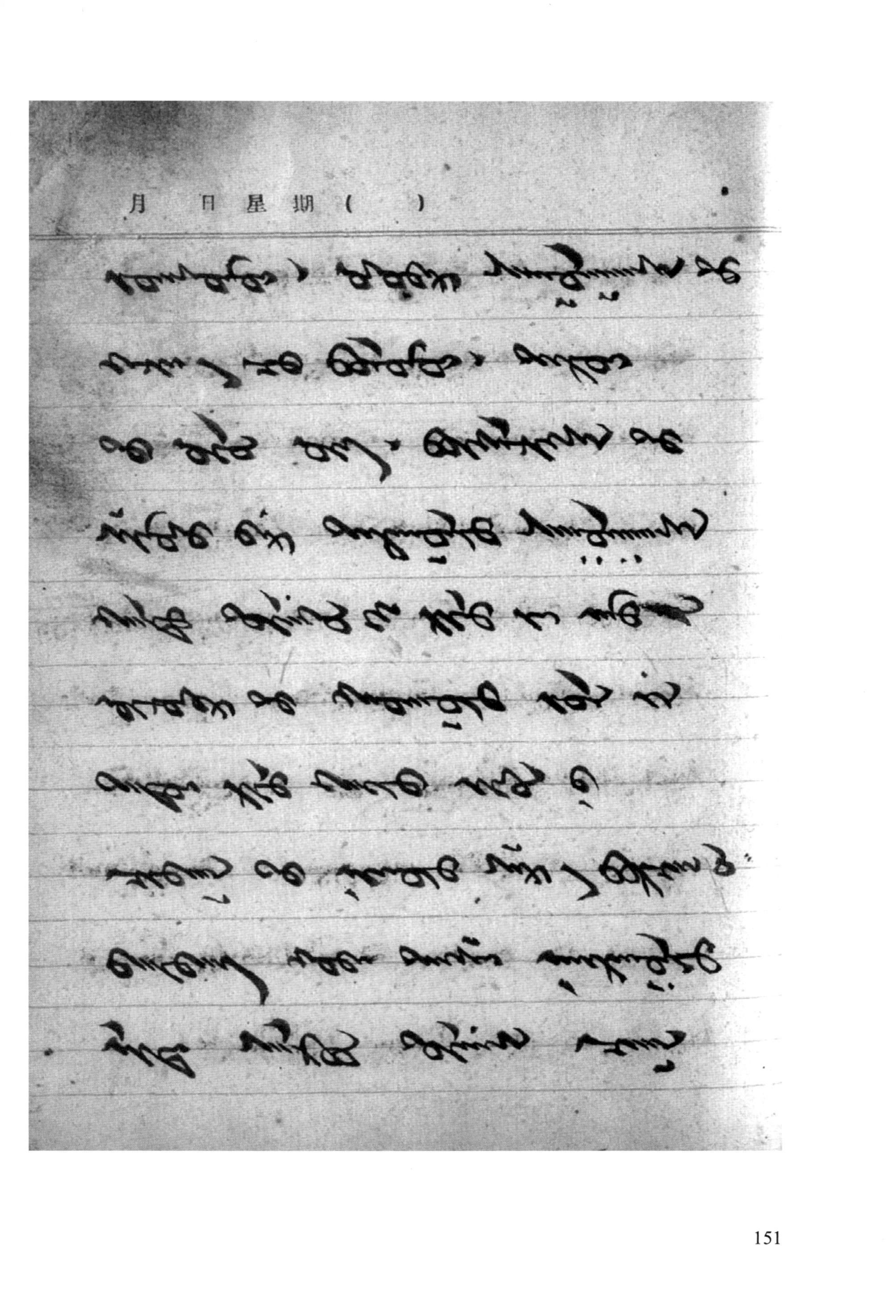

月　日星期（　）

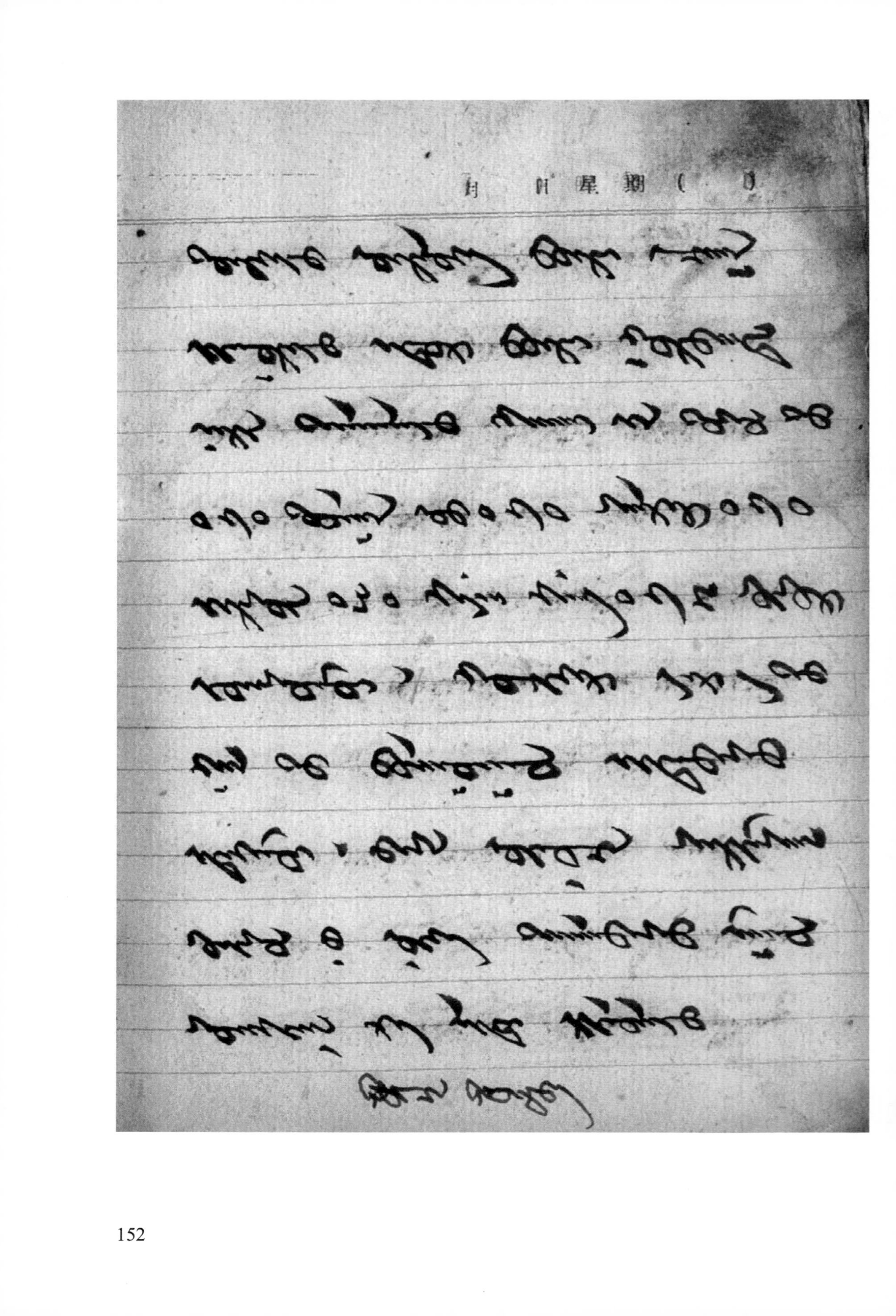

[illegible]

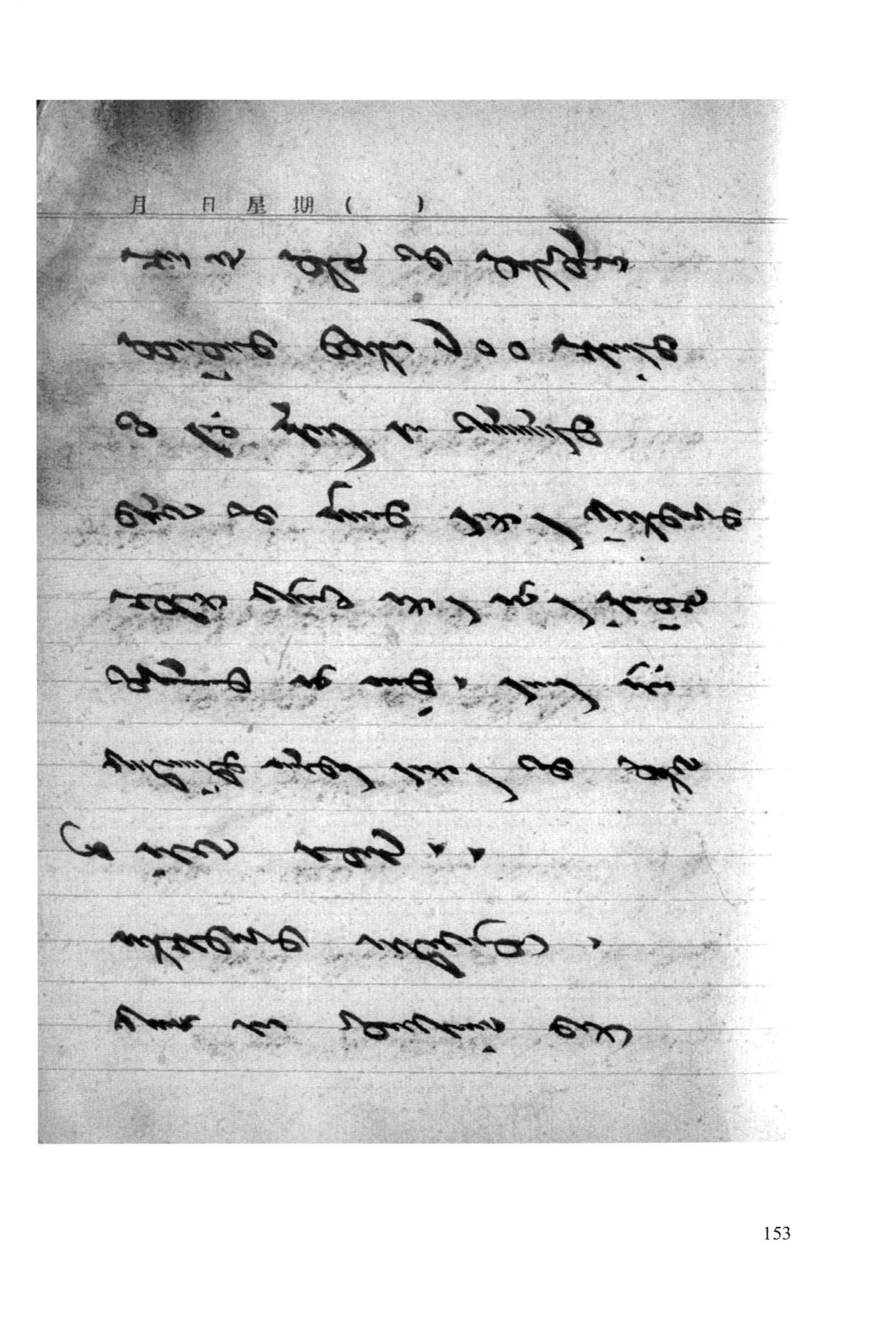

月　日星期（　）

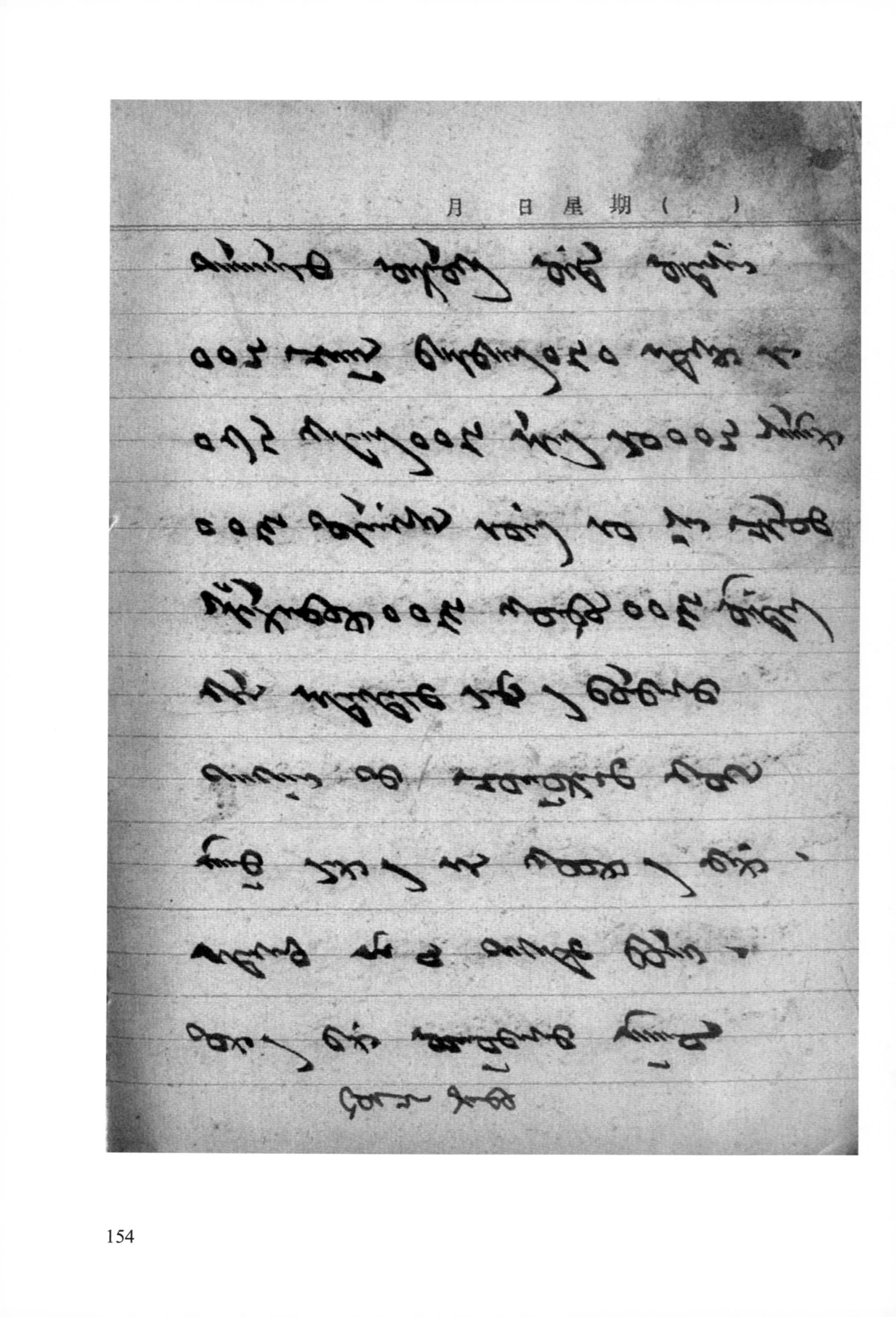

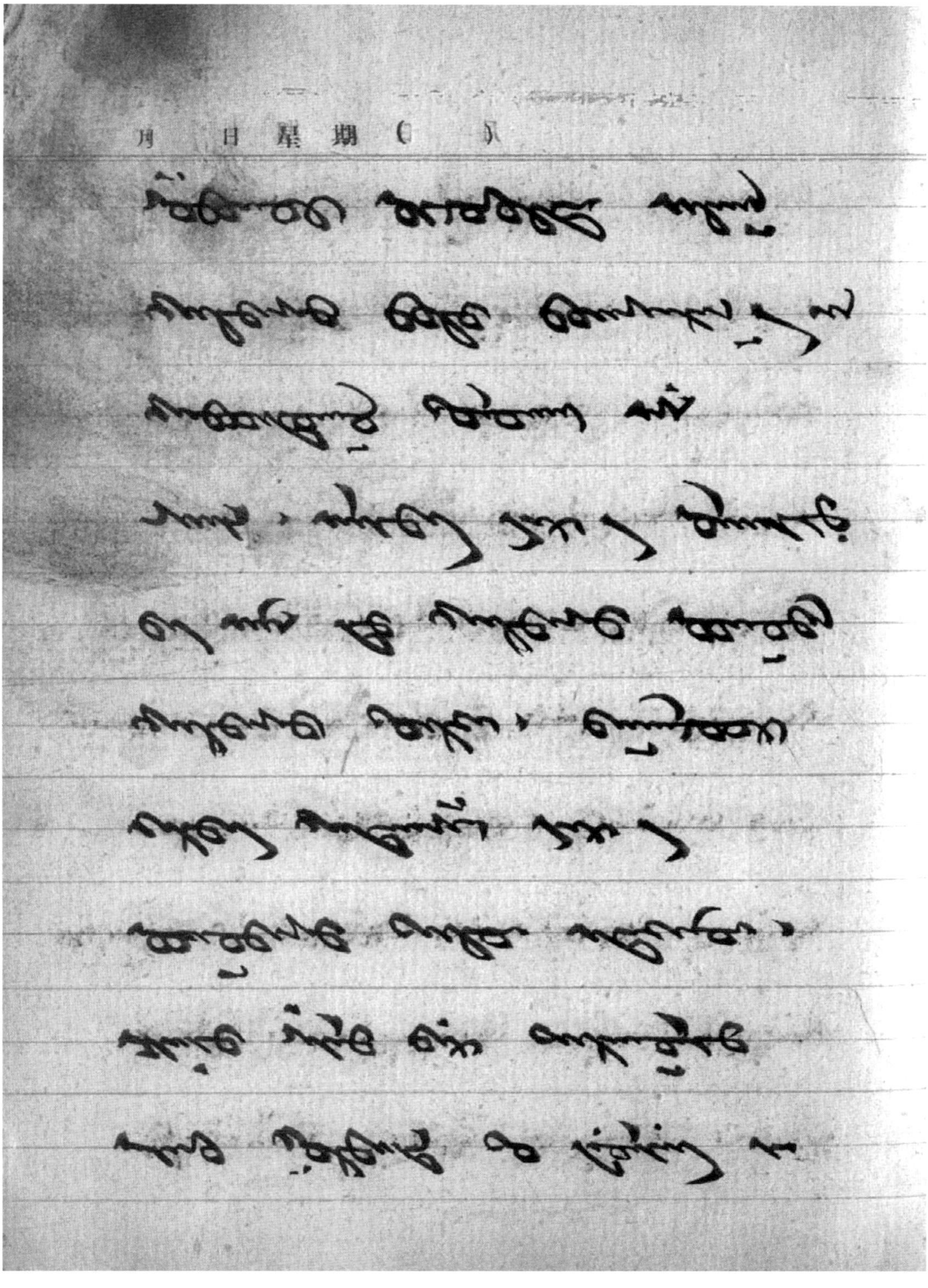

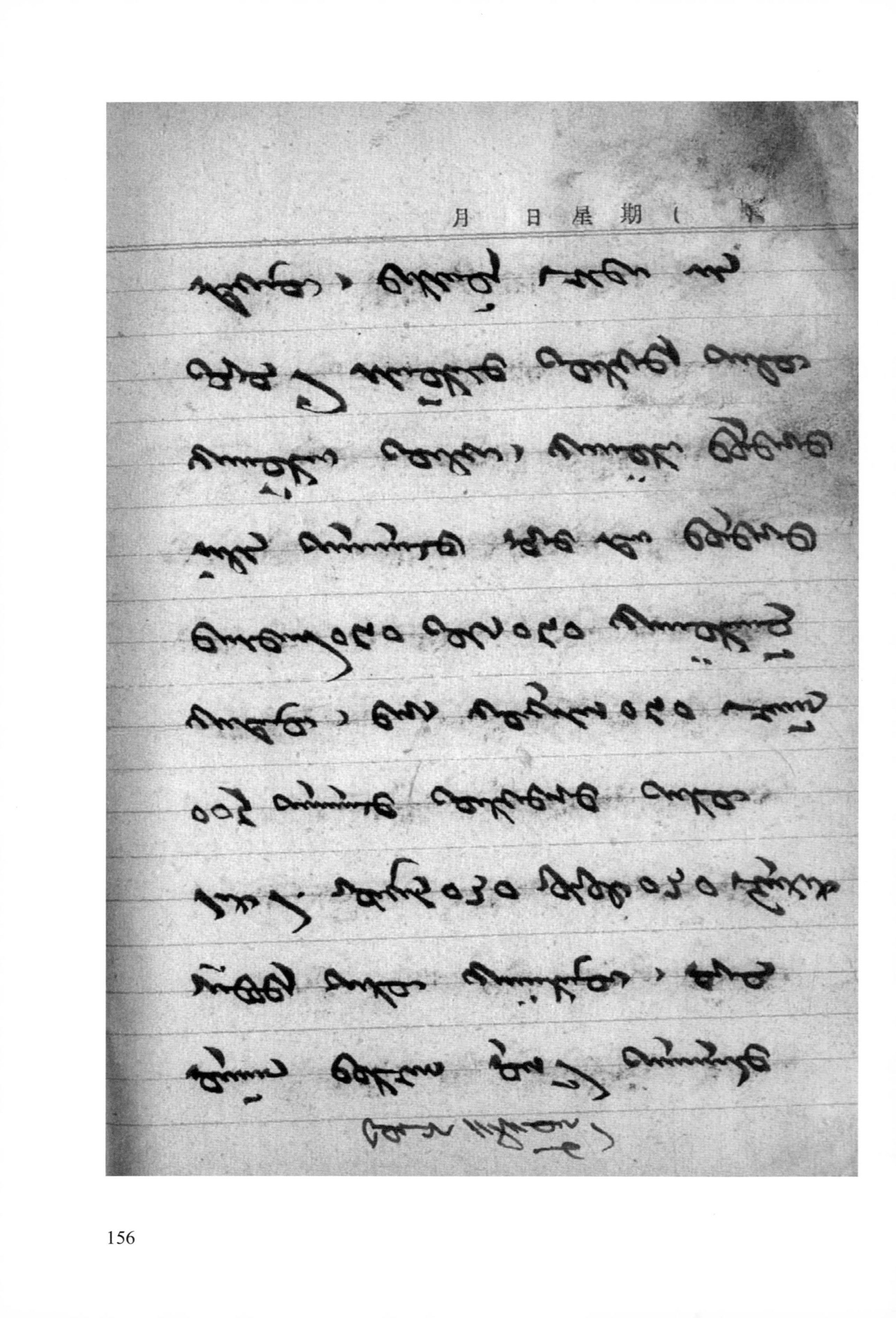

月　日星期

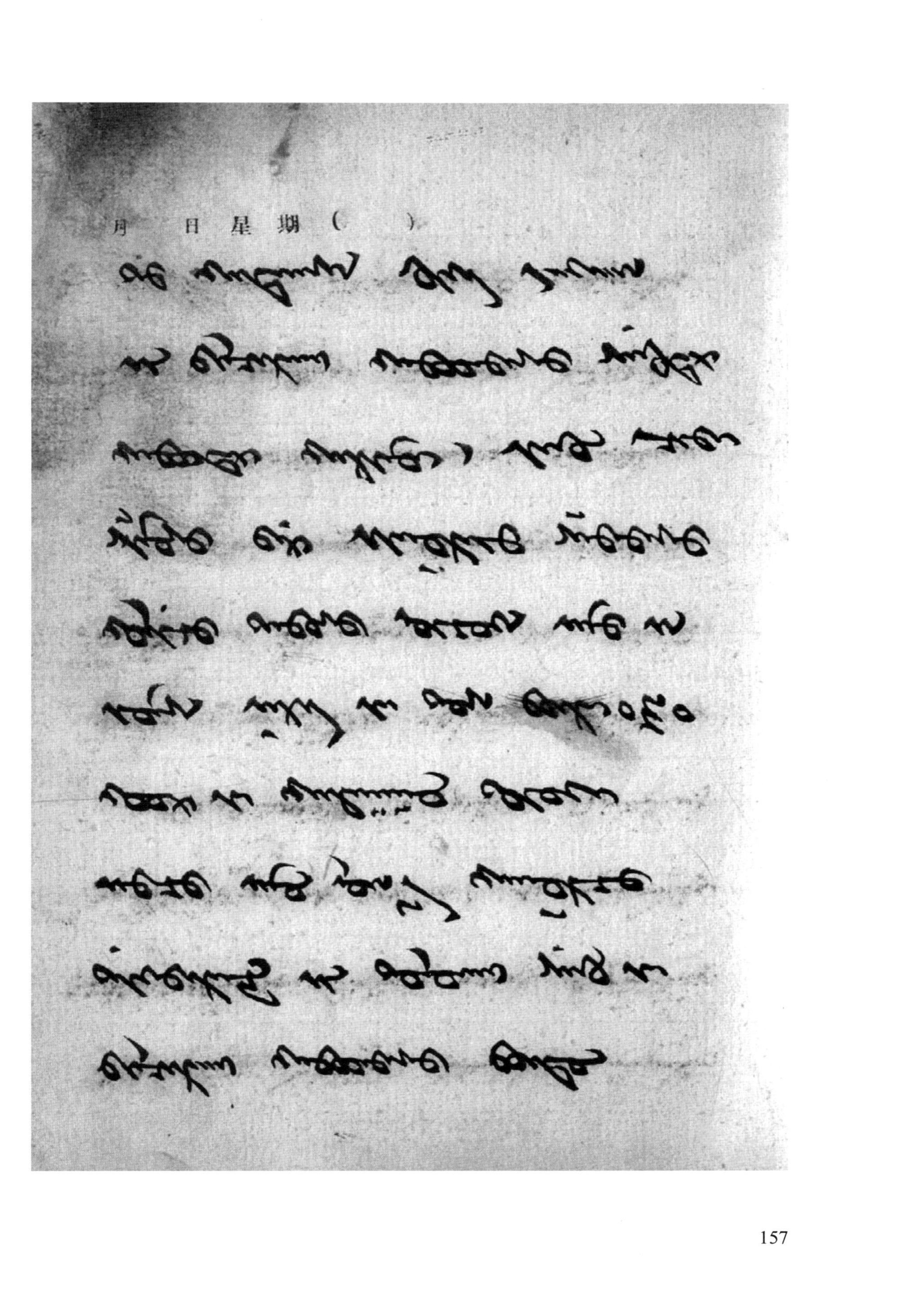

月　日星期（　）

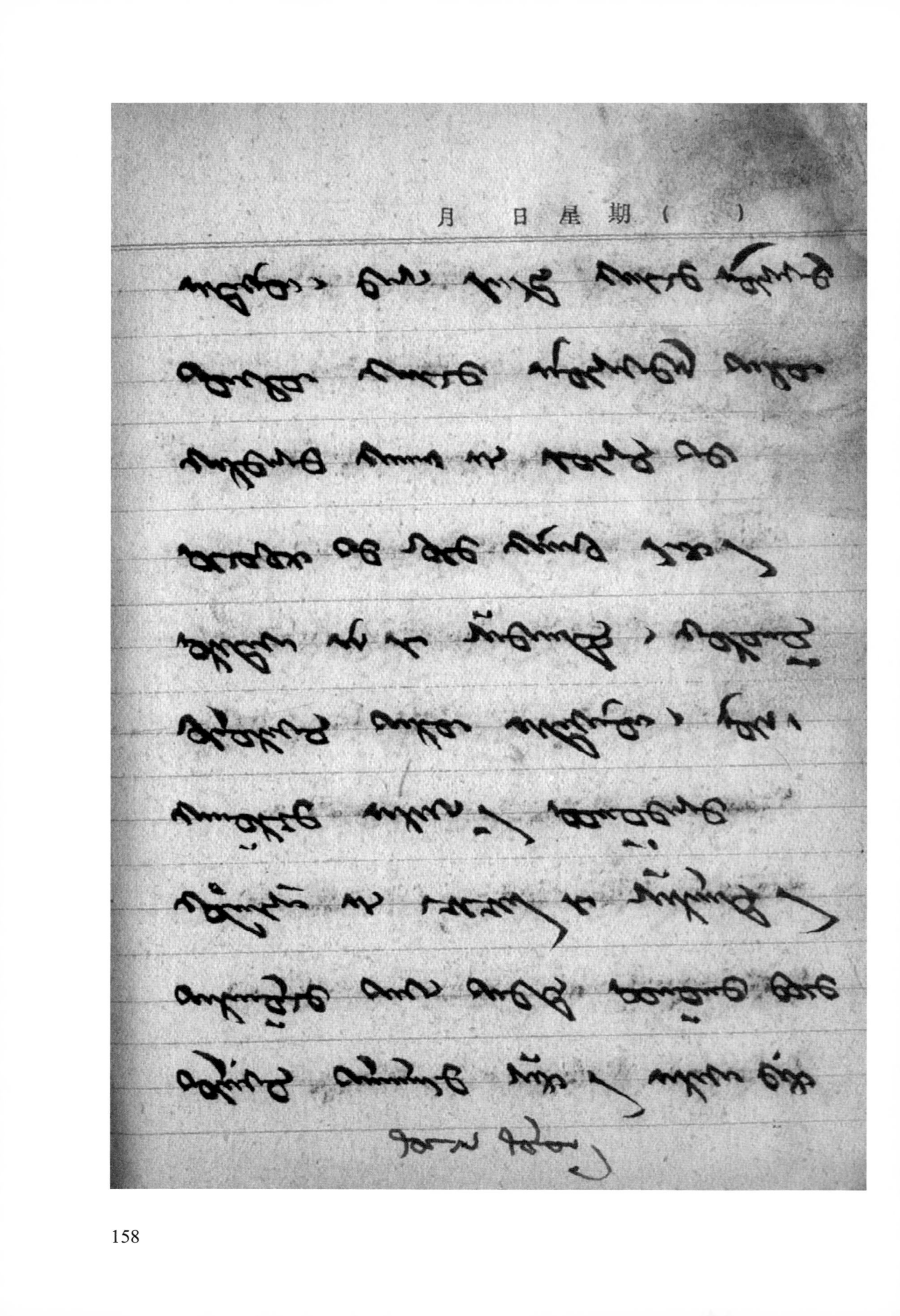

月　日星期（　）

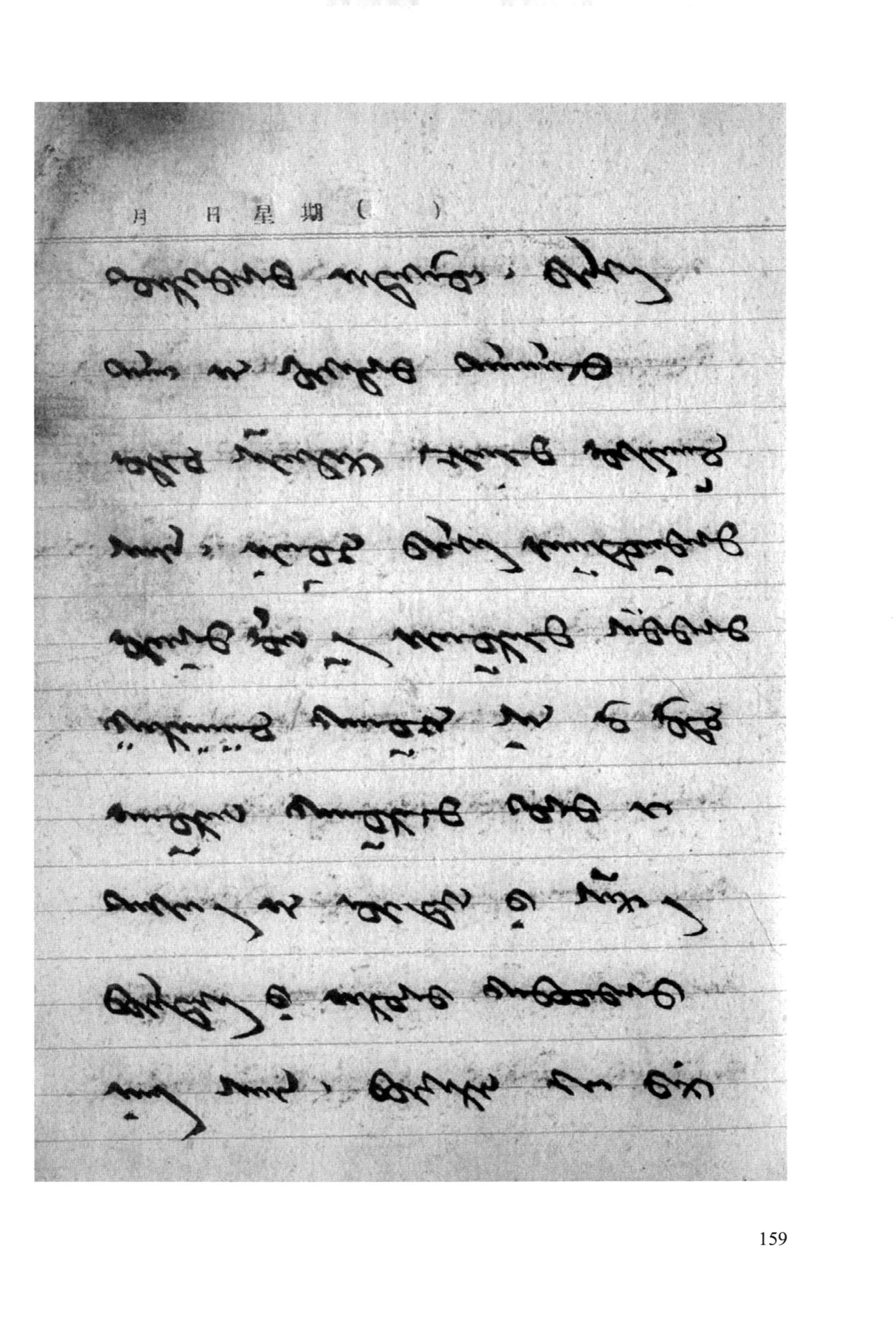

[illegible]

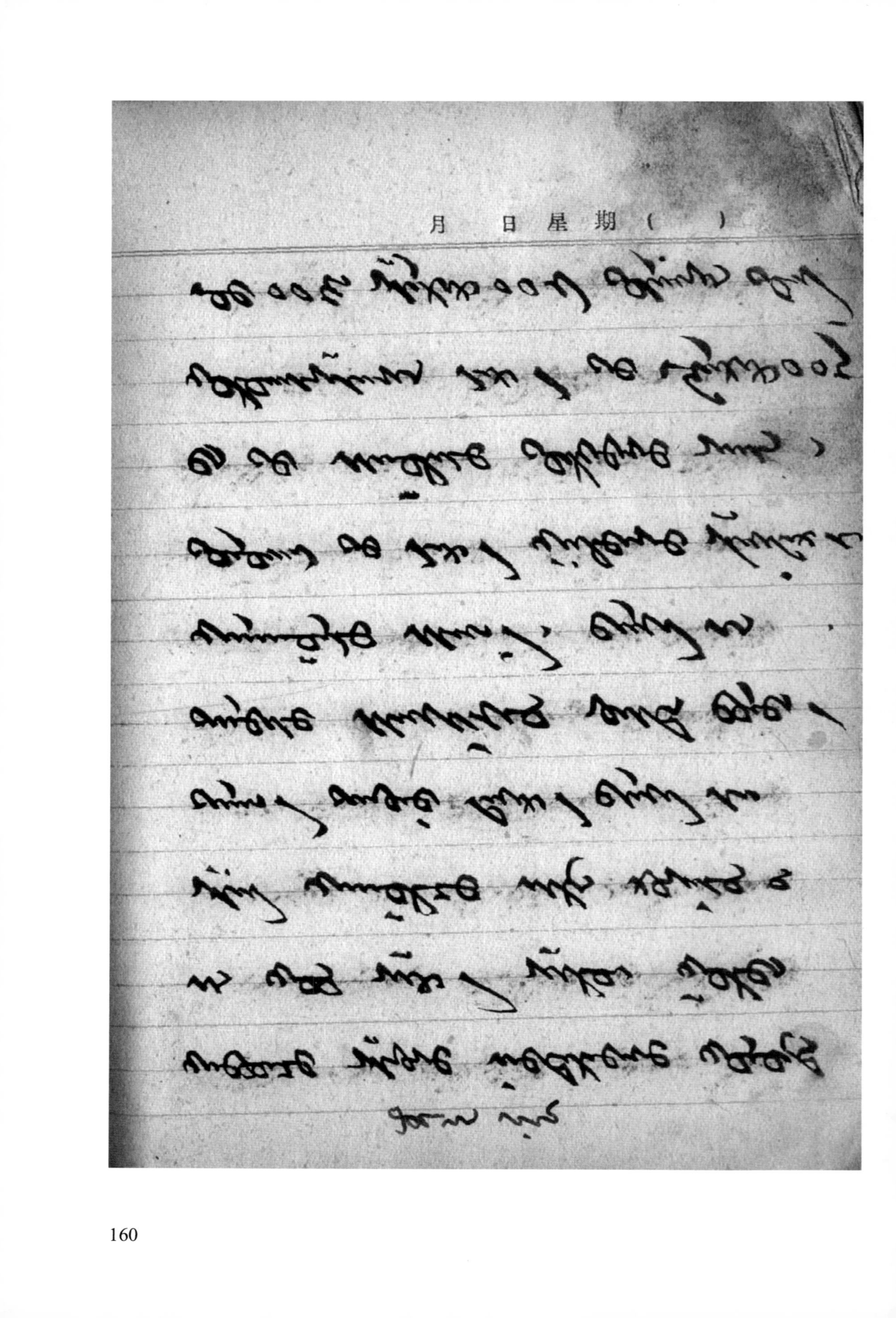

月　日星期（　）

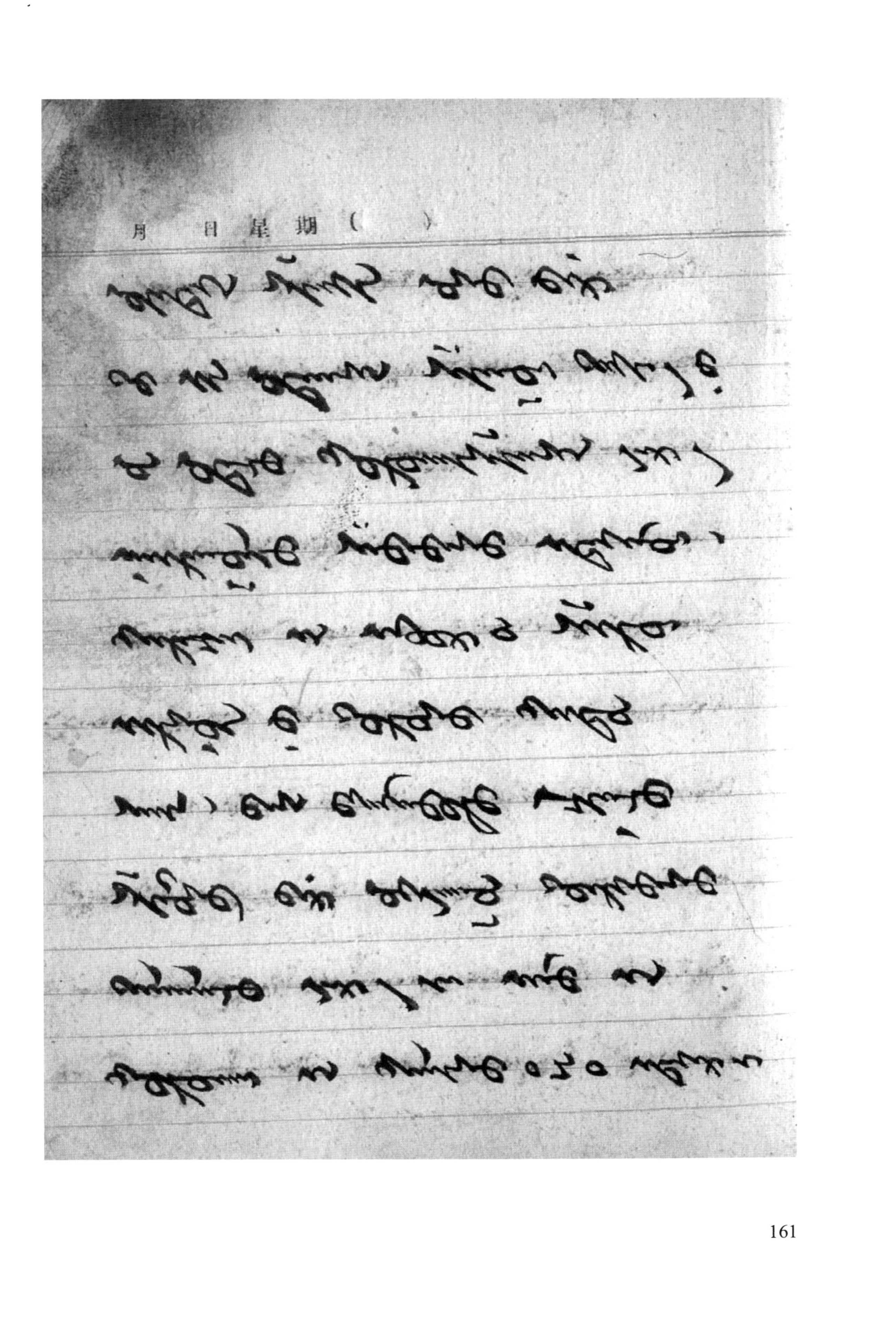

[illegible]

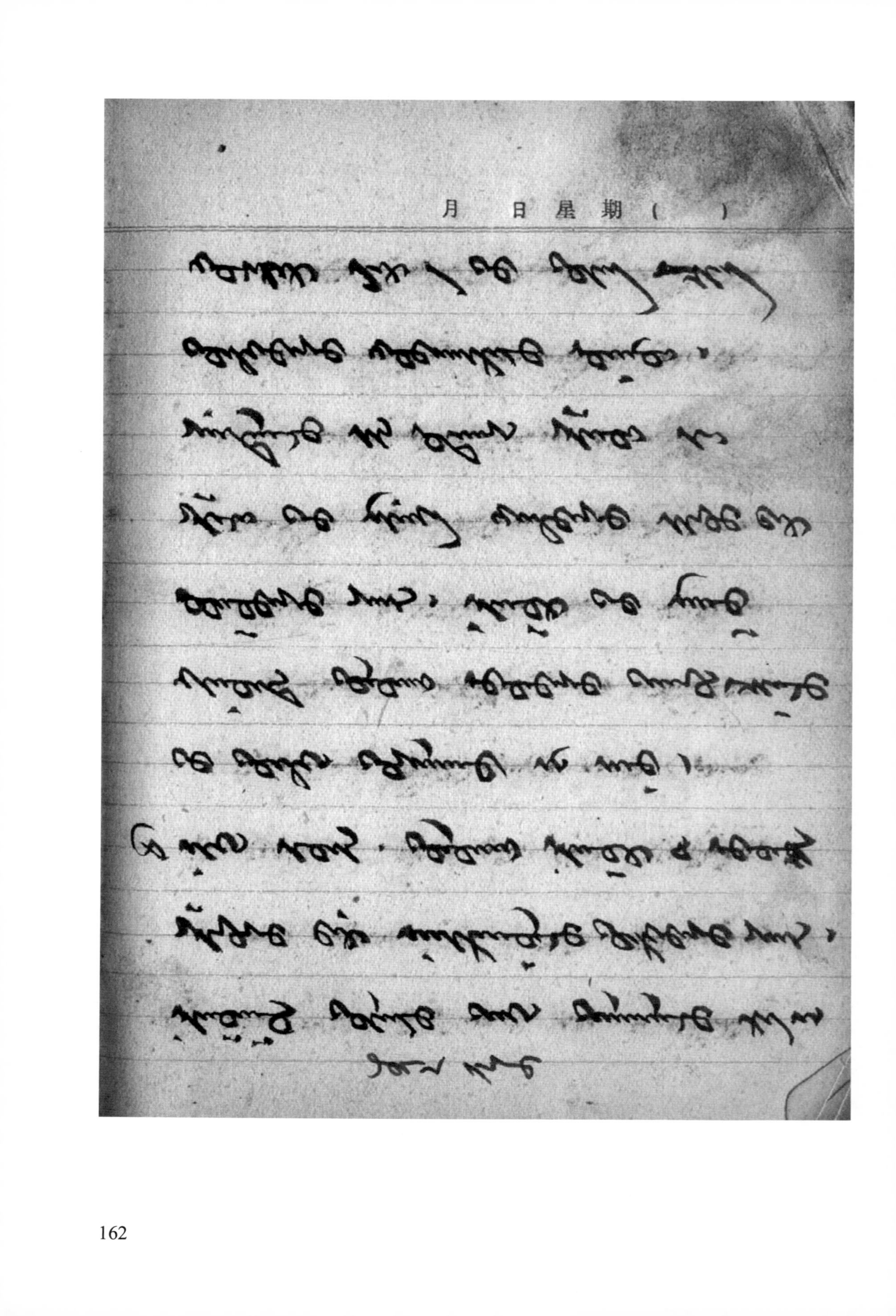

月　日星期（　）

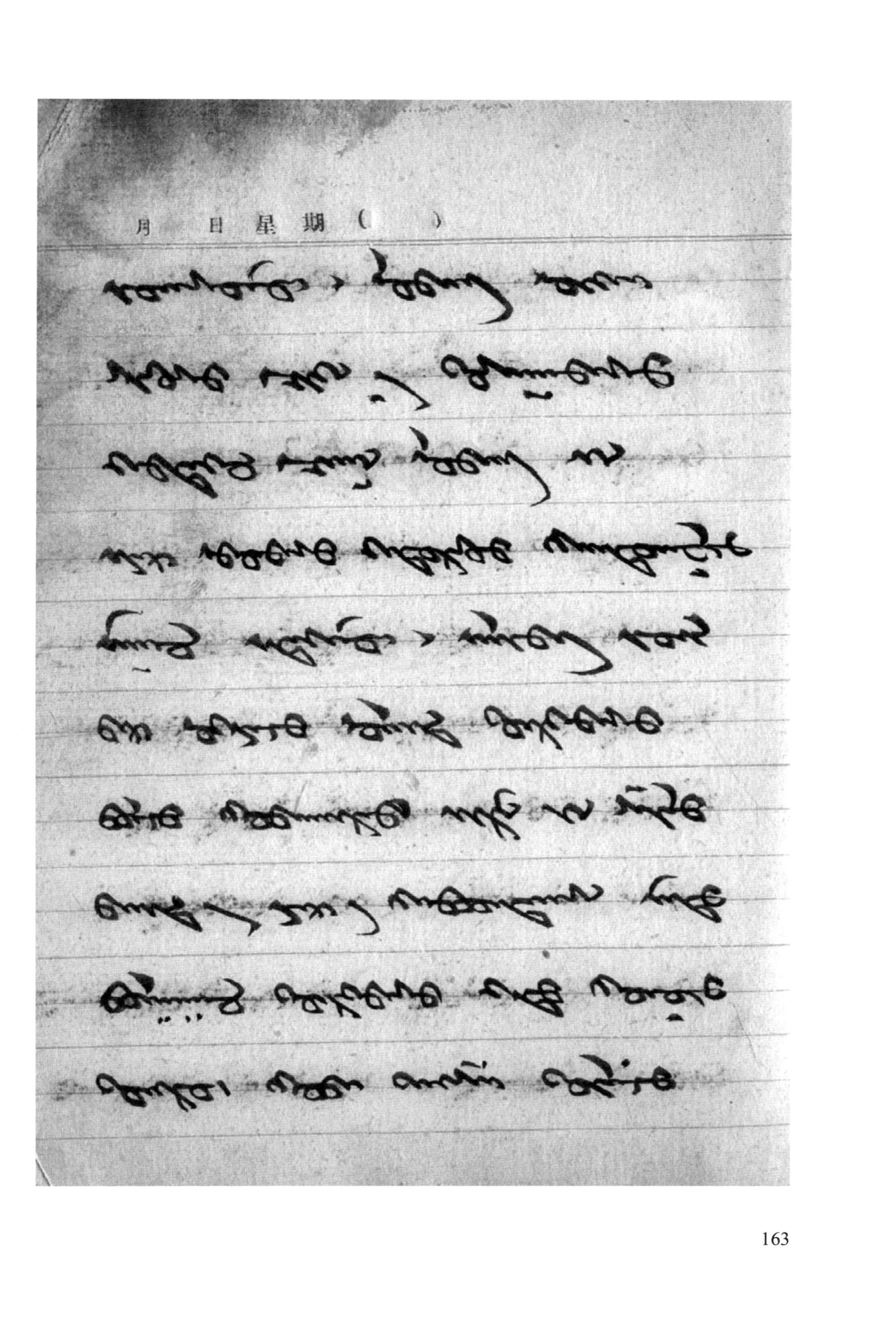

月　日　星期（　）

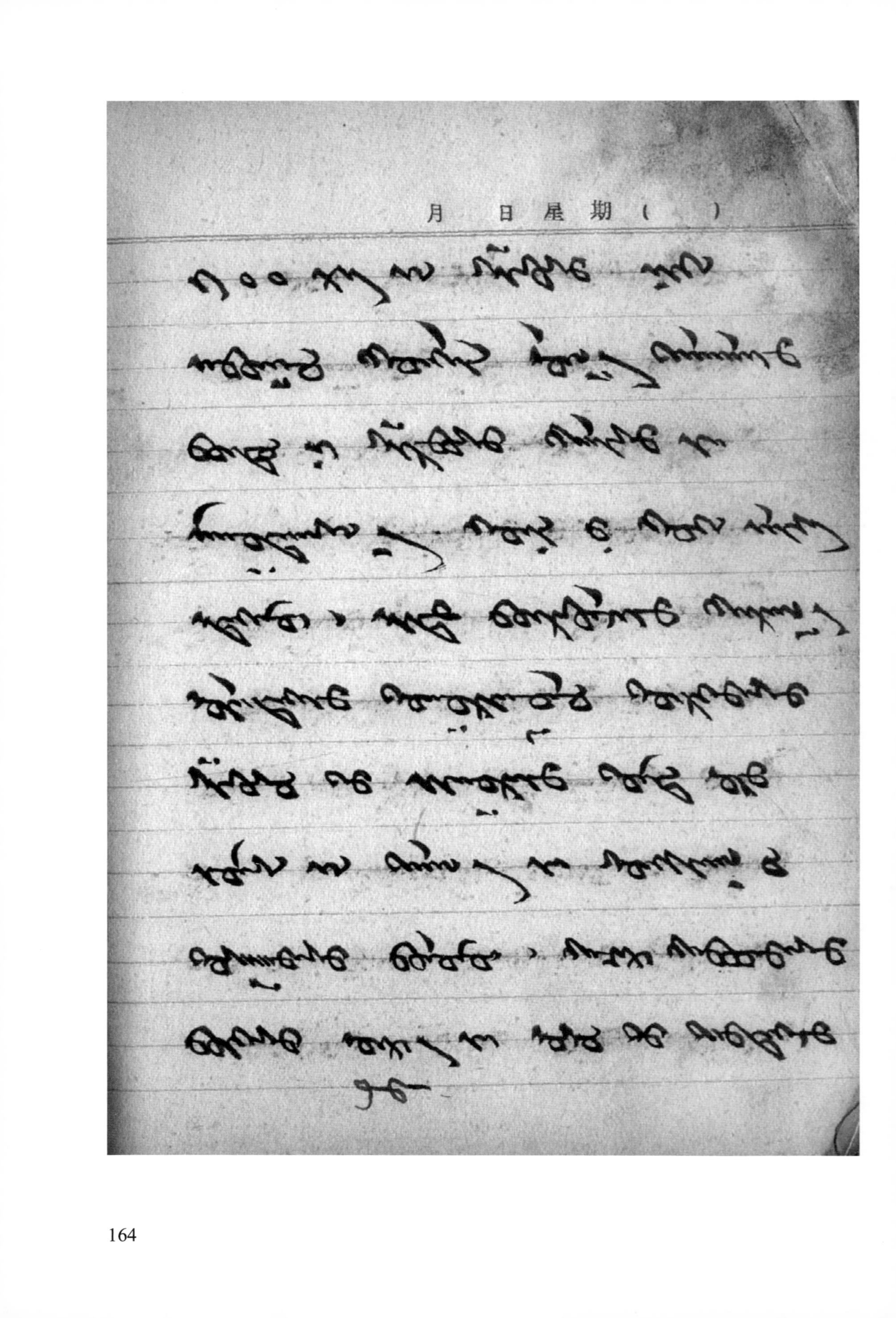

月　日星期（　）

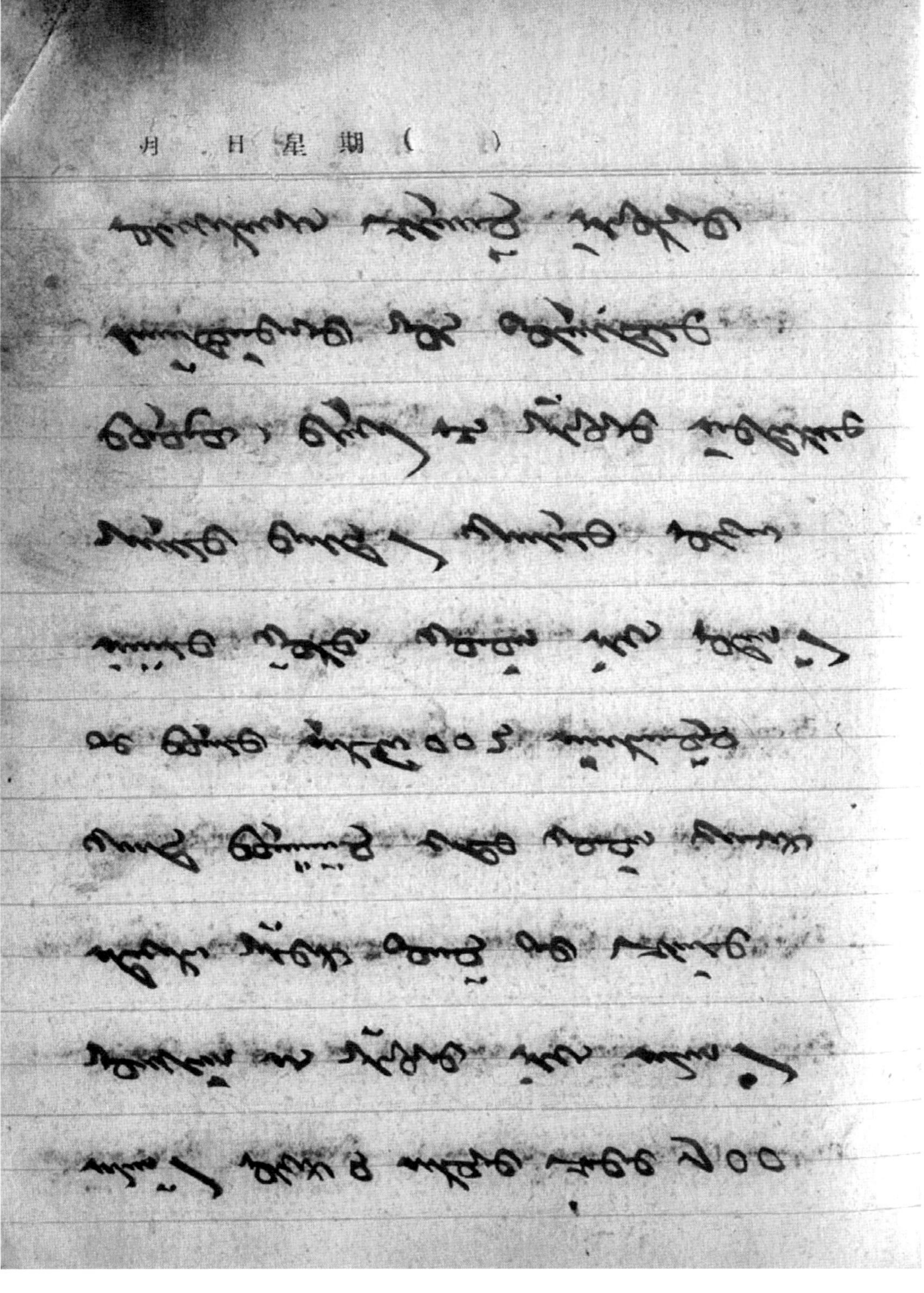
月 日 星期（ ）

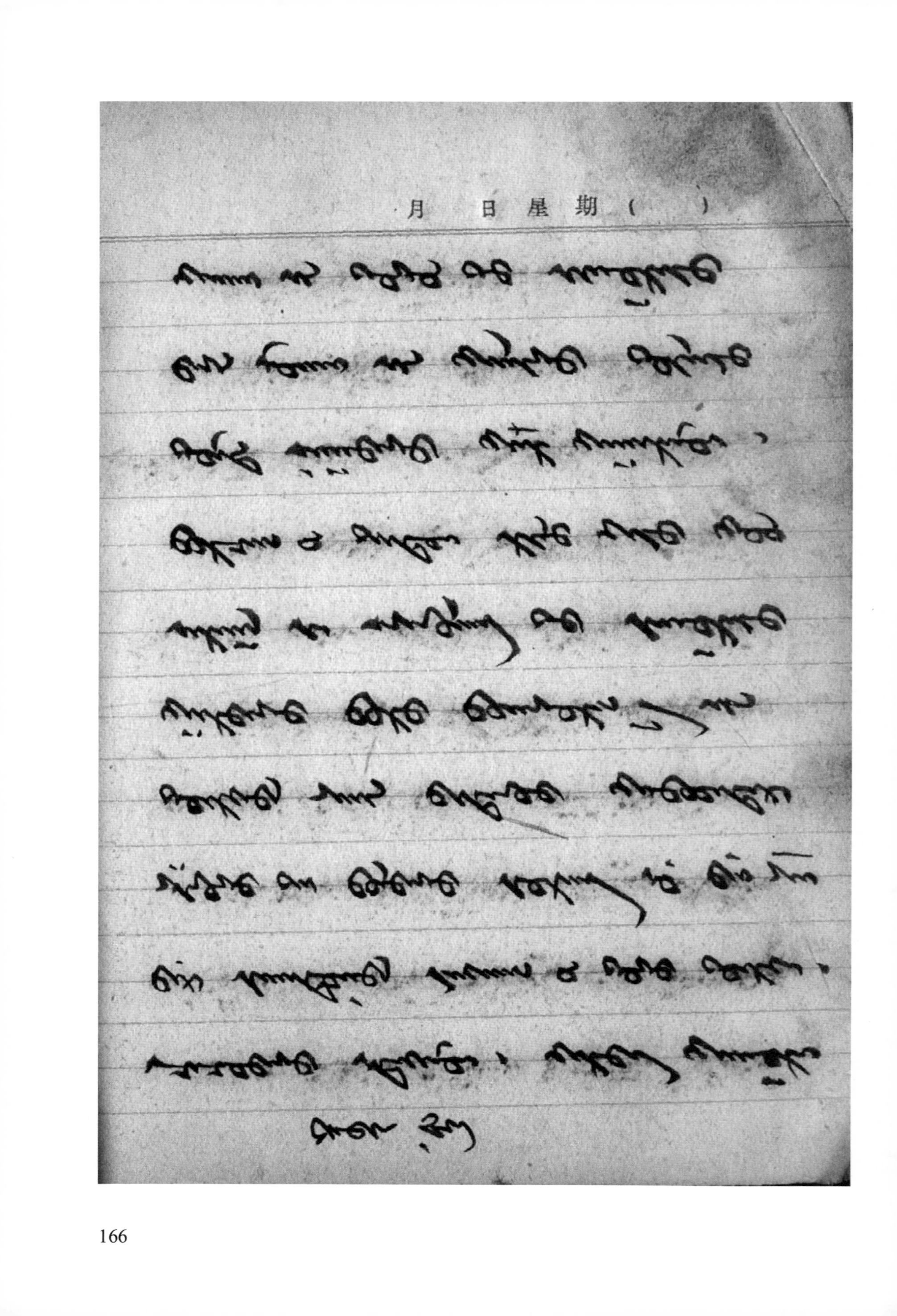

月　日星期（　）

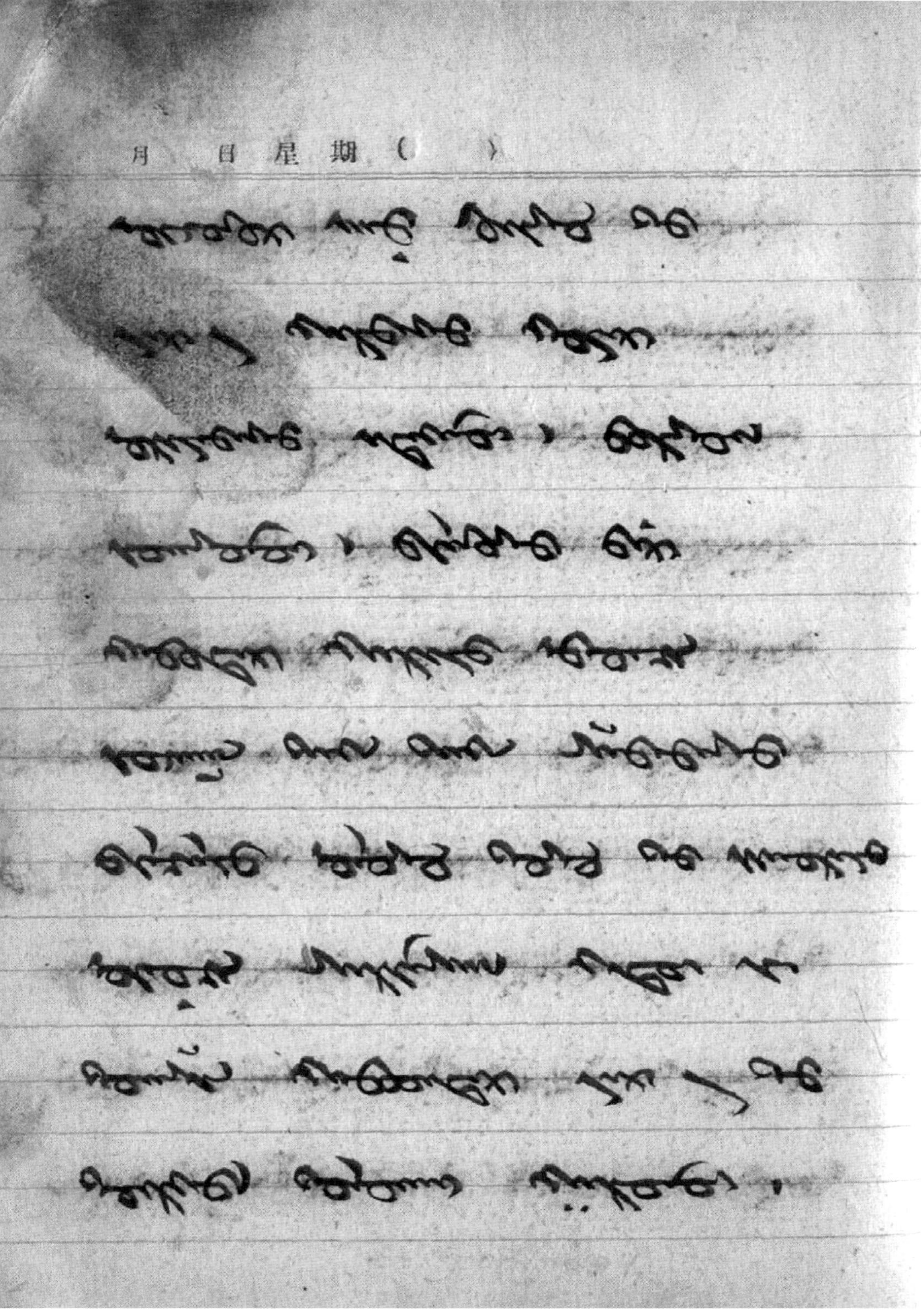
月 日 星期（ ）

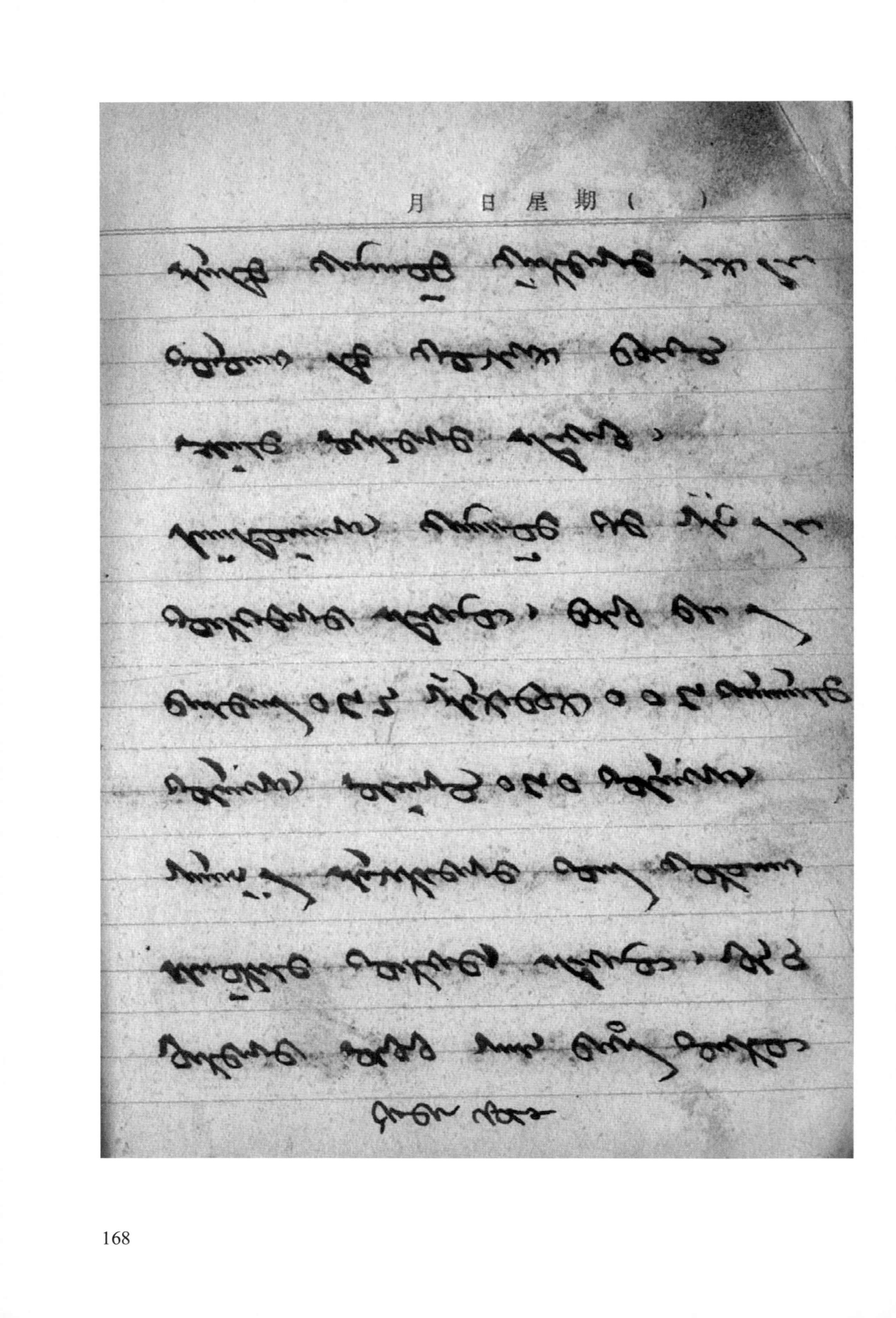

月　日星期(　)

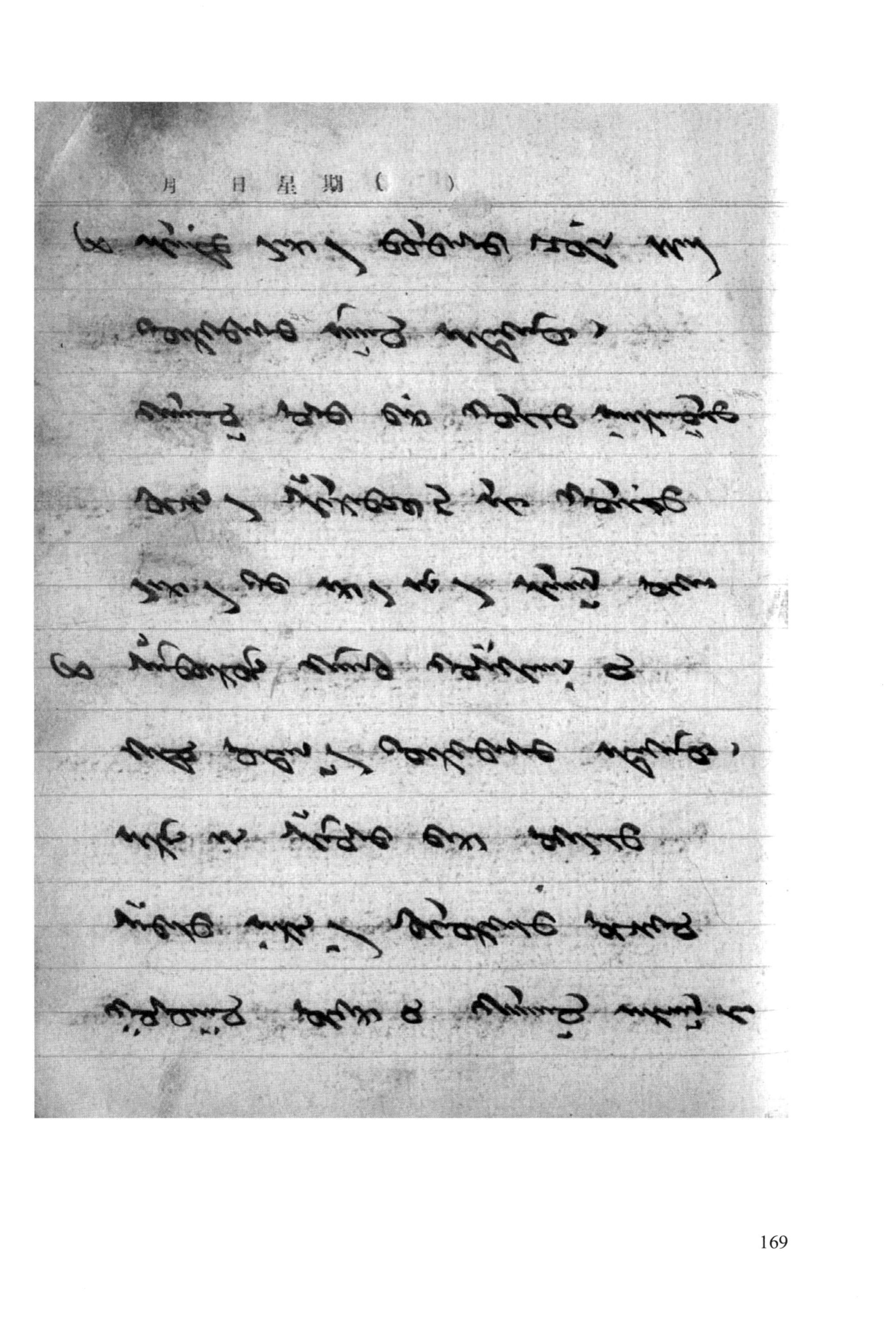

月　日星期（　）

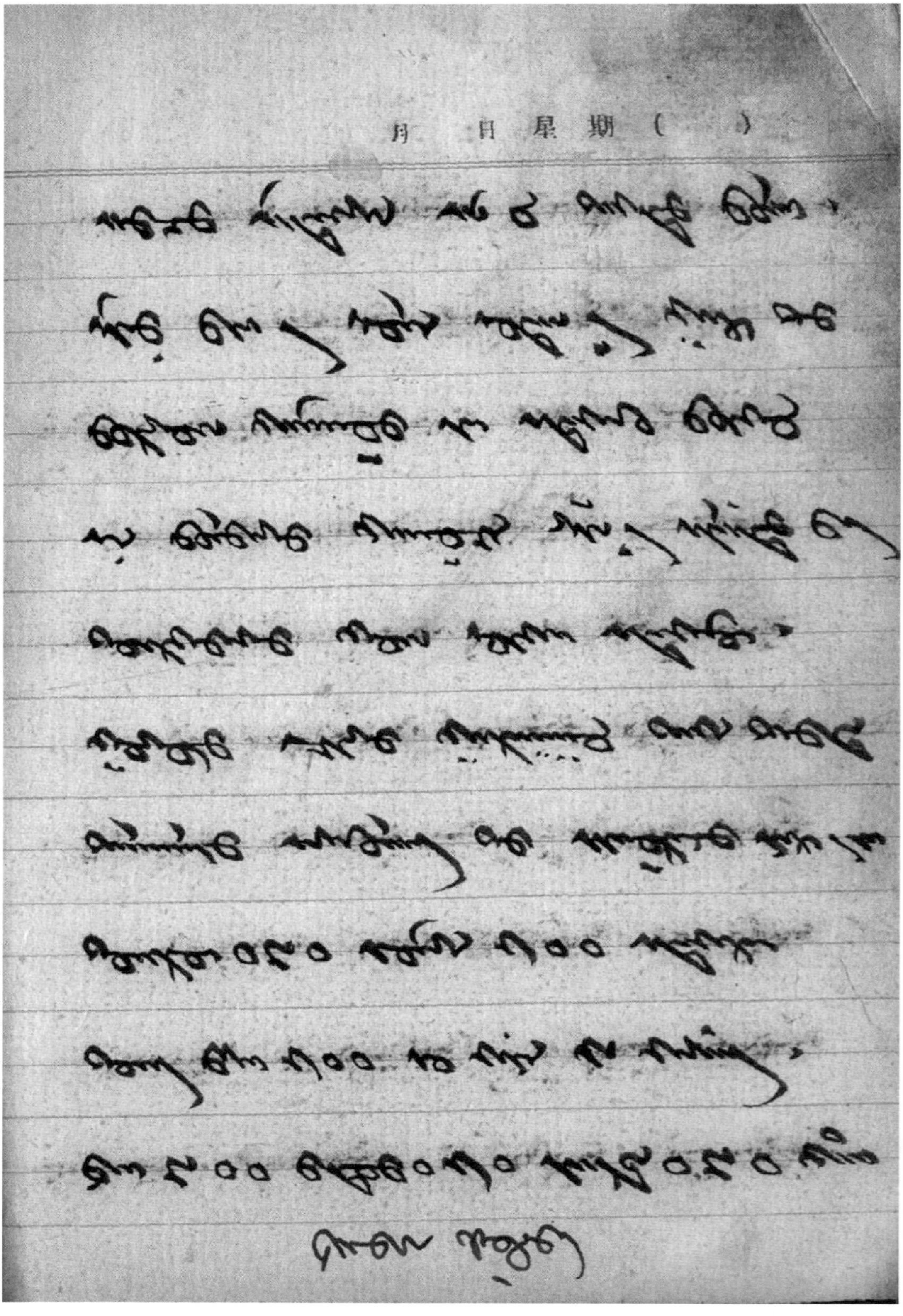
月　日星期（　）

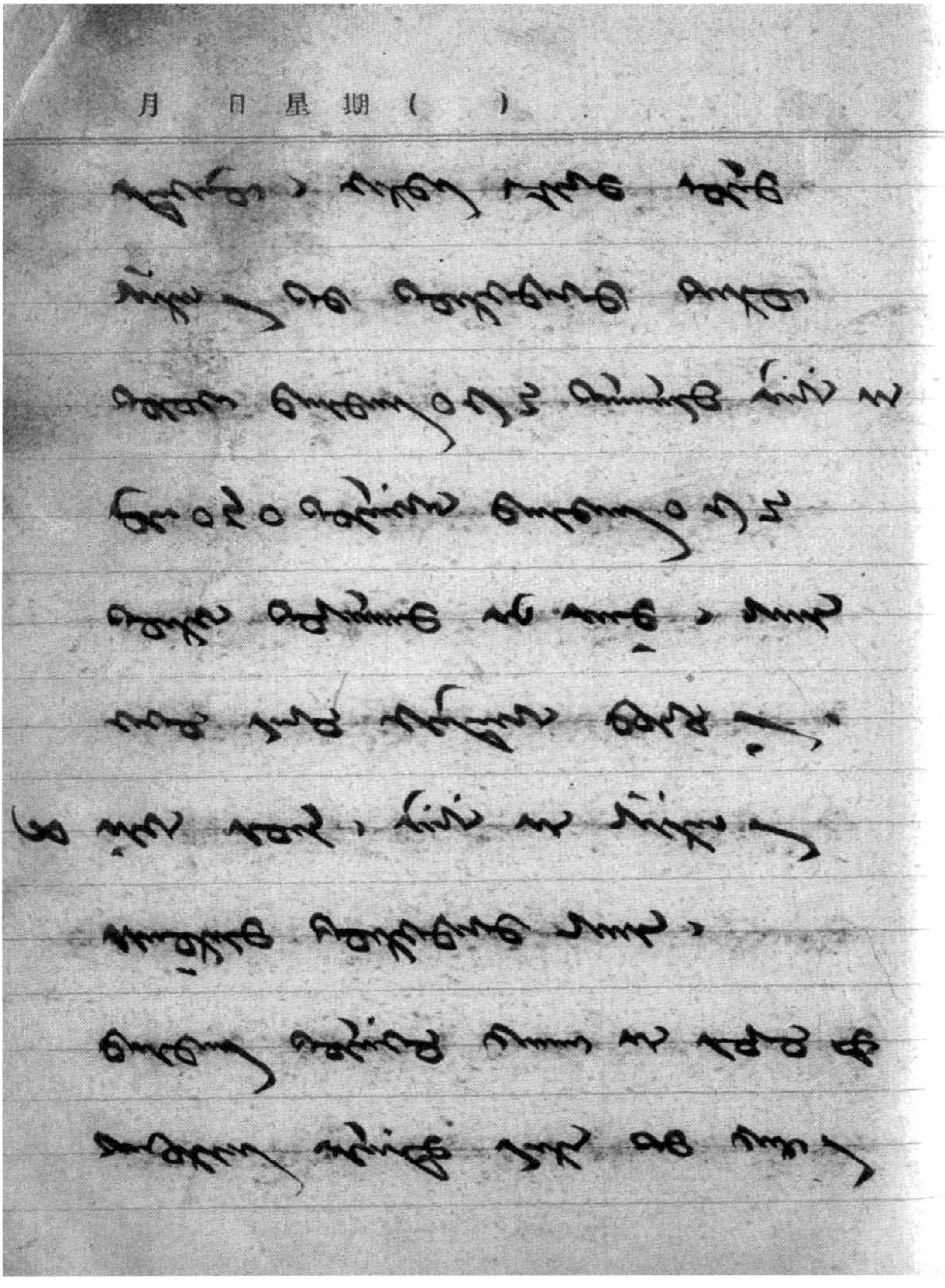
月 日星期（ ）

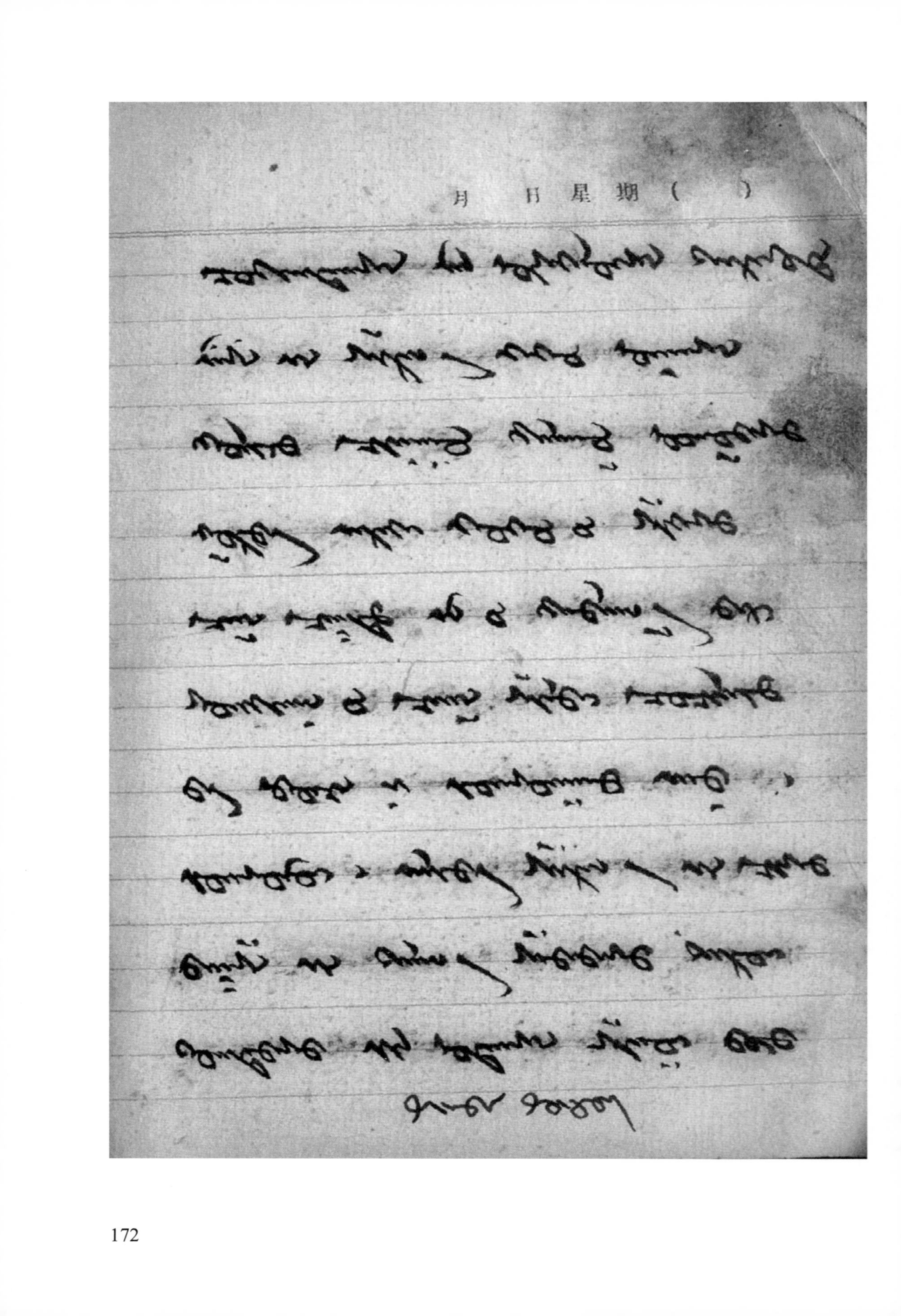

月　　日星期（　　）

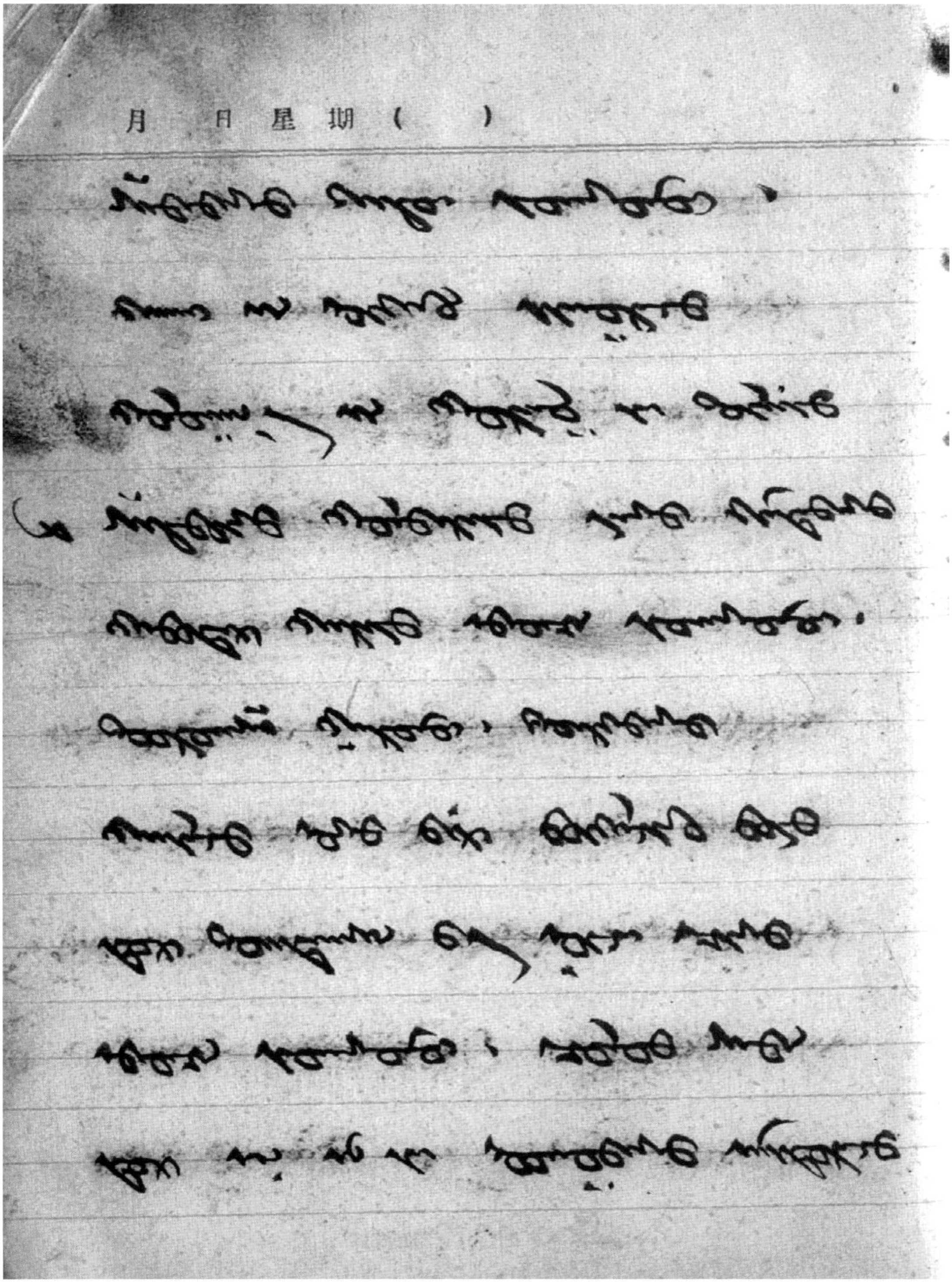
月 日星期（ ）

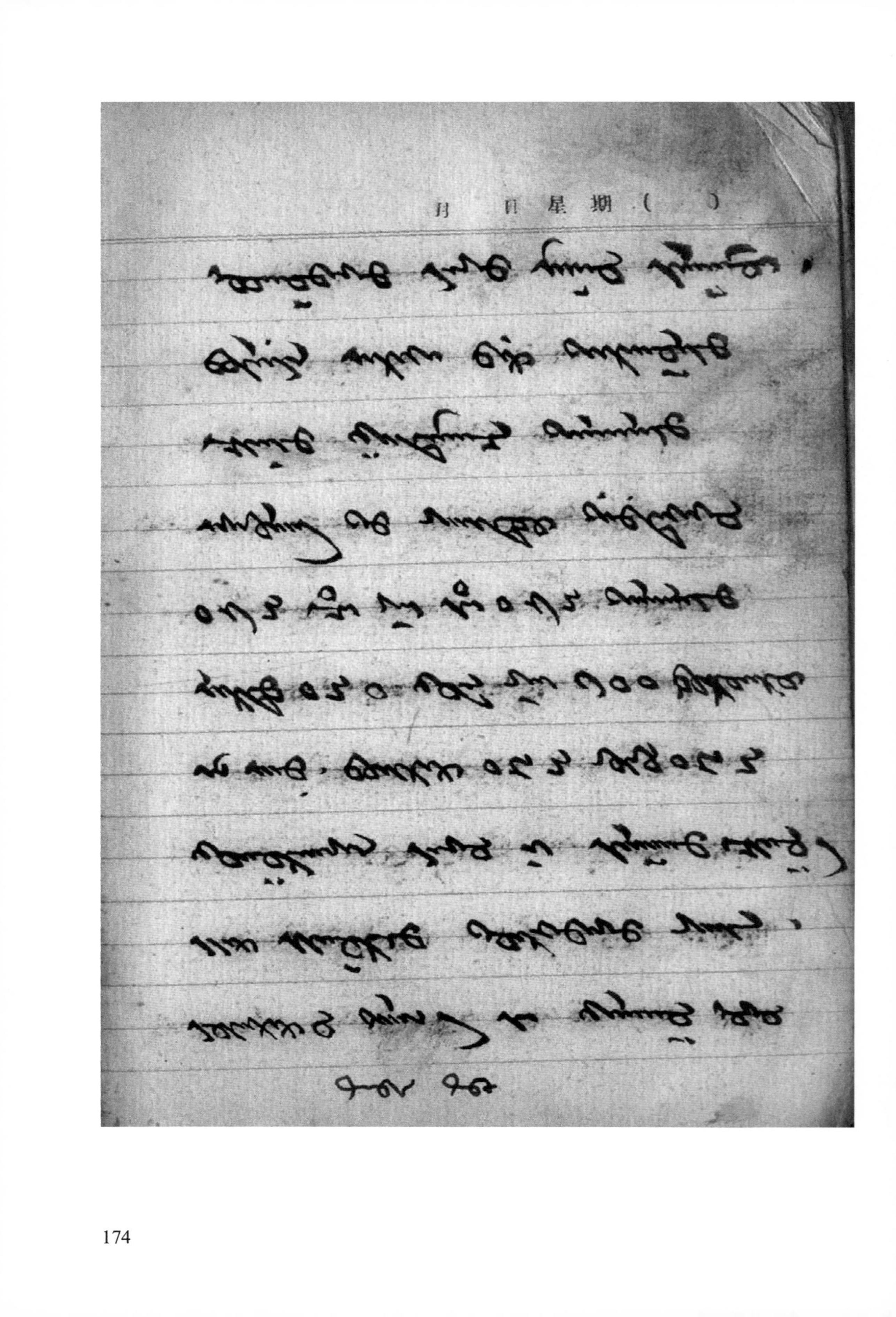

月 日 星期( )

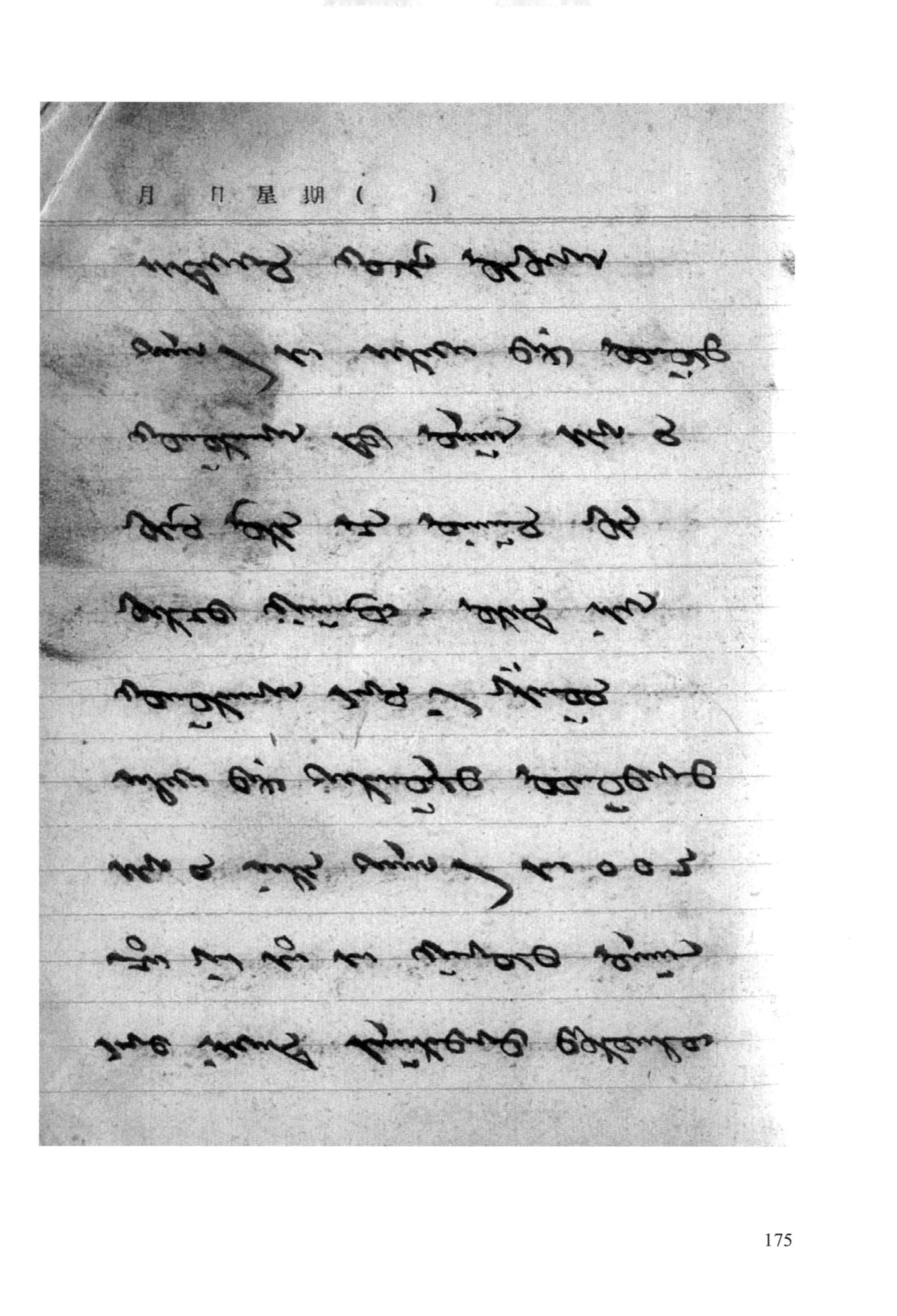

月　日　星期（　）

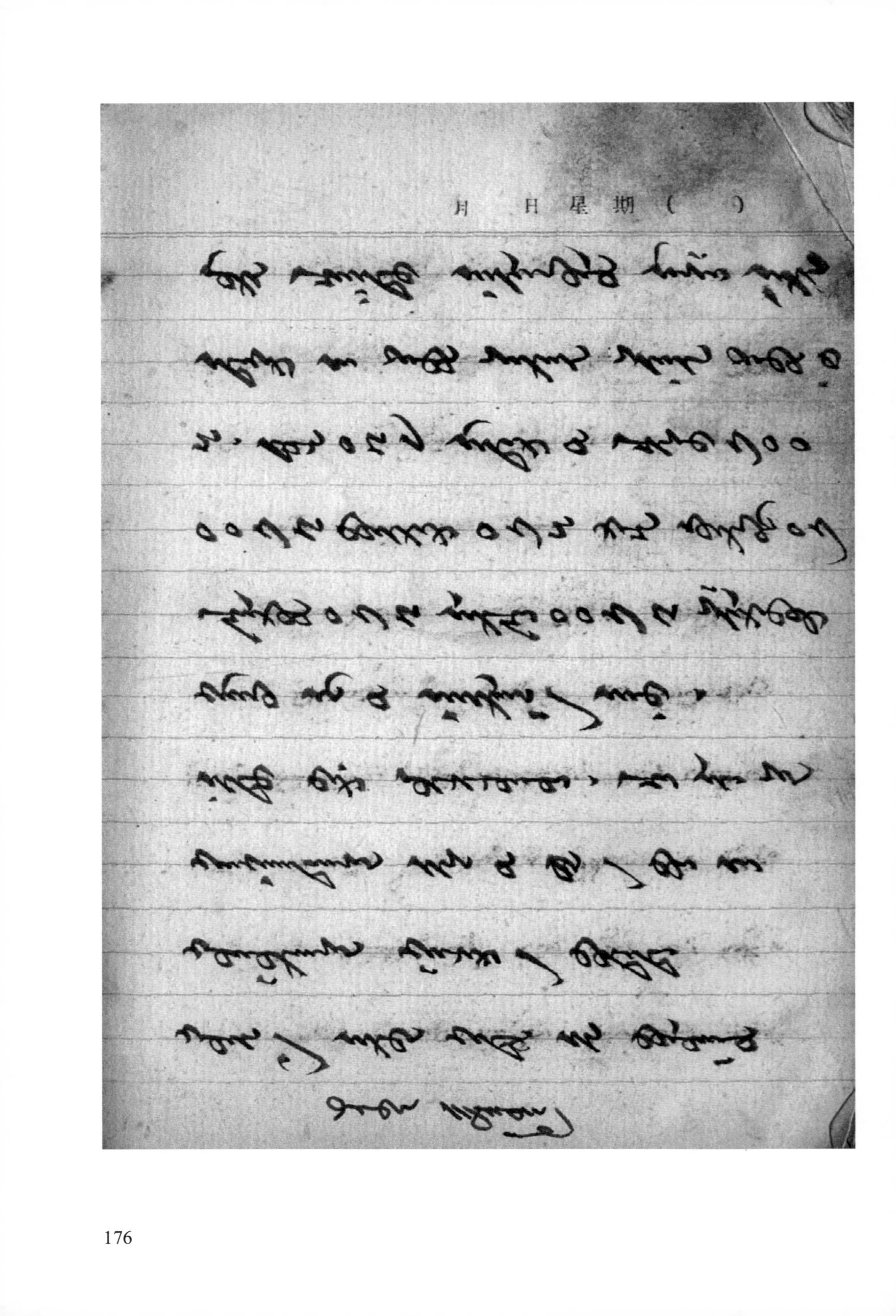

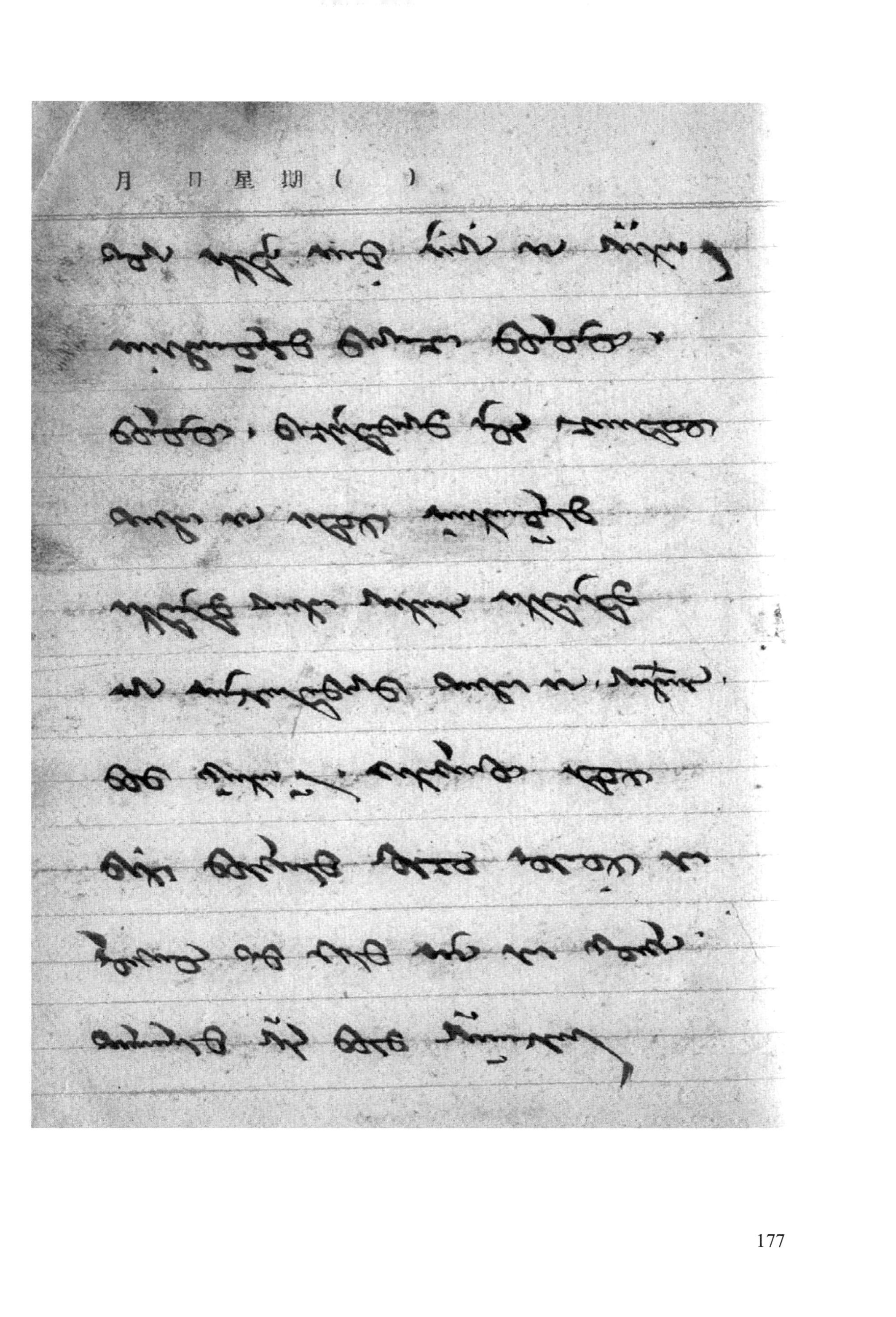

月 日 星期（ ）

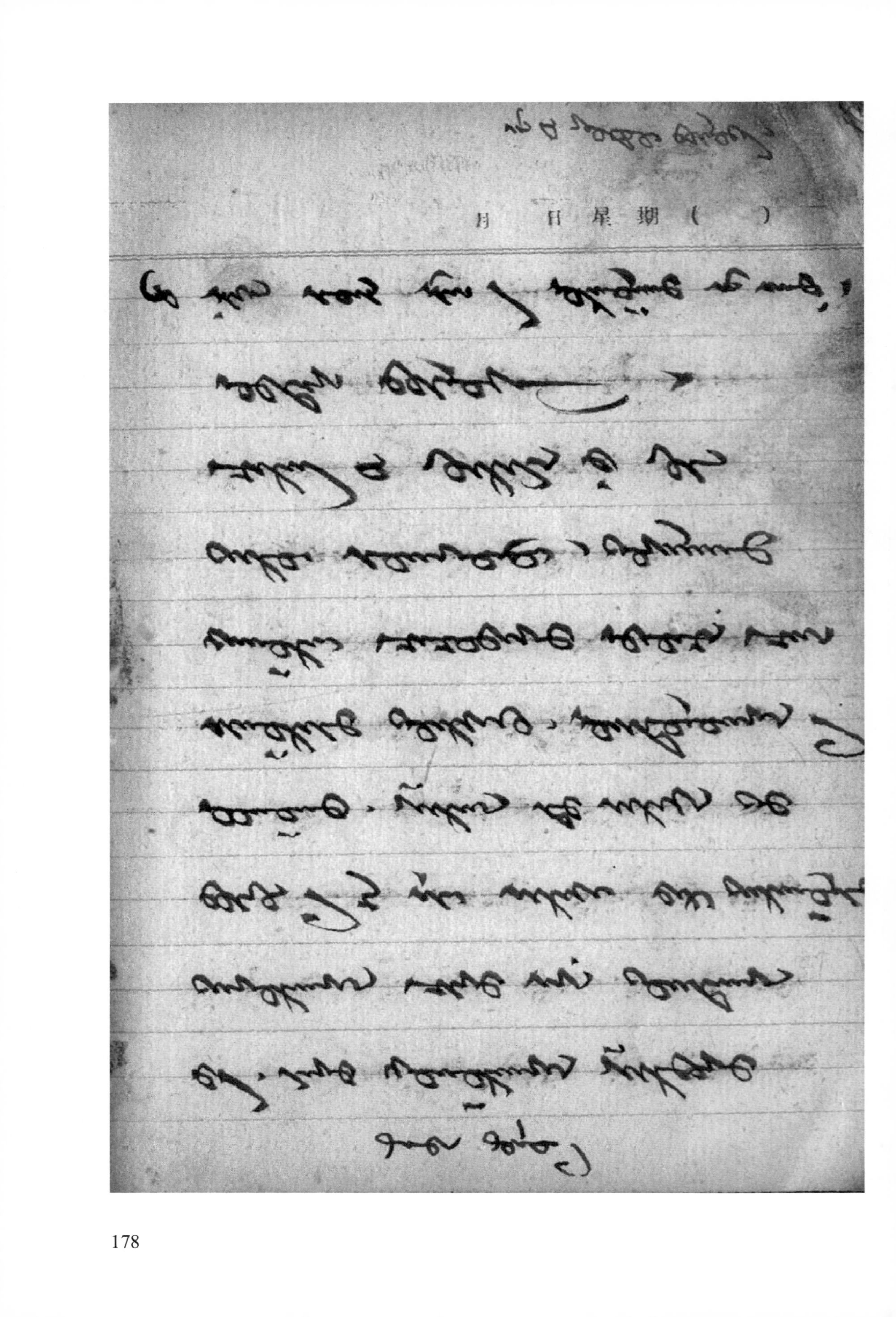

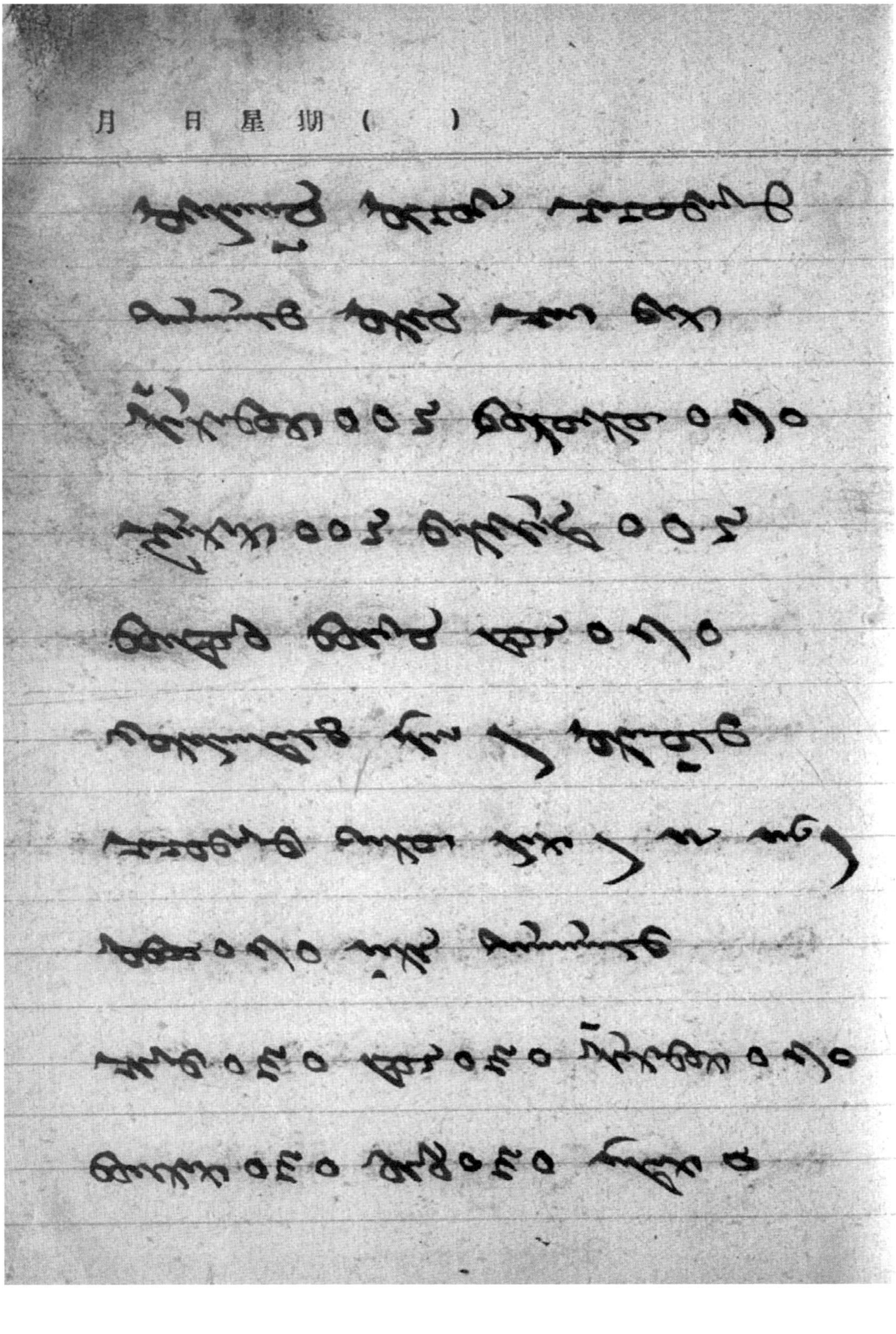
月 日星期( )

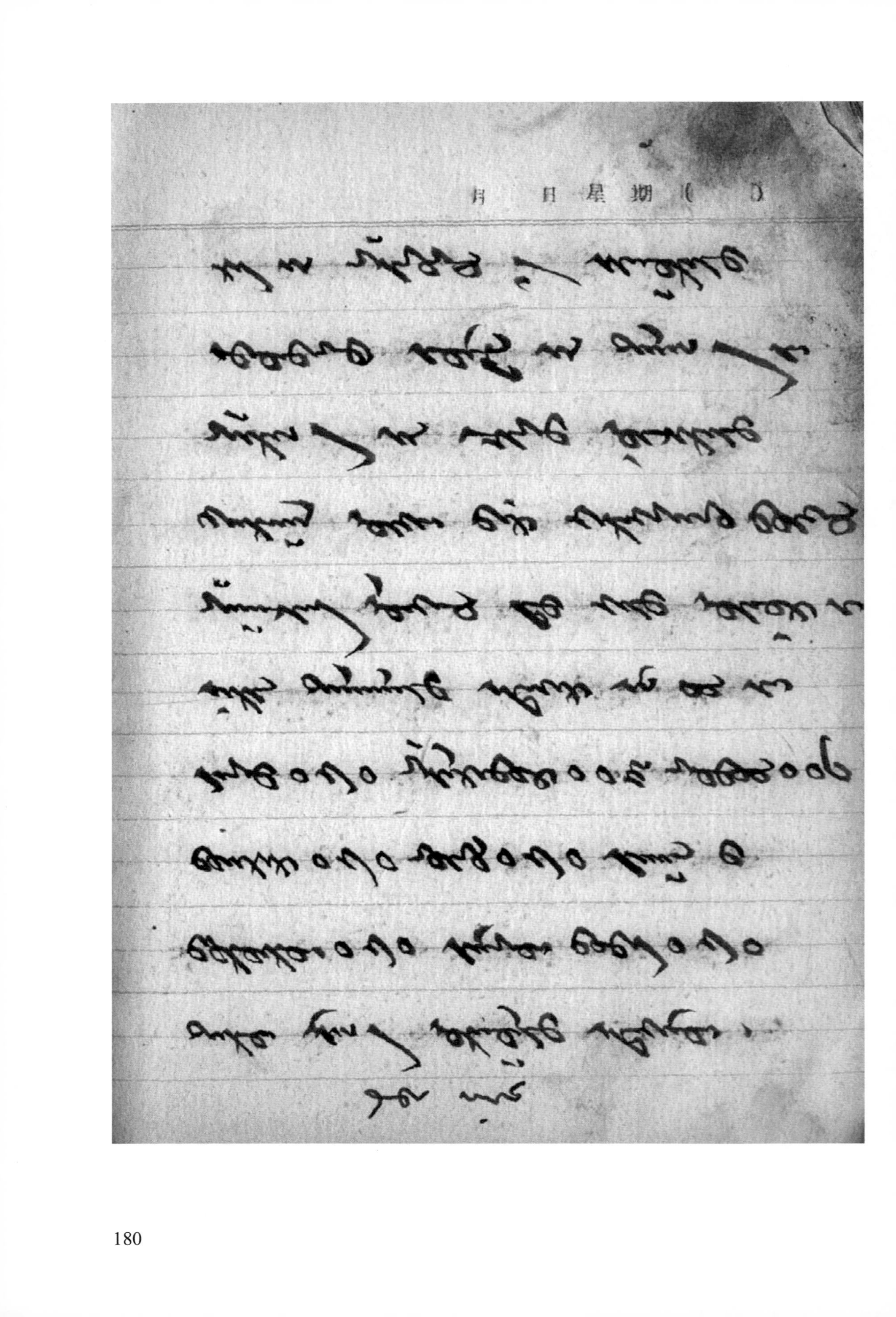

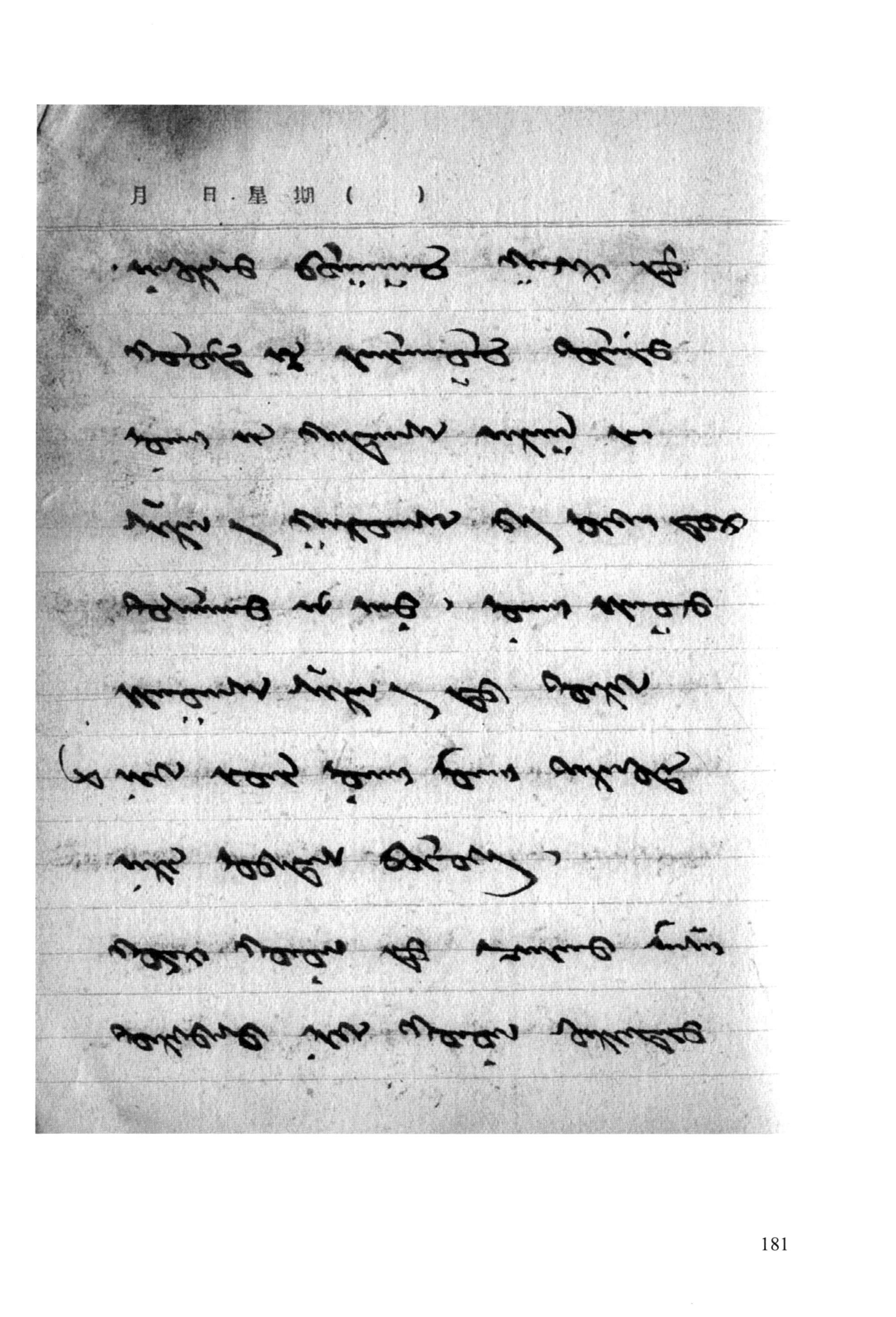

月　日·星期（　）

[illegible]

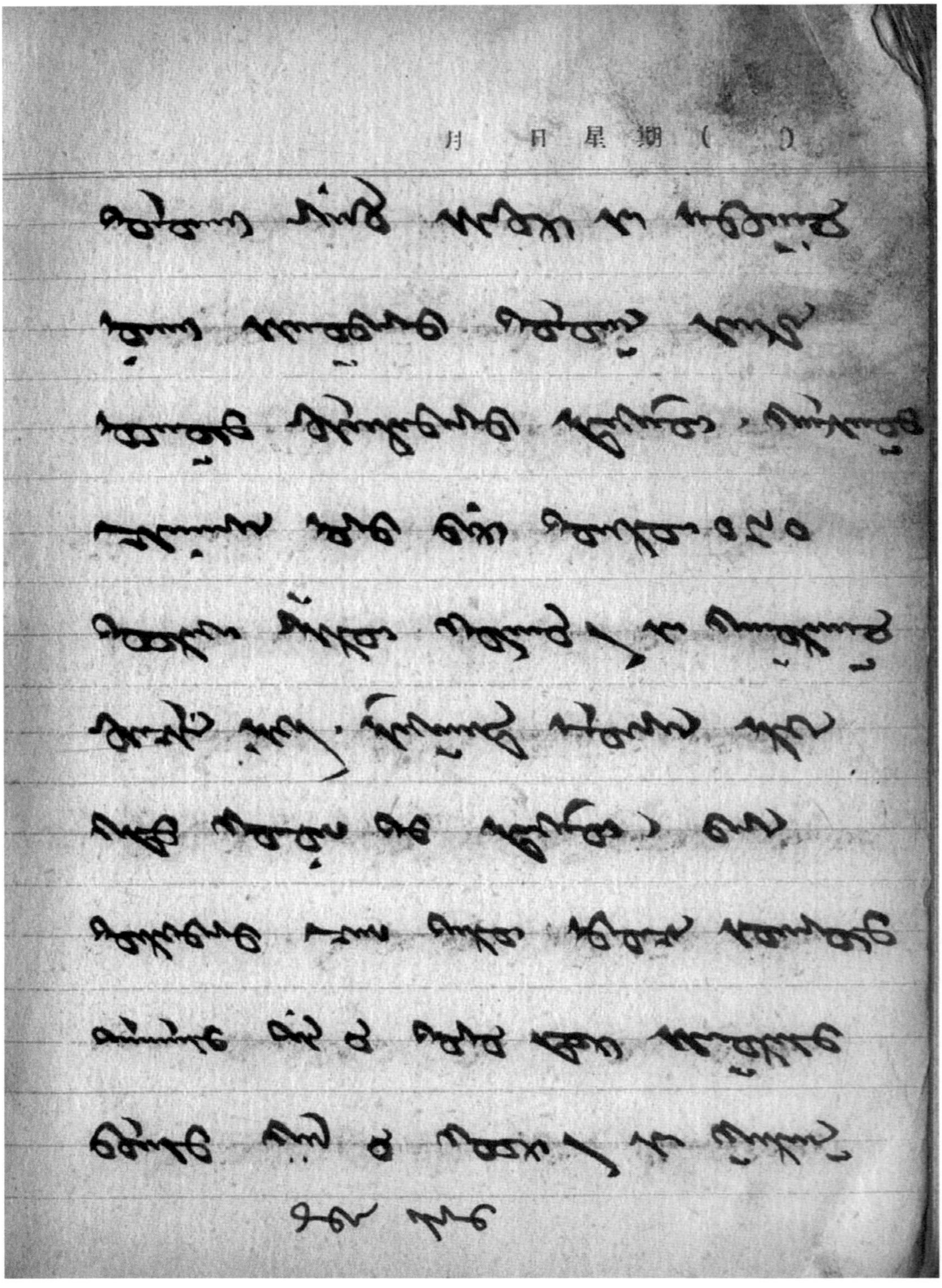

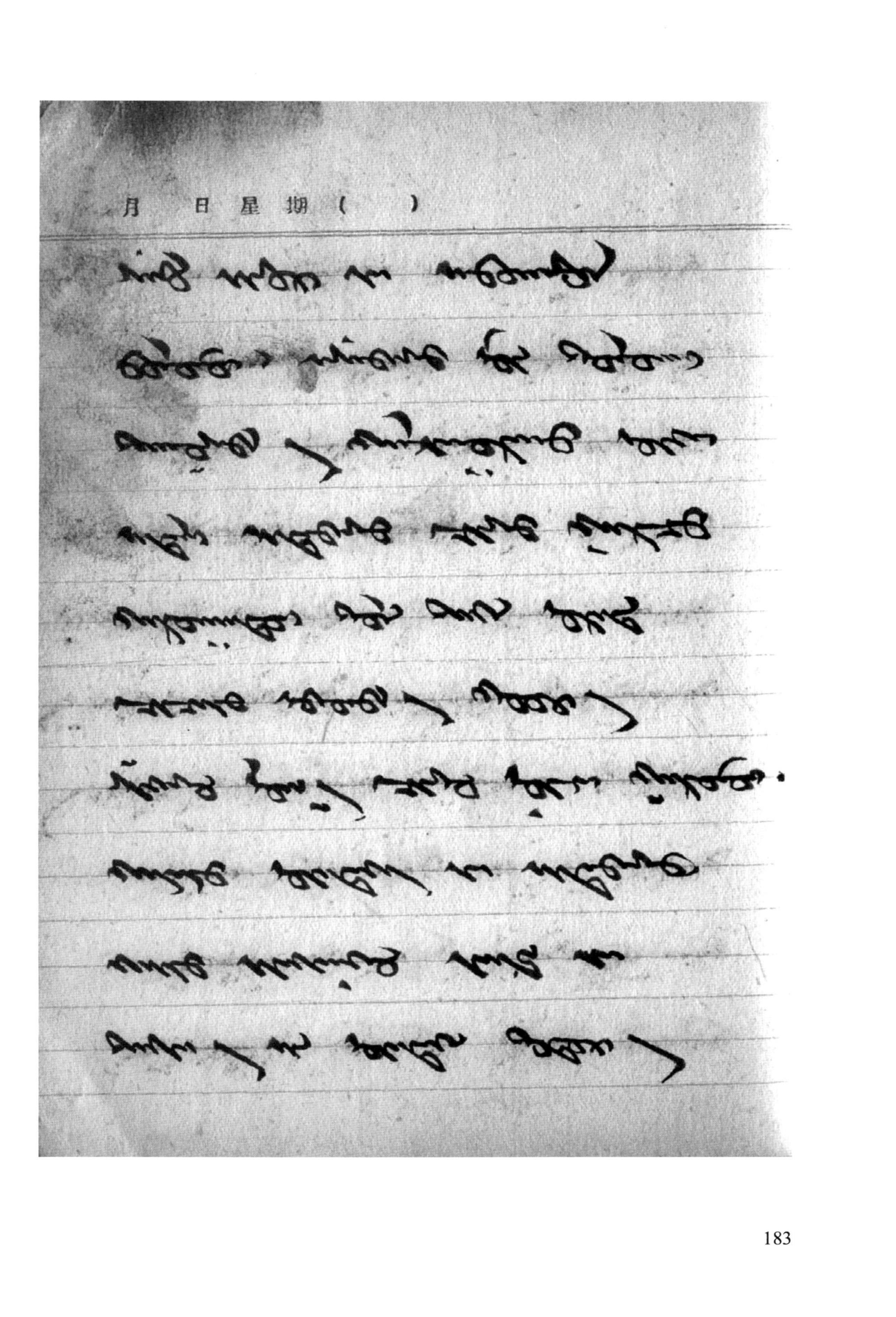

月　　日星期（　　）

[illegible]

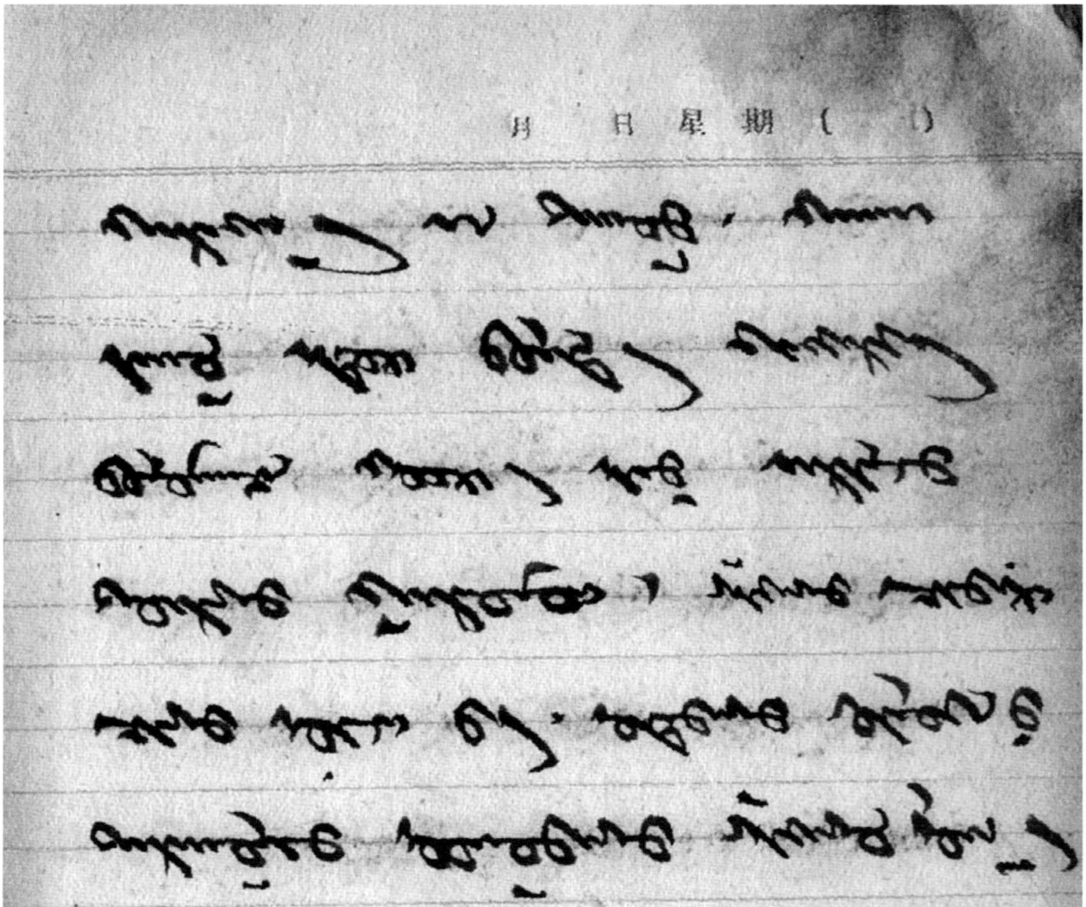
月 日 星期（ ）

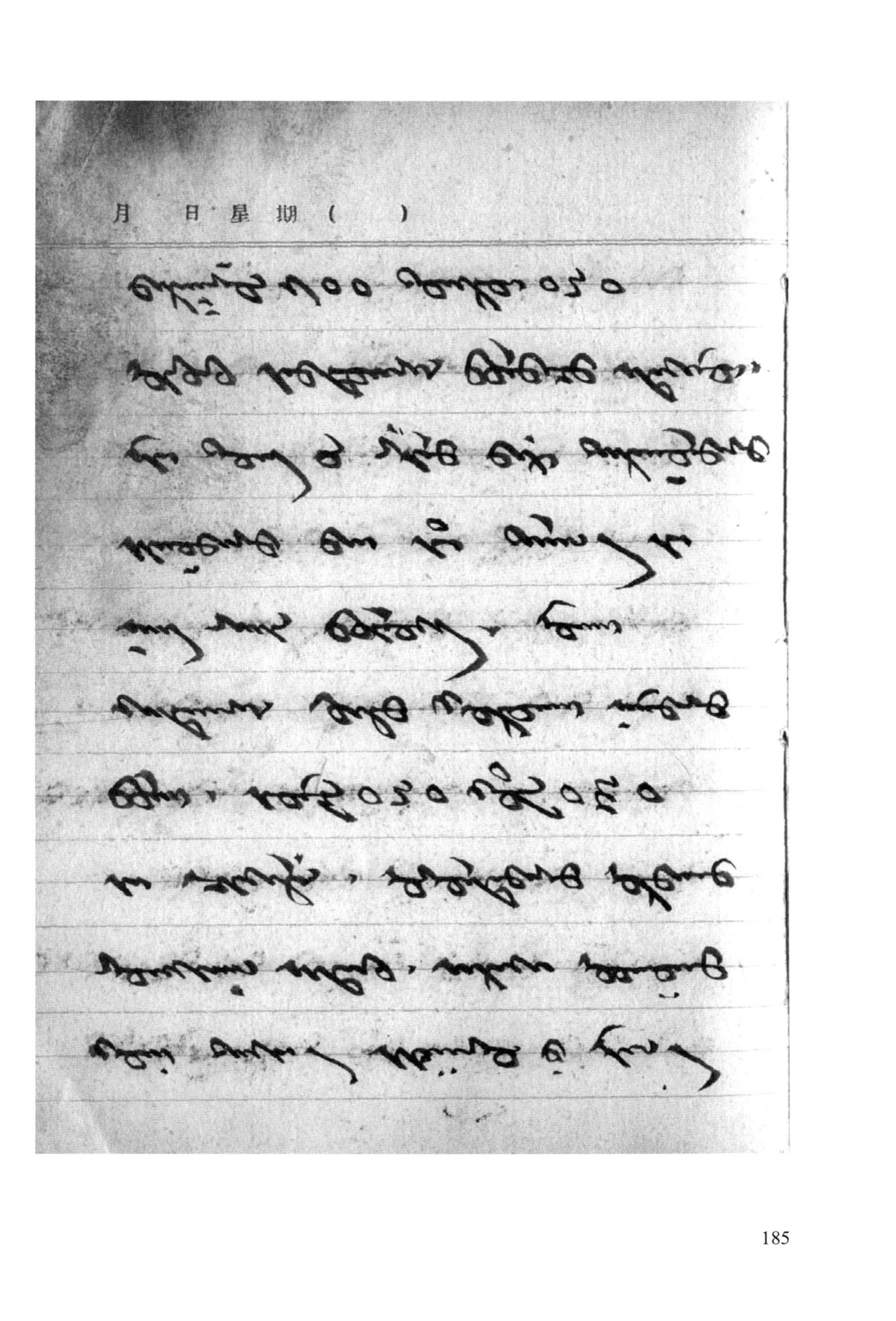

月　日星期（　）

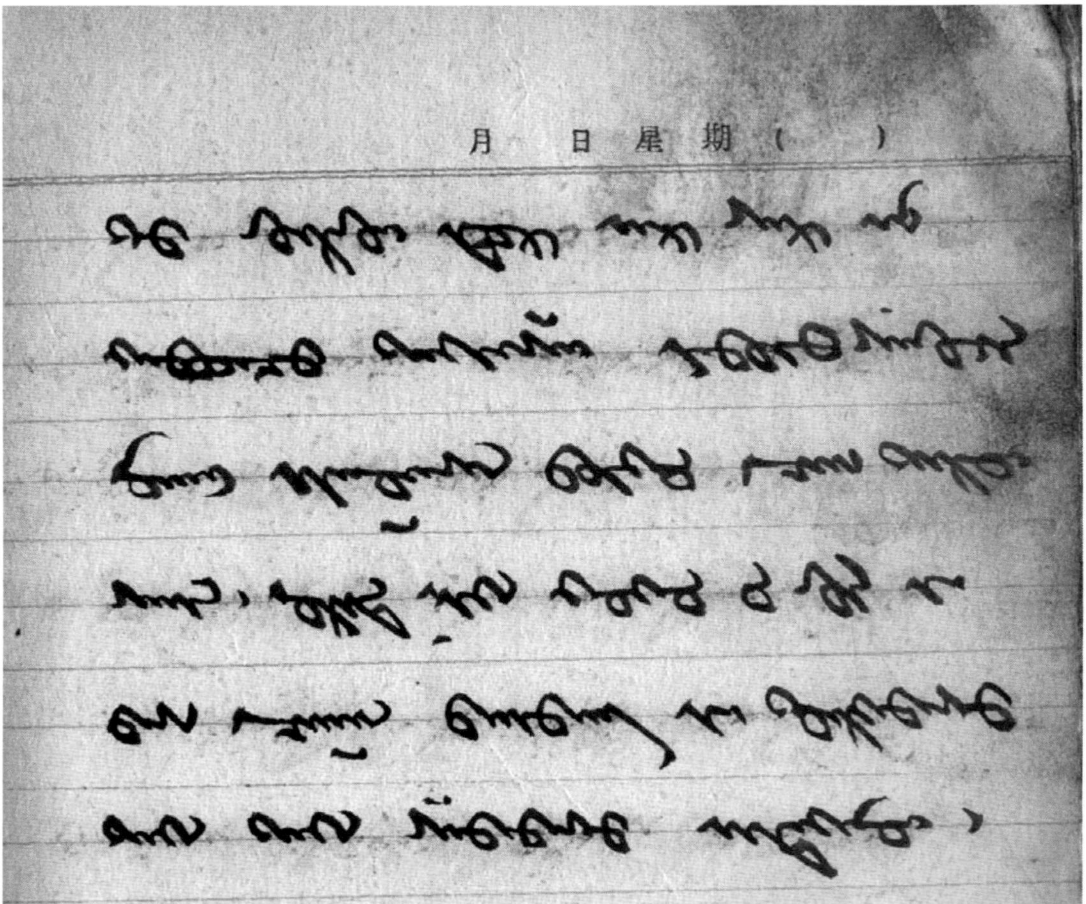

月 日星期（ ）

[illegible]

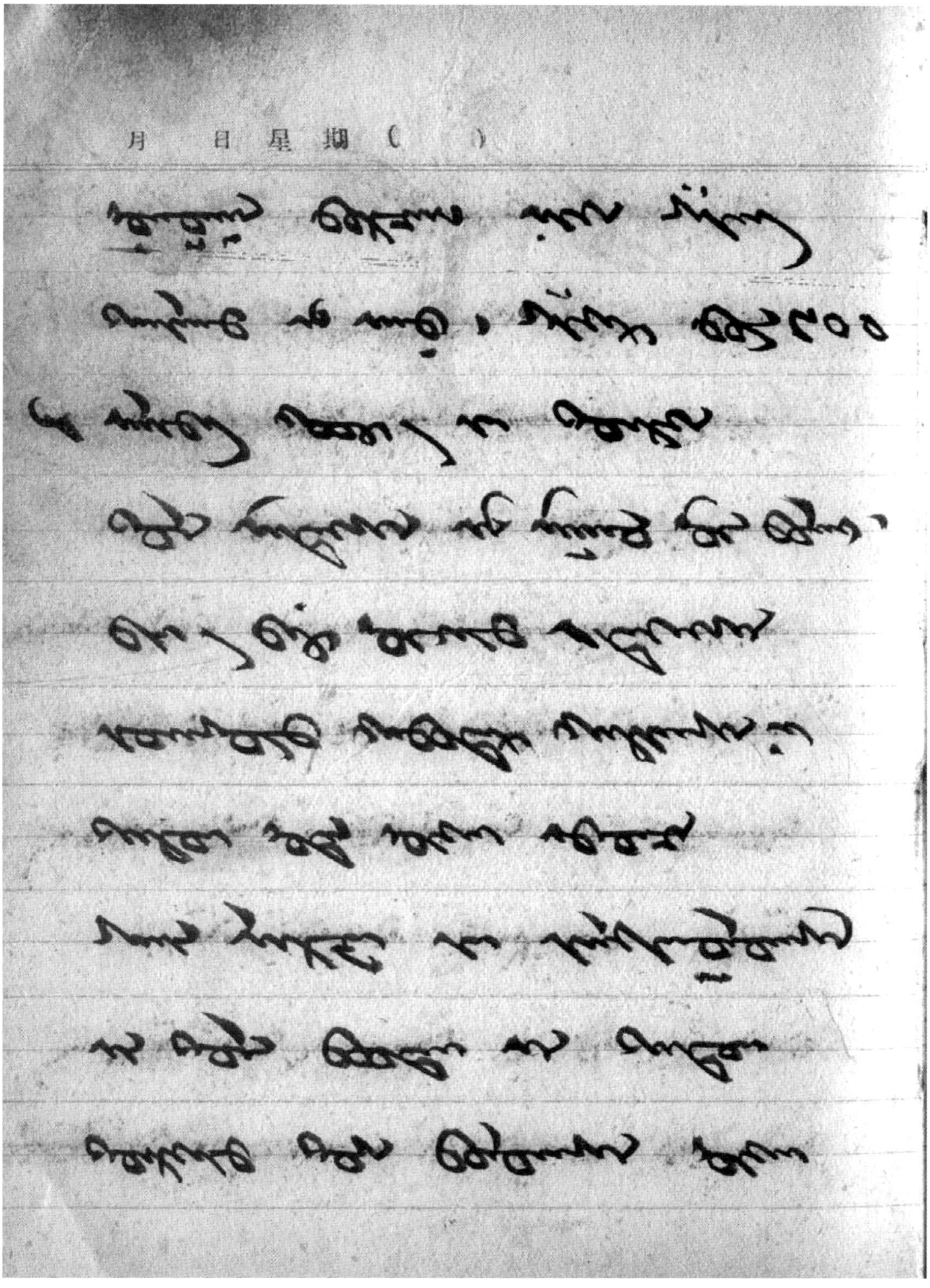
月 日星期( )

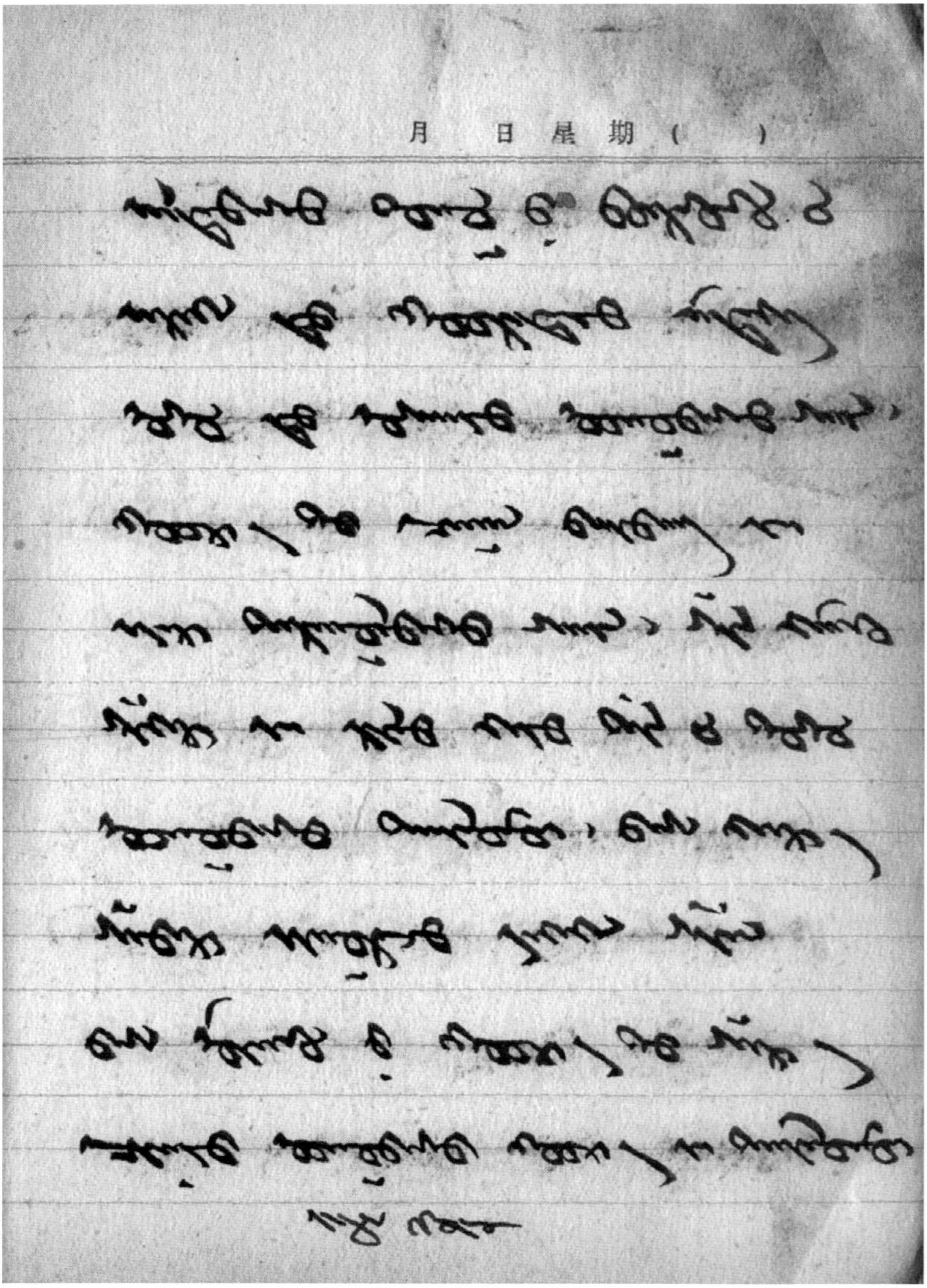
月 日星期（ ）

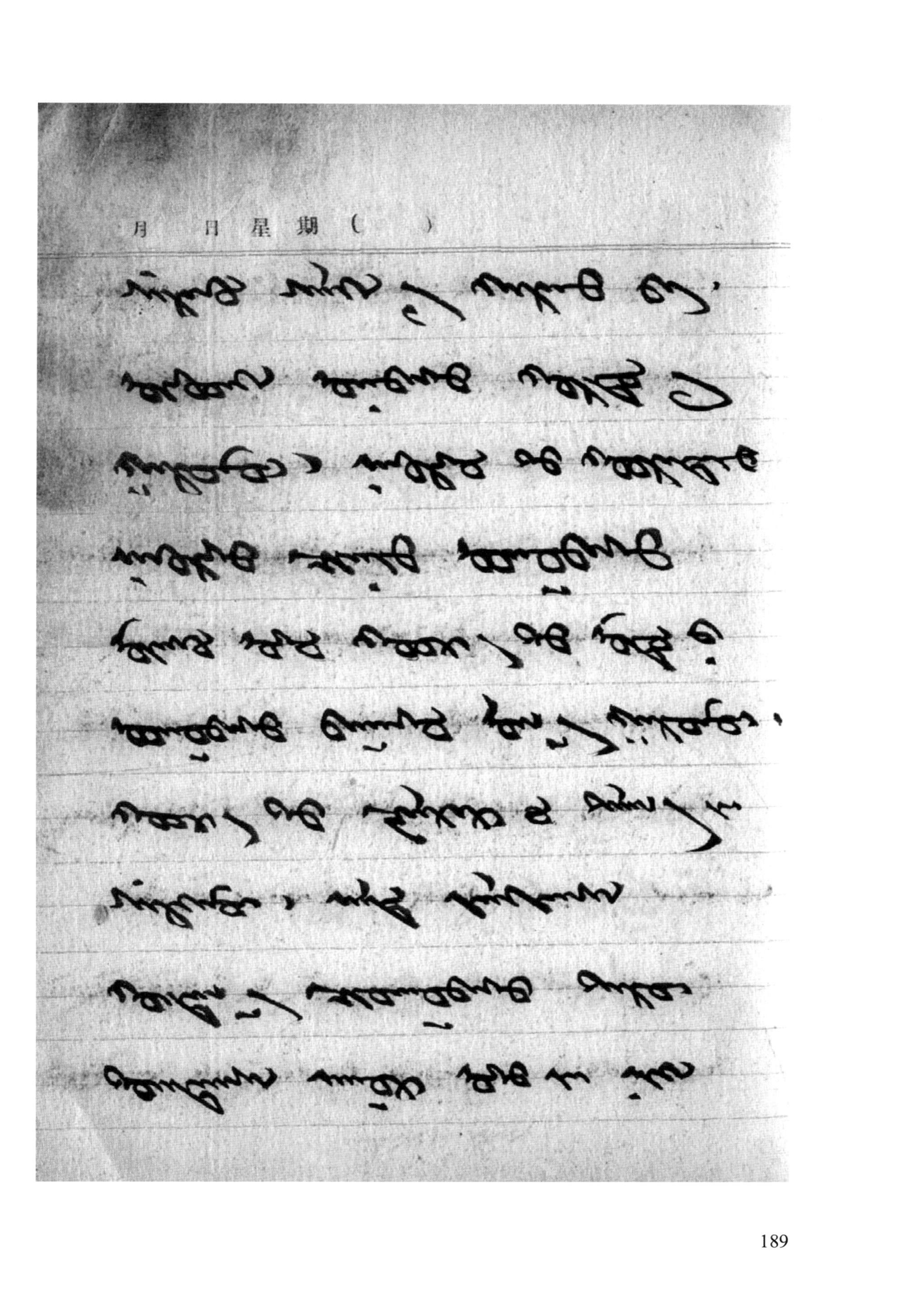

月　　日　星　期（　　）

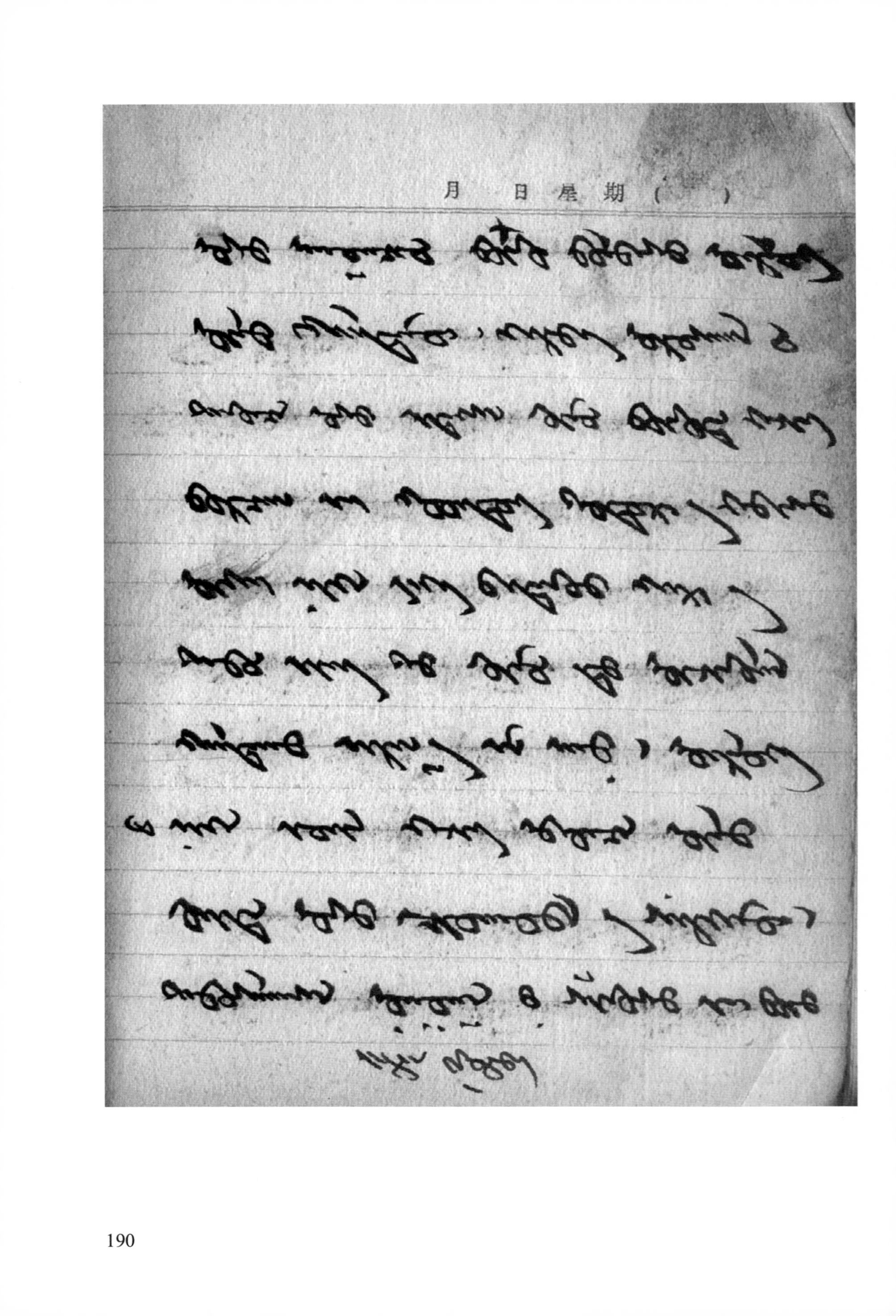

月 日星期 ( )

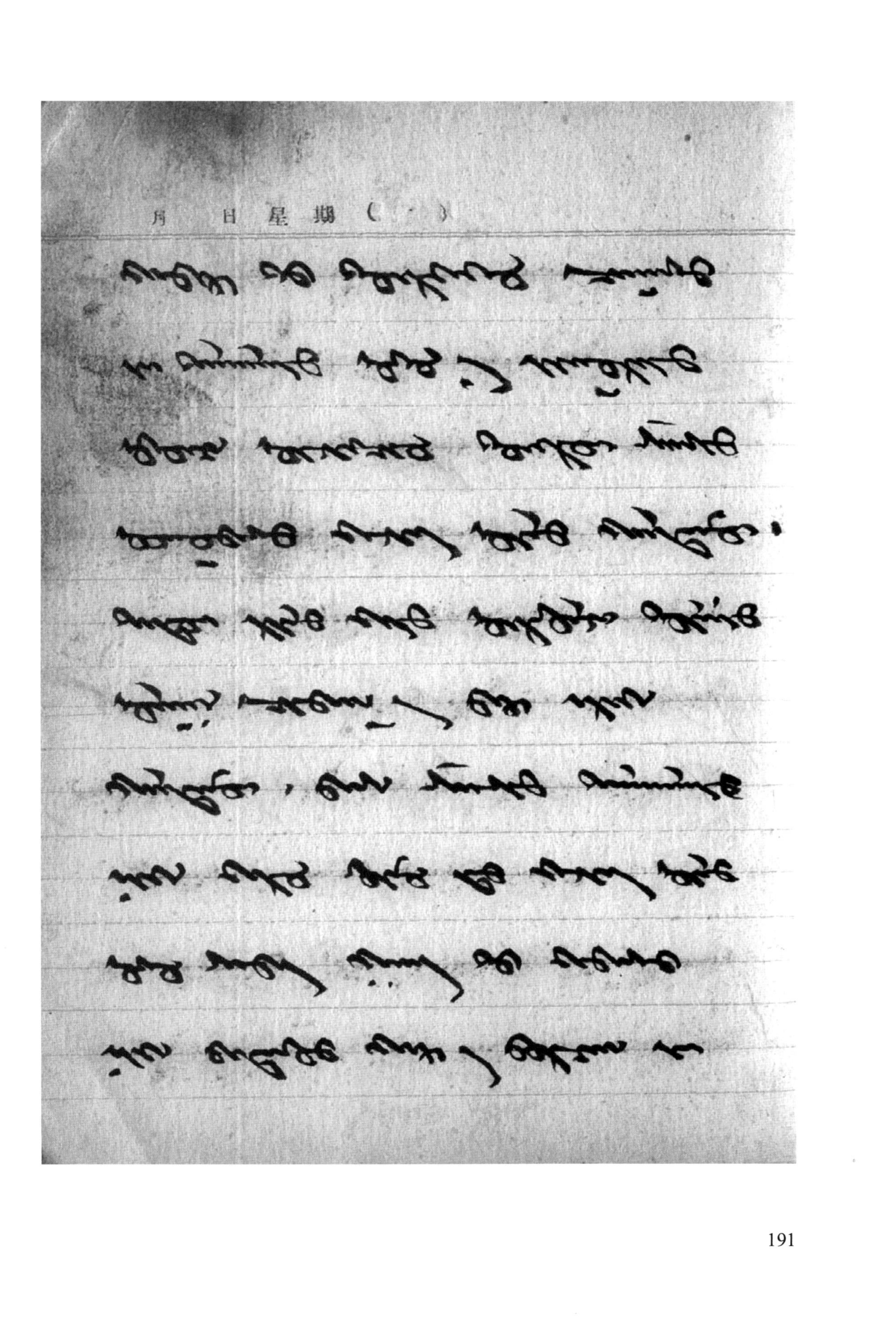

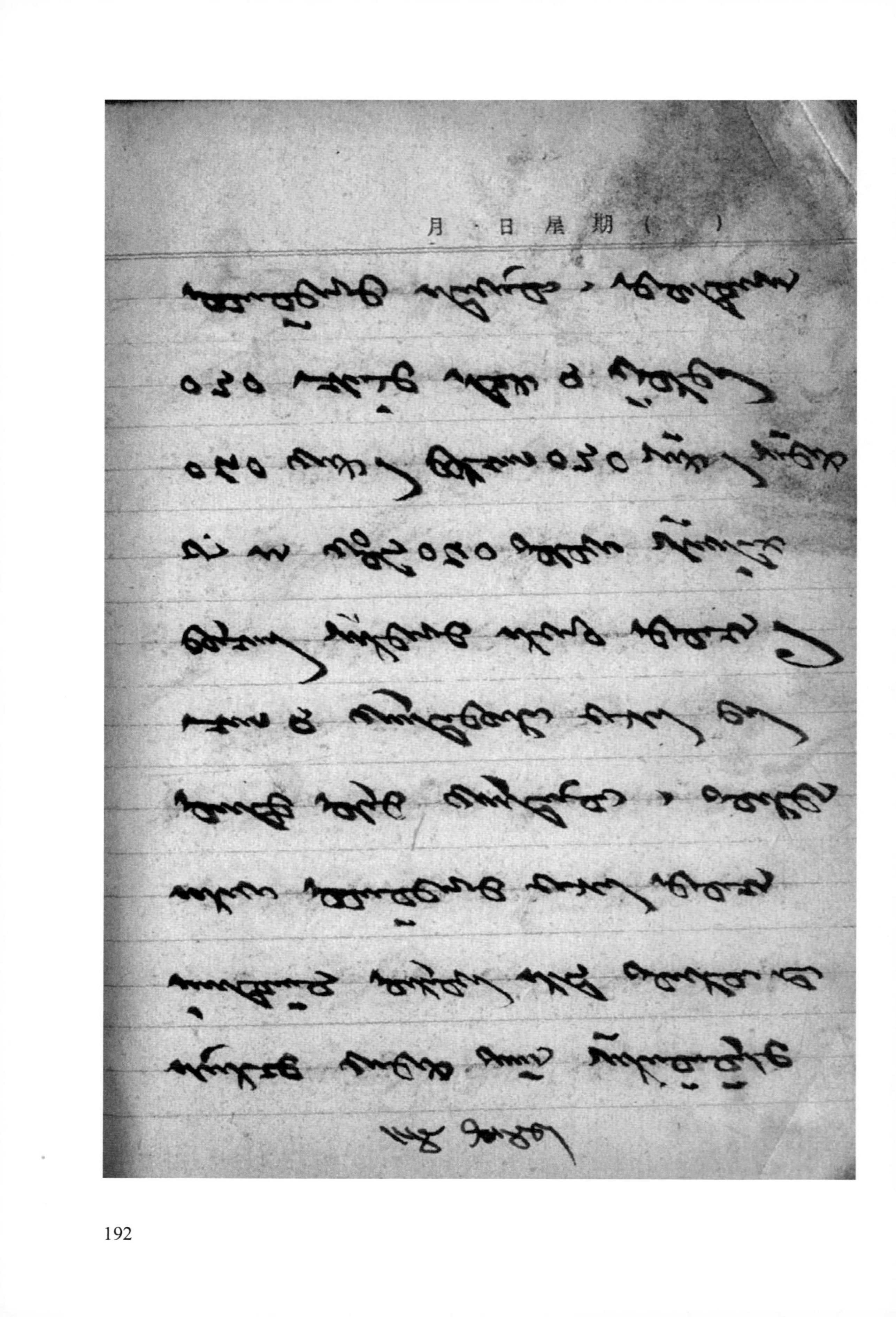

月　日　星期（　　）

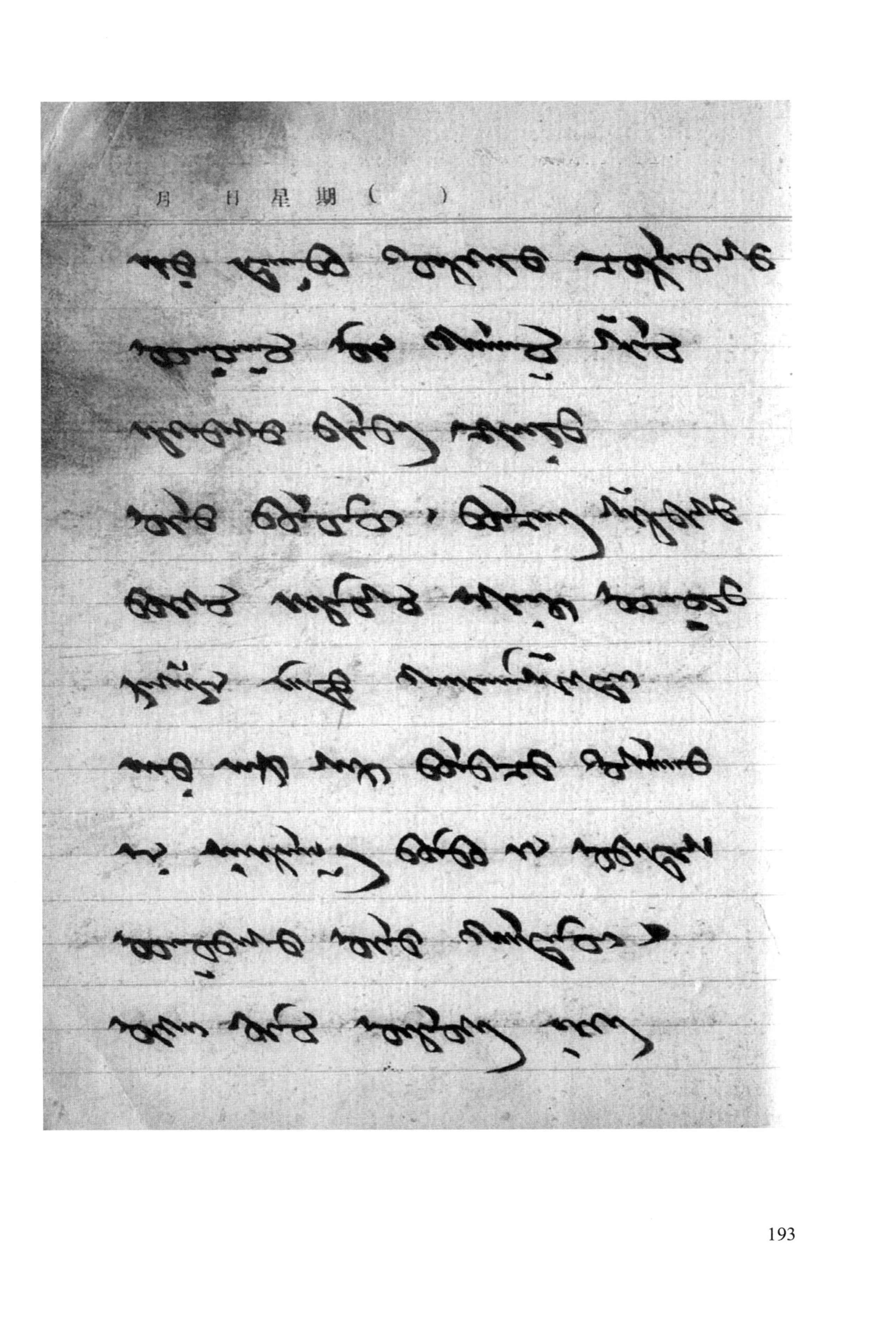

月　日　星期（　　）

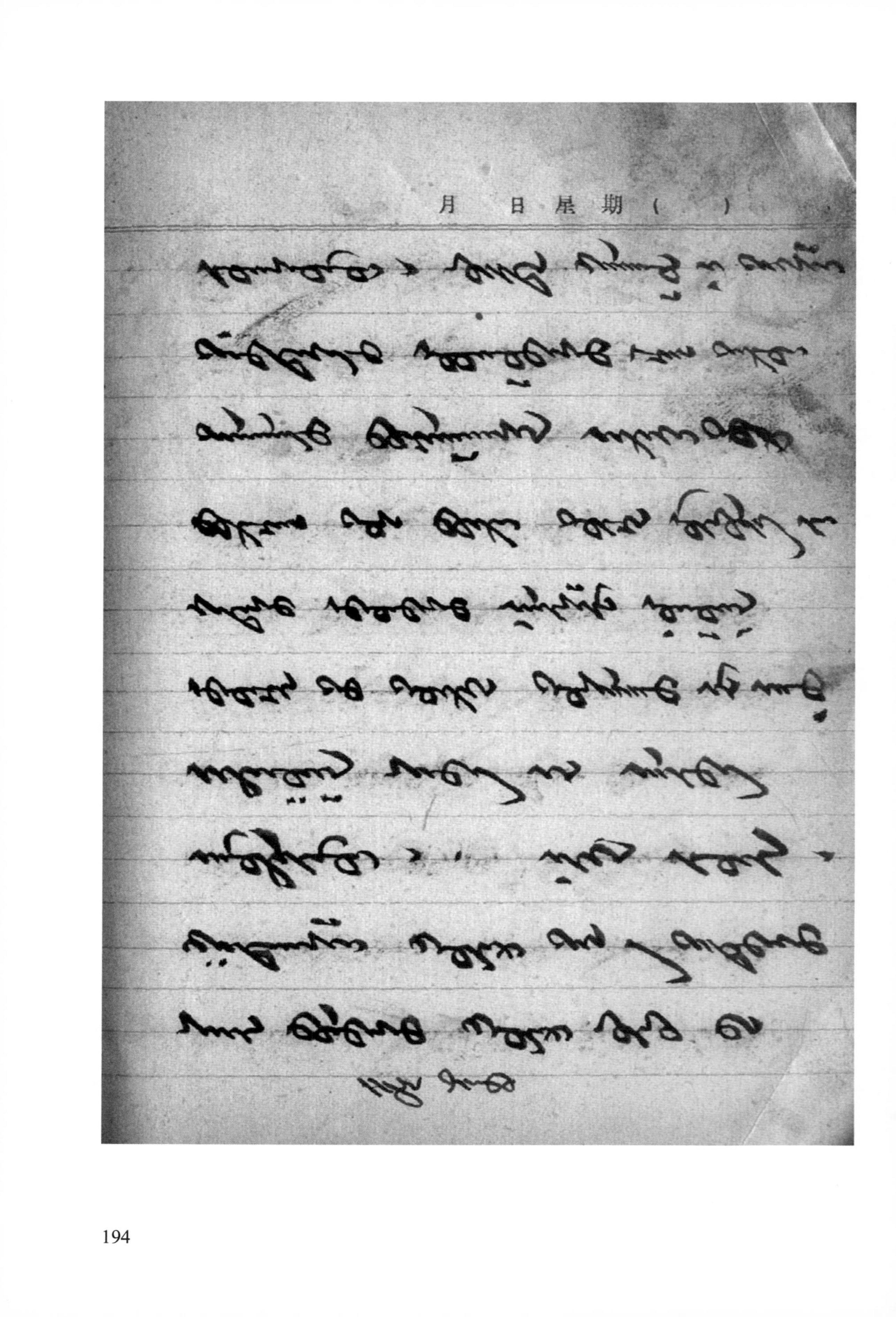

月　日星期（　）

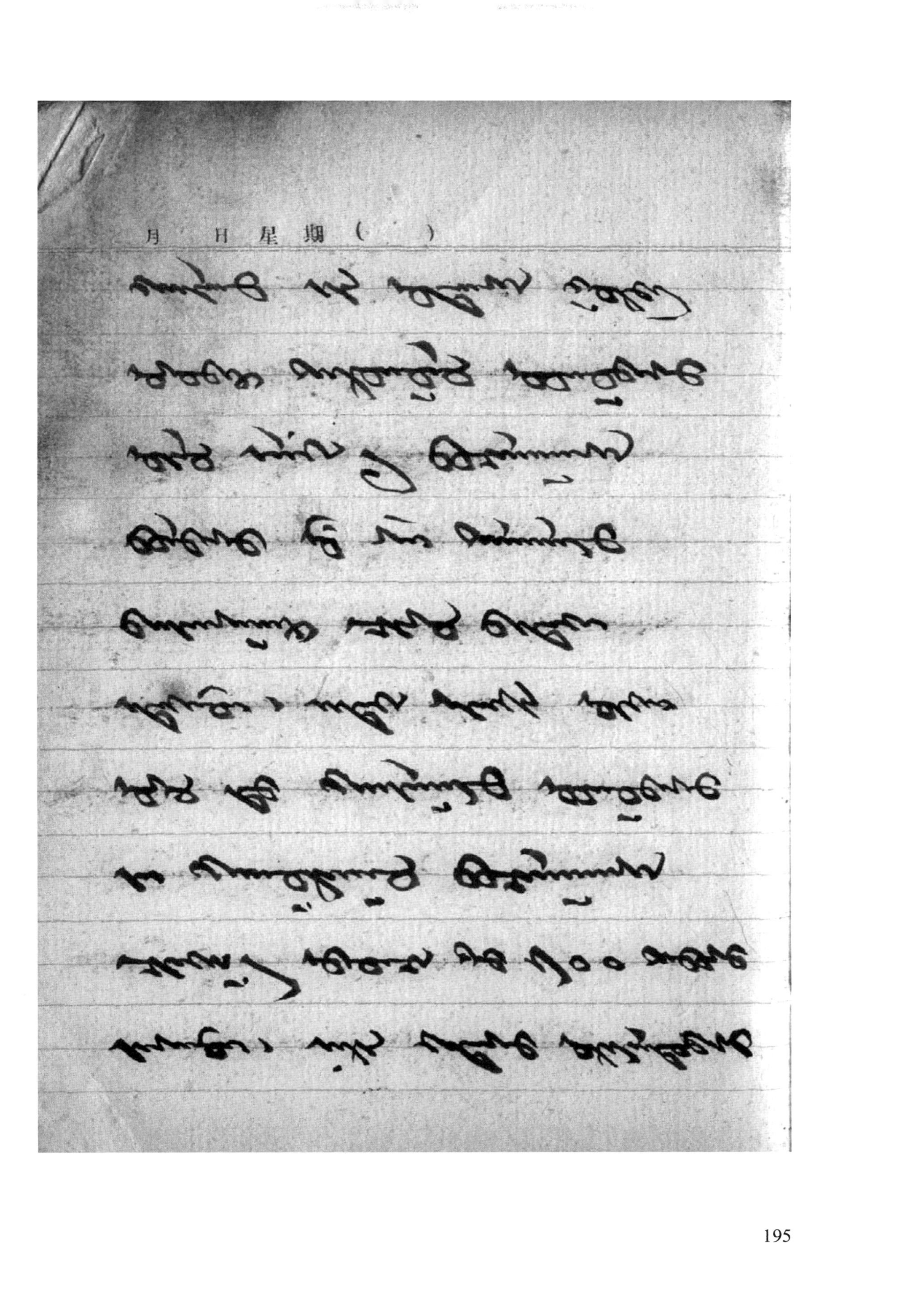

月　　日星期（　　）

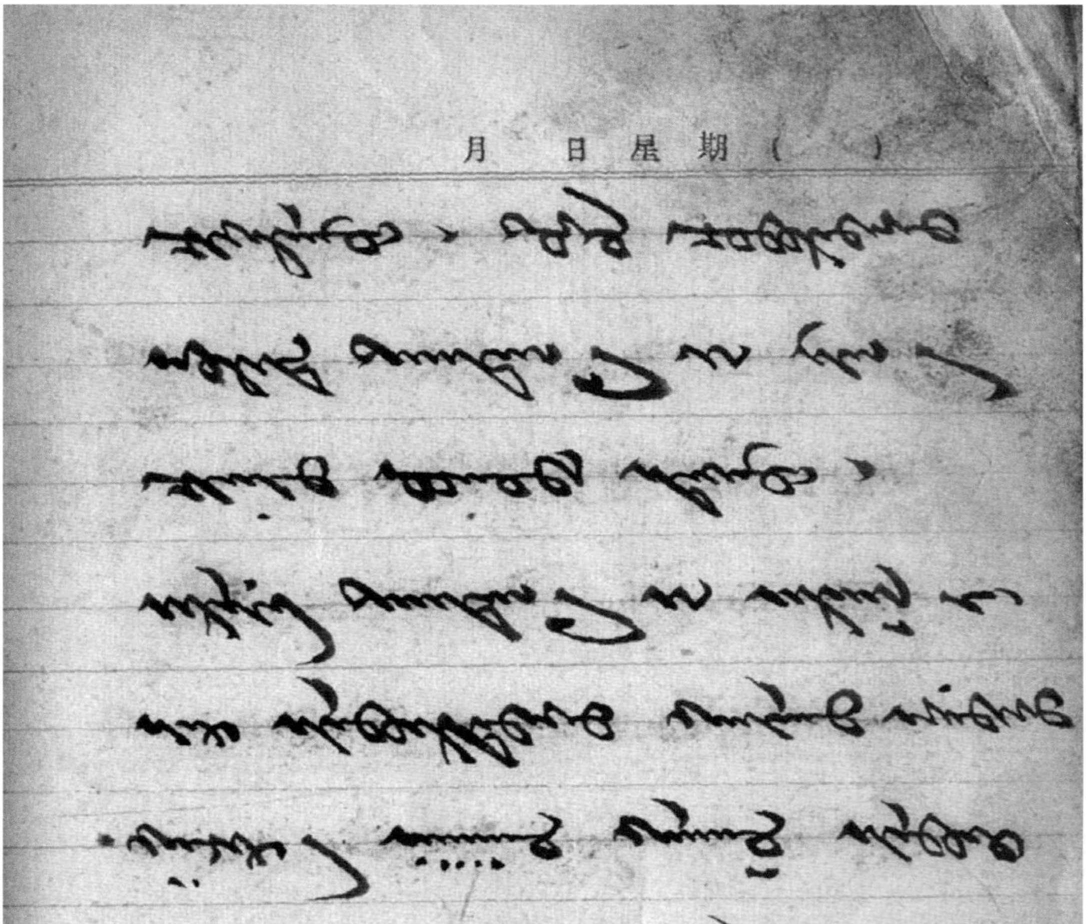
月 日星期( )

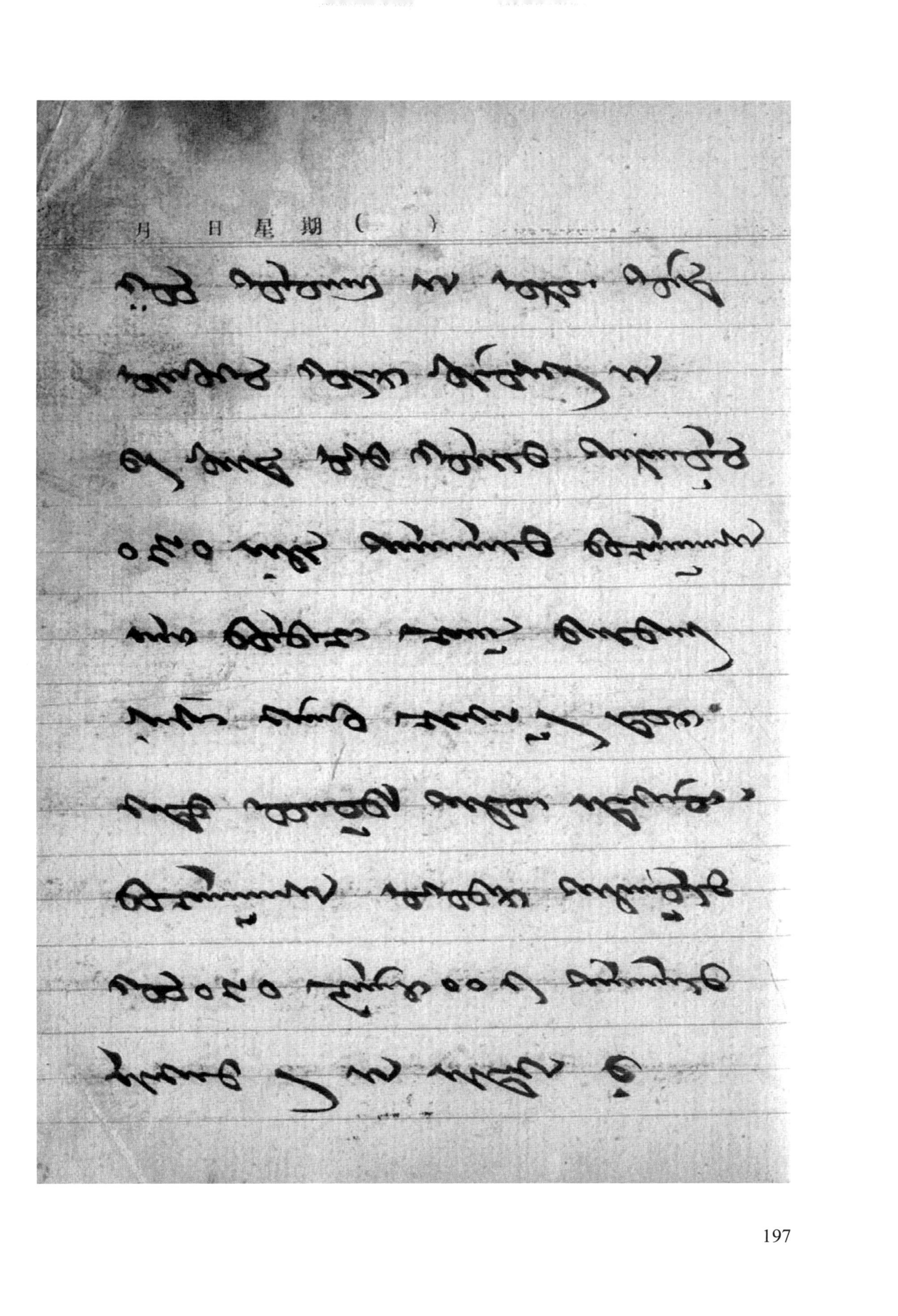

月　　日 星 期（　　）

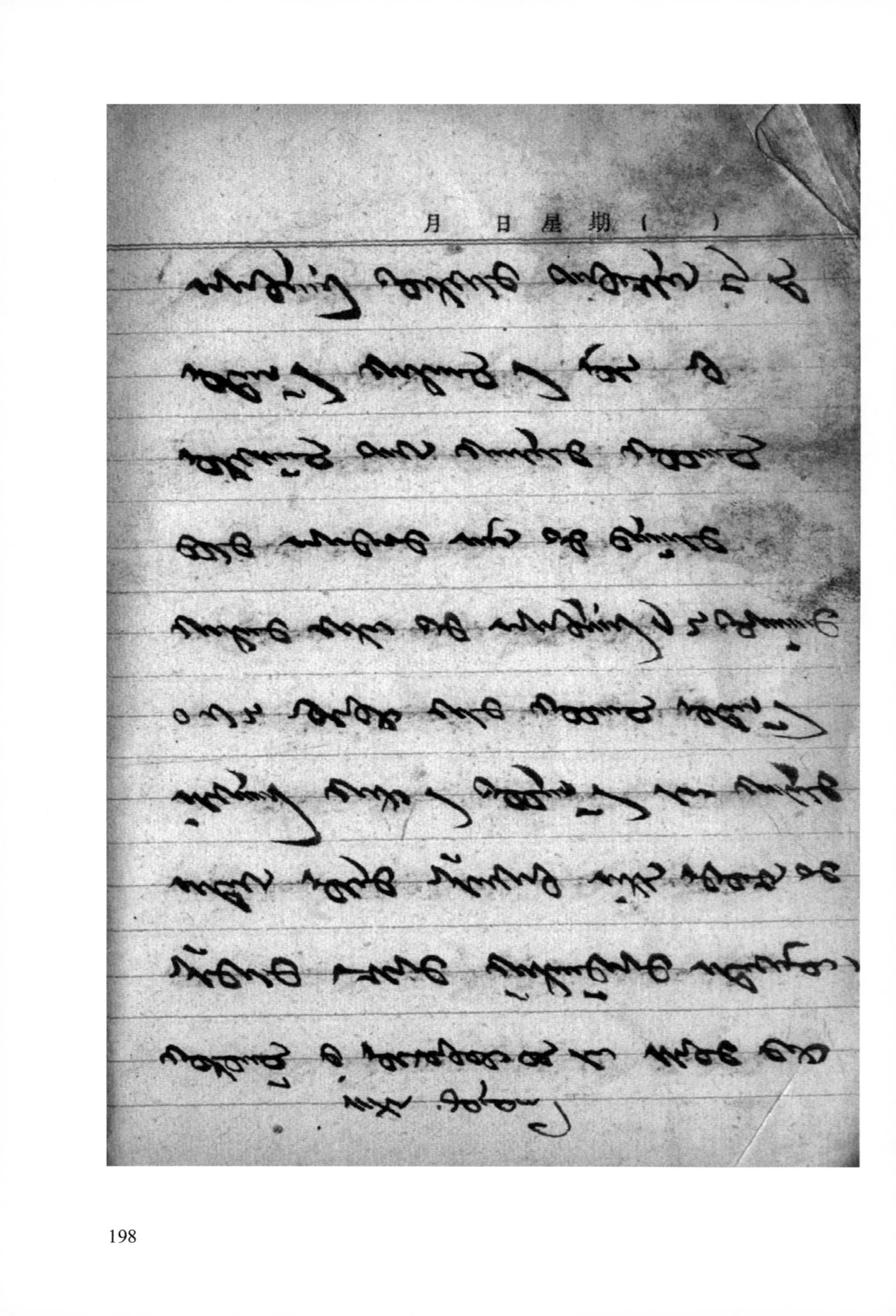

月　日星期（　）

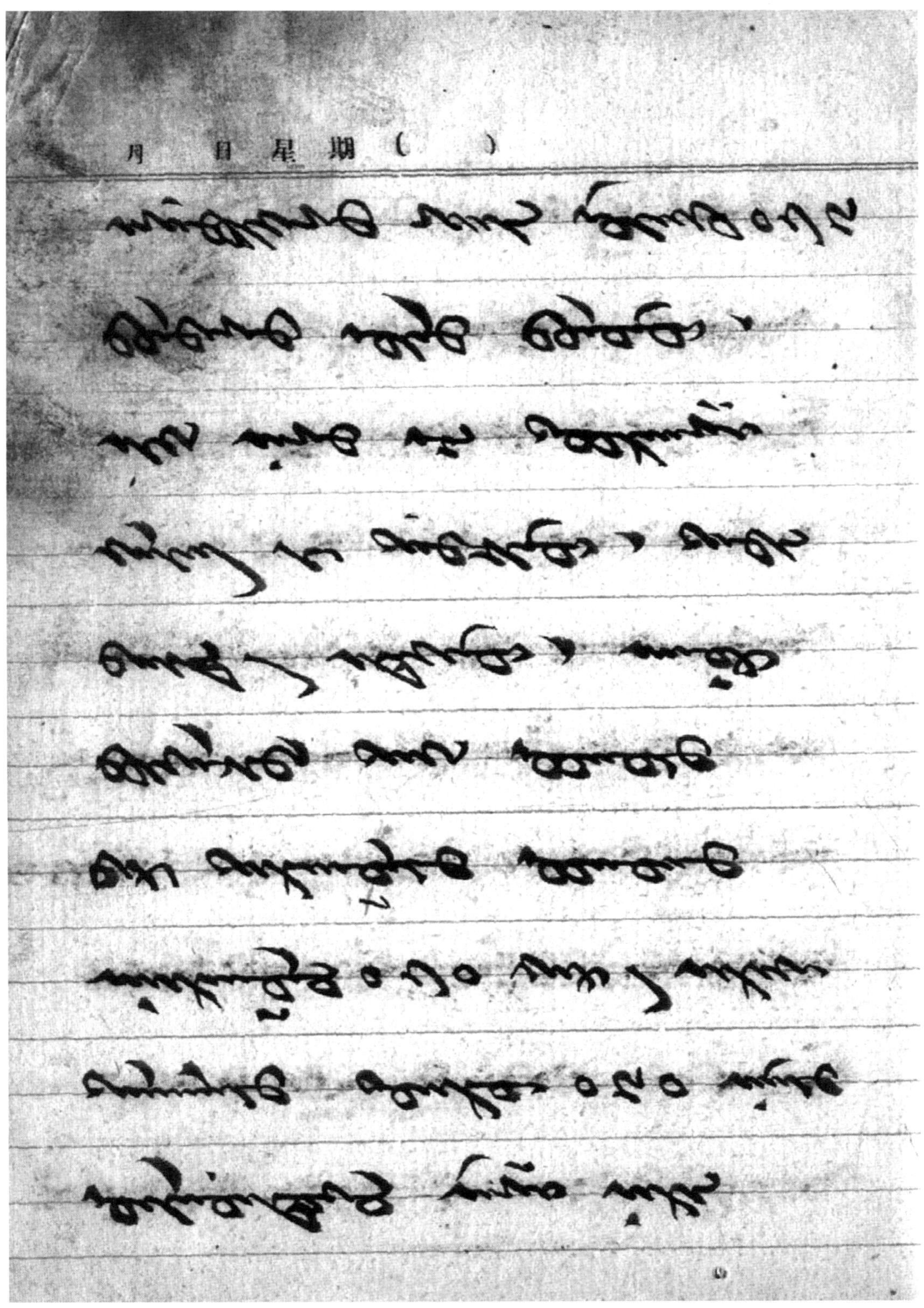

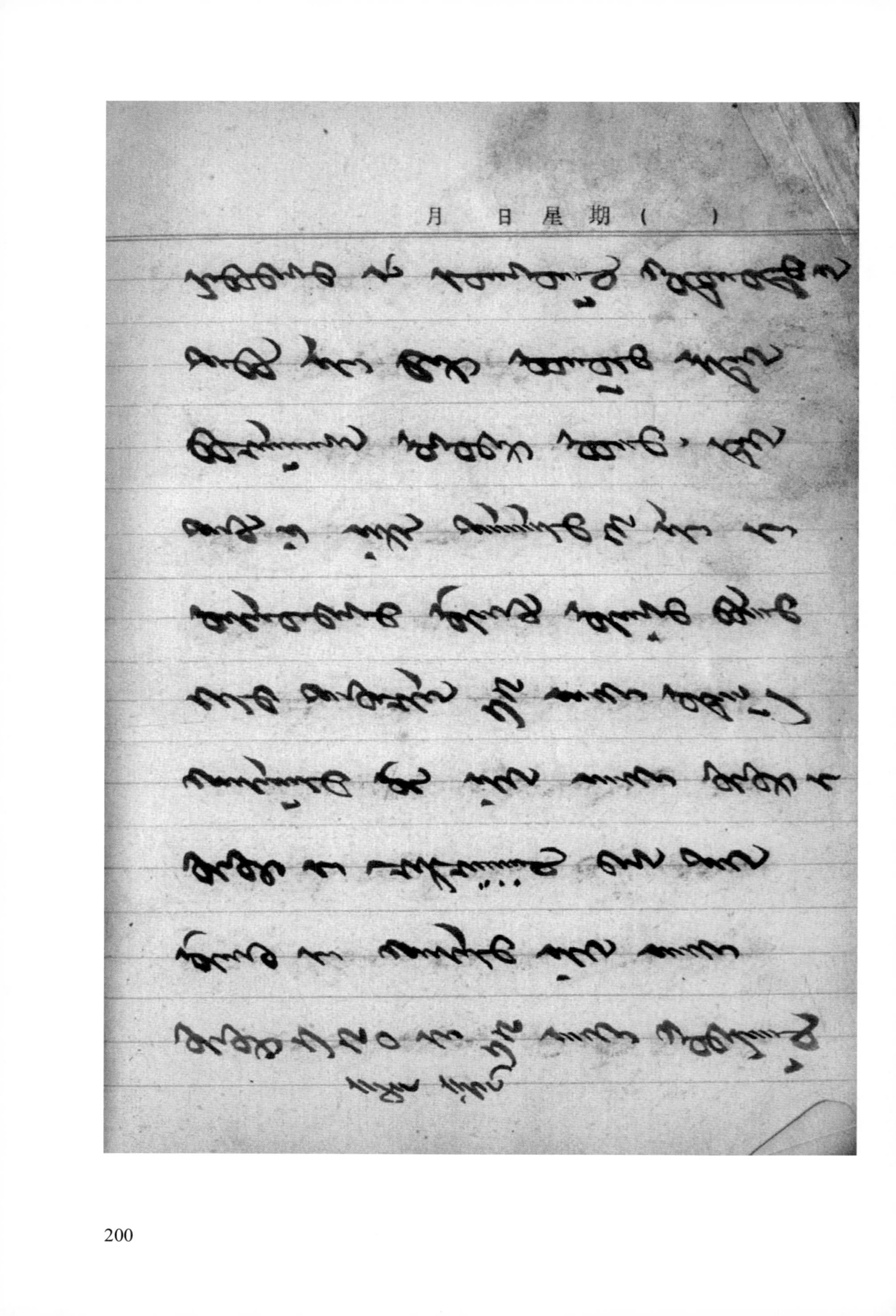

月　日星期（　　）

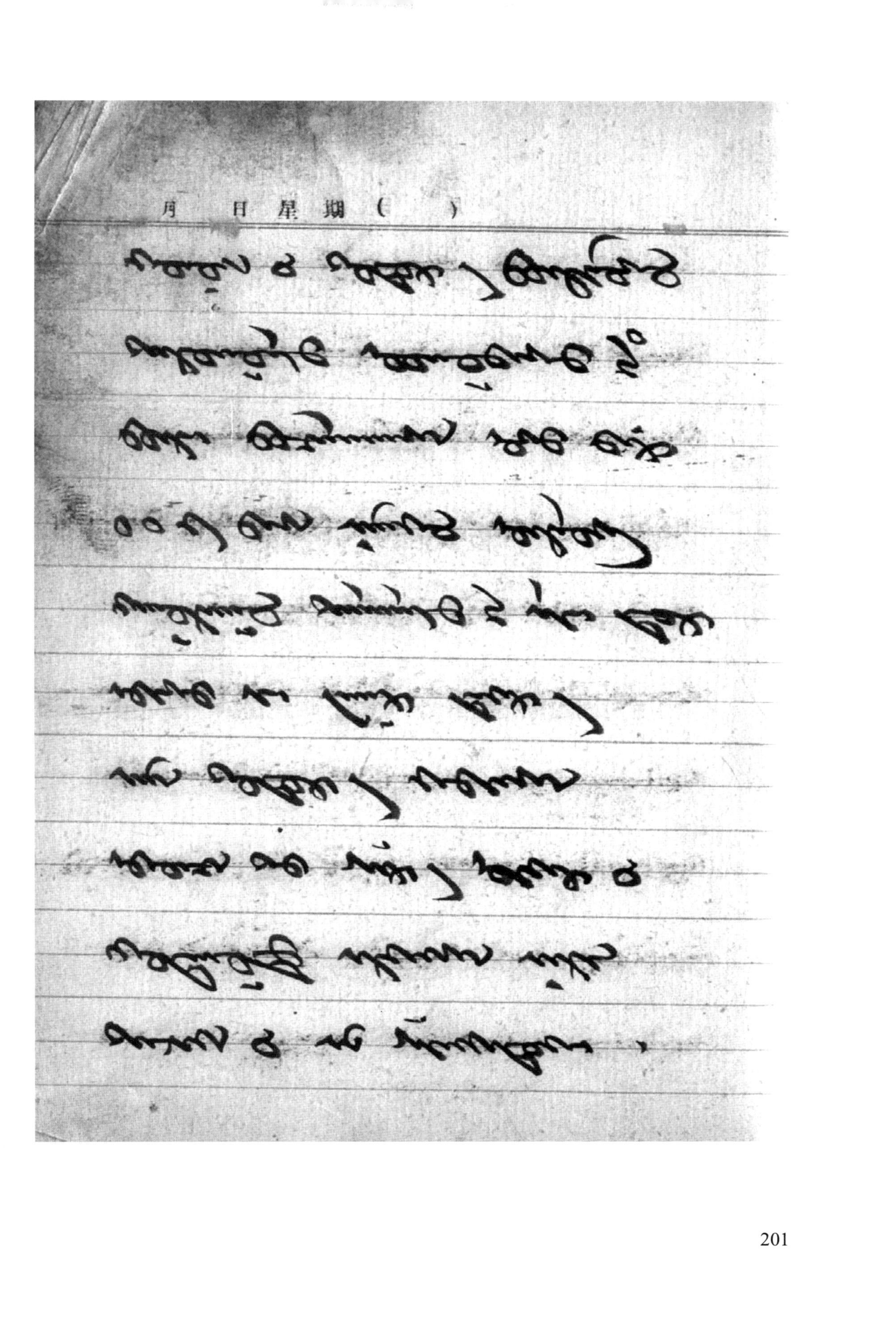

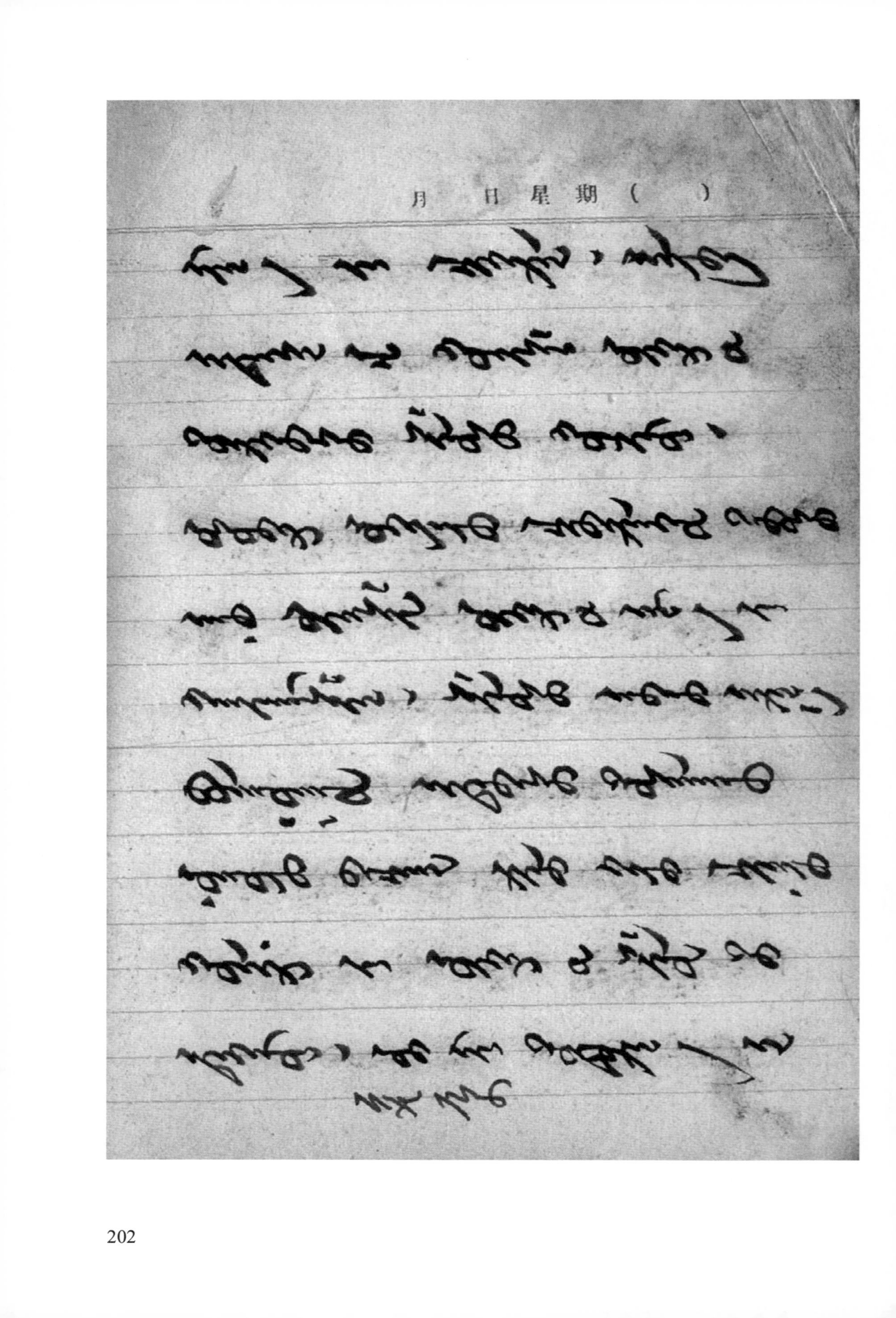

月　日星期（　）

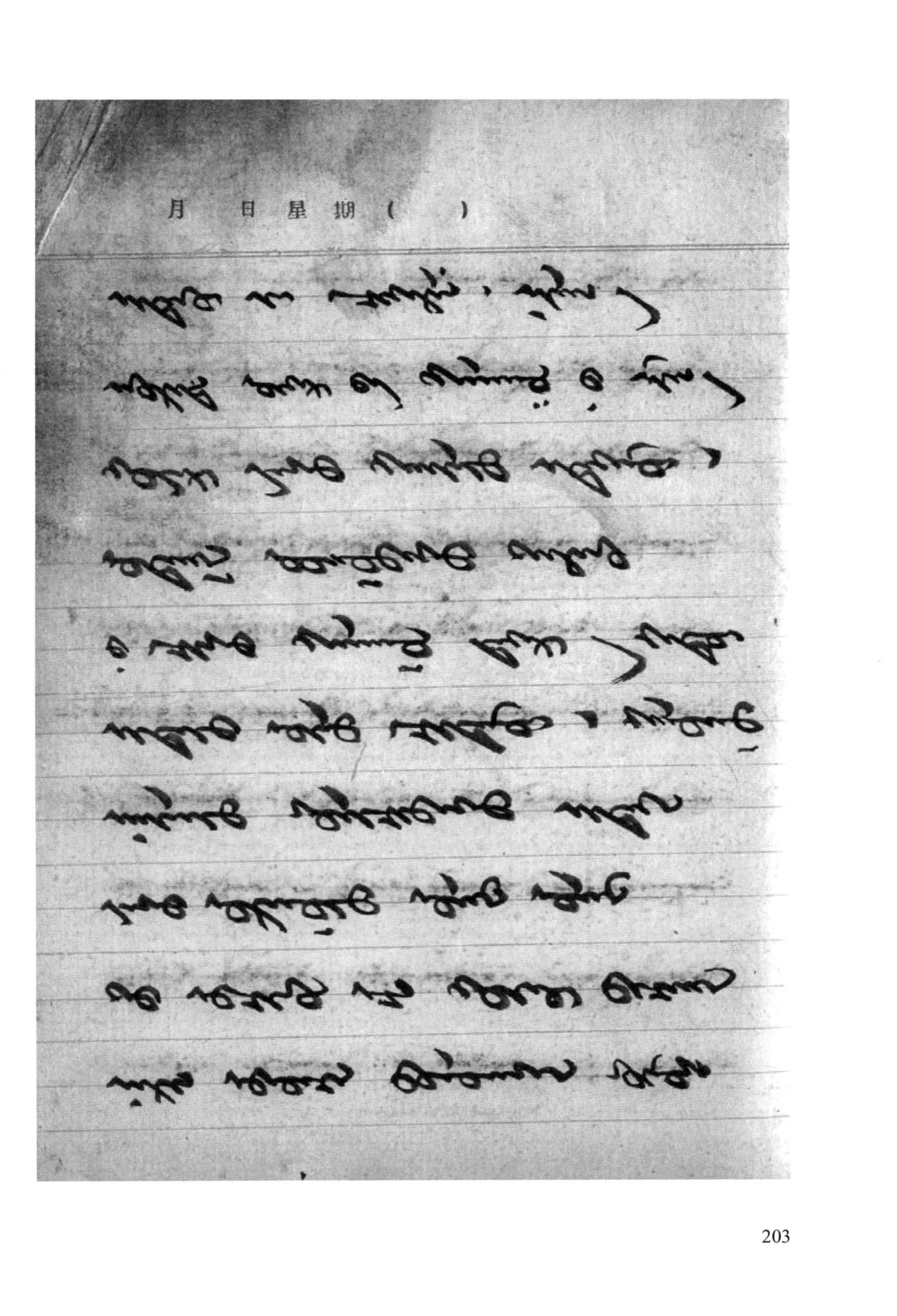

月　日星期（　）

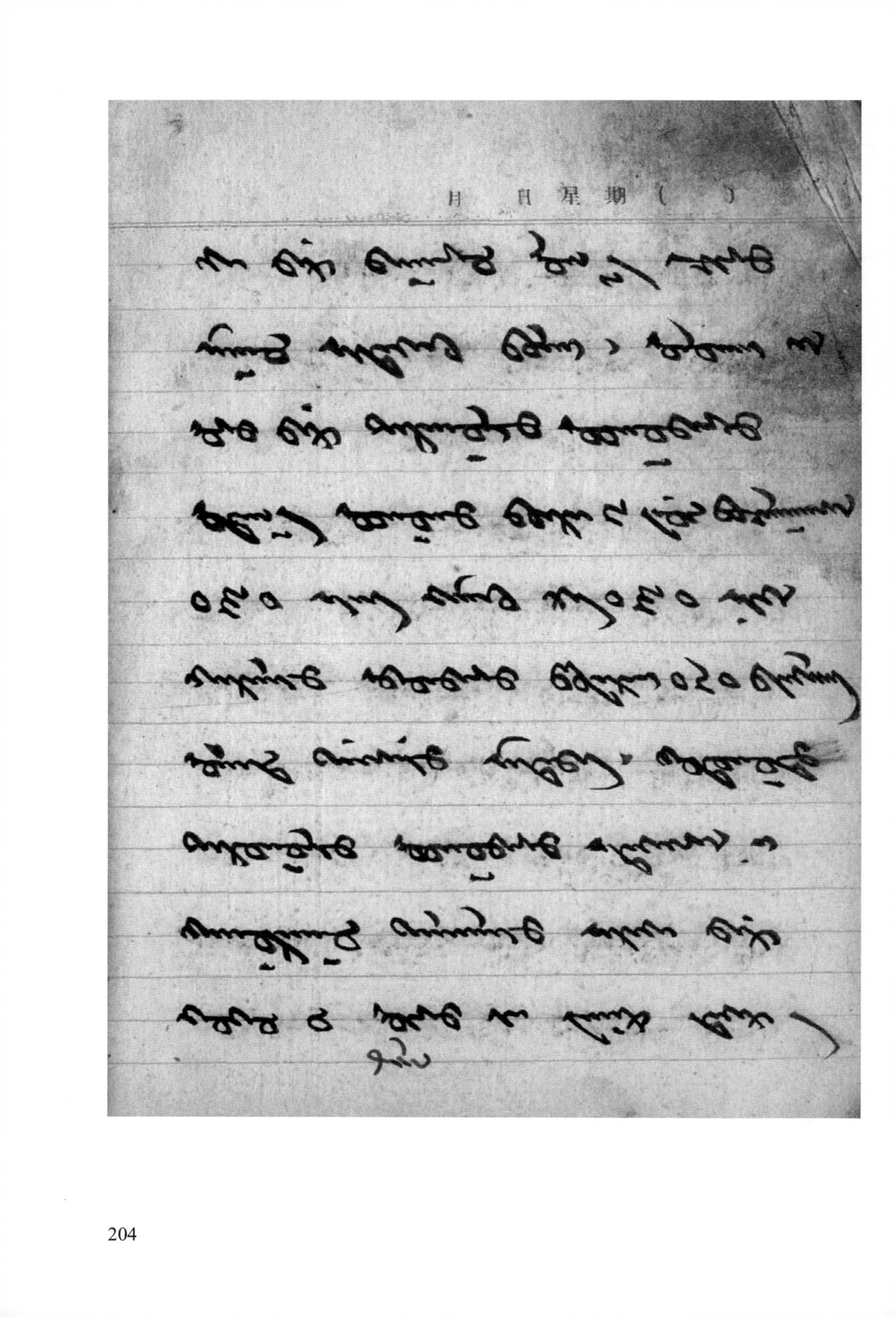

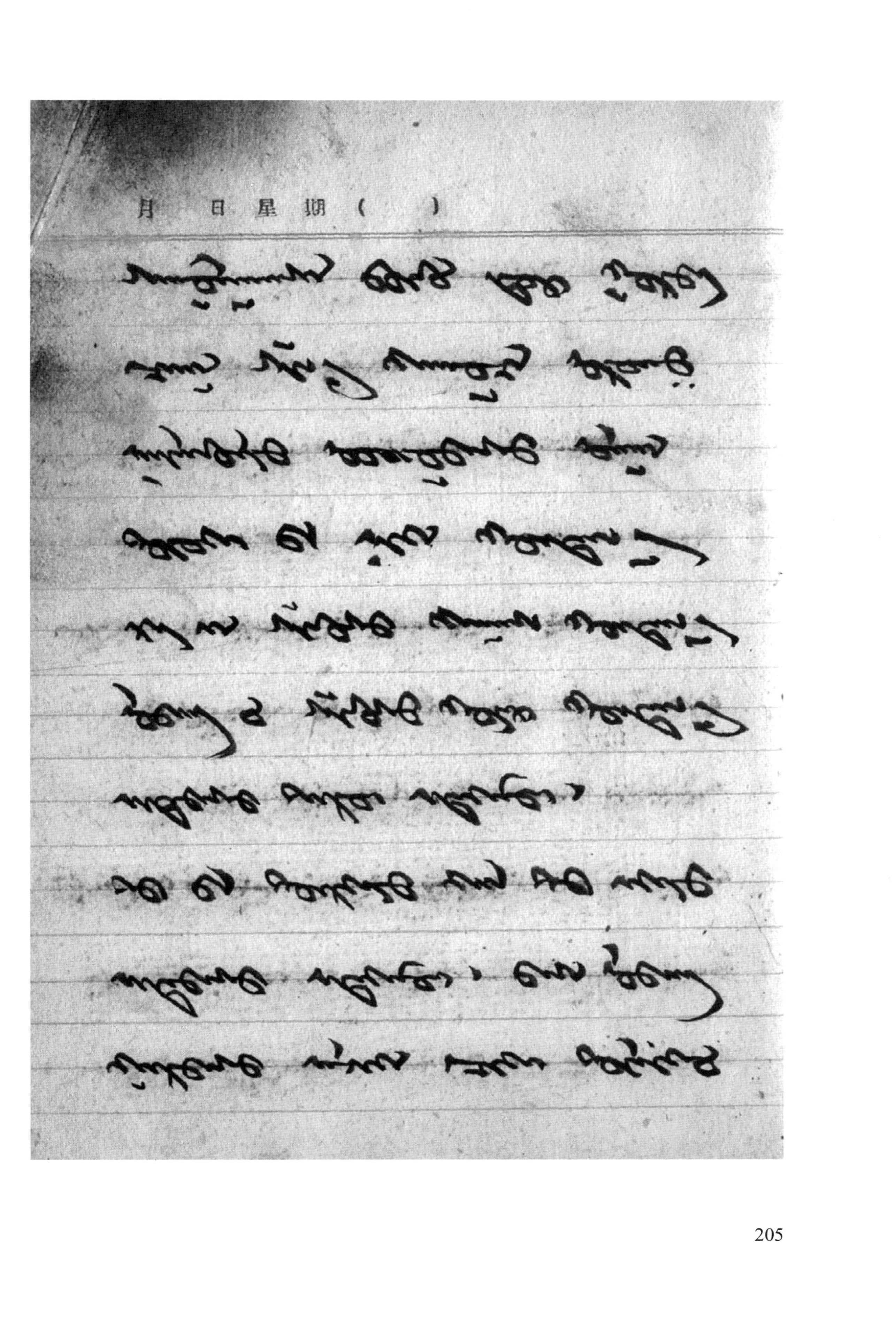

月　日 星 期 （　）

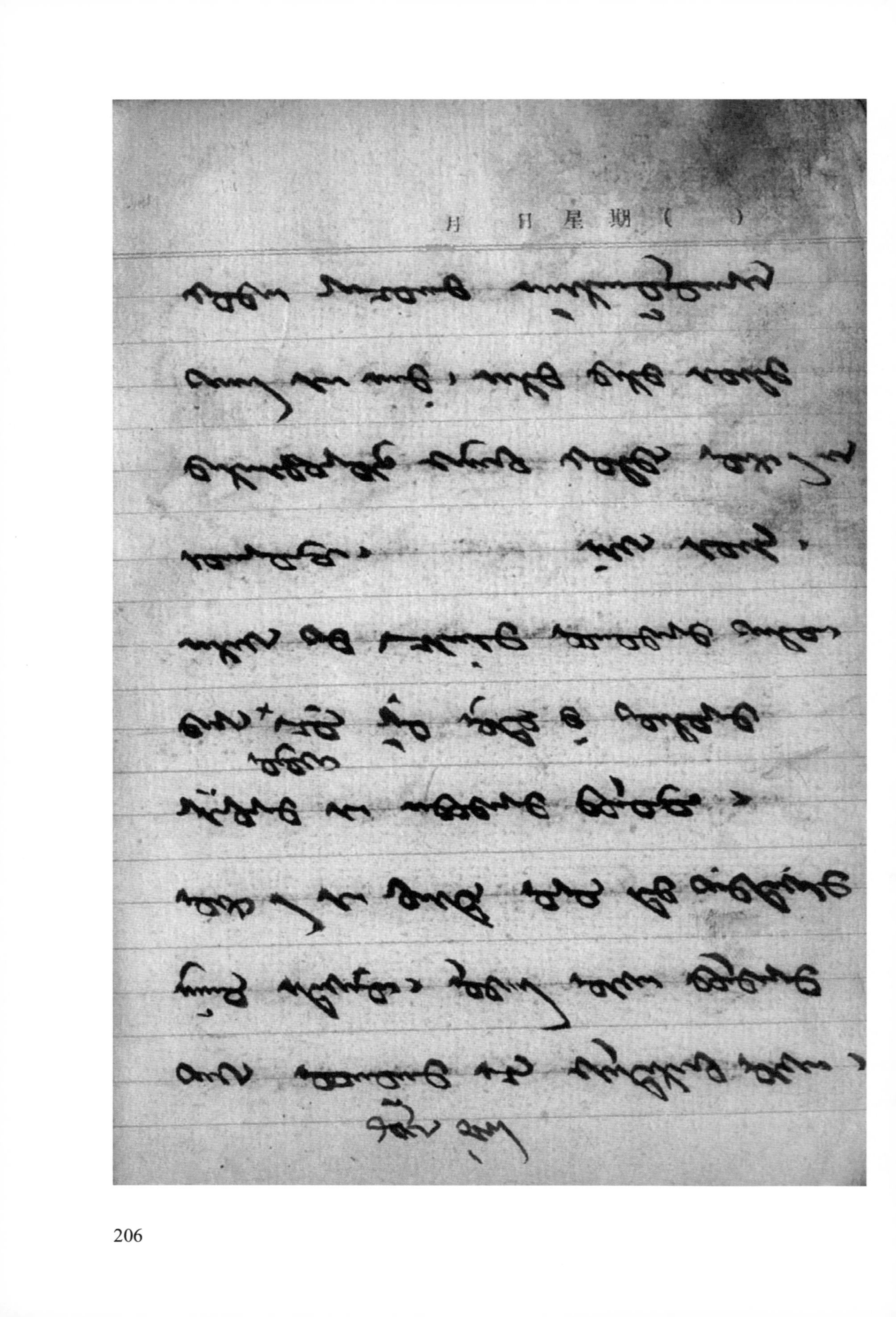

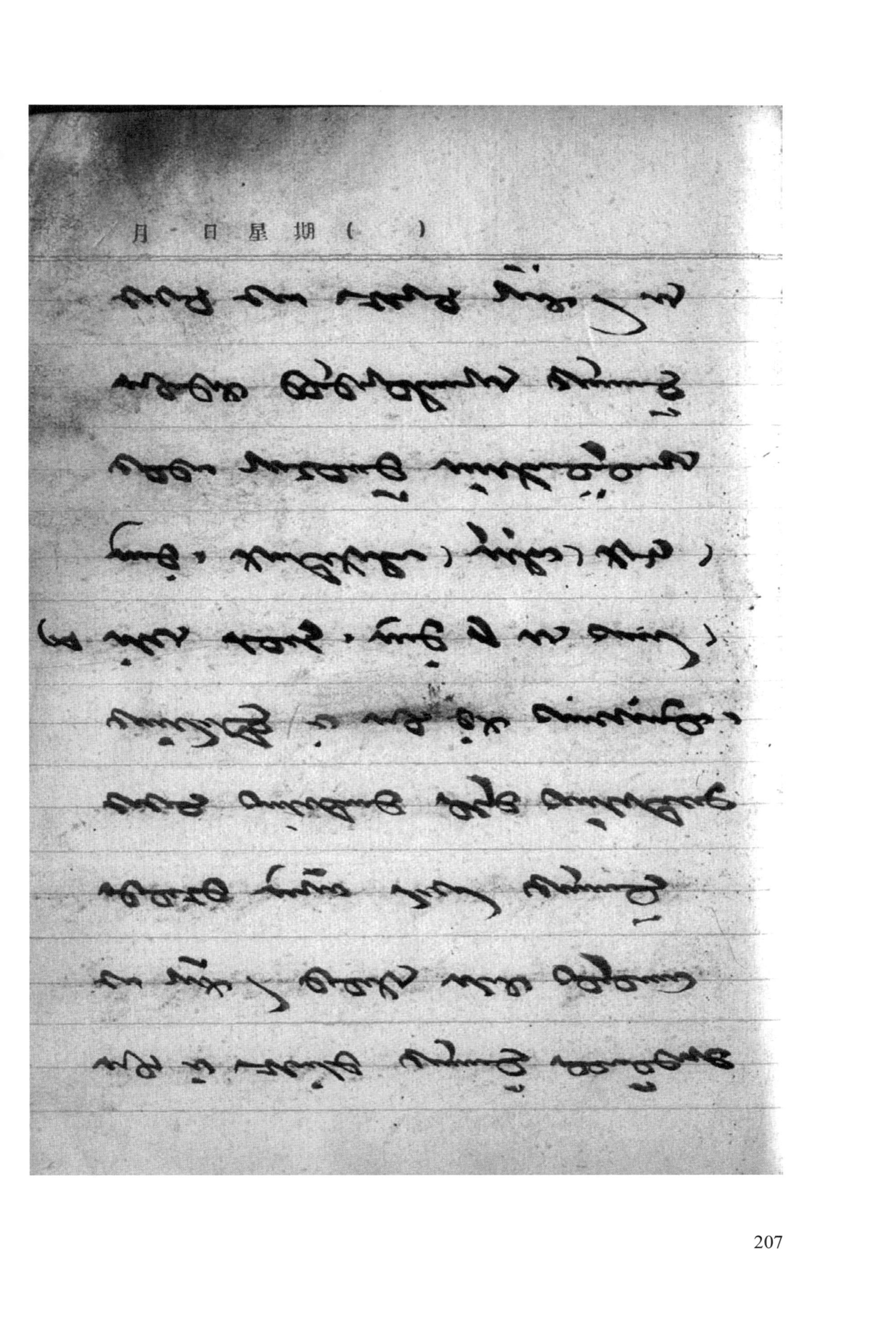

月　日　星期（　）

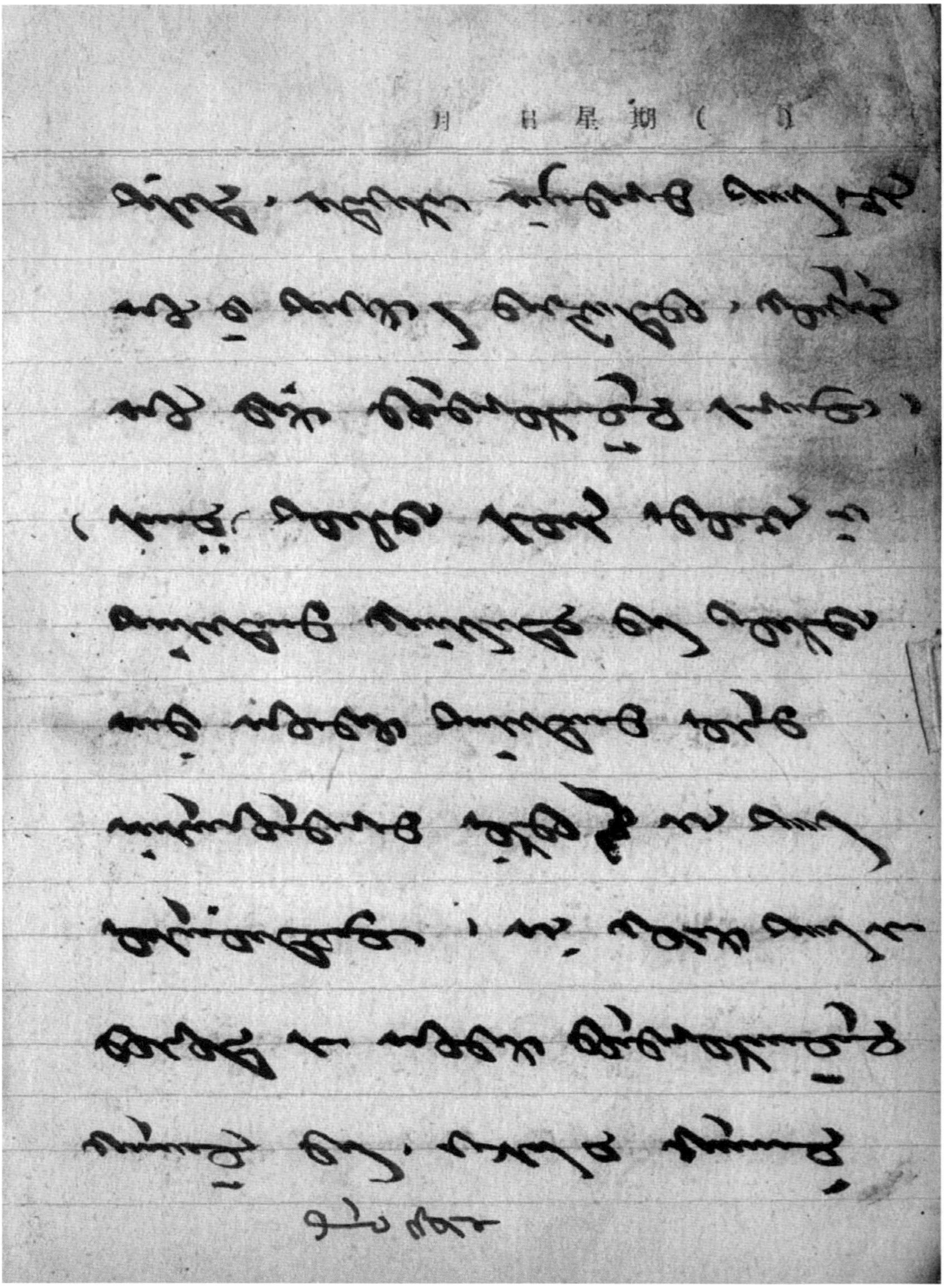

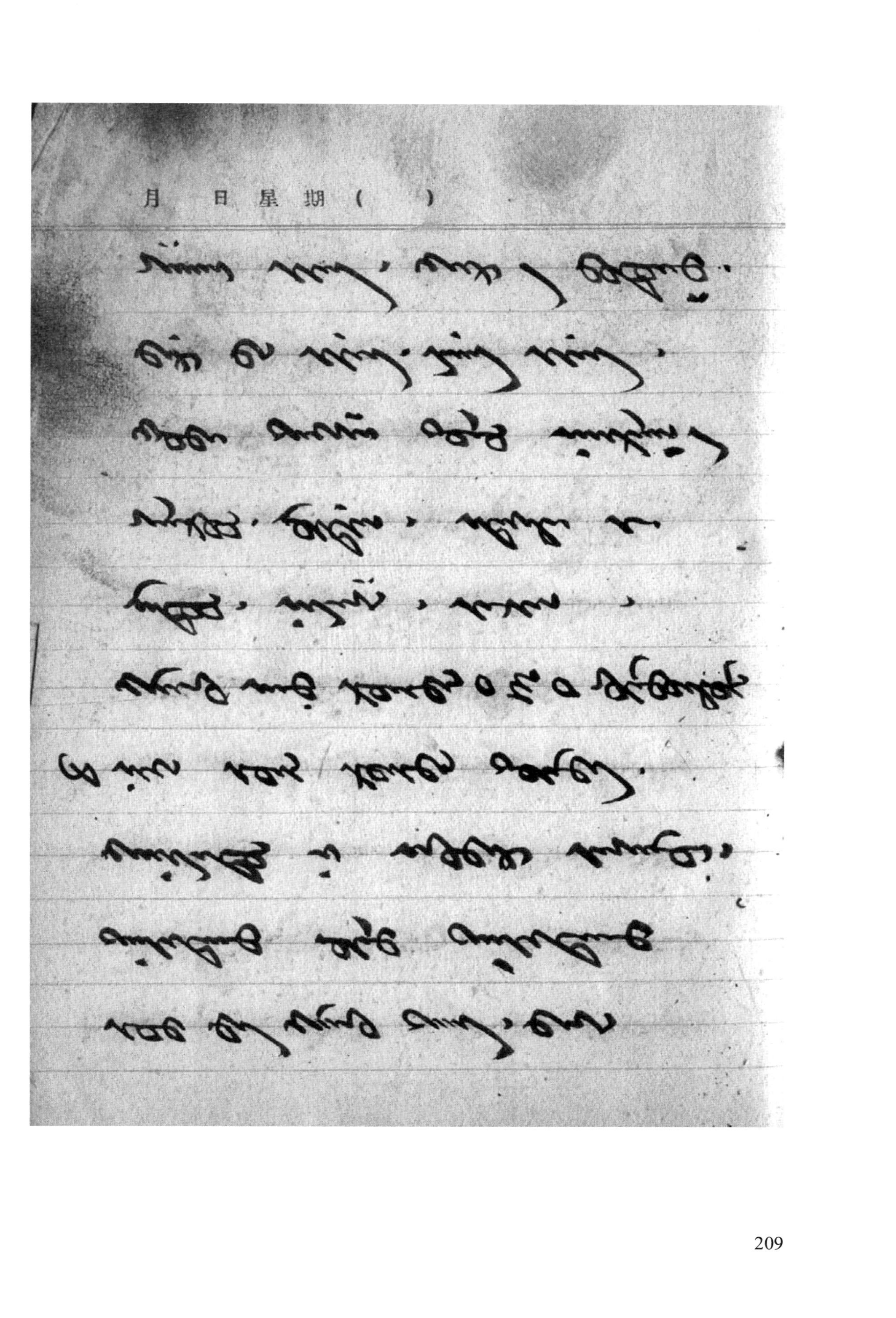

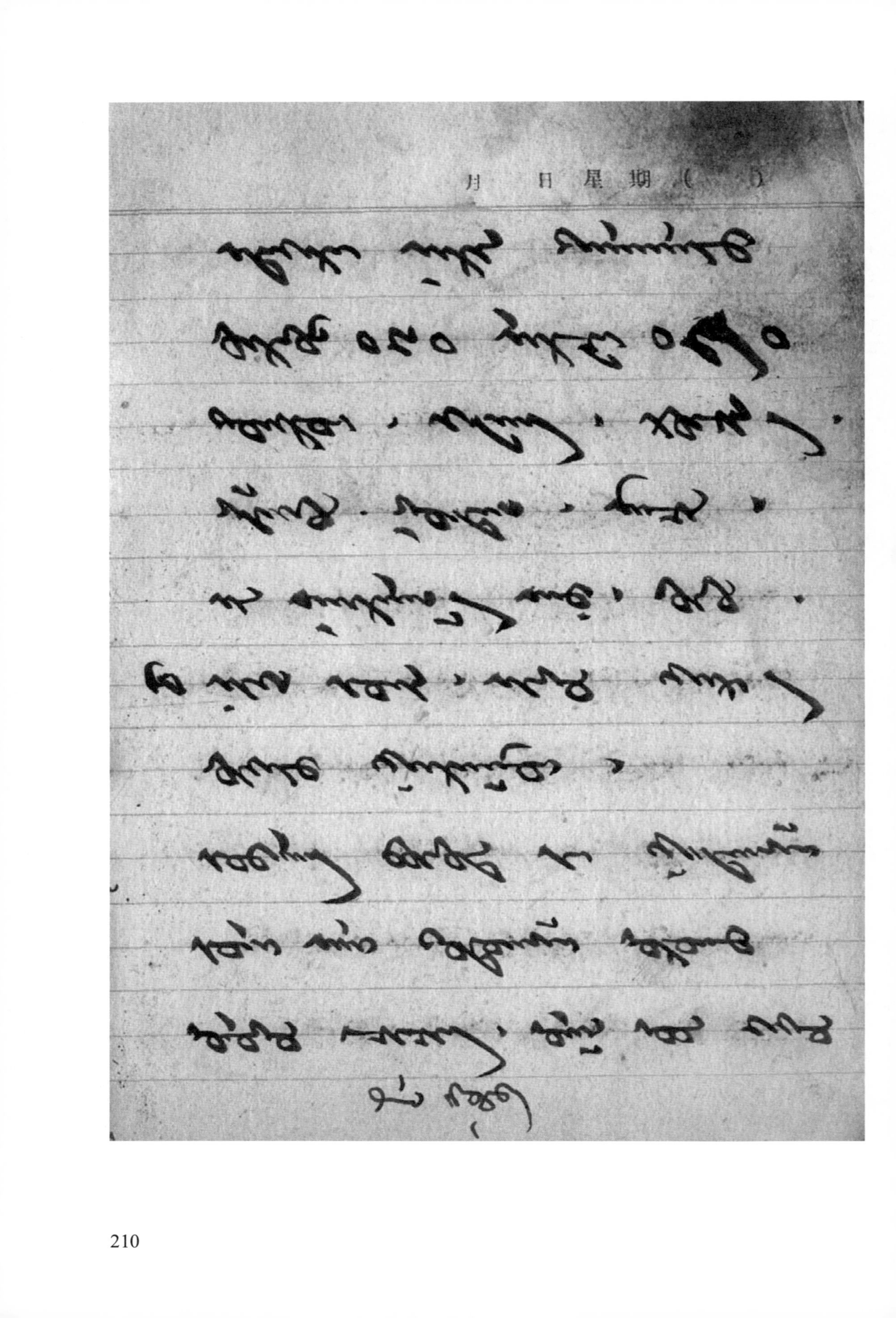

月　日　星期（　）

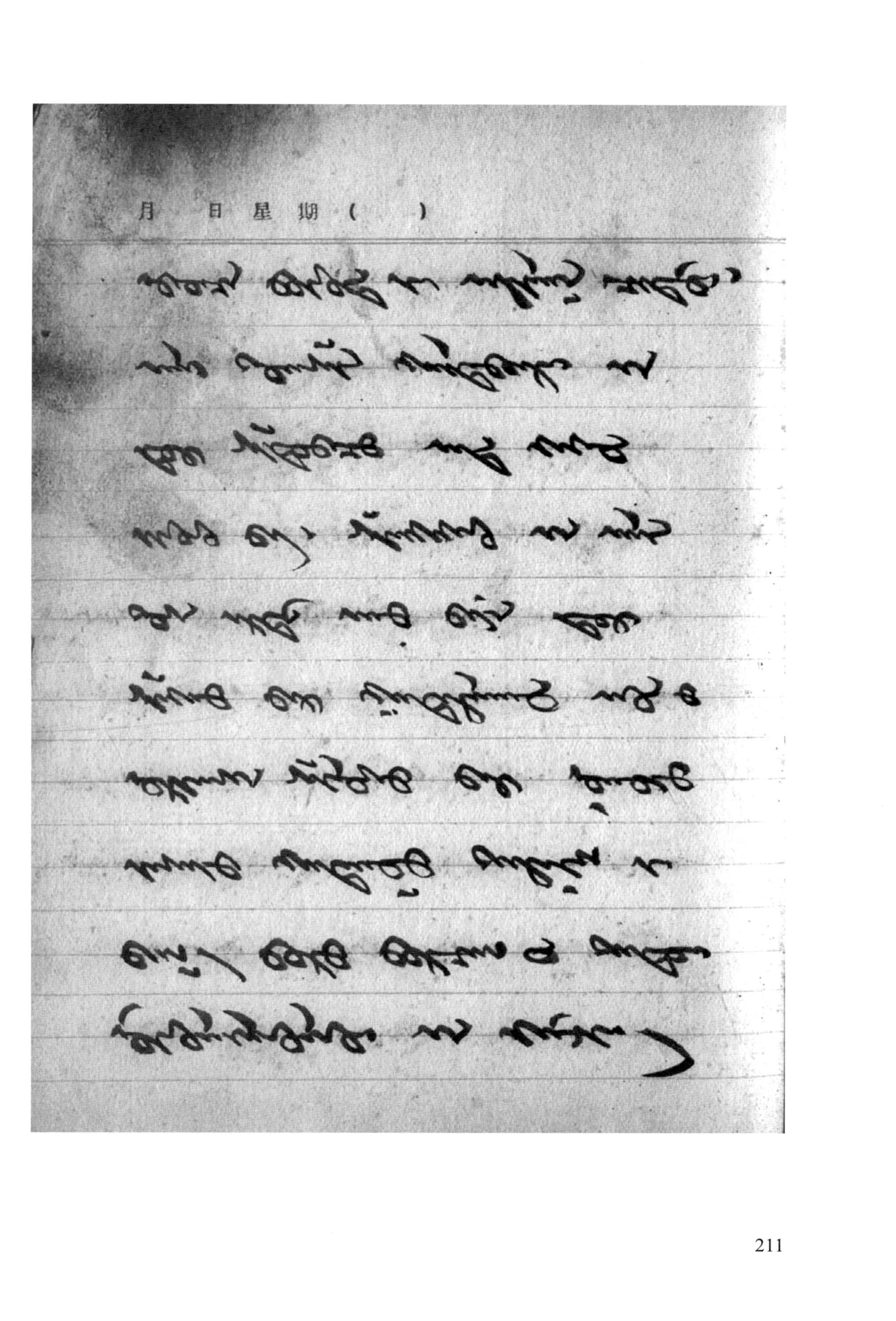

月　日星期（　）

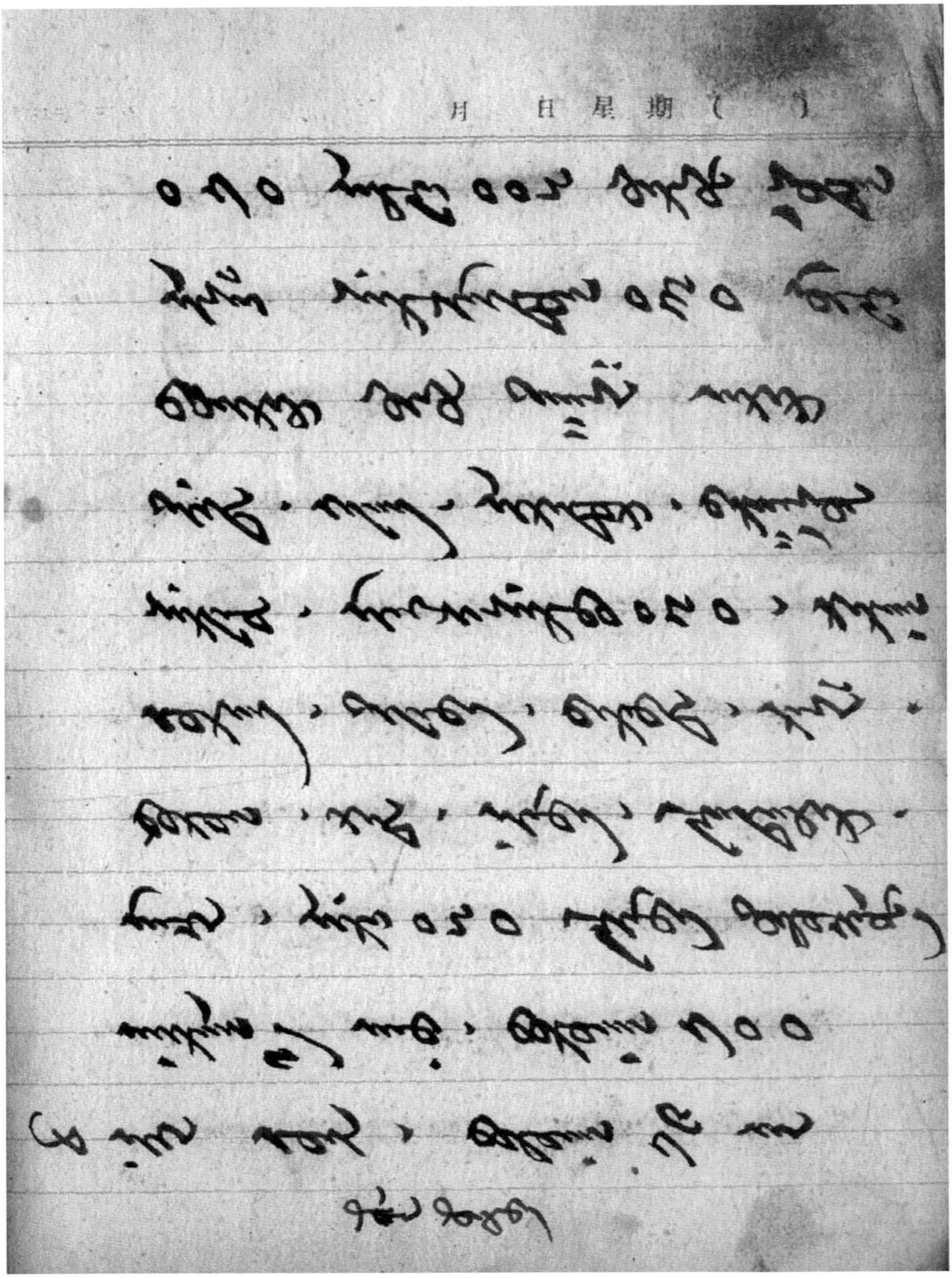

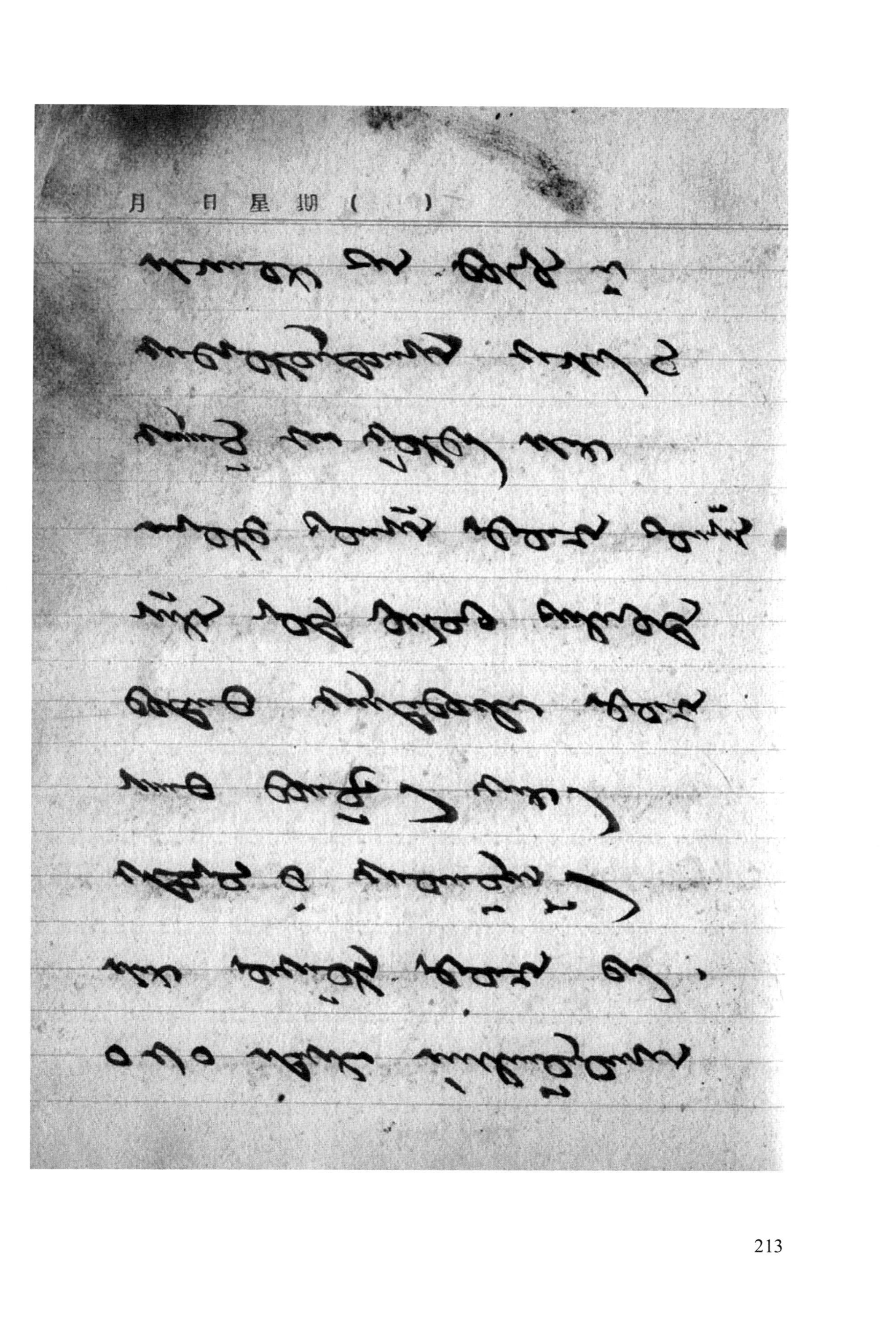

月　日星期（　）

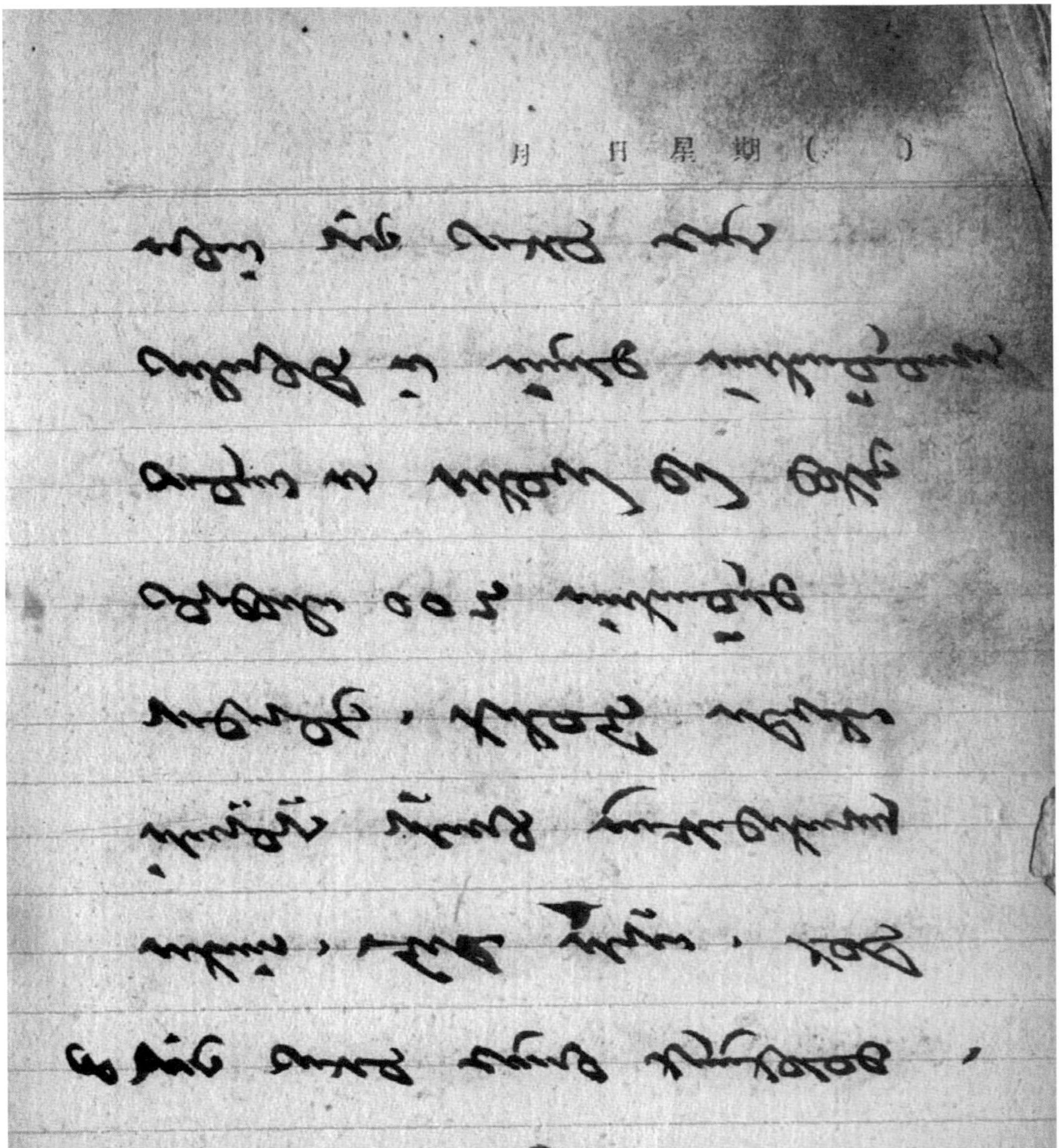
月 日 星期（ ）

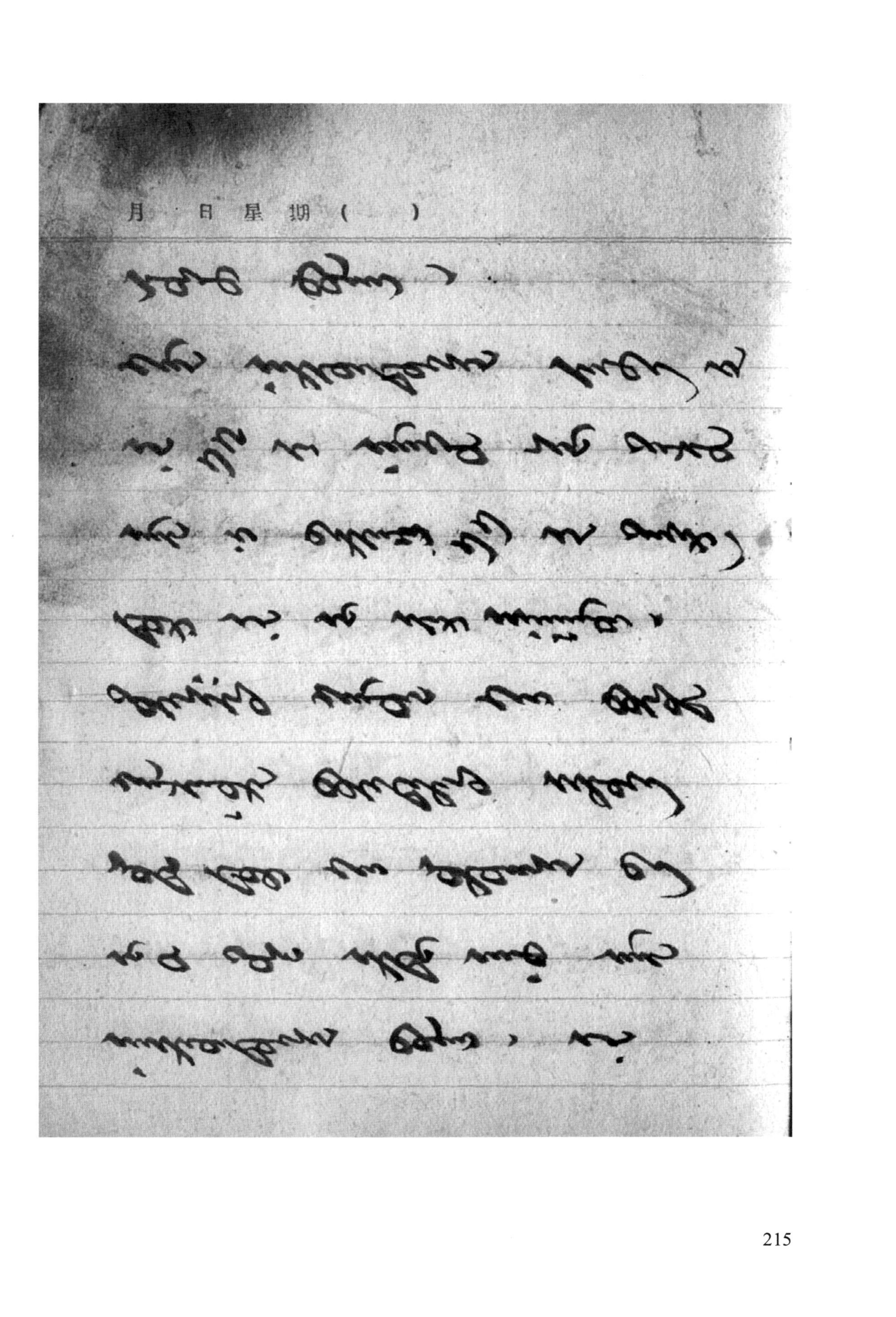

月 日 星期（ ）

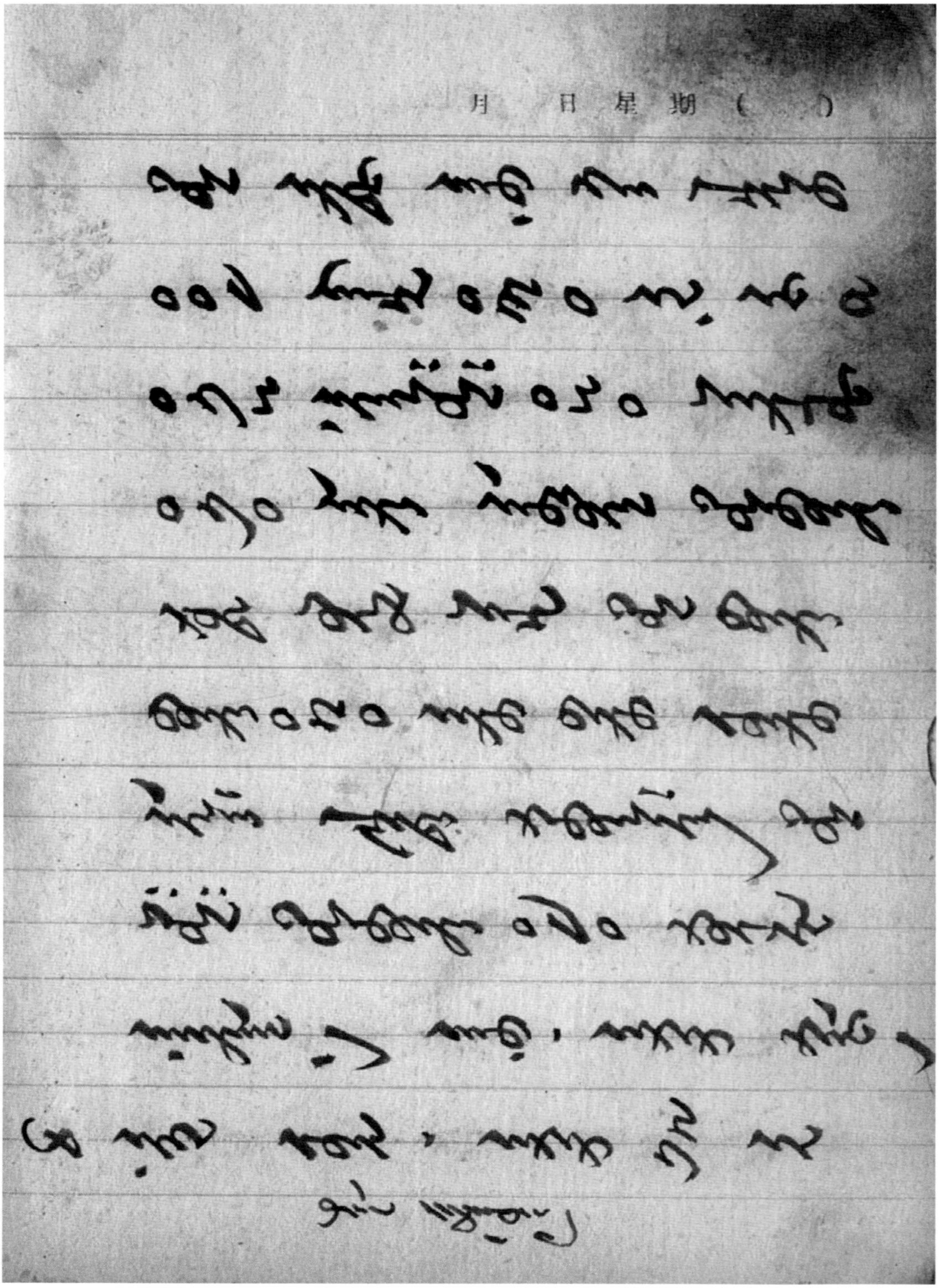
月 日 星期（ ）

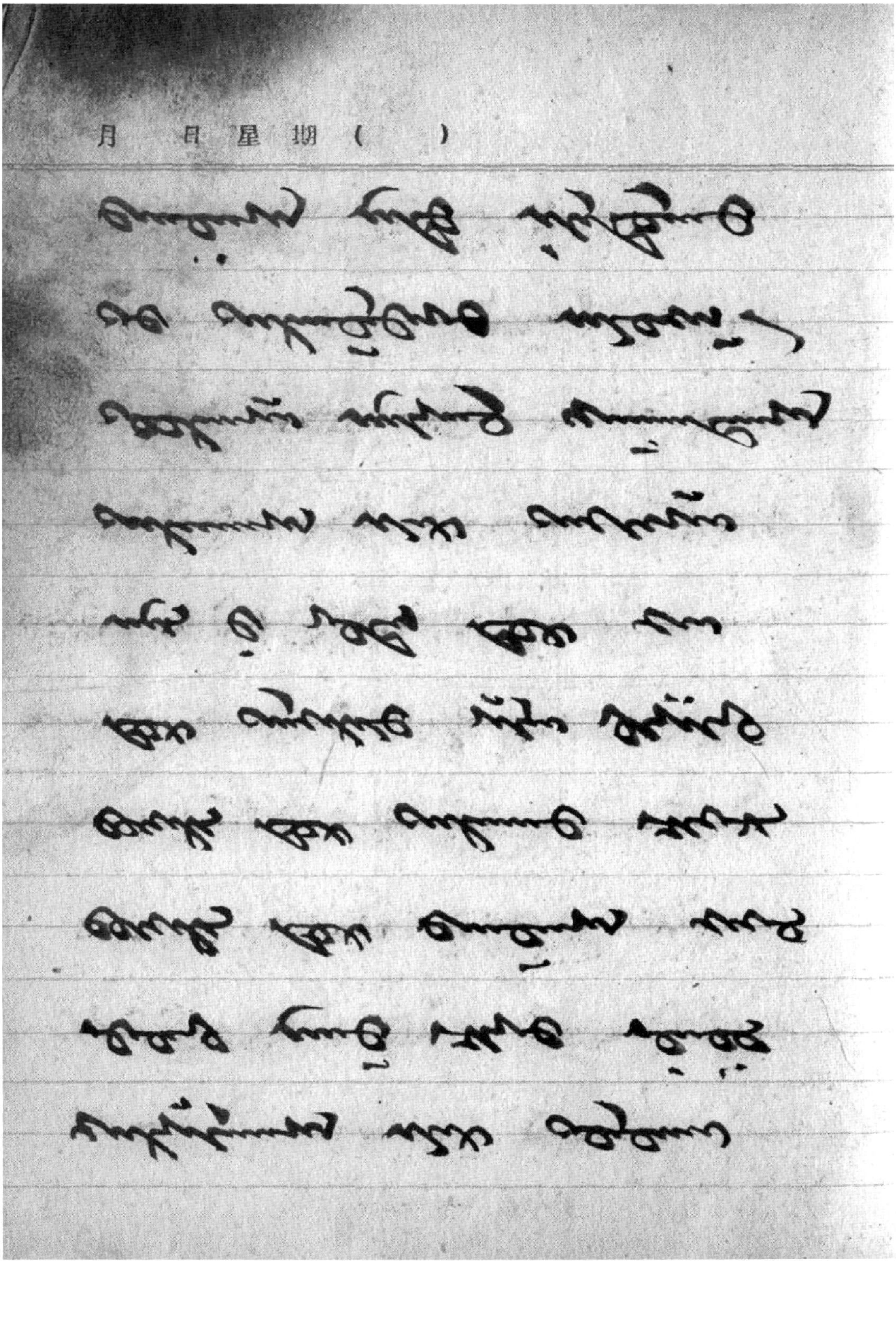

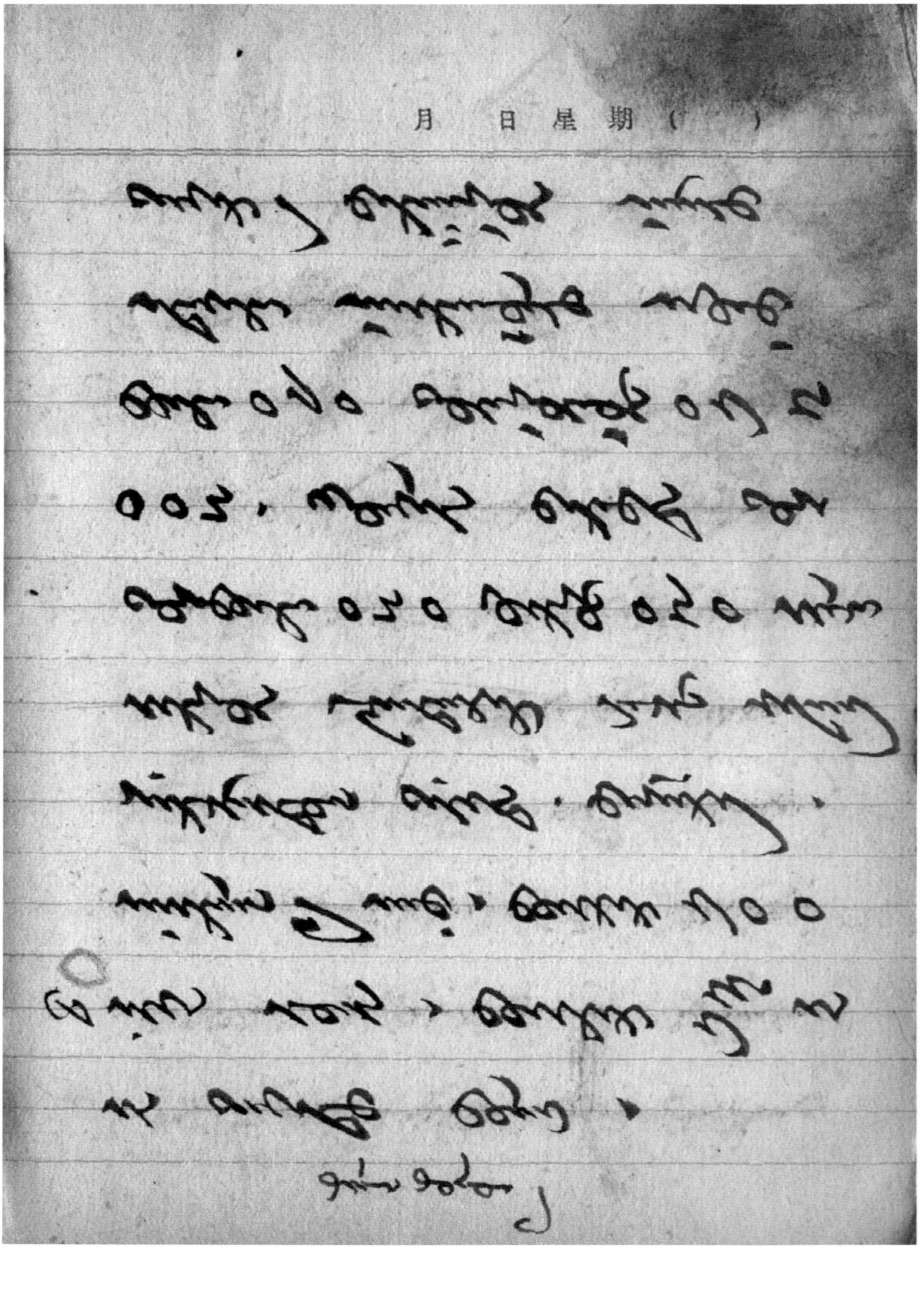
月　日星期（　）

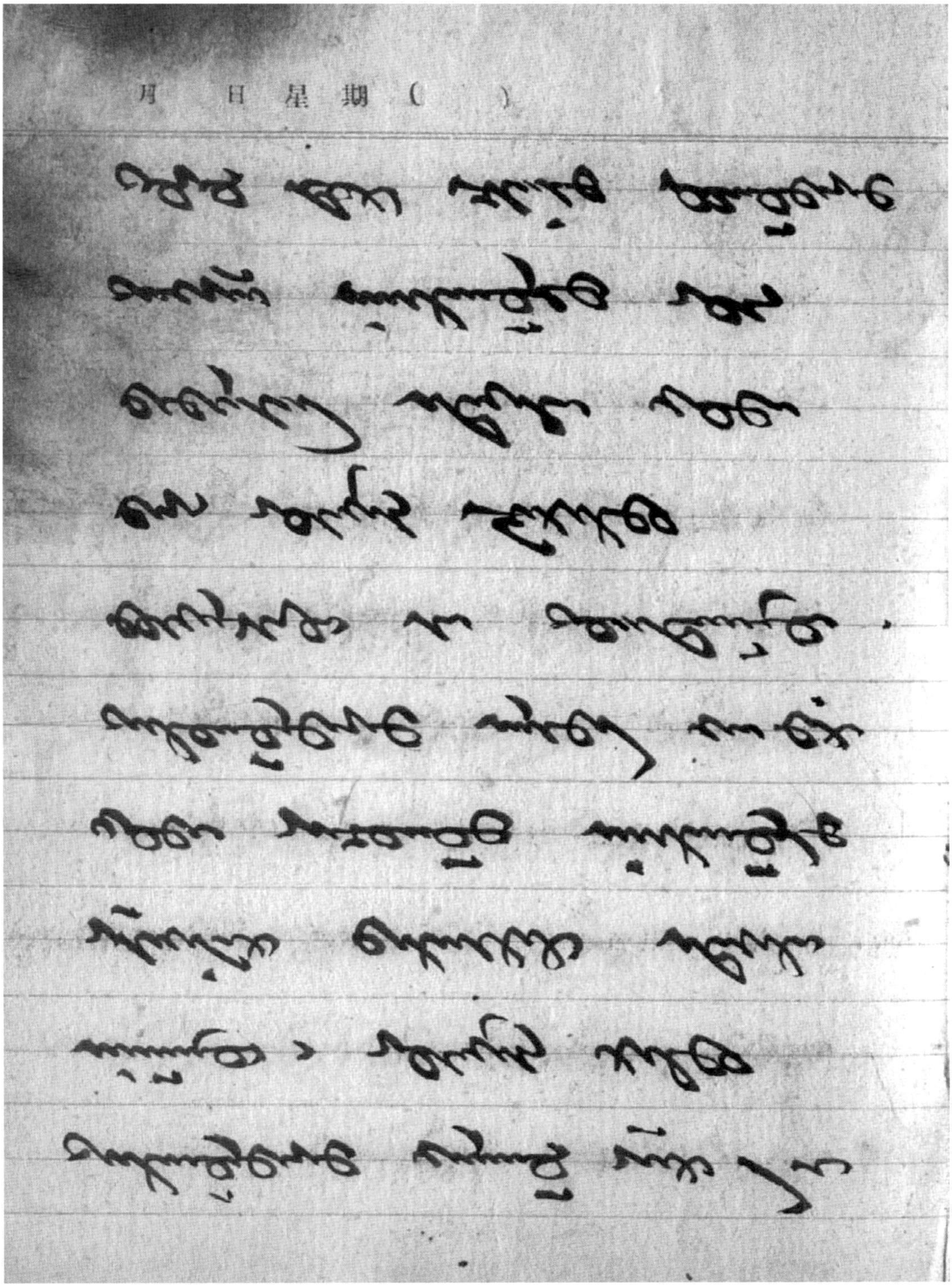

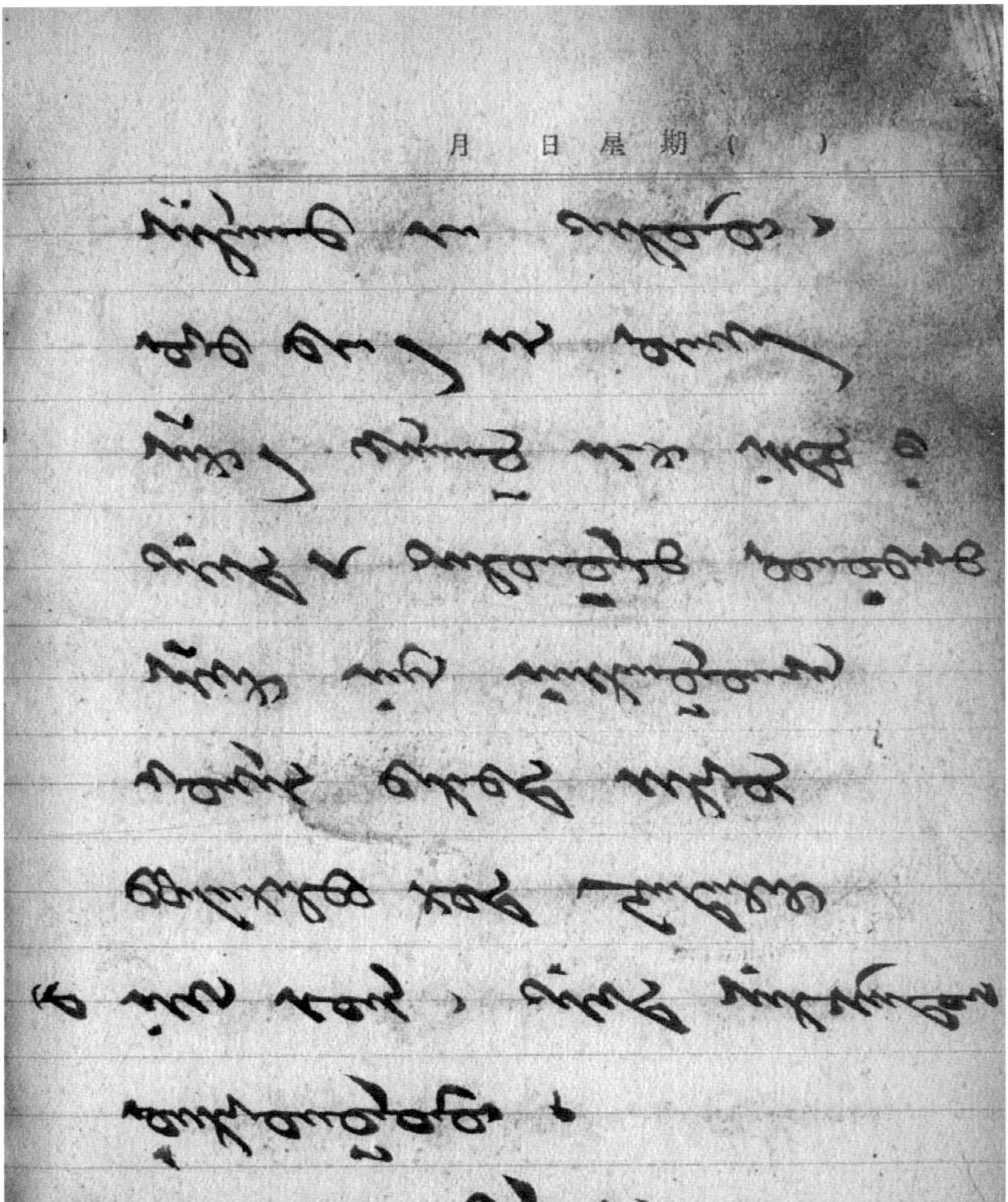
月 日星期( )

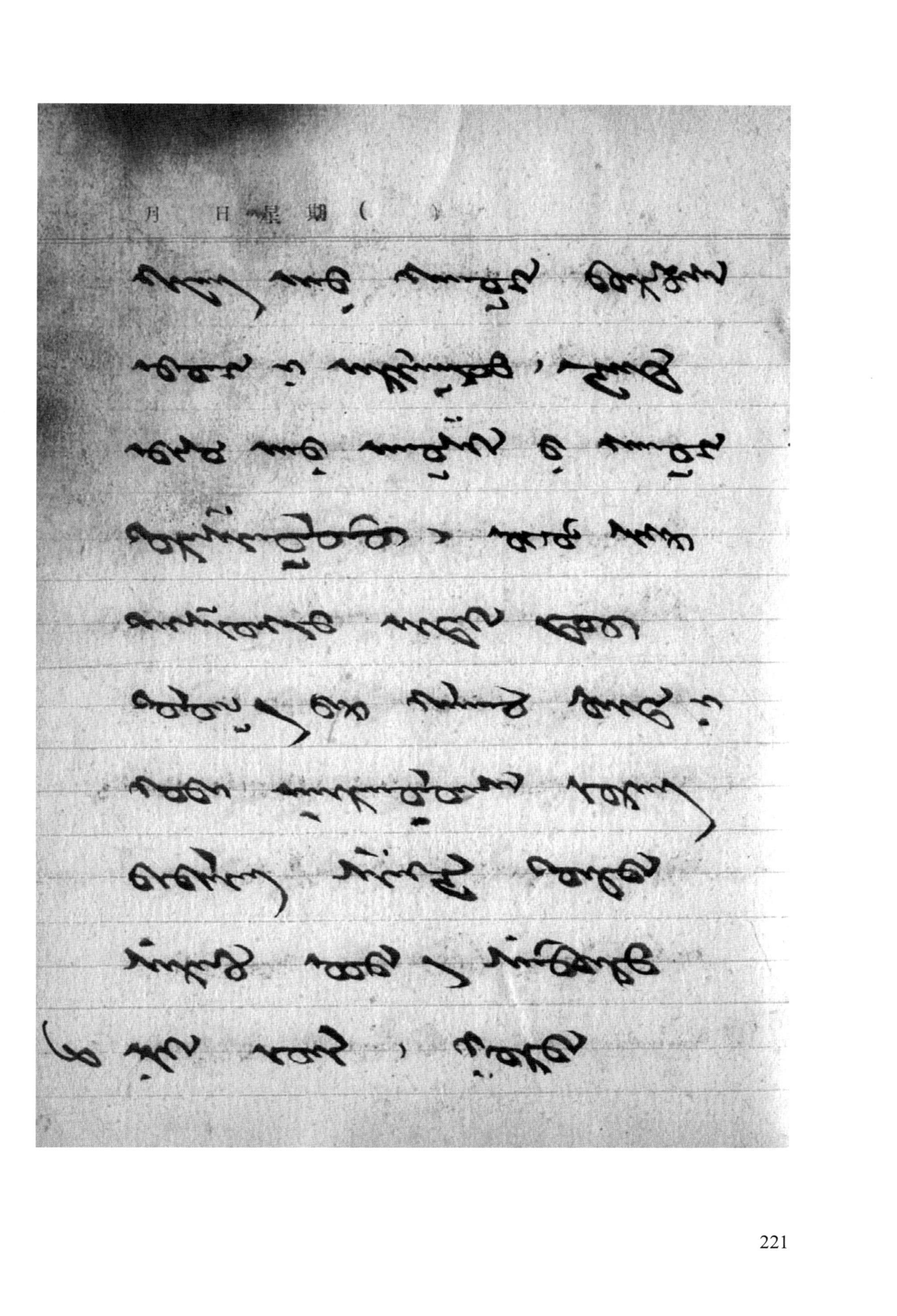

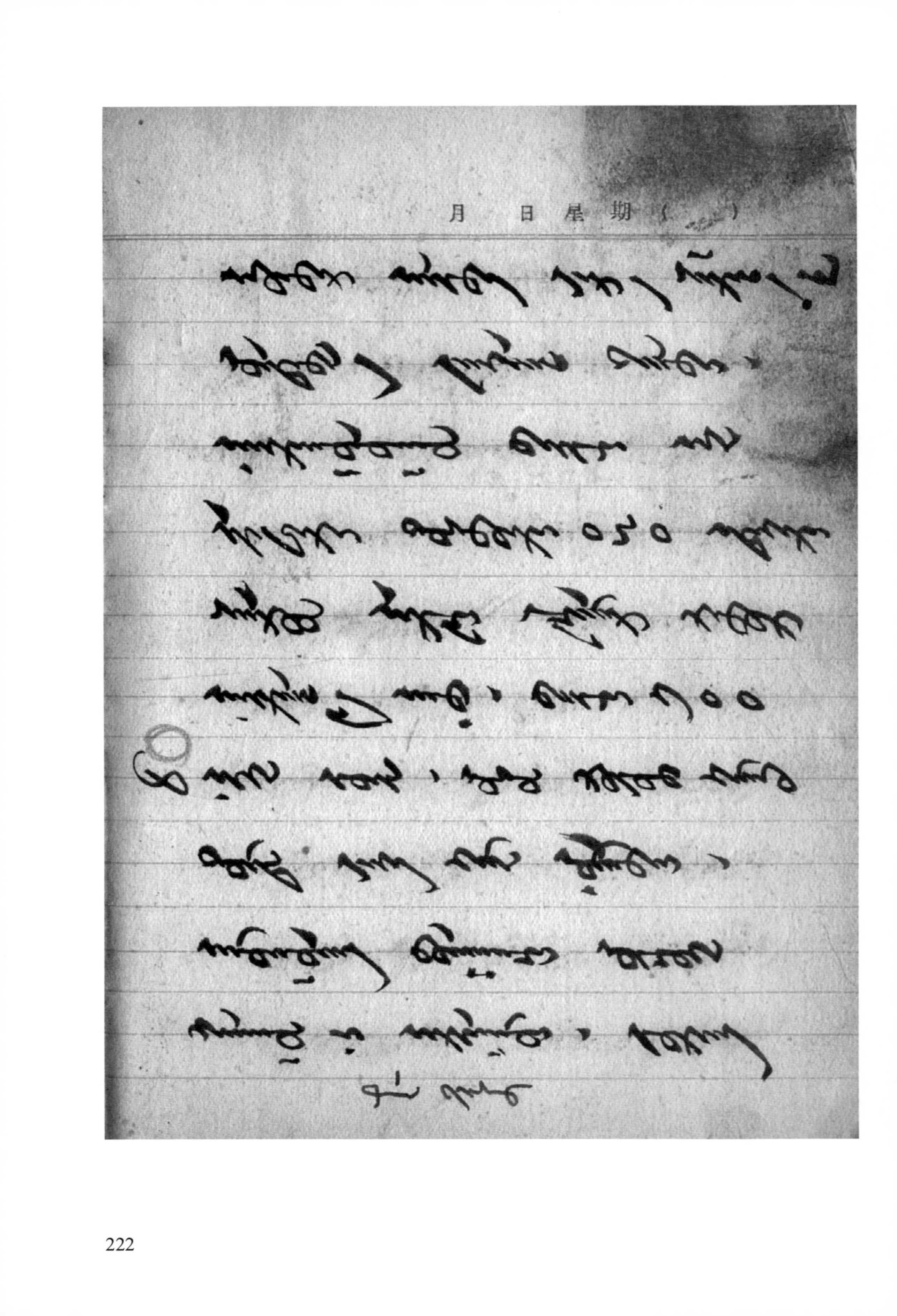

月　日星期（　）

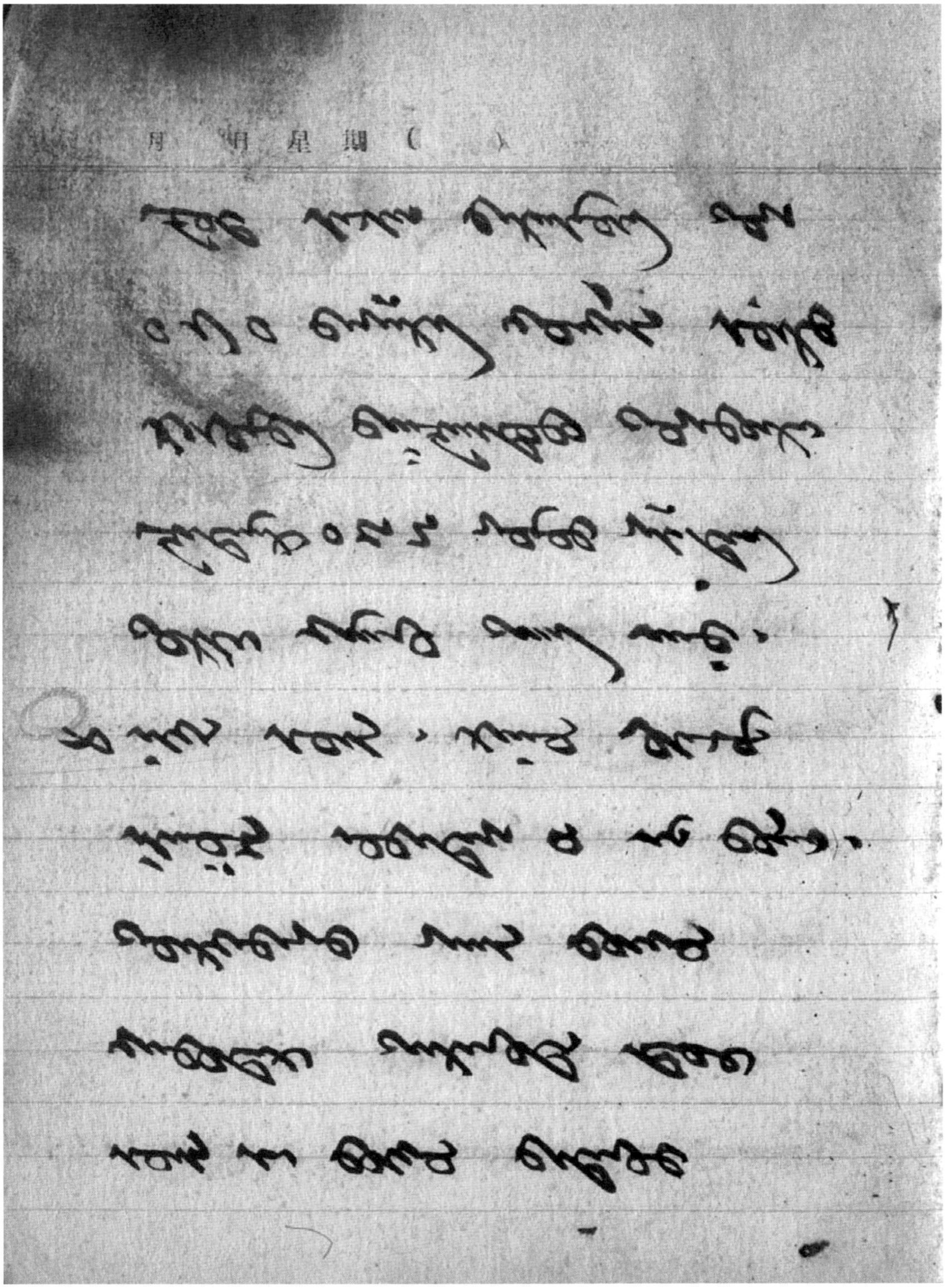

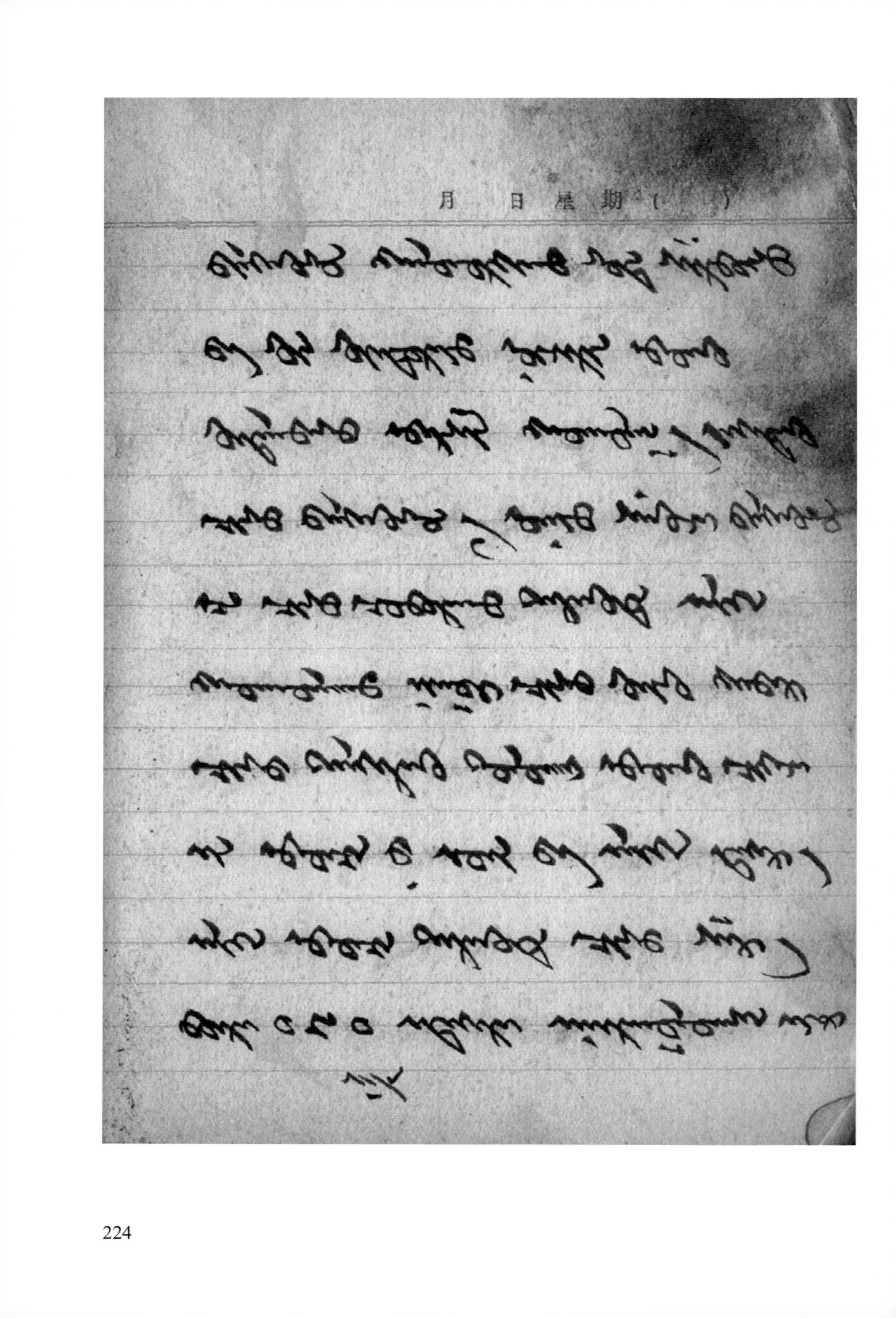

月　日　星期（　）

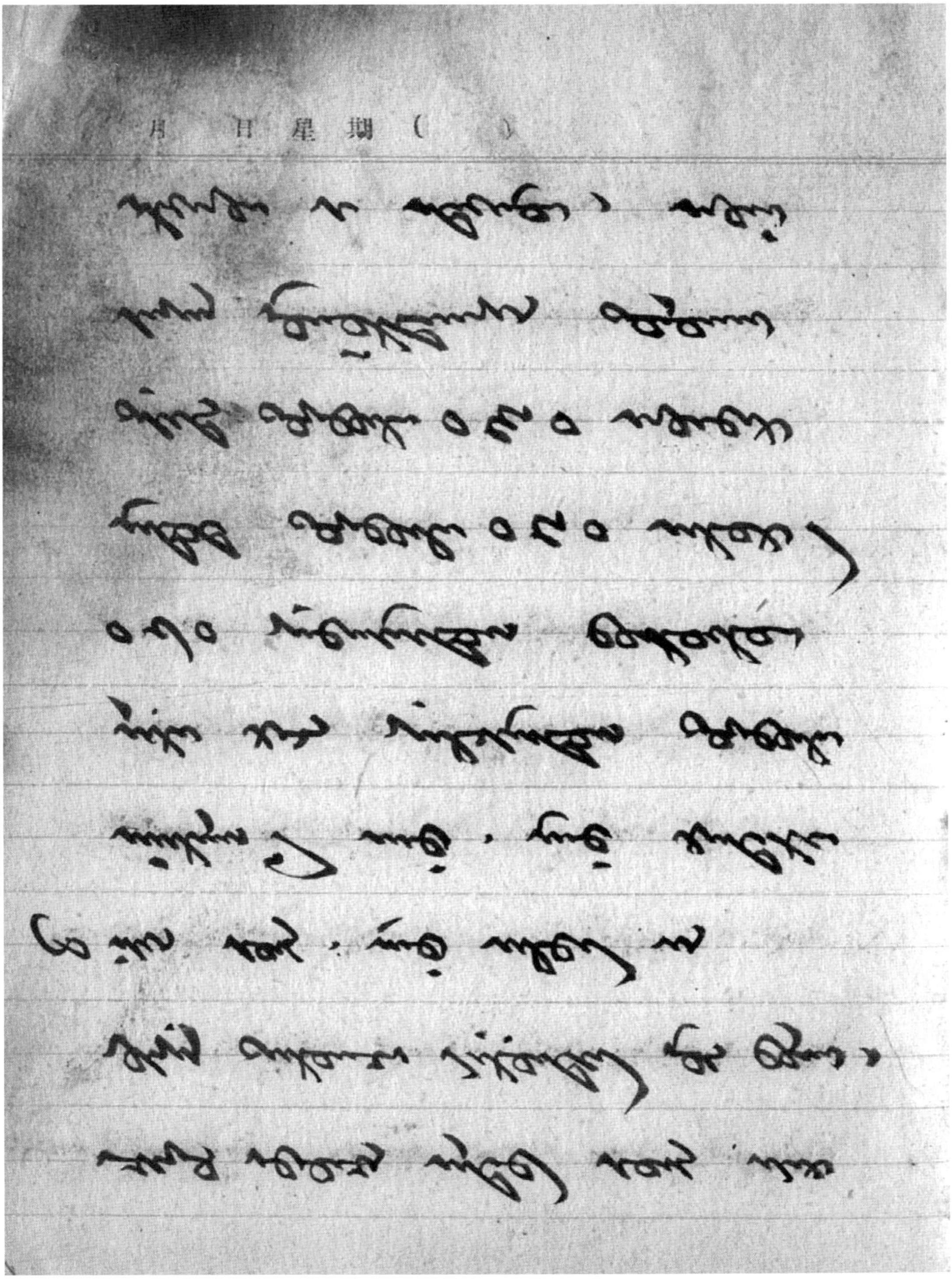

月 日星期（ ）

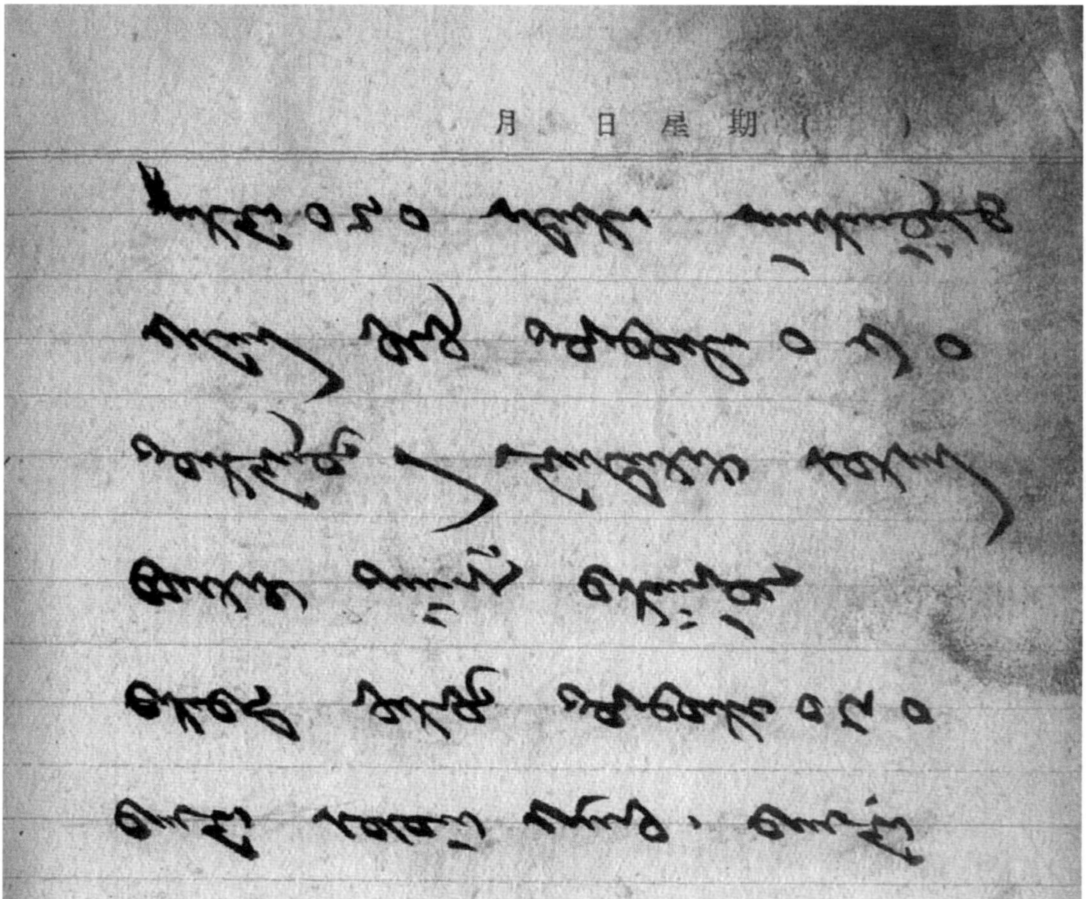
月 日 星期 （ ）

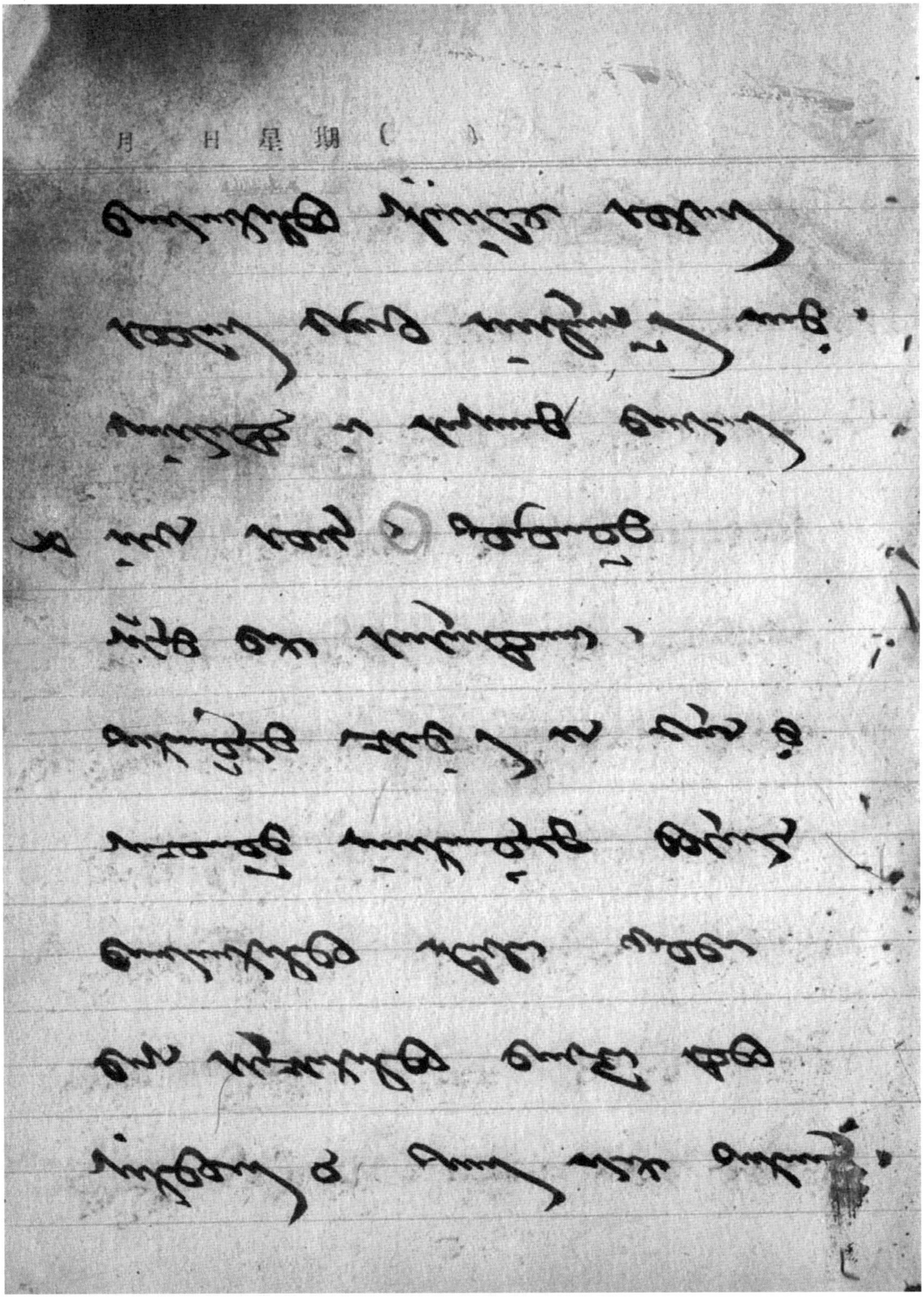

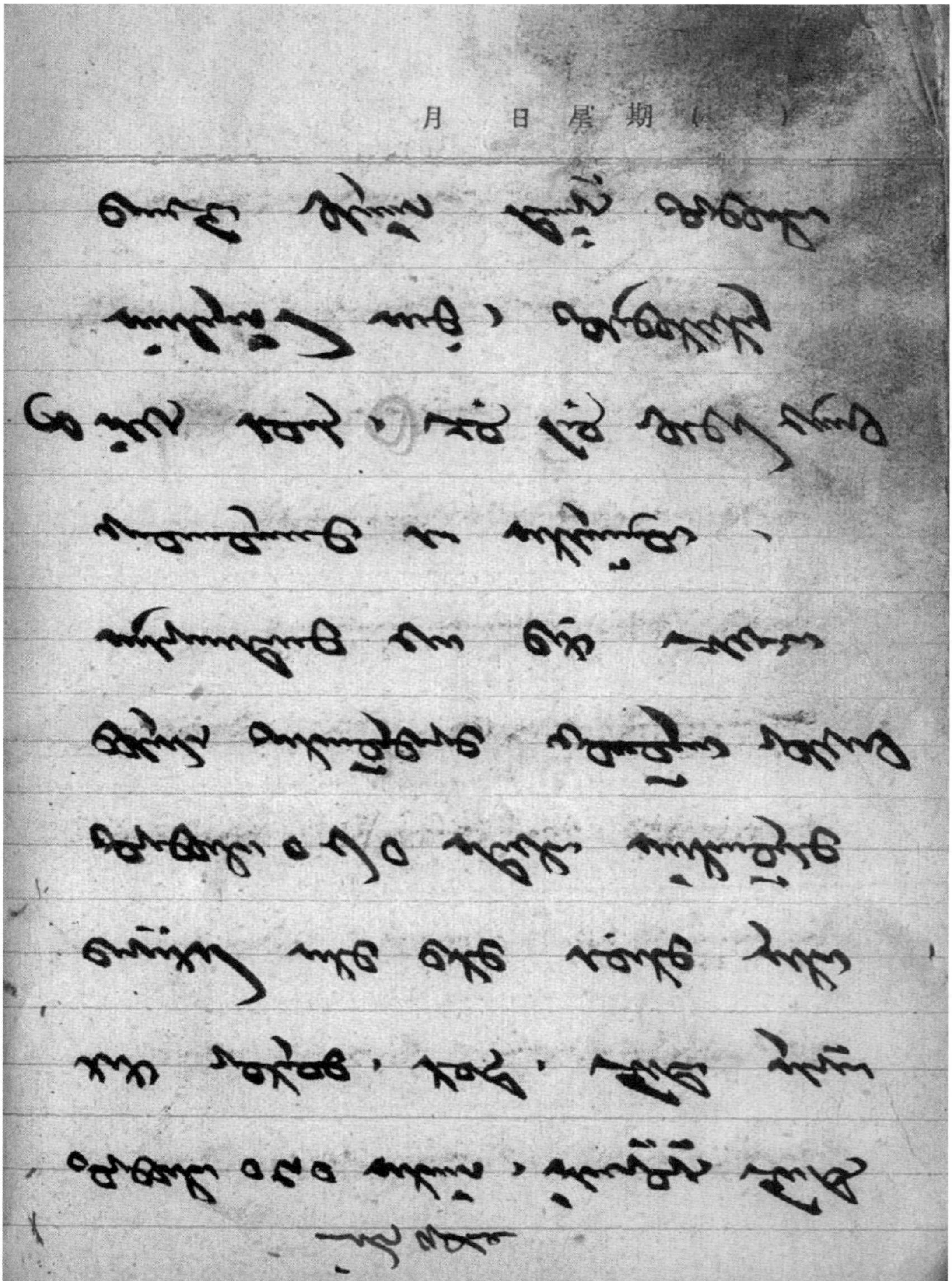
月 日 星期（ ）

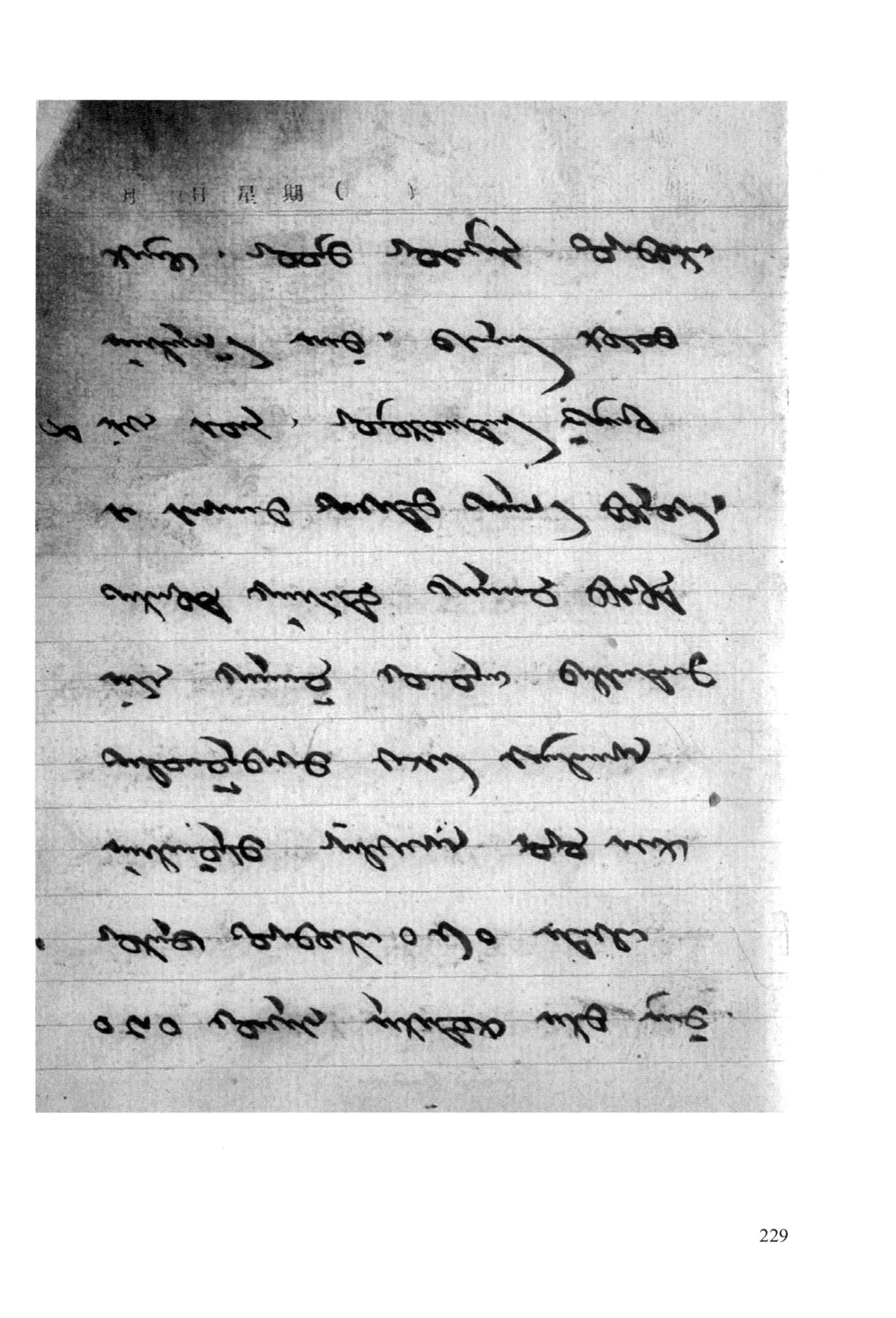

月 日星期（ ）

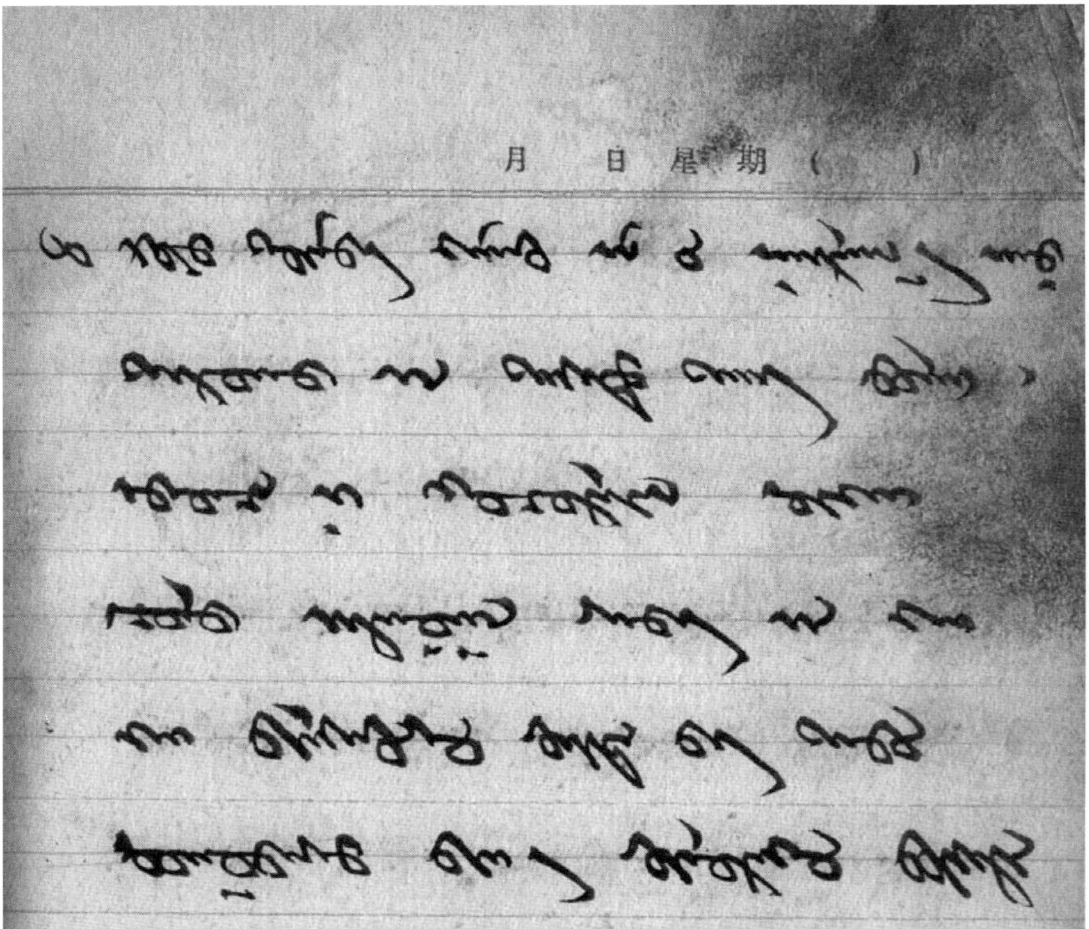
月 日 星期 ( )

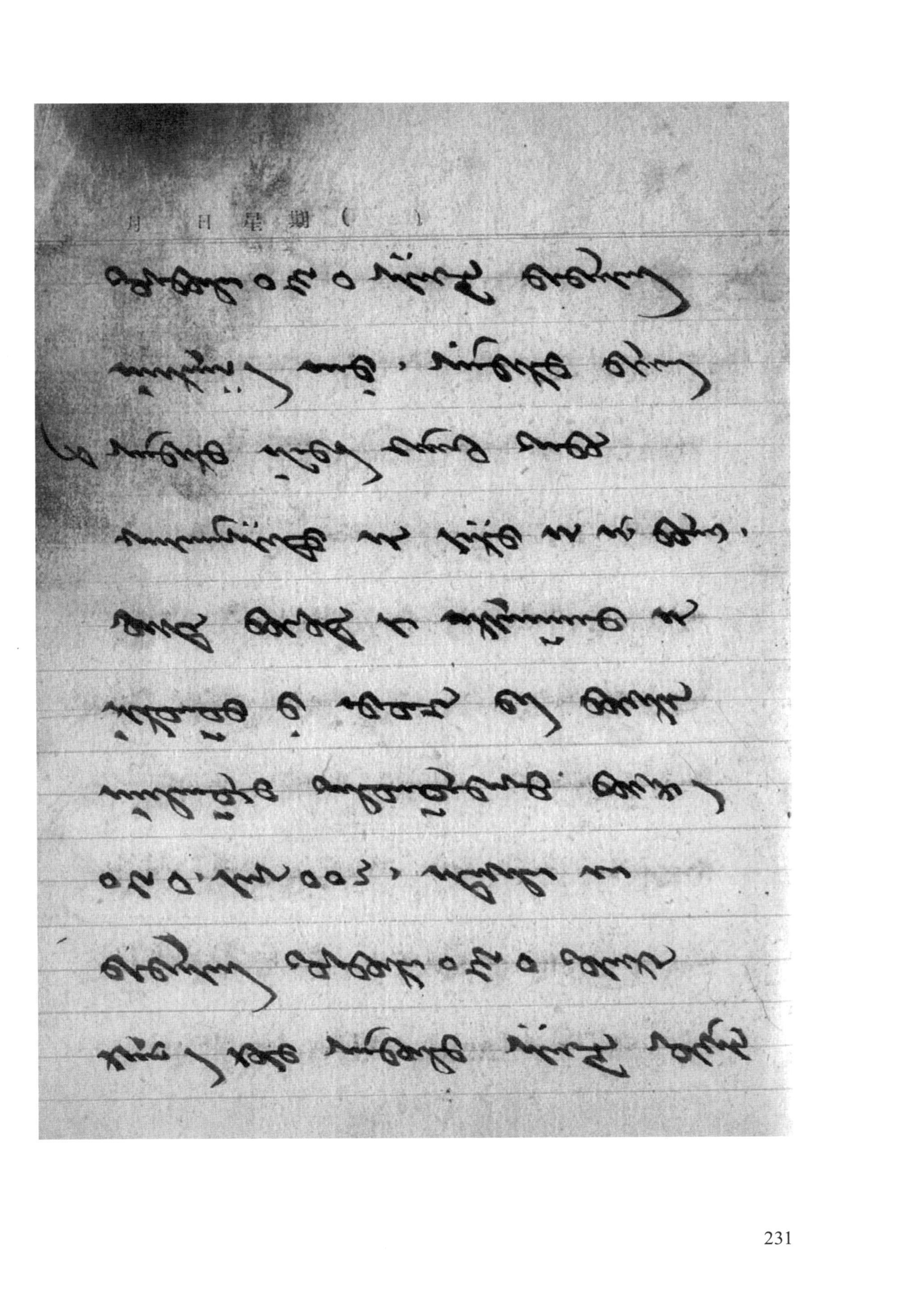

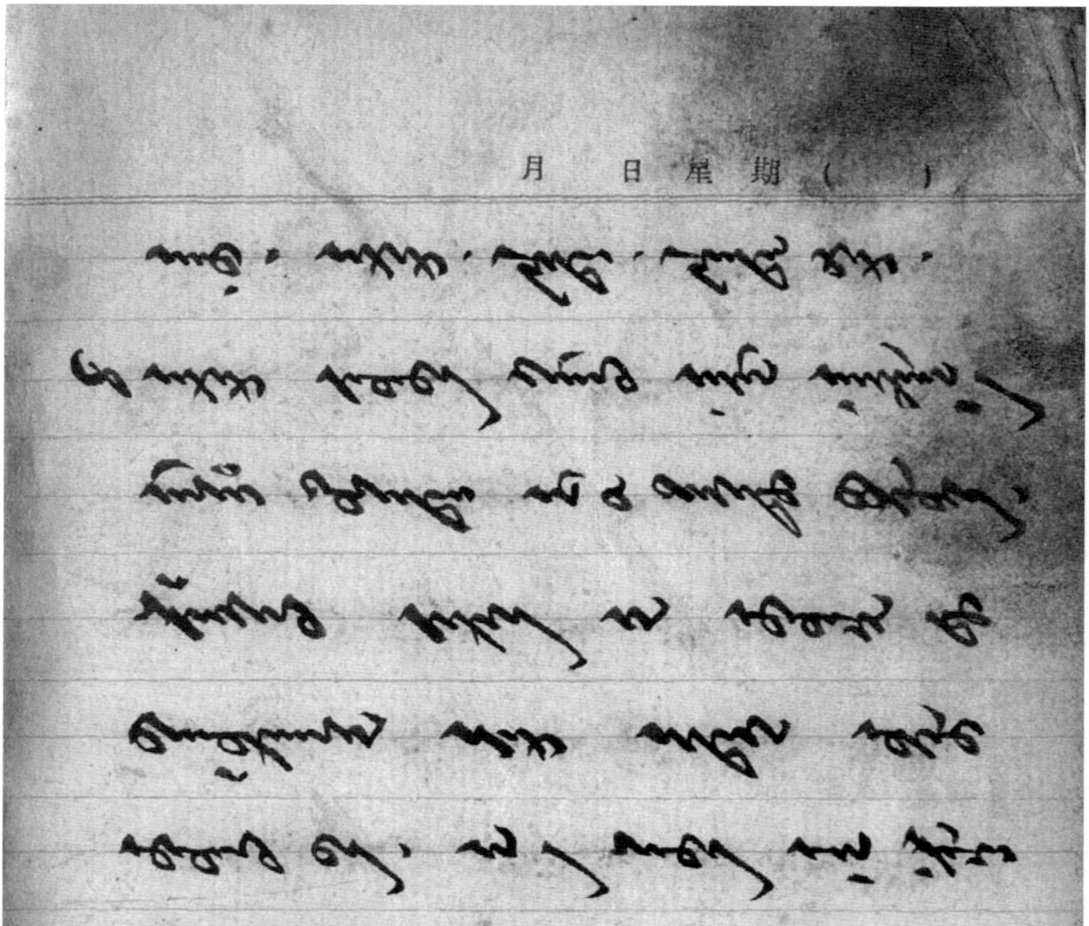
月 日星期（ ）

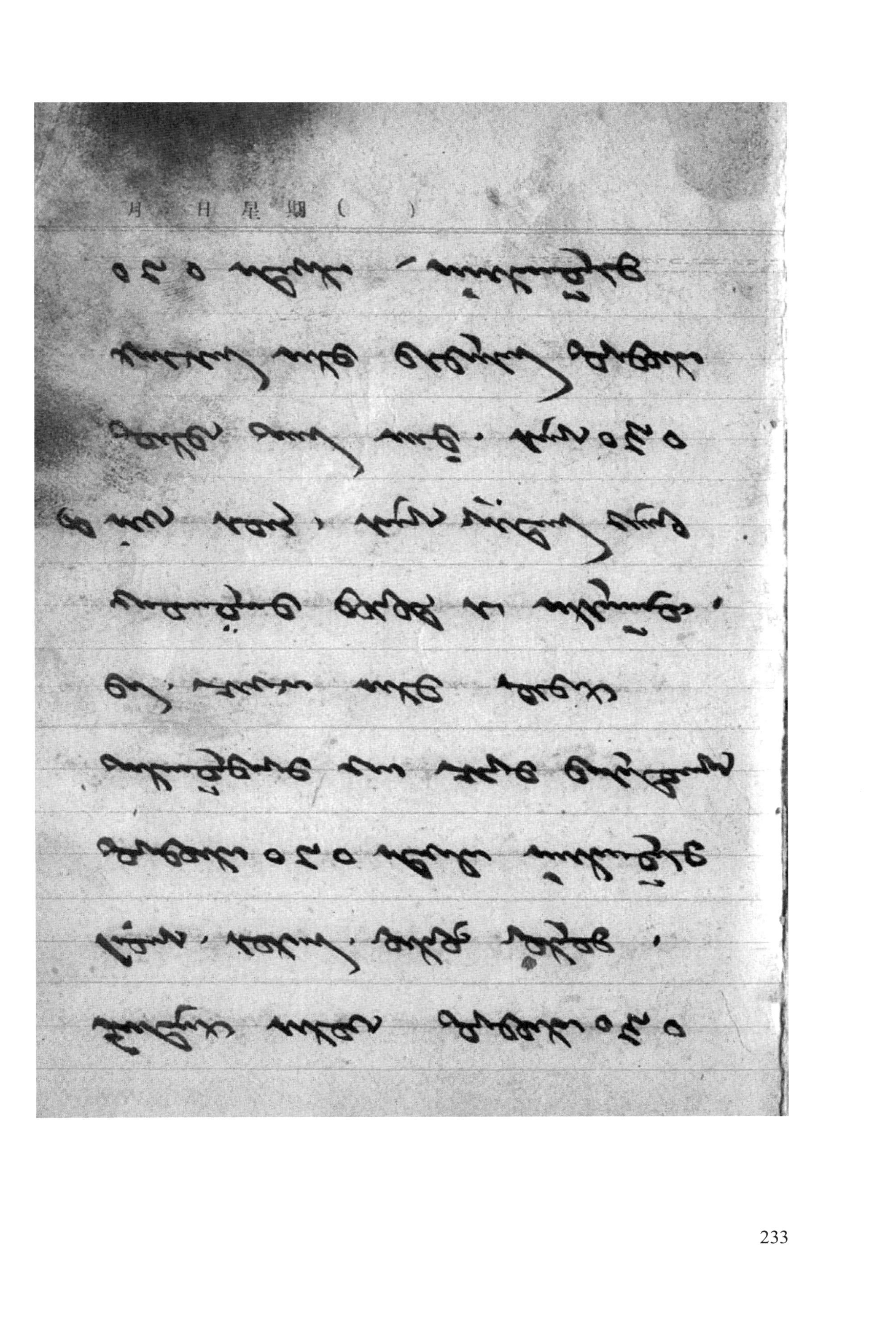

月 日 星期 ( )

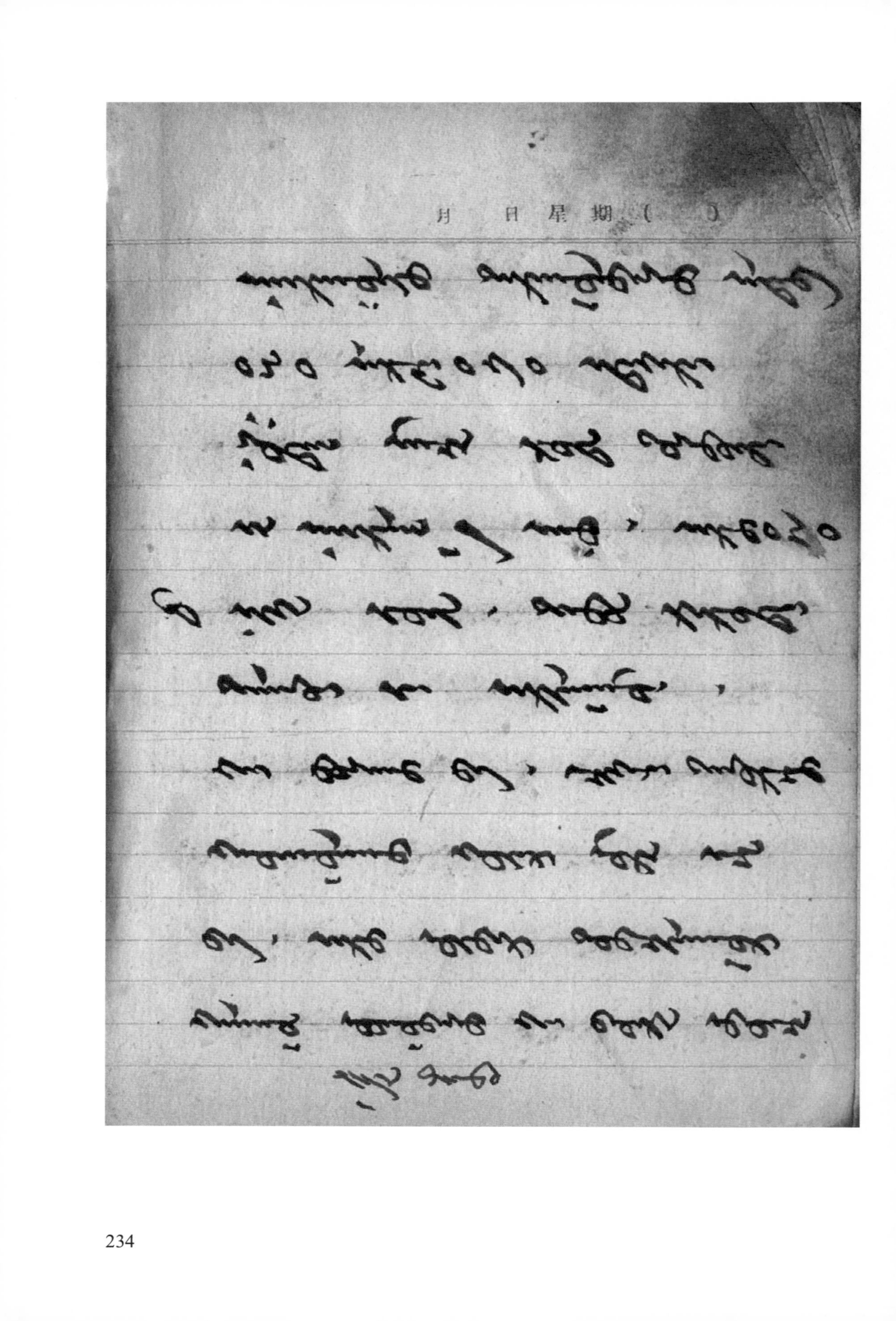

月　日　星期（　）

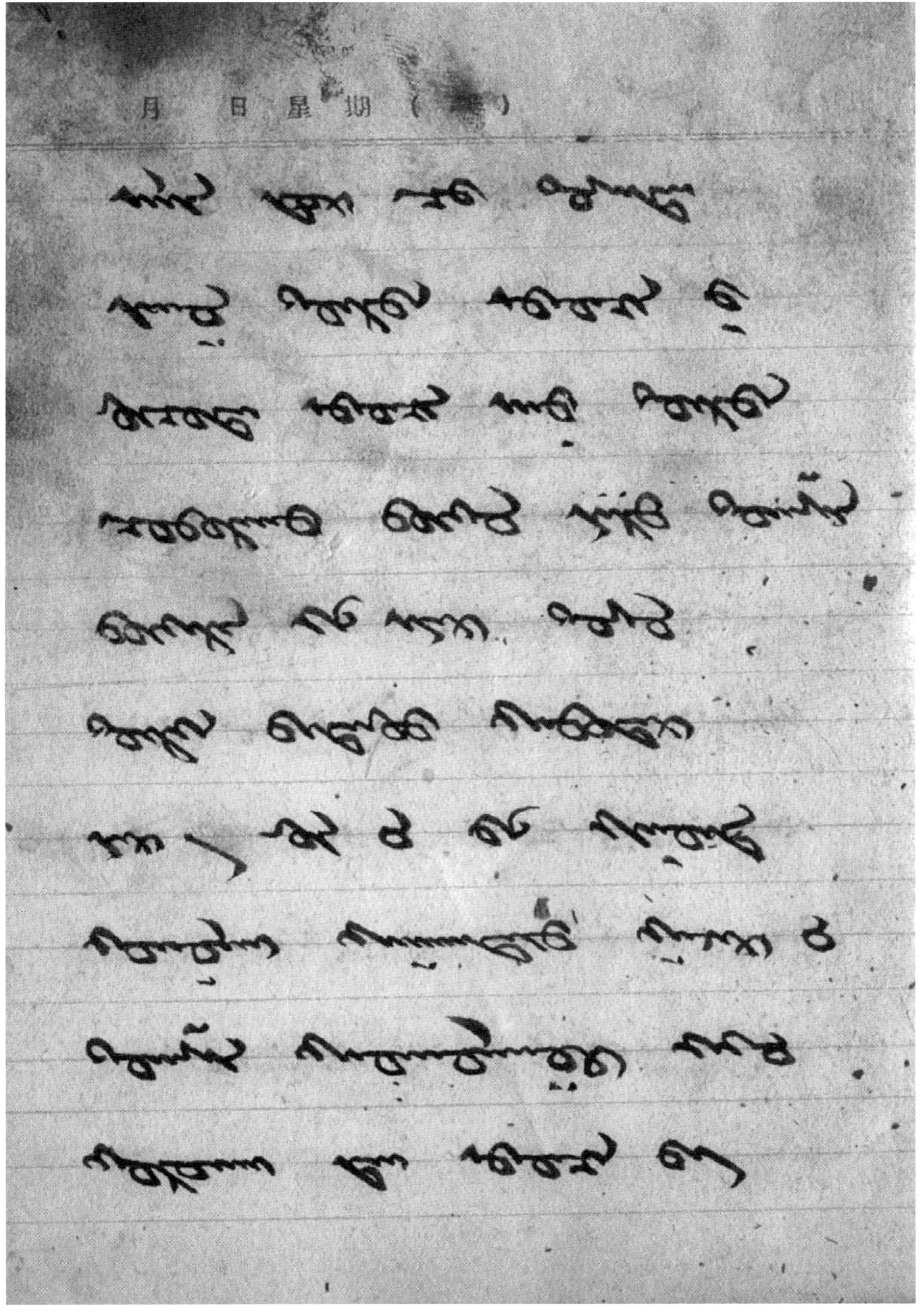
月 日 星期 ( )

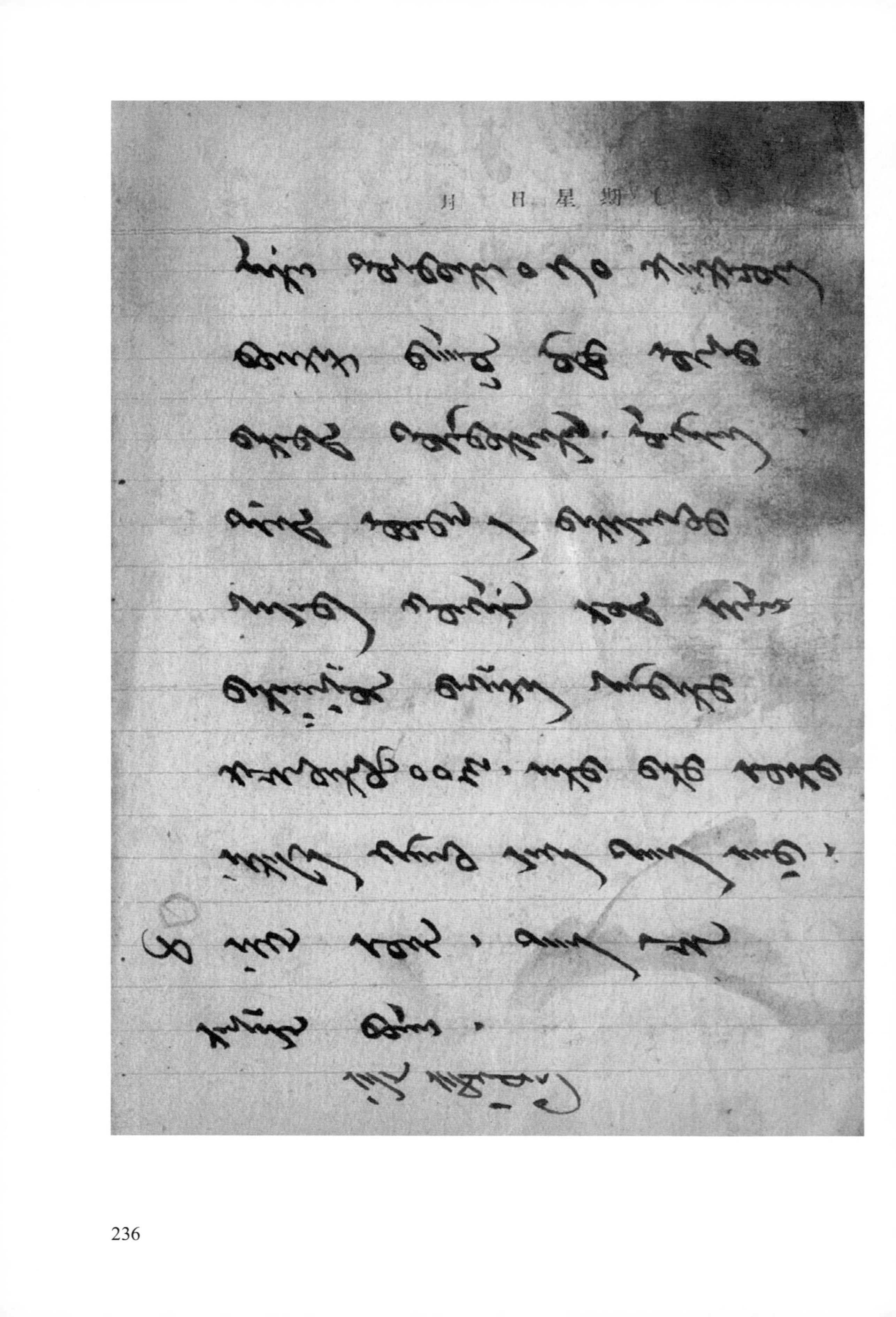

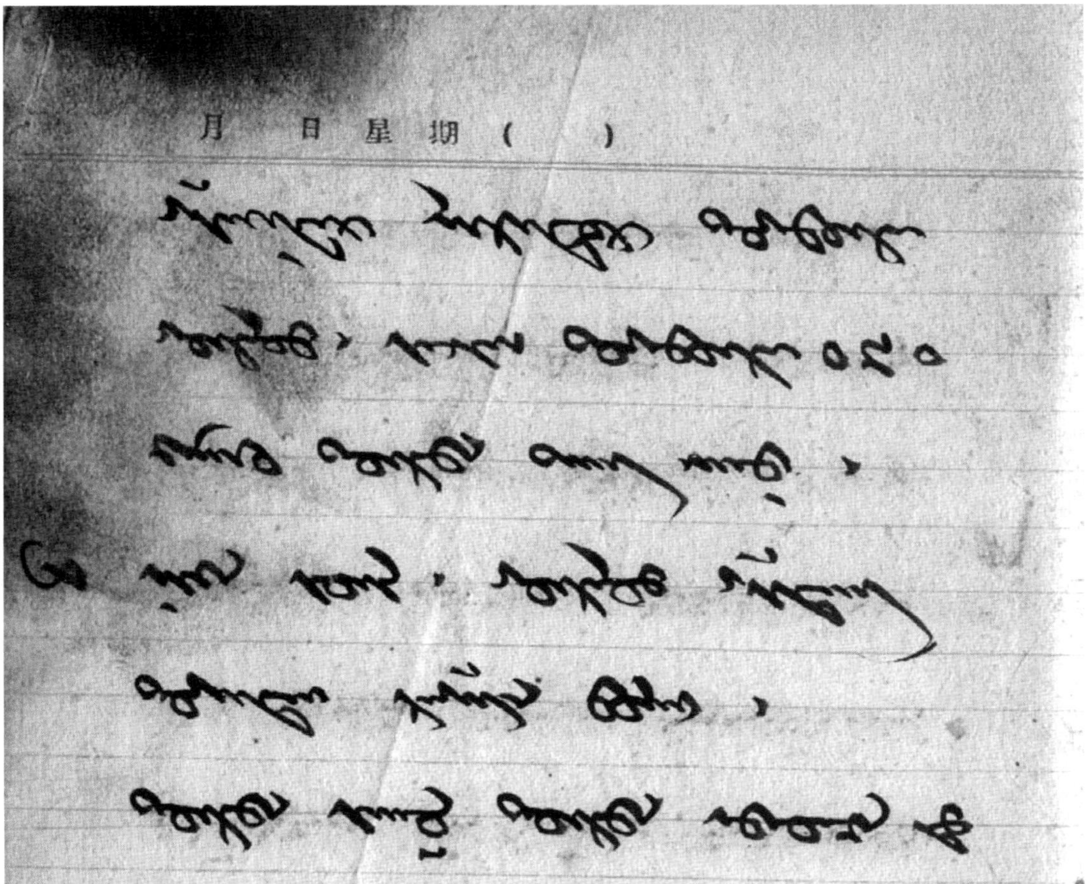
月 日星期（ ）

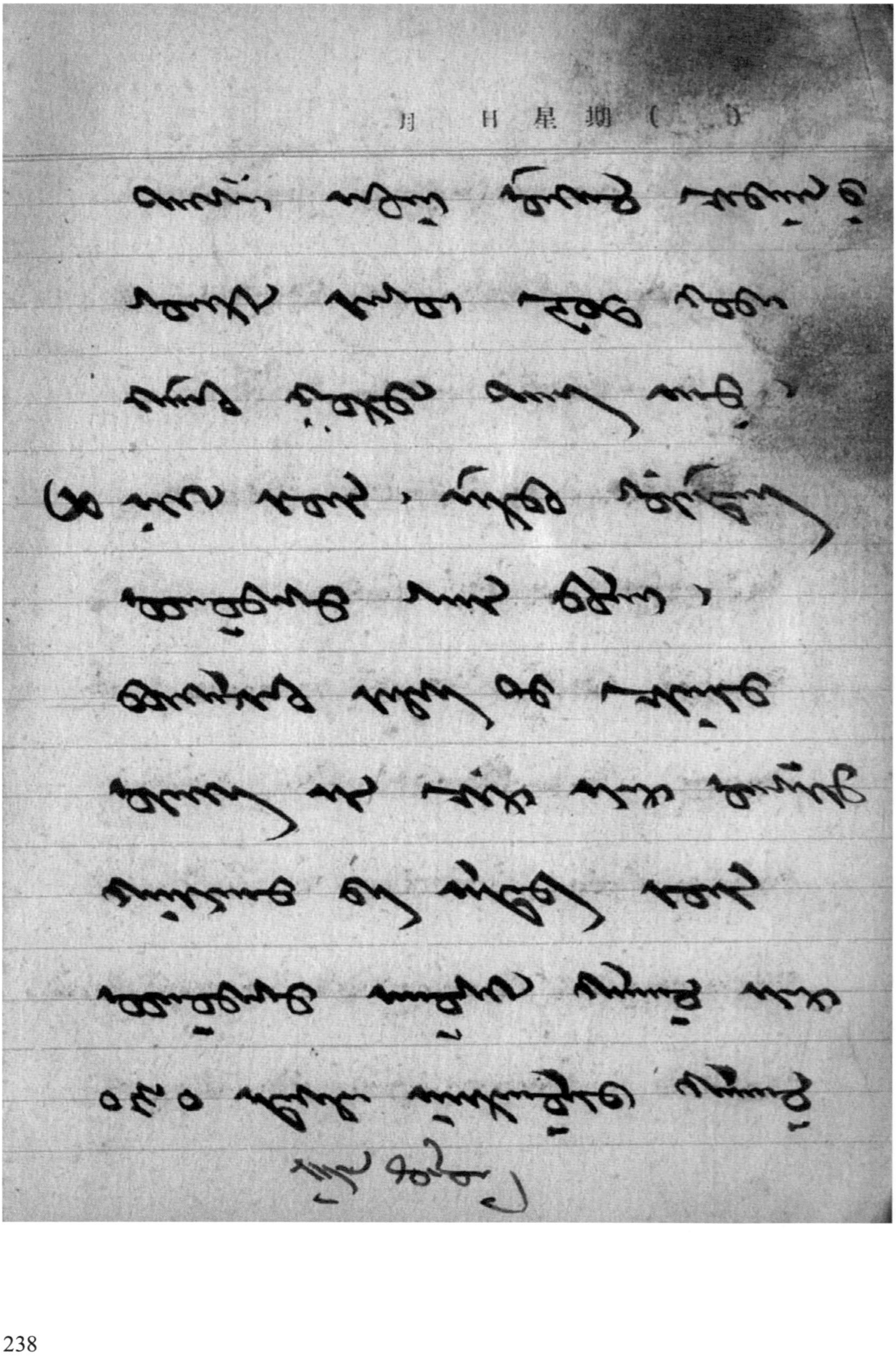

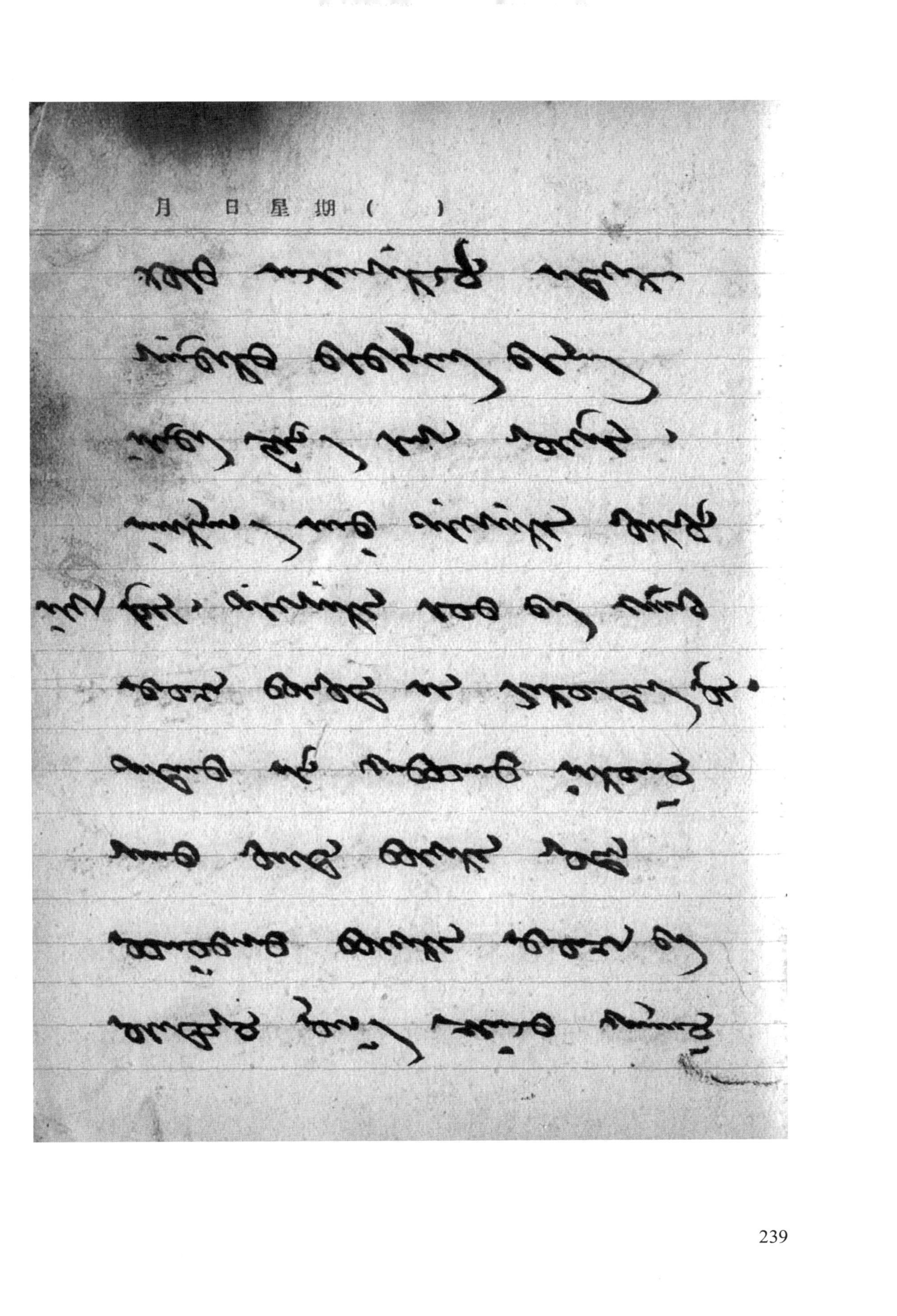

月 日星期（ ）

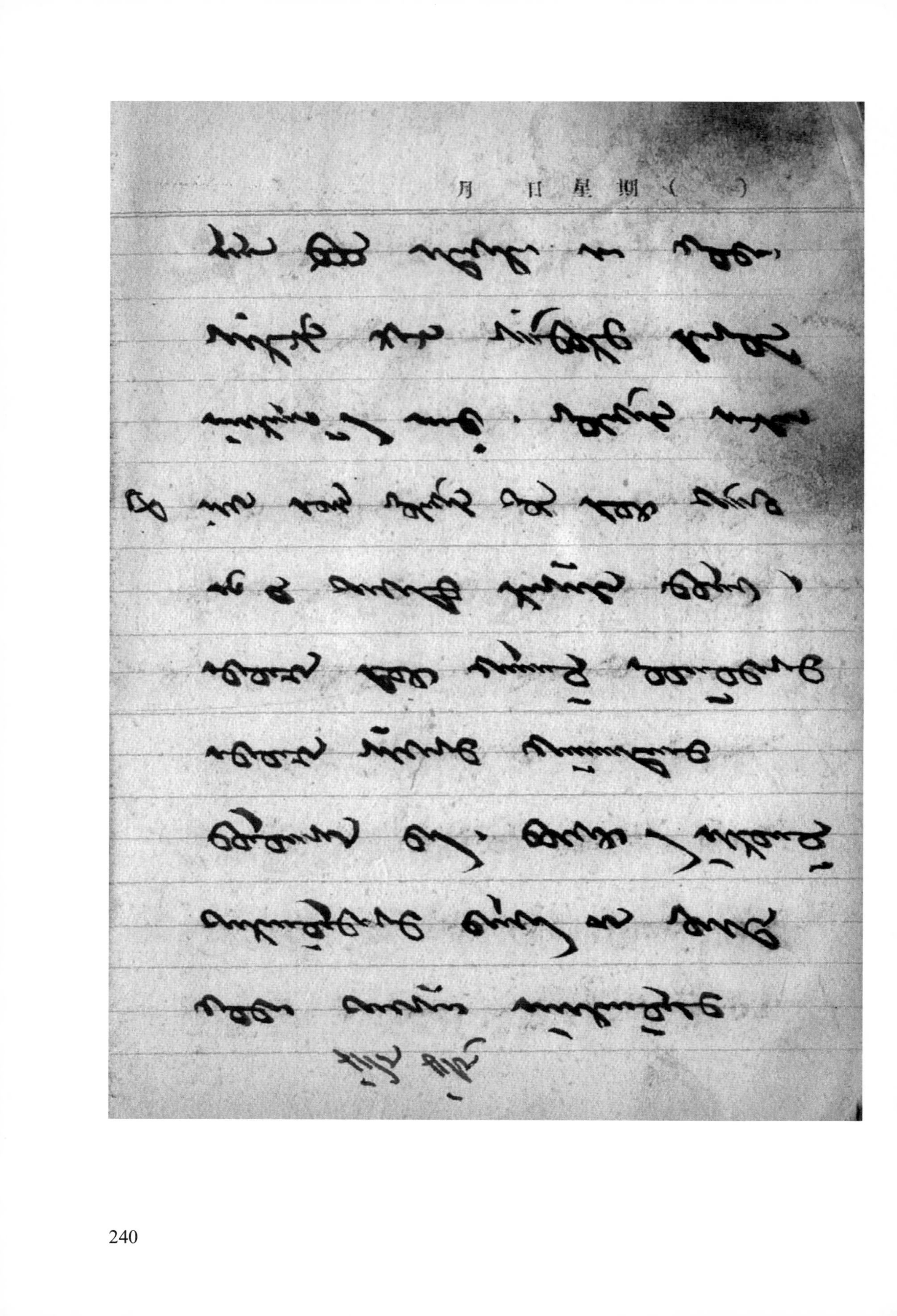

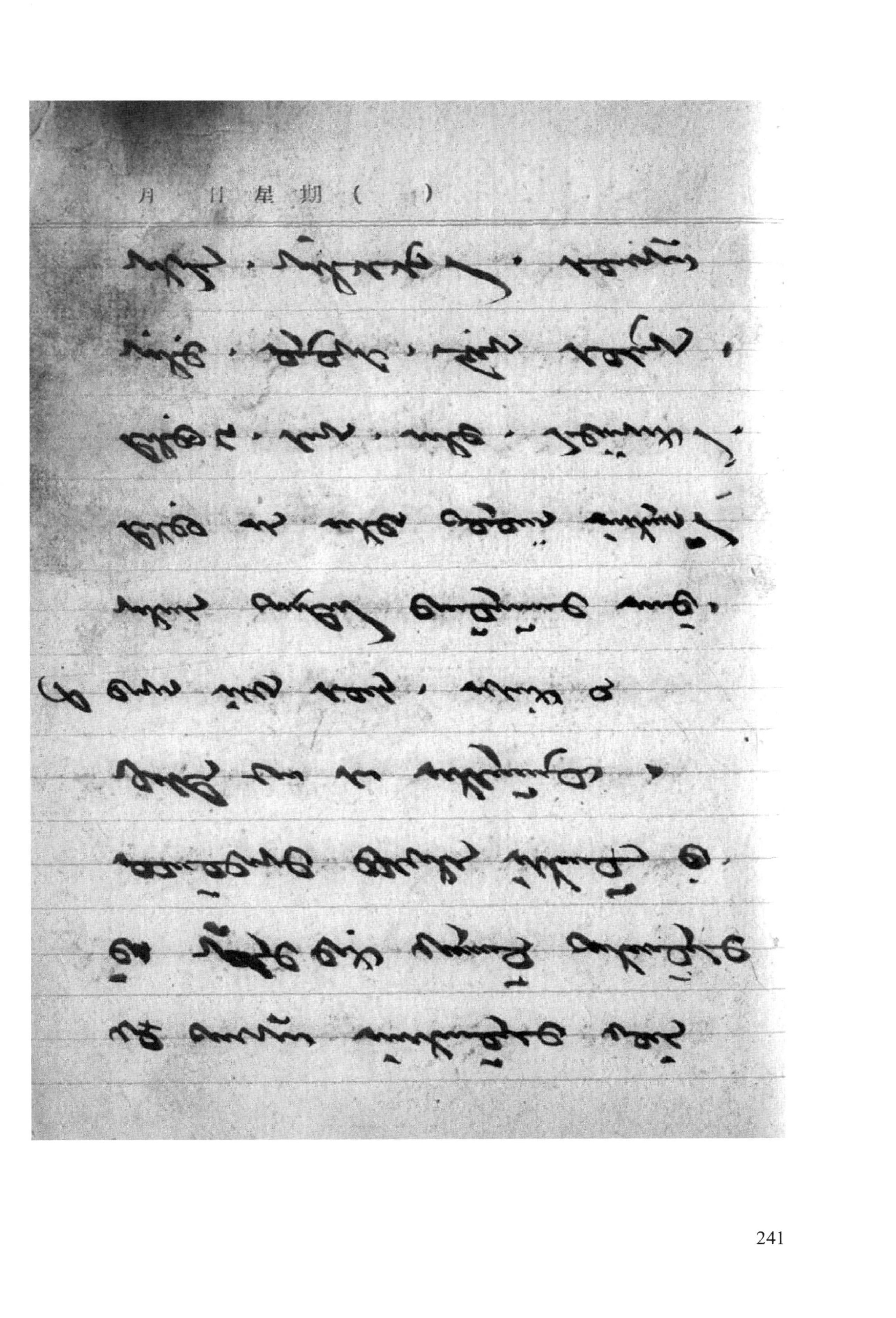

月　日星期（　）

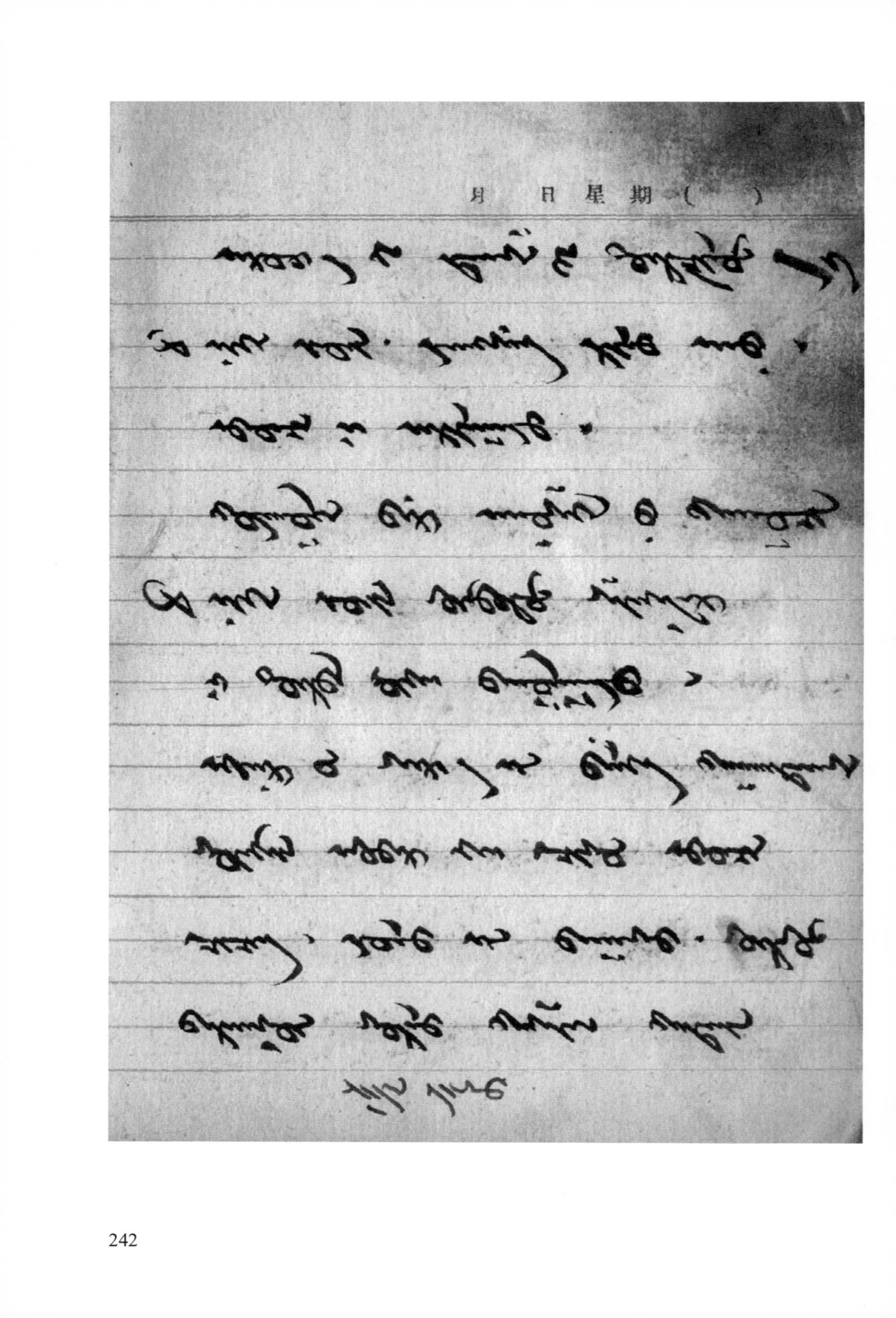

月　日星期（　）

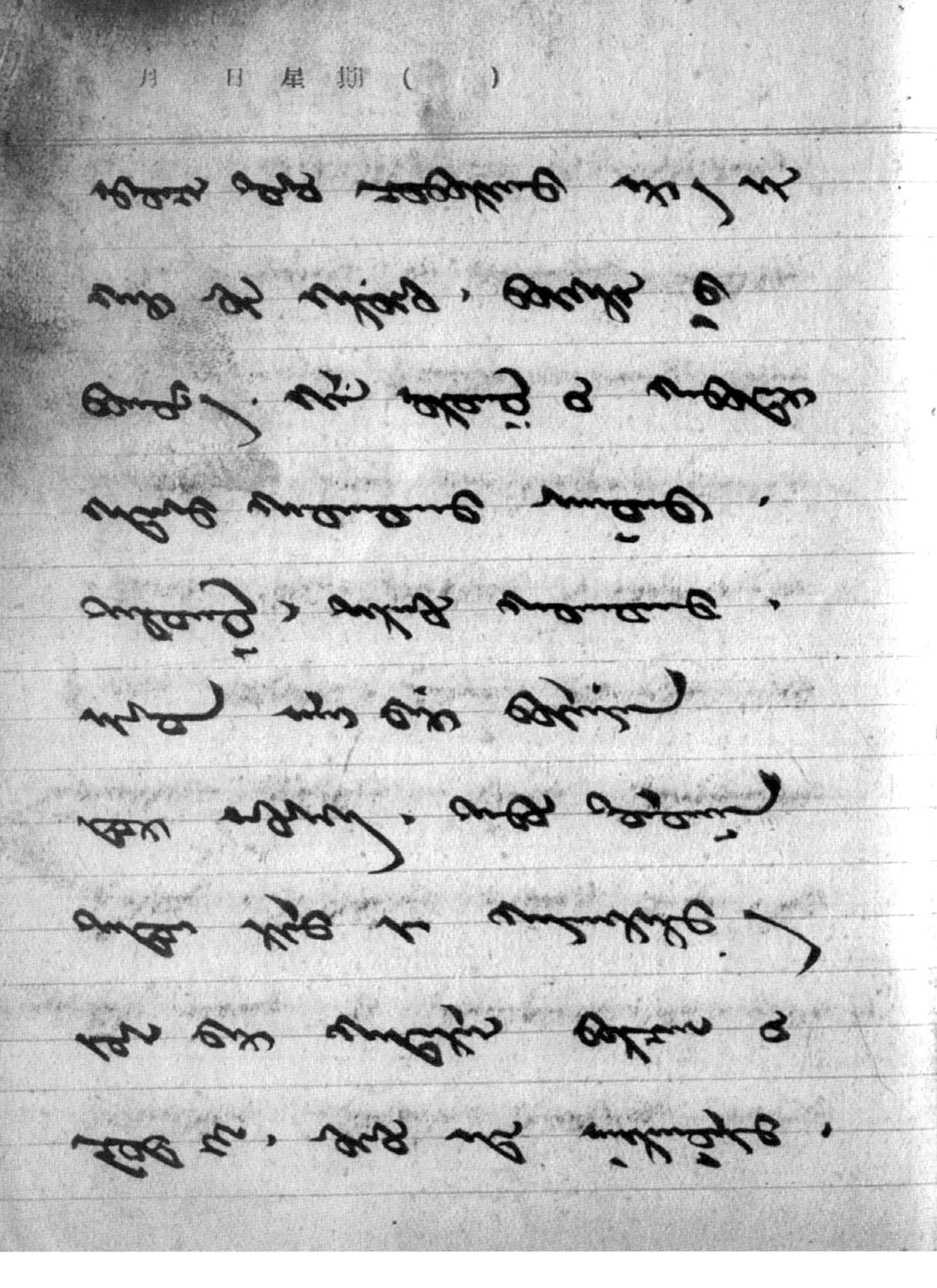
月 日星期（ ）

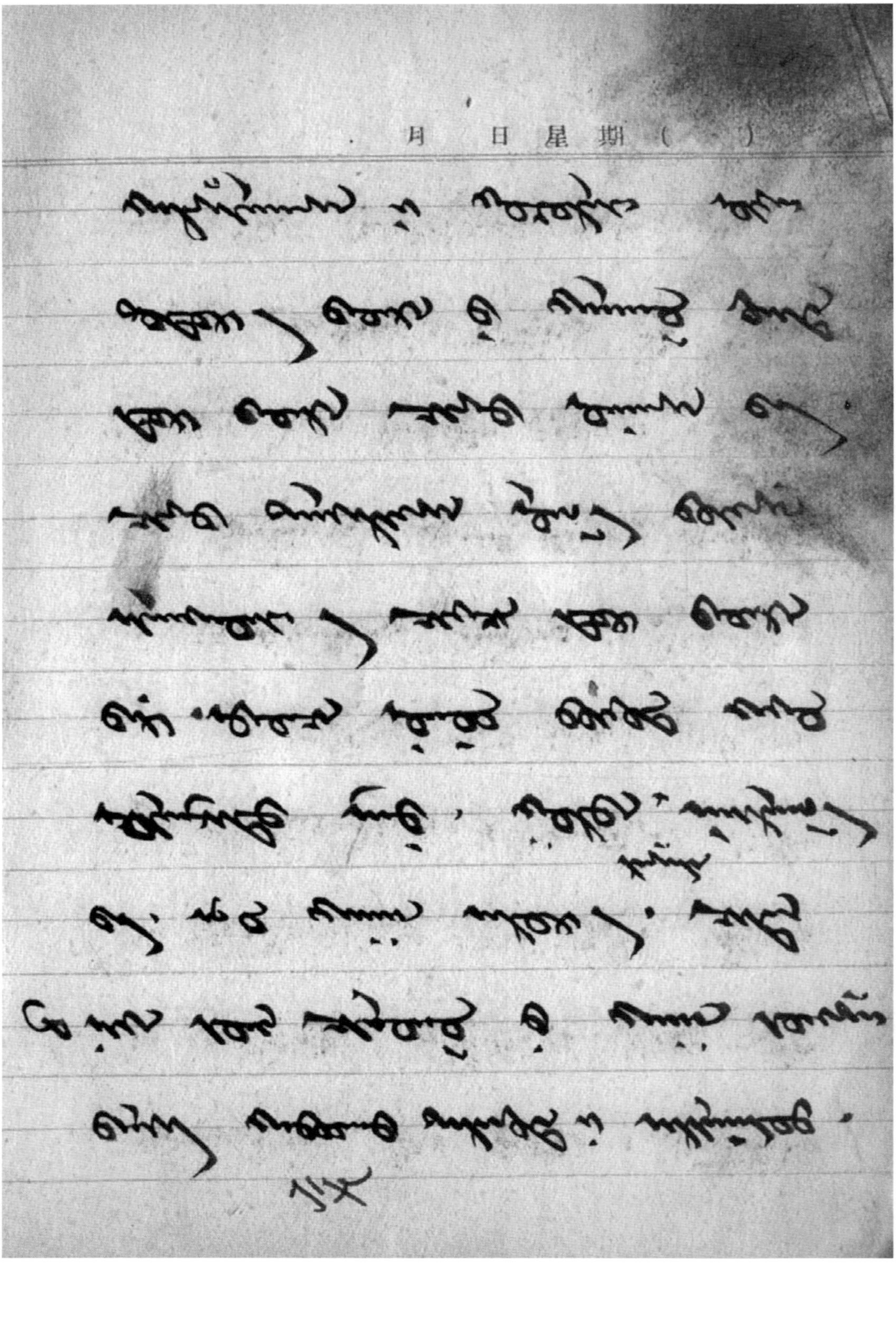
月 日 星期 ( )

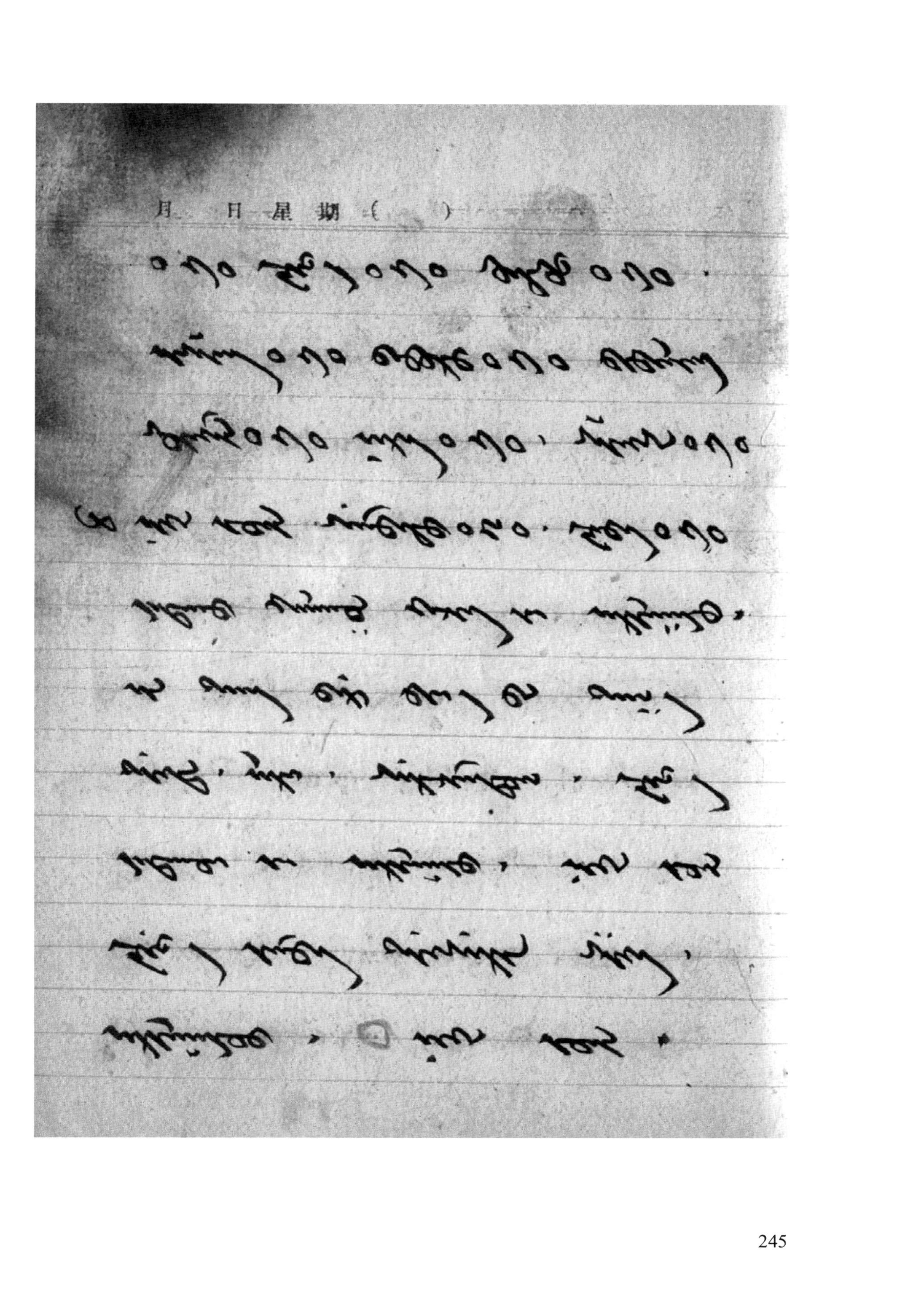

月 日 星期 ( )

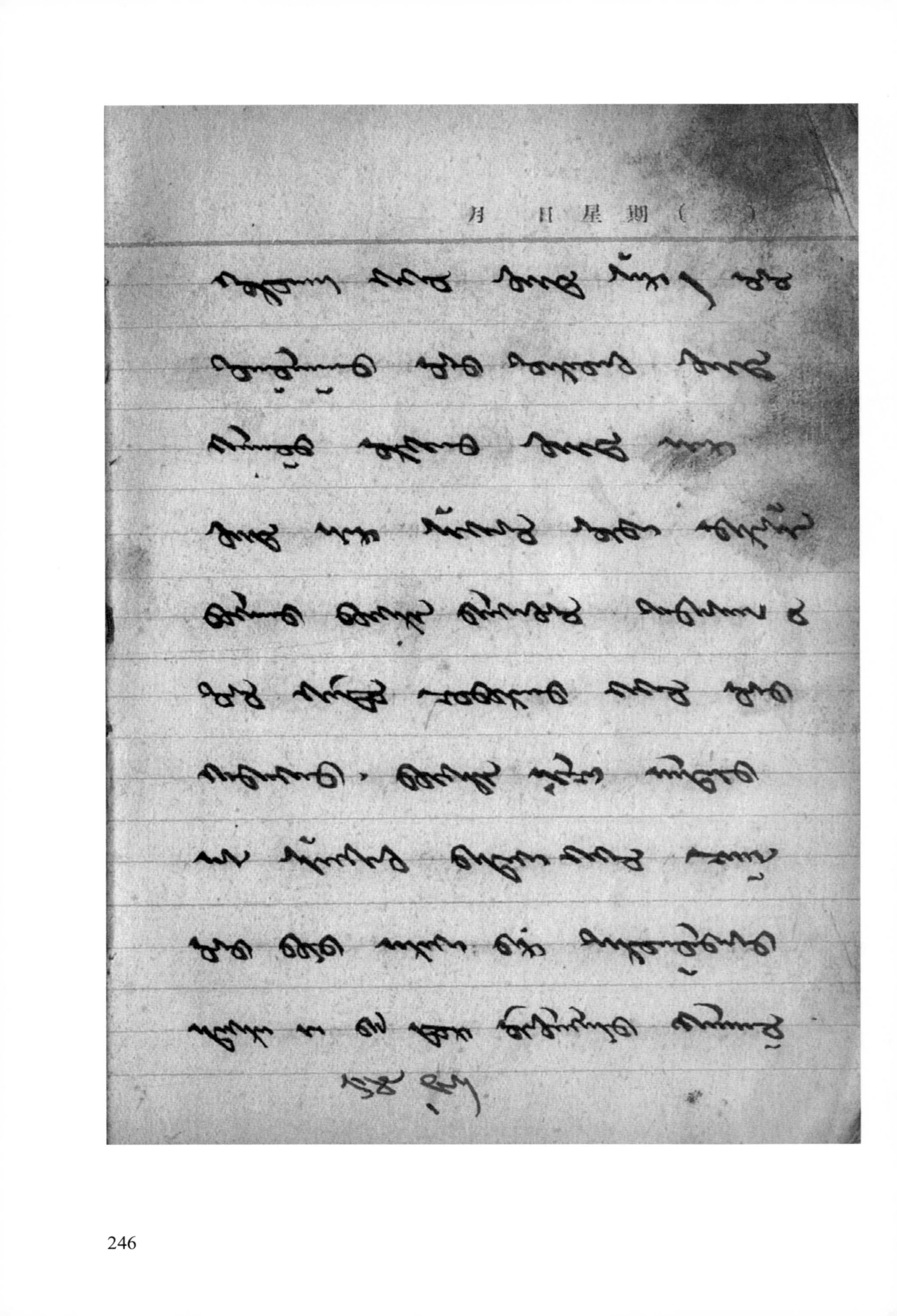

月　日星期（　）

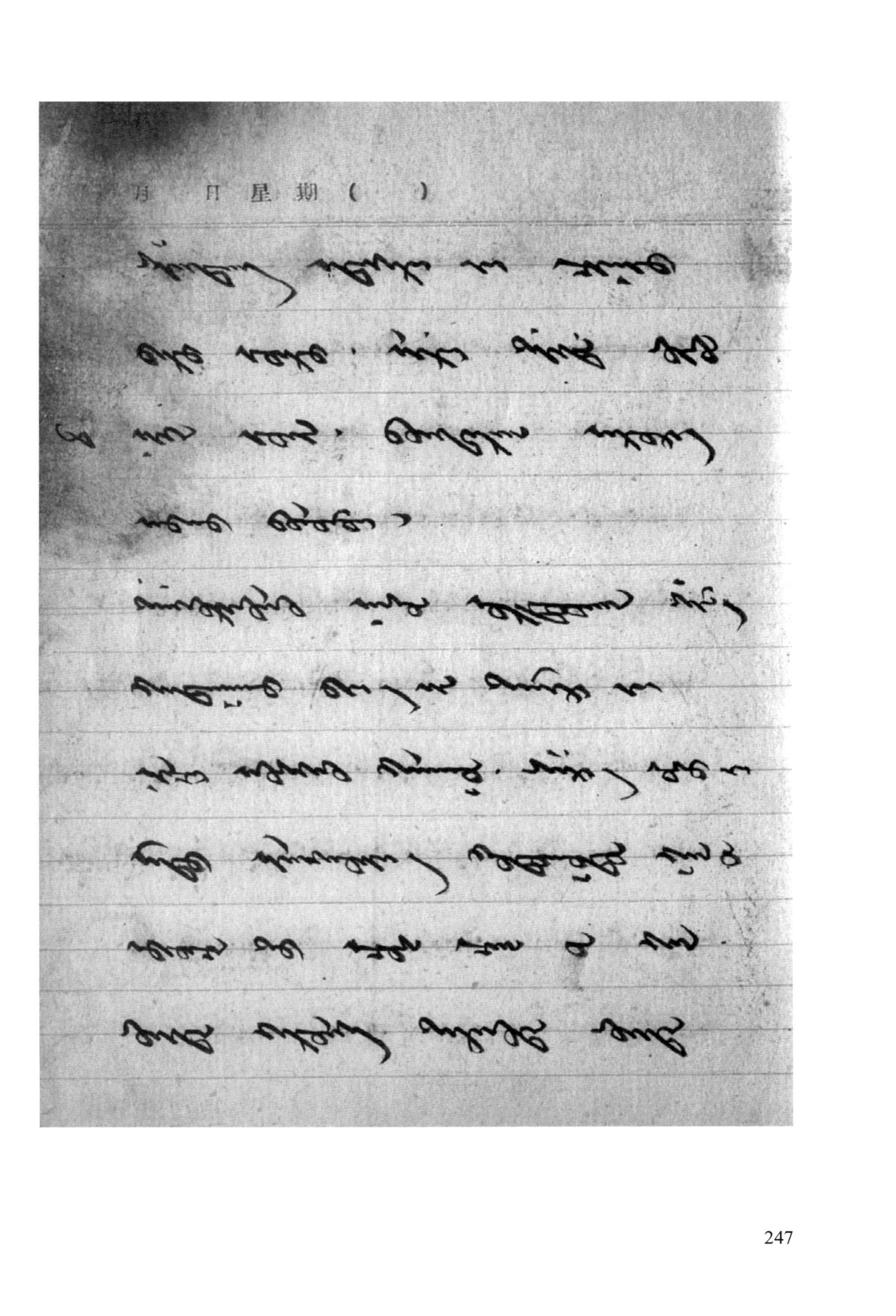

月　日　星期（　）

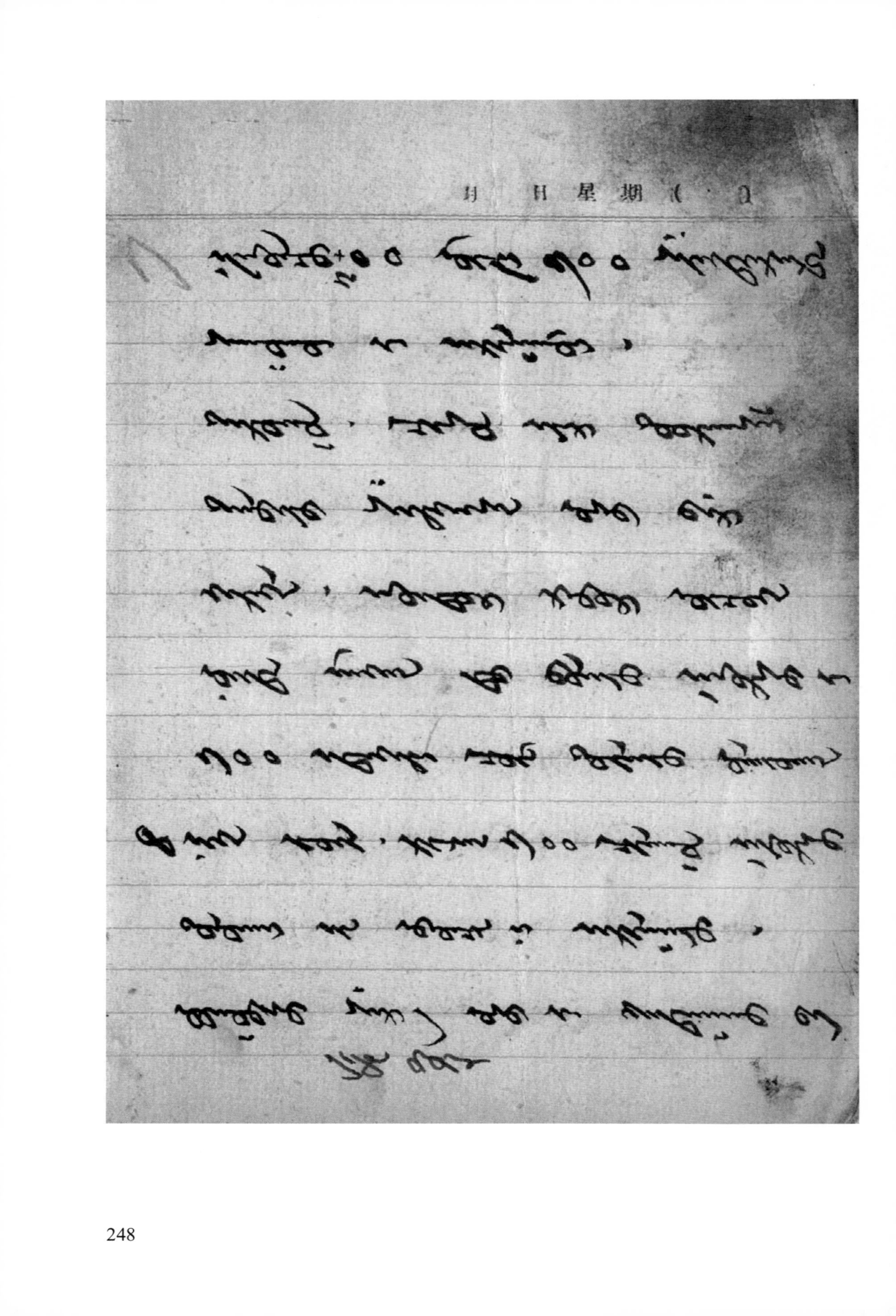

(　)月　星期　日

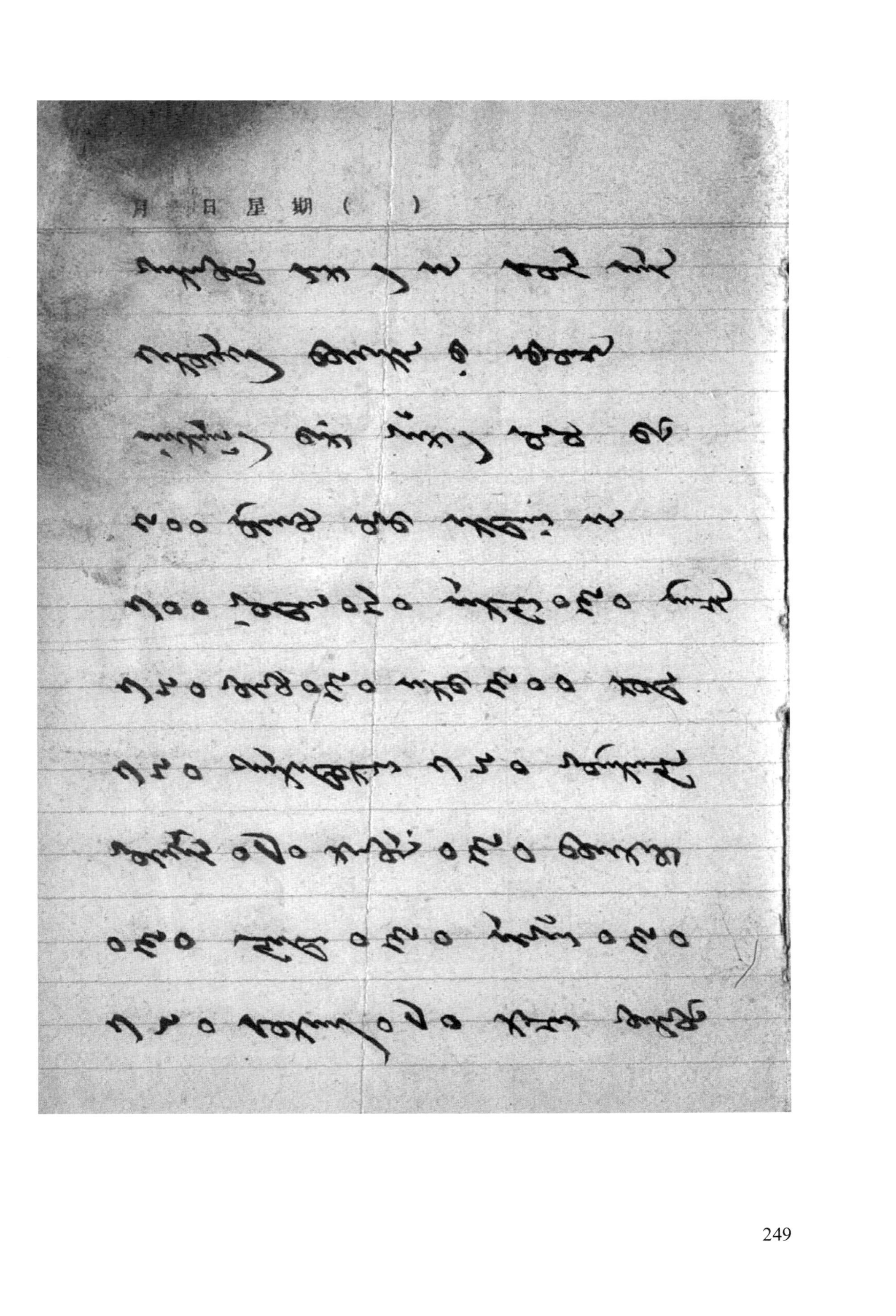

月　日 星期（　）

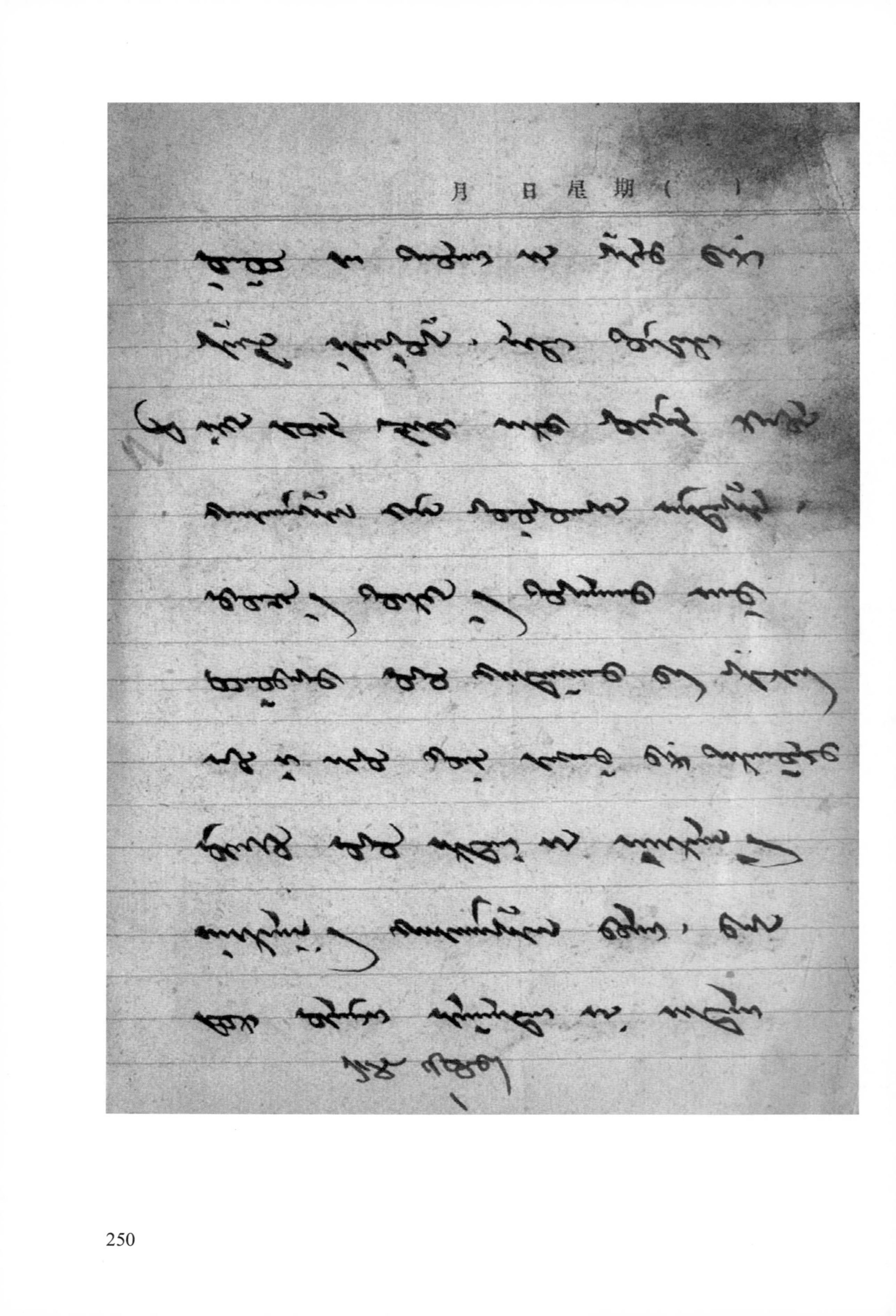

月　日　星期 (　)

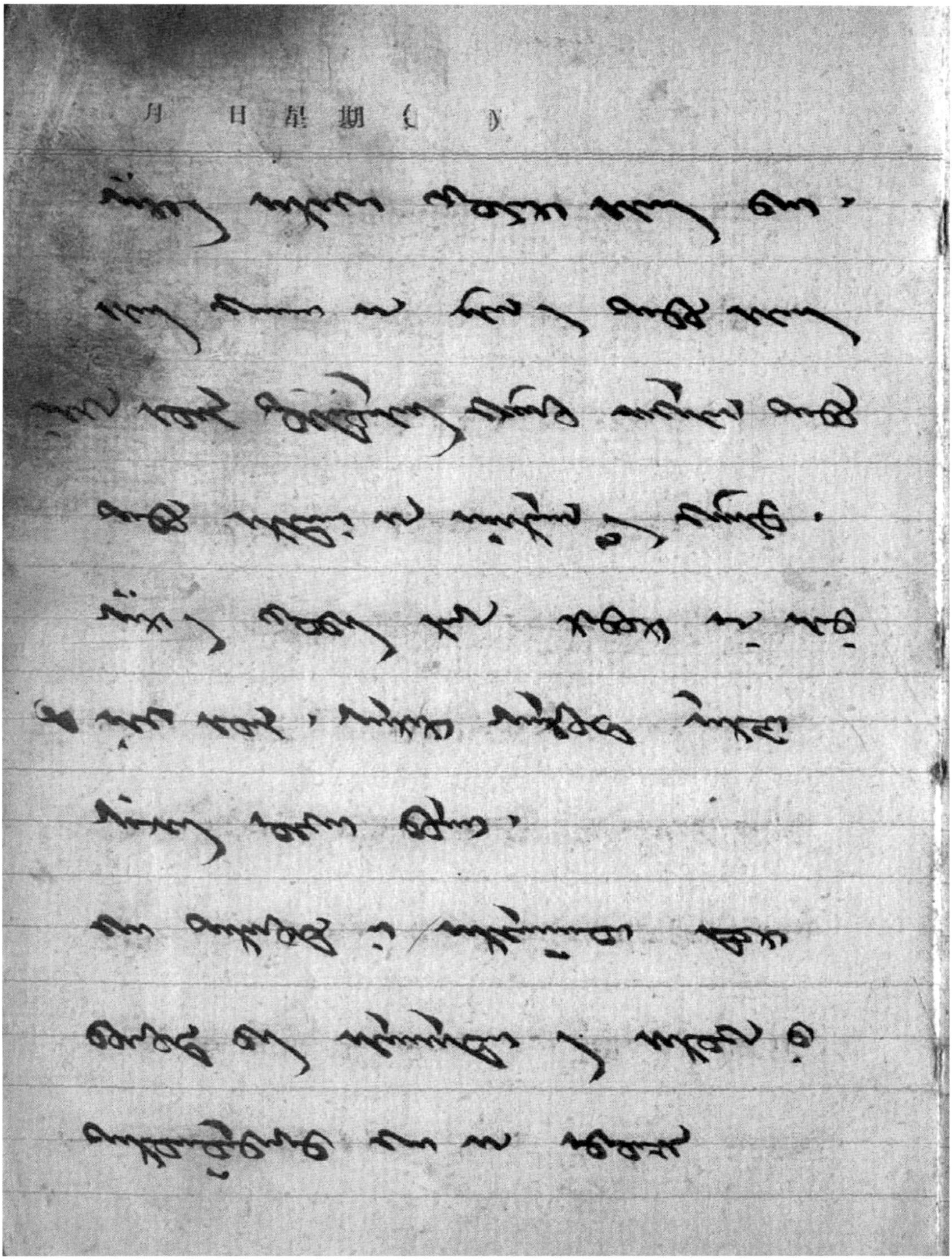
月　日 星期(　)

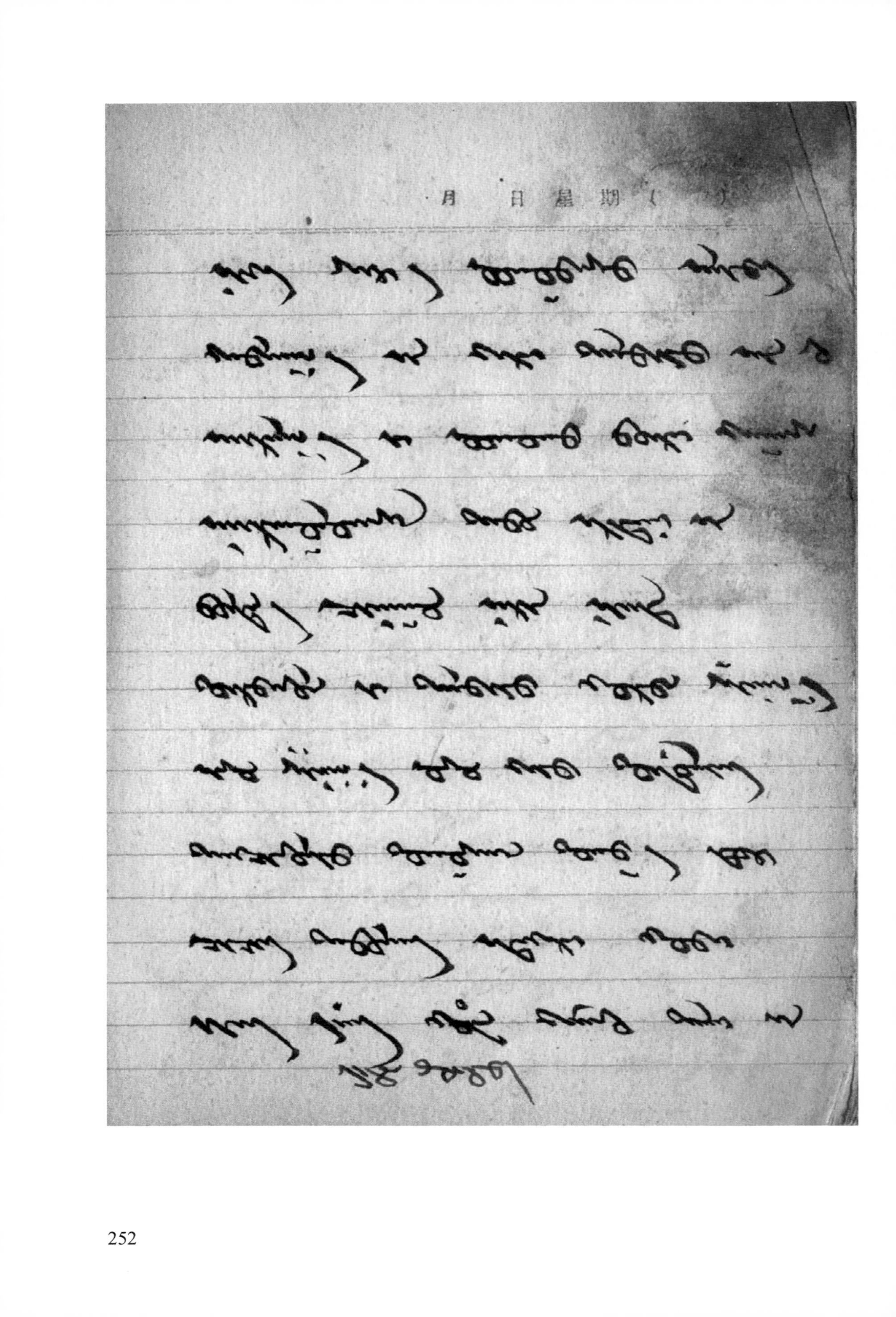

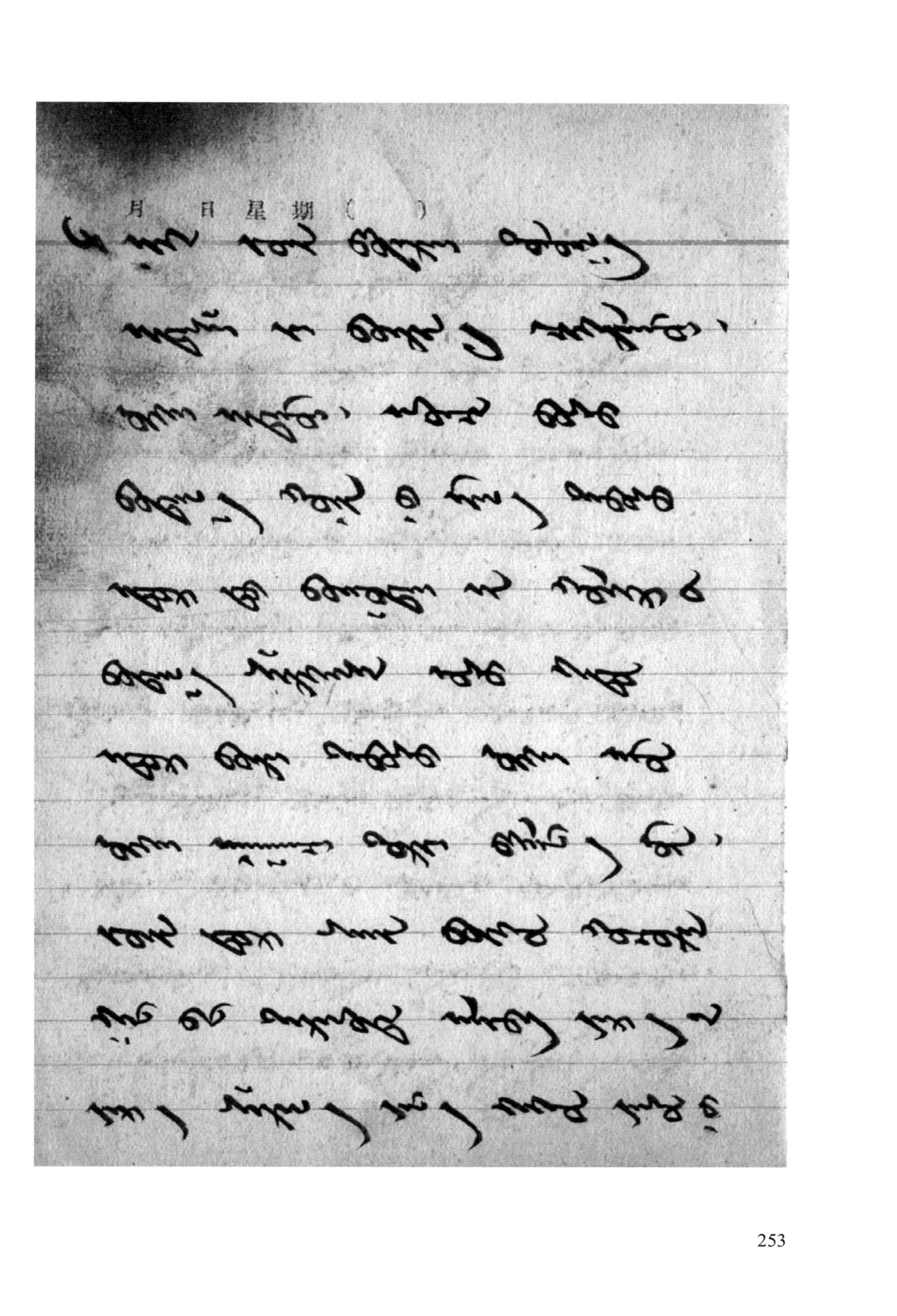

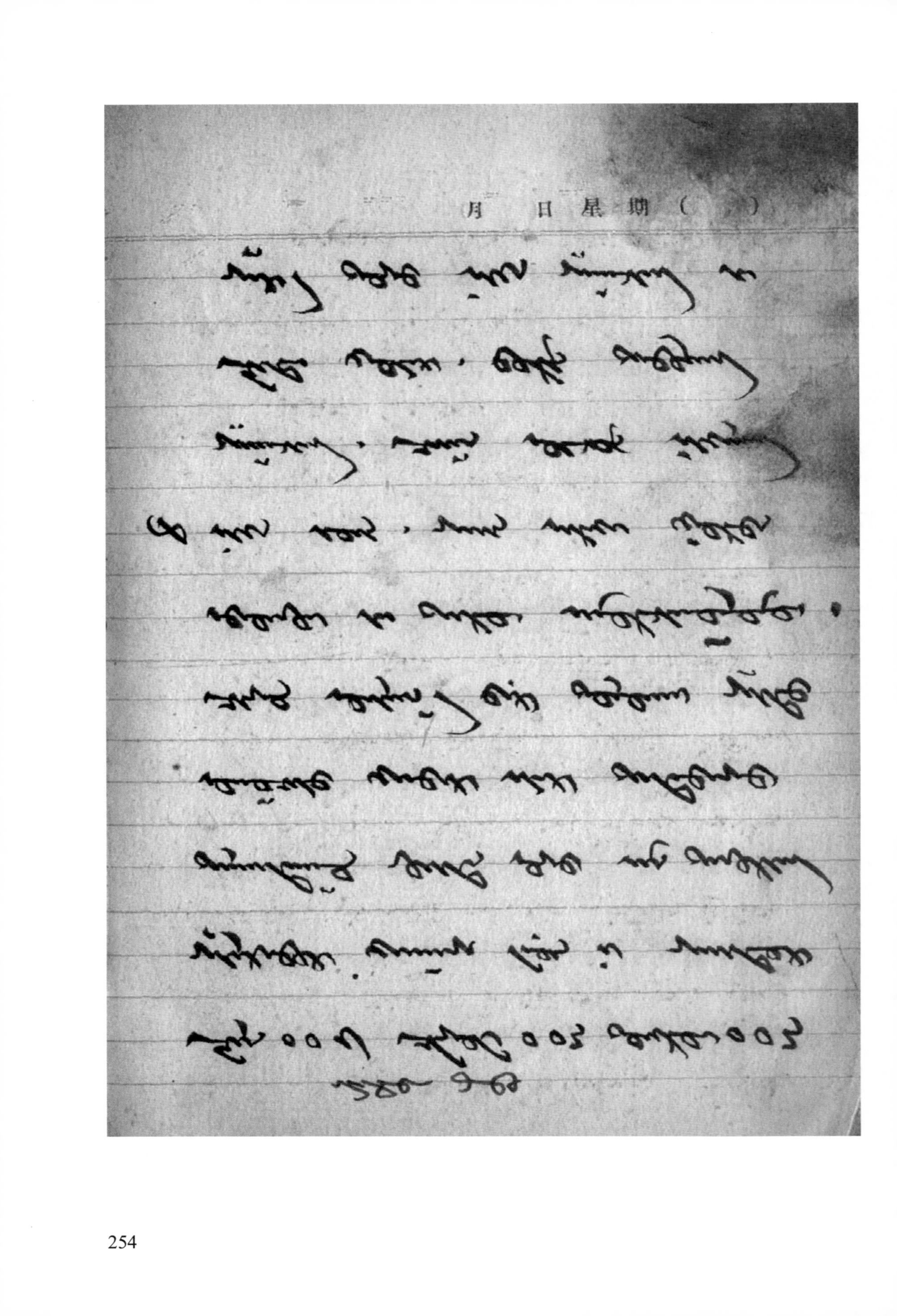

月 日 星期（ ）

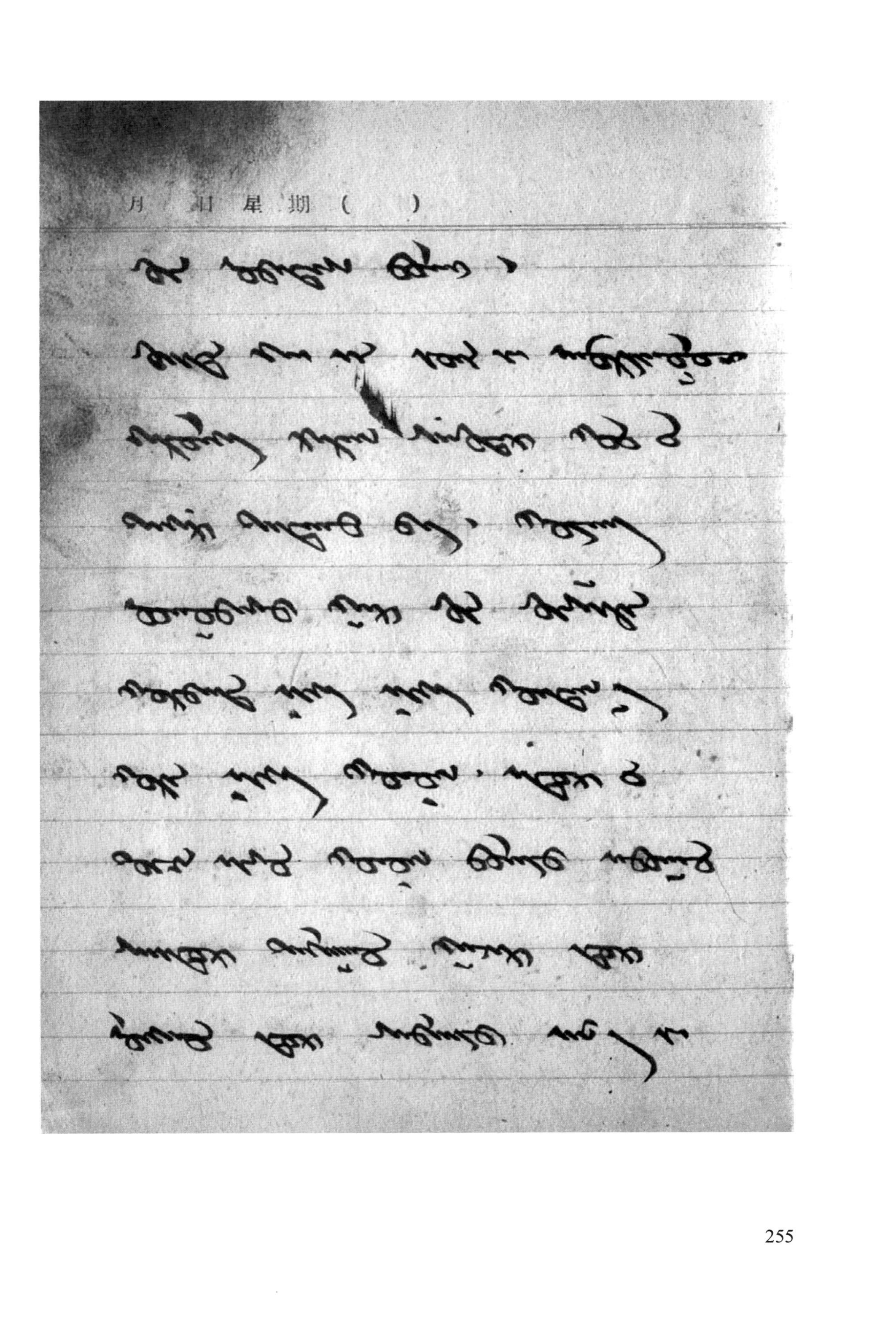

月　日星期（　）

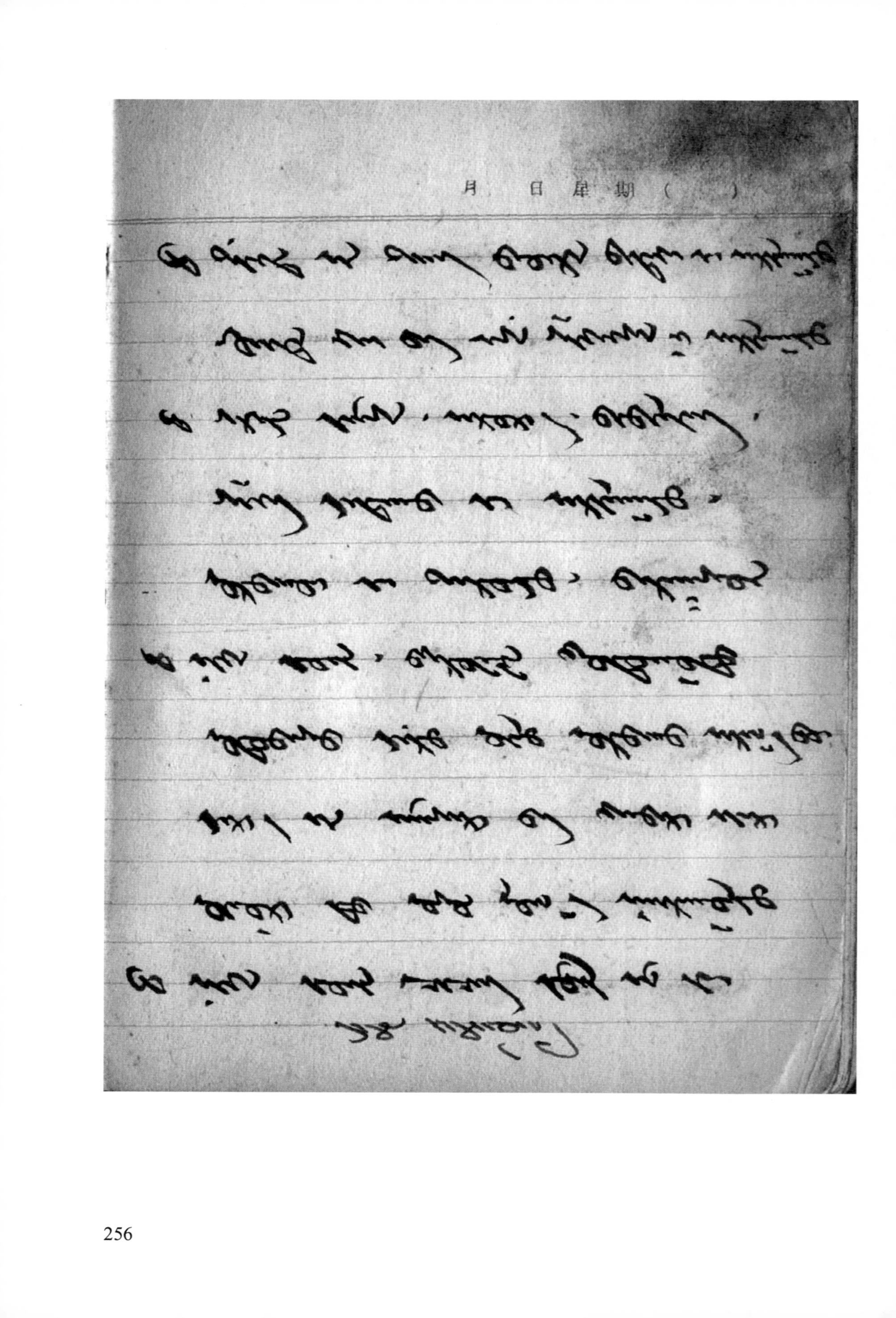

月　日 星期（　）

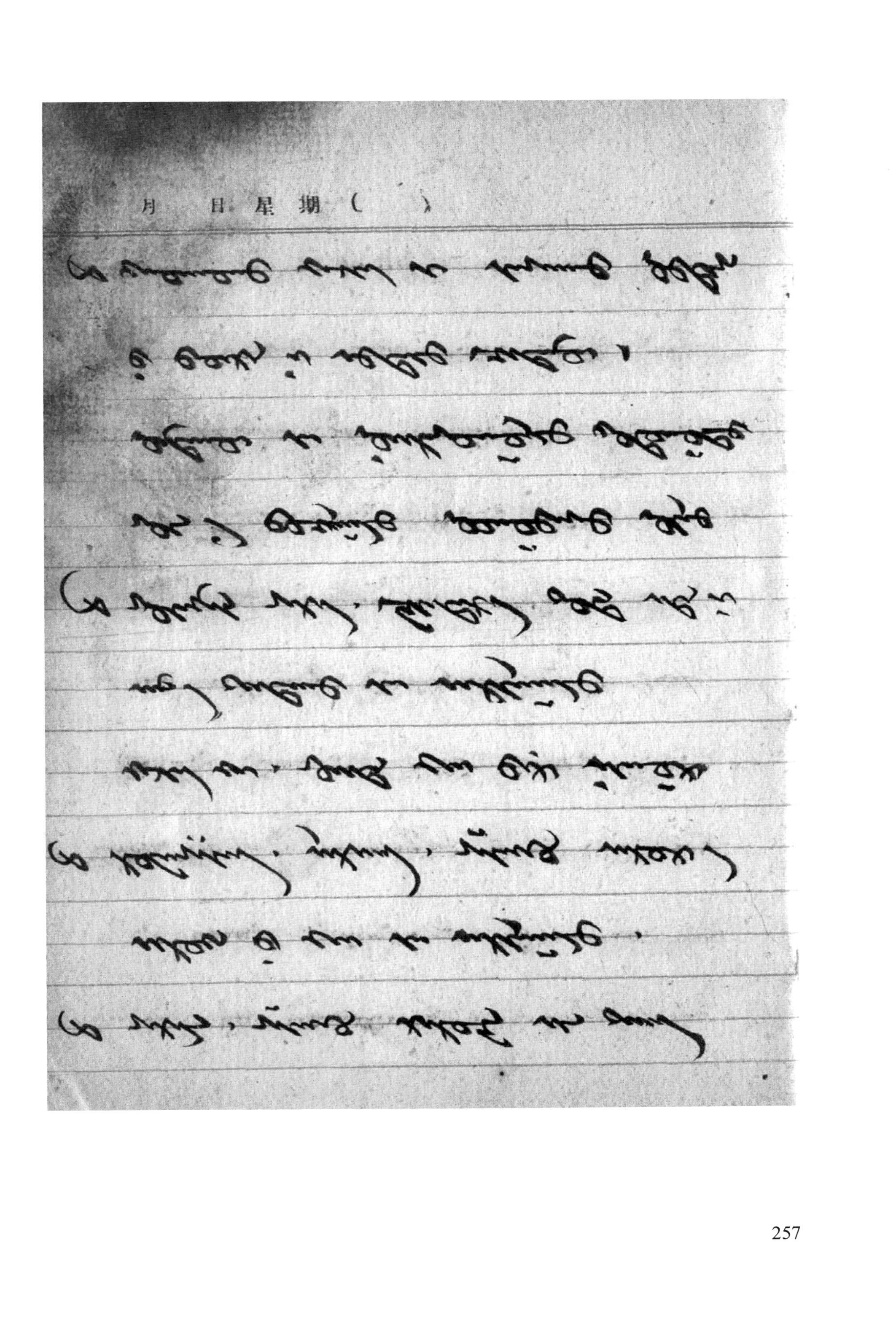

月　日星期（　）

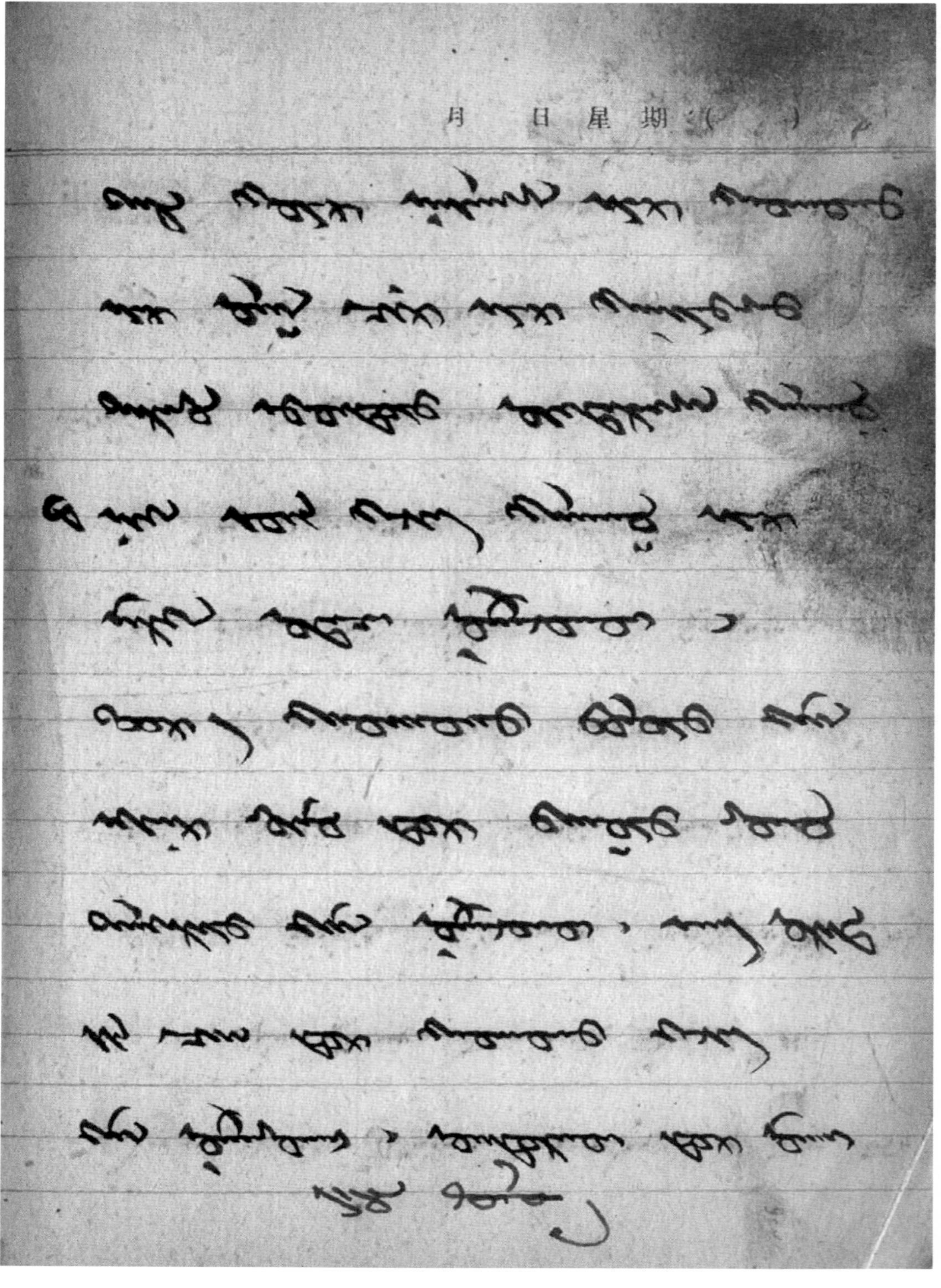

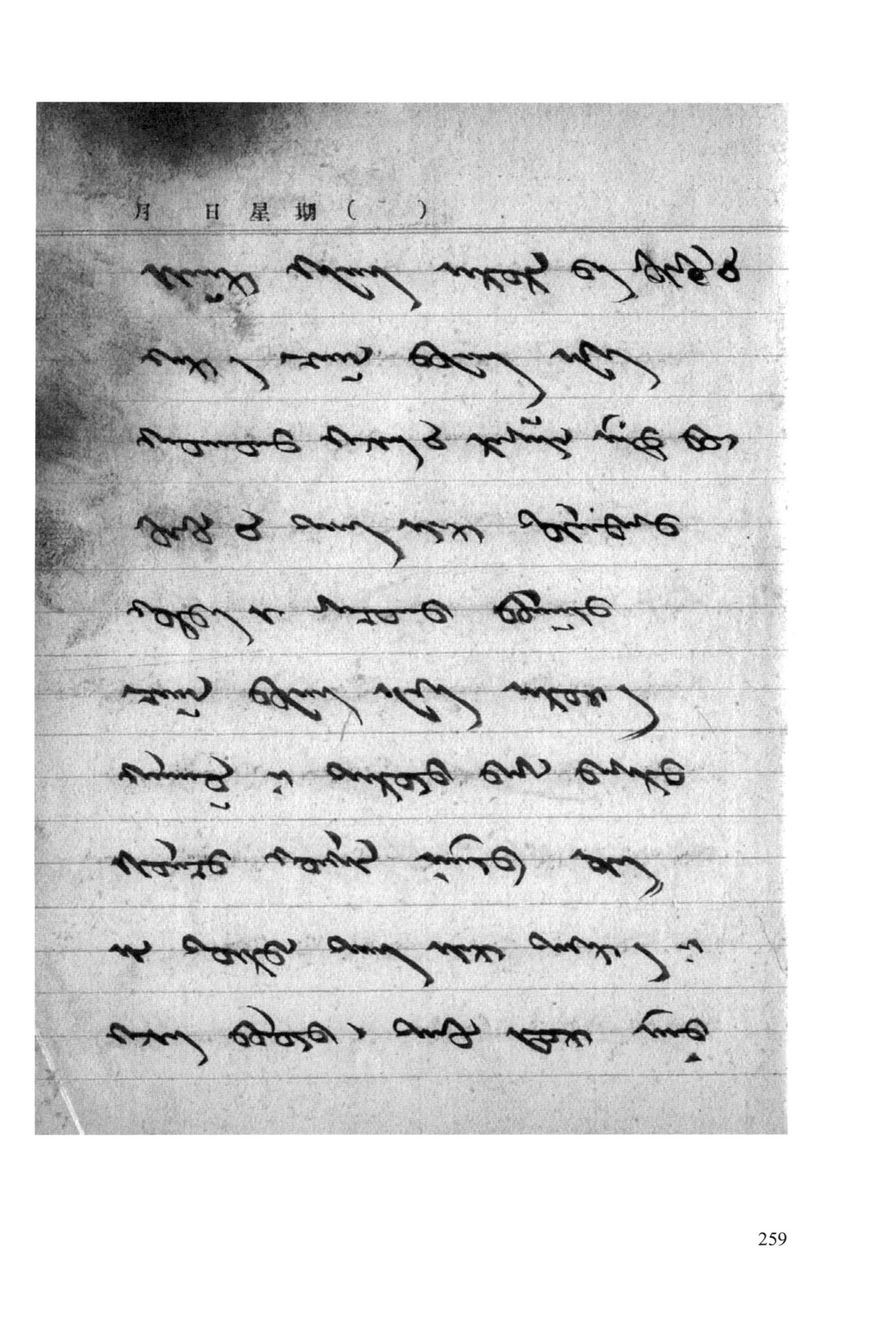

月　日星期（　）

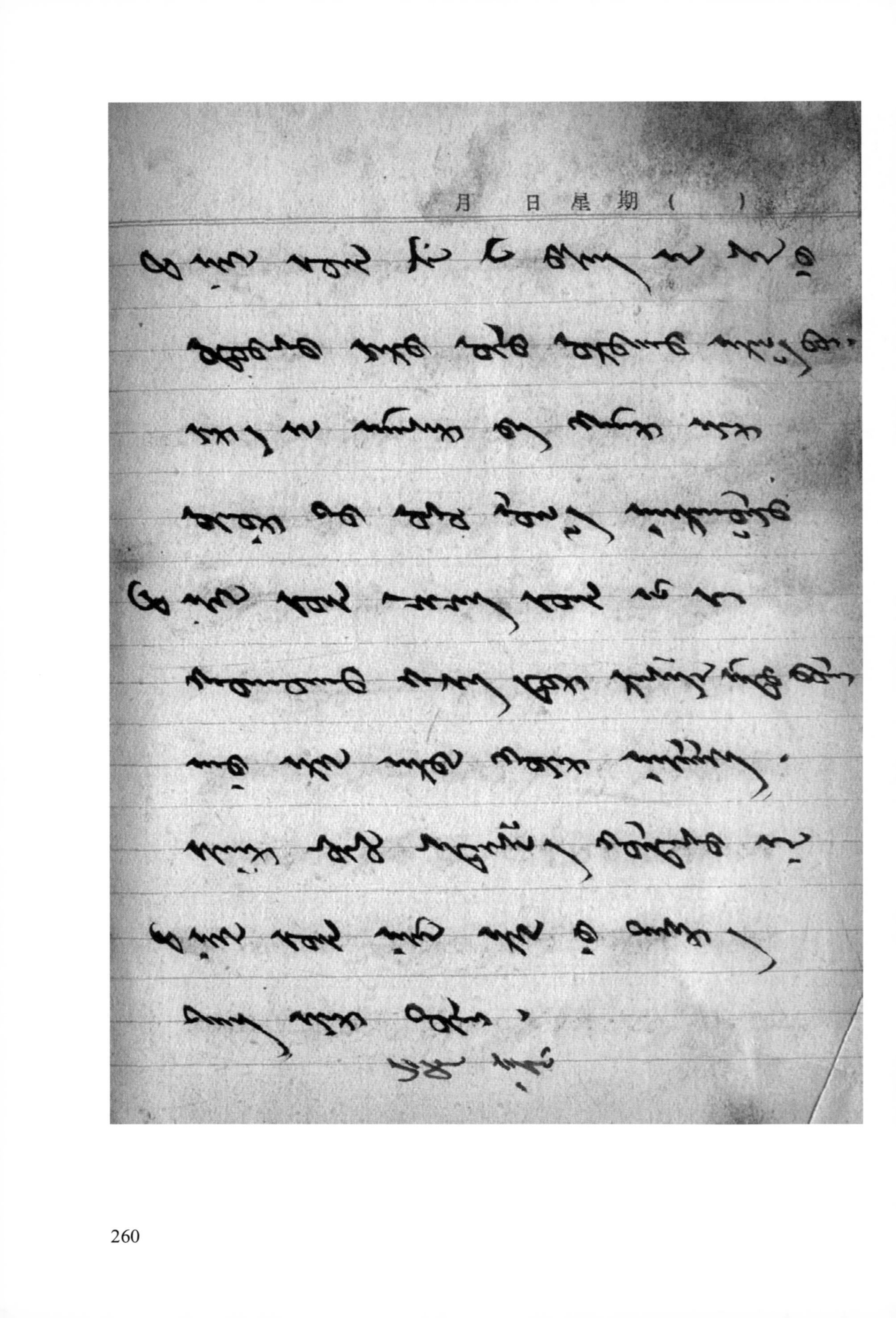

月 日星期( )

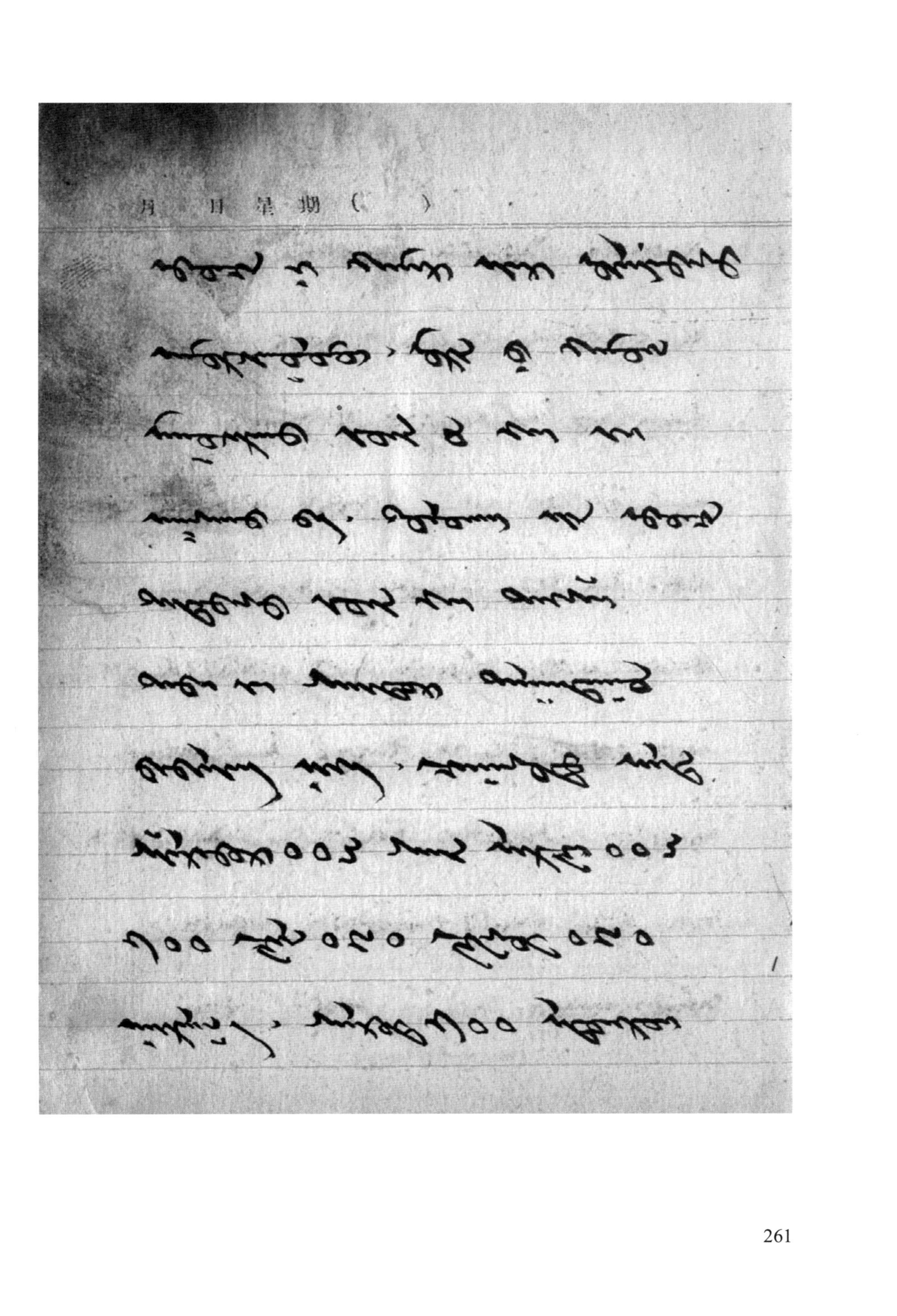

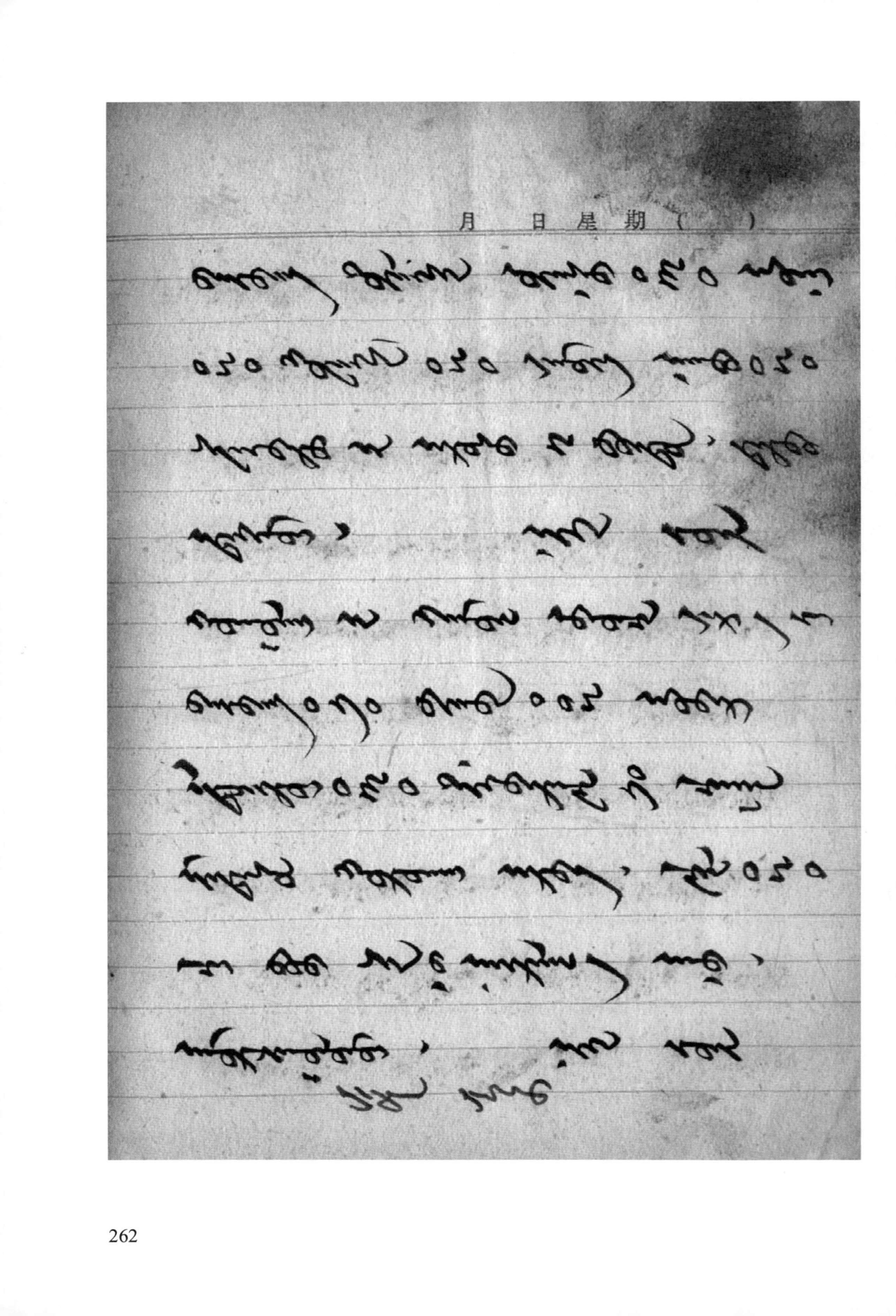

月　日星期(　　)

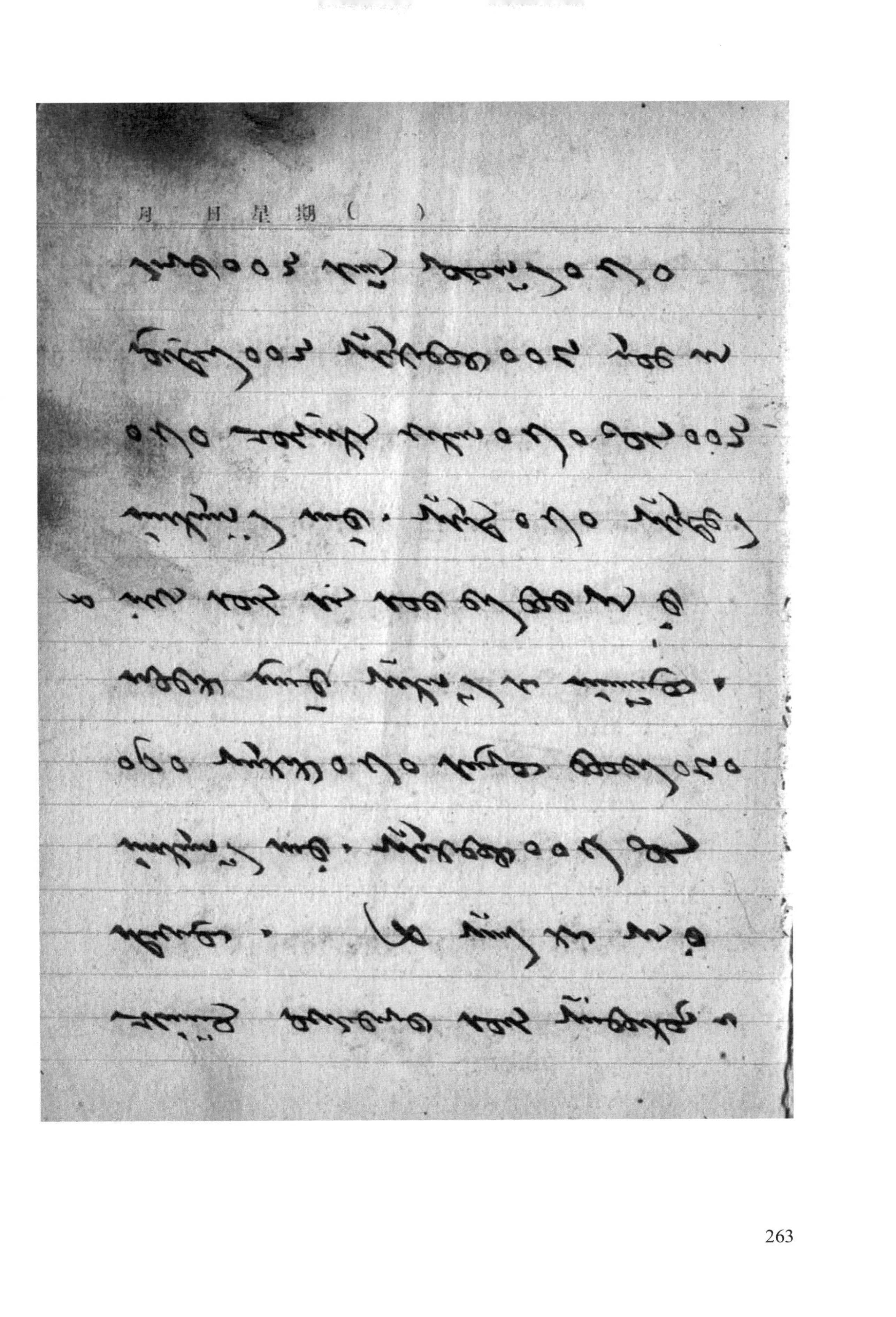

月 日 星期（ ）

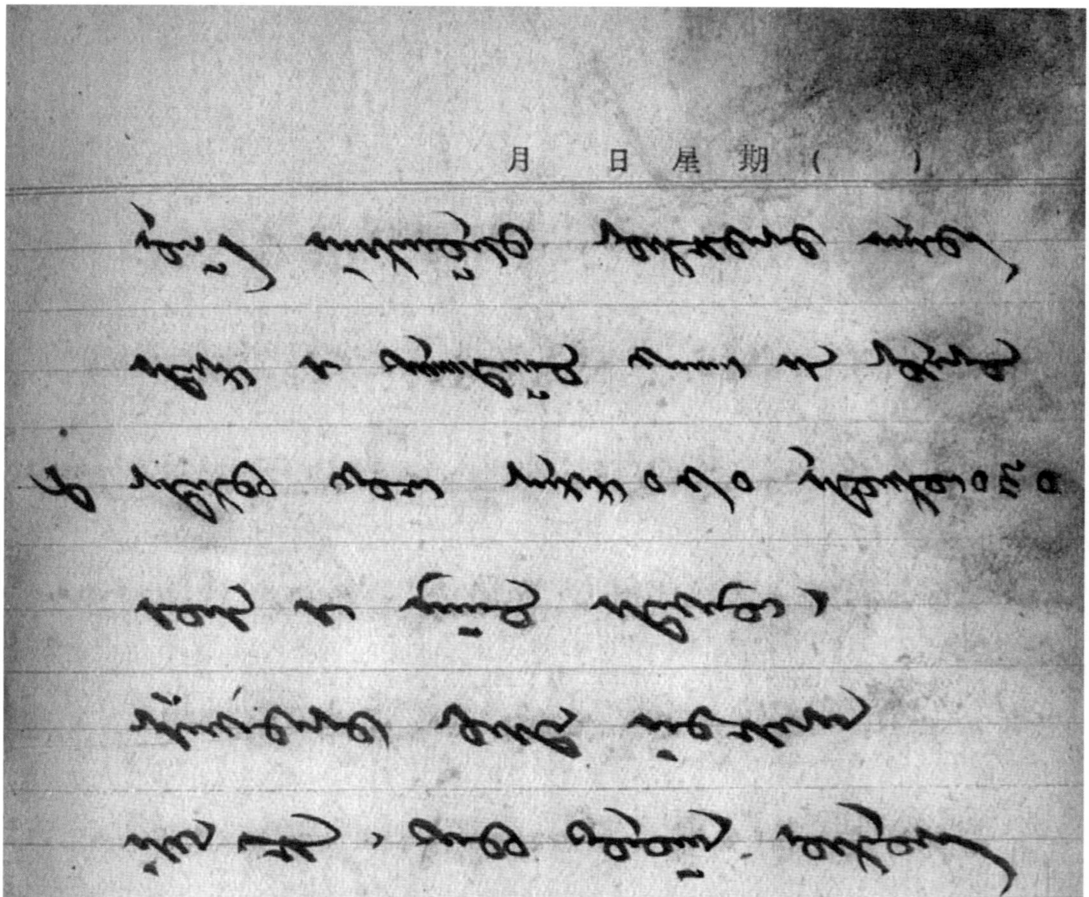
月 日 星期 (   )

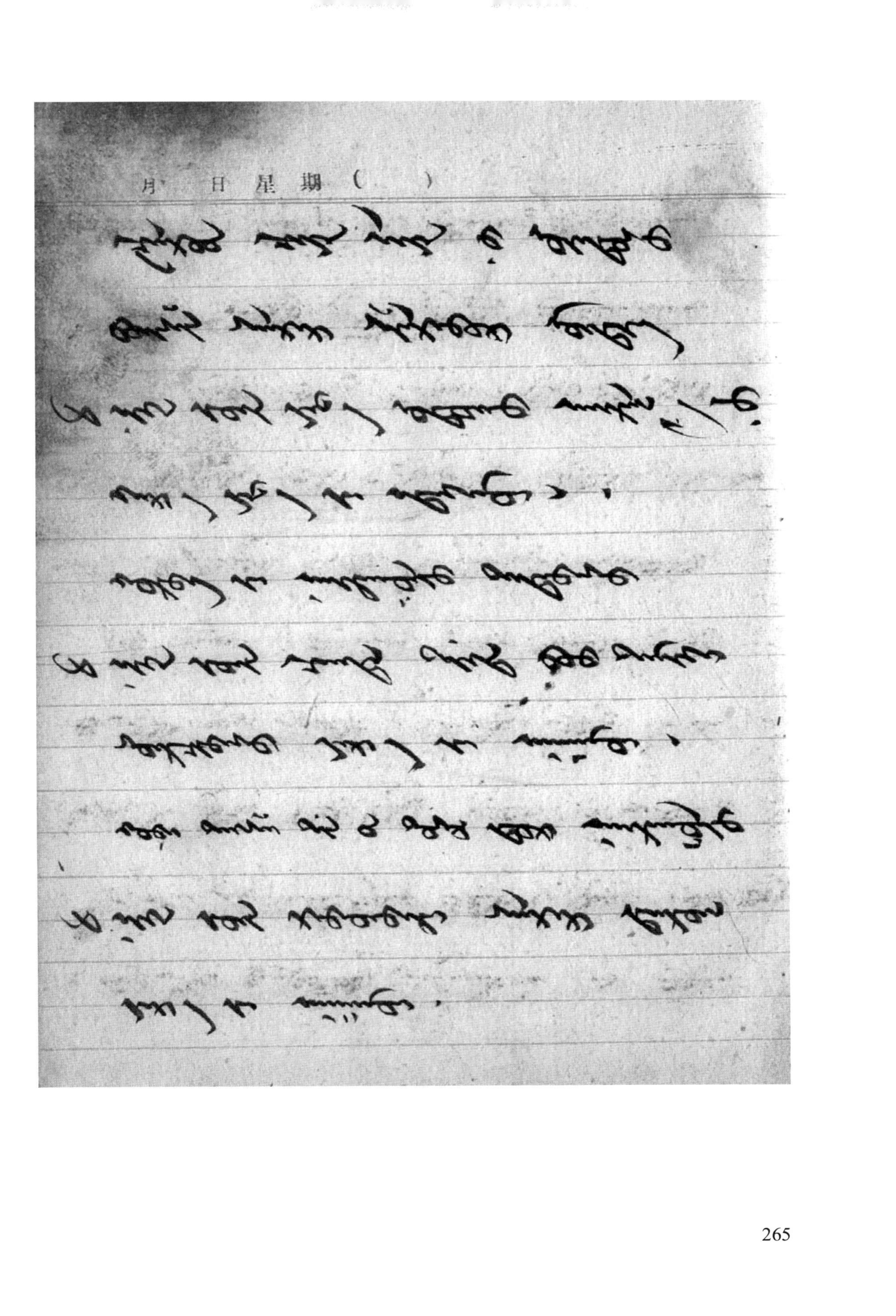

月　日星期（　）

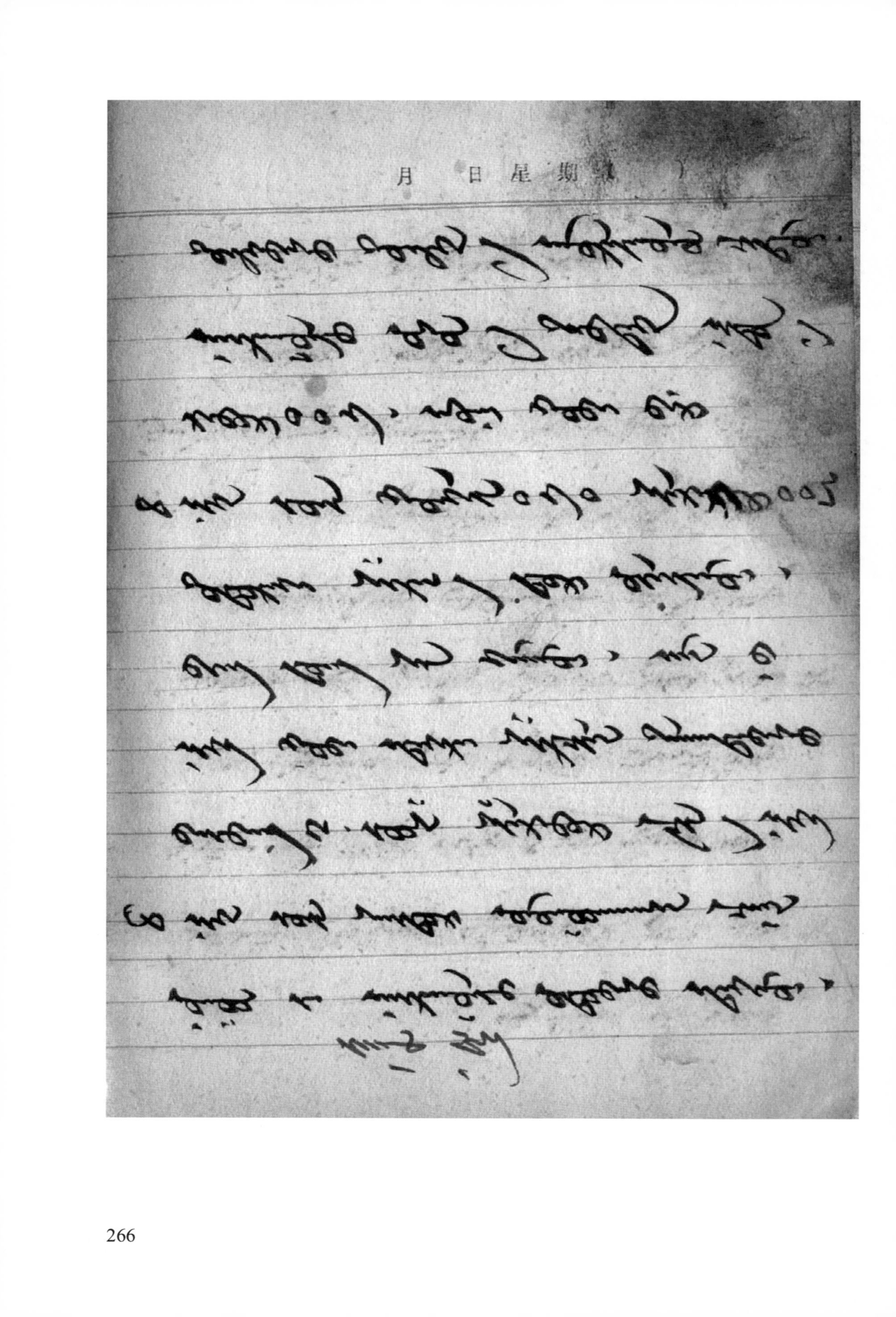

月　日　星期（　）

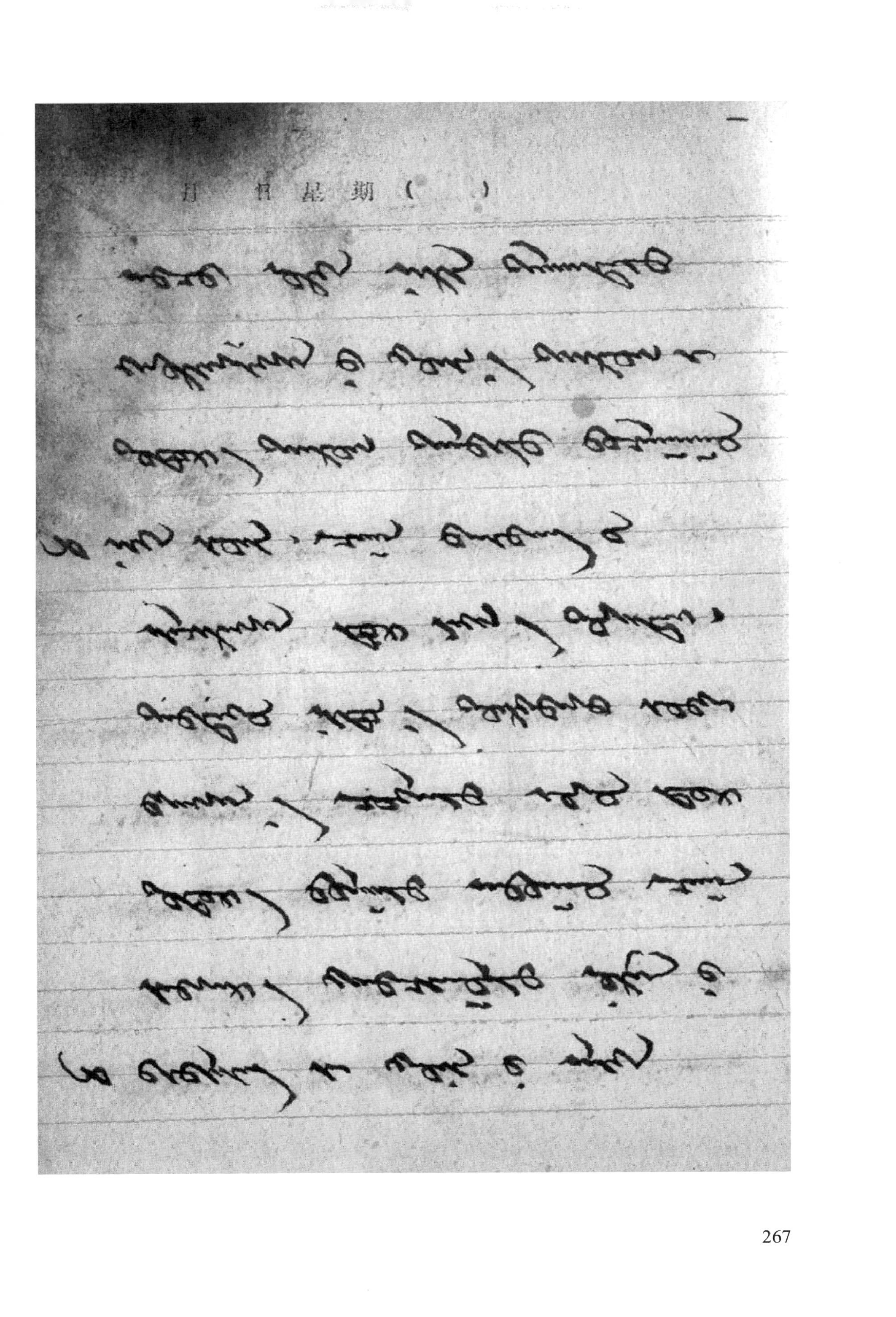

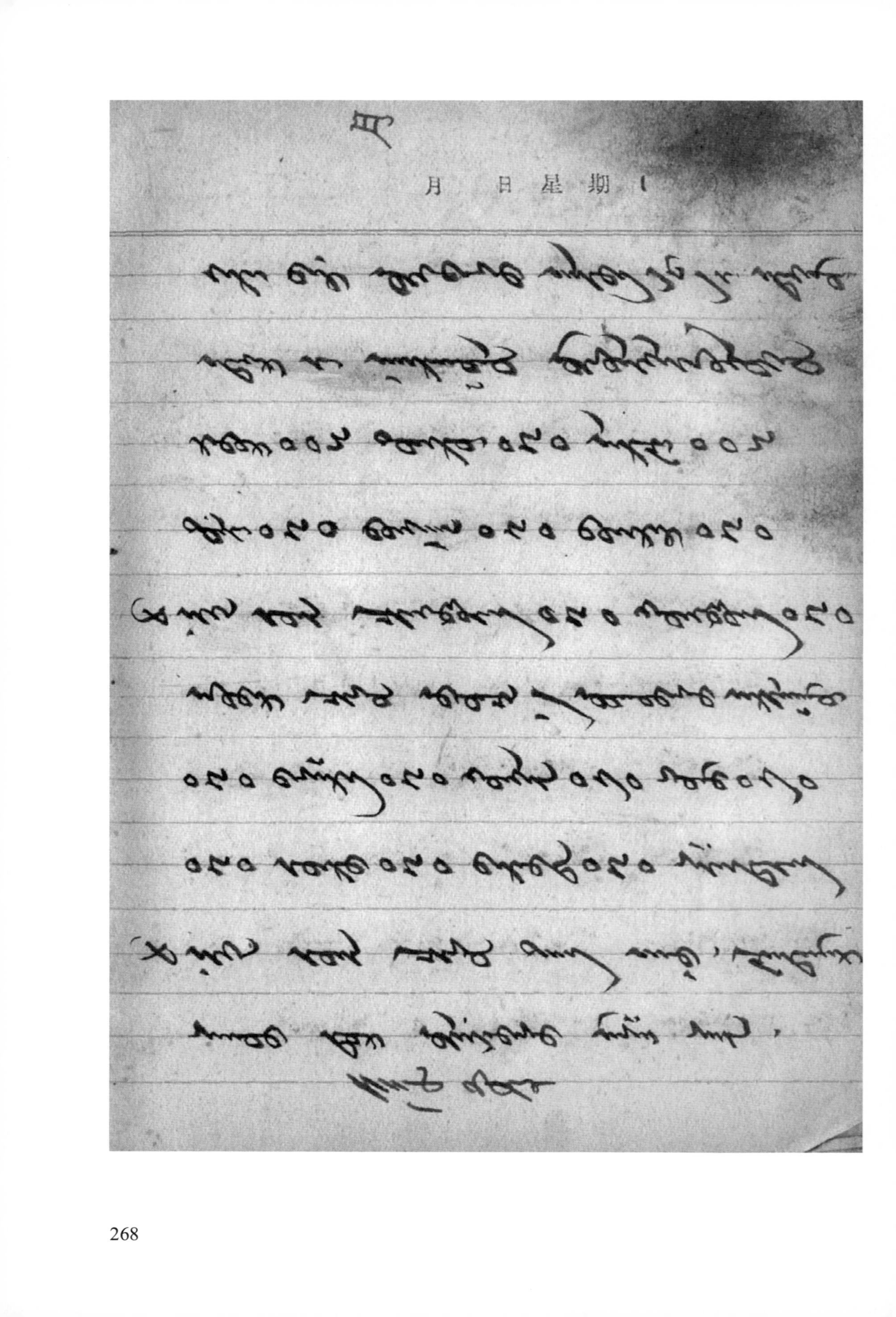

月

月　日星期（　）

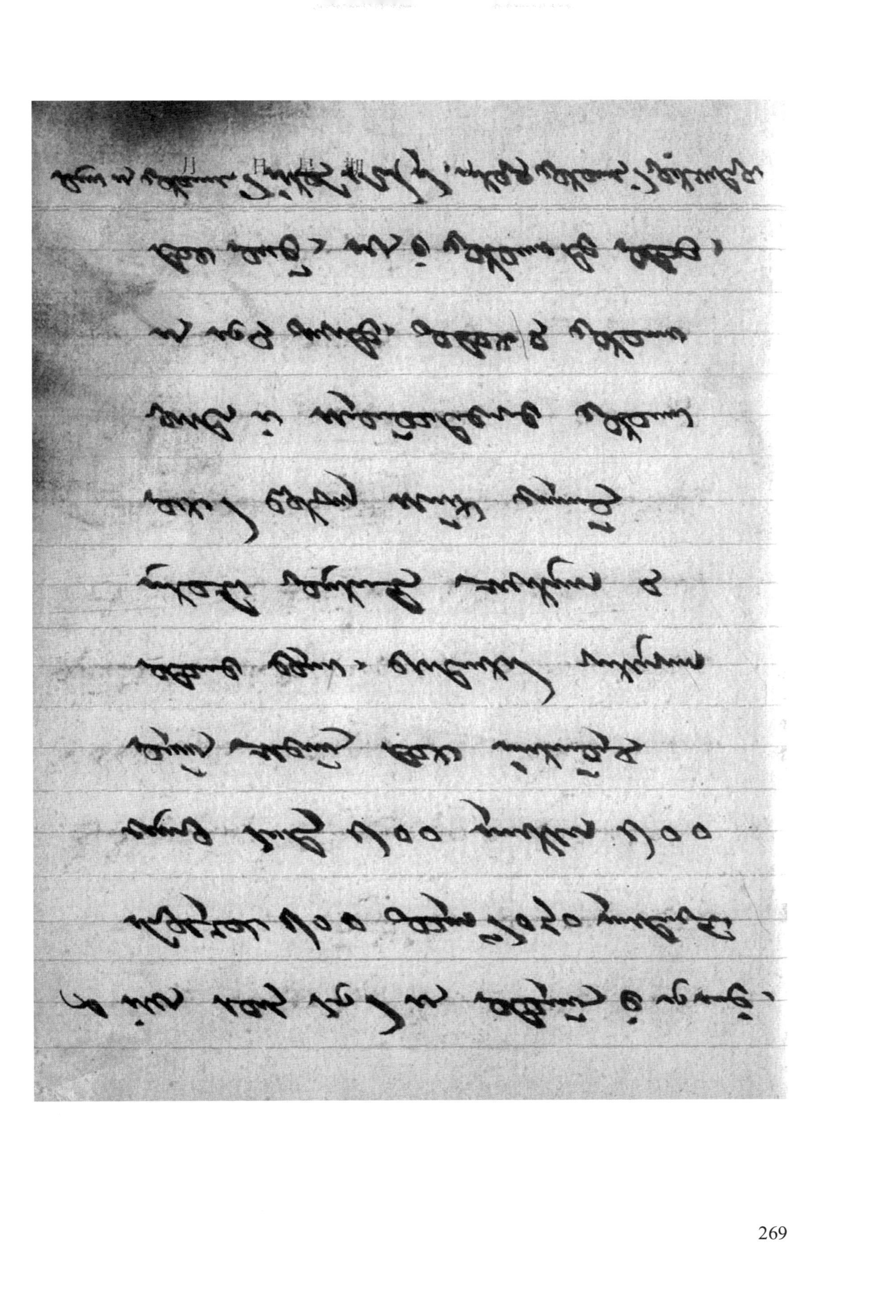

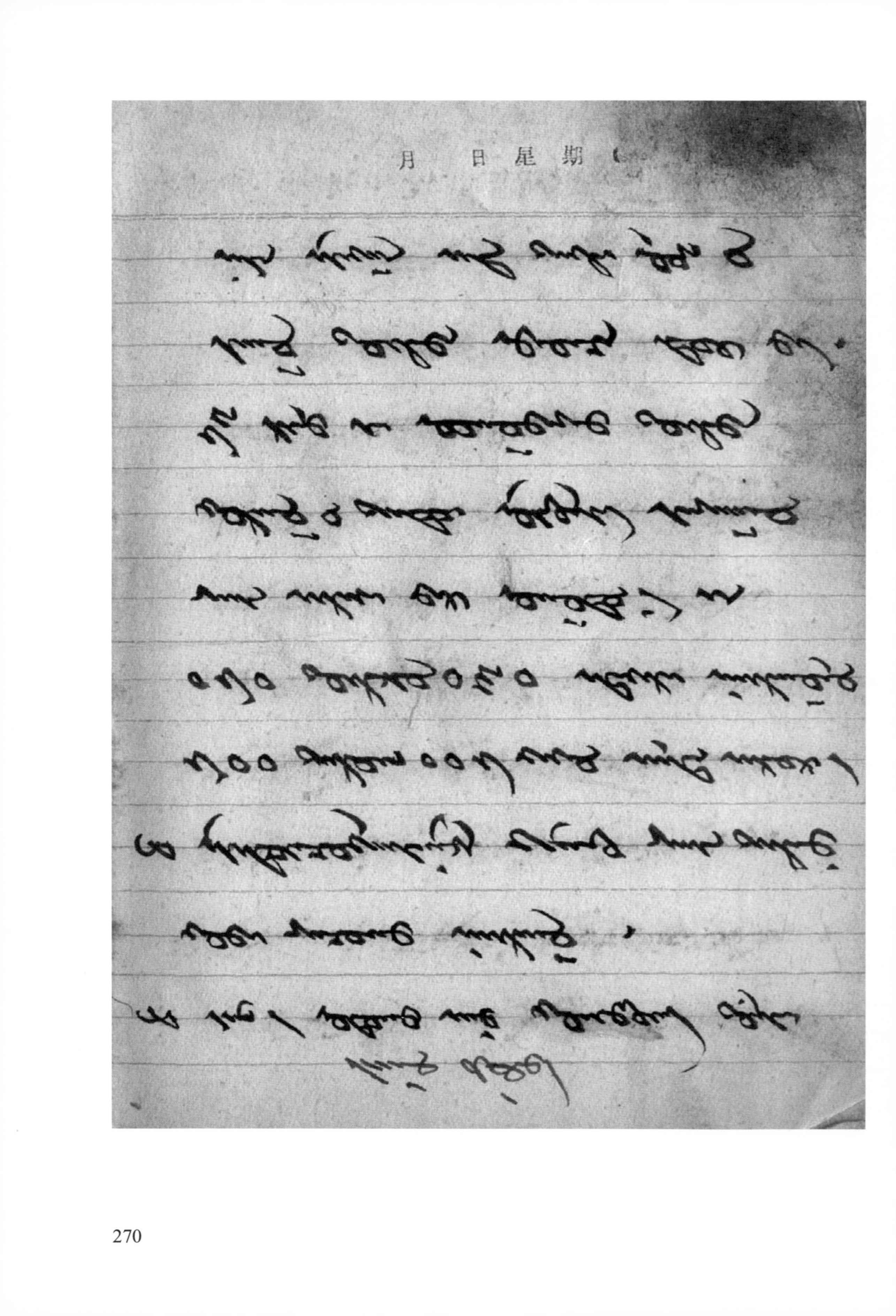

月　日星期（　）

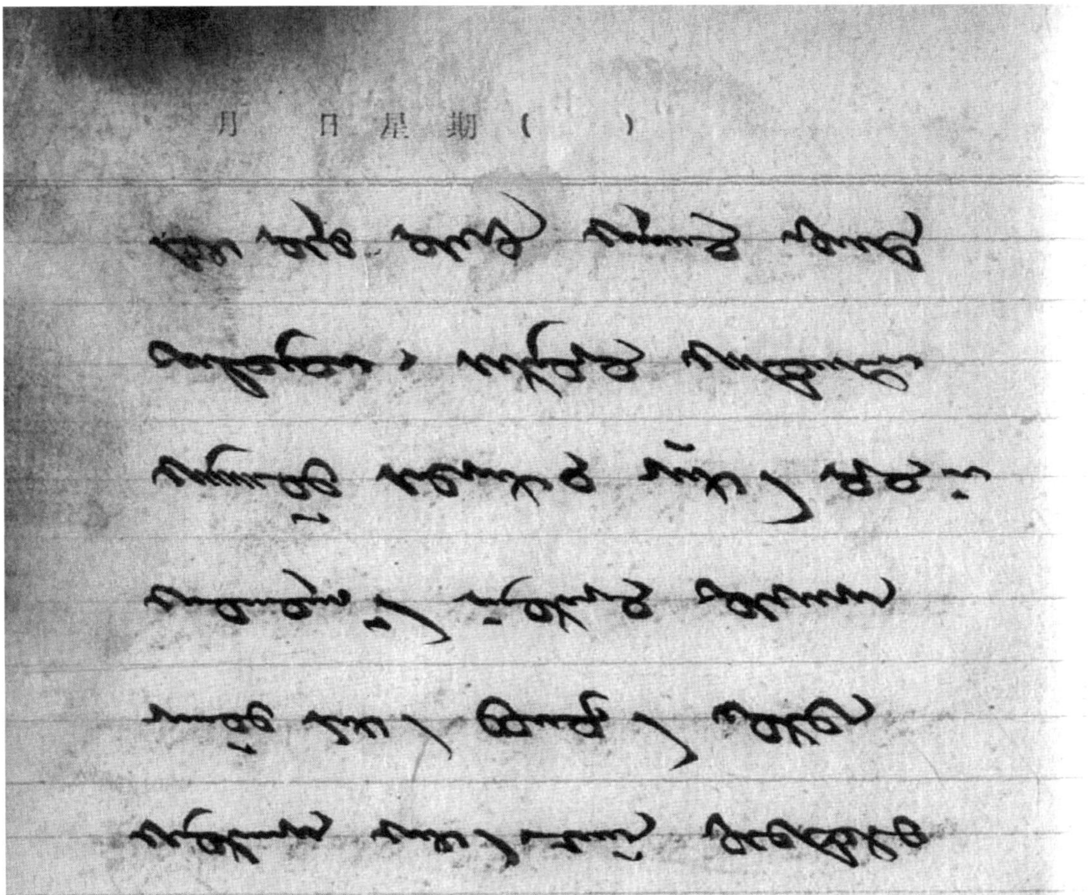
月 日星期（ ）

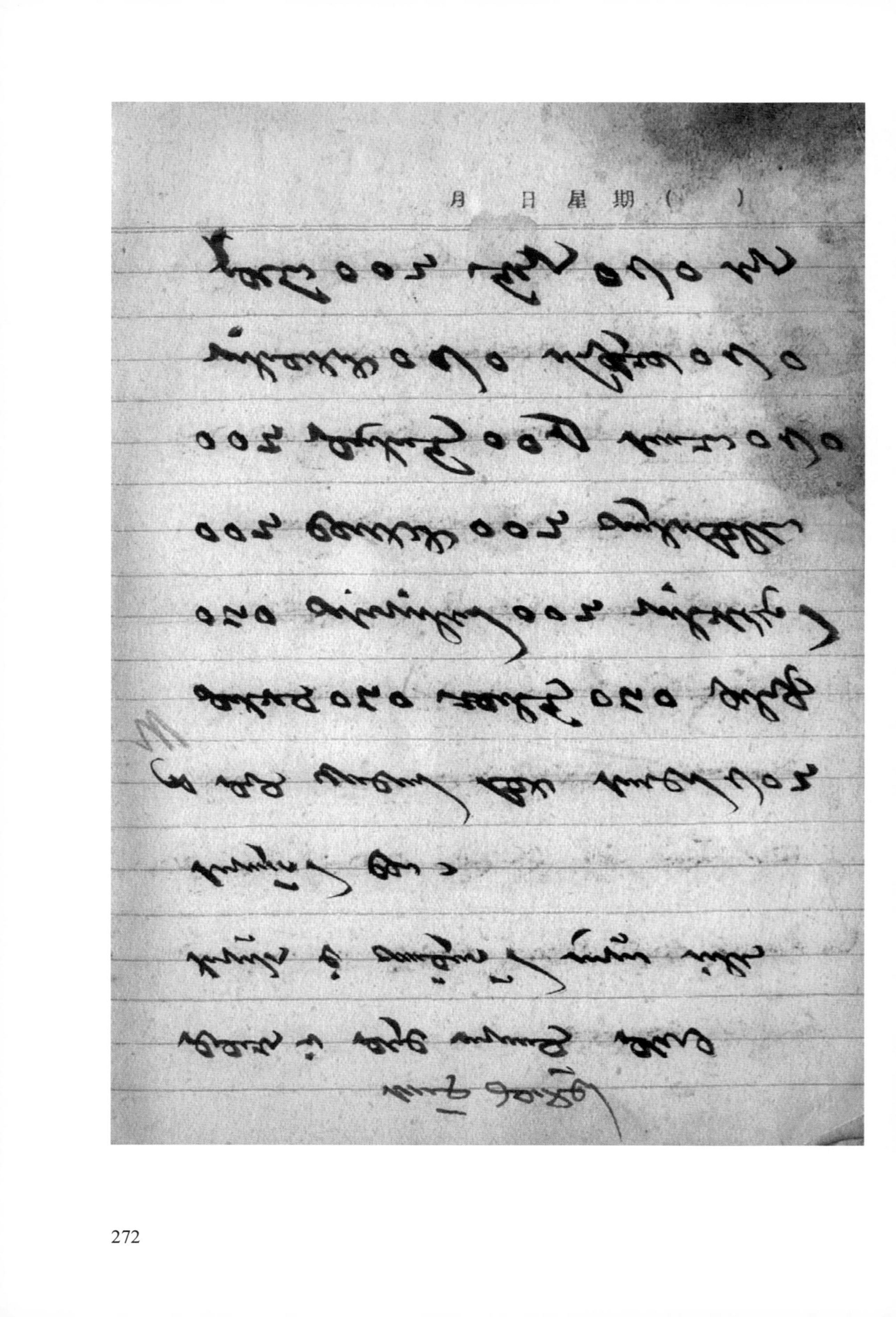

月　　日星期（　　）

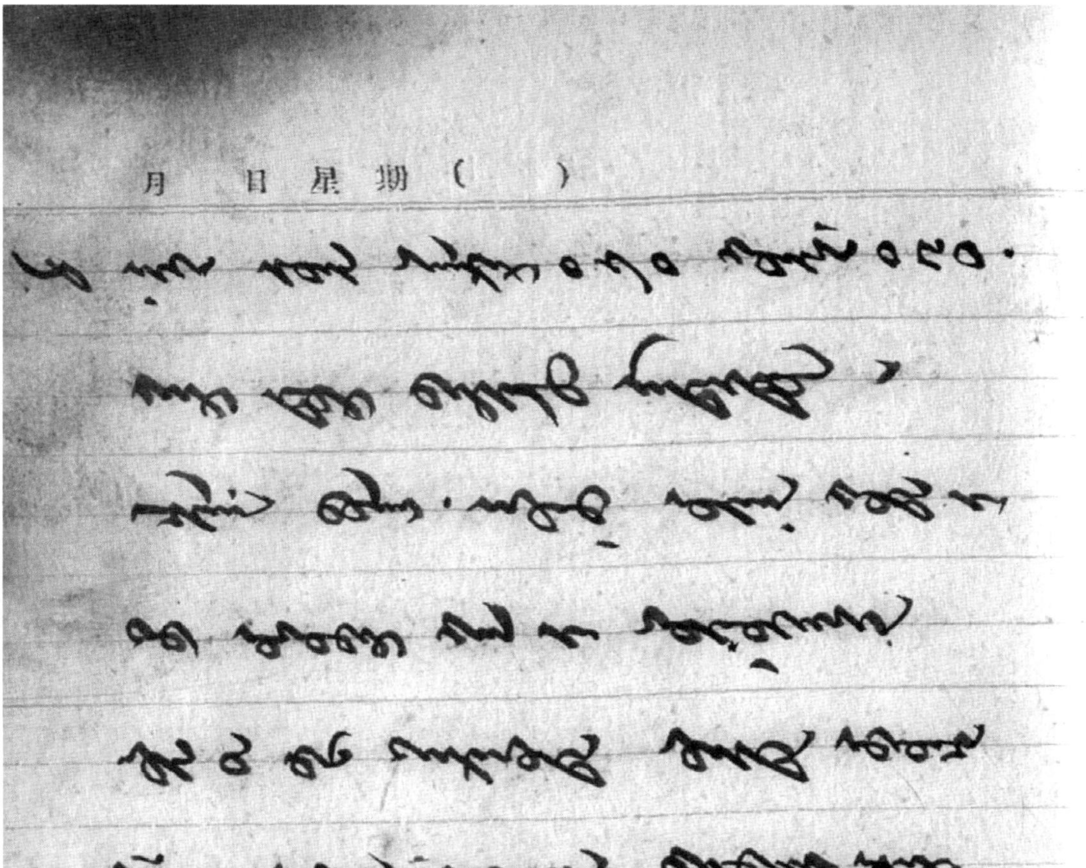
月 日星期（ ）

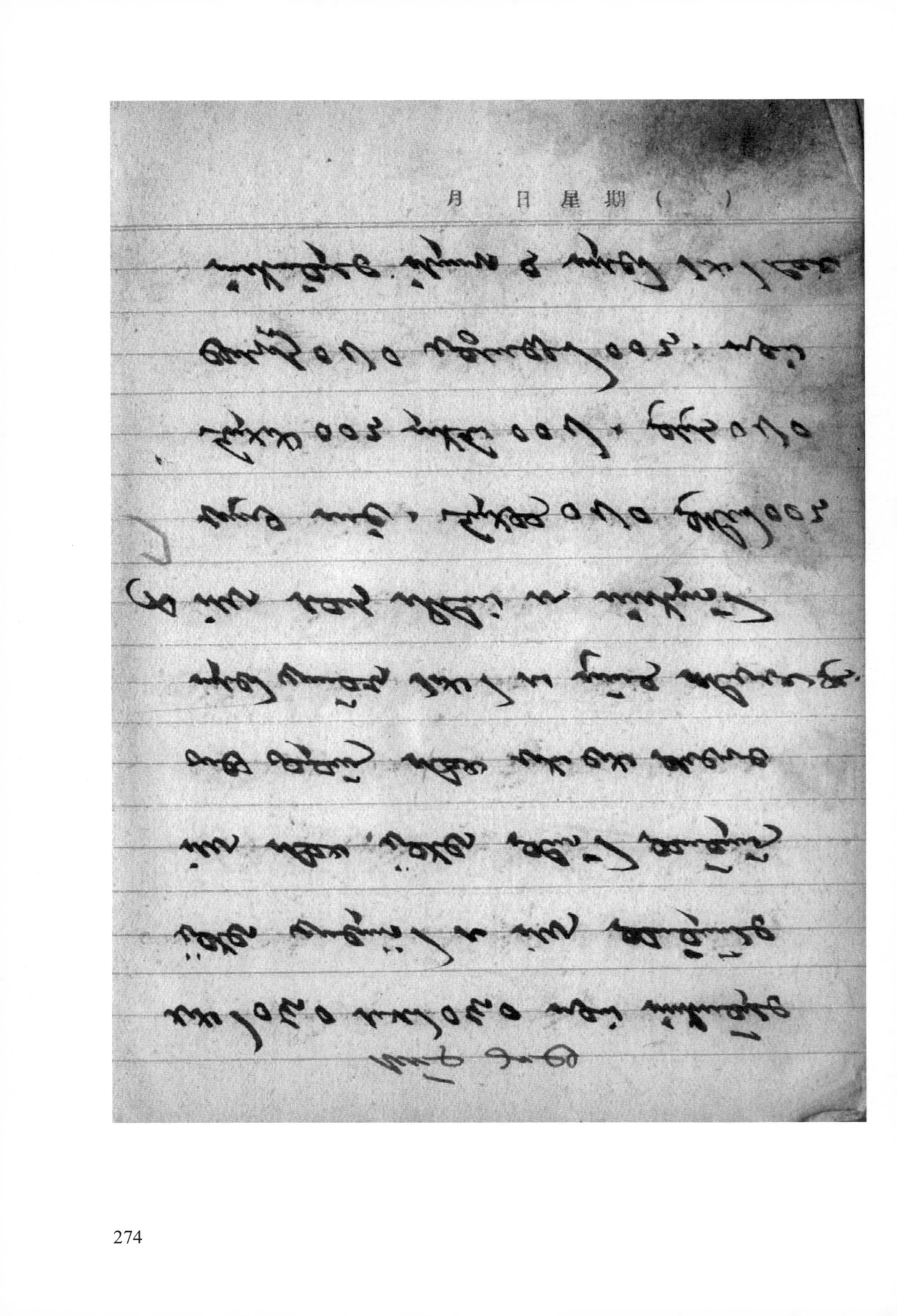

月　日星期（　）

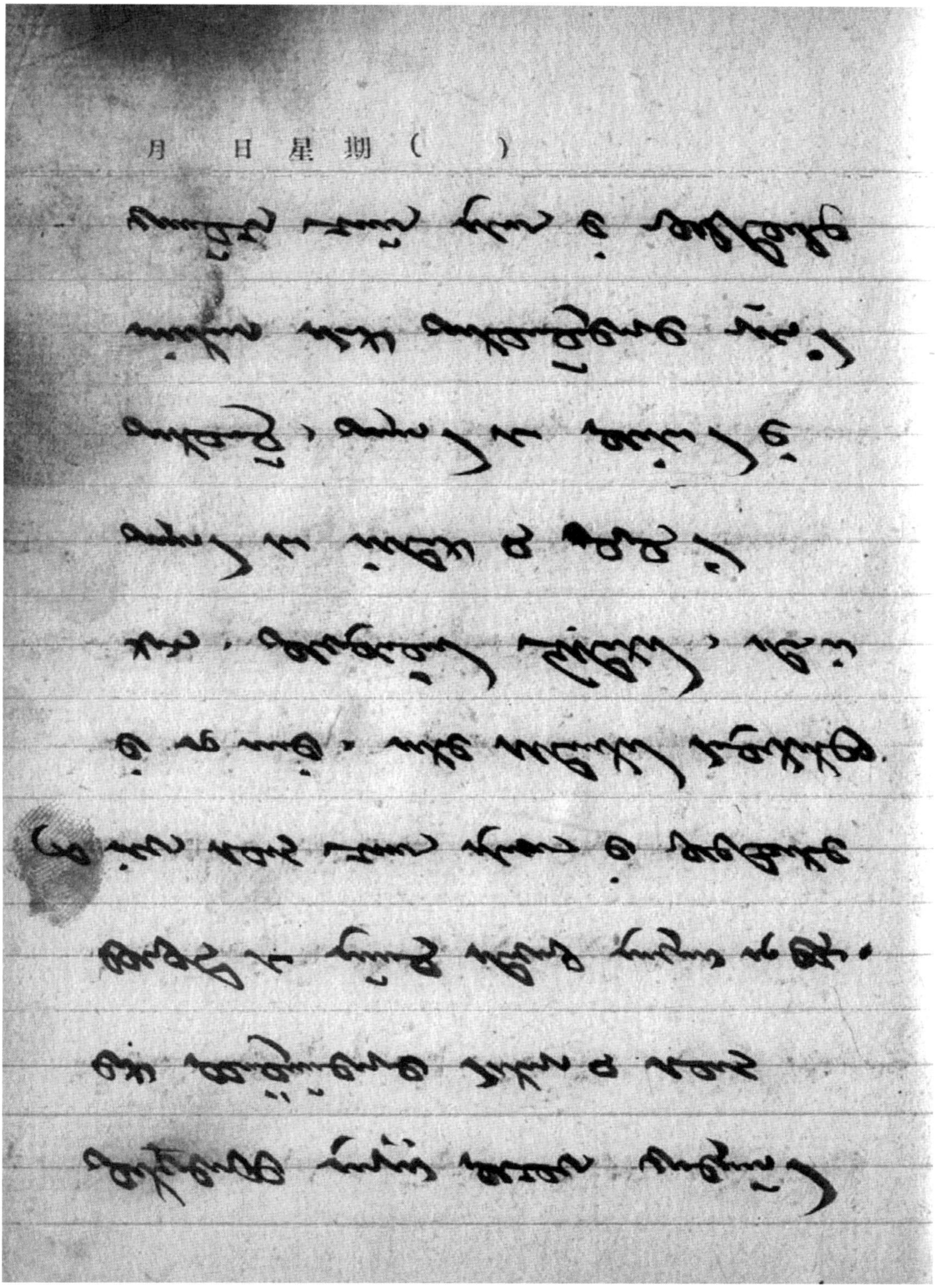
月 日星期（ ）

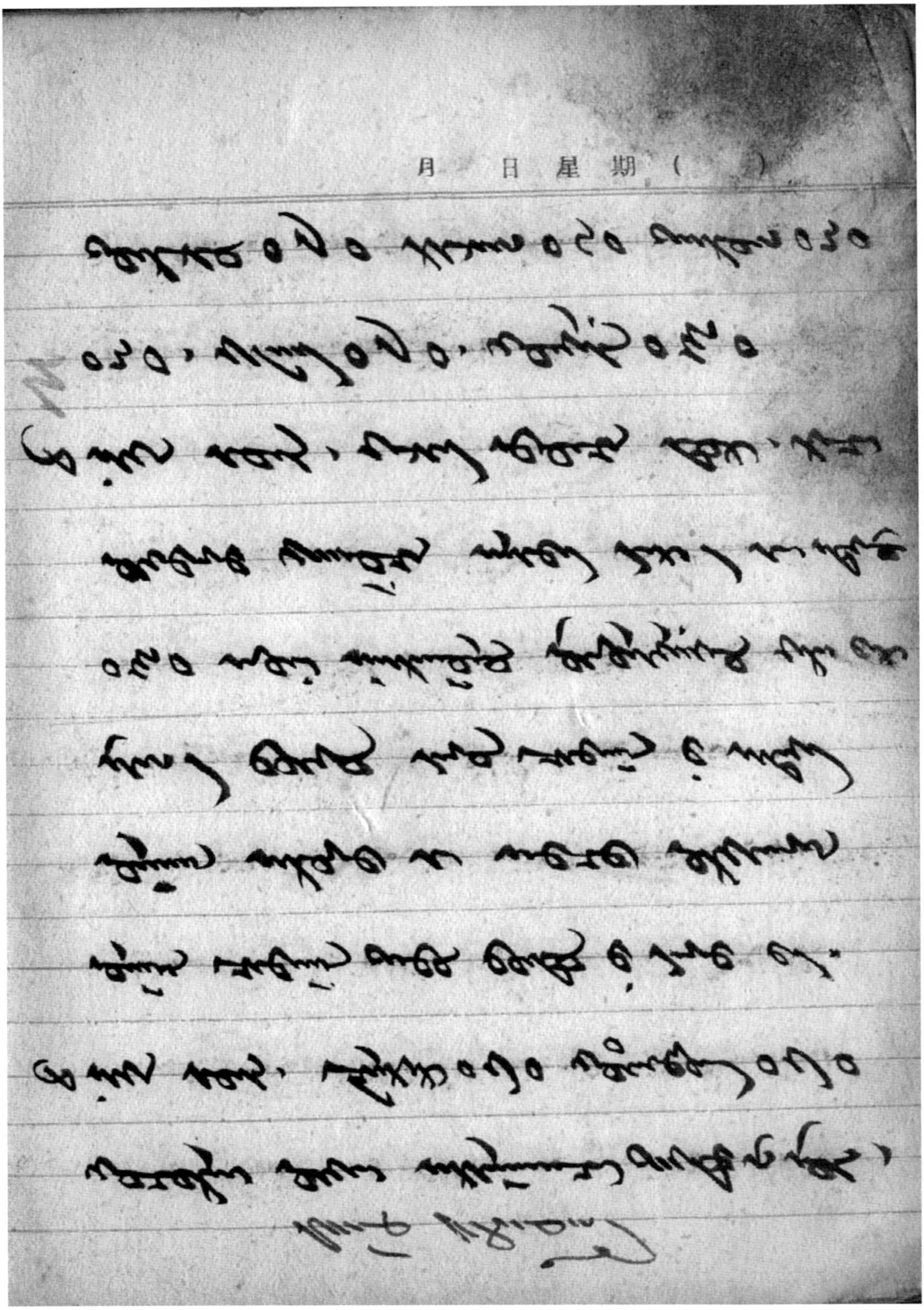

月 日星期( )

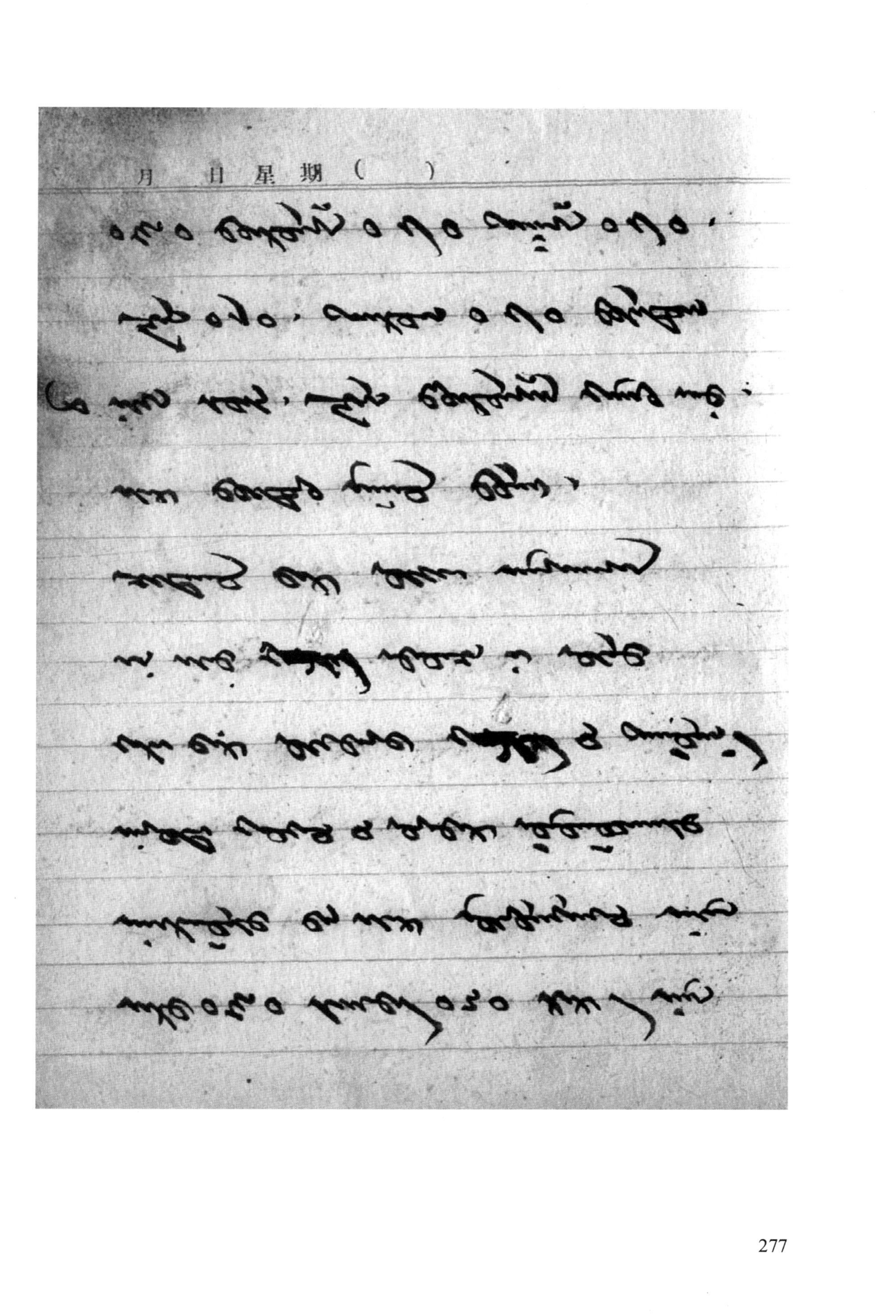

月 日星期（ ）

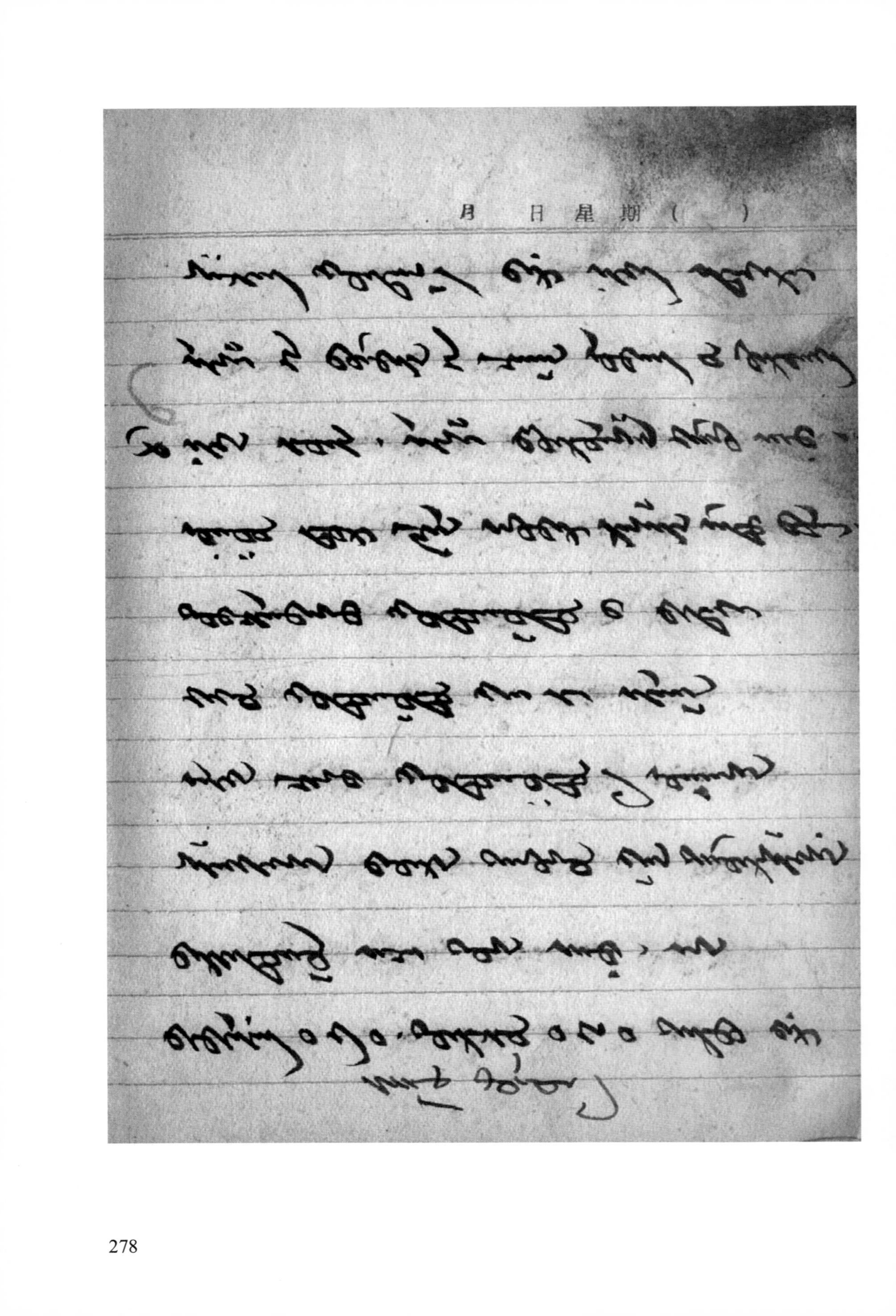

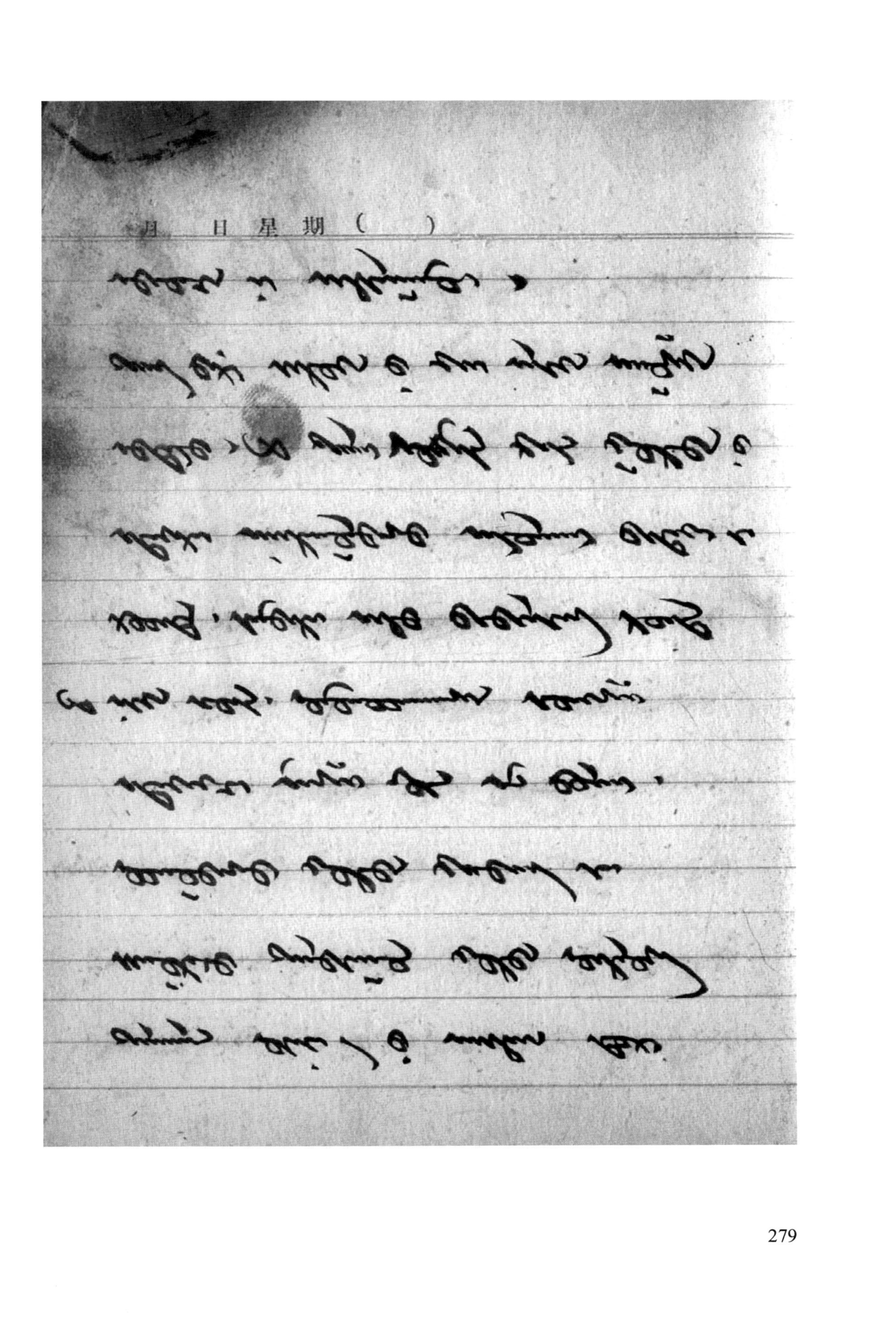

月　日星期（　）

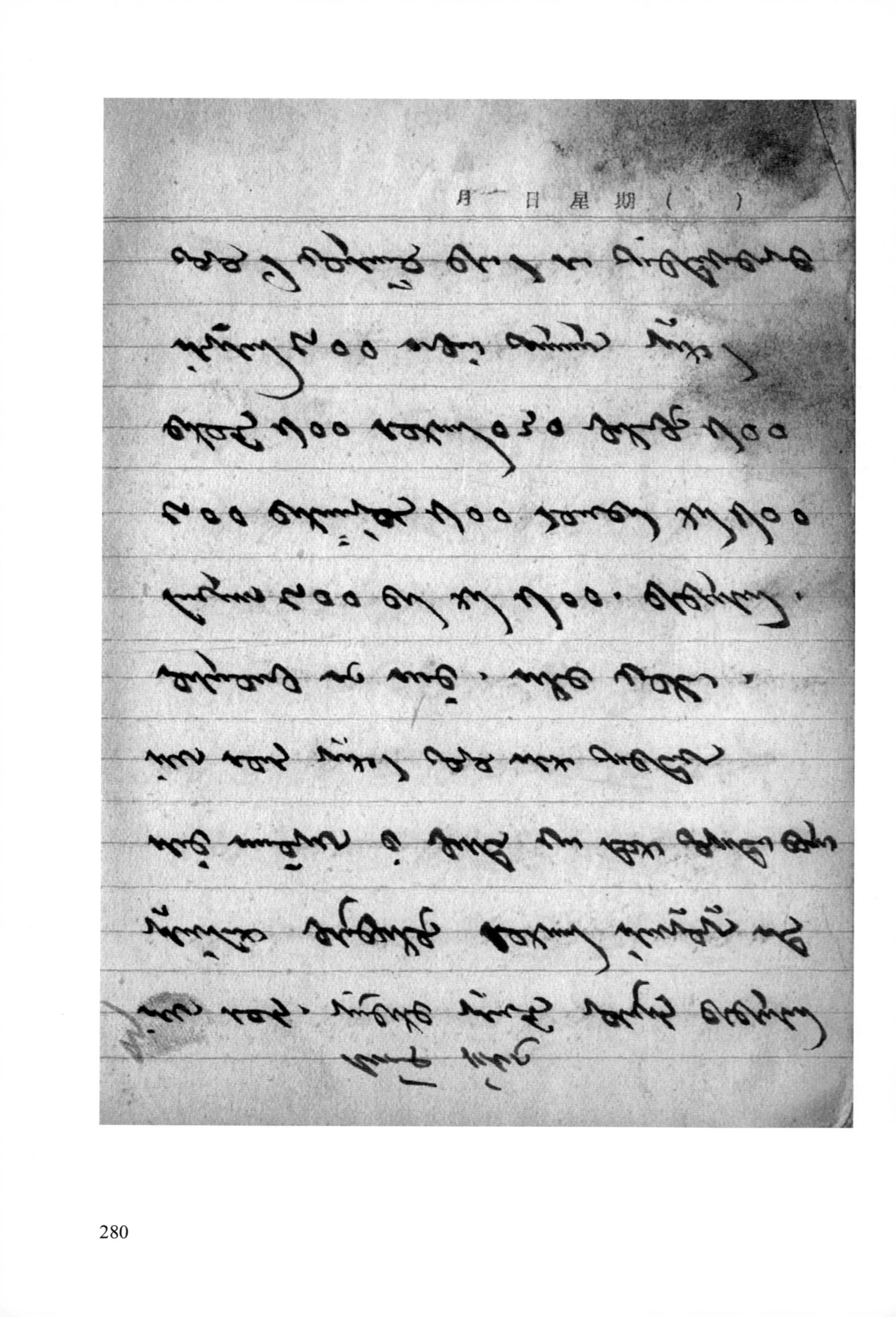

月 日 星期（ ）

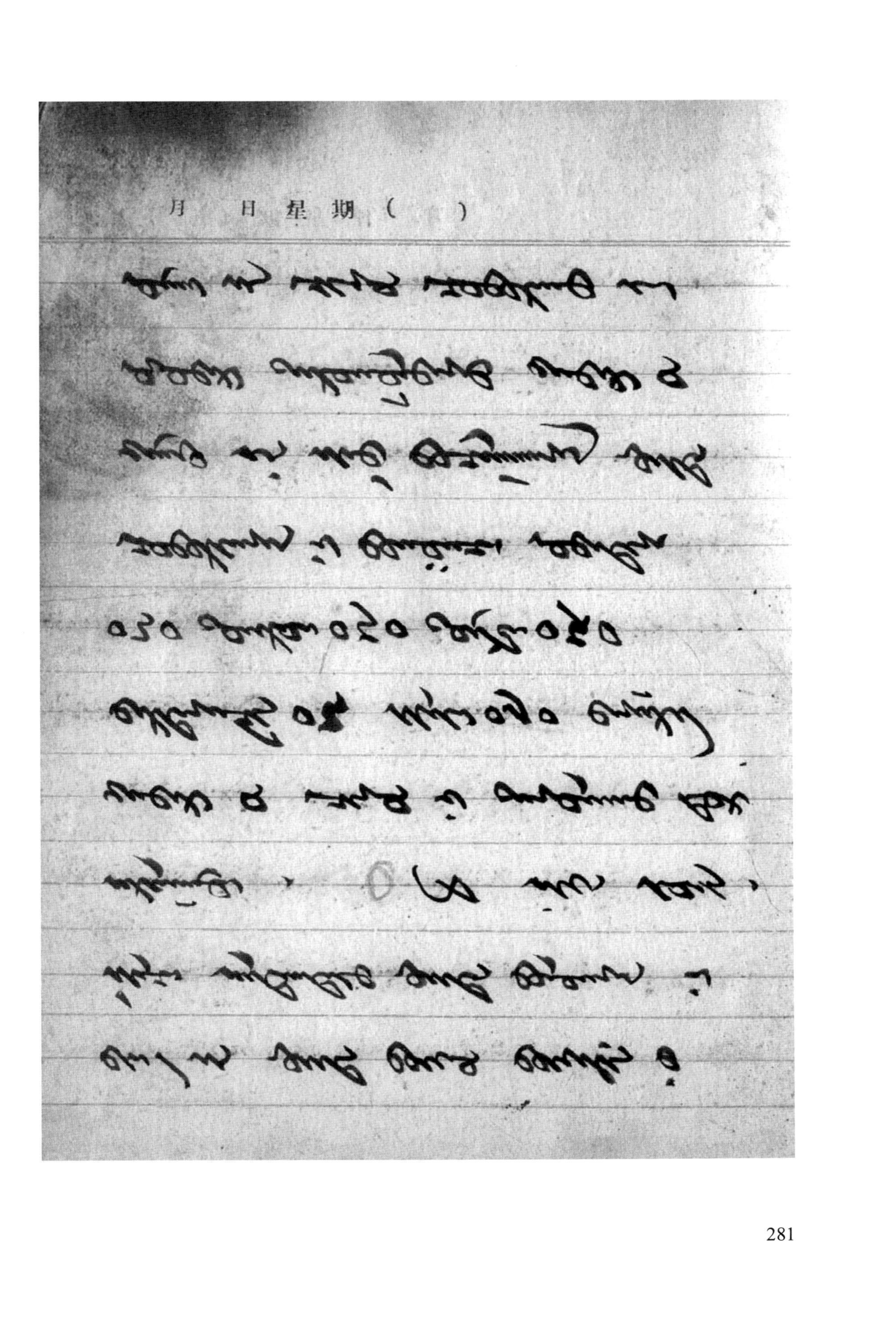

月　日星期（　）

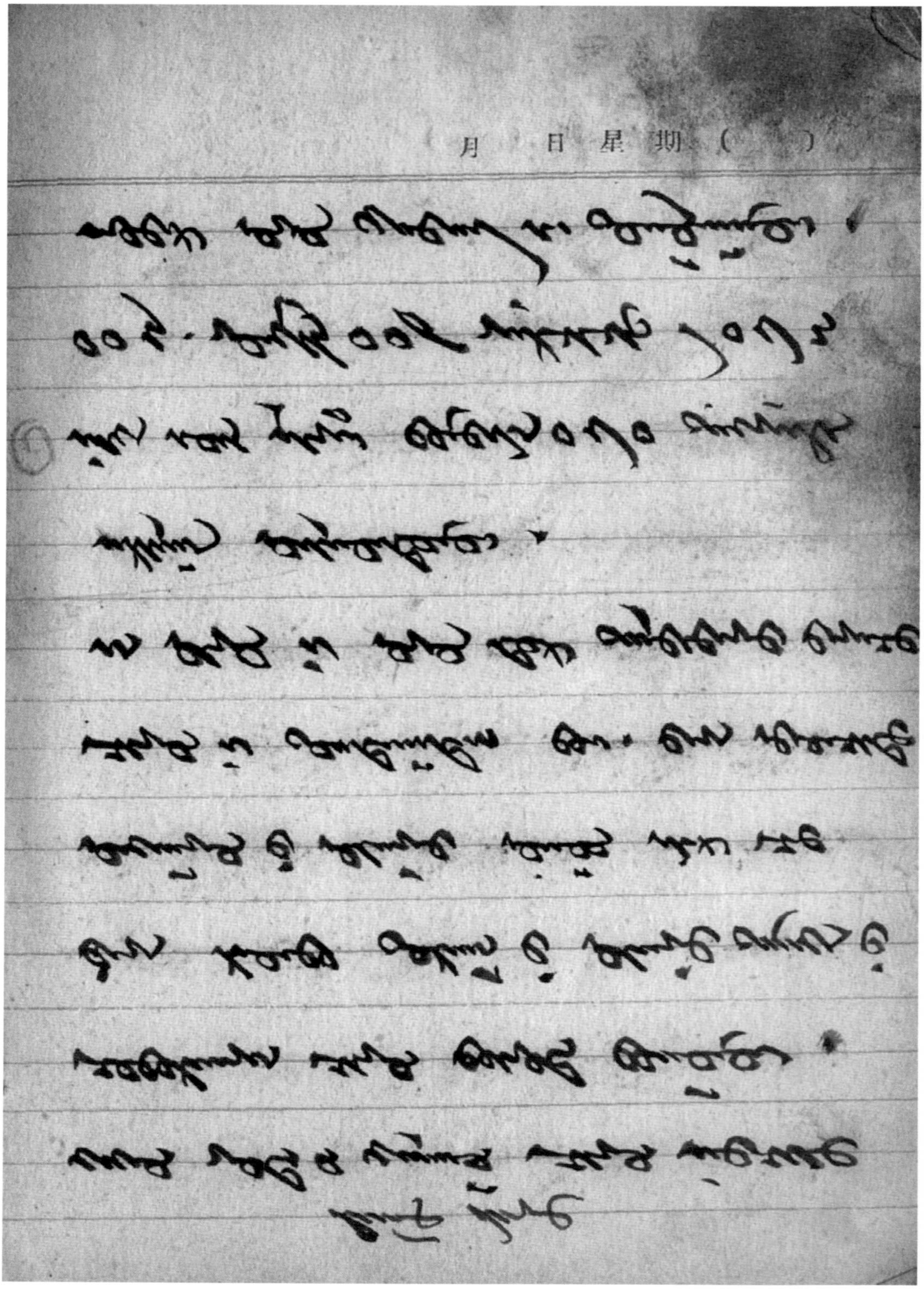
月 日 星期 （ ）

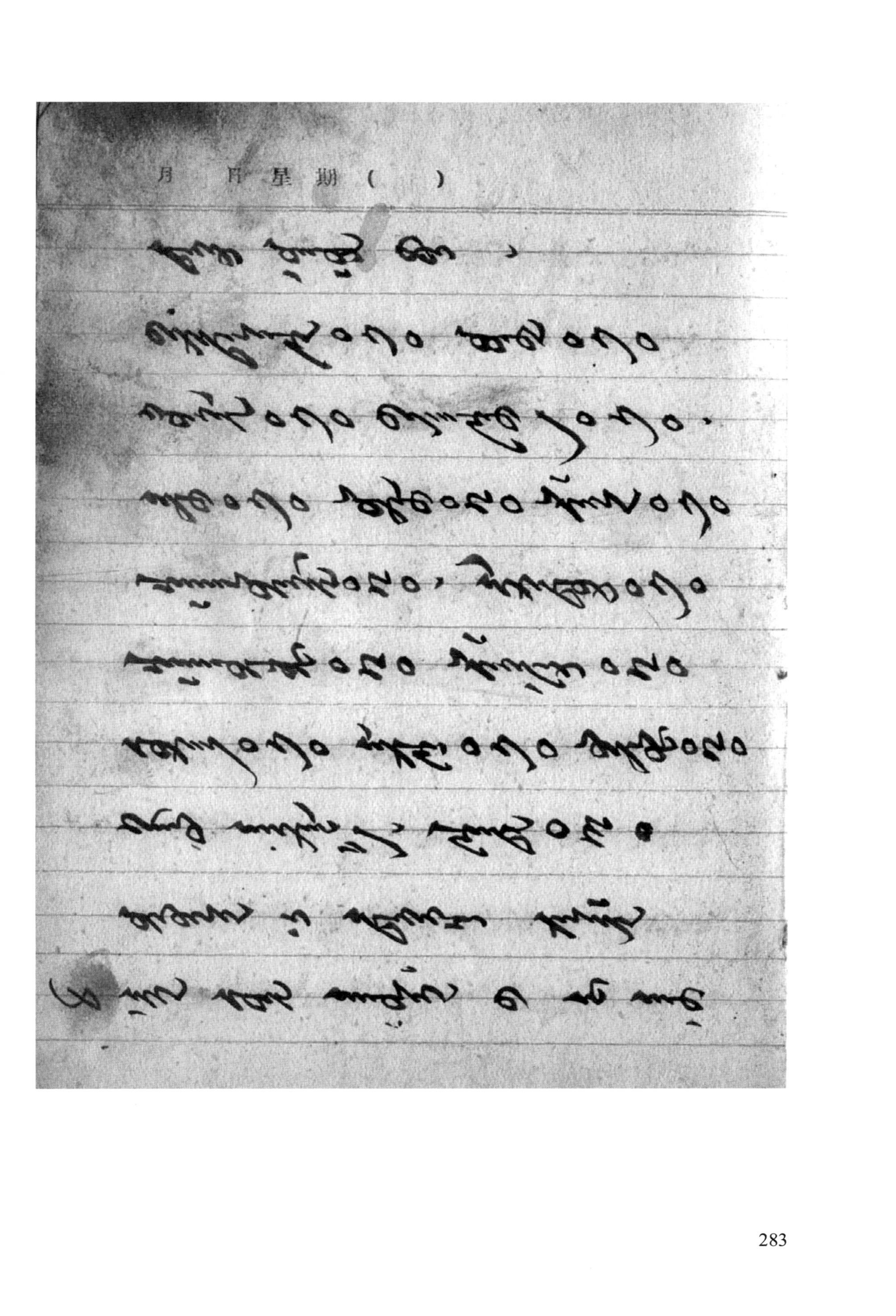

月　日　星期（　）

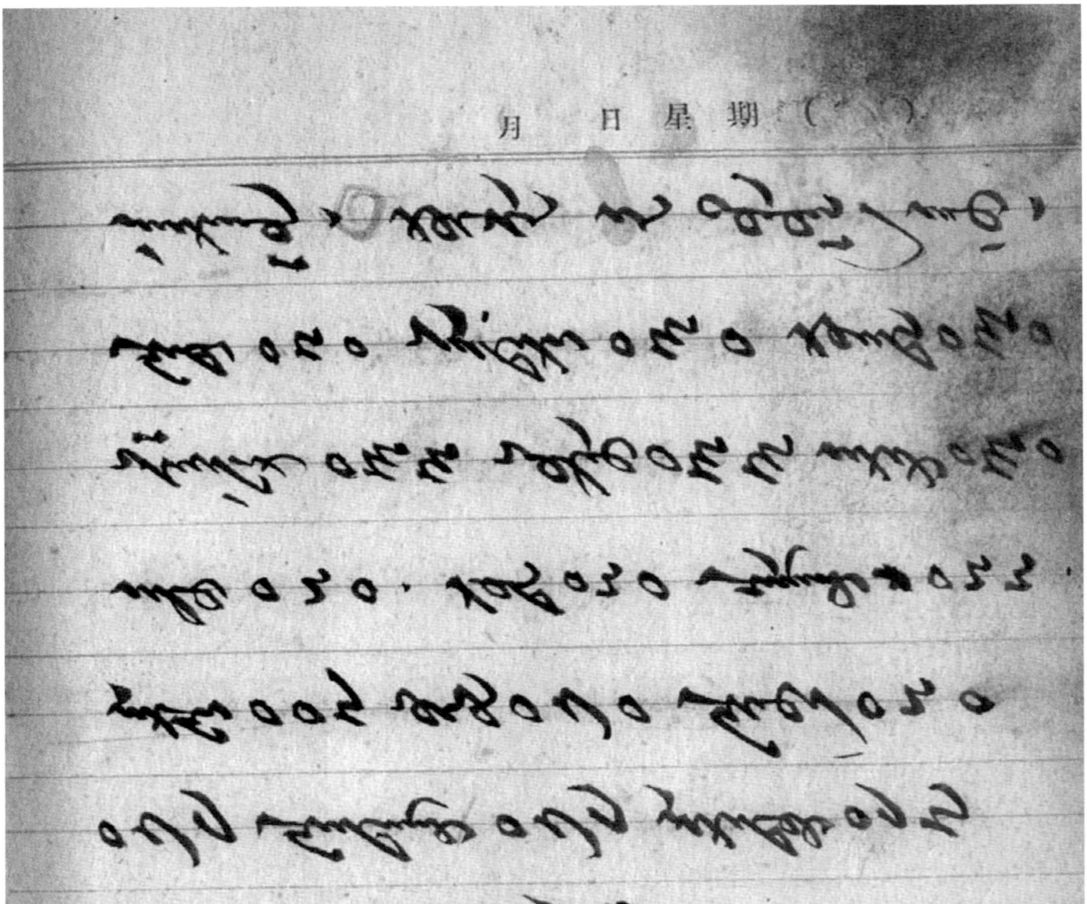

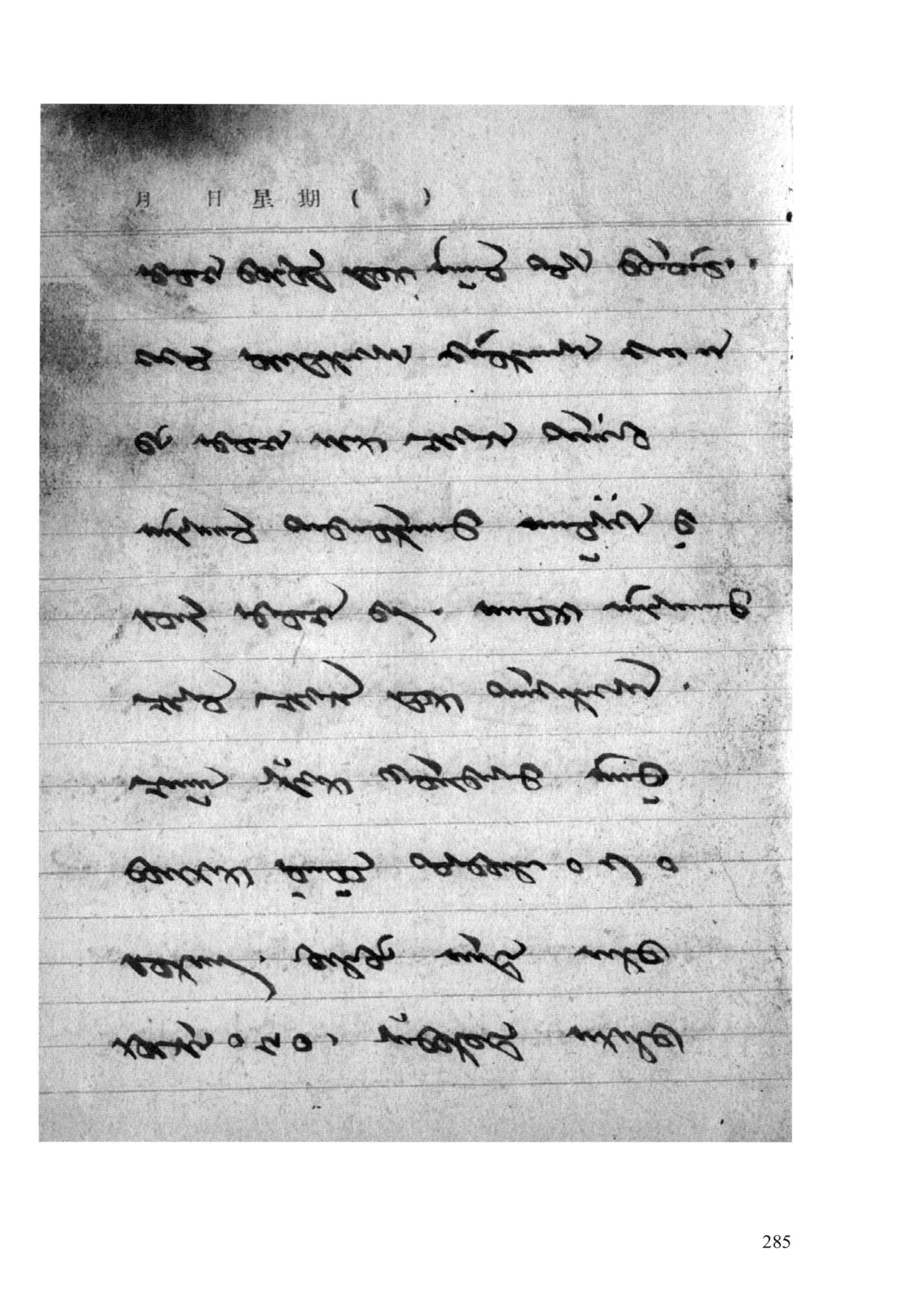

月　　日星期（　　）

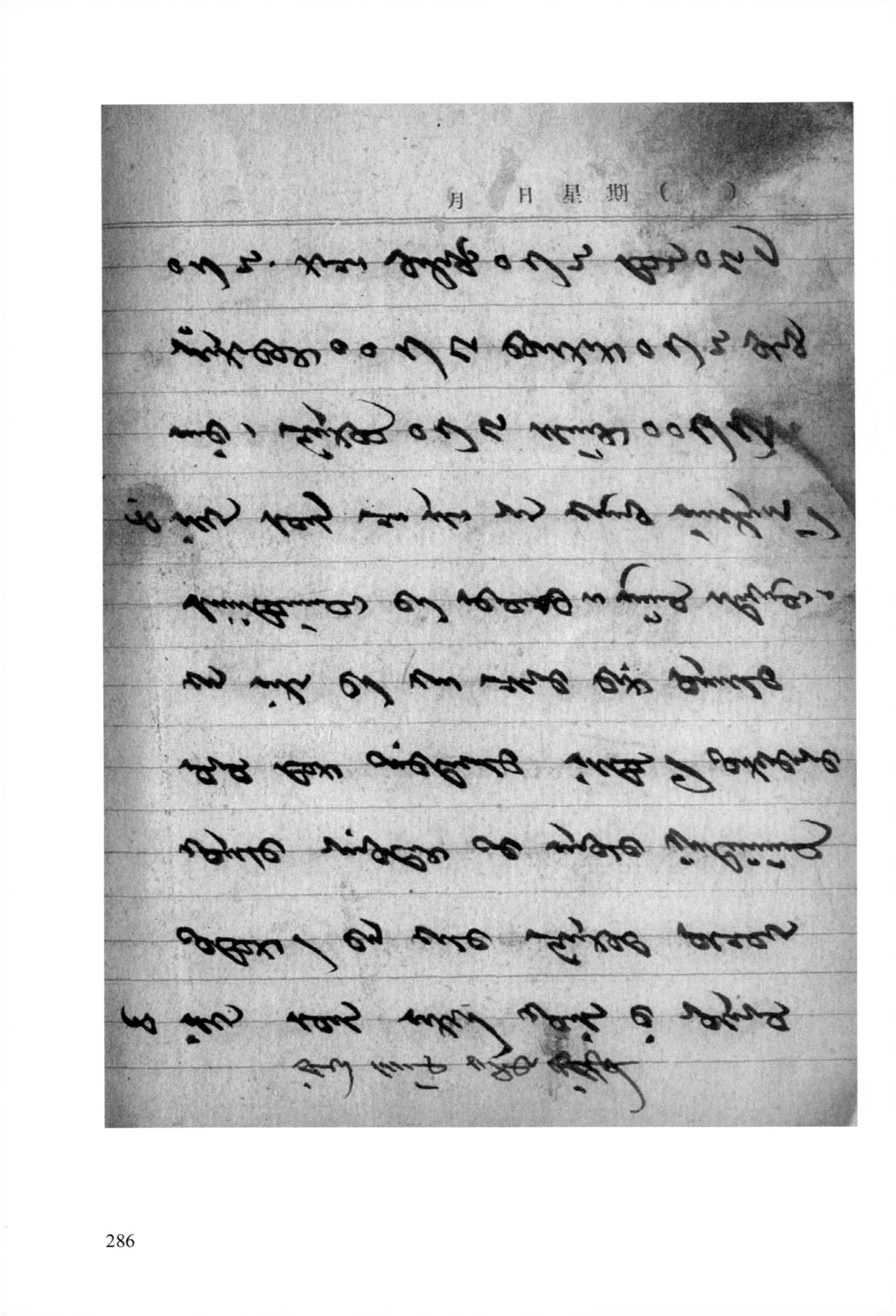

月　日星期（　）

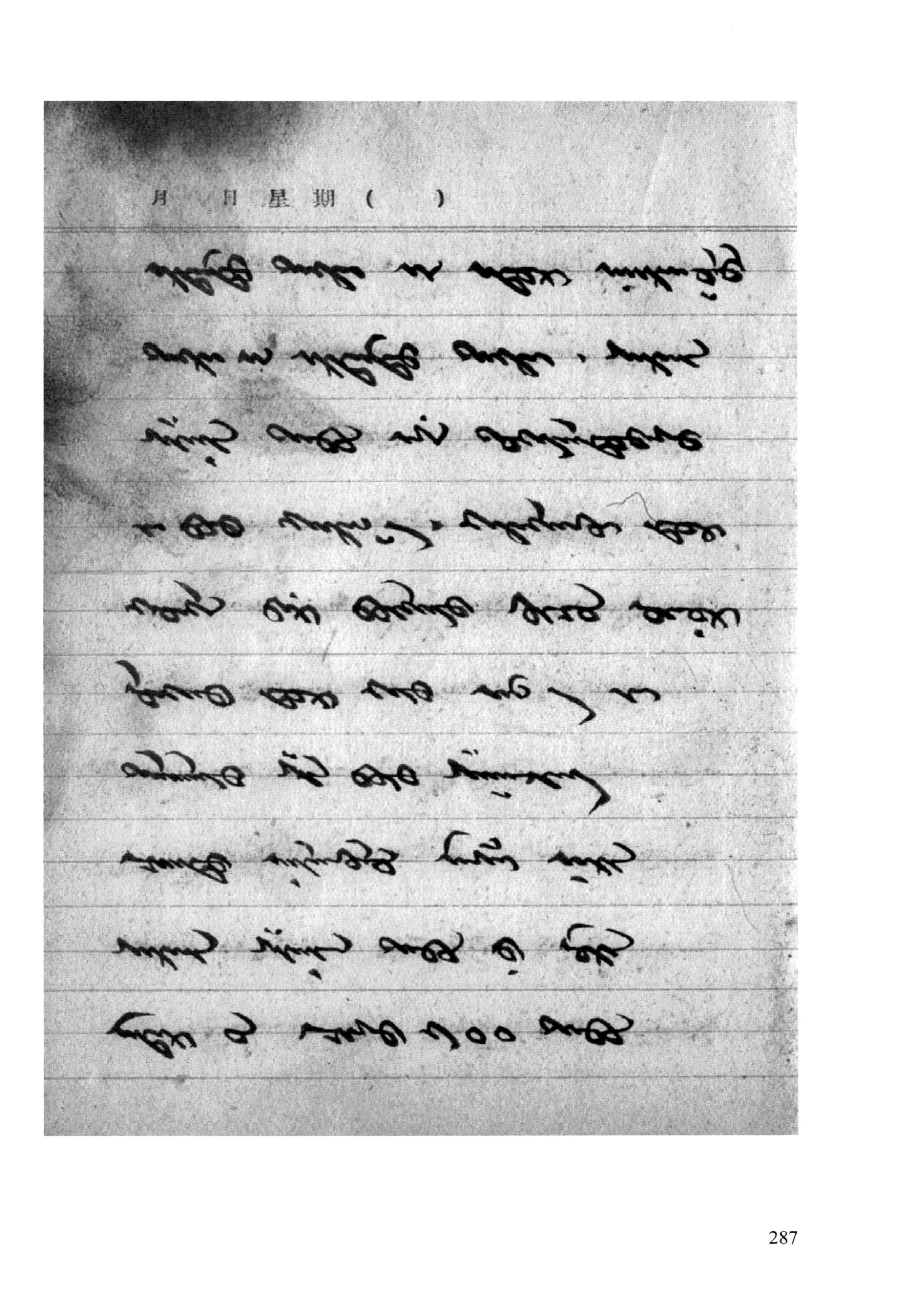

月　日 星 期 (　　)

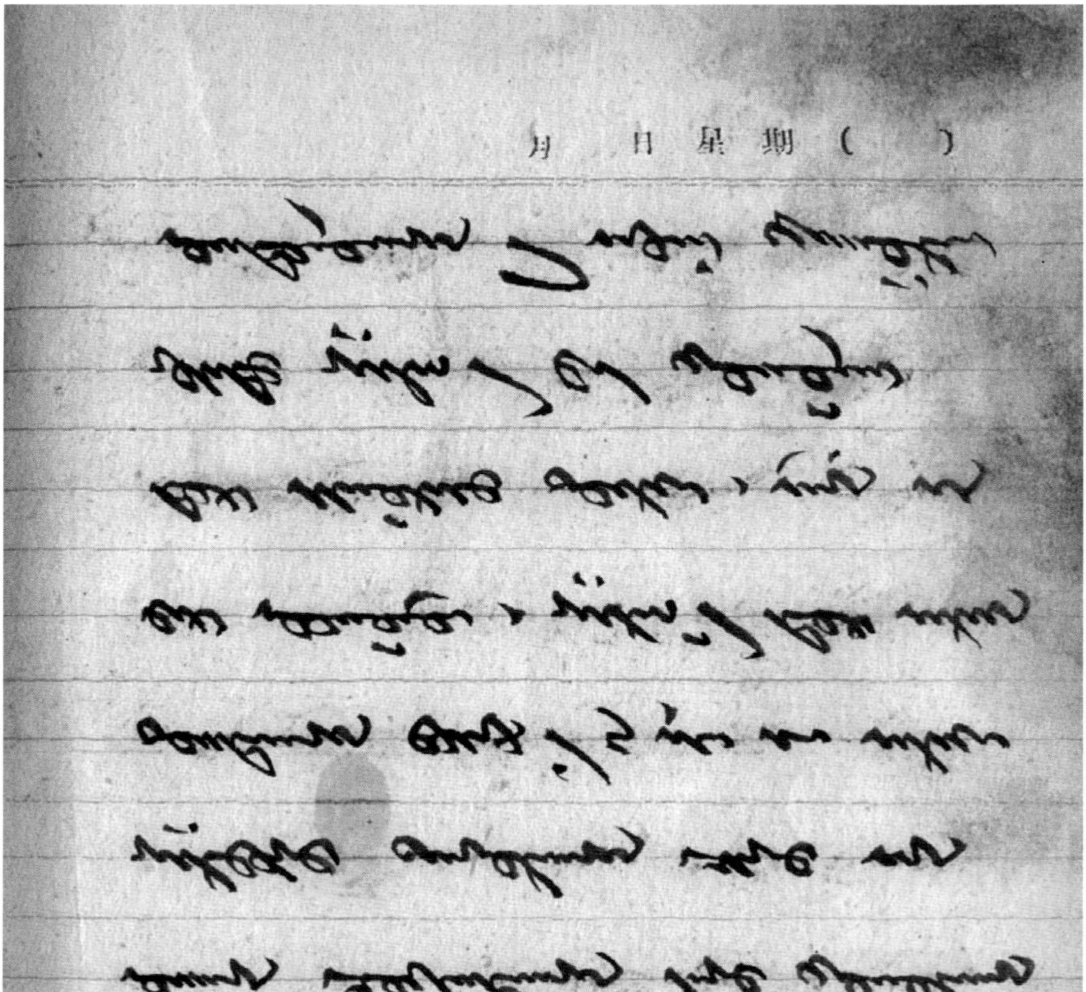

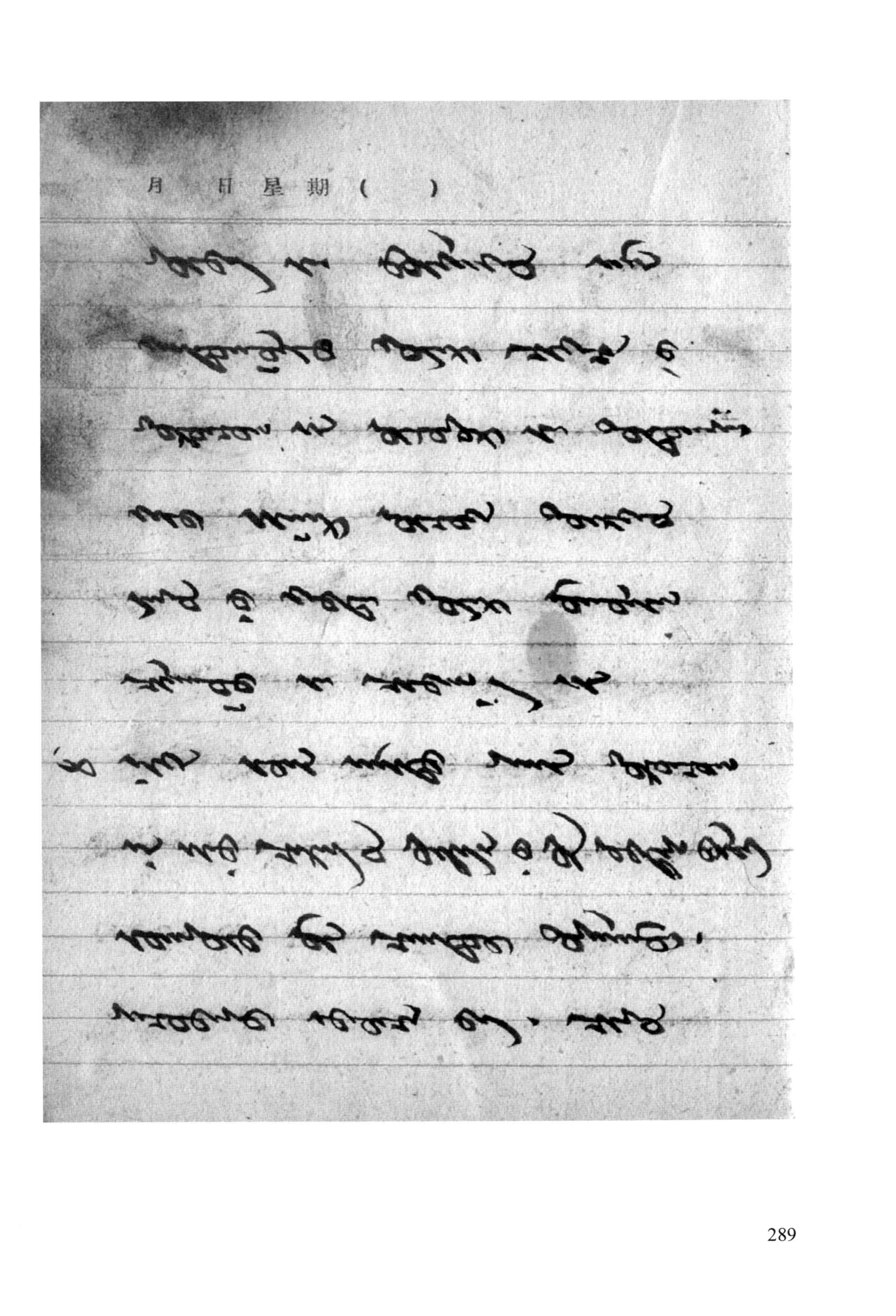

月　日星期（　）

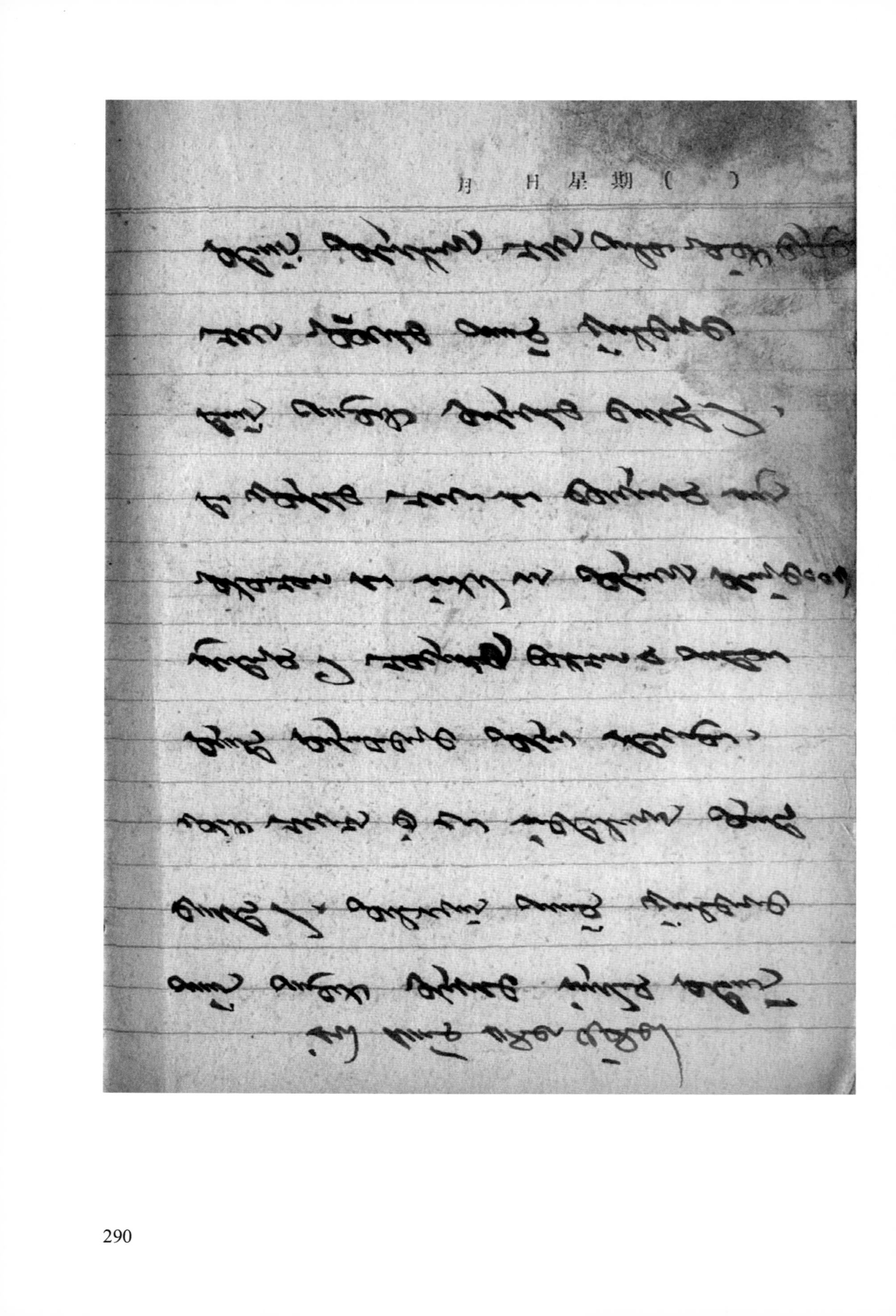

月 日 星期（ ）

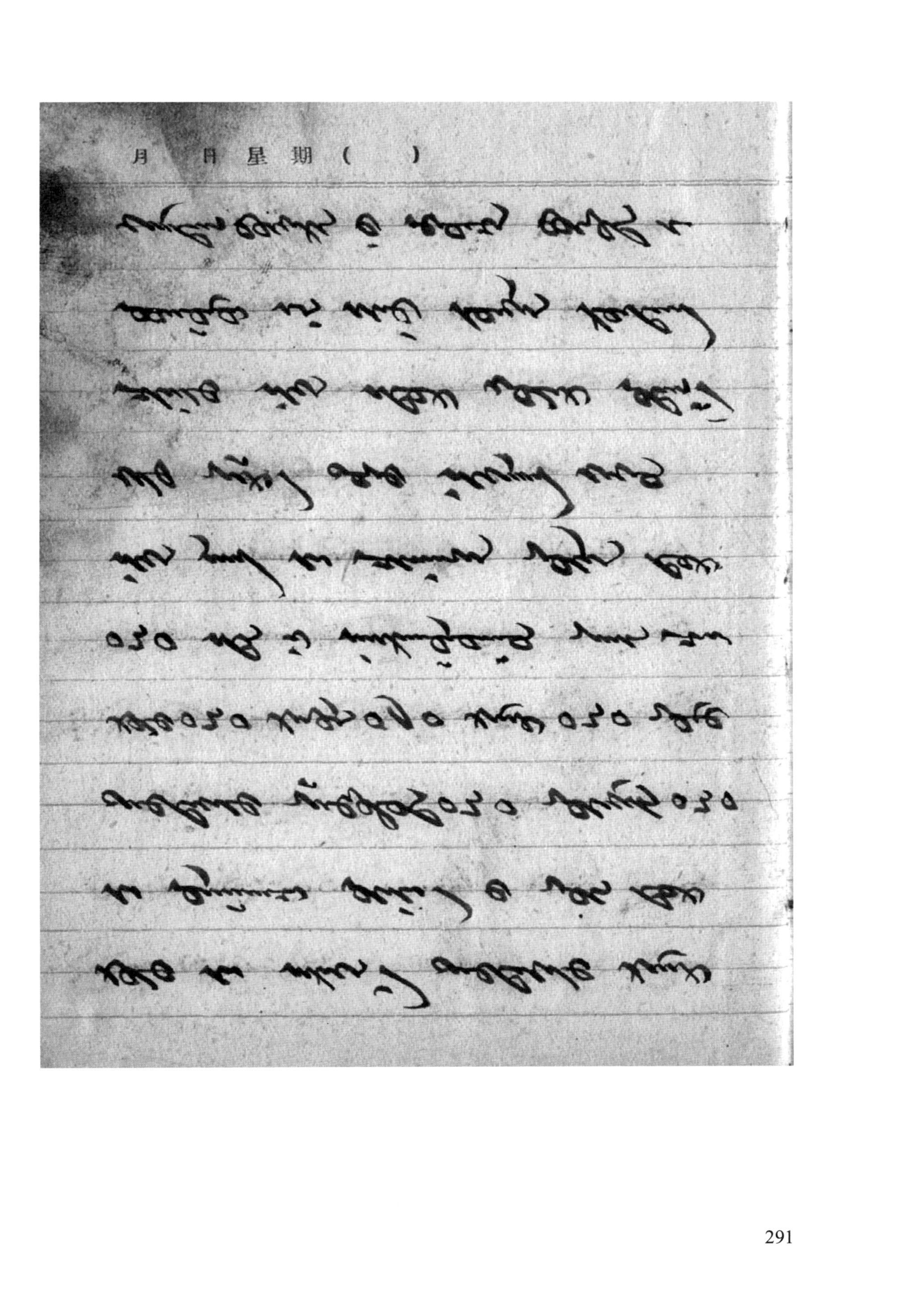

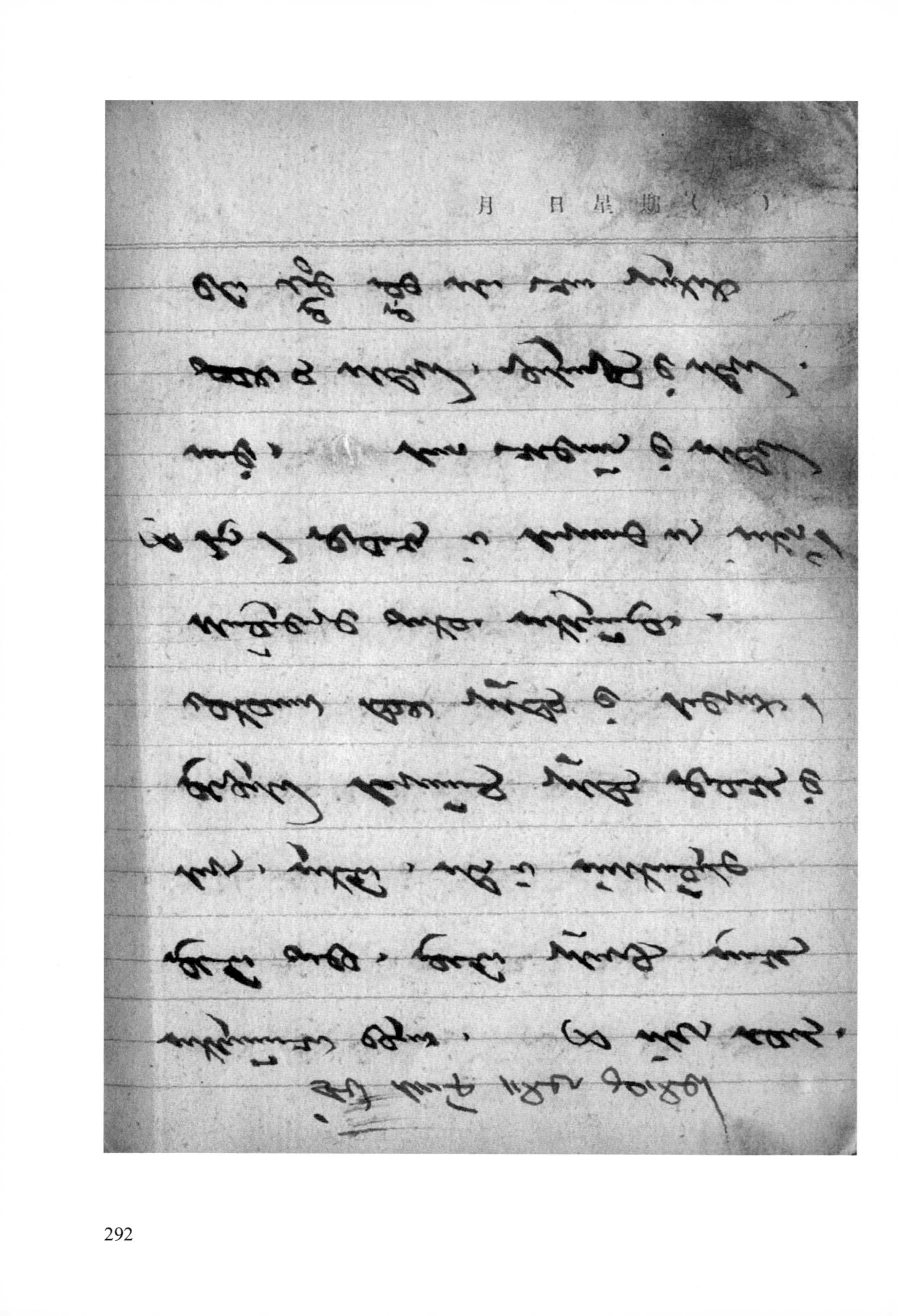

月　日星期（　）

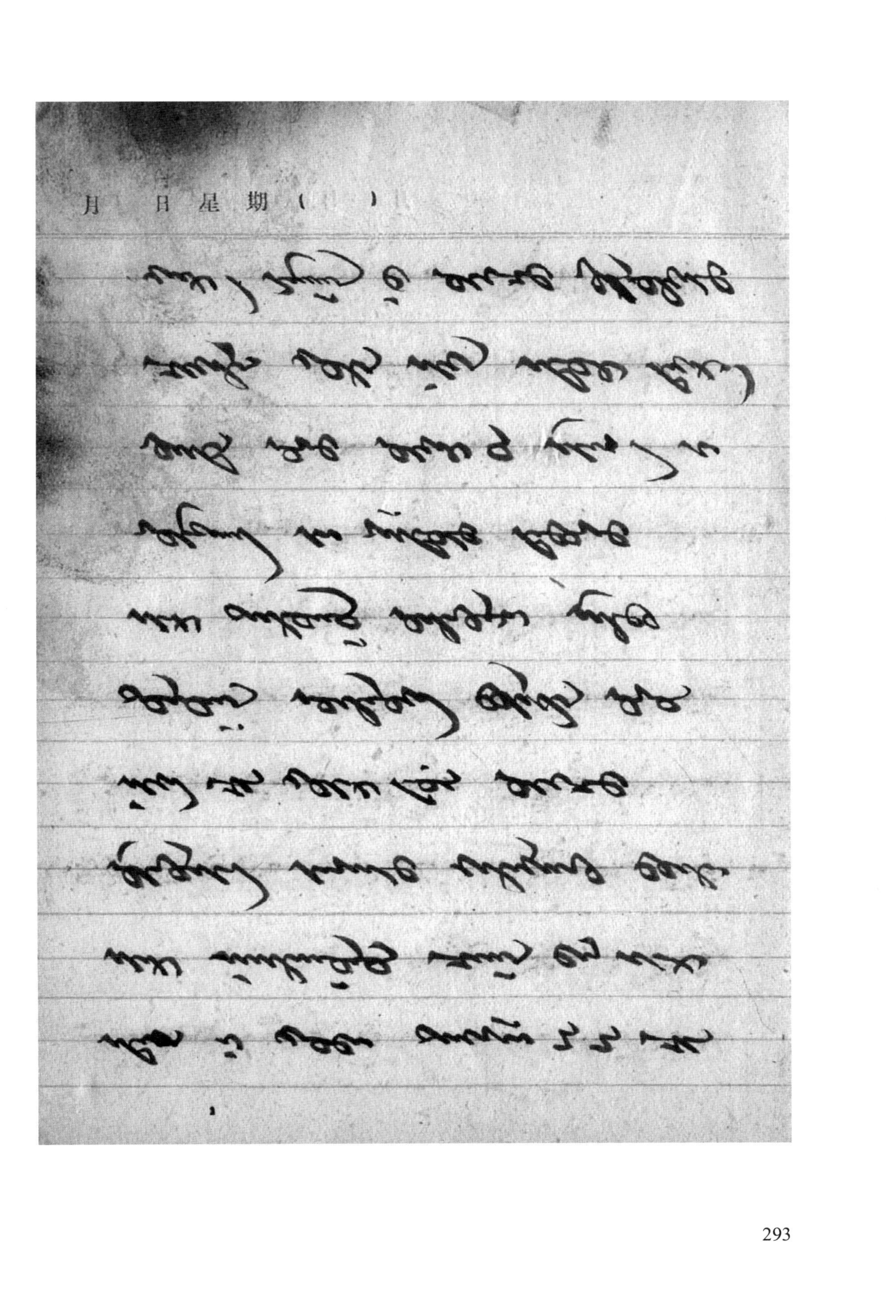

月 日星期（ ）

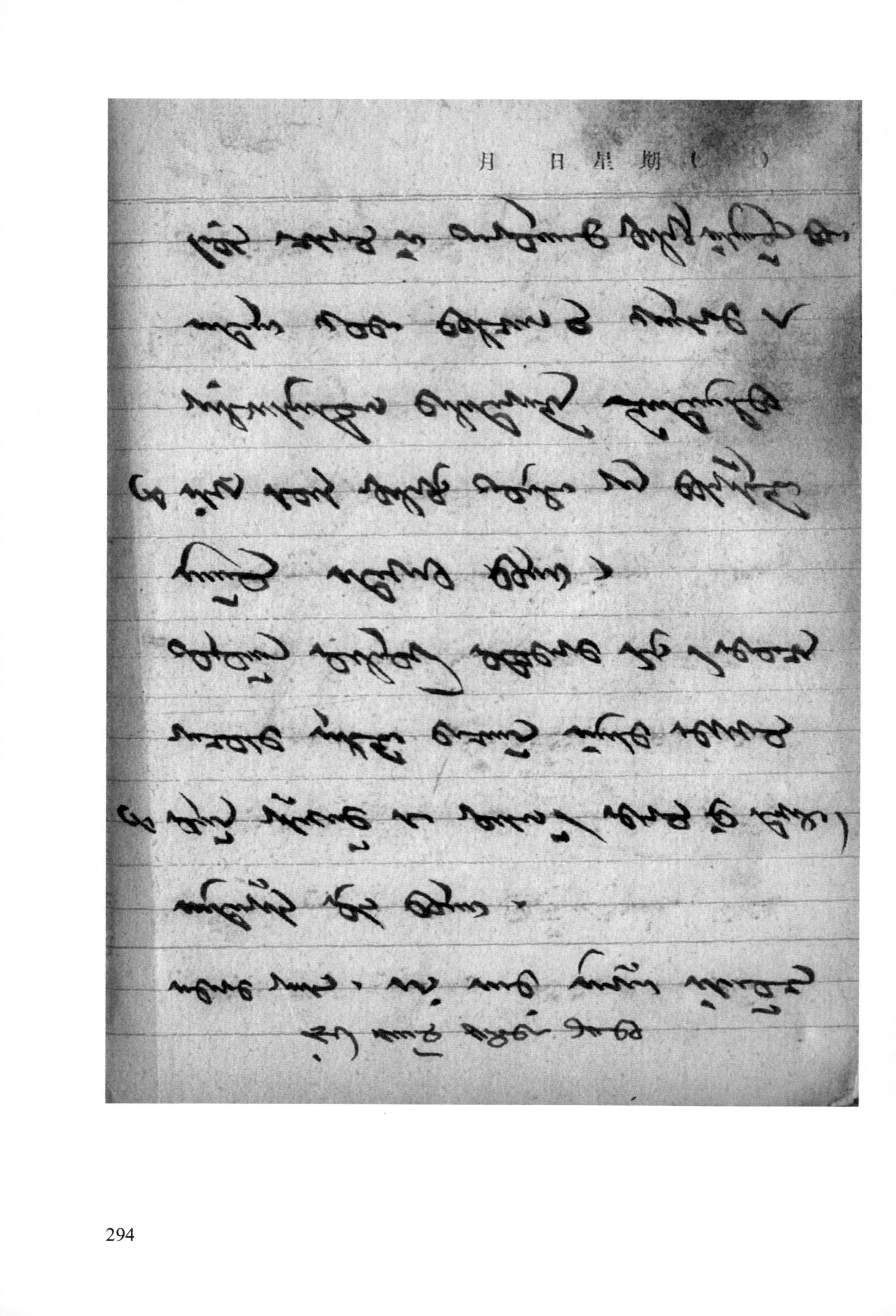

月　日星期(　)

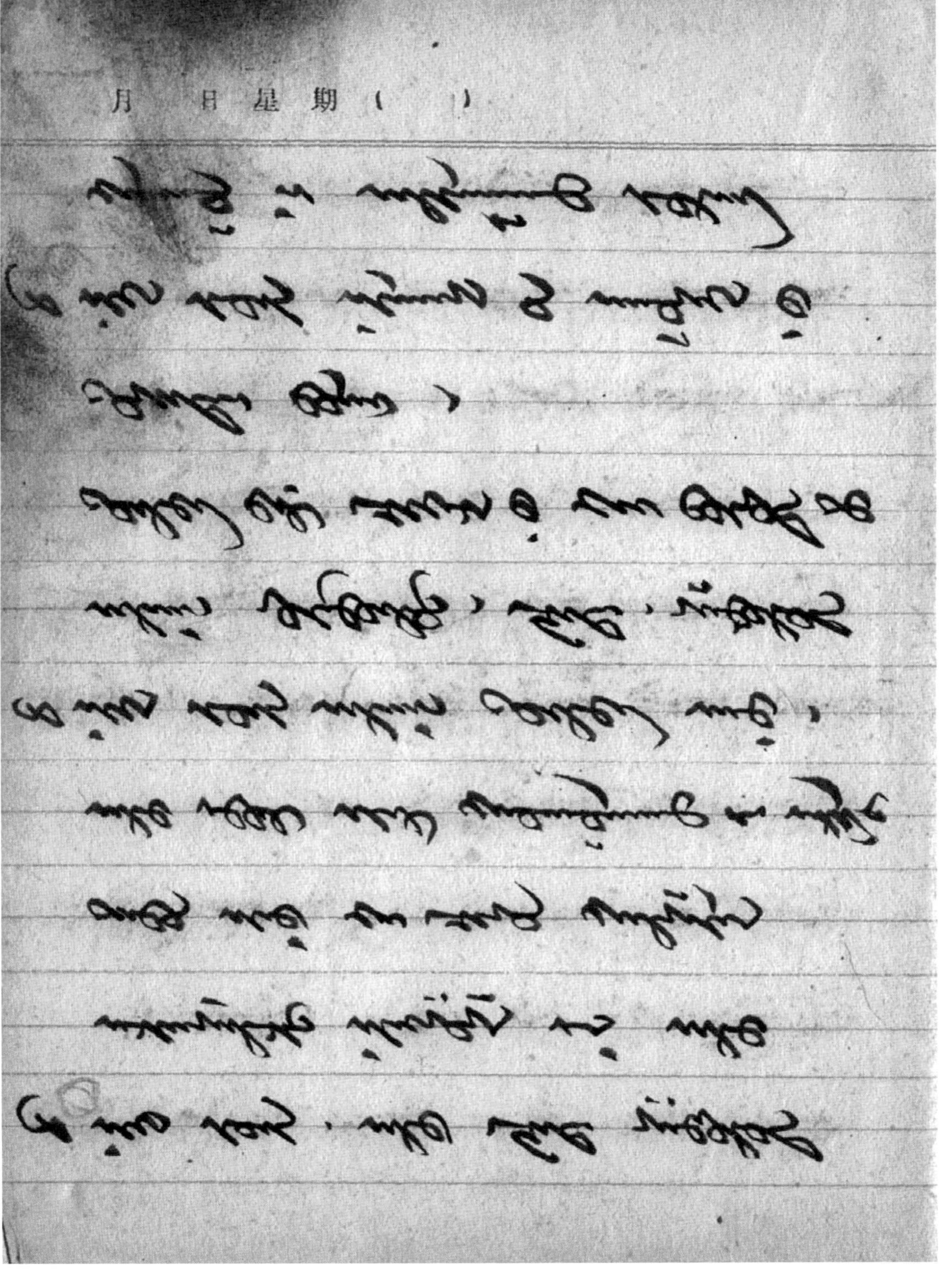

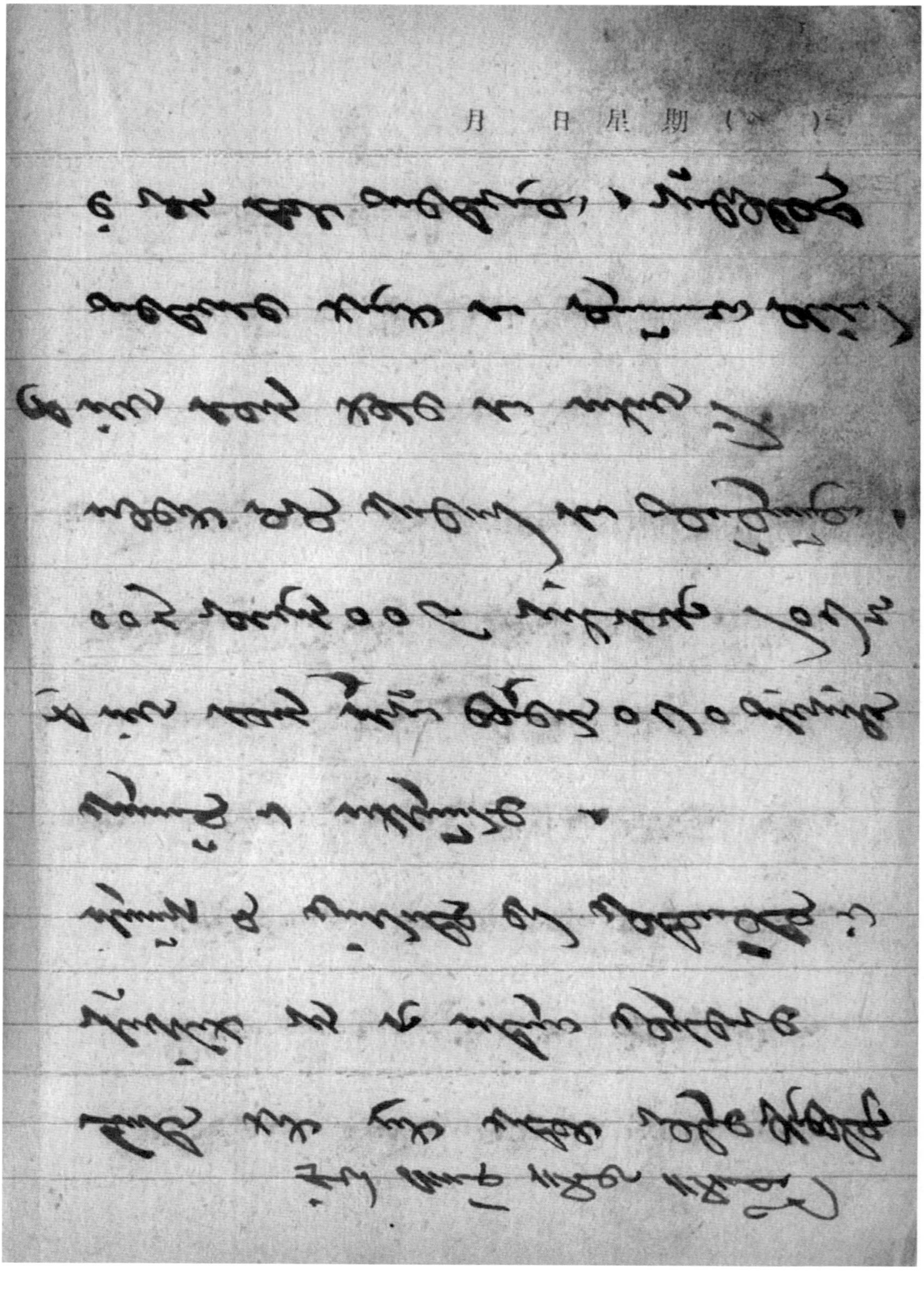
月　日 星 期 (　　)

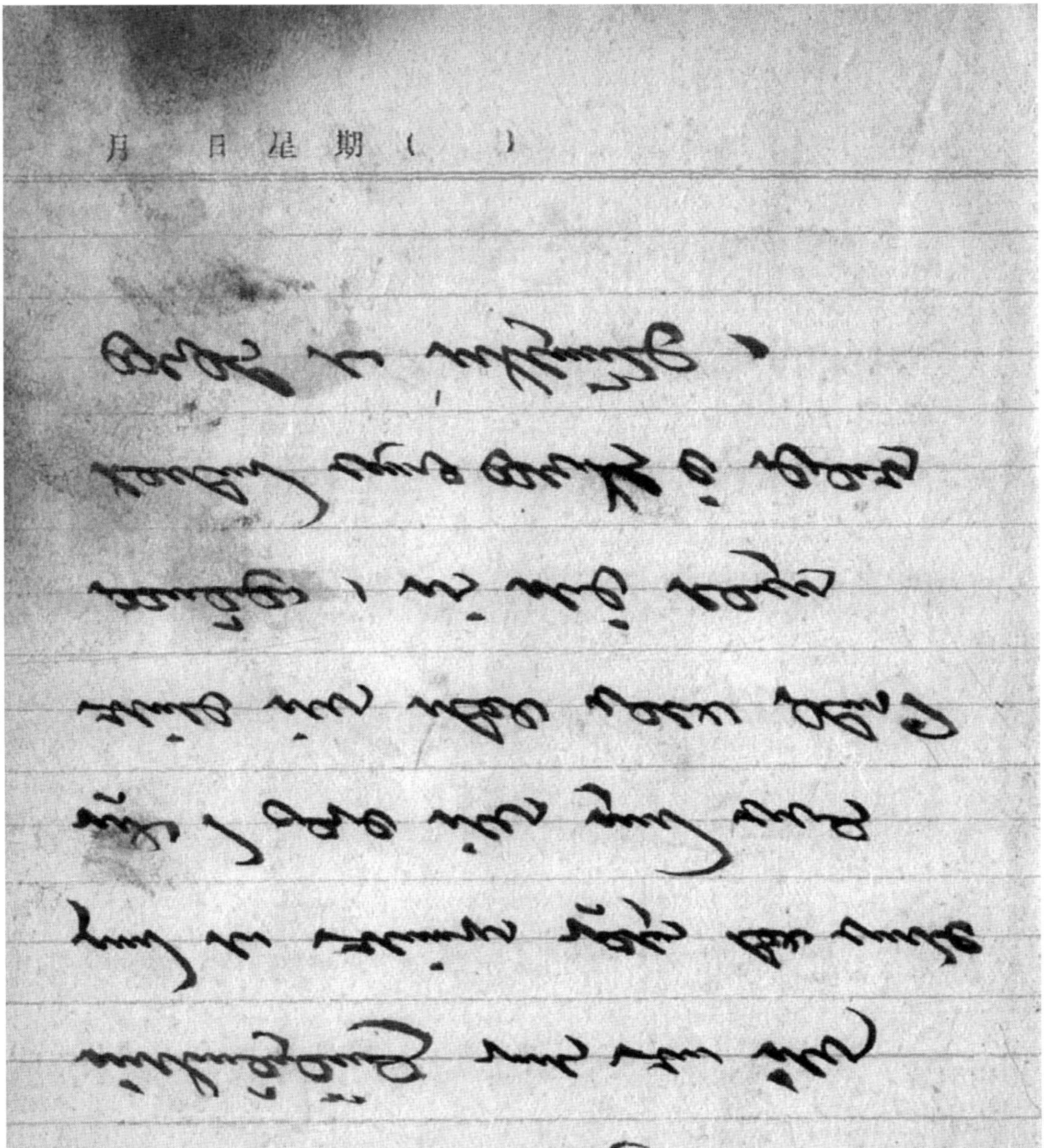

月 日星期（ ）

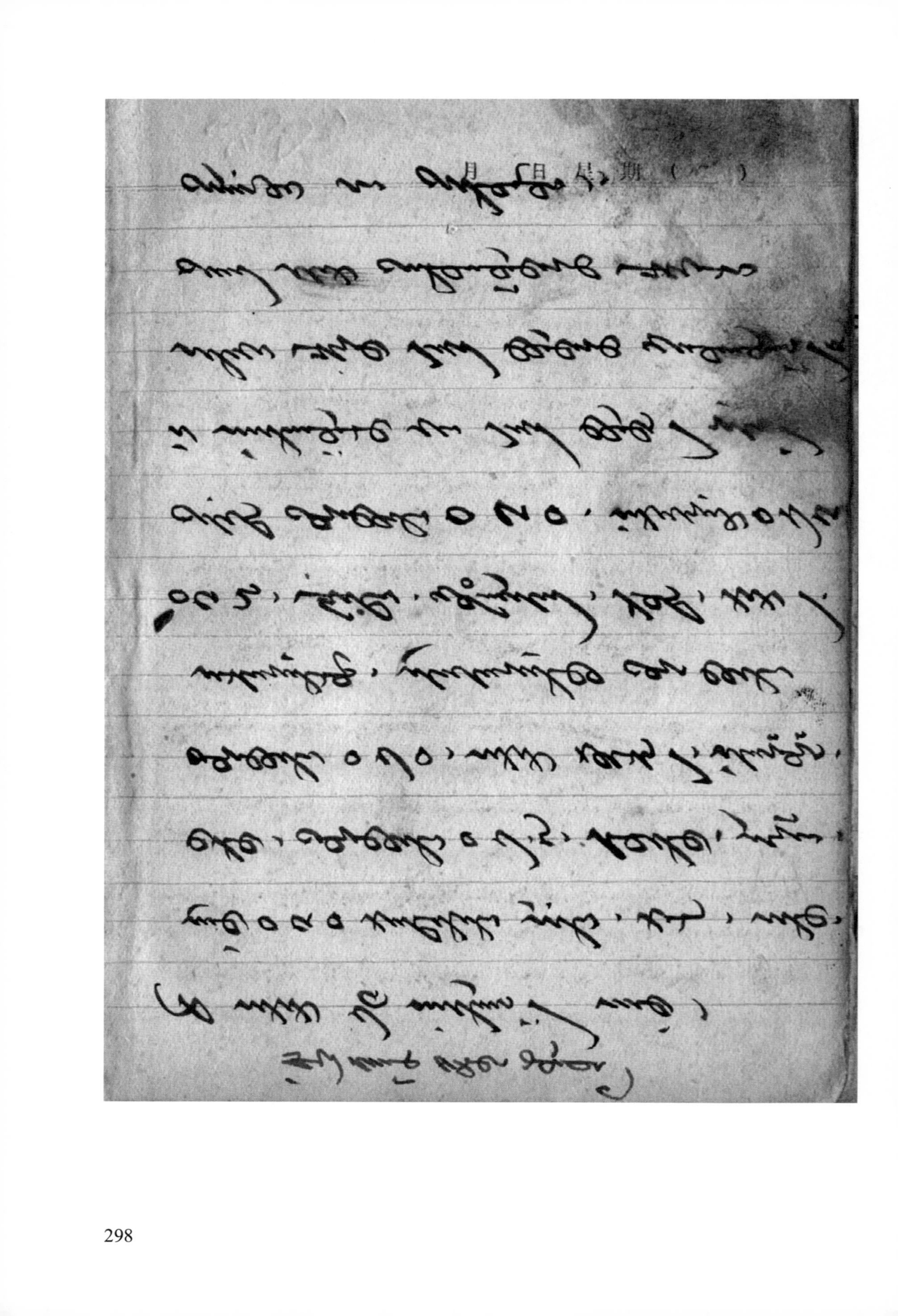

月 日 星期（ ）

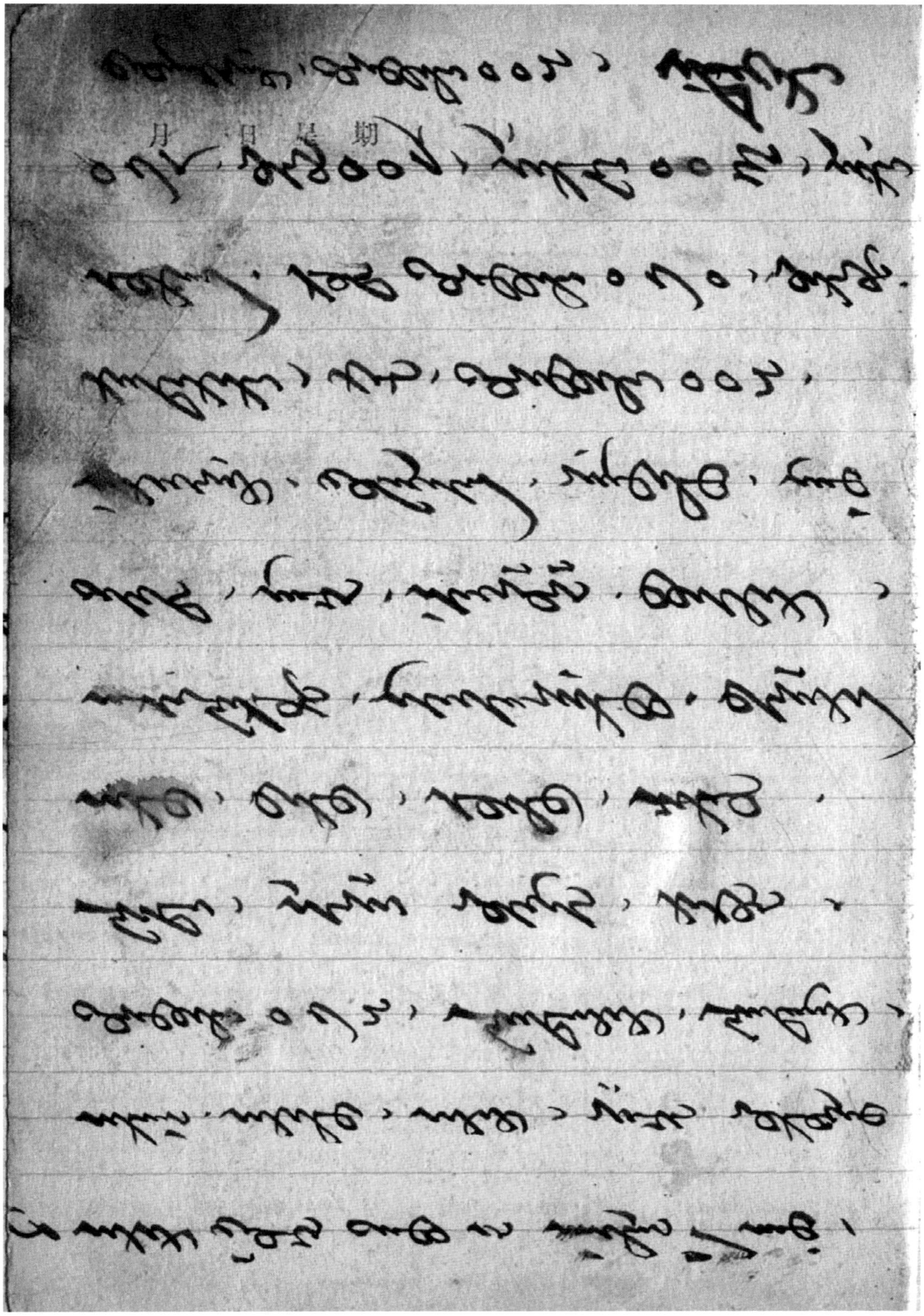

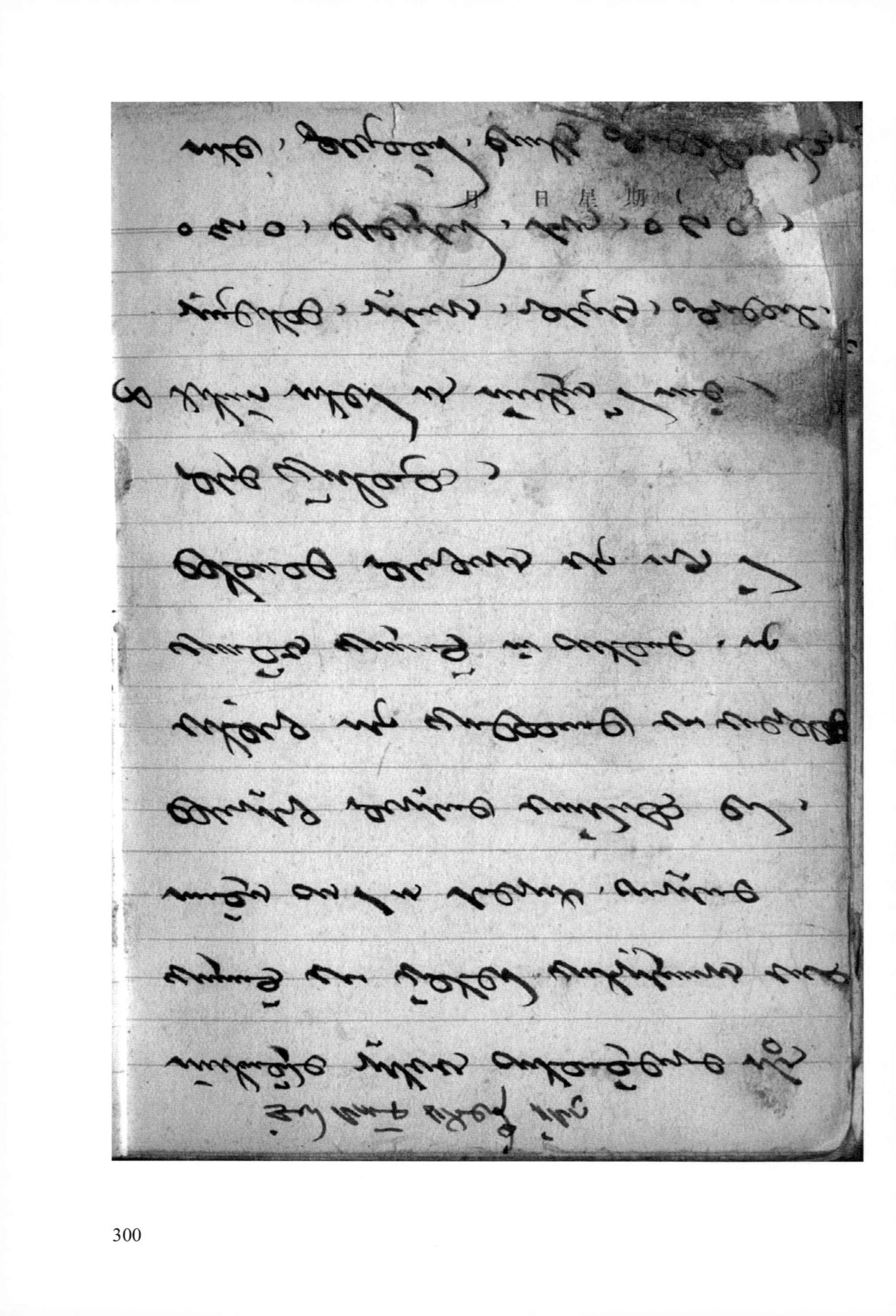

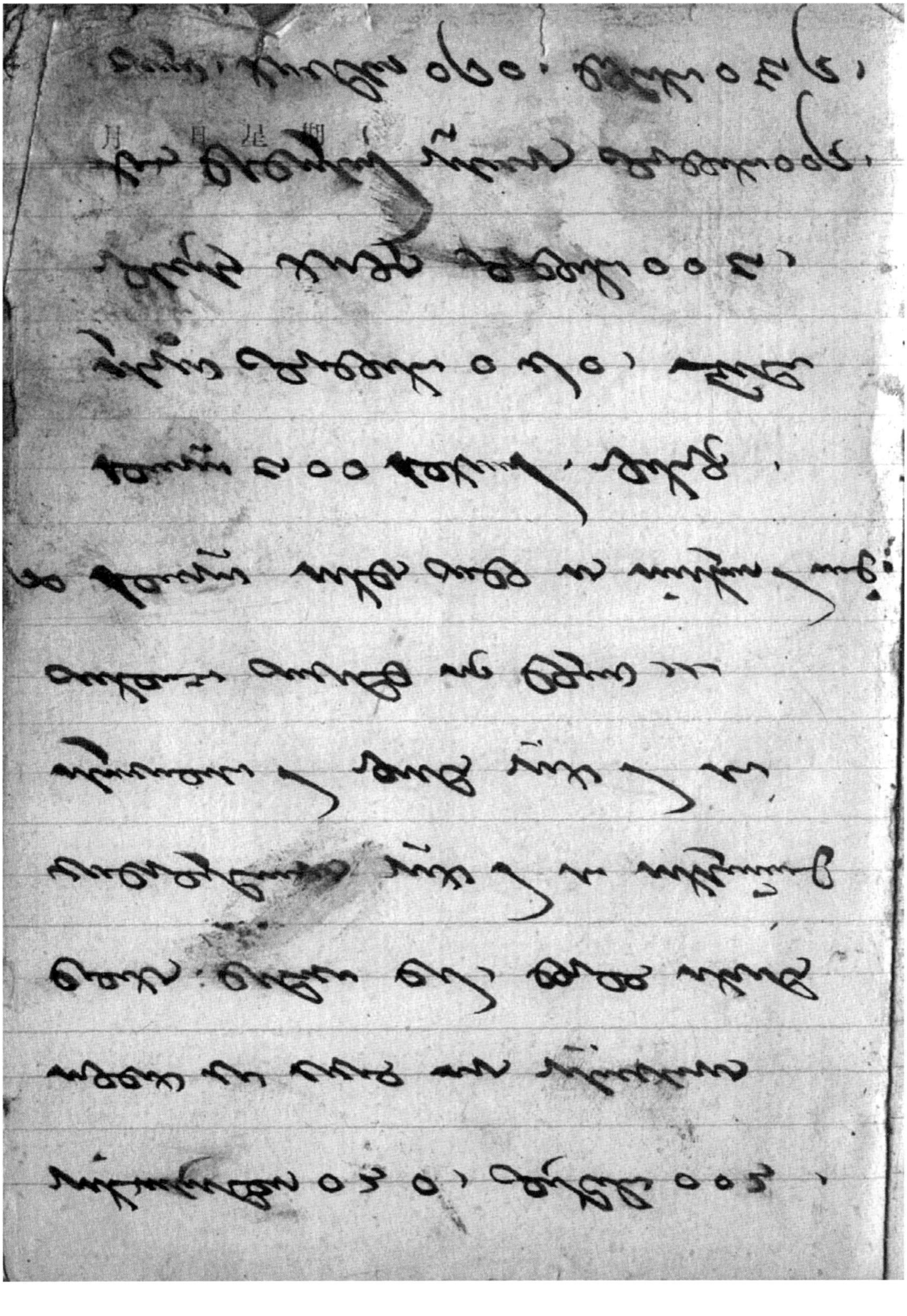

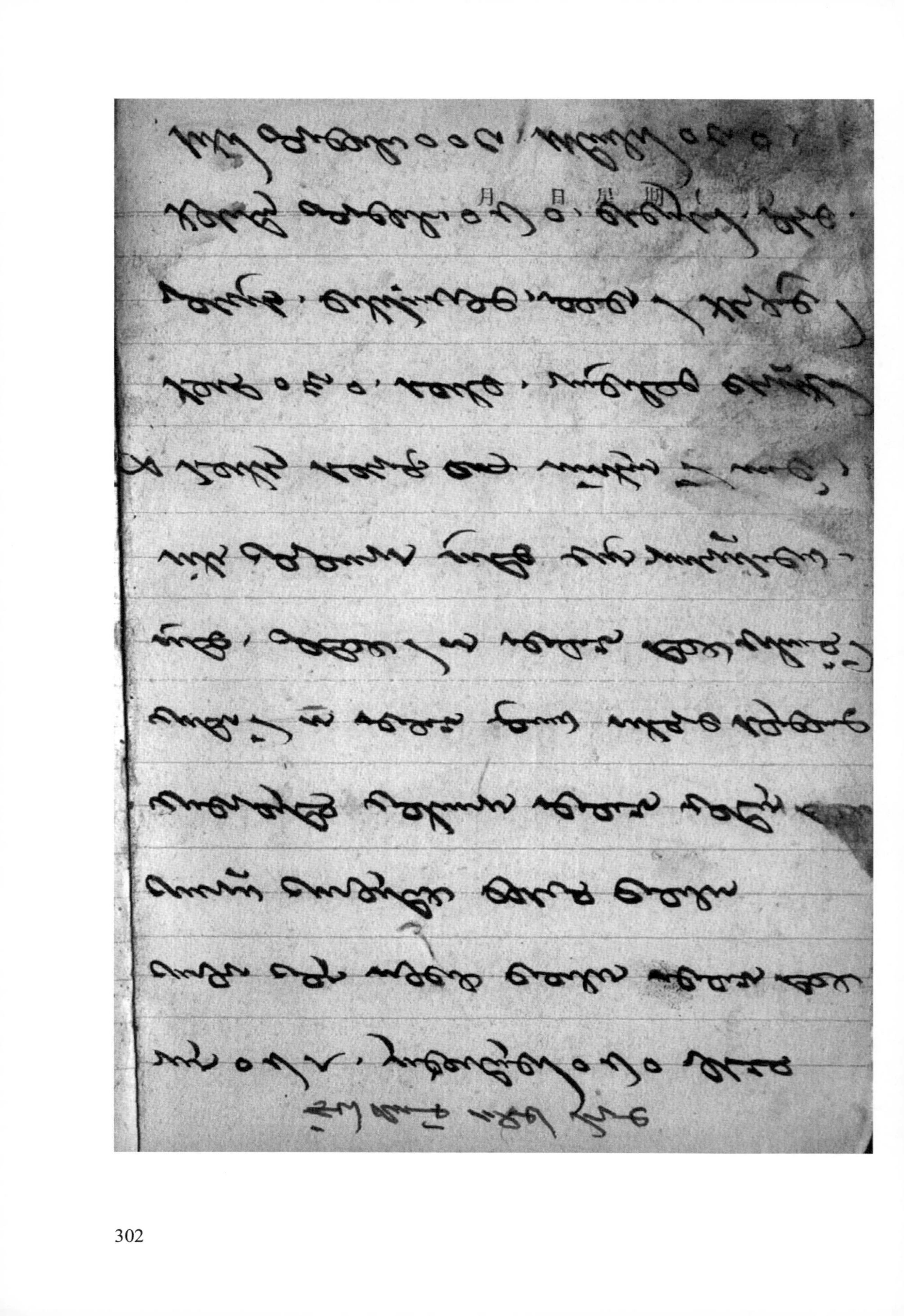

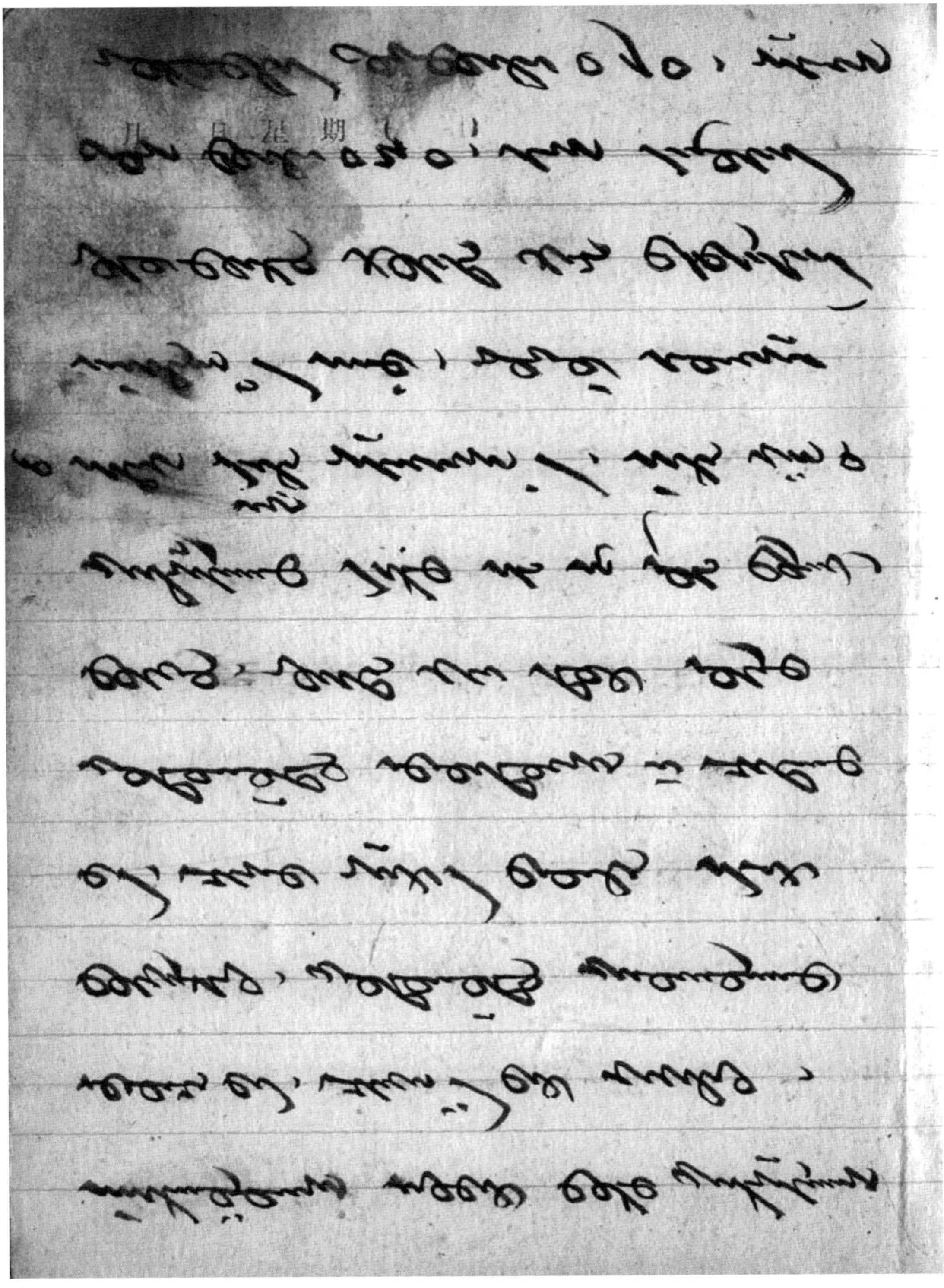

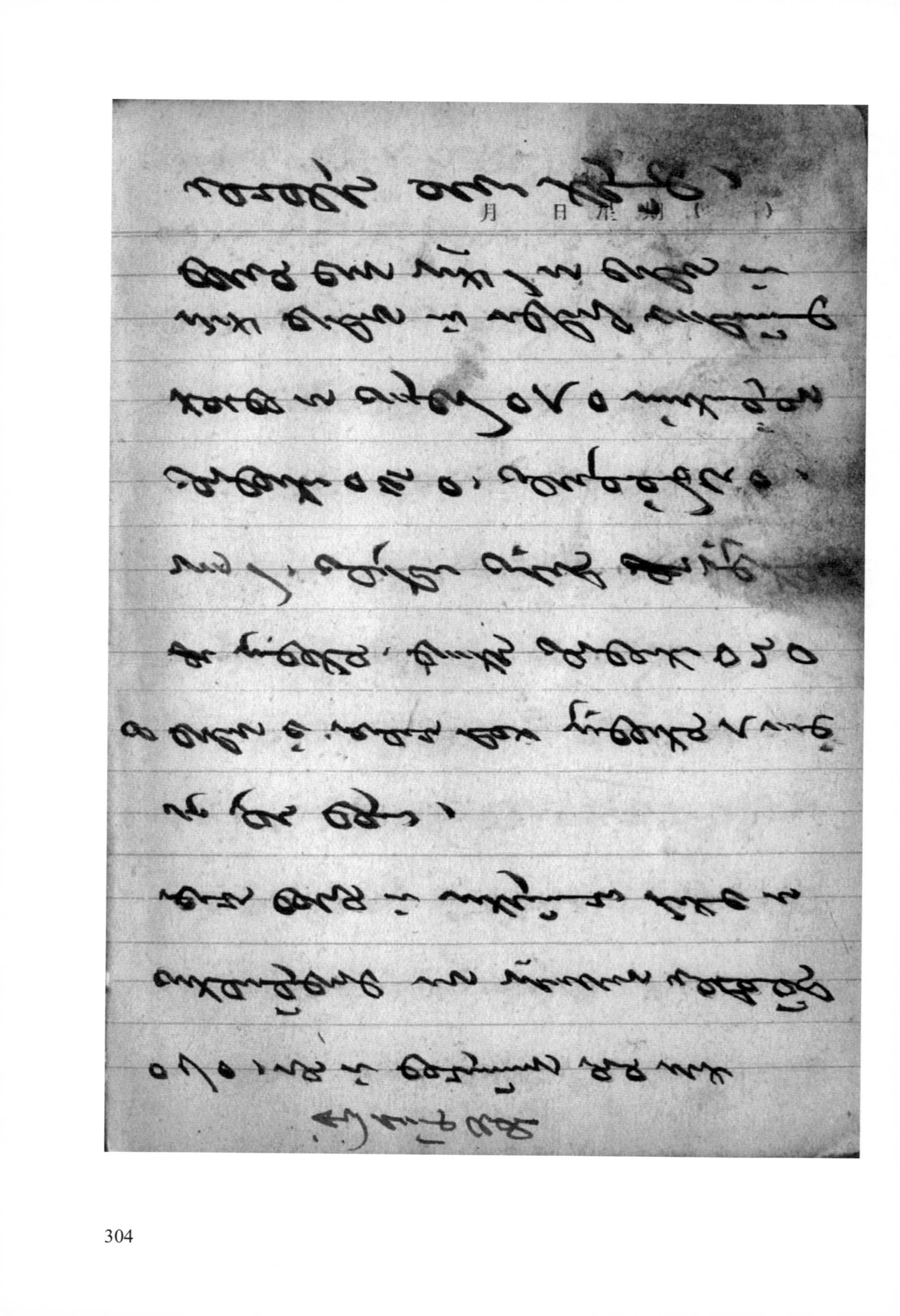

月 日 星期（ ）

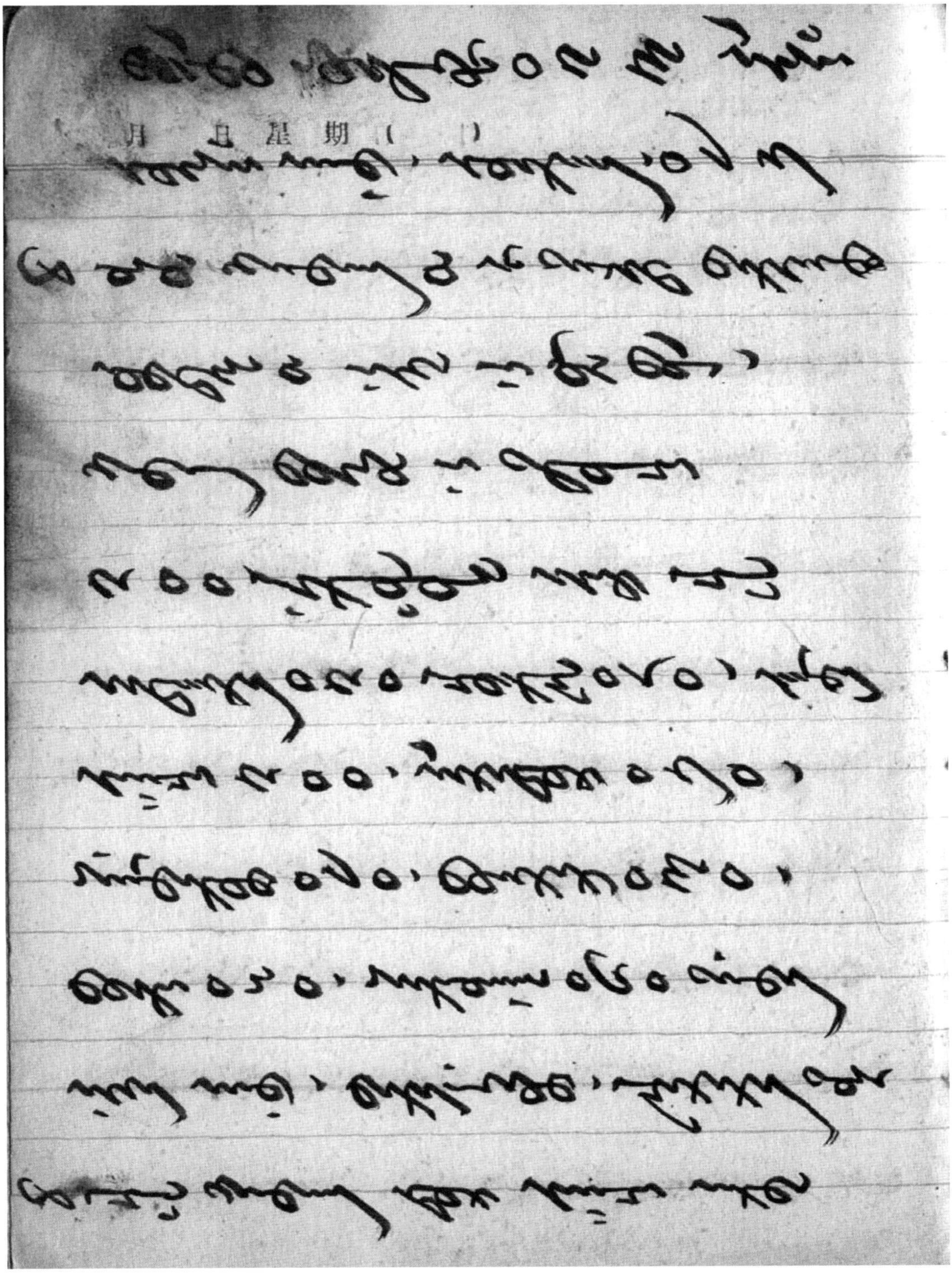

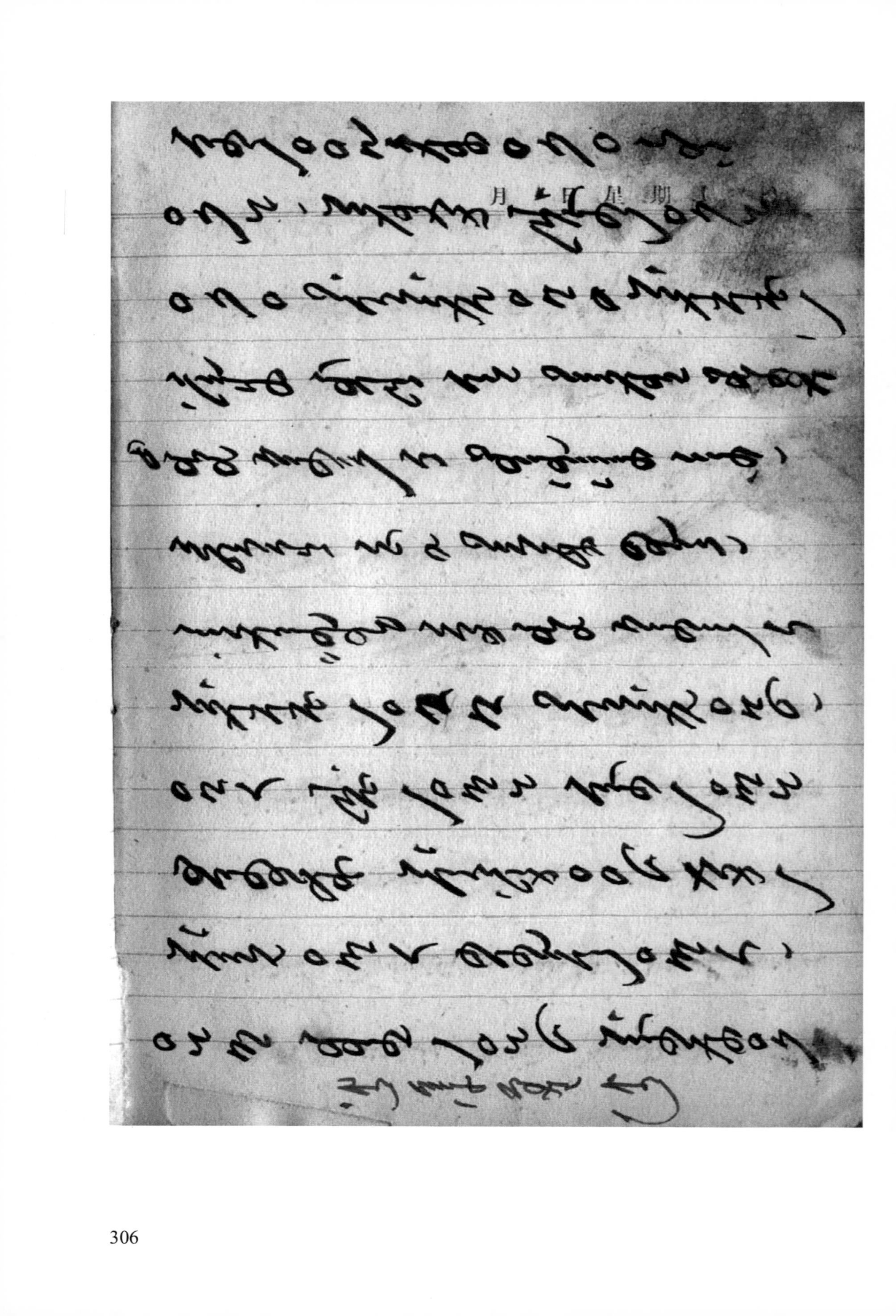

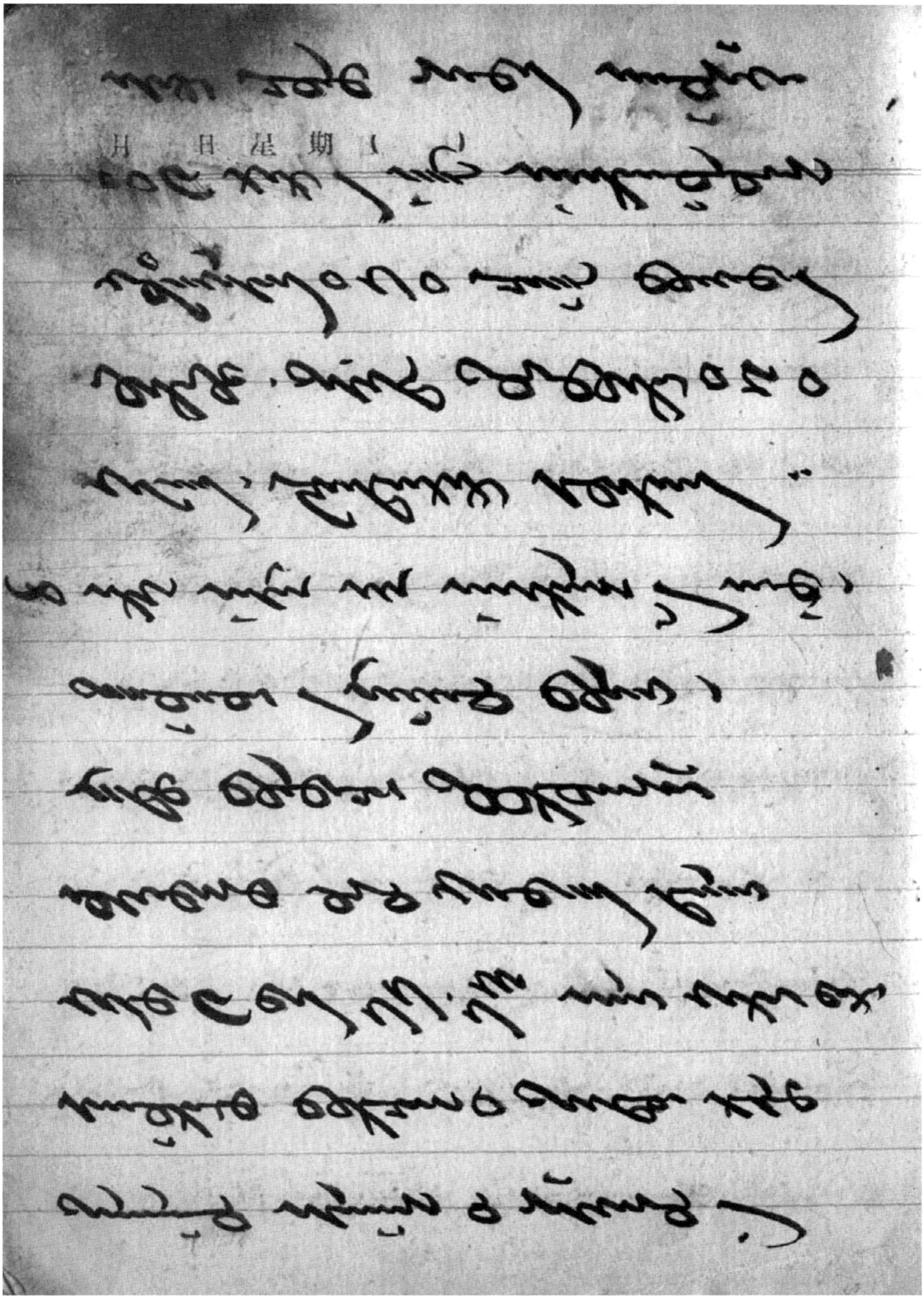

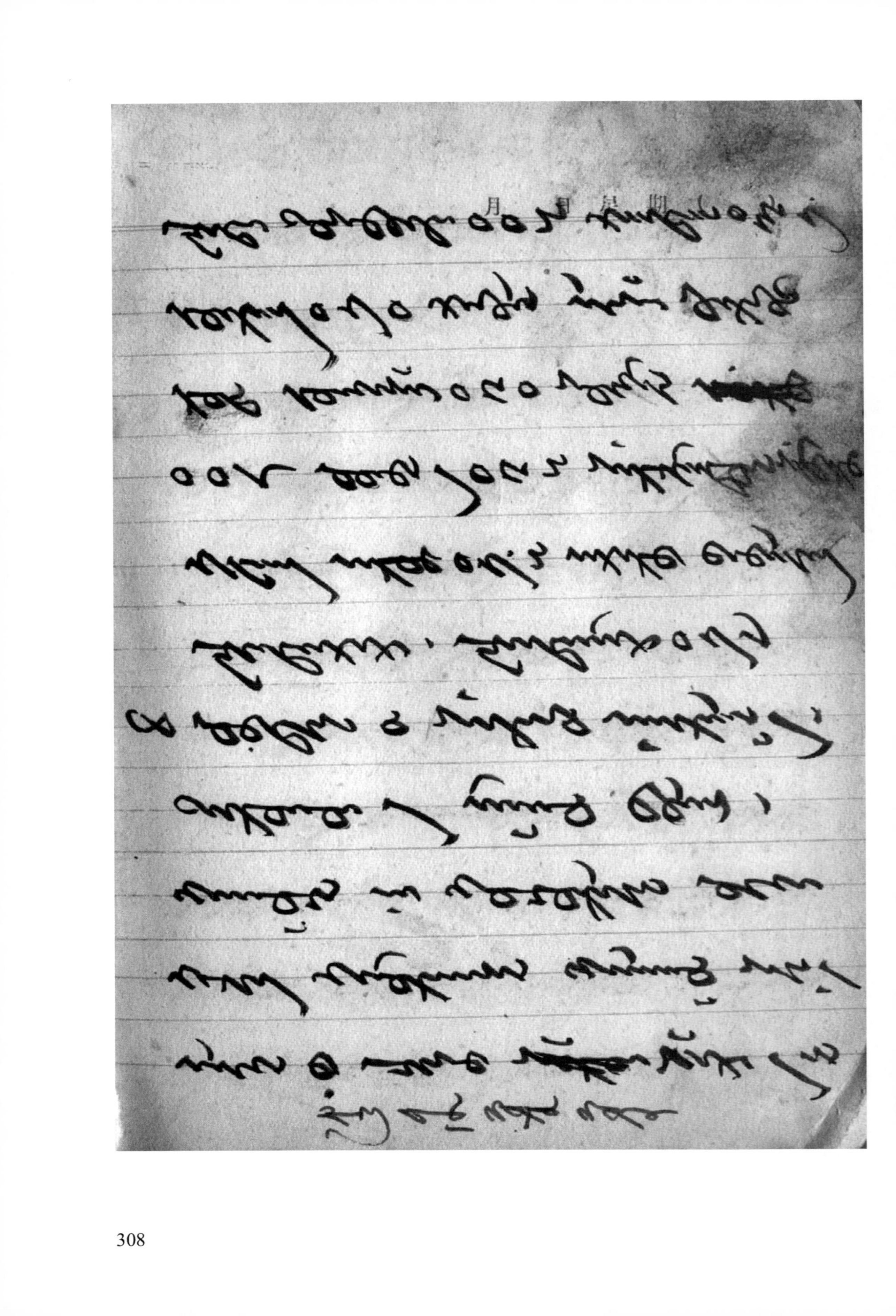

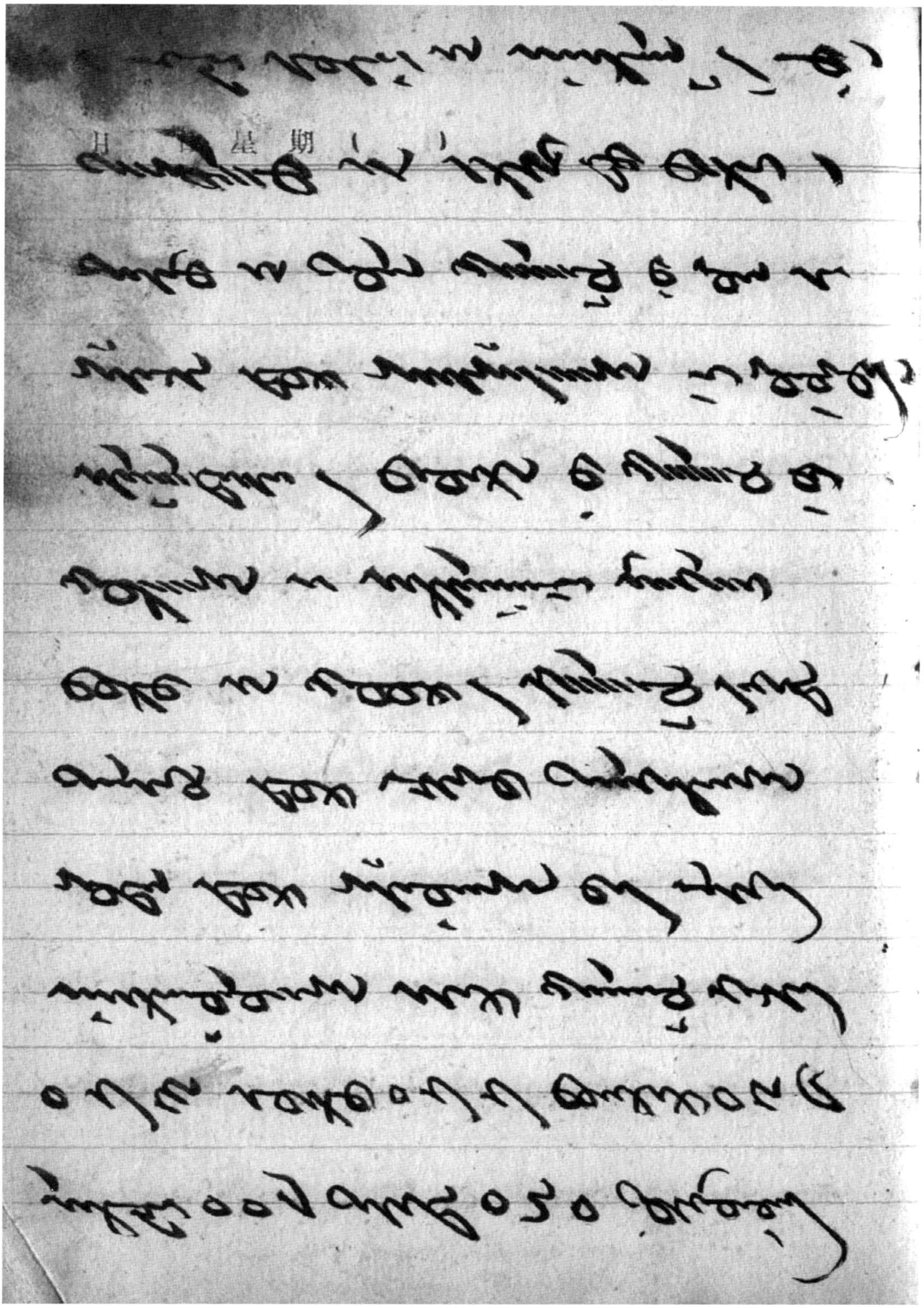

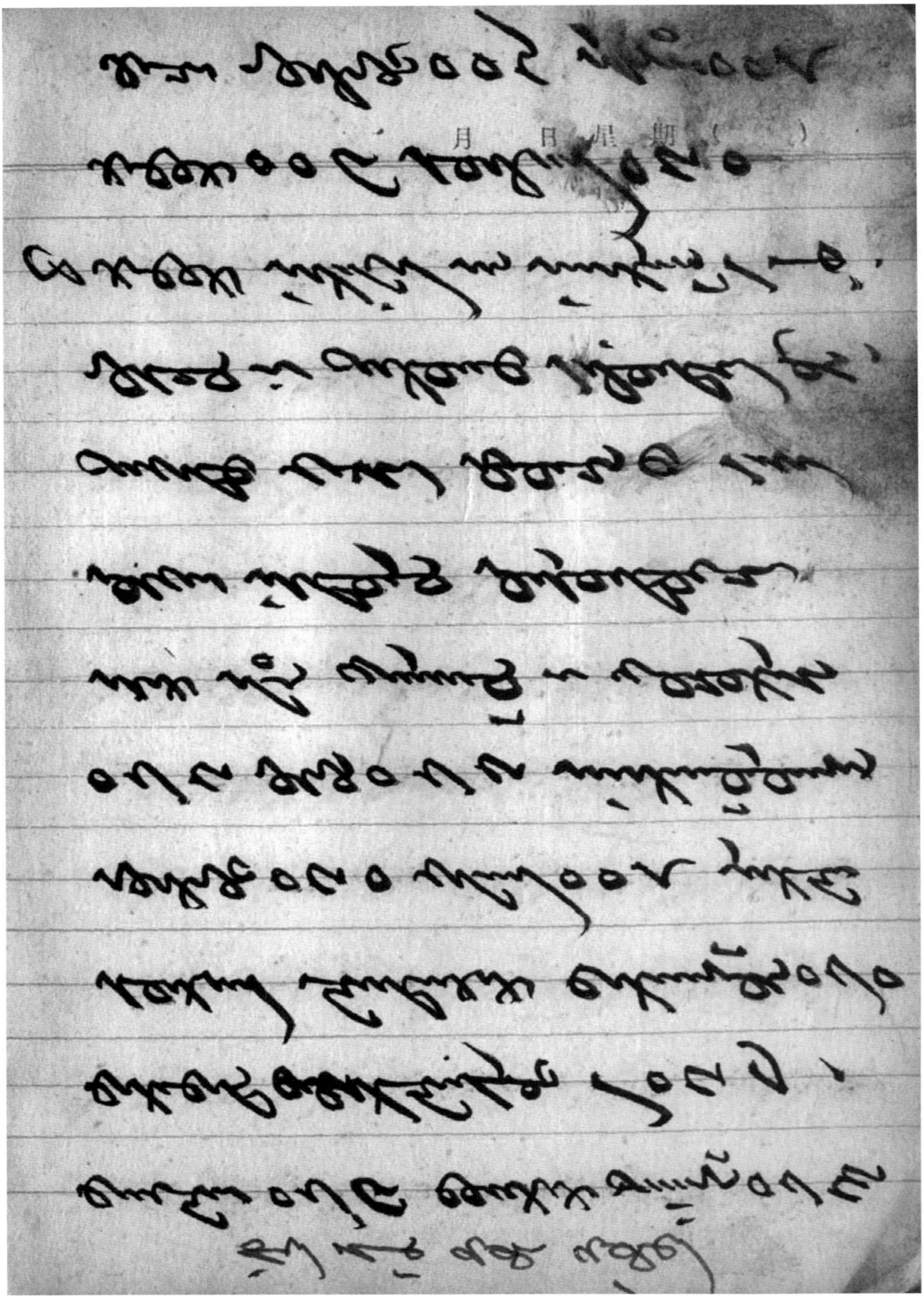

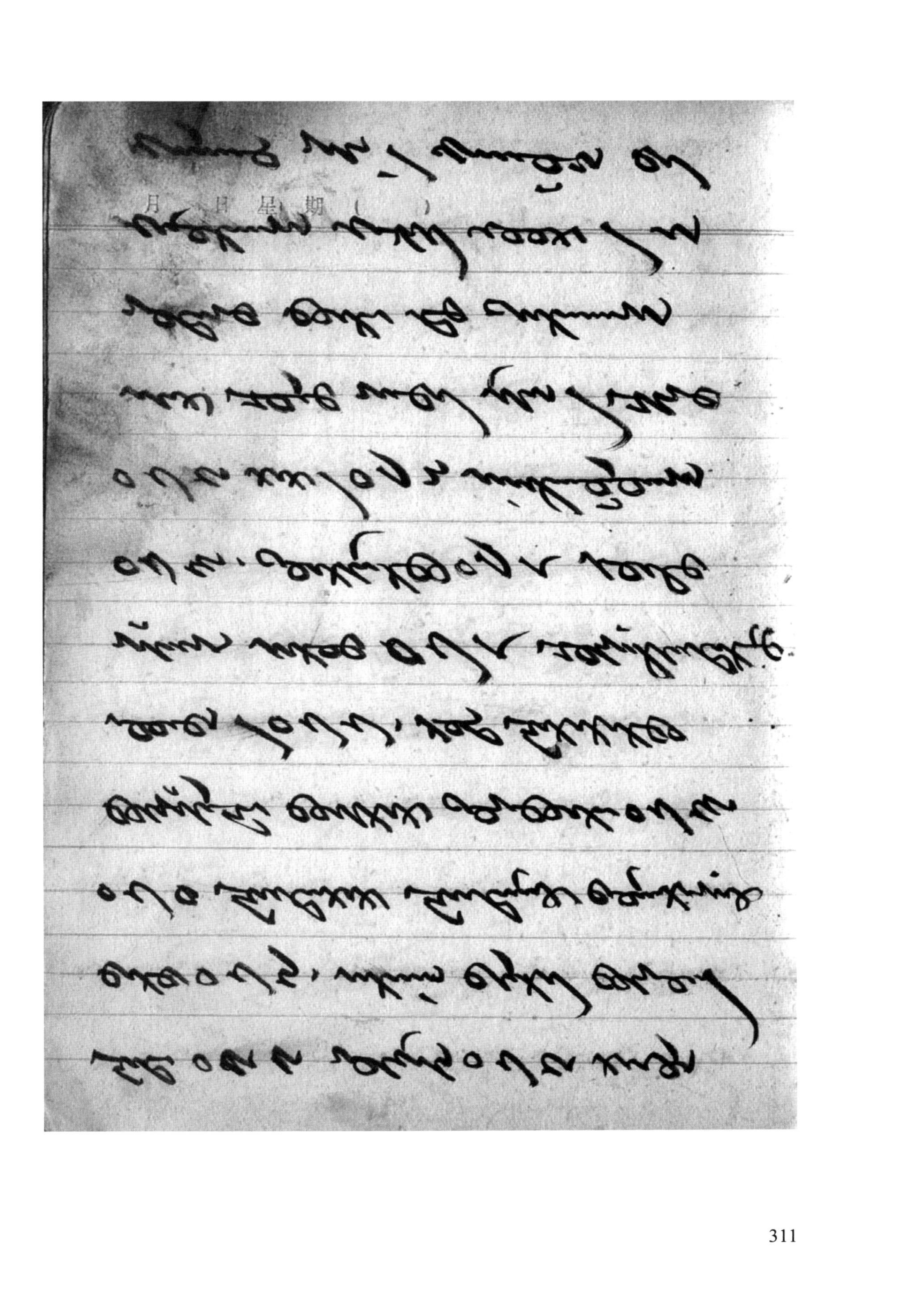

月　日星期(　)

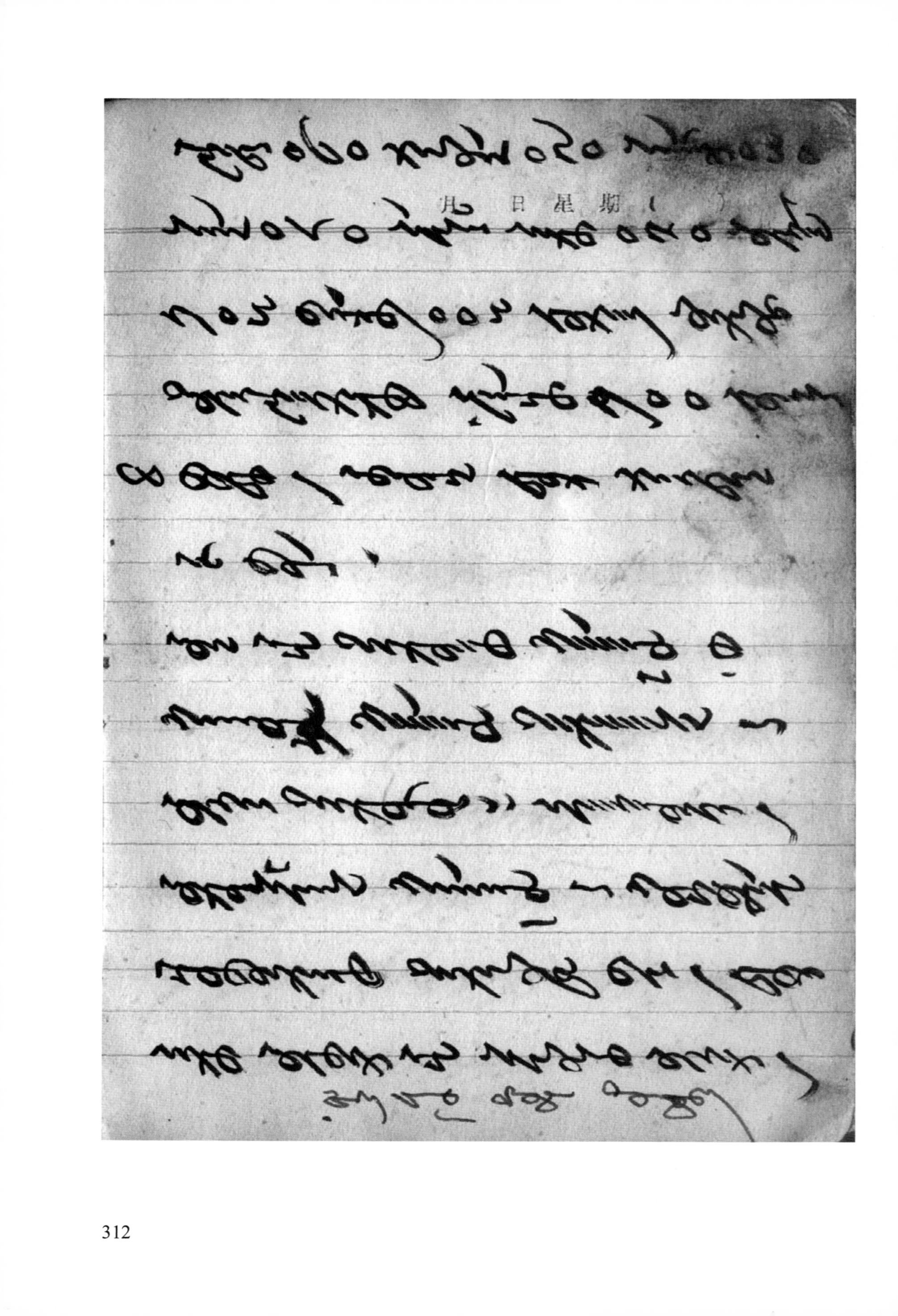

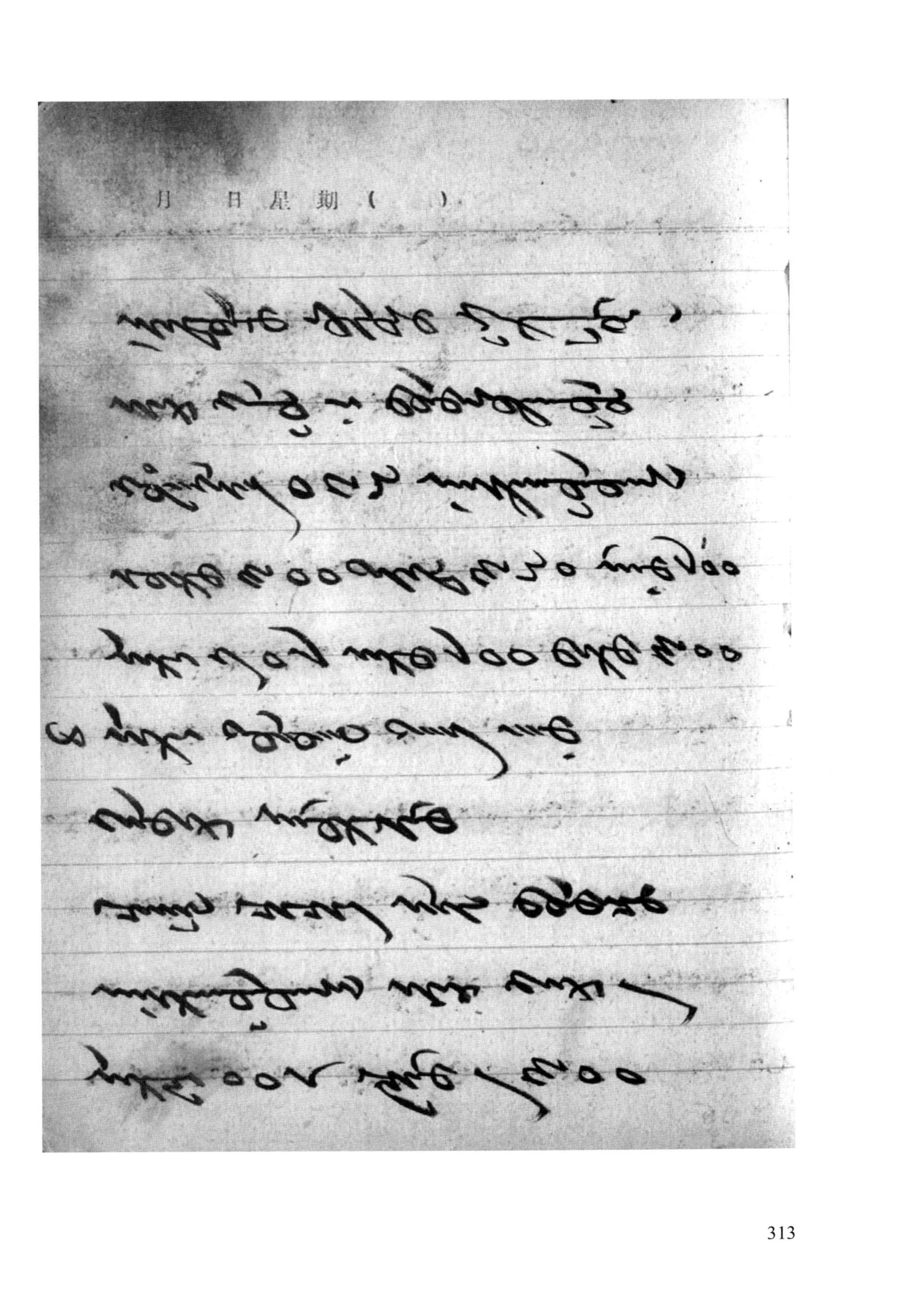

月　日 星期（　）

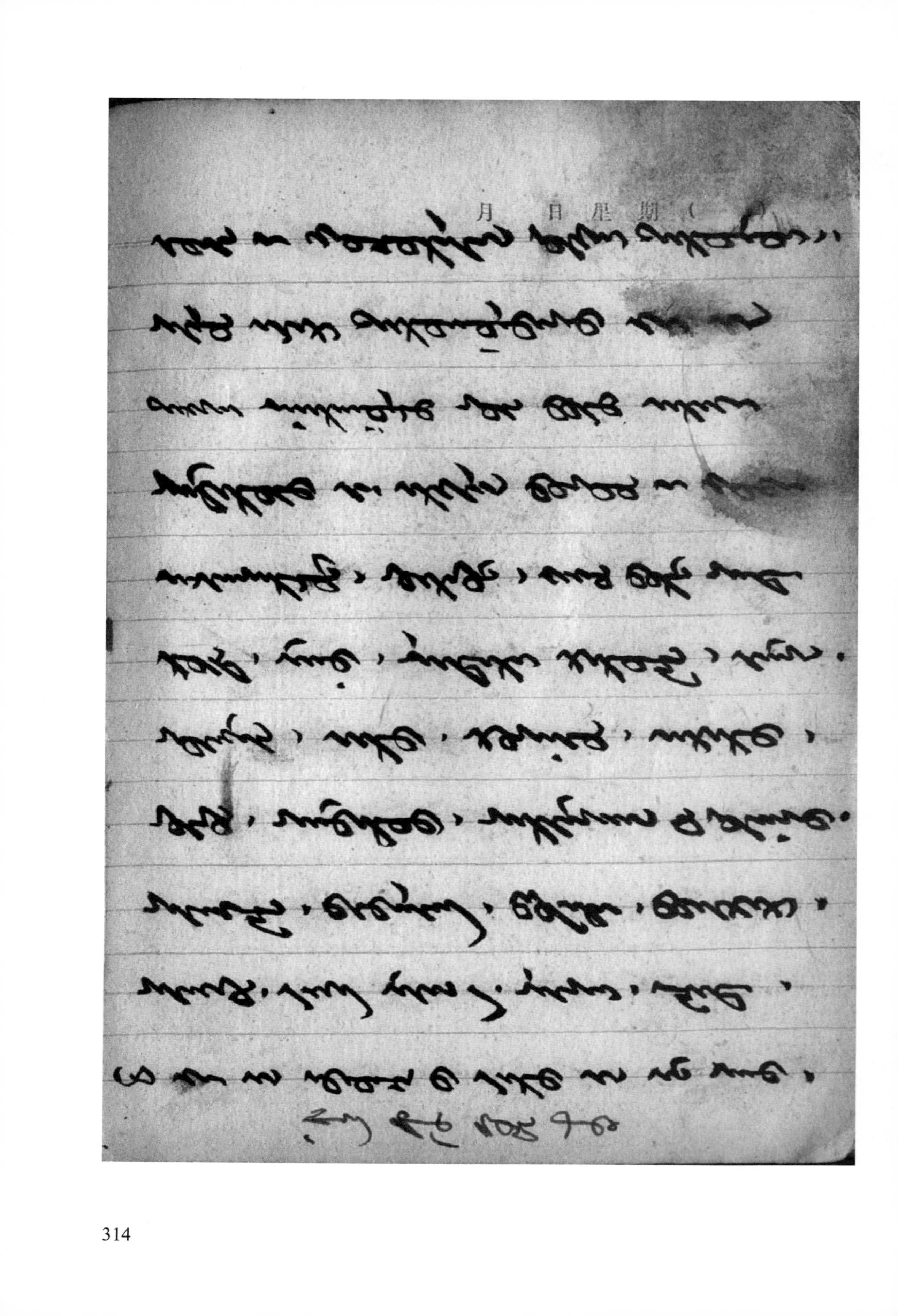

月　日星期（　）

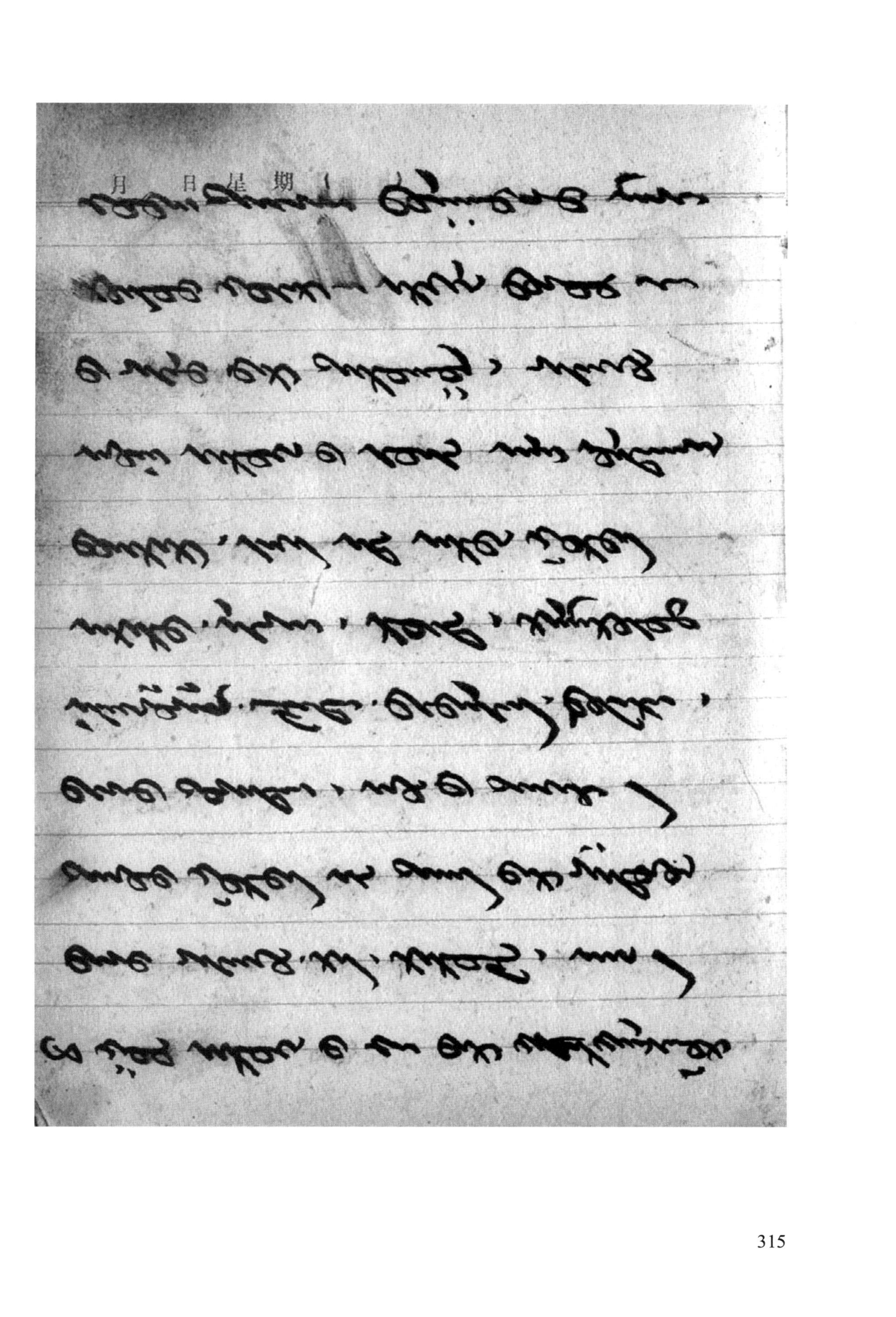

月　日　星期（　）

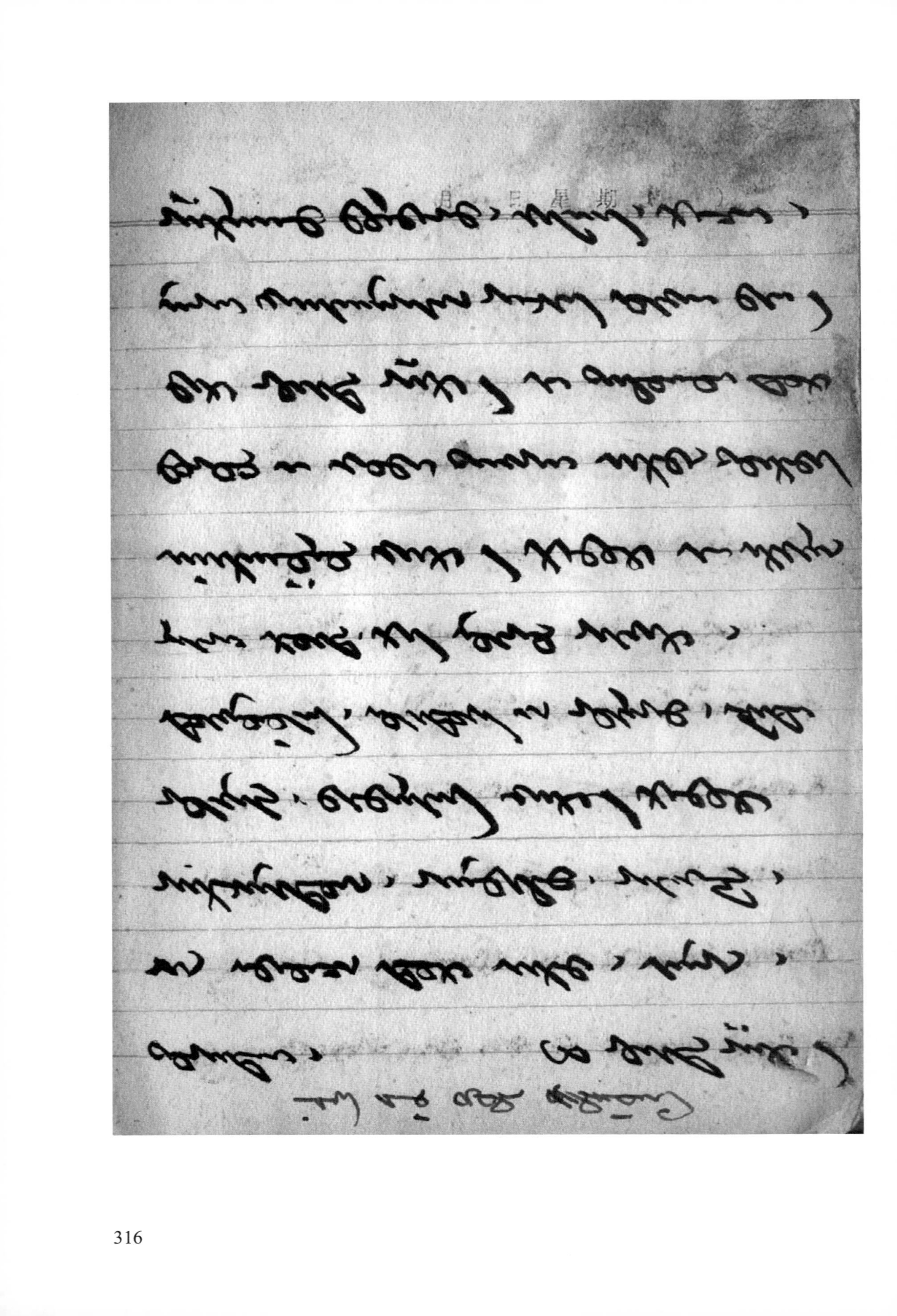

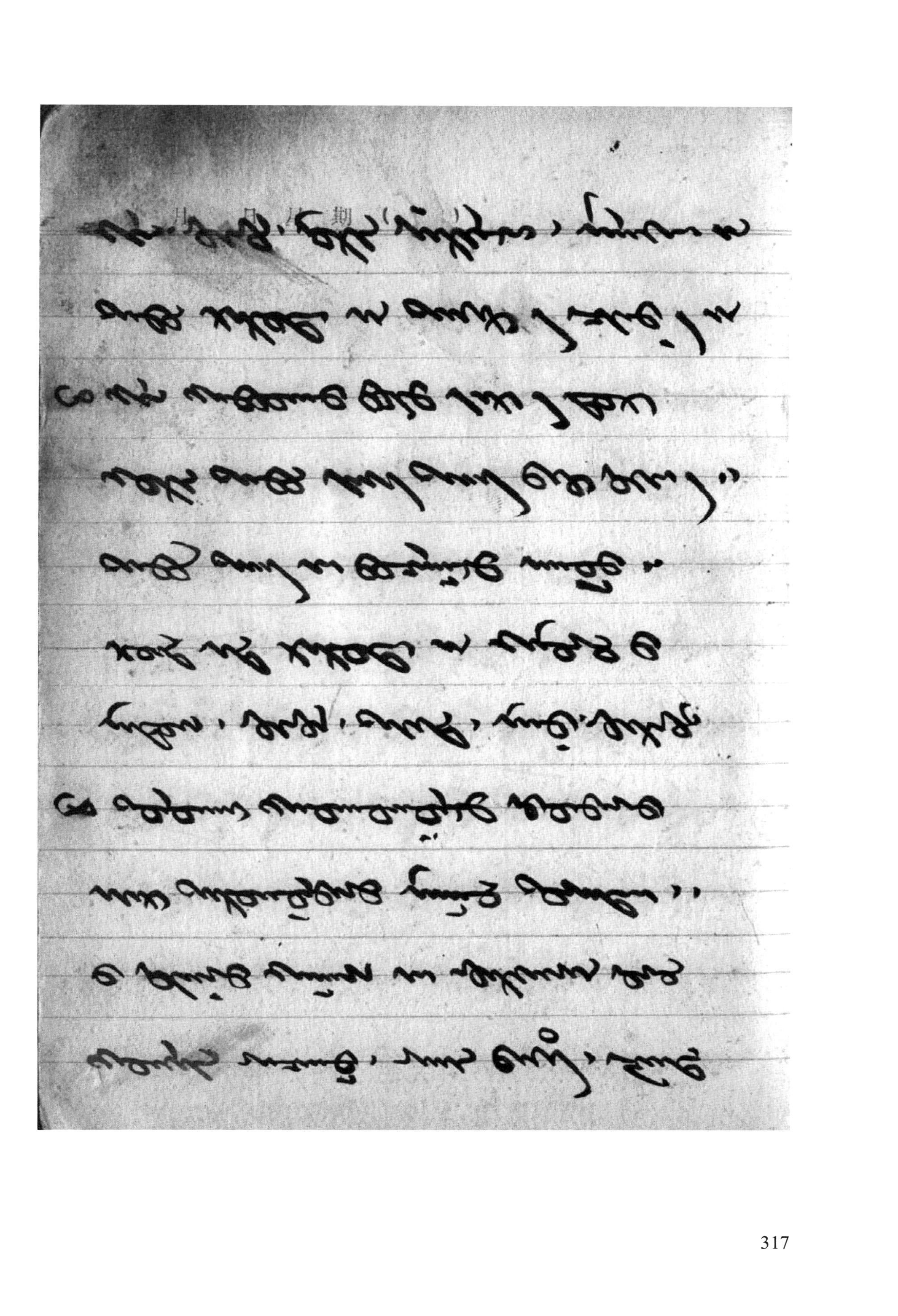

月 日 星期（ ）

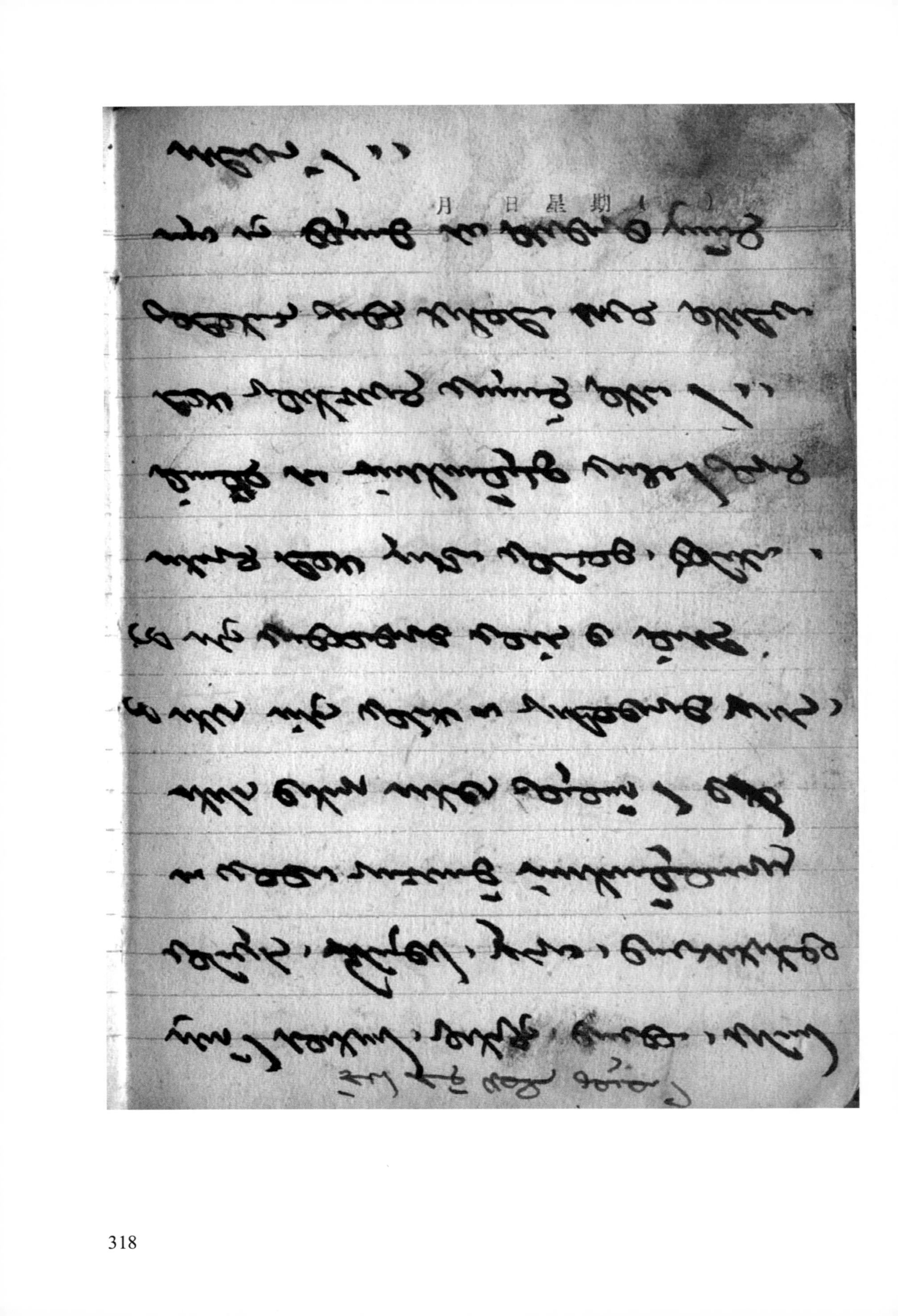

月　日星期（　）

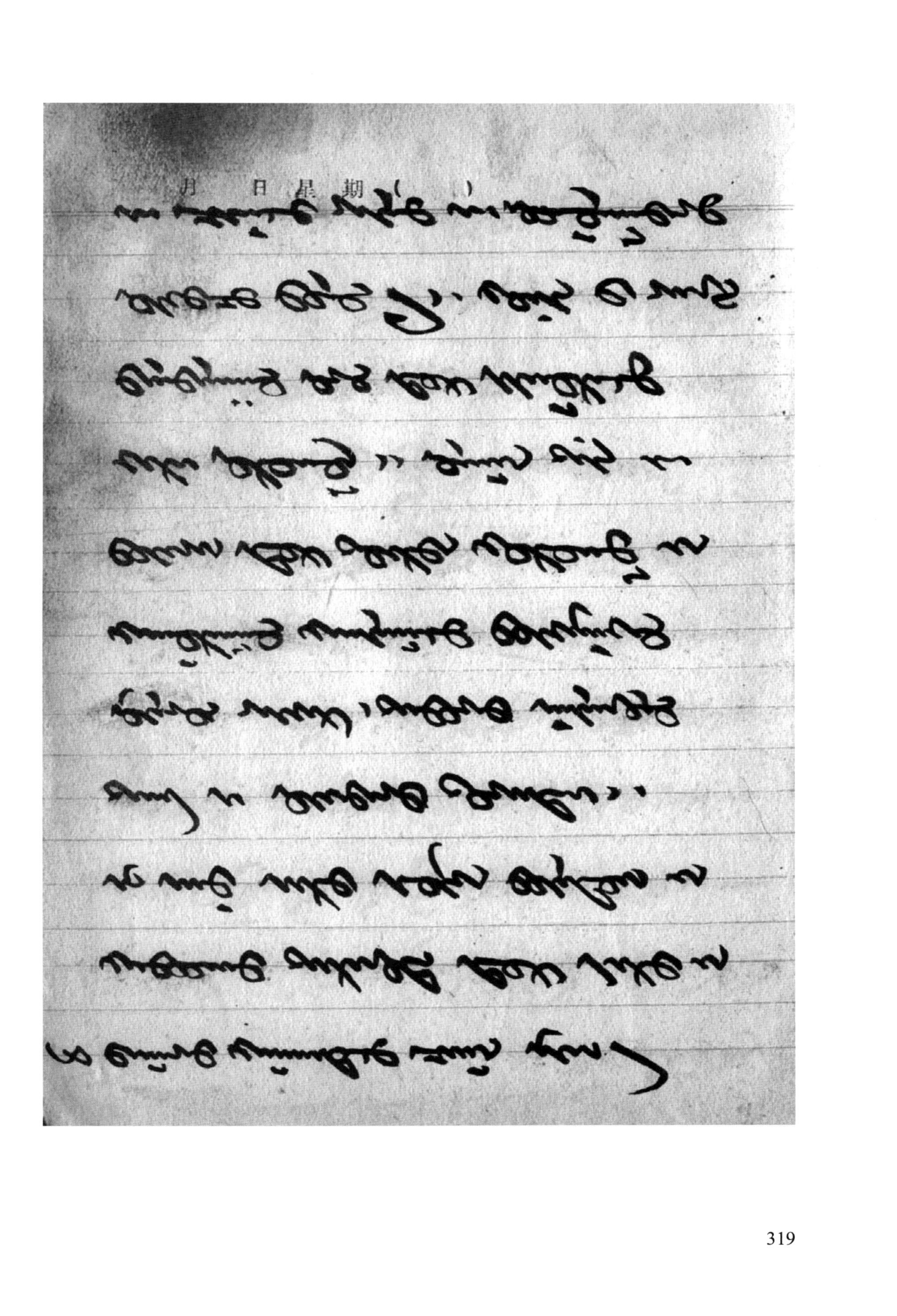

月　　日星期(　　)

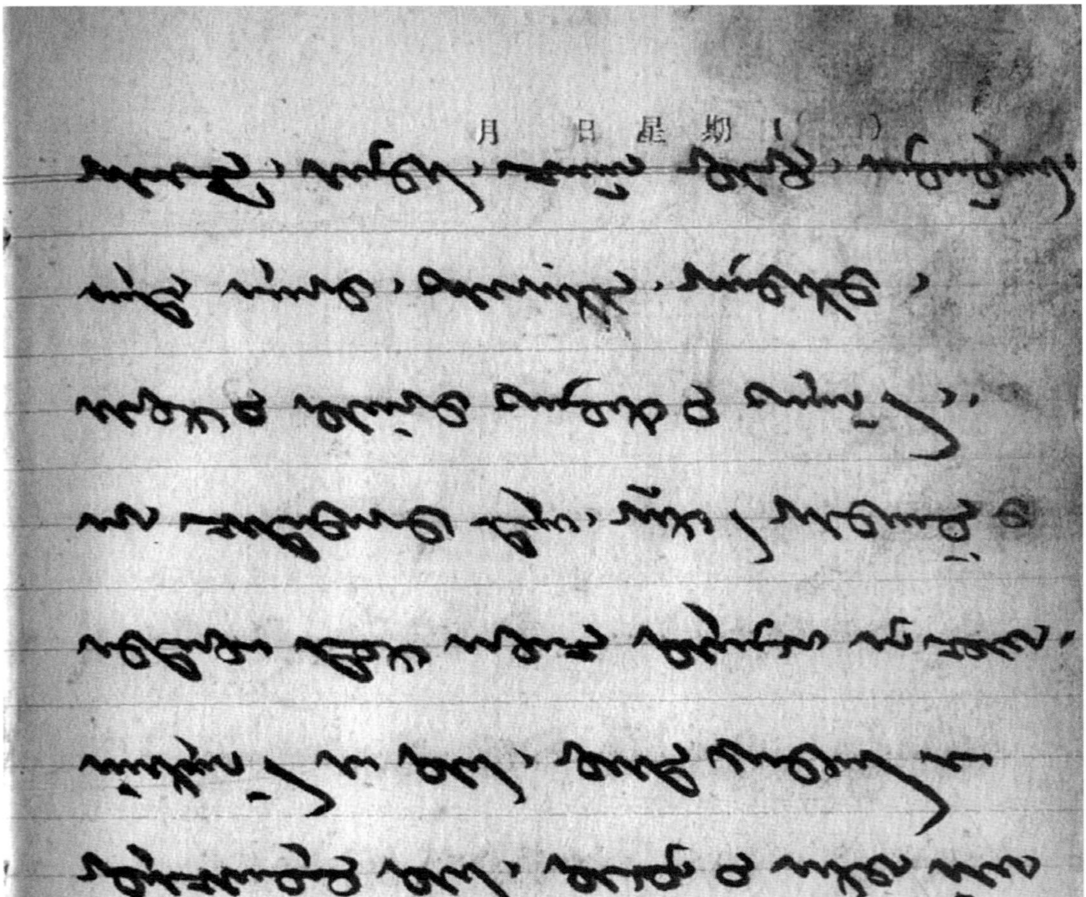

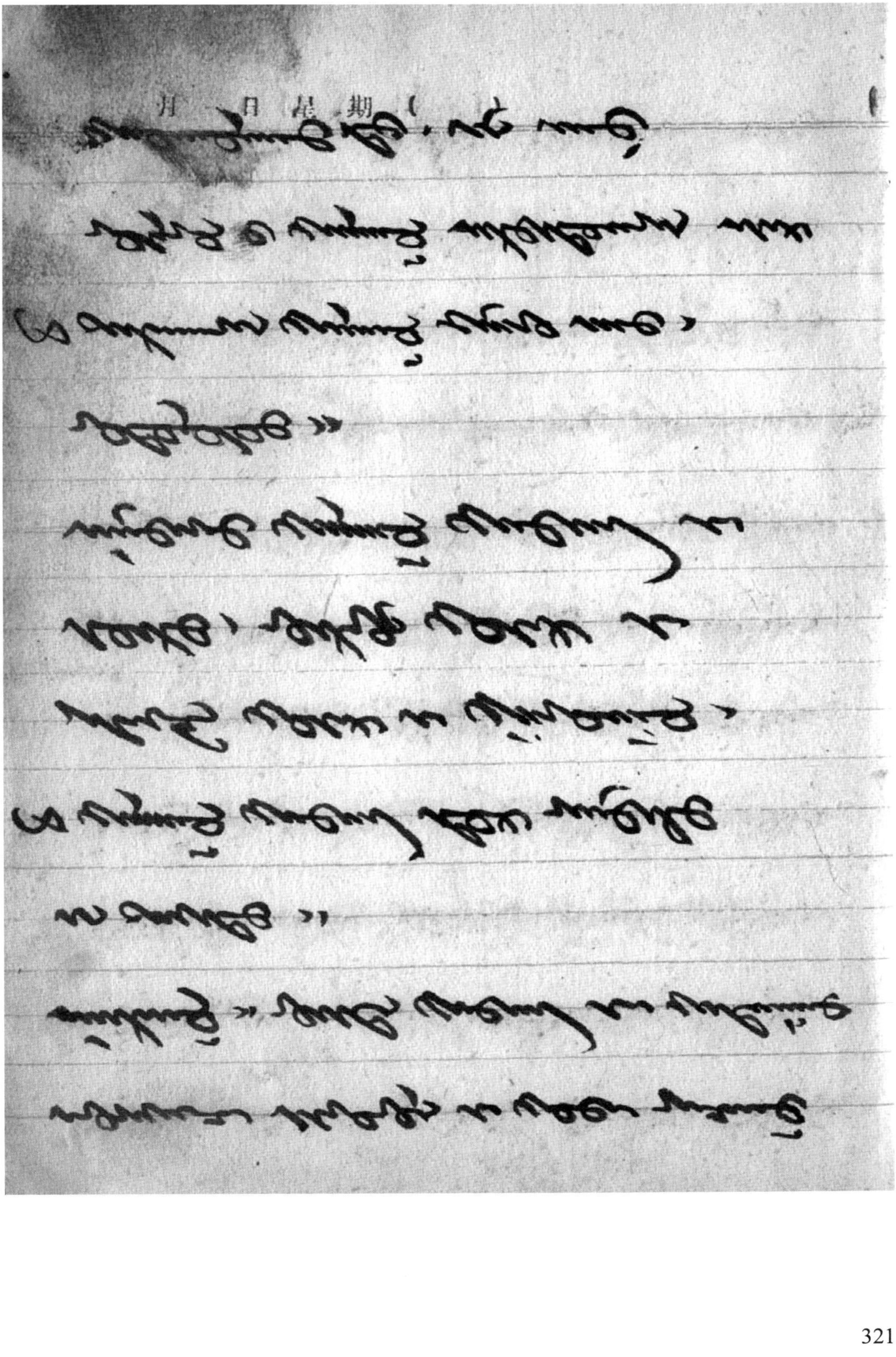

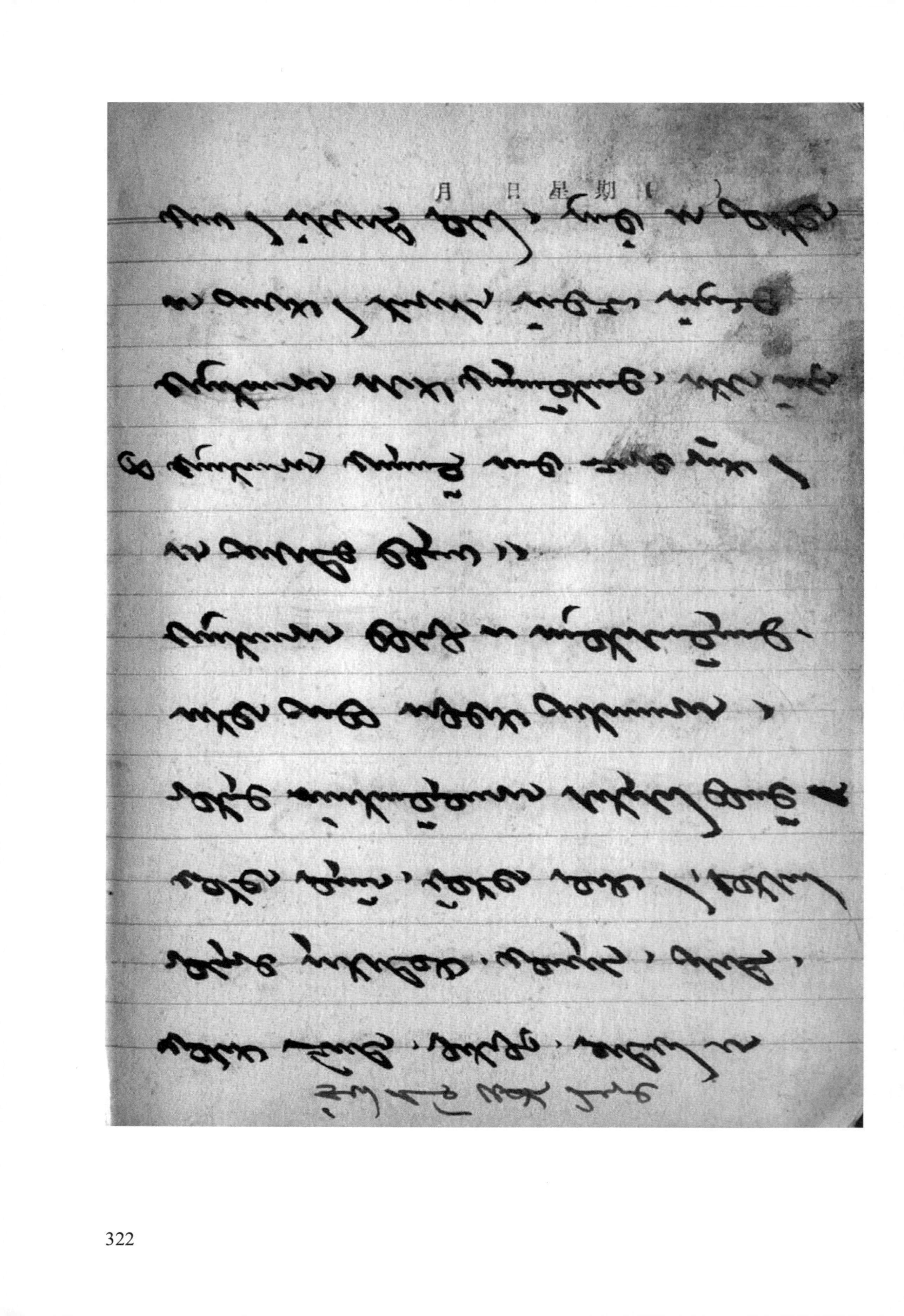

月　日 星期（　）

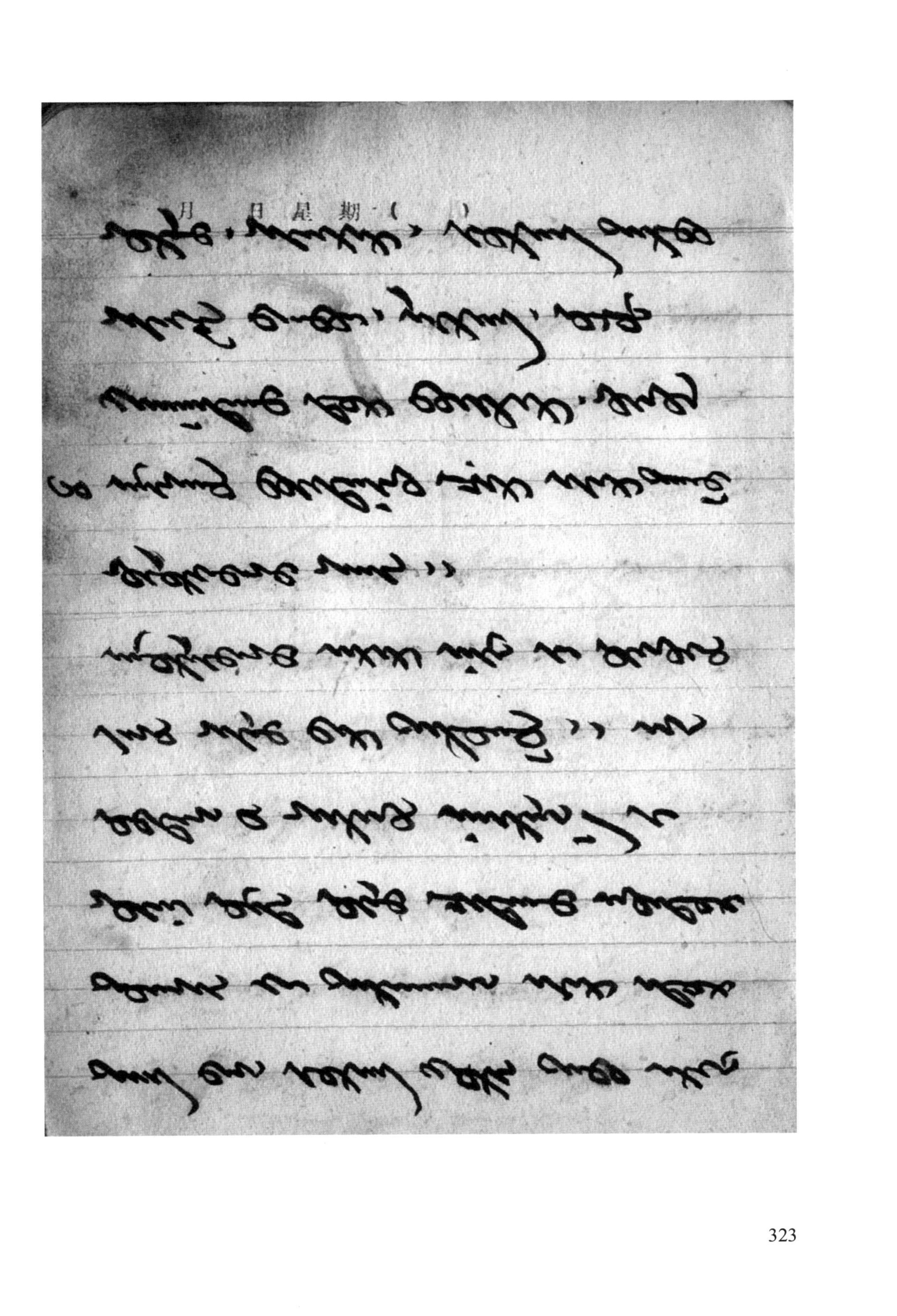

月　日星期（　）

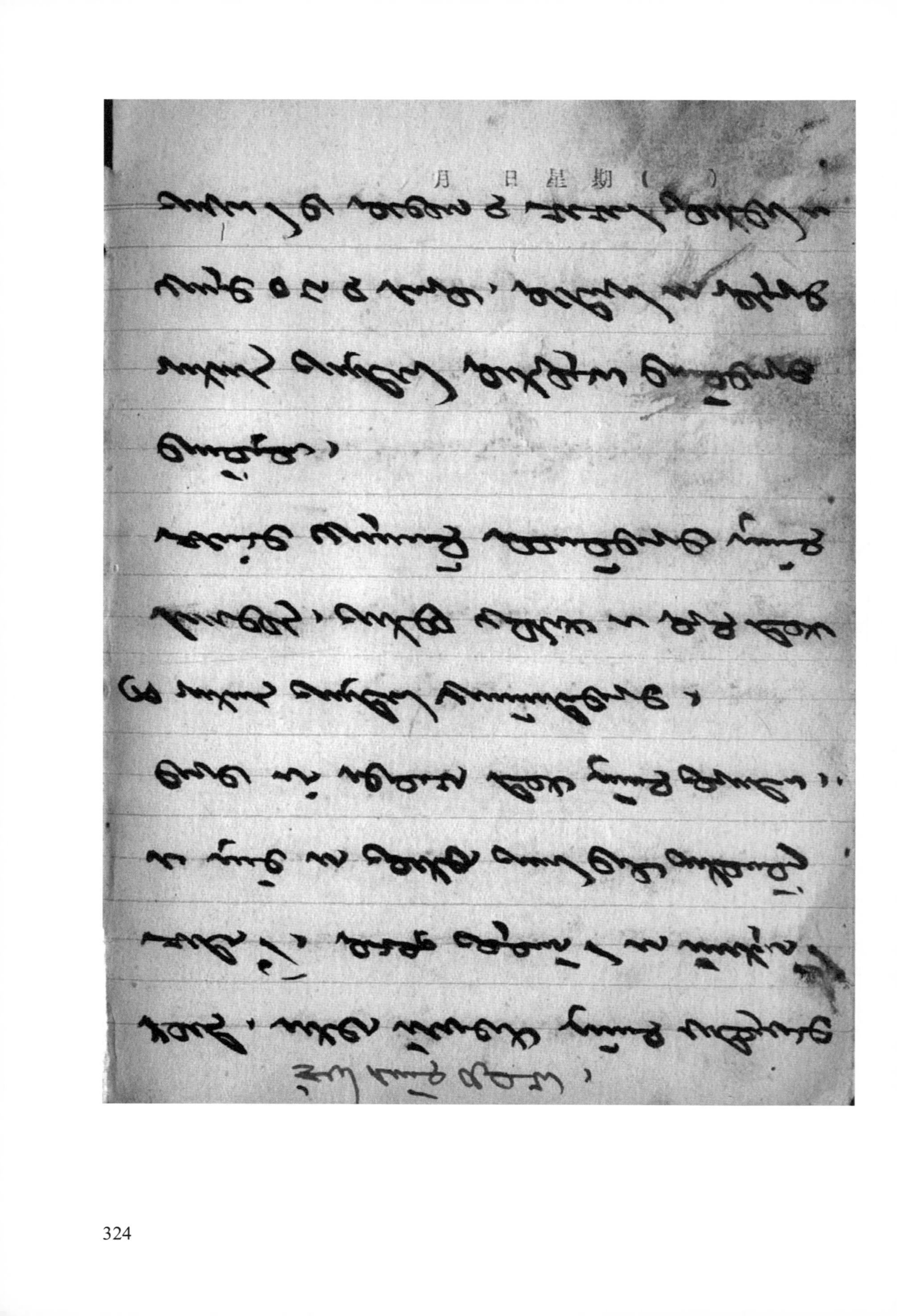

月　日星期（　）

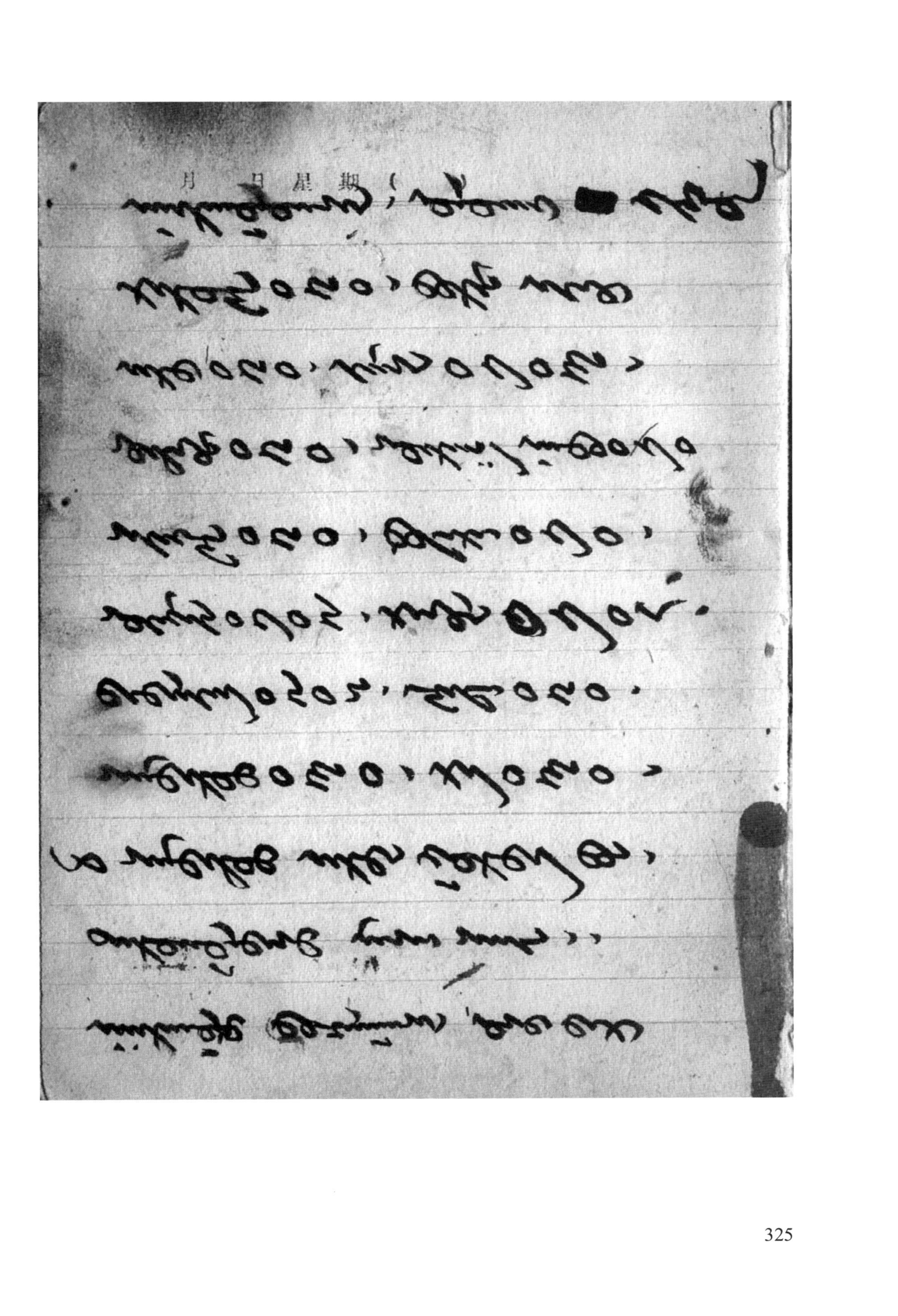

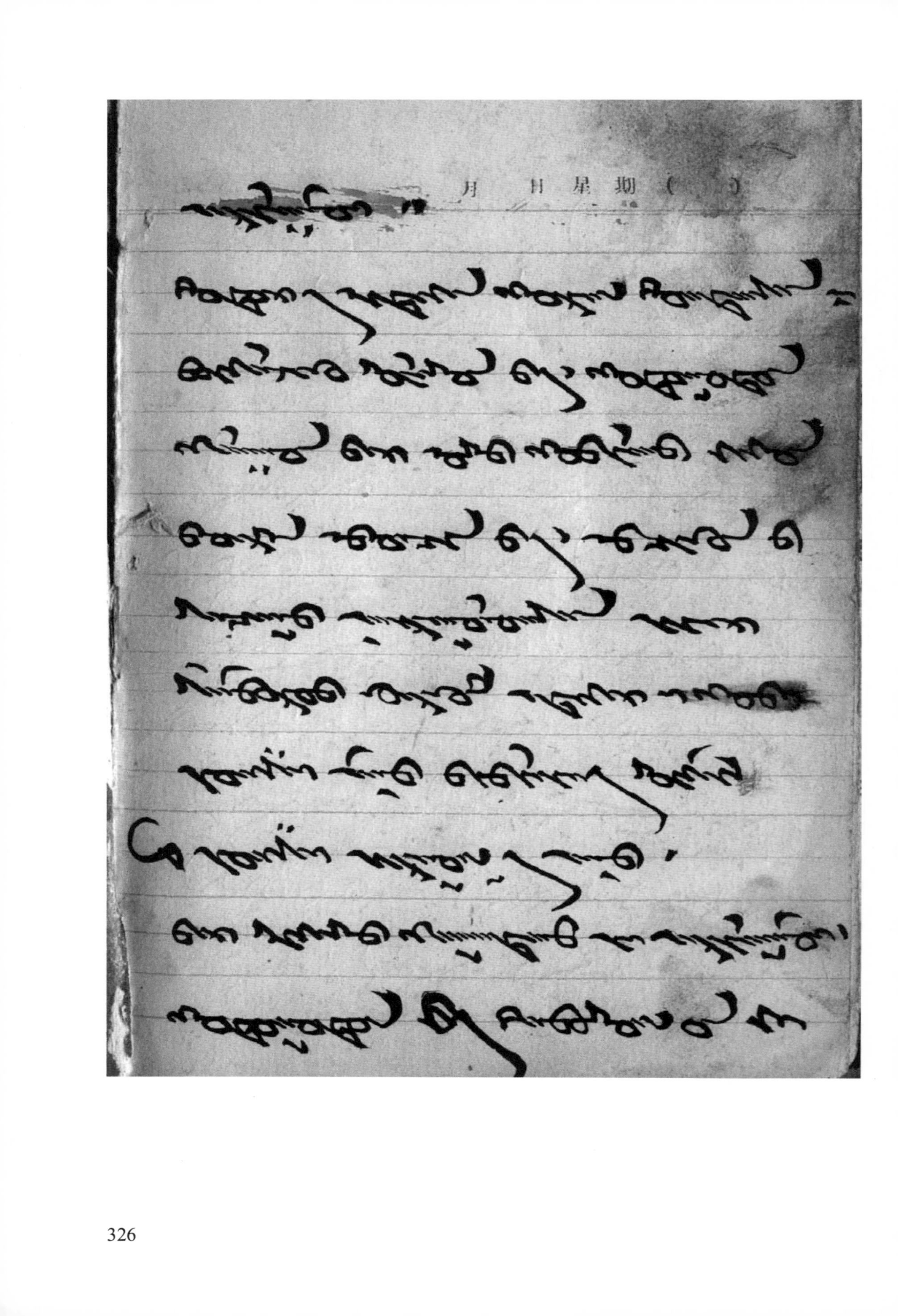

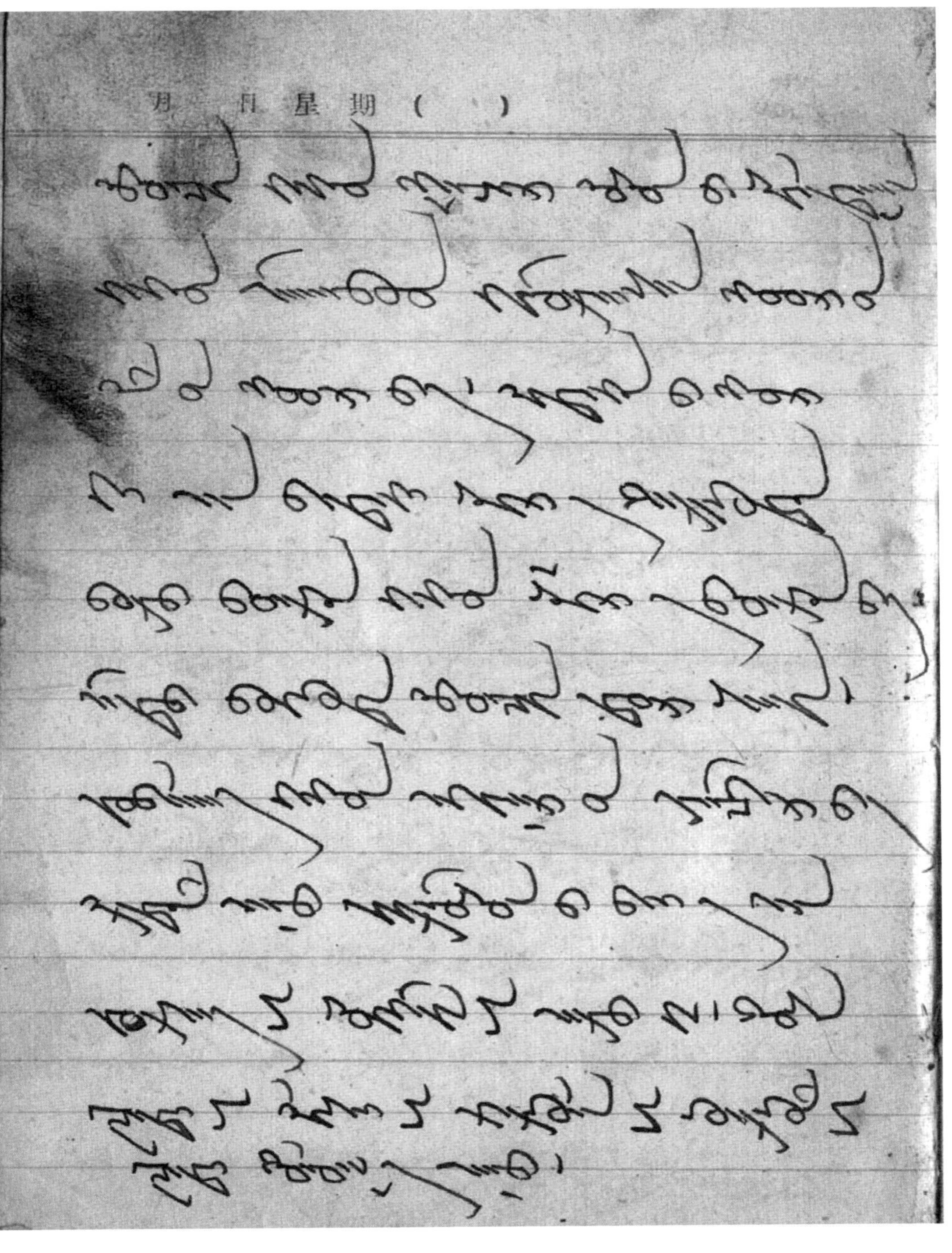

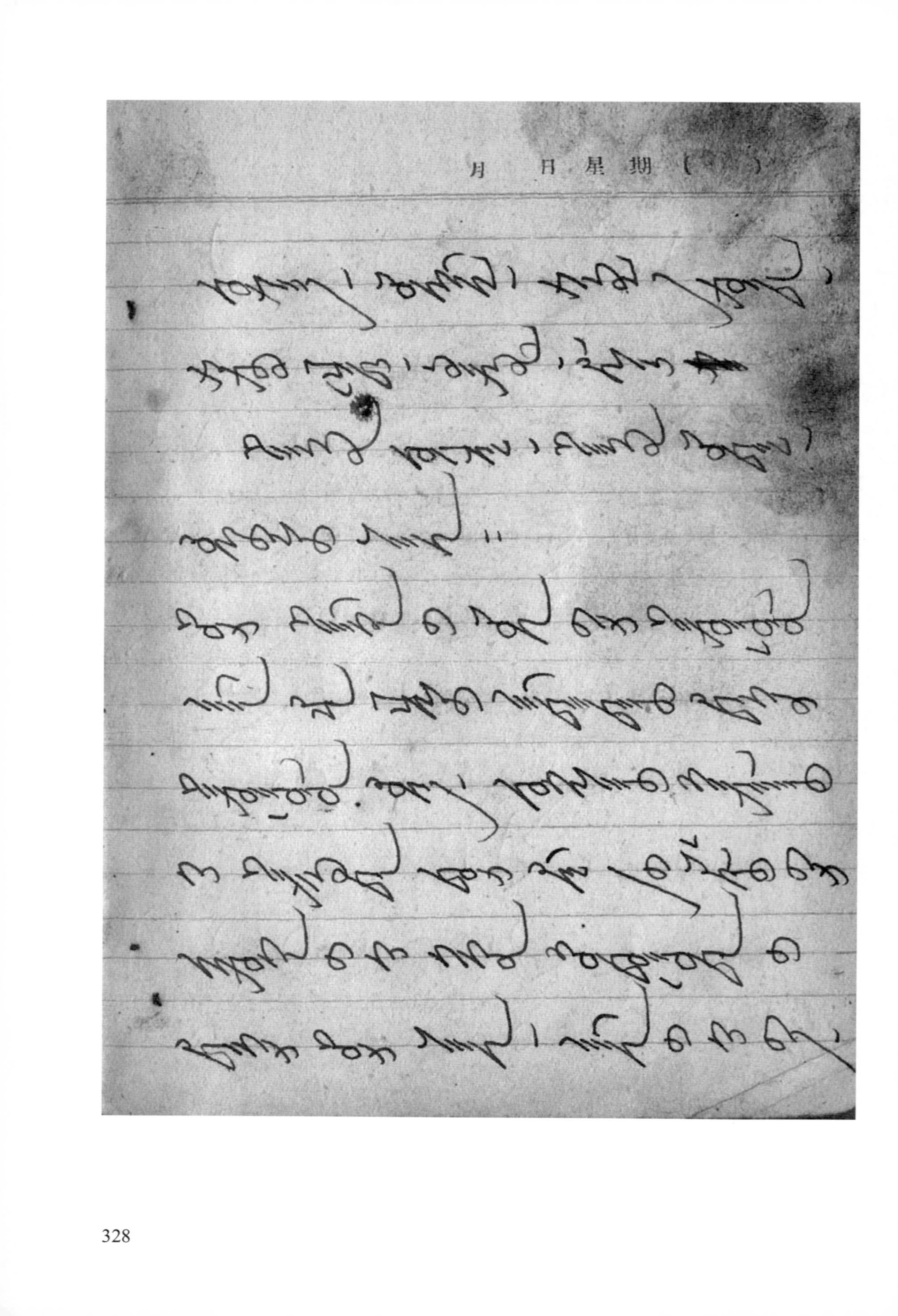

月　日　星期（　）

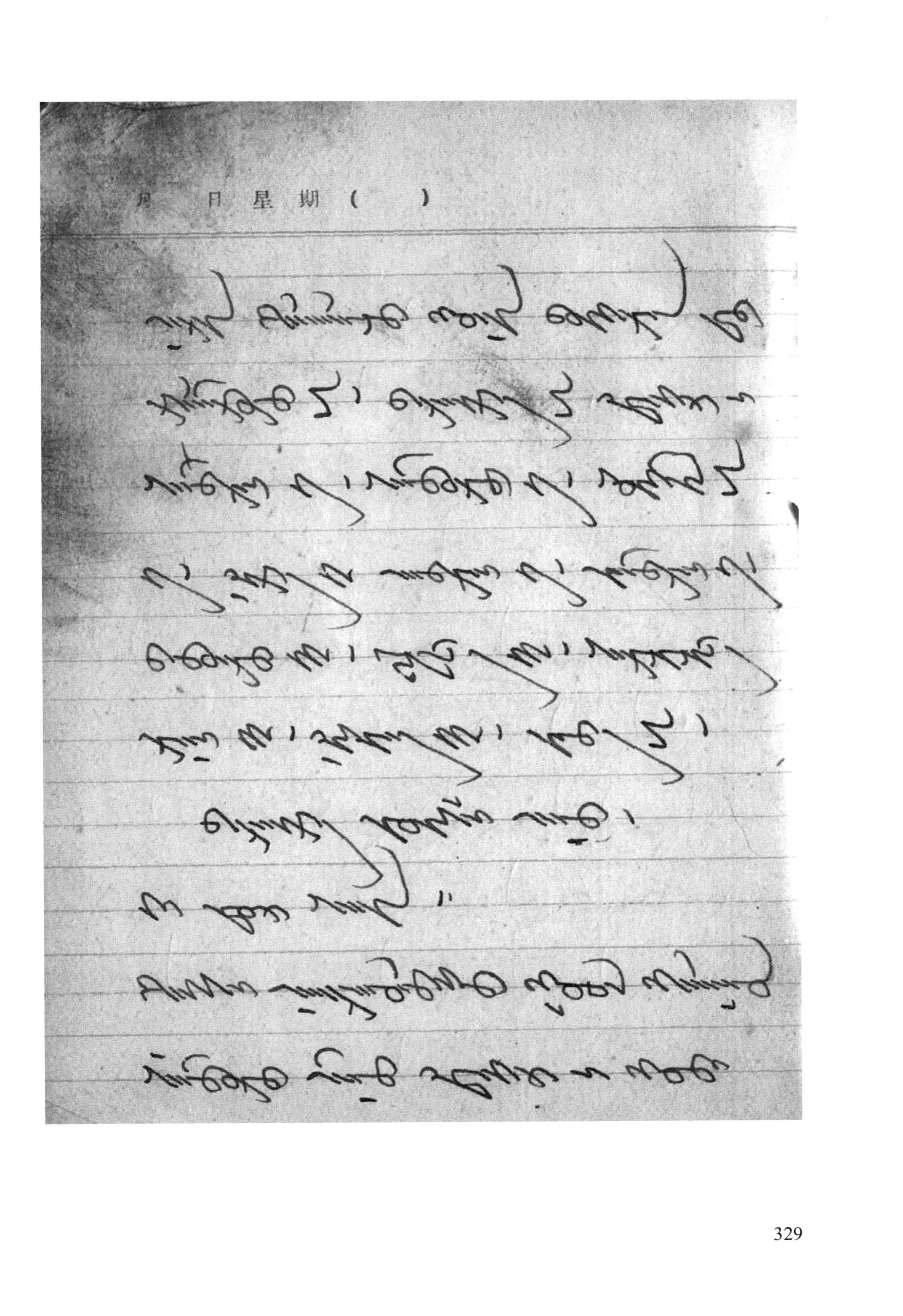

月　日星期（　）

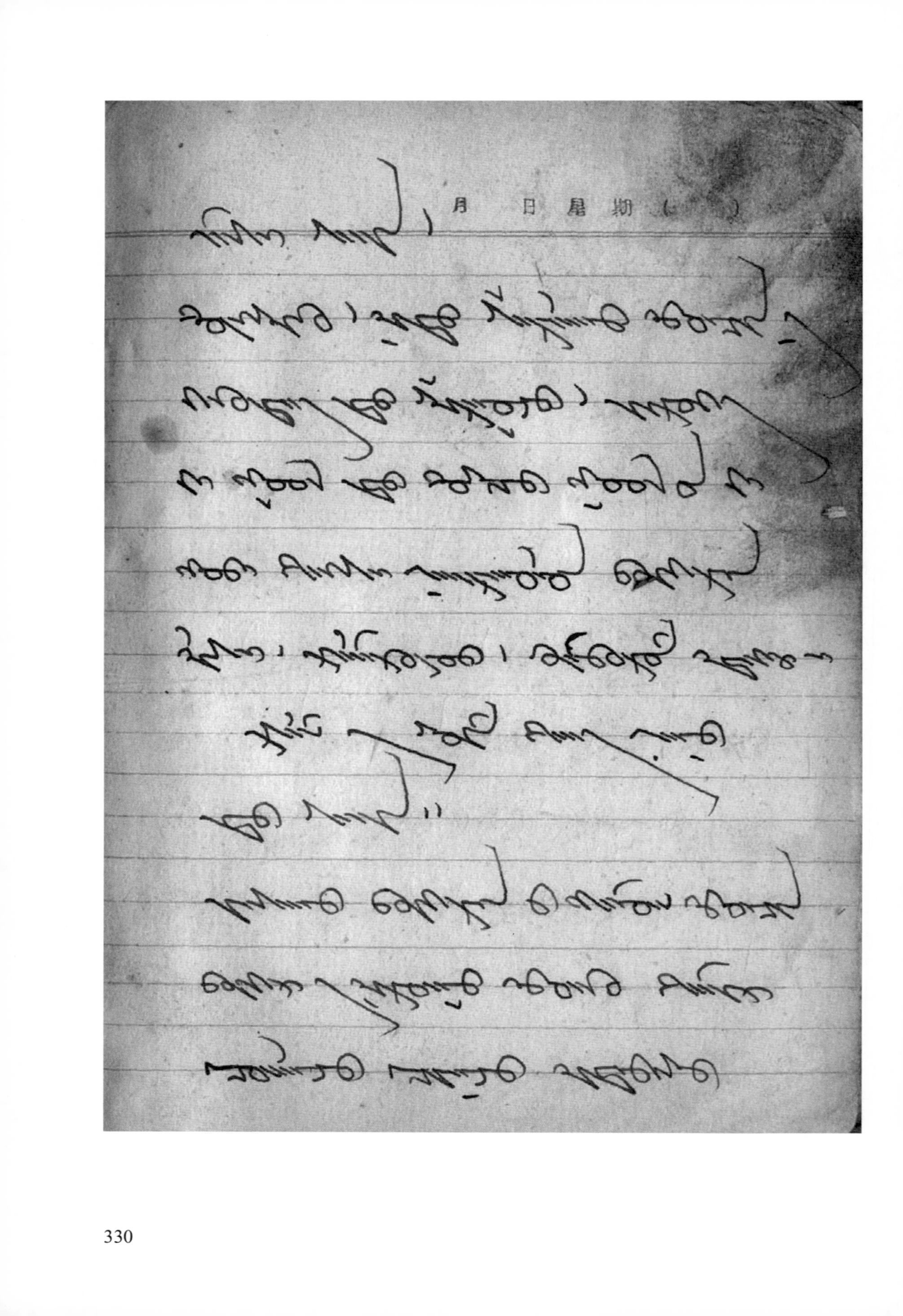

月 日 星期（ ）

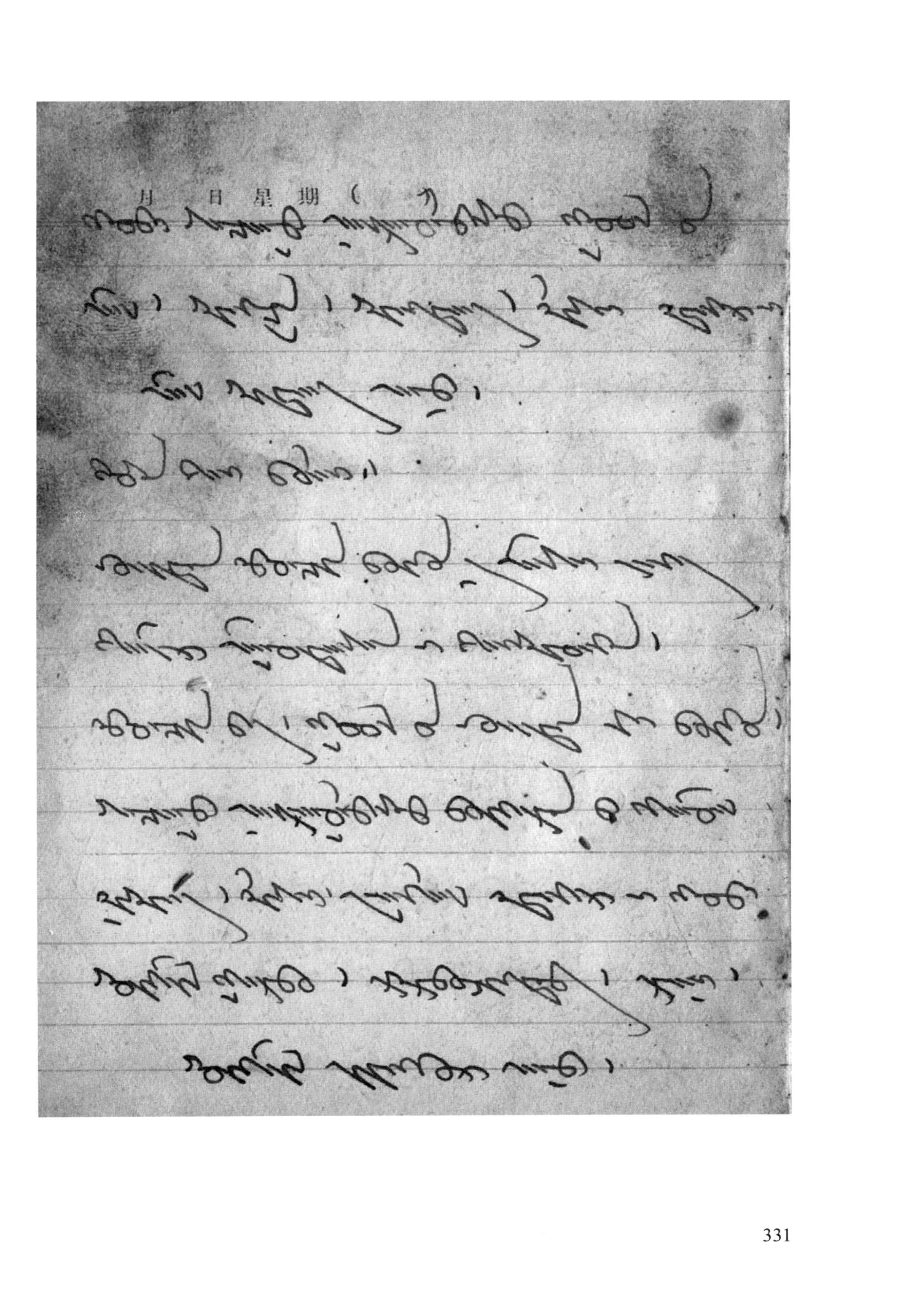

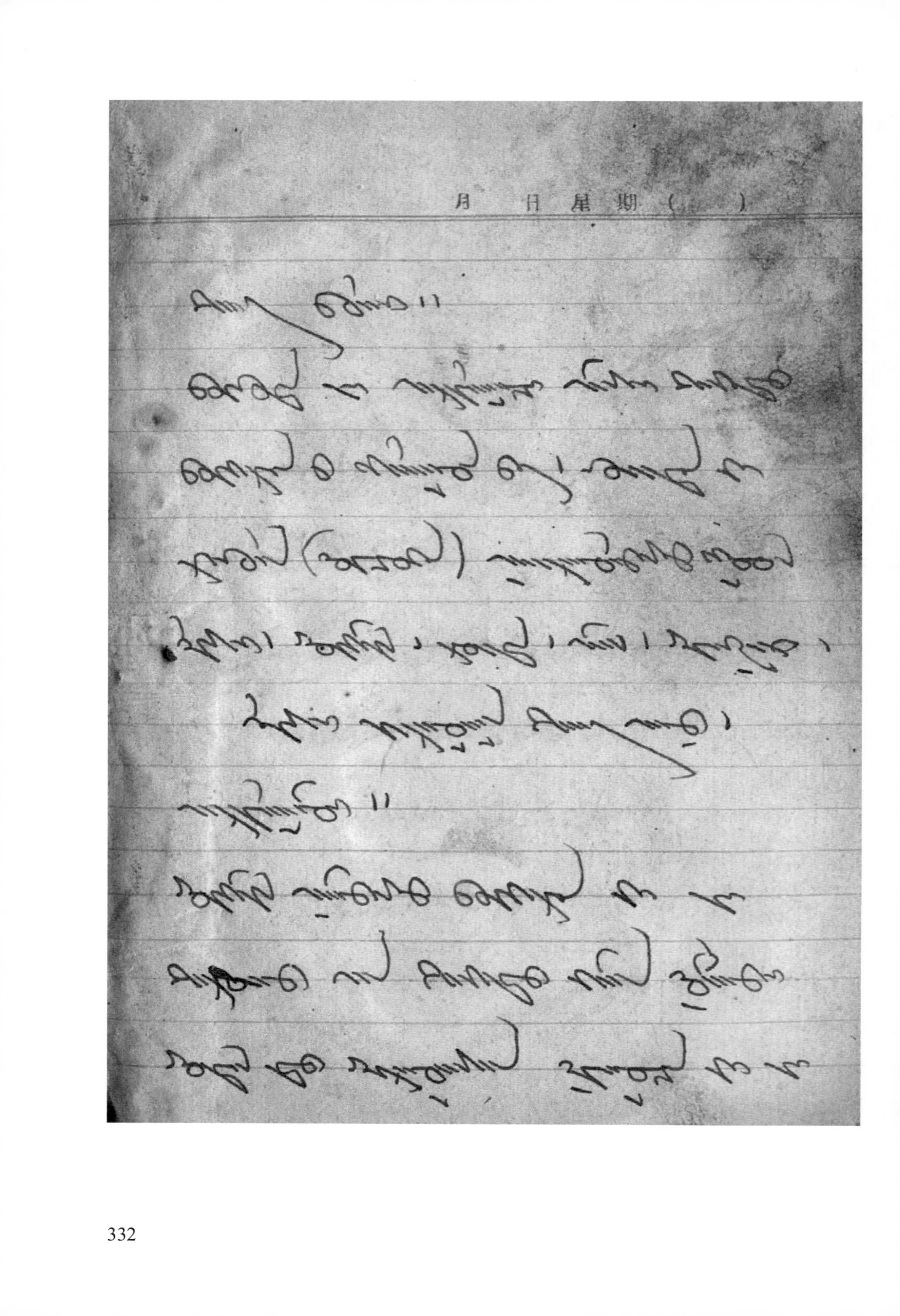

月　日星期(　)

[illegible]

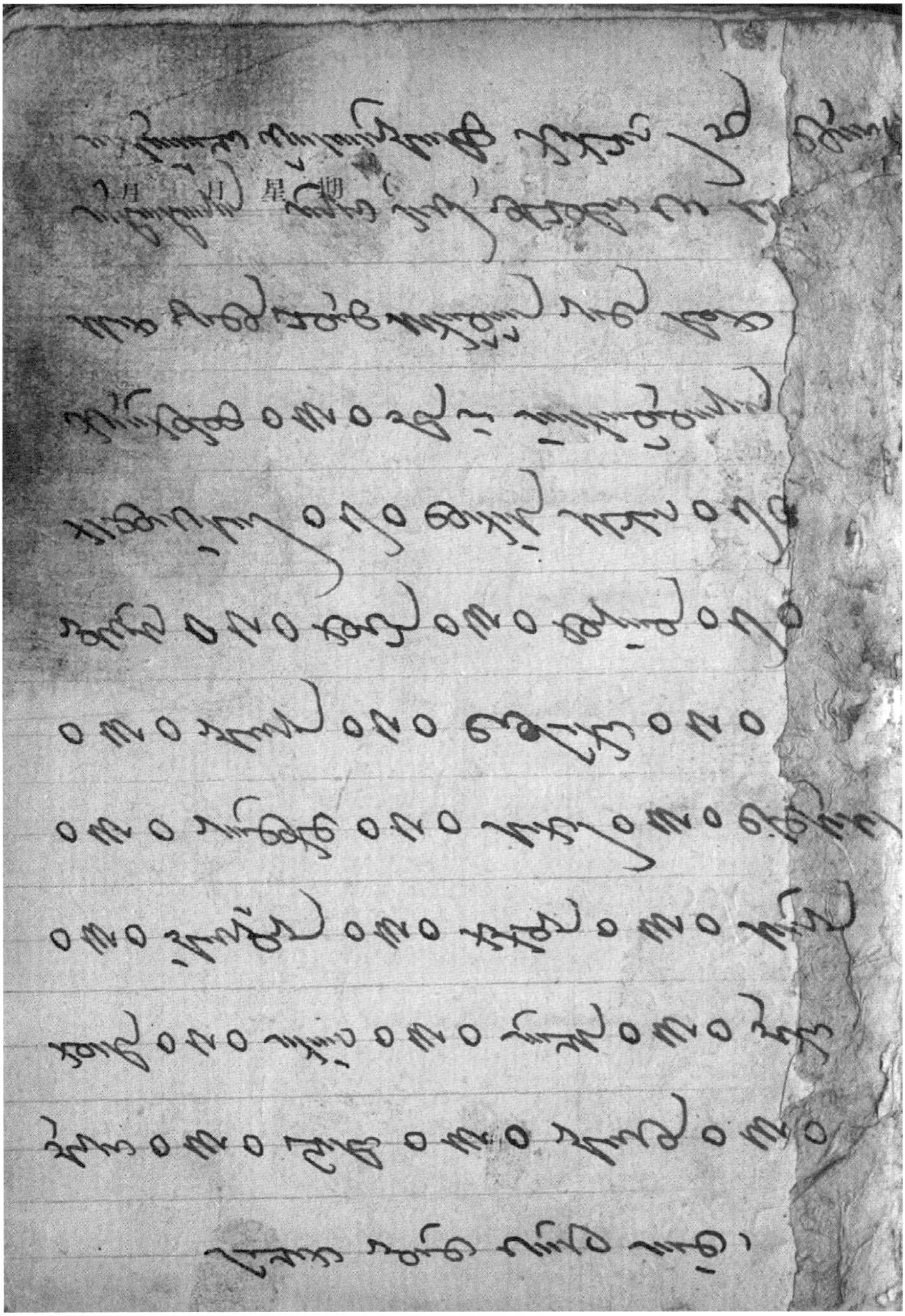

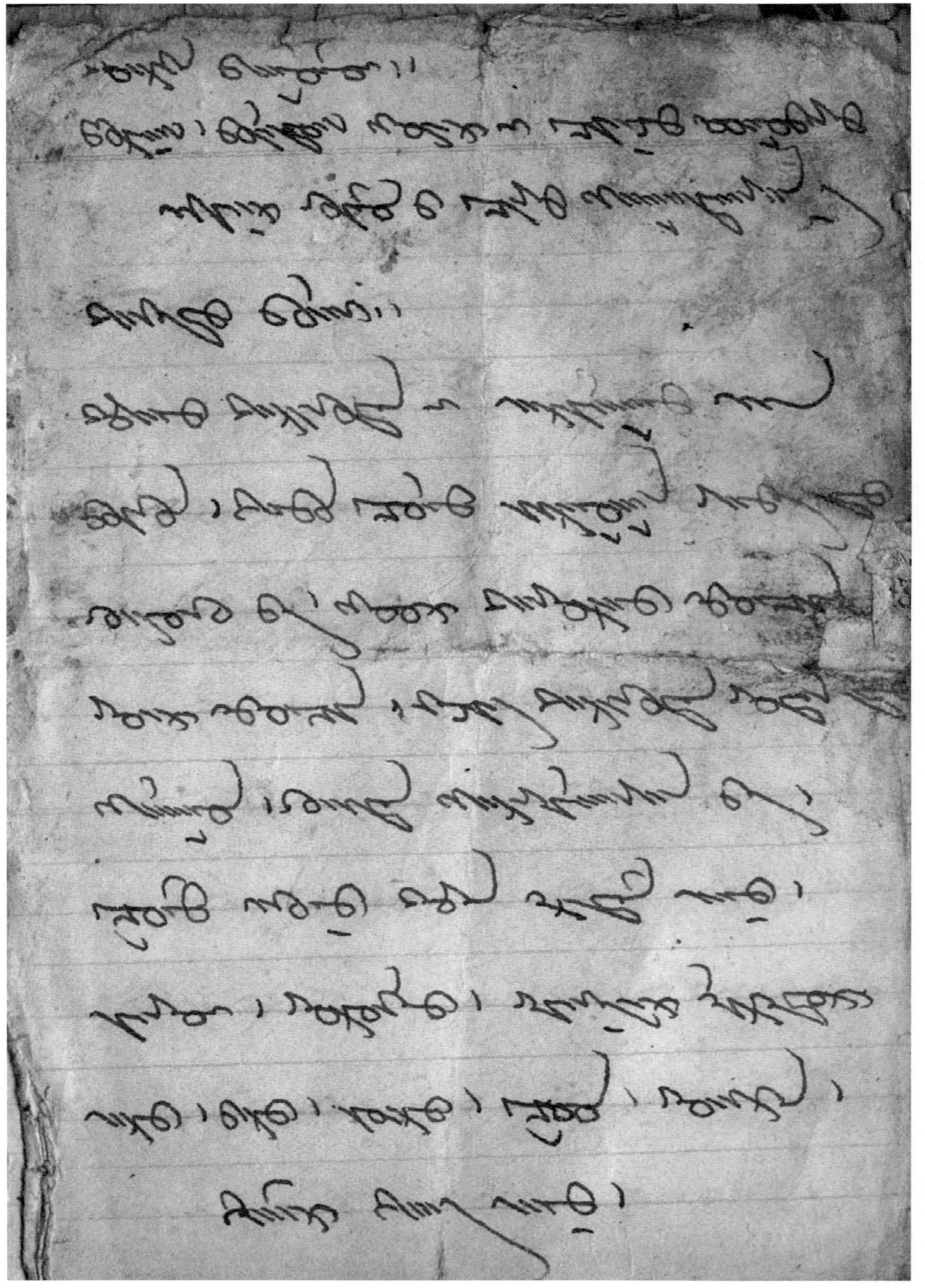

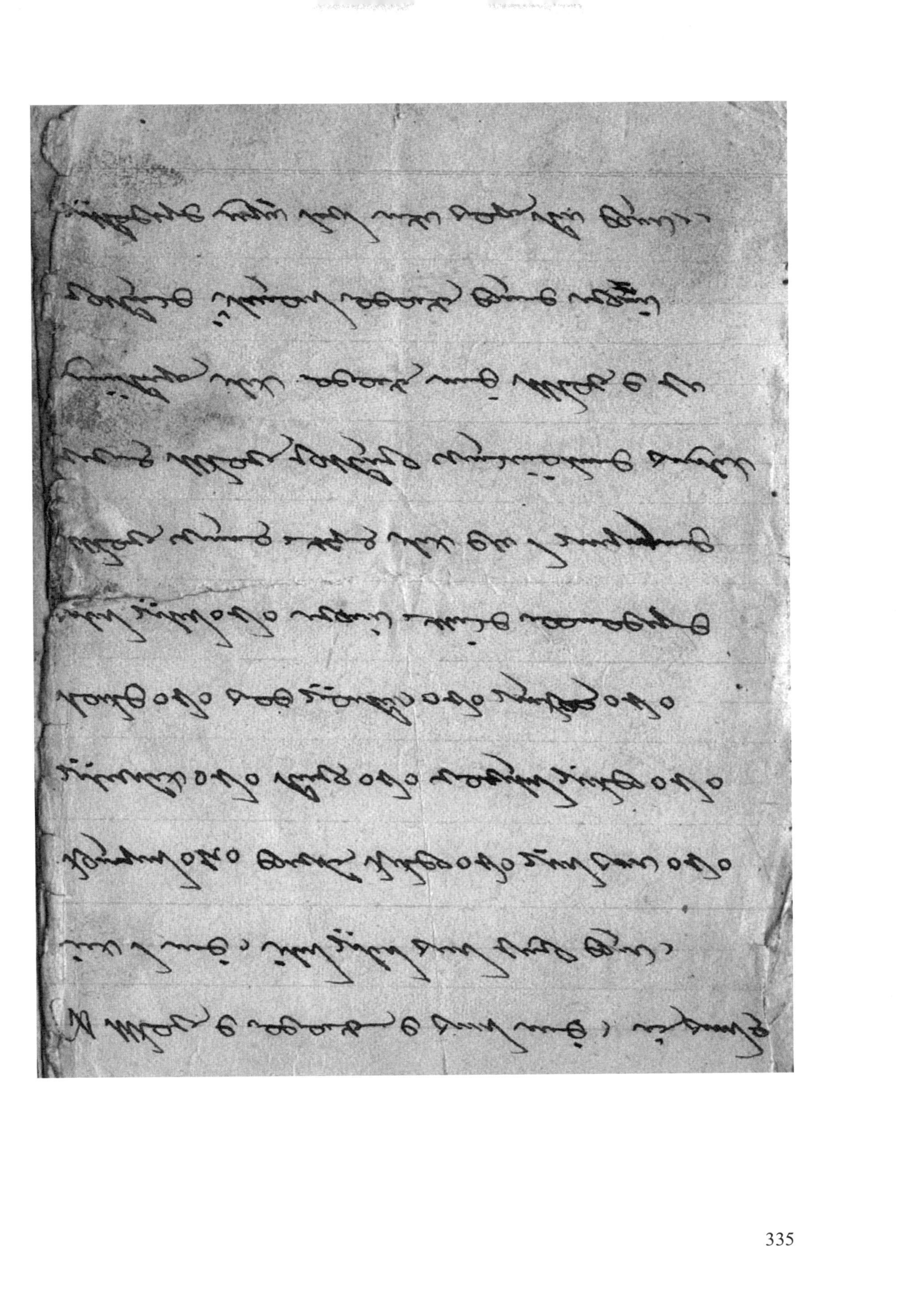

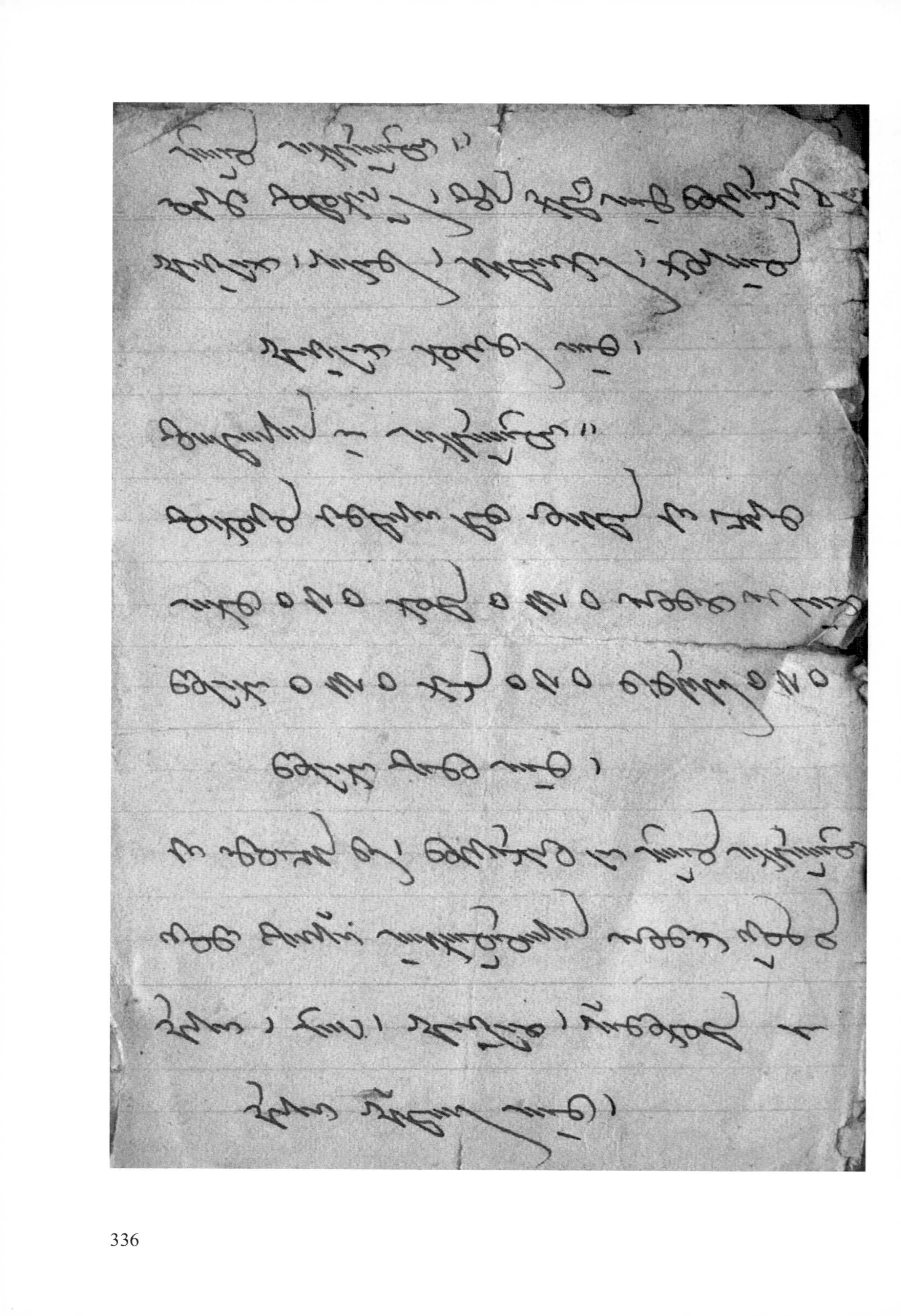

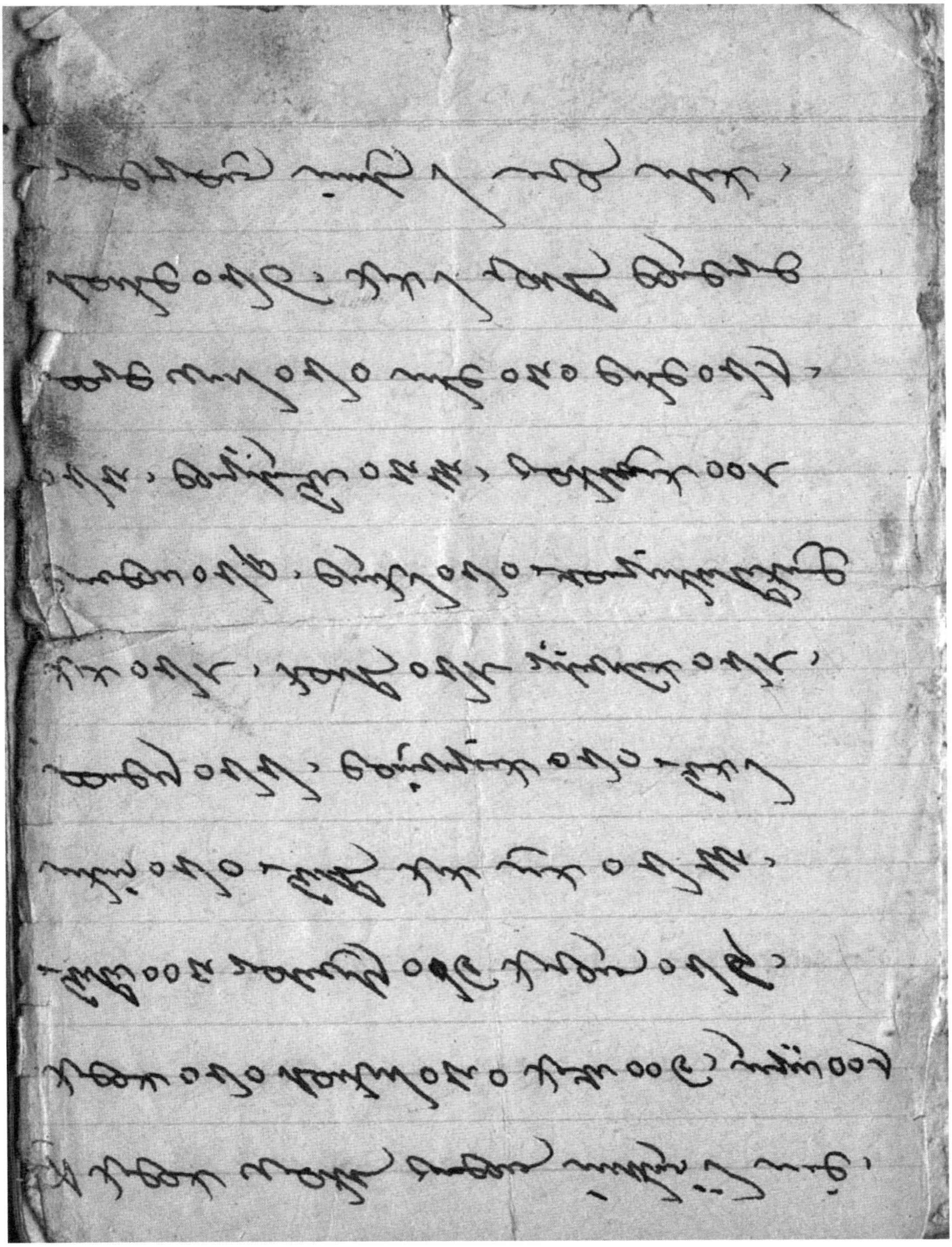

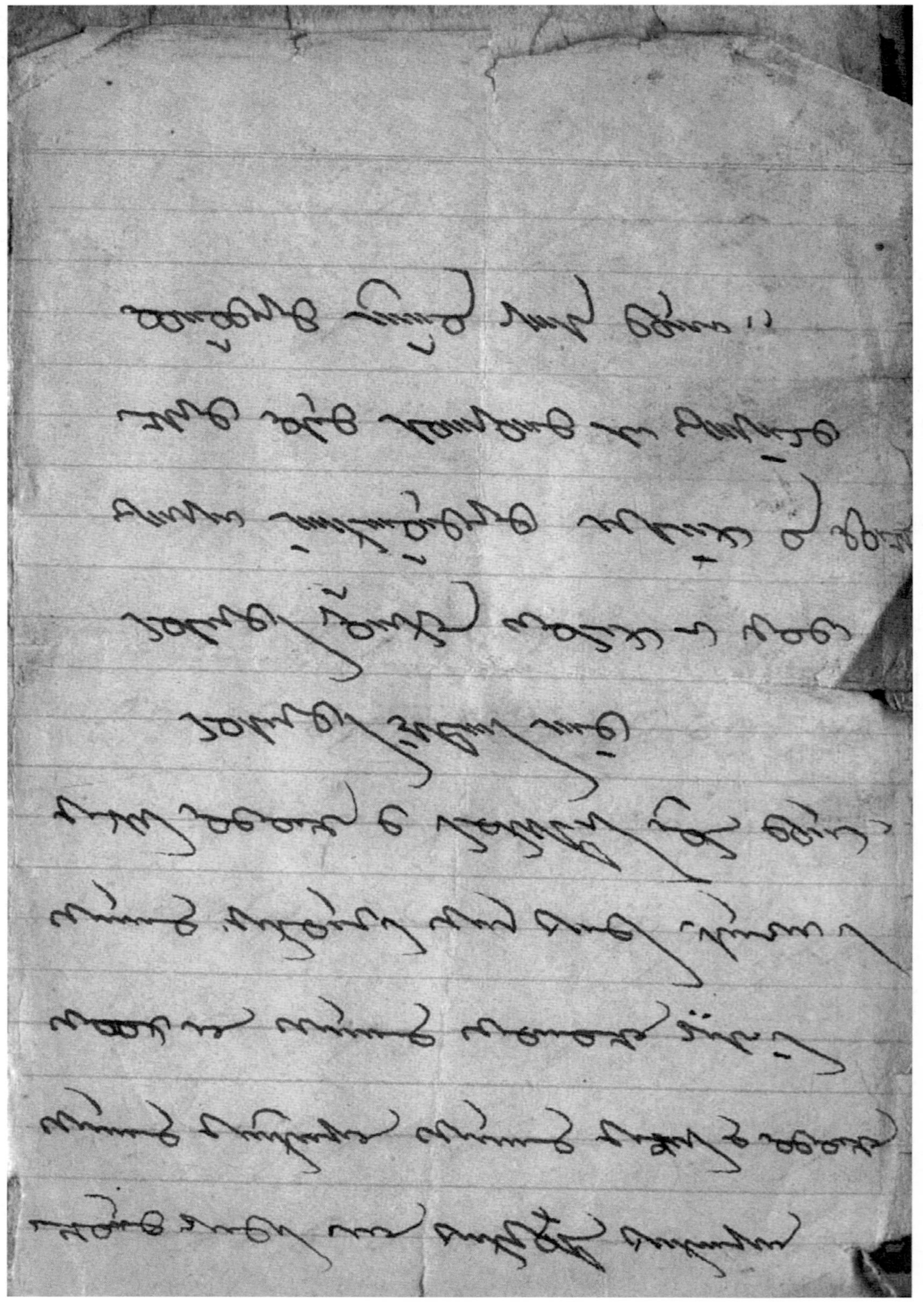

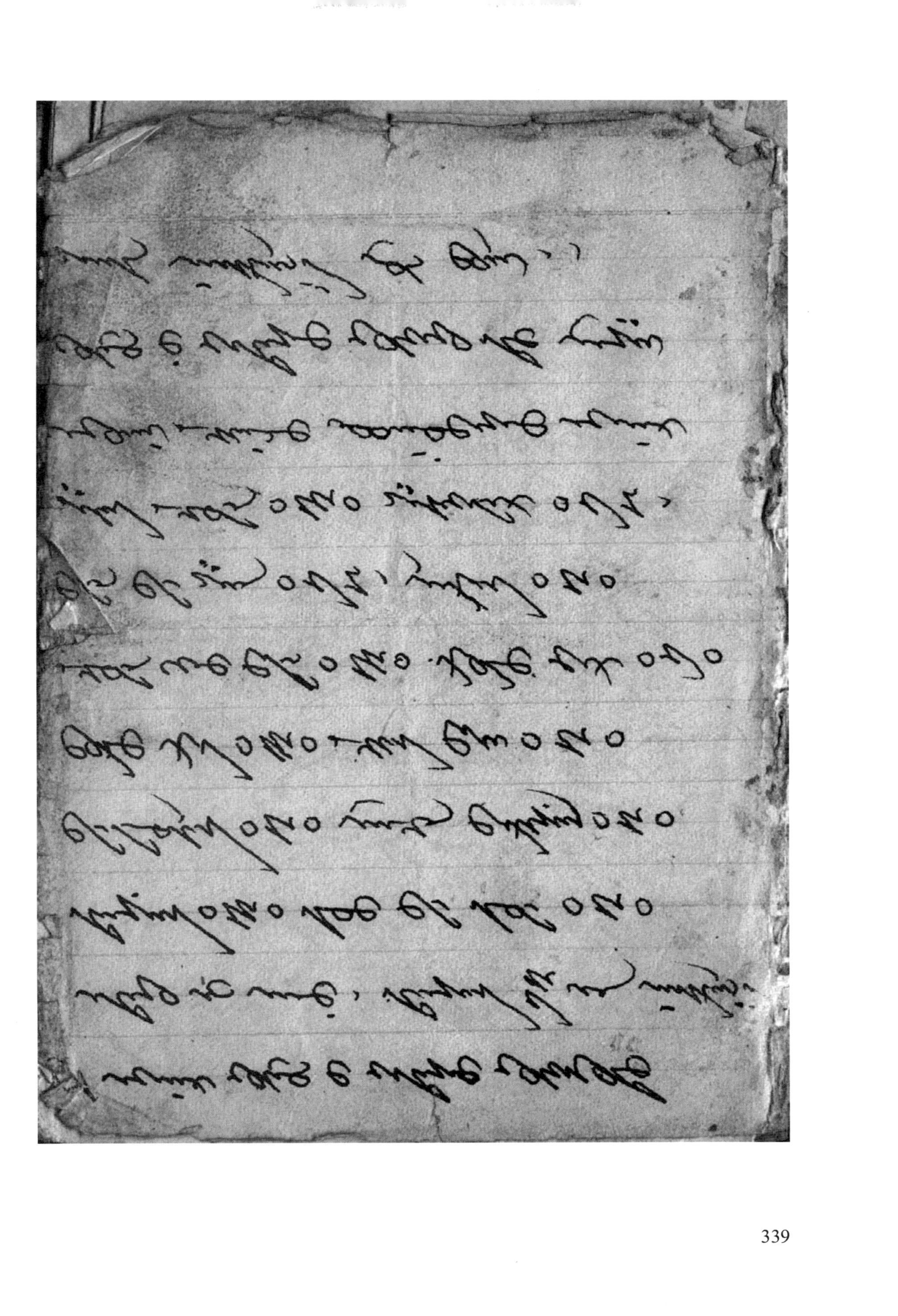

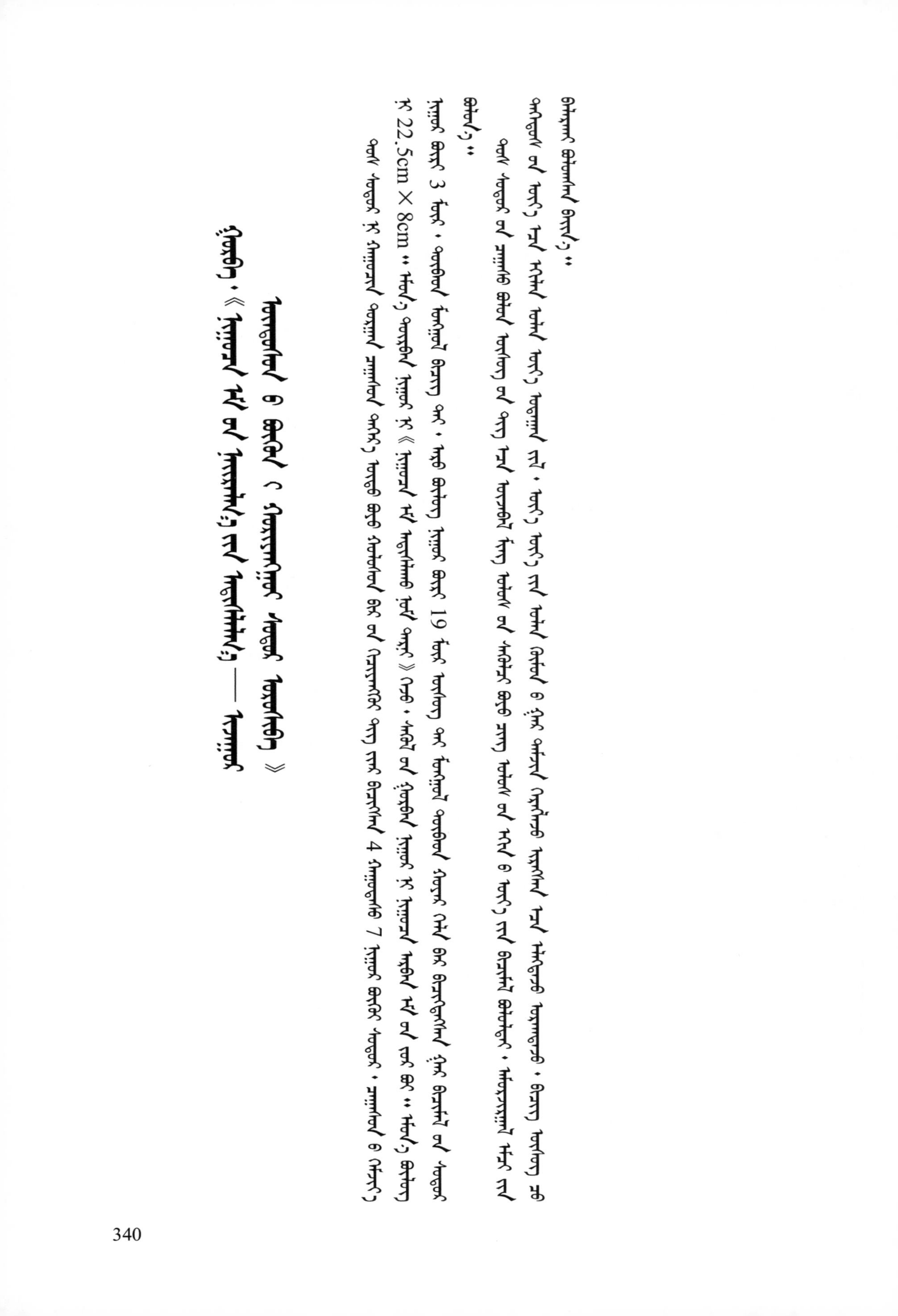

[illegible] ::

[illegible] ::

[illegible] 3 [illegible] 19 [illegible]
[illegible] 22.5cm × 8cm :: [illegible] 《[illegible]》 [illegible] ::
[illegible] 4 [illegible] 7 [illegible]

《[illegible] — [illegible]》

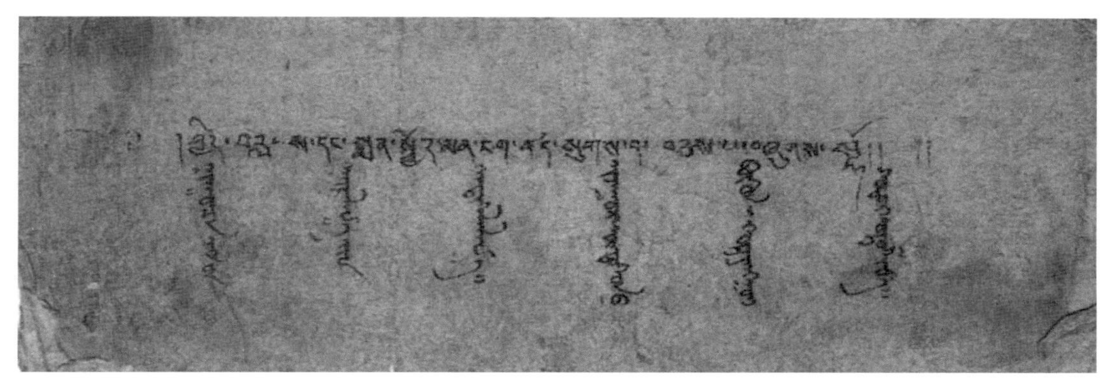

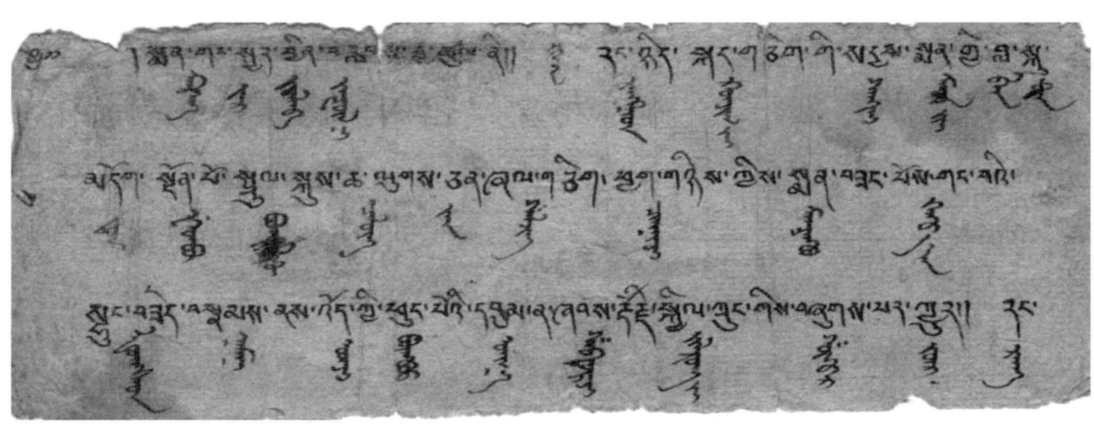

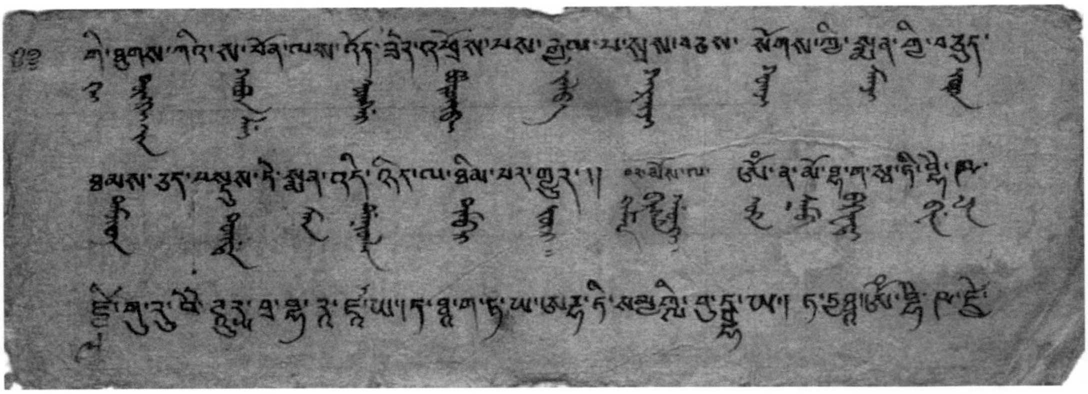

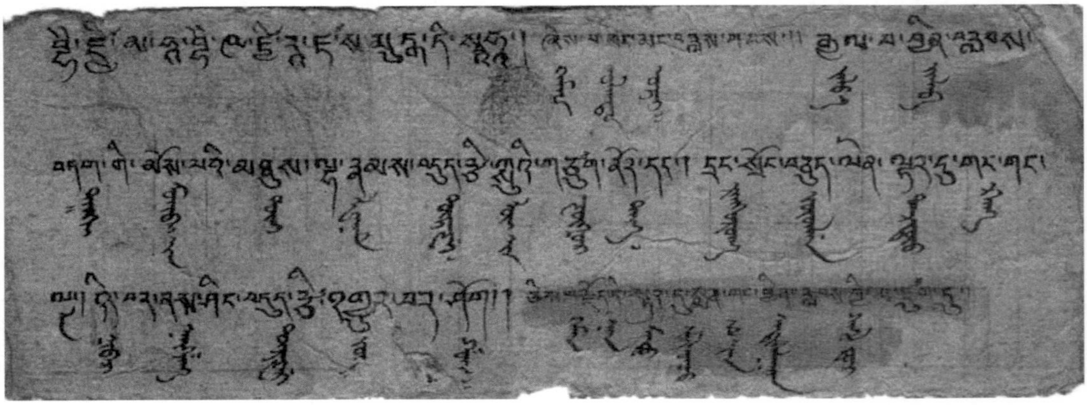

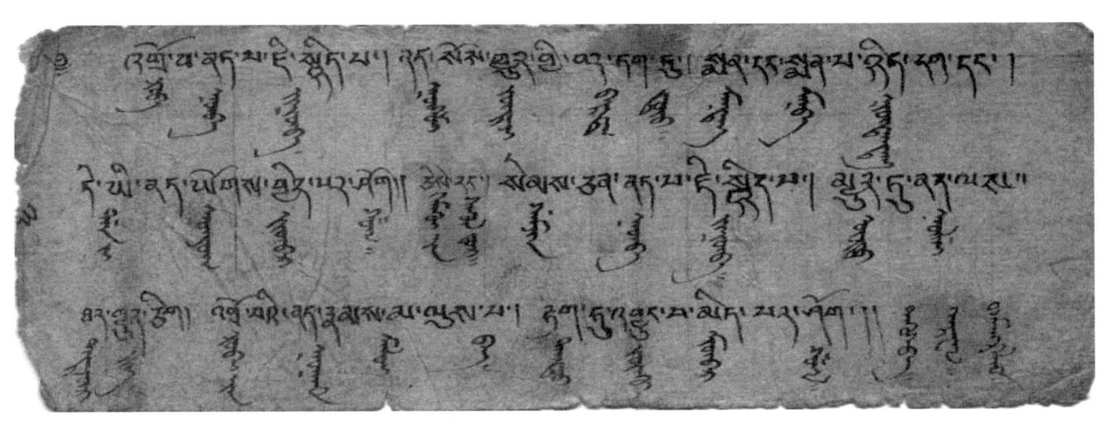

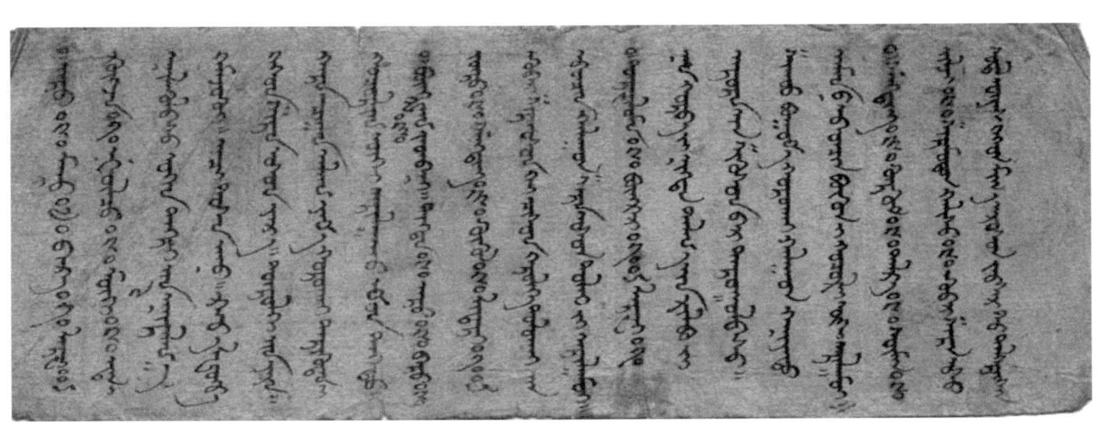

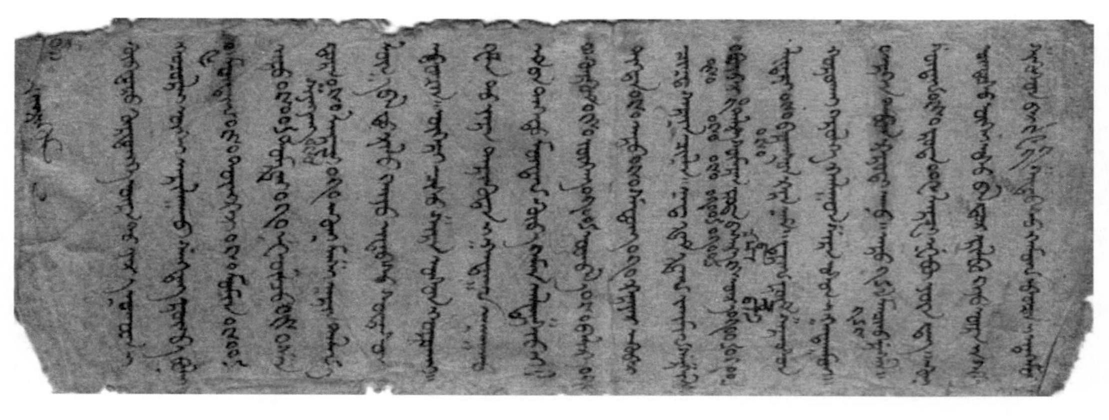

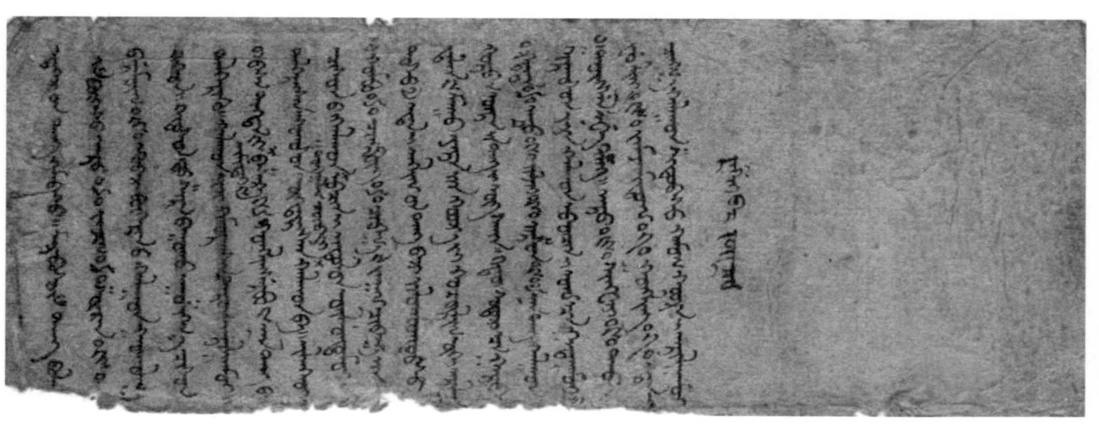

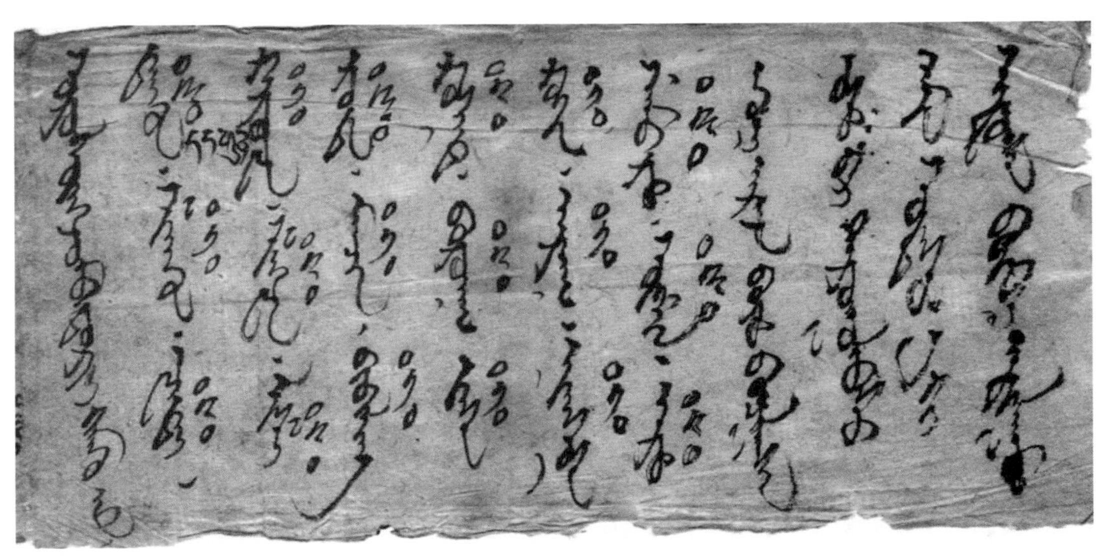

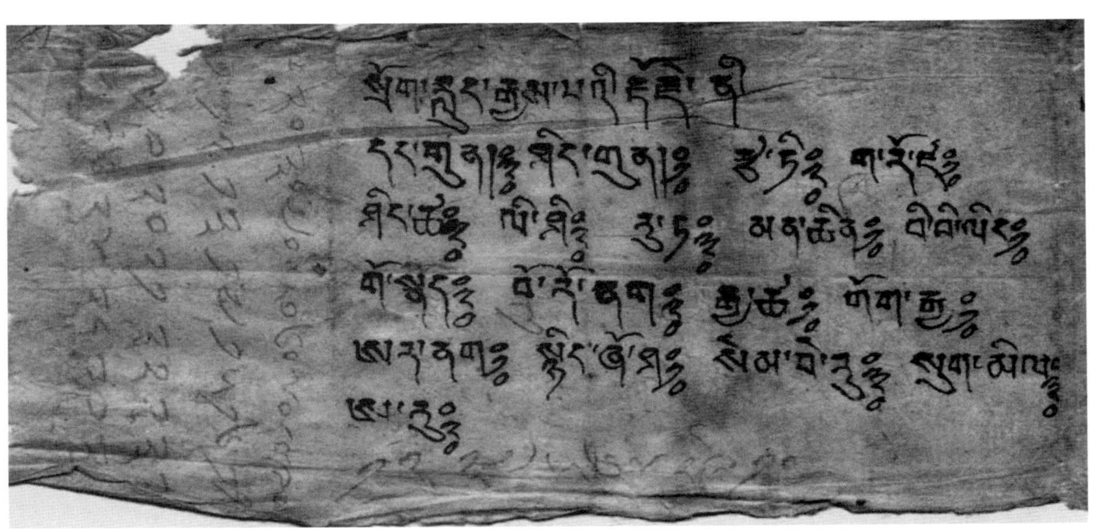

ᠬᠠᠪᠰᠤᠷᠤᠯᠲᠠ᠄《ᠮᠣᠩᠭᠣᠯ ᠬᠡᠯᠡᠯᠴᠡᠭᠡᠨ ᠦ ᠪᠢᠴᠢᠭ》

ᠡᠨᠡ ᠨᠣᠮ ᠪᠣᠯ ᠬᠡᠪᠯᠡᠯ ᠪᠢᠴᠢᠭ (ᠰᠢ — ᠶᠤᠸᠠᠨ) ᠬᠡᠯᠡᠯᠴᠡᠭᠡᠨ ᠦ ᠰᠤᠷᠤᠯᠴᠠᠭ᠂ ᠨᠣᠮ ᠤᠨ ᠬᠡᠪᠯᠡᠯ ᠦᠨ ᠬᠡᠮᠵᠢᠶ᠎ᠡ᠂ ᠬᠤᠪᠢ ᠶᠢᠨ ᠬᠡᠮᠵᠢᠶ᠎ᠡ ᠨᠢ 26.3cm × 11.5cm᠂ ᠨᠢᠭᠤᠷ 8 ᠬᠠᠭᠤᠳᠠᠰᠤ 14 ᠮᠥᠷ ᠲᠠᠢ᠂ ᠮᠥᠷ ᠪᠦᠷᠢ 9 ᠦᠰᠦᠭ᠂ ᠮᠥᠷ ᠪᠦᠷᠢ 13 — 20 ᠦᠰᠦᠭ ᠲᠠᠢ᠂ ᠪᠢᠴᠢᠭ ᠦᠨ ᠬᠡᠪ ᠨᠢ ᠬᠡᠪᠯᠡᠯ ᠦᠨ ᠪᠠᠷ ᠪᠢᠴᠢᠭᠰᠡᠨ ᠪᠠᠶᠢᠨ᠎ᠠ᠃

ᠡᠨᠡ ᠨᠣᠮ ᠢ ᠮᠣᠩᠭᠣᠯ ᠤᠨ ᠡᠷᠳᠡᠮᠲᠡᠨ (1911 — 1973) ᠨᠢ ᠬᠡᠪᠯᠡᠯ ᠦᠨ ᠪᠢᠴᠢᠭ ᠢ ᠬᠠᠳᠠᠭᠯᠠᠭᠰᠠᠨ ᠪᠠᠶᠢᠨ᠎ᠠ᠃

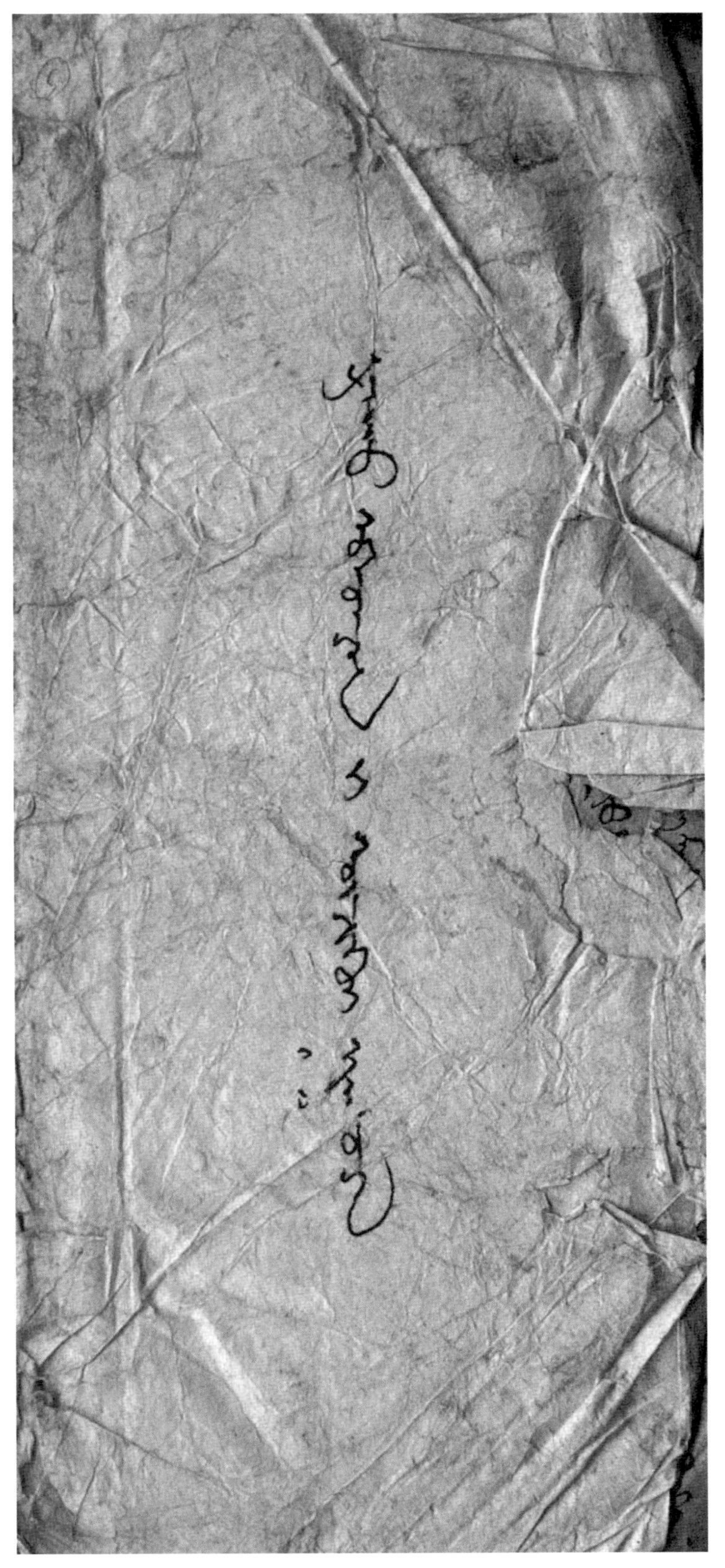

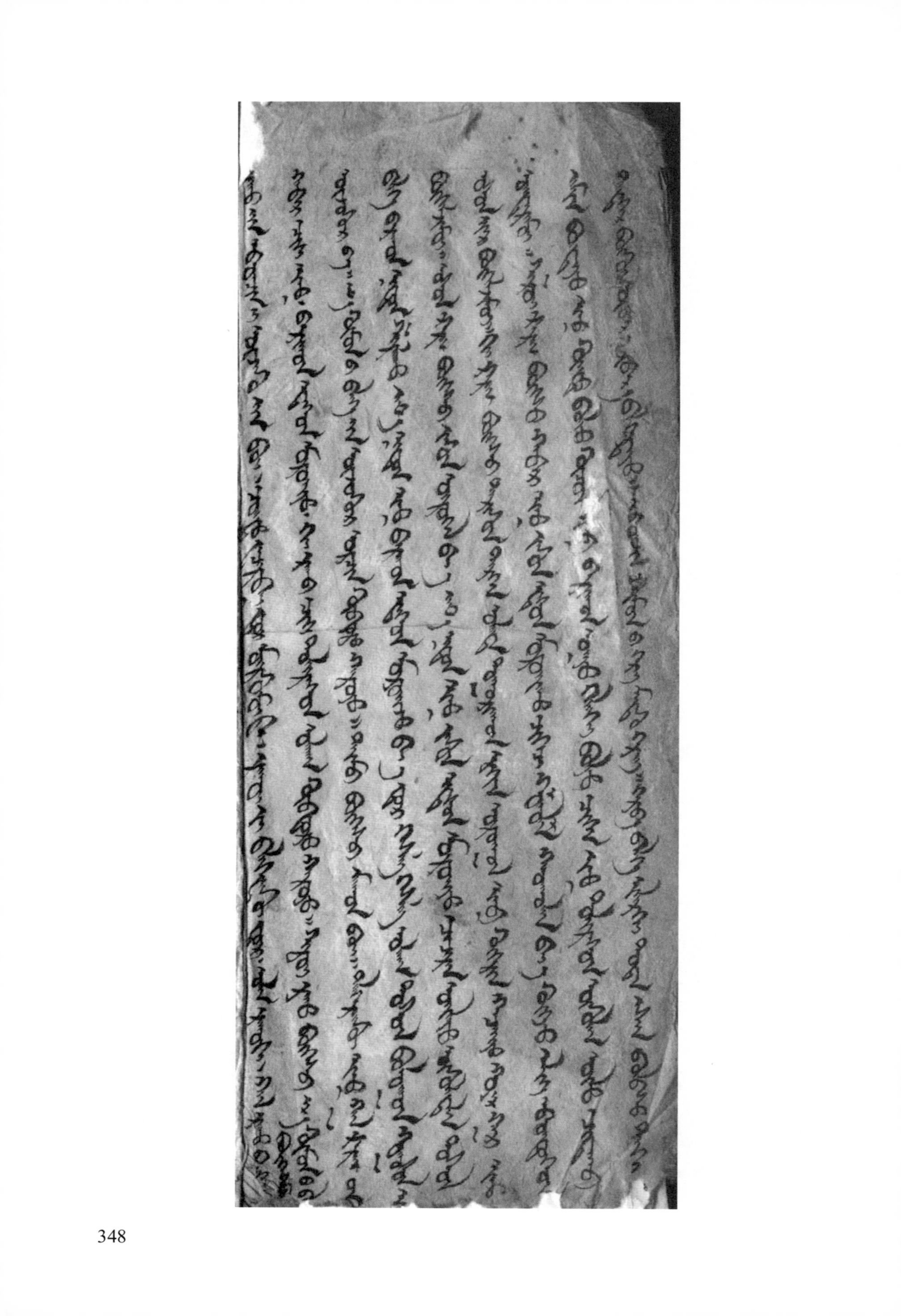

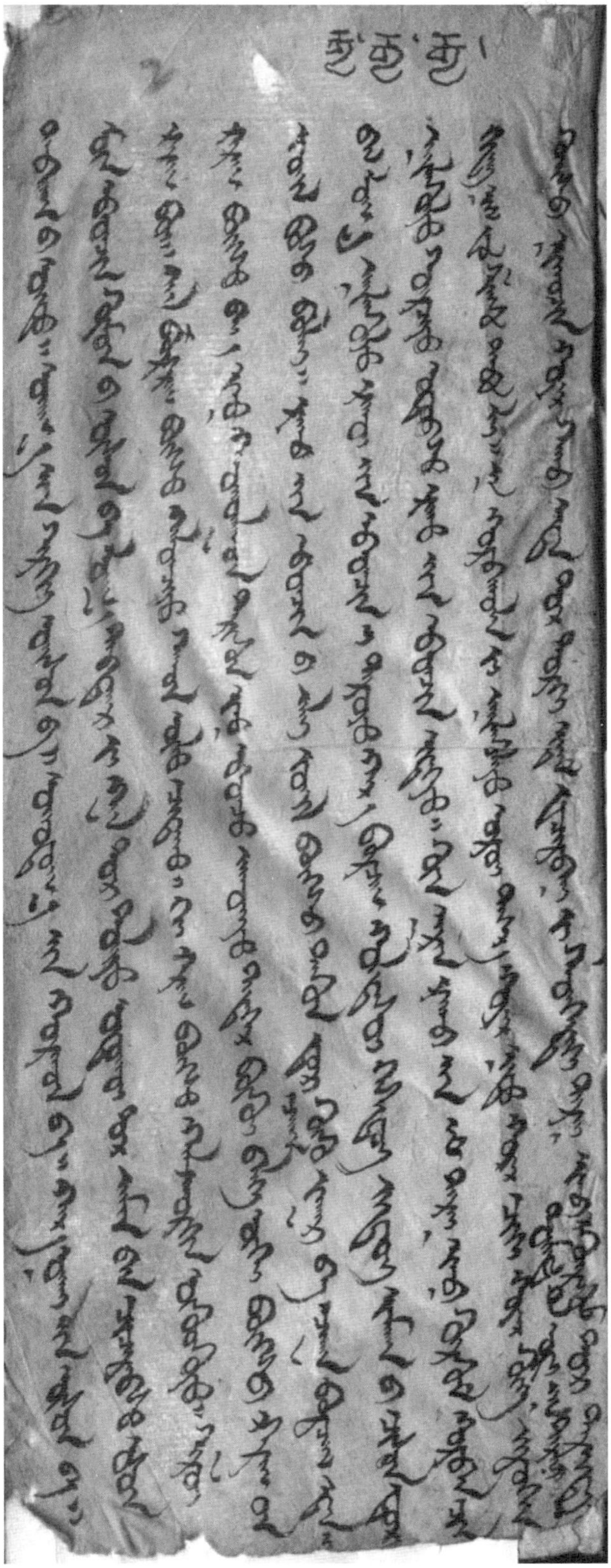

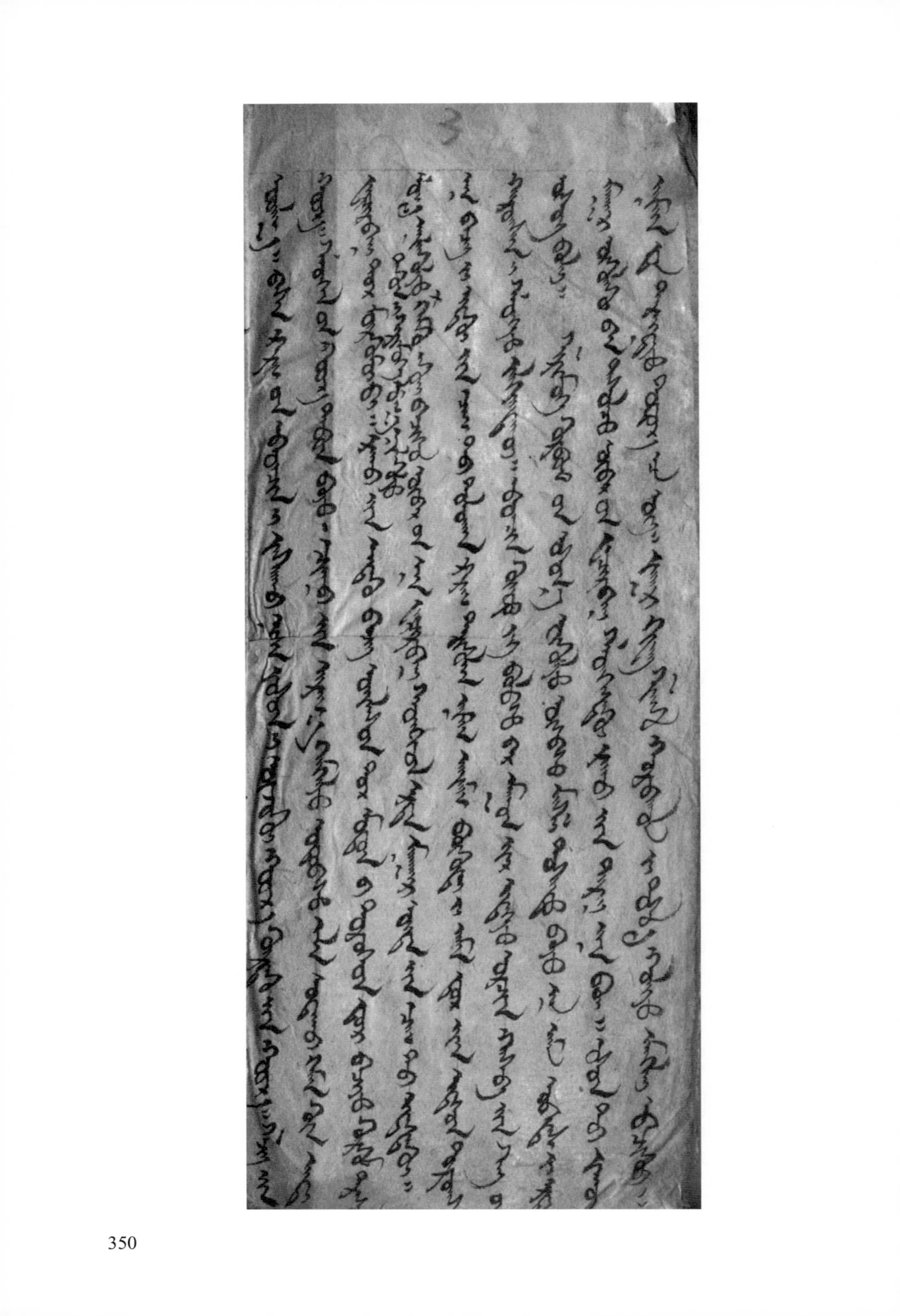

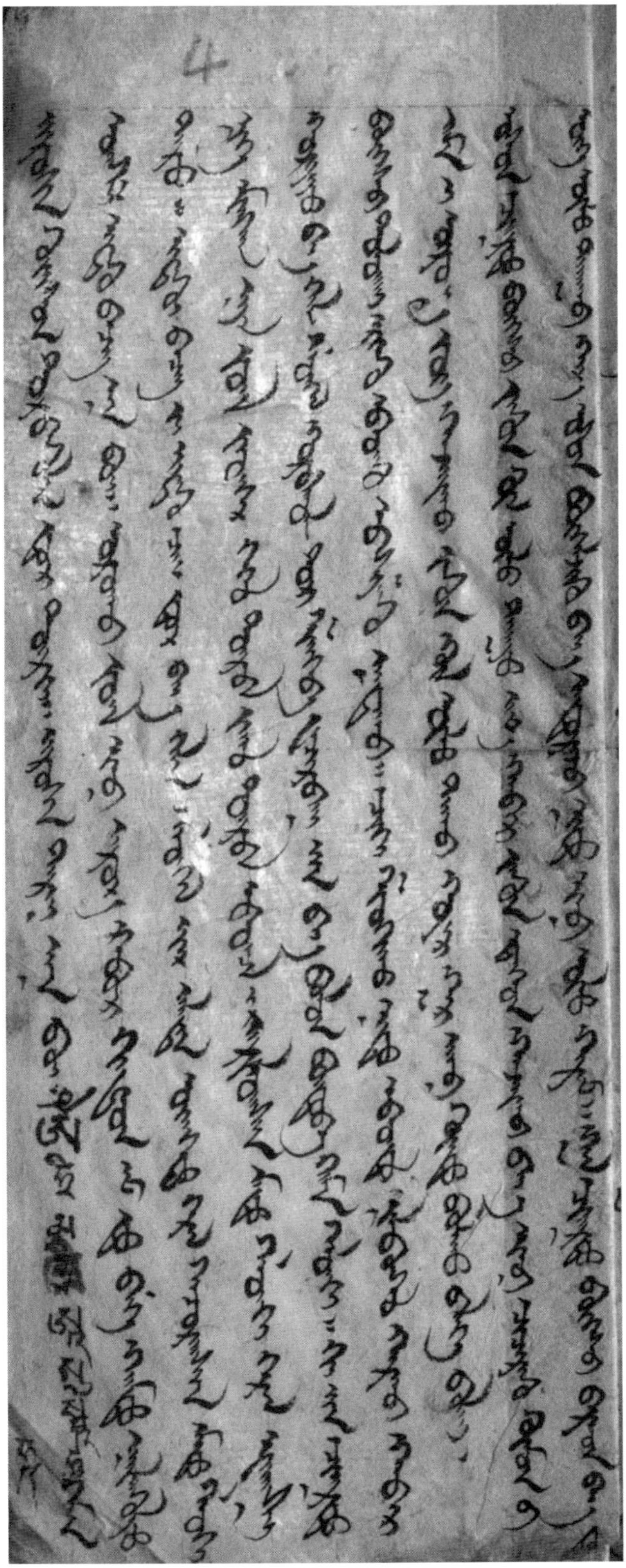

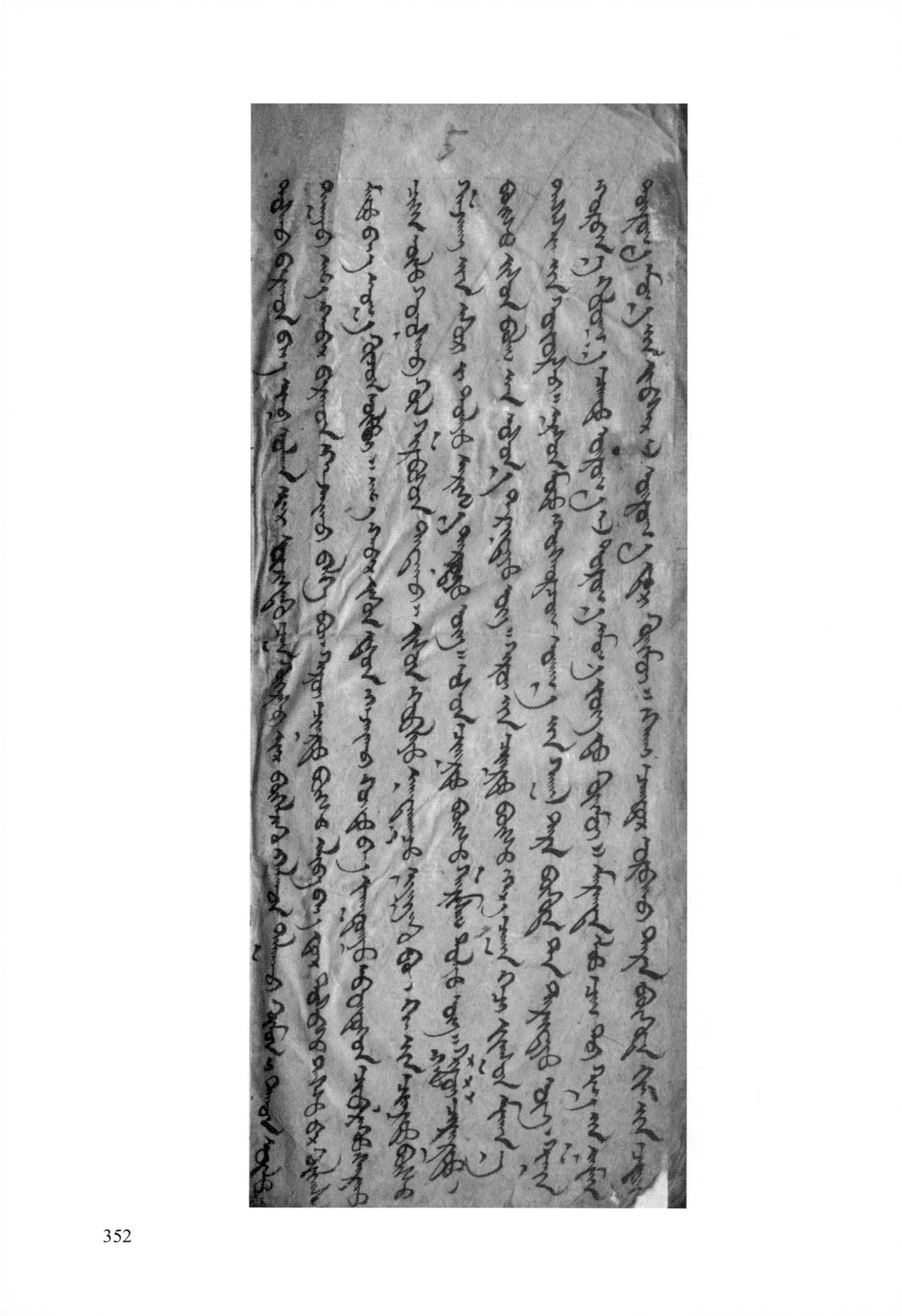

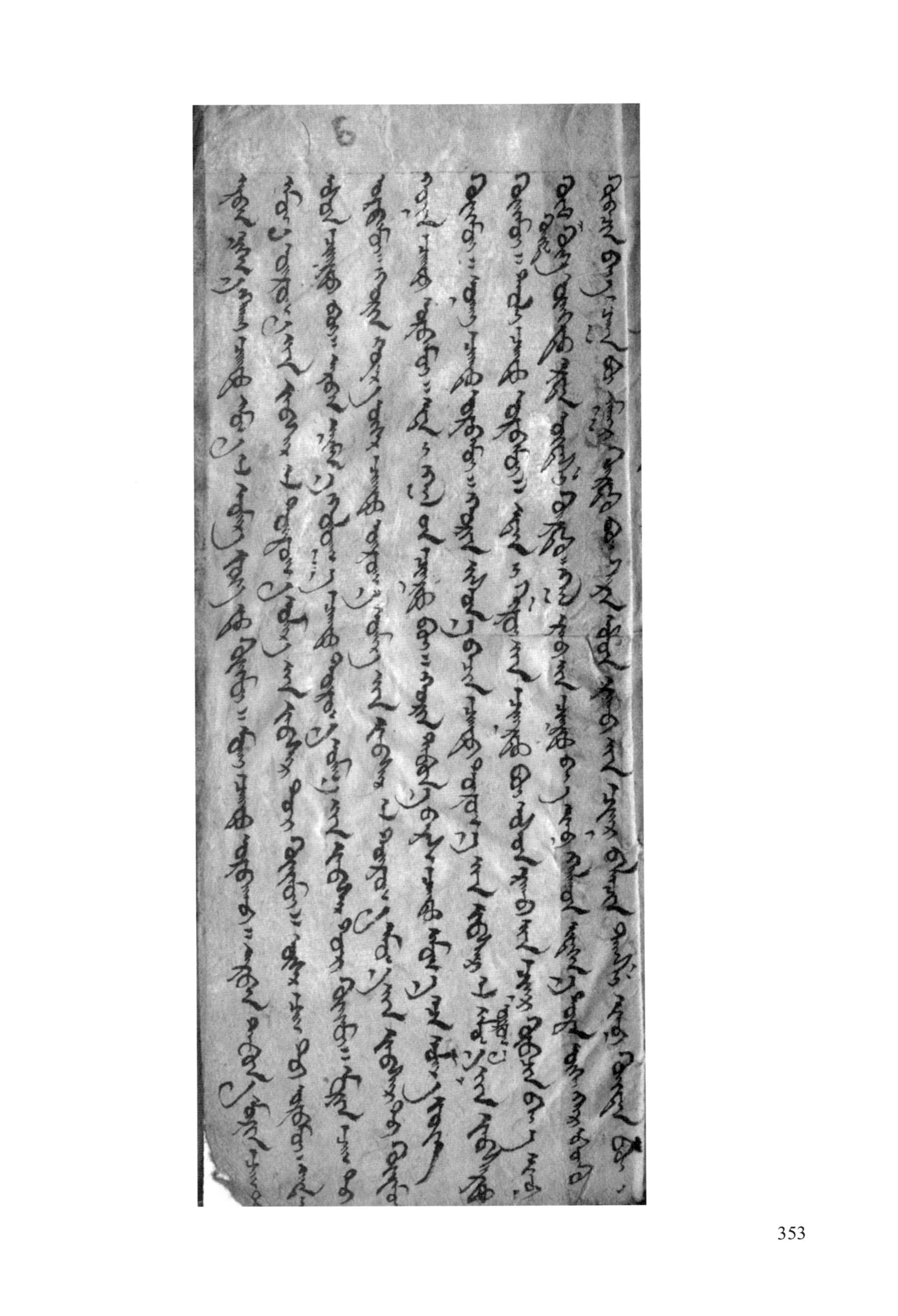

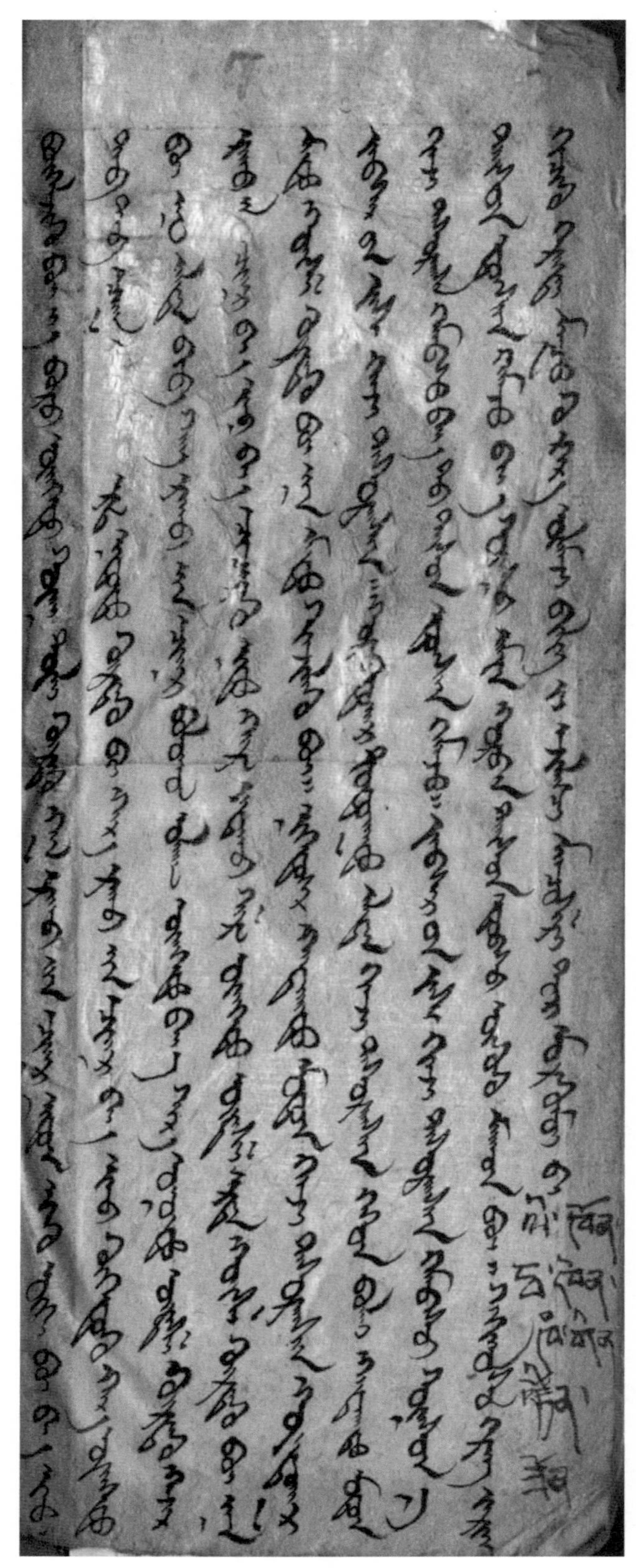

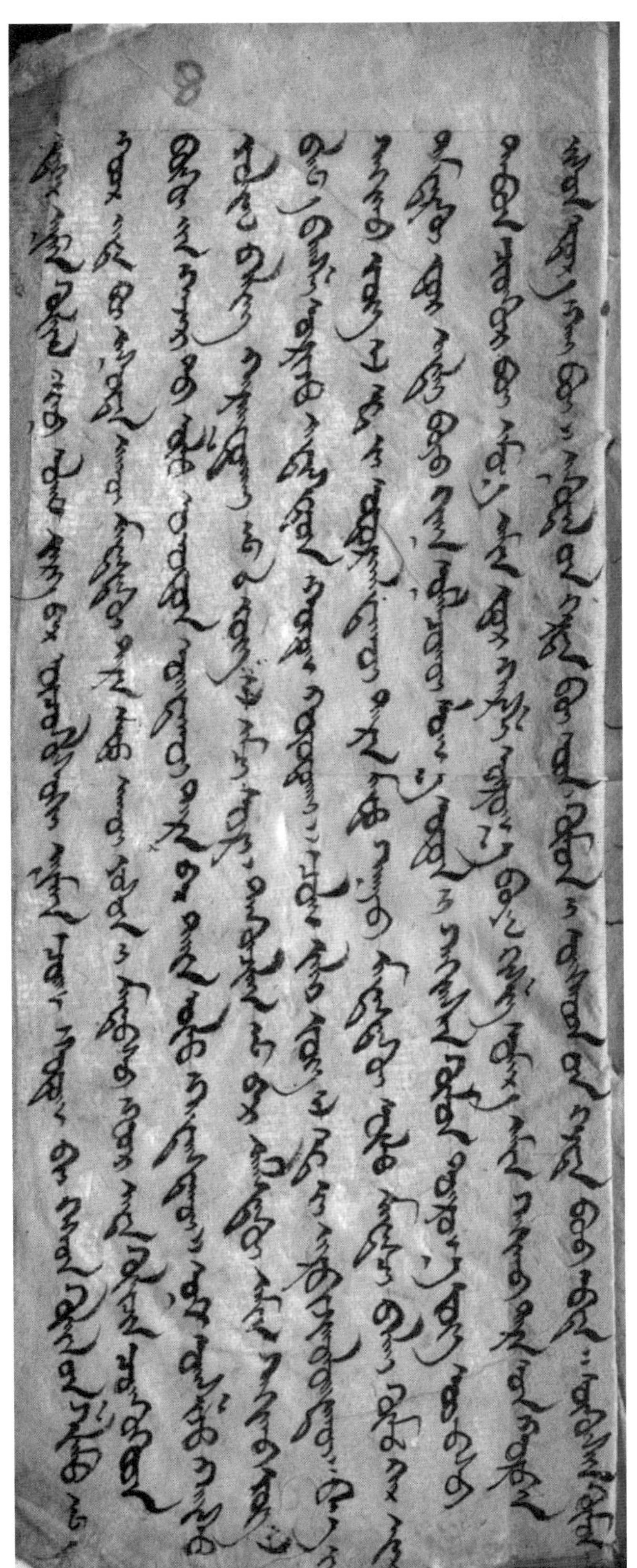

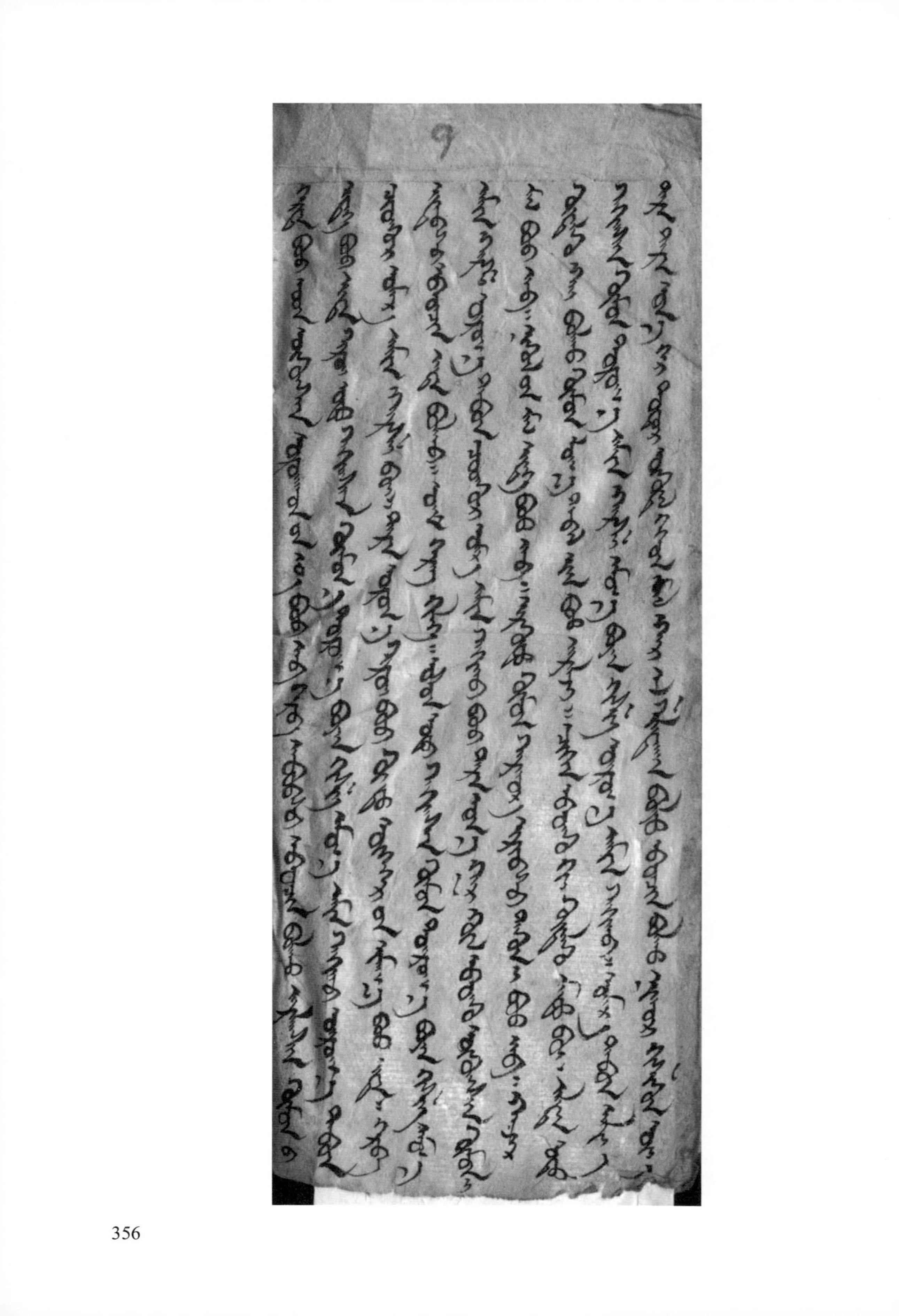

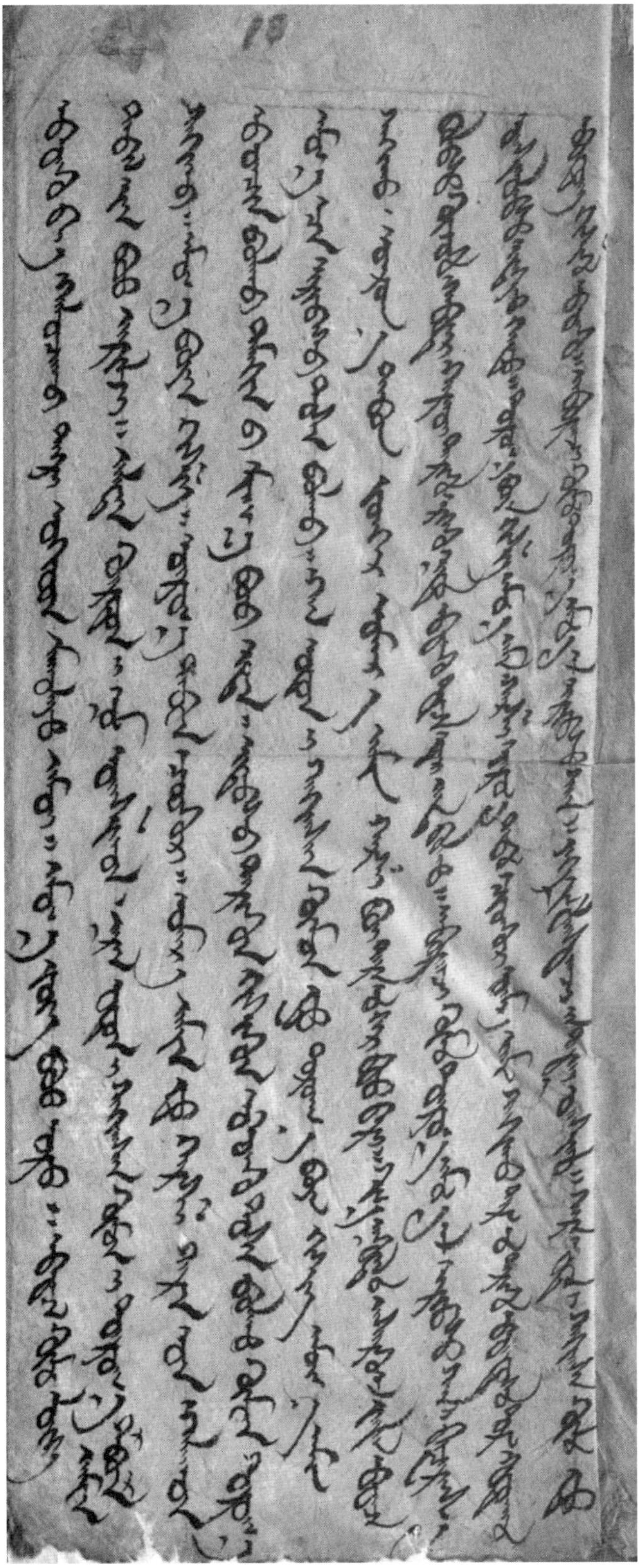

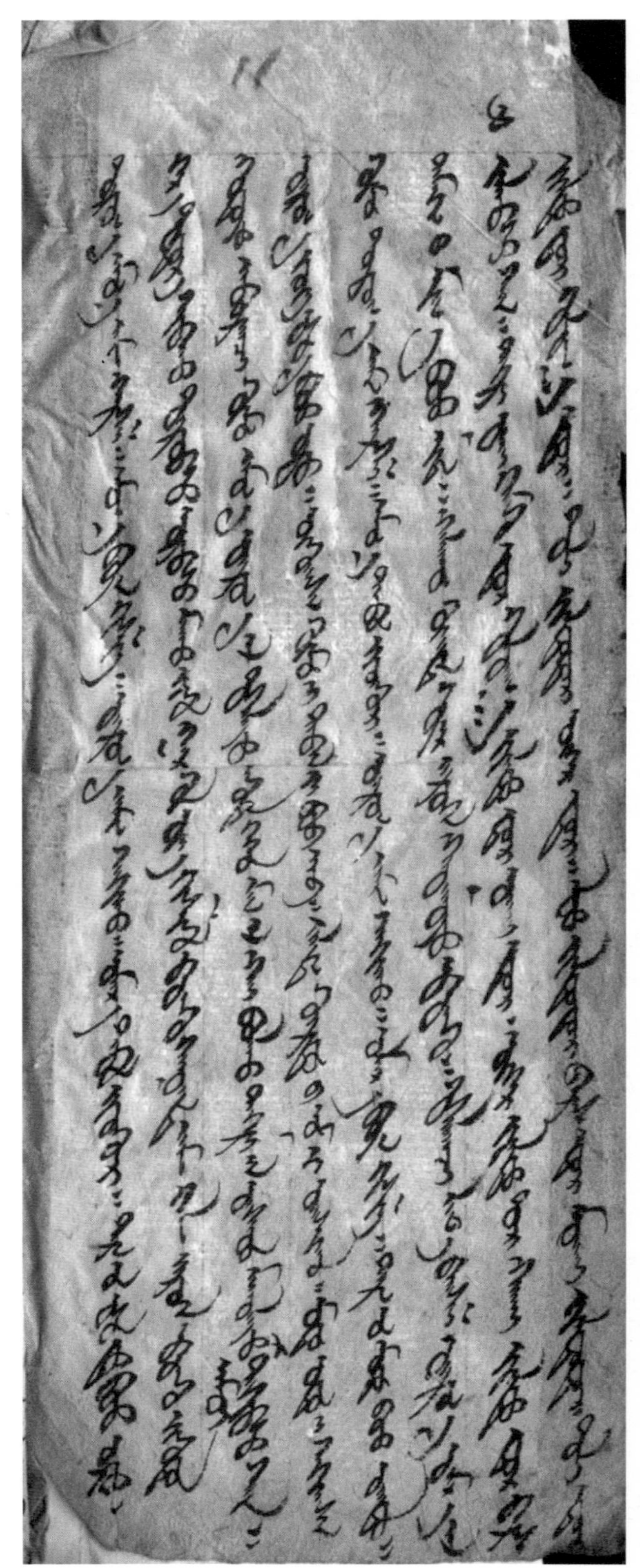

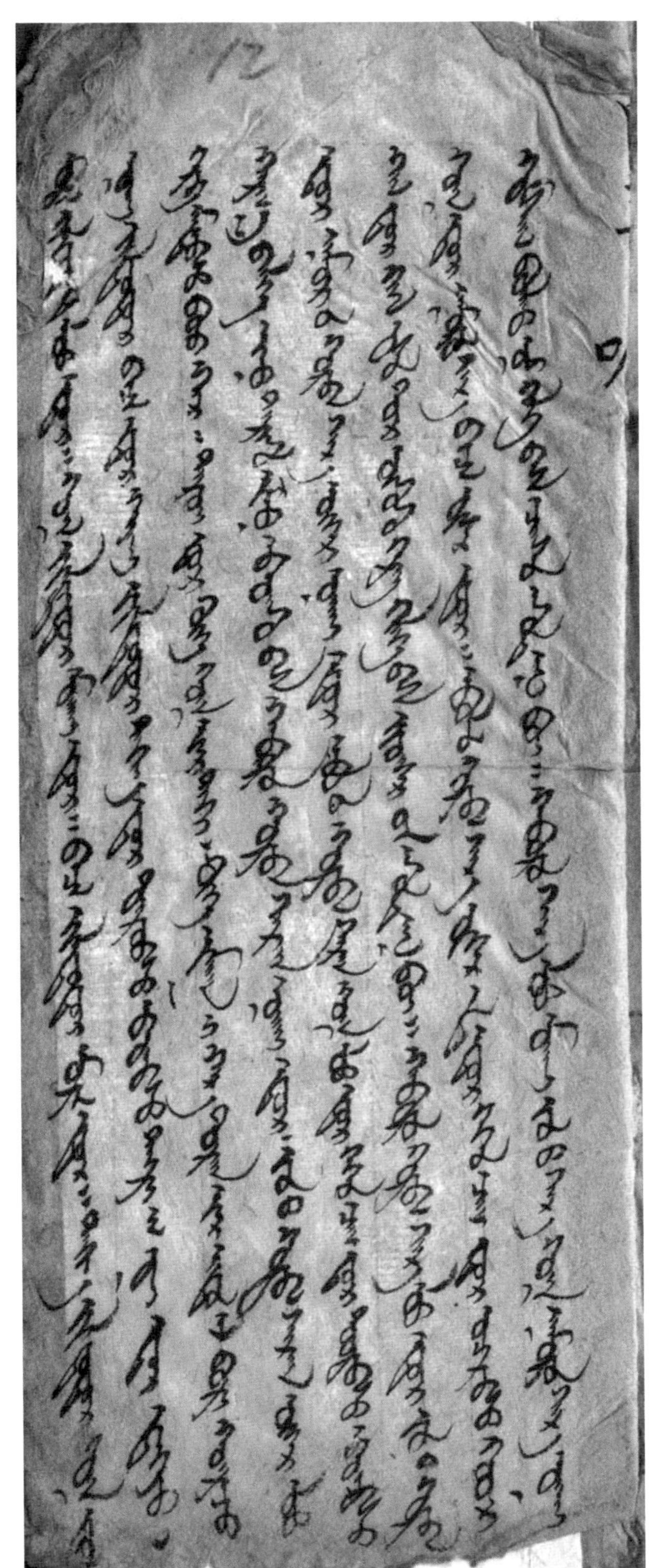

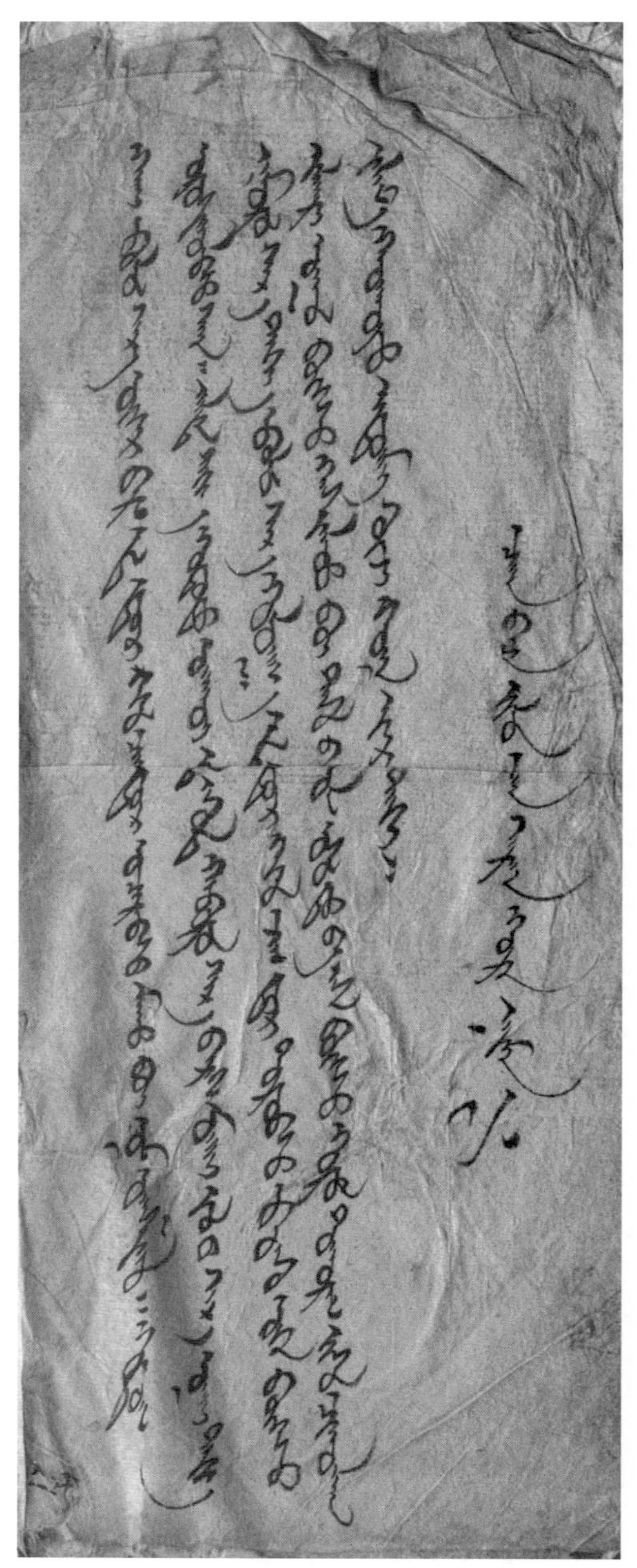

ᠡᠨᠡ ᠨᠣᠮ ᠢ ᠬᠡᠪᠯᠡᠯ ᠦᠨ ᠮᠣᠩᠭᠣᠯ ᠴᠠᠭᠠᠰᠤᠨ ᠳᠤ ᠮᠣᠩᠭᠣᠯ ᠬᠡᠯᠡ ᠪᠡᠷ ᠪᠢᠴᠢᠭᠰᠡᠨ ᠨᠢᠭᠤᠷ ᠨᠢᠭᠤᠷ ᠲᠤ ᠪᠢᠴᠢᠭᠰᠡᠨ ᠪᠠᠢᠨ᠎ᠠ ᠮᠣᠩᠭᠣᠯ ᠪᠢᠴᠢᠭ ᠦᠨ ᠡᠬᠡ ᠦᠨ ᠬᠠᠭᠤᠳᠠᠰᠤ ᠪᠠᠢᠨ᠎ᠠ ᠂ ᠪᠦᠷᠢ ᠨᠢᠭᠤᠷ ᠲᠤ ᠵᠢᠷᠤᠭ ᠪᠠᠢᠨ᠎ᠠ ᠂ ᠦᠭᠡ ᠪᠡᠷ ᠪᠢᠴᠢᠭᠰᠡᠨ ᠪᠠᠢᠨ᠎ᠠ ᠂ ᠮᠣᠩᠭᠣᠯ ᠪᠢᠴᠢᠭ ᠦᠨ ᠬᠡᠪ ᠮᠠᠶᠢᠭ ᠪᠠᠢᠨ᠎ᠠ ᠂ ᠲᠡᠷᠡ ᠴᠠᠭ ᠤᠨ ᠪᠠᠶᠠᠷ ᠶᠠᠪᠤᠳᠠᠯ ᠢ ᠬᠡᠯᠡᠭᠰᠡᠨ ᠪᠠᠢᠨ᠎ᠠ ::

ᠡᠨᠡ ᠨᠣᠮ ᠤᠨ ᠬᠡᠮᠵᠢᠶ᠎ᠡ ᠨᠢ 25cm × 14cm ᠂ ᠬᠠᠭᠤᠳᠠᠰᠤ ᠶᠢᠨ ᠲᠣᠭ᠎ᠠ ᠨᠢ ᠲᠣᠳᠣᠷᠬᠠᠢ ᠦᠭᠡᠢ ᠪᠠᠢᠨ᠎ᠠ ᠂ ᠰᠣᠳᠤᠷ ᠤᠨ ᠨᠡᠷ᠎ᠡ ᠪᠠᠢᠬᠤ ᠦᠭᠡᠢ ᠪᠠᠢᠨ᠎ᠠ :: ᠮᠥᠷ ᠪᠦᠷᠢ ᠨᠢ ᠵᠢᠭᠠᠭᠠᠨ ᠂ ᠬᠠᠷ᠎ᠠ ᠂ ᠤᠯᠠᠭᠠᠨ ᠪᠡᠷ ᠪᠢᠴᠢᠭᠰᠡᠨ ᠪᠠᠢᠨ᠎ᠠ ::

ᠨᠢᠭᠤᠷ ᠪᠦᠷᠢ 8 ᠮᠥᠷ ᠂ ᠮᠥᠷ ᠪᠦᠷᠢ 8 — 13 ᠦᠰᠦᠭ ᠲᠡᠢ ᠂ ᠬᠠᠭᠤᠳᠠᠰᠤ ᠶᠢᠨ ᠬᠣᠶᠠᠷ ᠲᠠᠯ᠎ᠠ ᠳᠤ ᠪᠢᠴᠢᠭᠰᠡᠨ ᠪᠠᠢᠨ᠎ᠠ ᠂ ᠰᠤᠷᠠᠭ ᠤᠨ ᠮᠣᠩᠭᠣᠯ ᠪᠢᠴᠢᠭ ᠪᠡᠷ ᠪᠢᠴᠢᠭᠰᠡᠨ ᠪᠠᠢᠨ᠎ᠠ :: ᠲᠡᠭᠦᠨ ᠦ ᠬᠠᠭᠤᠳᠠᠰᠤ ᠨᠢ ᠬᠡᠮᠵᠢᠶ᠎ᠡ ᠪᠡᠷ ᠨᠢᠭᠡ ᠪᠠᠢᠨ᠎ᠠ ᠂ ᠲᠣᠭ᠎ᠠ ᠨᠢ ᠲᠣᠳᠣᠷᠬᠠᠢ ᠪᠢᠰᠢ ᠪᠠᠢᠨ᠎ᠠ ::

ᠡᠨᠡ ᠨᠣᠮ ᠨᠢᠭᠤᠷ 43 ᠰᠢᠷᠬᠡᠭ 85 ᠨᠢᠭᠤᠷ ᠲᠠᠢ :: ᠨᠣᠮ ᠤᠨ ᠬᠠᠪᠲᠠᠰᠤ ᠶᠢᠨ ᠪᠢᠴᠢᠭ ᠤᠨ ᠬᠡᠪ ᠪᠠᠢᠳᠠᠯ ᠂ ᠮᠥᠨ ᠲᠡᠷᠡ ᠴᠠᠭ ᠤᠨ ᠪᠣᠯᠤᠨ ᠦᠭᠦᠯᠡᠯ ᠢ ᠬᠡᠯᠡᠭᠰᠡᠨ ᠪᠠᠢᠨ᠎ᠠ ᠂ ᠡᠬᠡ ᠪᠢᠴᠢᠭ ᠤᠨ ᠶᠠᠷᠢᠶ᠎ᠠ ᠪᠠᠢᠨ᠎ᠠ ::

ᠡᠨᠡ ᠨᠣᠮ ᠤᠨ ᠲᠡᠷᠢᠭᠦᠨ ᠳᠤ 《 ᠰᠠᠢᠨ ᠦᠭᠡ ᠵᠢᠷᠤᠭ ᠤᠨ ᠳᠡᠭᠡᠳᠦ ᠪᠢᠴᠢᠭ 》 ᠭᠡᠵᠦ ᠪᠢᠴᠢᠭᠰᠡᠨ ᠪᠠᠢᠨ᠎ᠠ ᠂ ᠮᠣᠩᠭᠣᠯ ᠬᠡᠯᠡ ᠪᠡᠷ ᠣᠷᠴᠢᠭᠤᠯᠤᠭᠰᠠᠨ ᠪᠠᠢᠨ᠎ᠠ ::

ᠮᠣᠩᠭᠣᠯ ᠤᠨ ᠡᠷᠲᠡᠨ ᠦ ᠰᠤᠳᠤᠯᠭ᠎ᠠ ᠳᠤ ᠴᠢᠬᠤᠯᠠ ᠬᠣᠪᠢ ᠨᠡᠮᠡᠷᠢ ᠲᠠᠢ ᠨᠣᠮ ᠪᠣᠯᠤᠨ᠎ᠠ ::

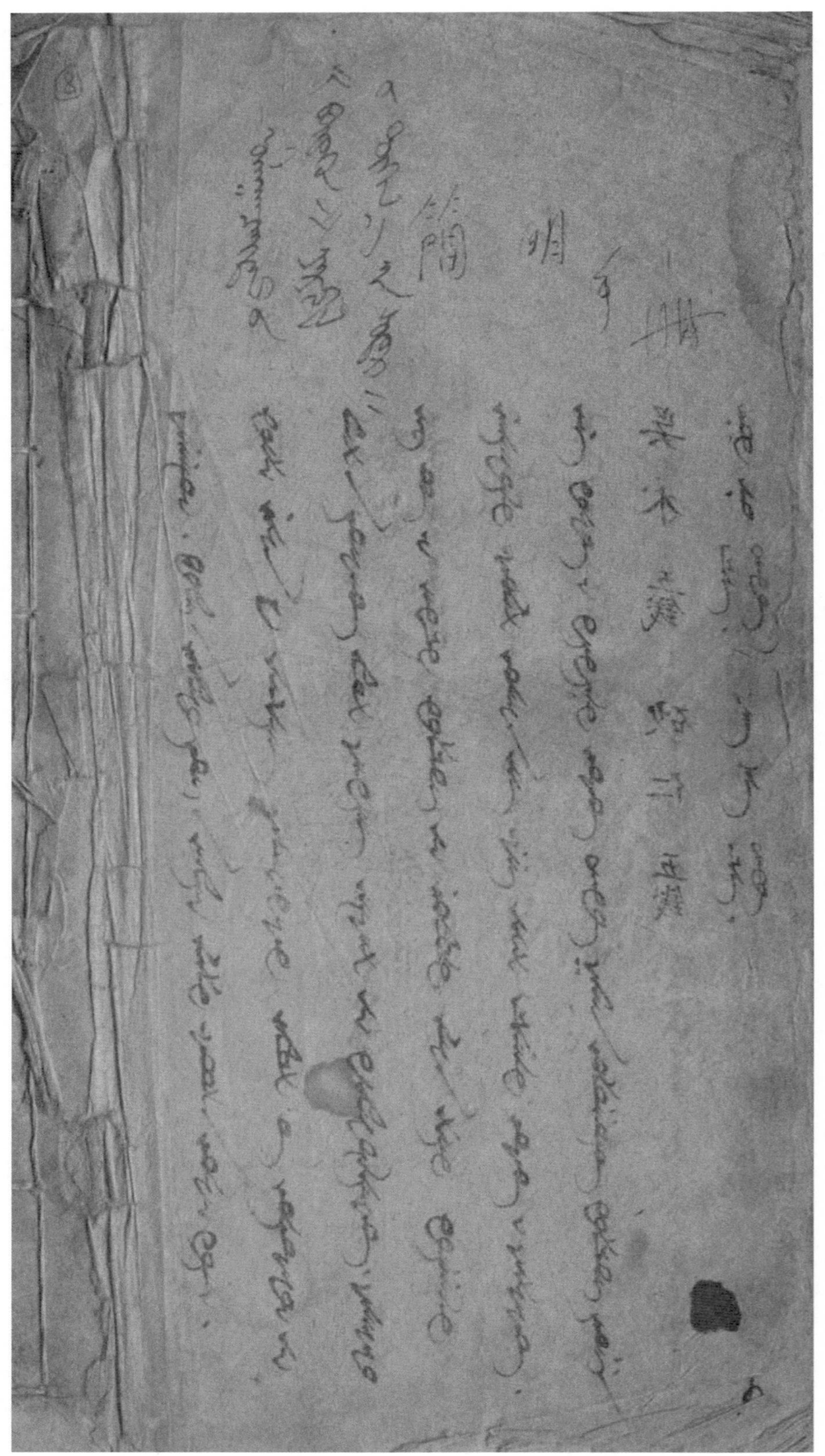

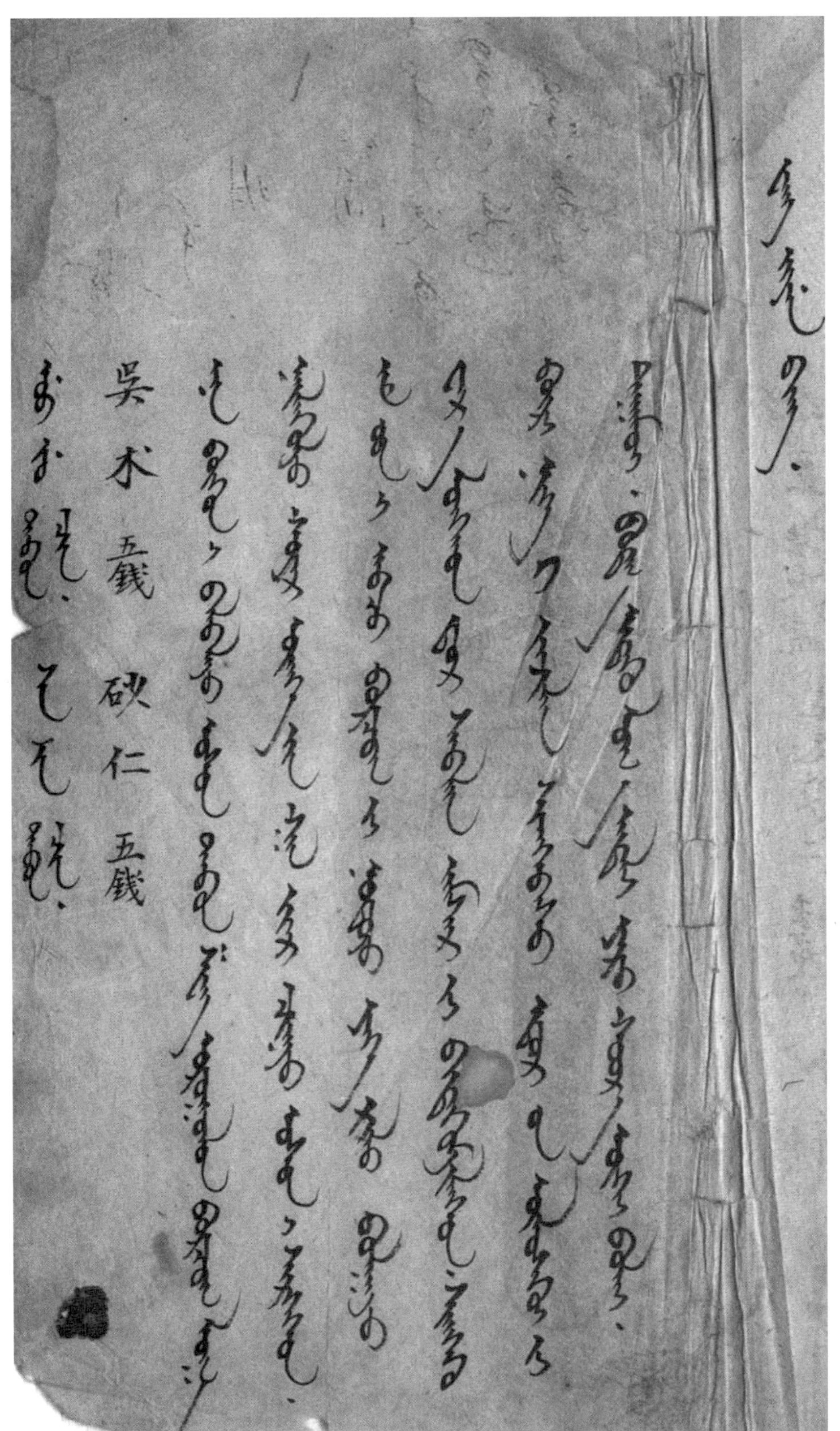
吴朮 五錢
砂仁 五錢

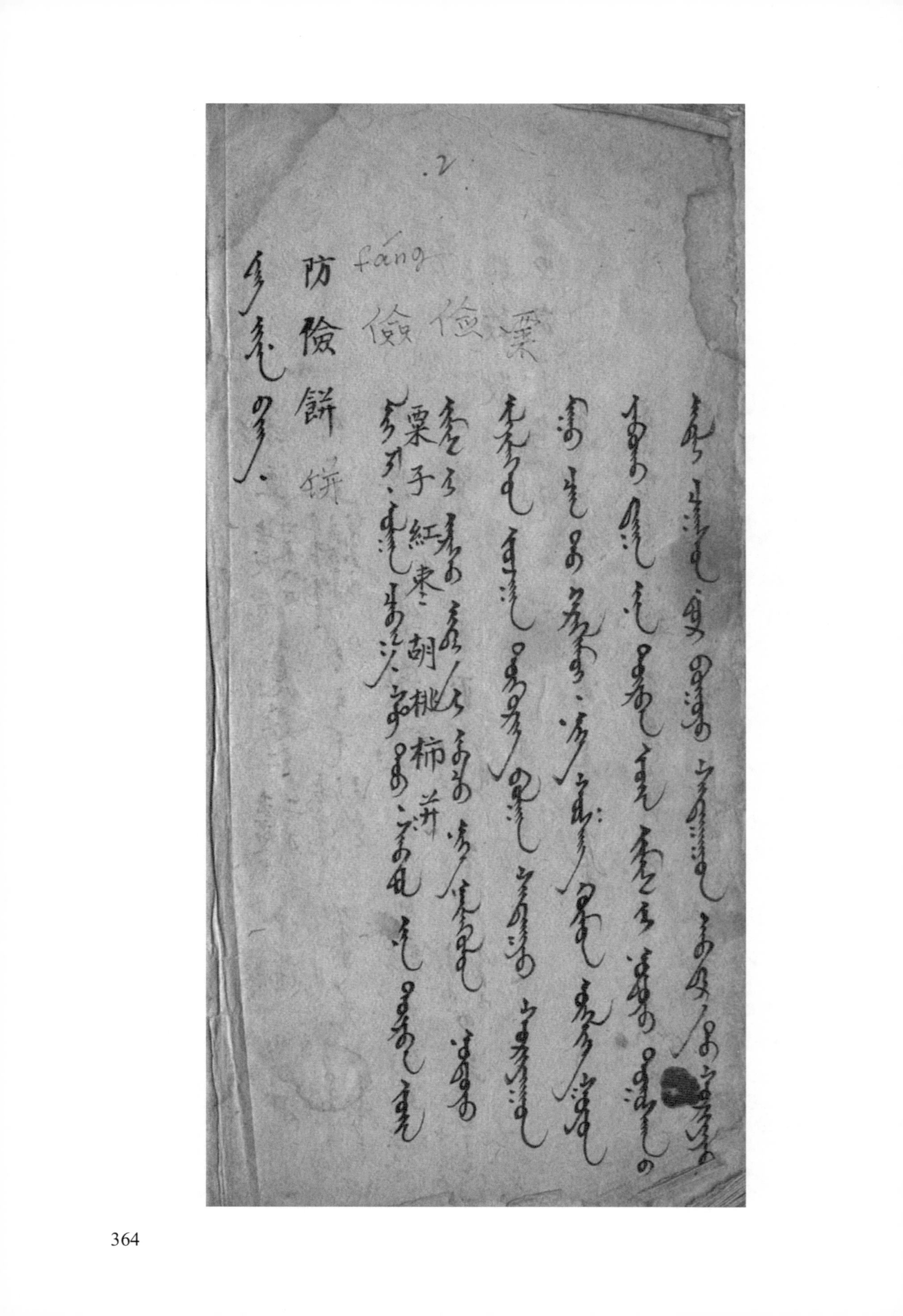

.2

粟 儉 儉

栗子 紅棗 胡桃 柿并

防 fáng

險

餅 饼

菉豆去皮殼炒米八兩　薏苡仁去皮十二兩　小茴炒四兩

山藥　蓮肉去心皮　芡實去殼　白扁豆去殼炒

碎穀散

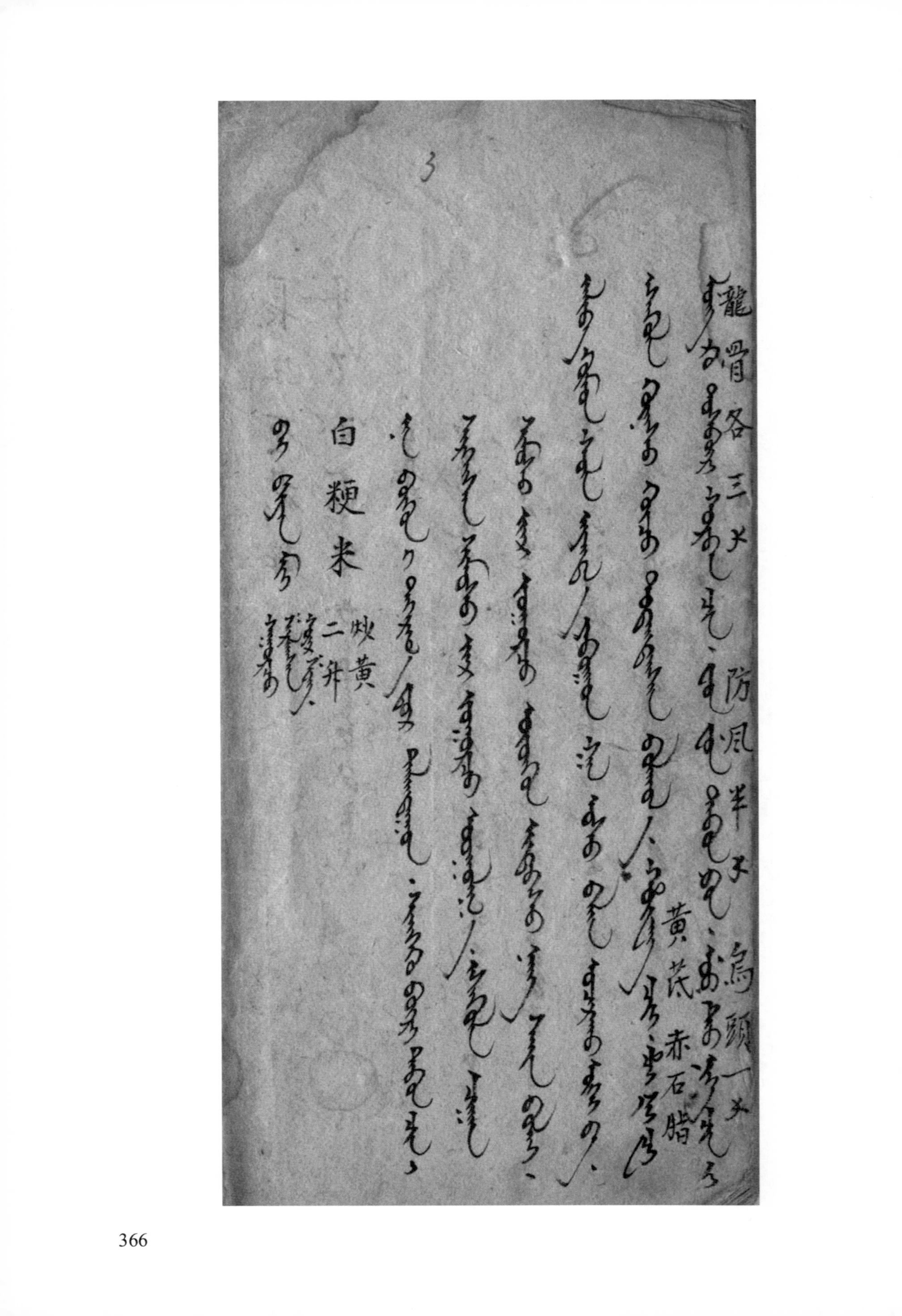

3

龍骨各三㐅 防風半㐅 烏頭一㐅

黃芪 赤石脂

白粳米 炒黃 二升

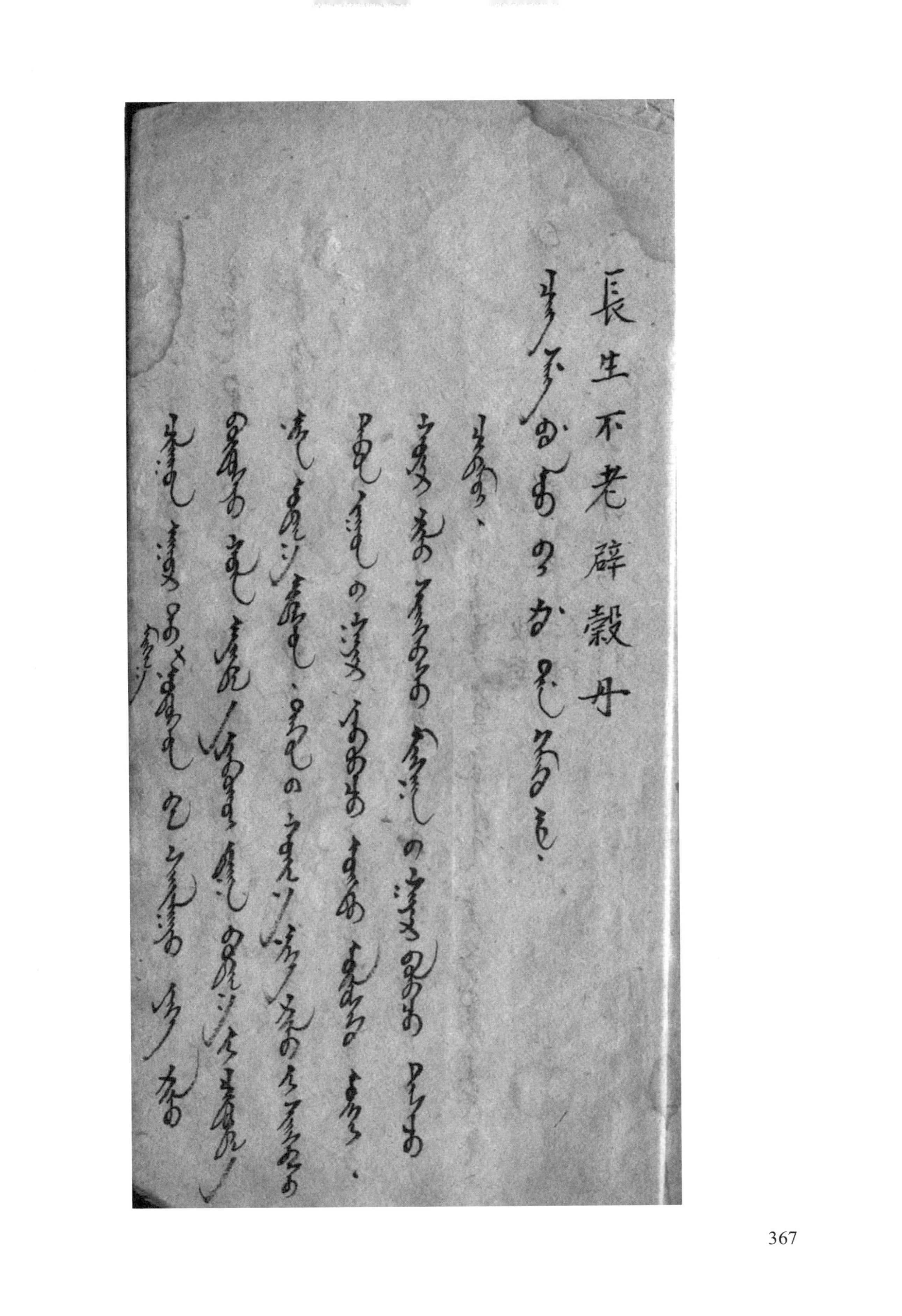

長生不老辟穀丹

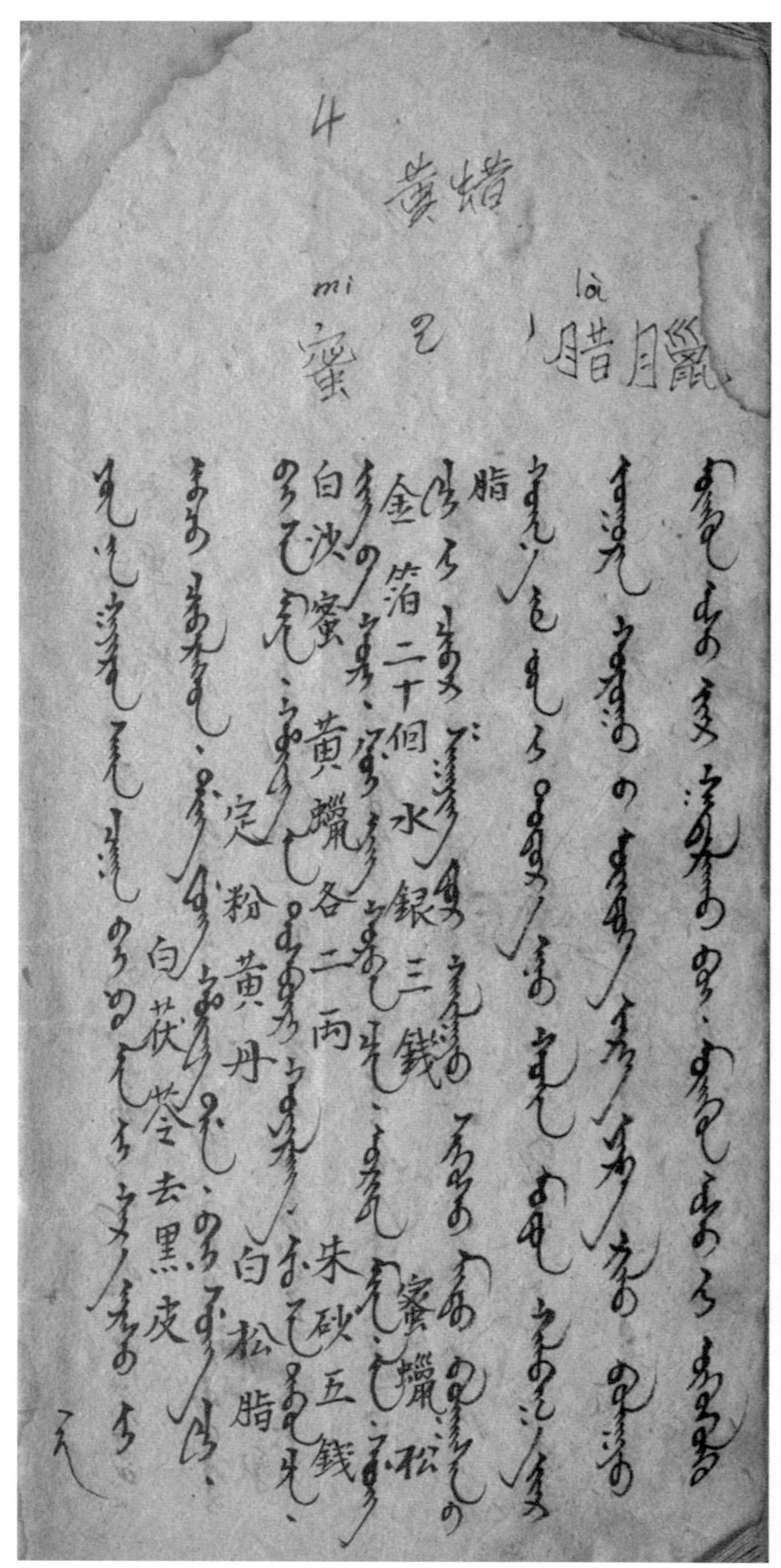

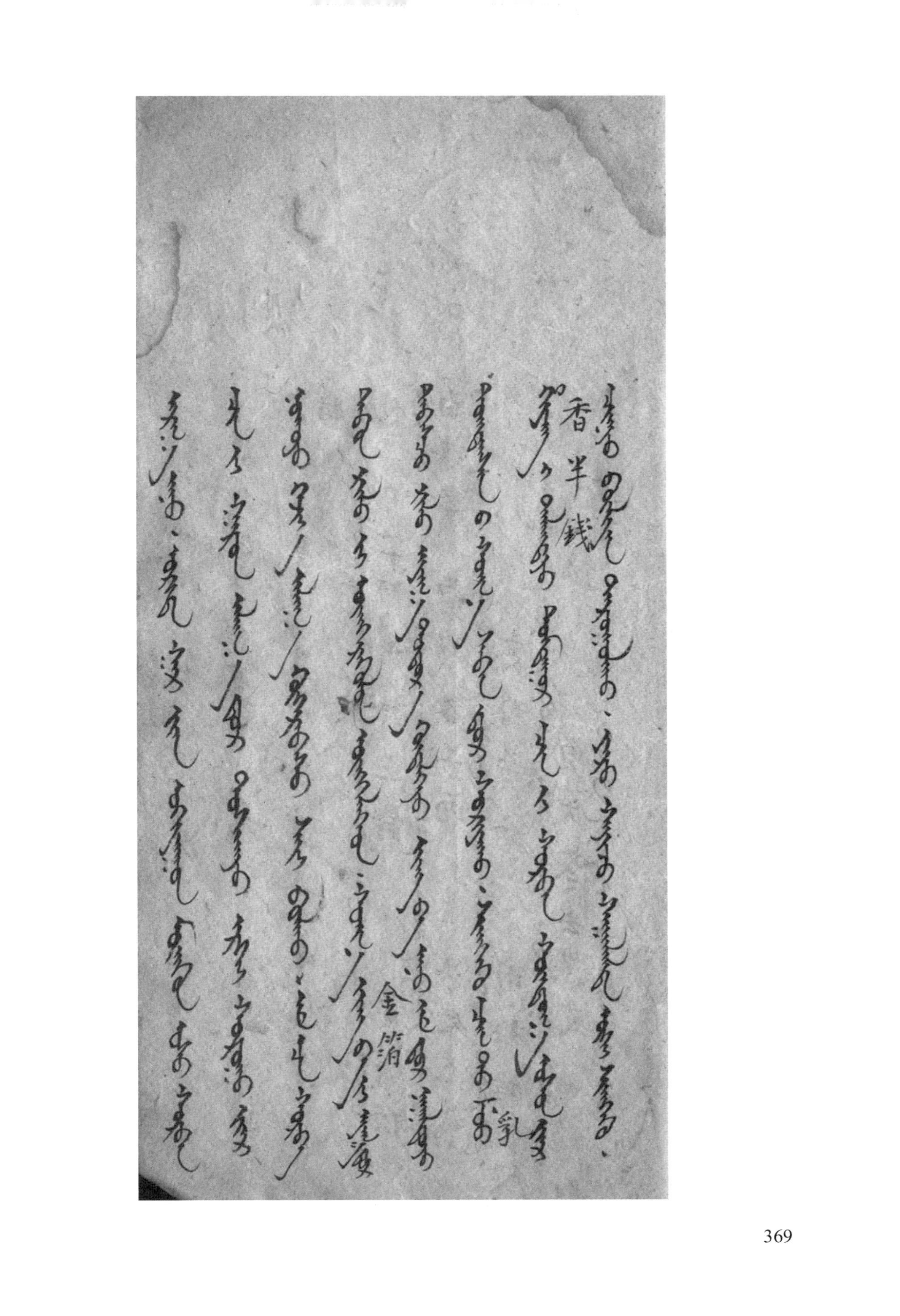

香

半錢

乳

金

箔

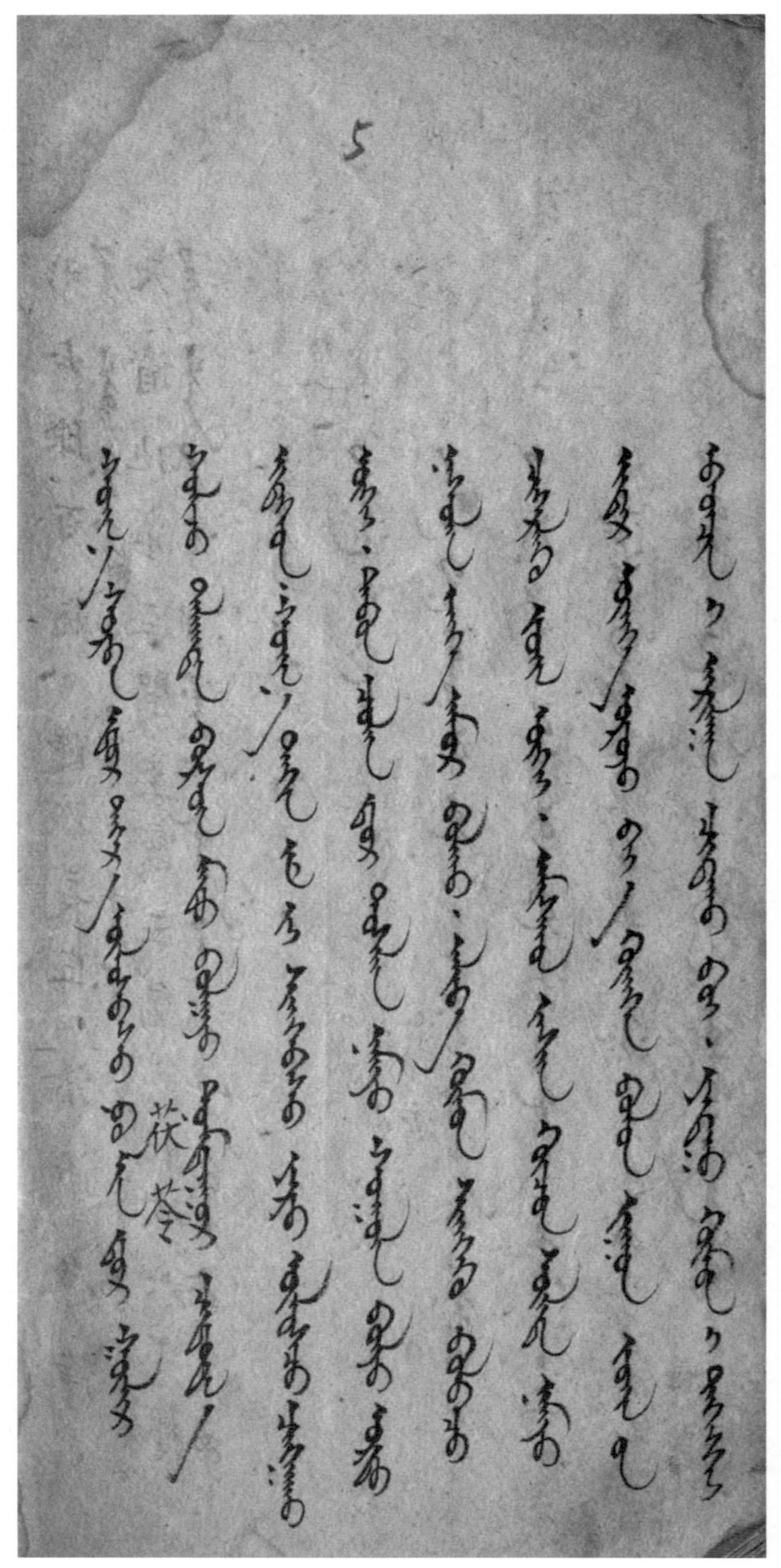

形去除百病使我長生清清淨淨

天清地寧至聖至靈三皇助我六甲獲

乳香

6

穀

养元辟穀丹

養元辟穀丹

急急如律令

立化與天長生吾奉

太上老君

心為甲庚左招南斗右招七星吾令

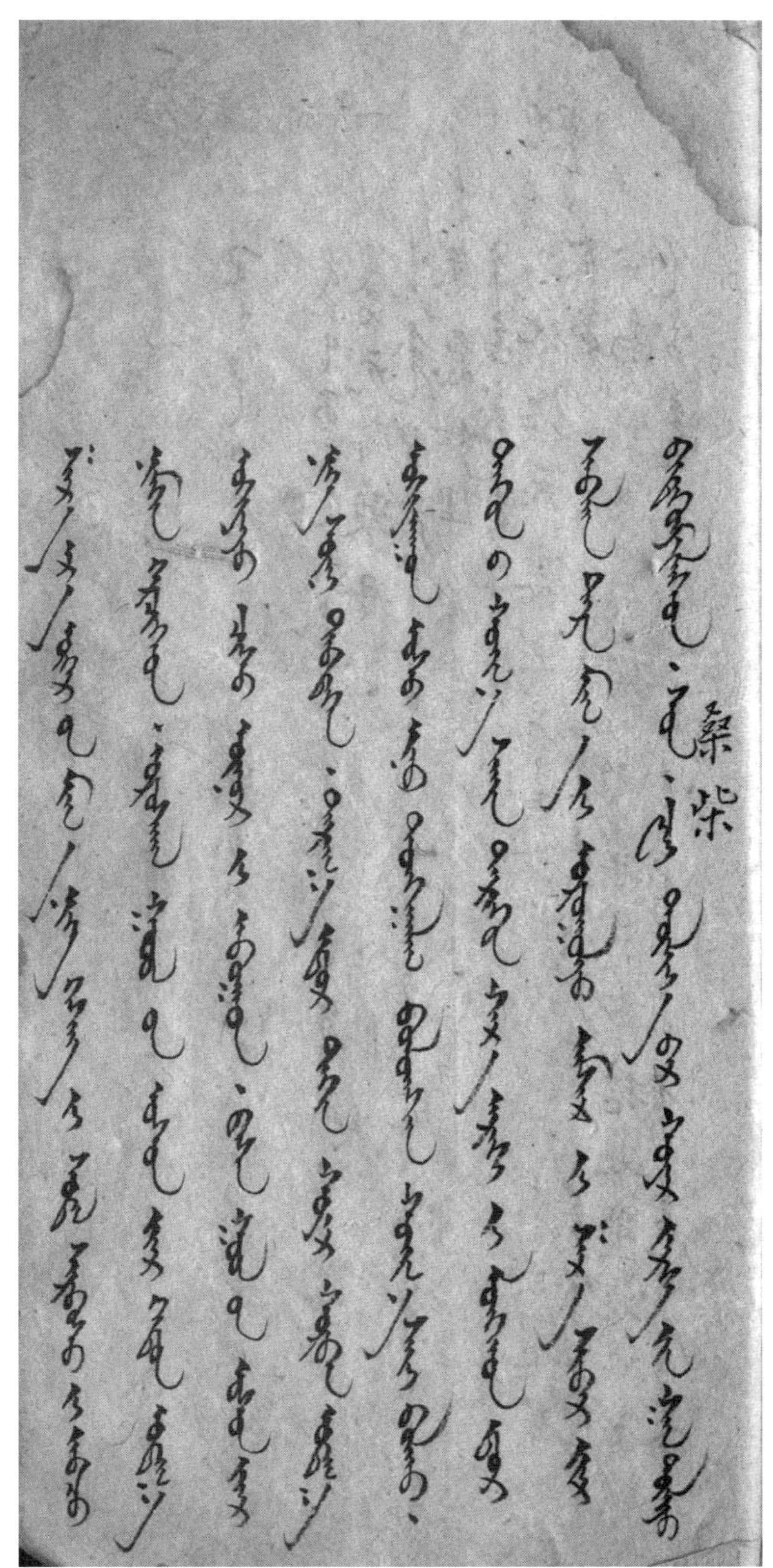

叅柒

7

薏苡仁炒　懷山藥　水潤切片同葱鹽炒黄　去葱鹽無用

人參四兩　白朮　去芦陳土炒　白茯苓　去皮末水浮筋膈乾

烏梅肉 二両濃汁半瓶 粳米 炒黄取淨粉五斤半 川椒 去目炒二両

砂仁 炒二両 青鹽 四両 甘草 四両

小茴香 炒四両 乾薑 炒四両 白扁豆 薑汁炒半斤

蓮肉 葱鹽炒去心 葱鹽無用 芡實仁 去殼各半斤

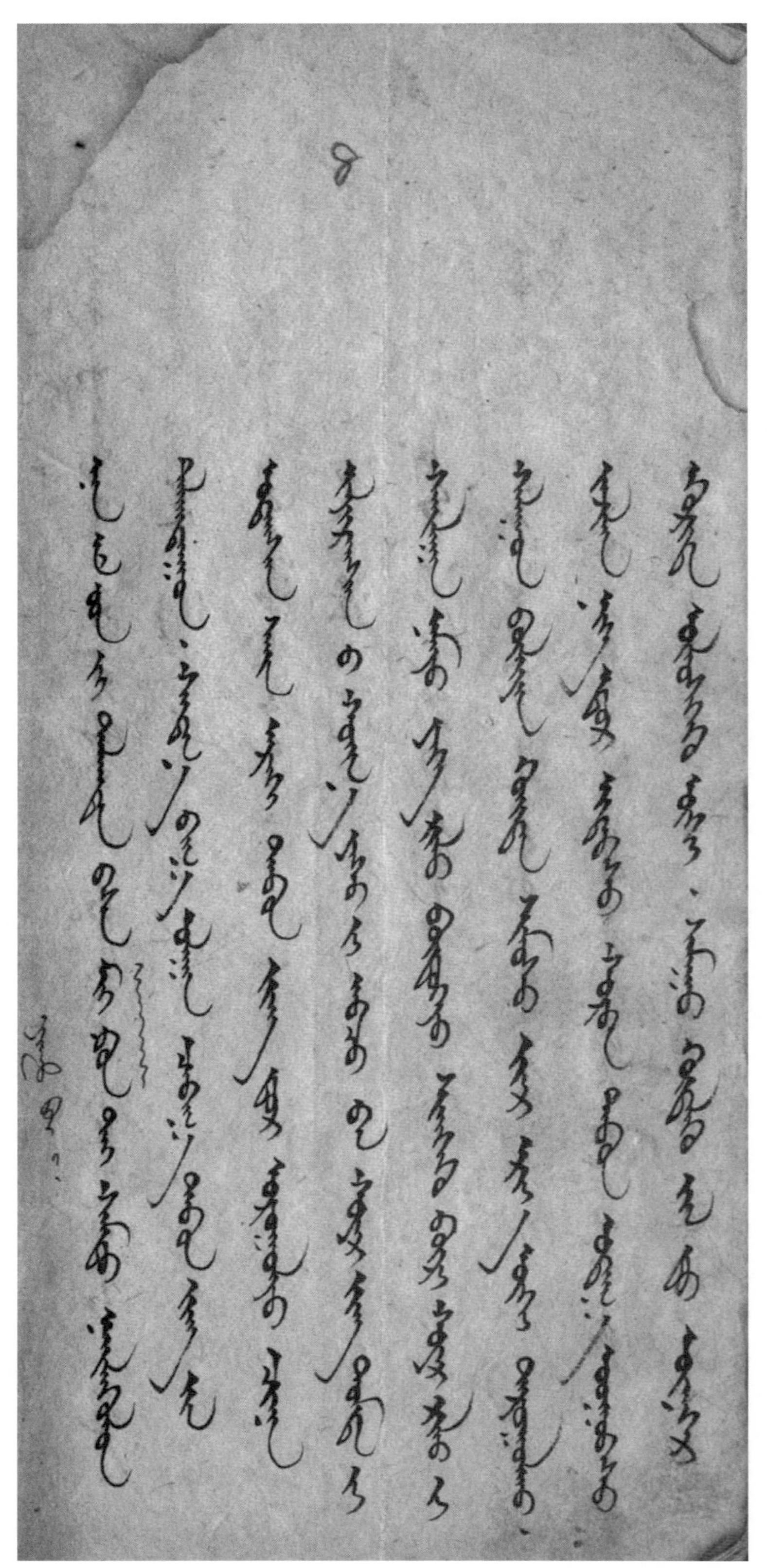

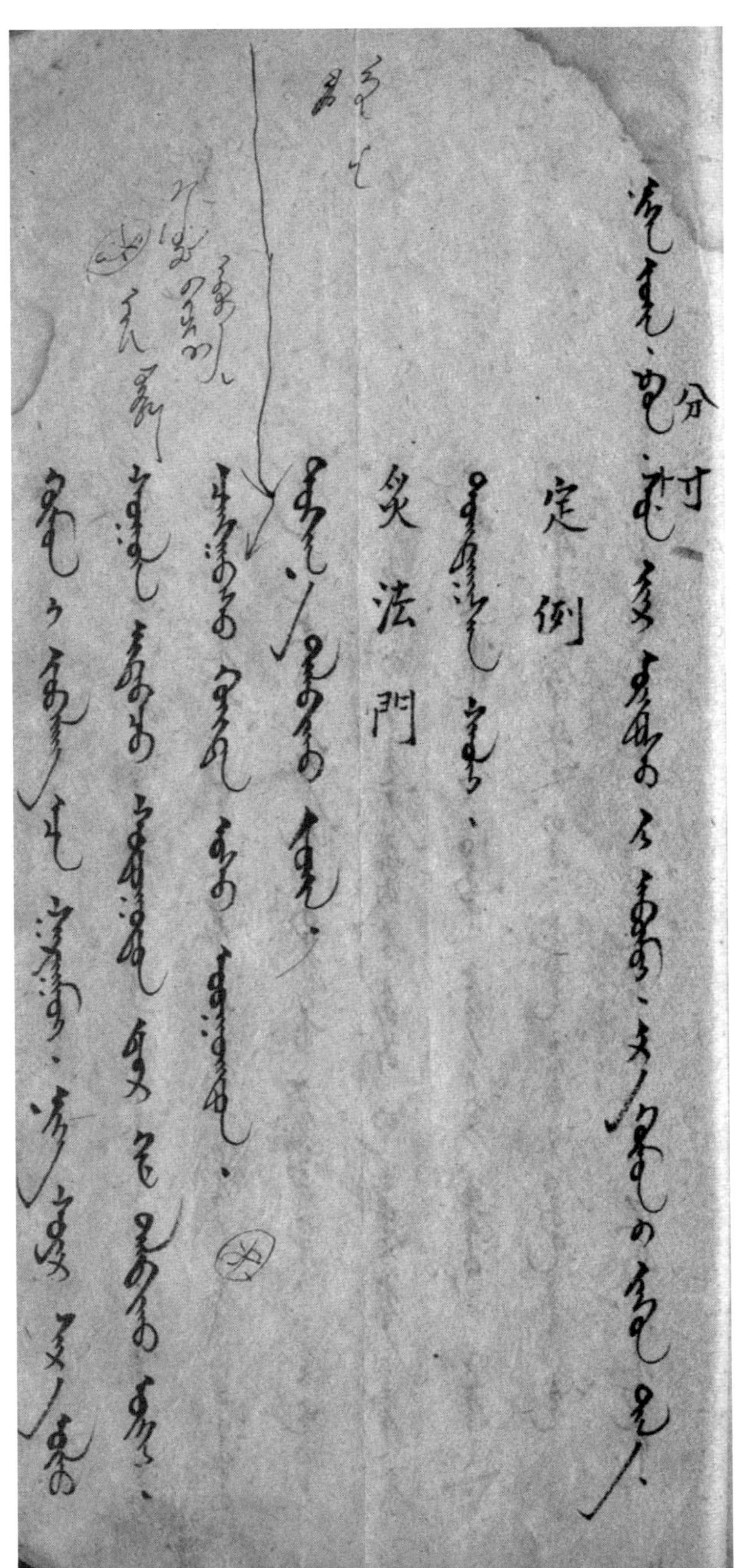
分寸
定例
灸法門

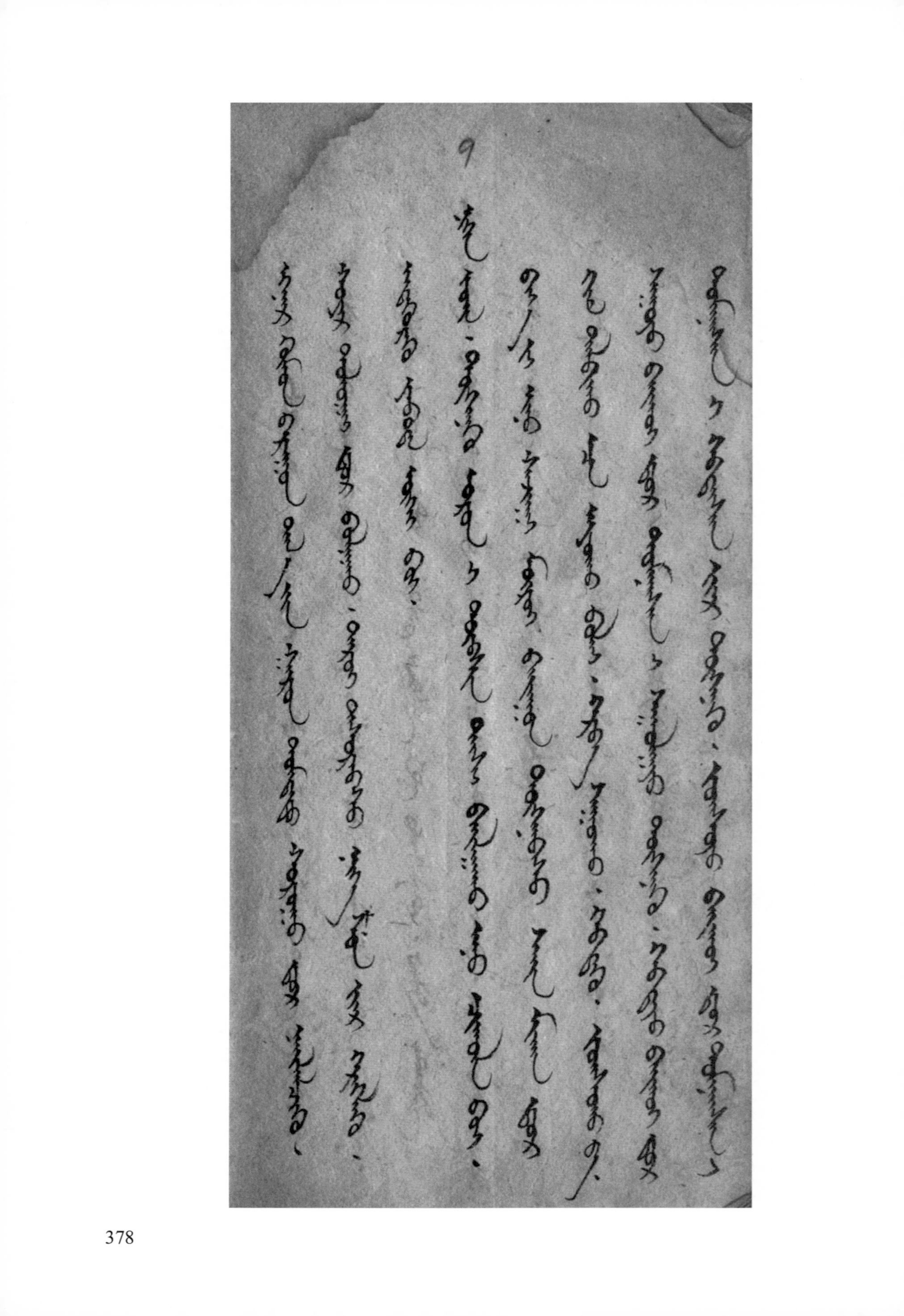

9

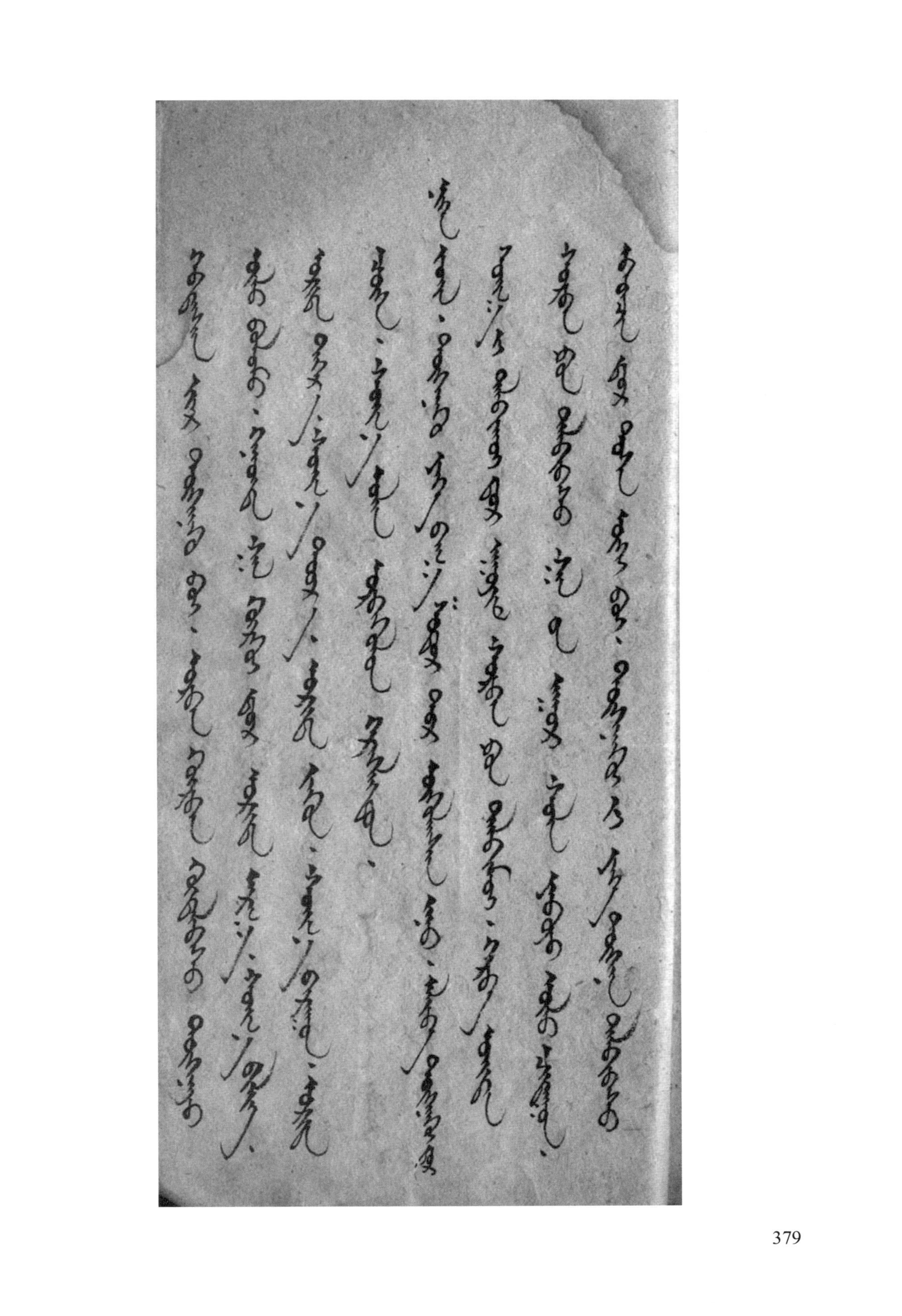

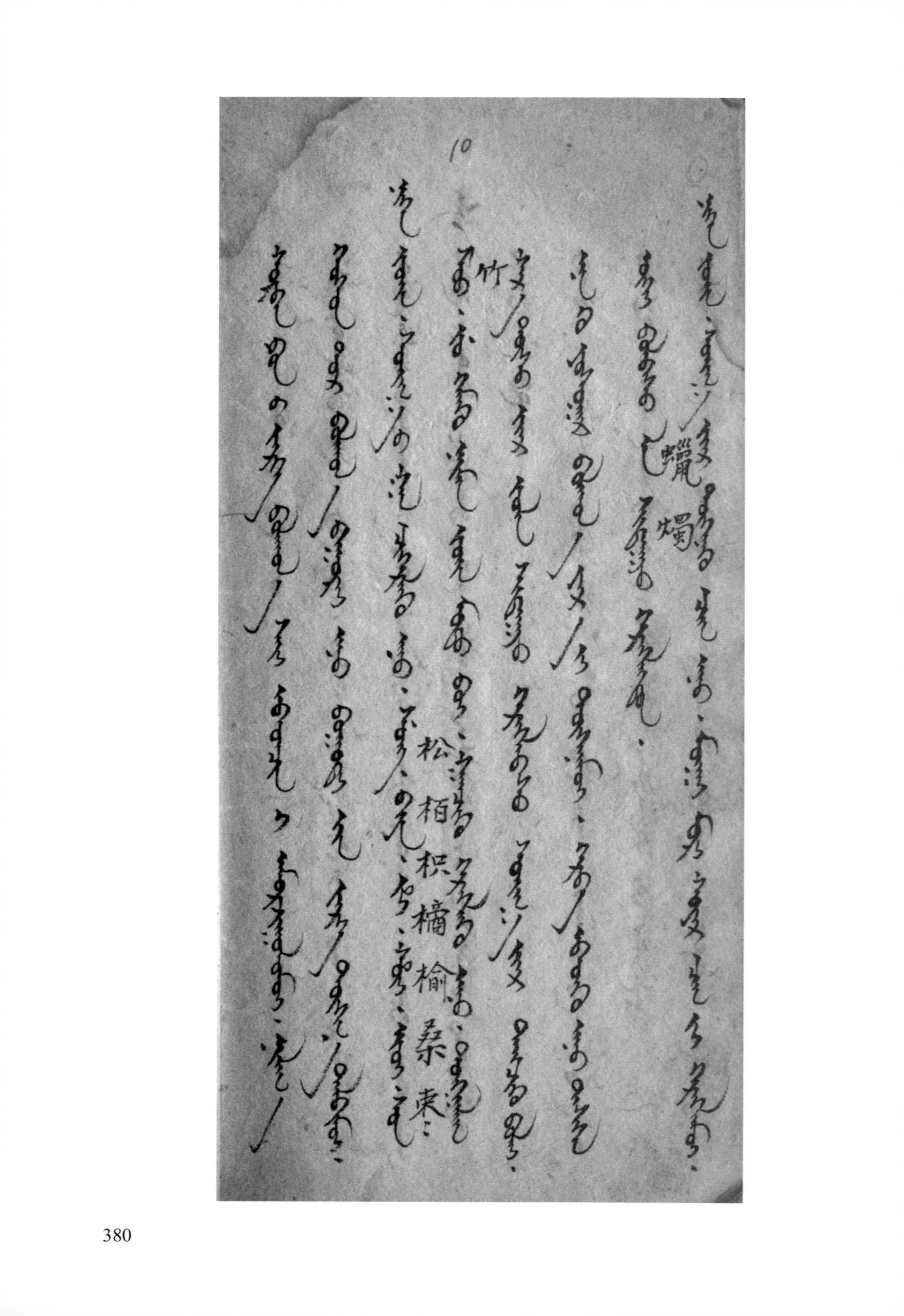

10

蠟燭

竹

松 柏 枳 橘 榆 桑 棗

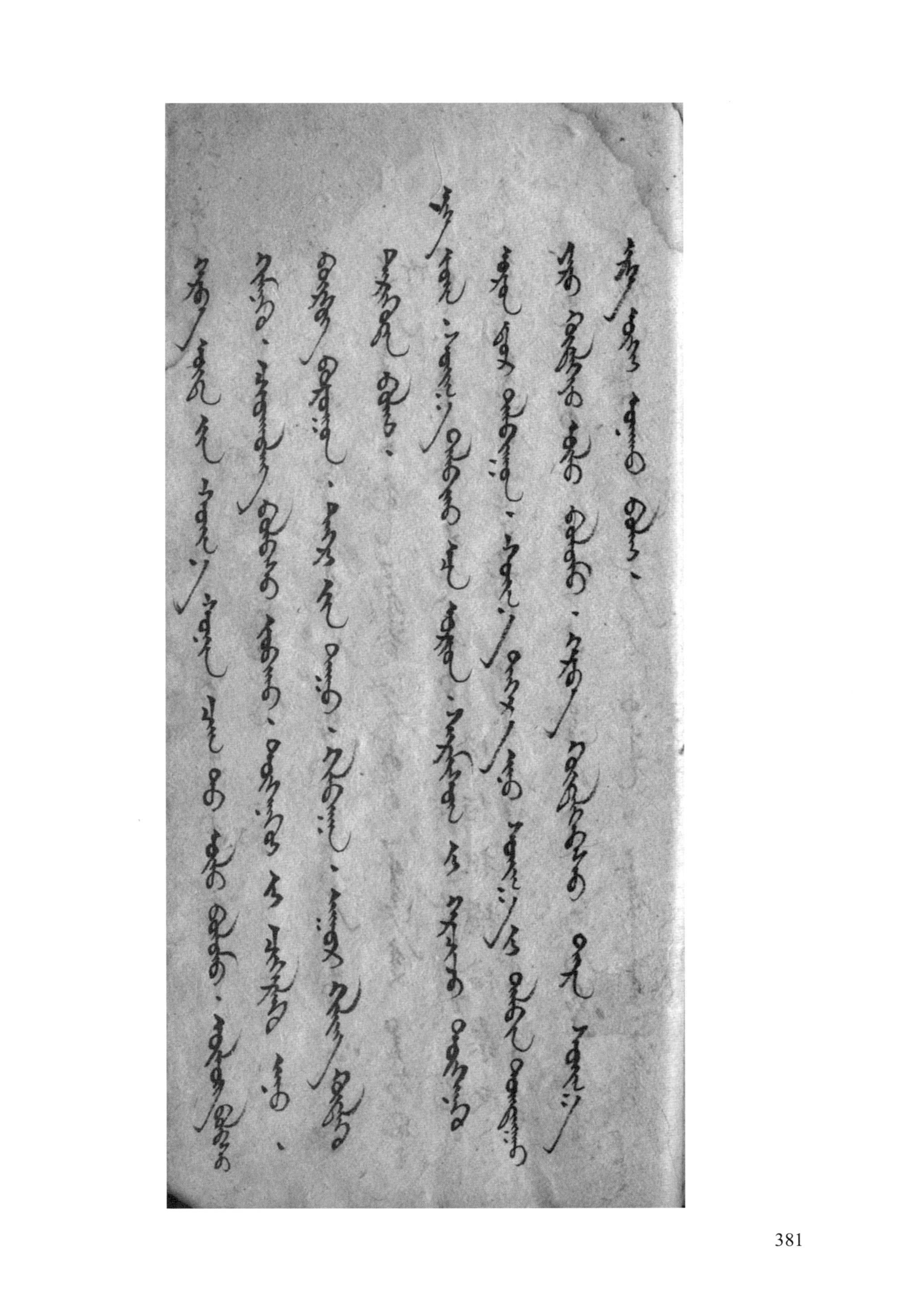

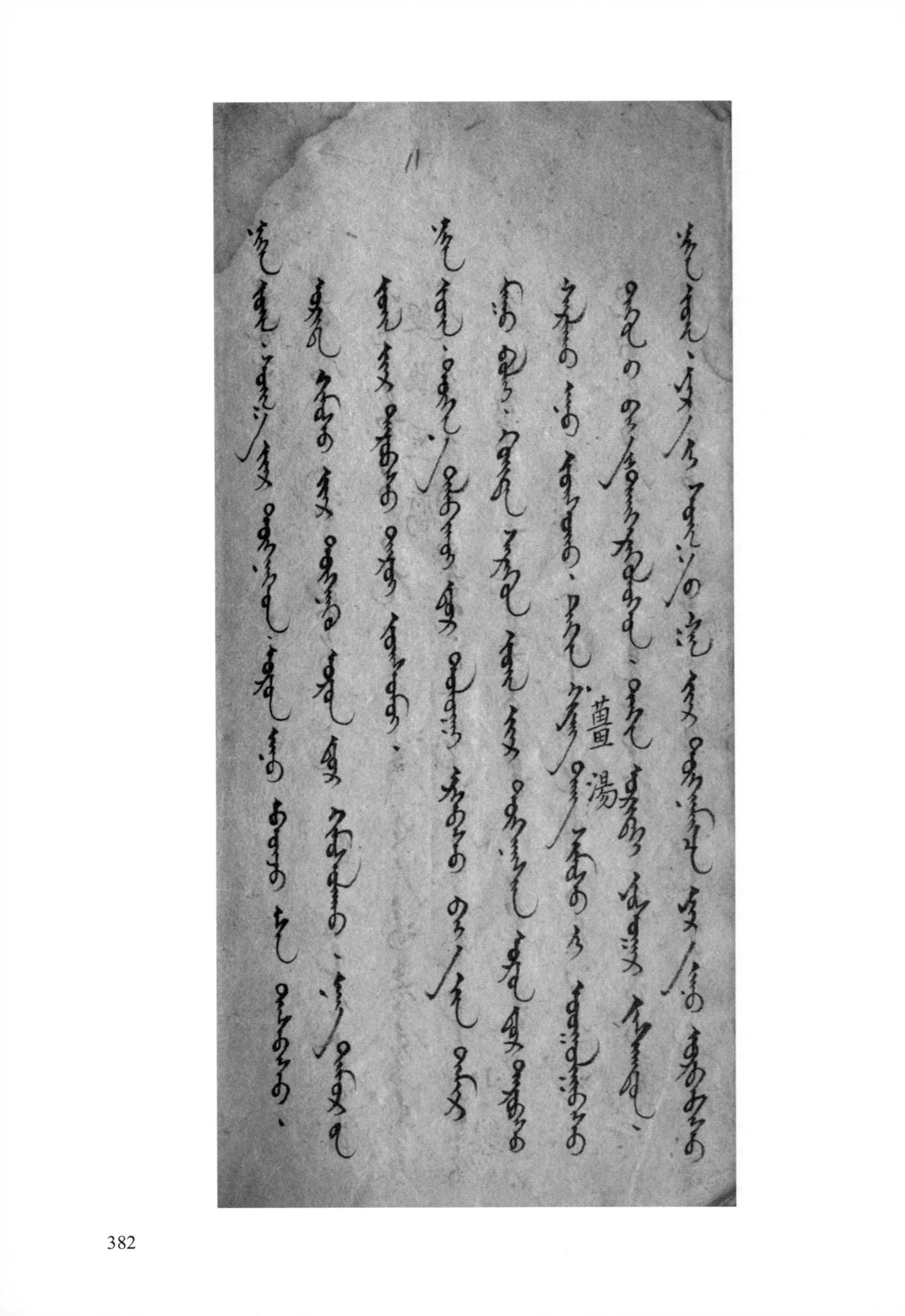

薑湯

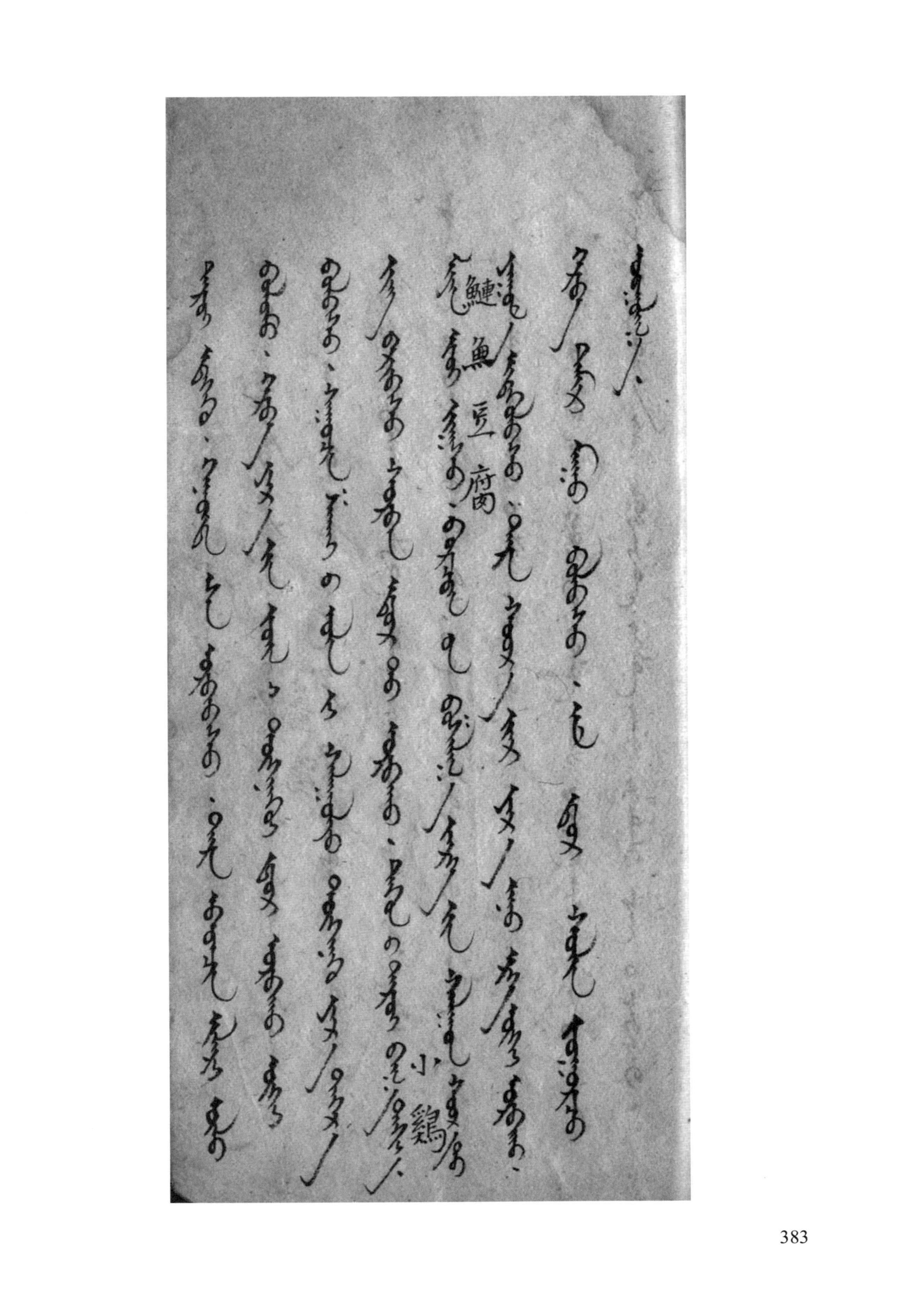

鰱魚

豆腐

小鷄

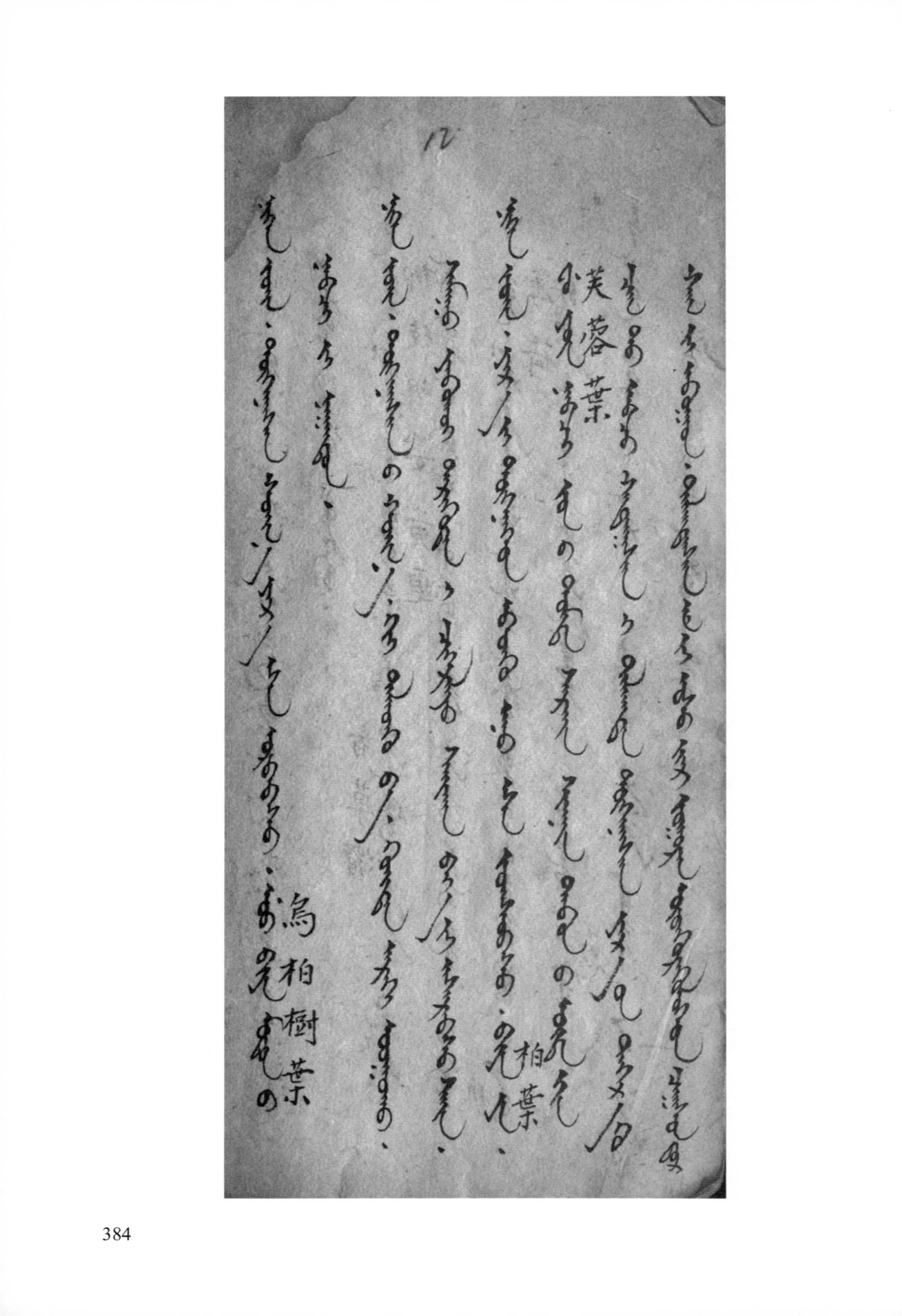

12

烏柏樹葉

柏葉

芙蓉葉

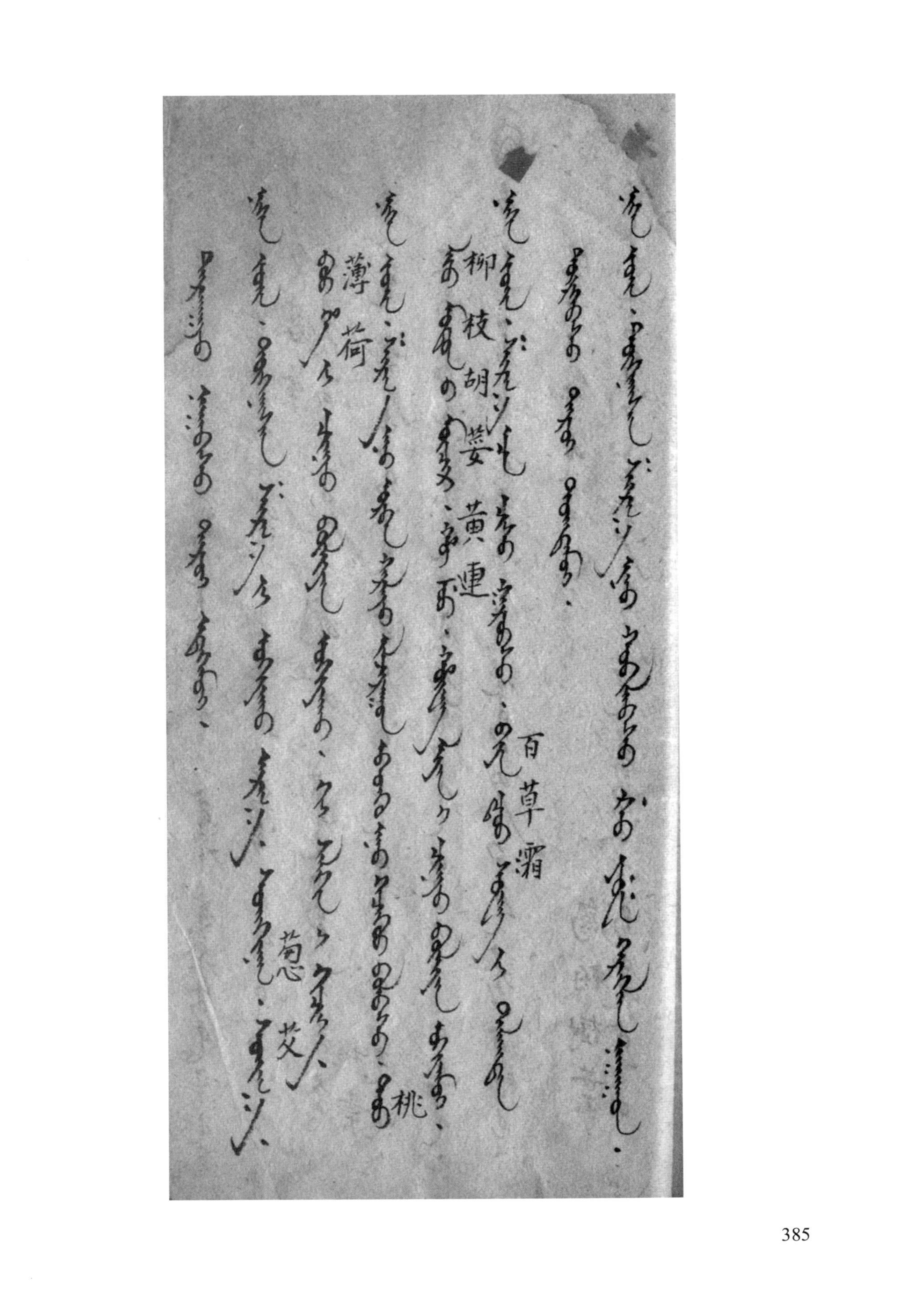

百草霜

柳枝

胡荽

黄連

薄荷

桃

蔥

艾

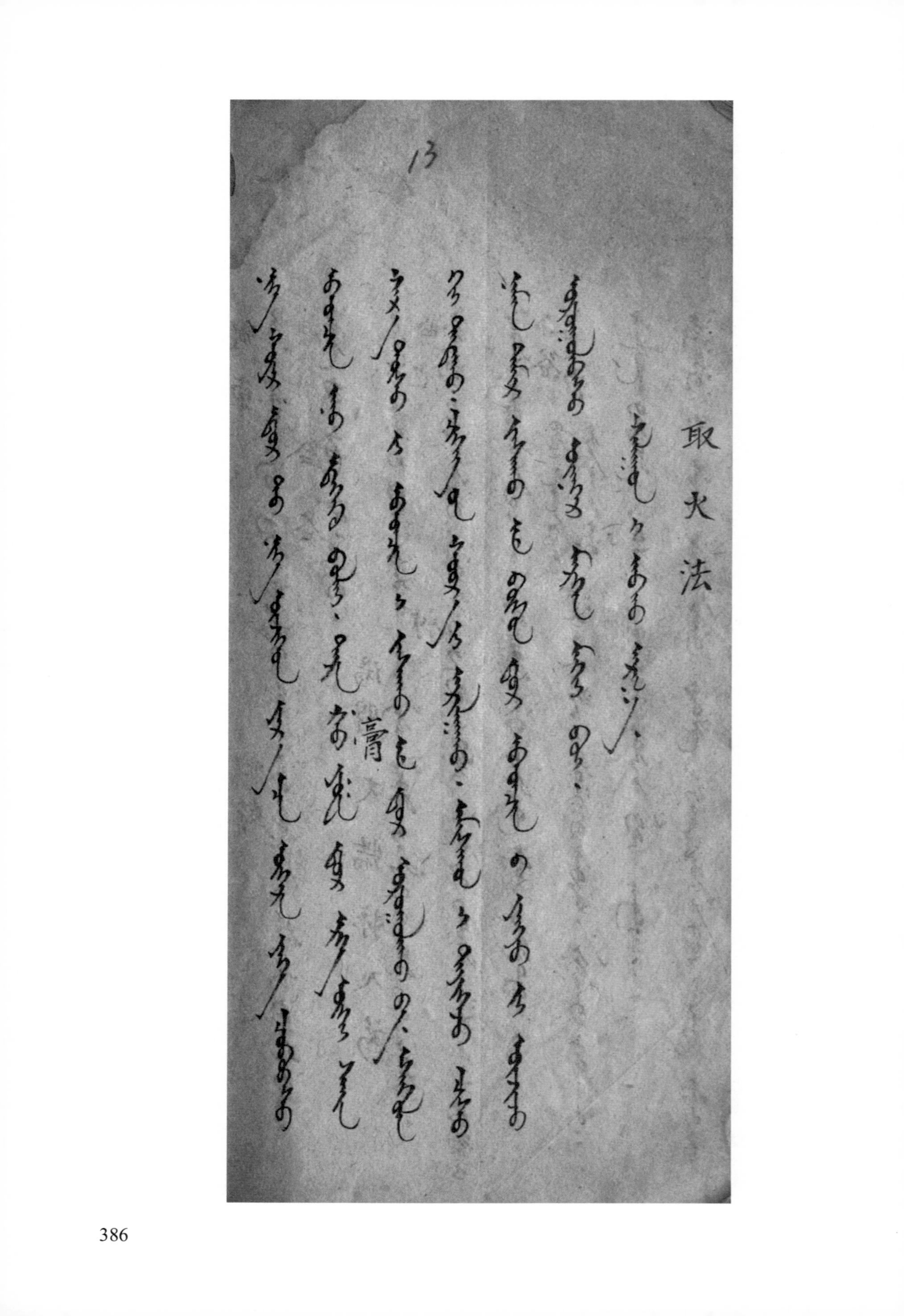

13

取火法

膏

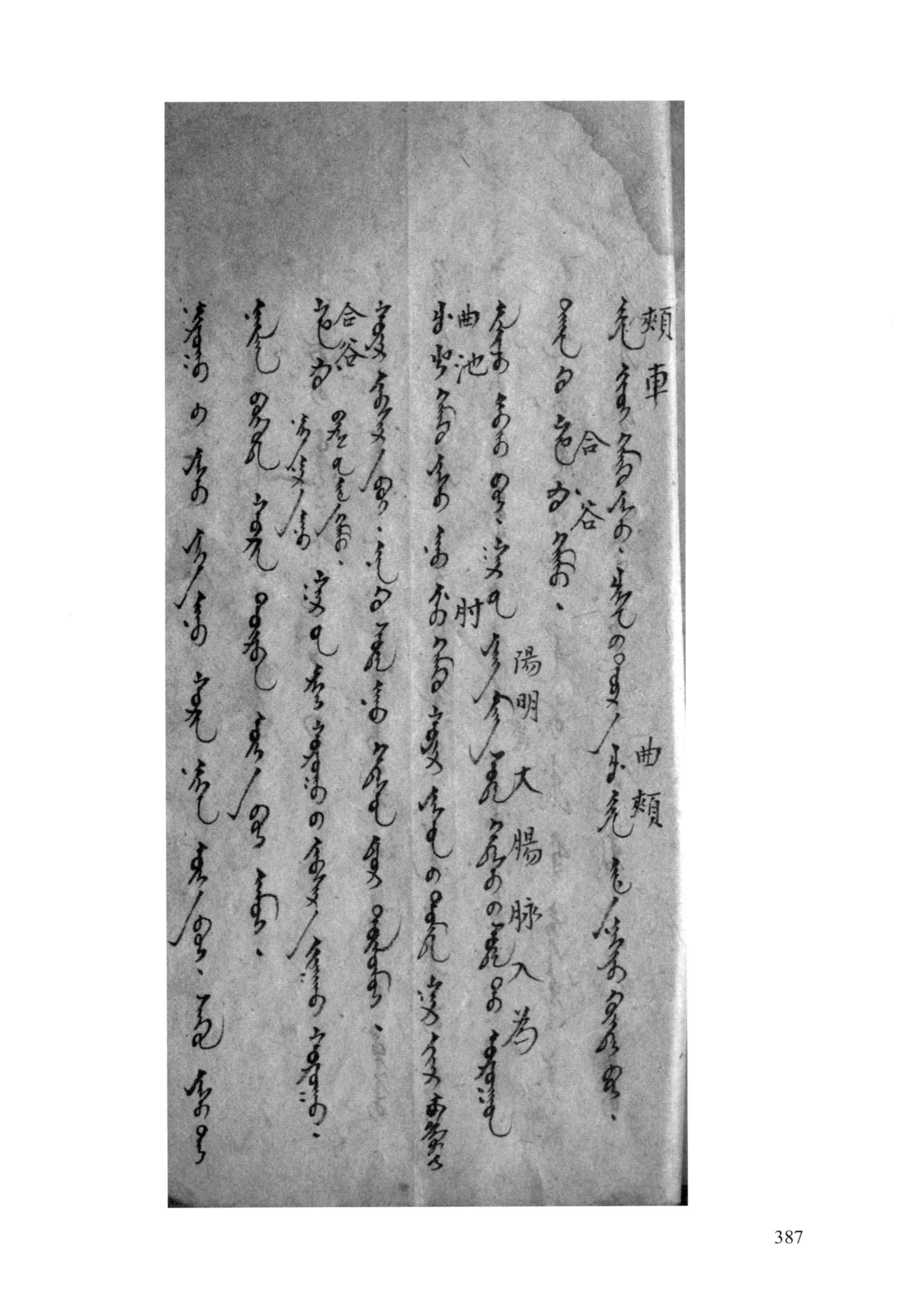

頰車

曲頰

合谷

曲池

肘

陽明大腸脉入為

合谷

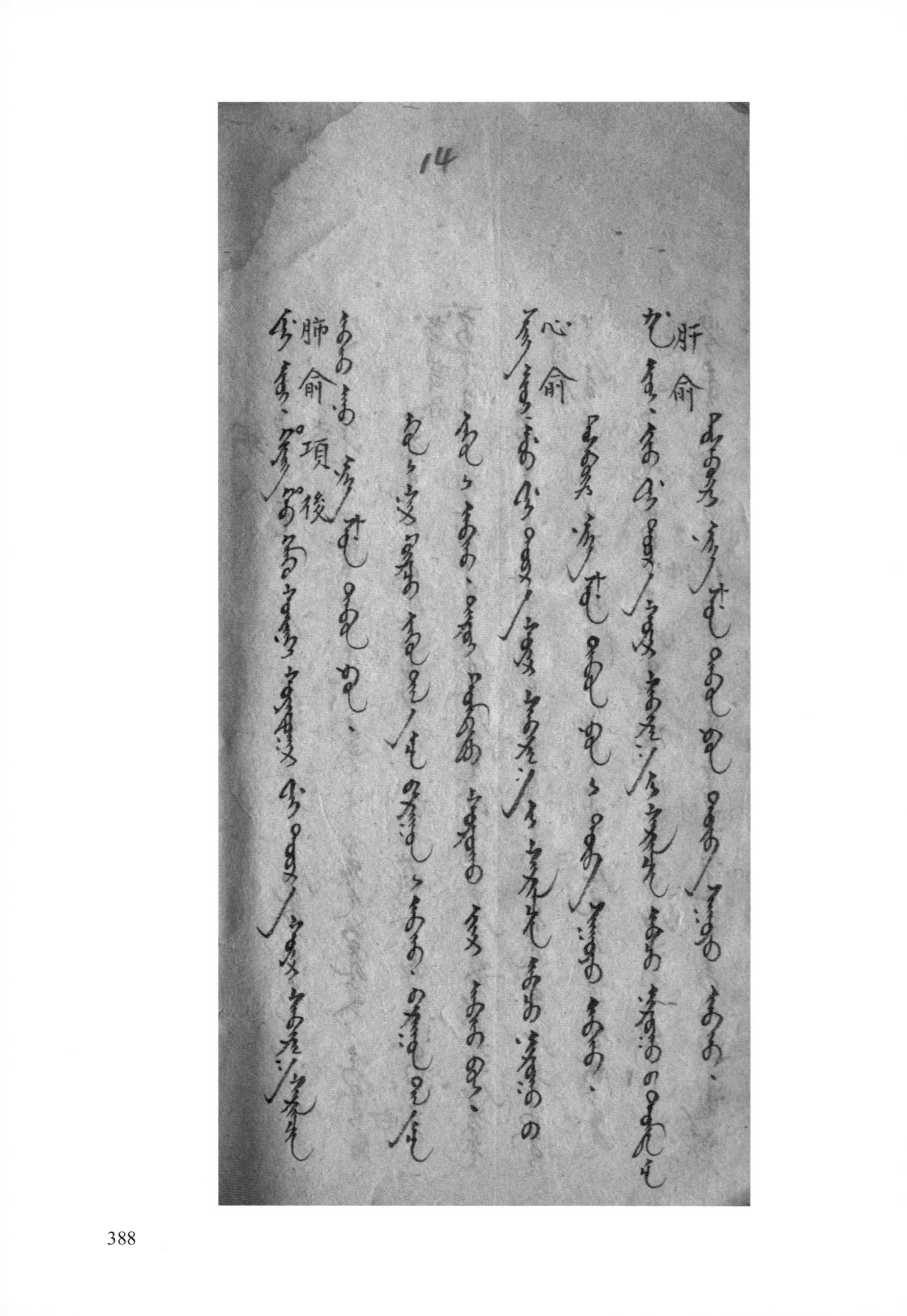

14

肝俞

心俞

肺俞 項後

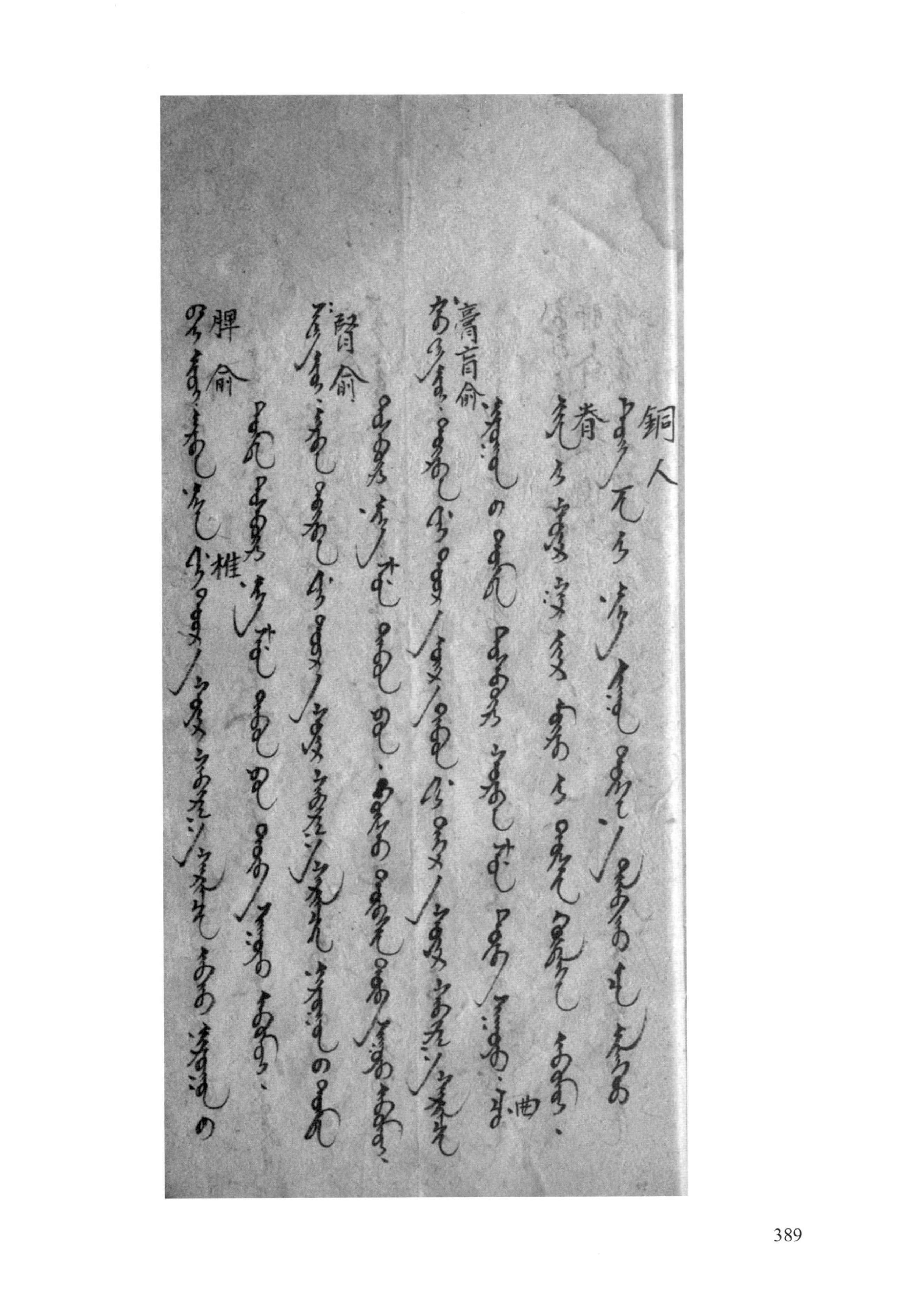

銅人

脊

曲

膏肓俞

腎俞

椎

脾俞

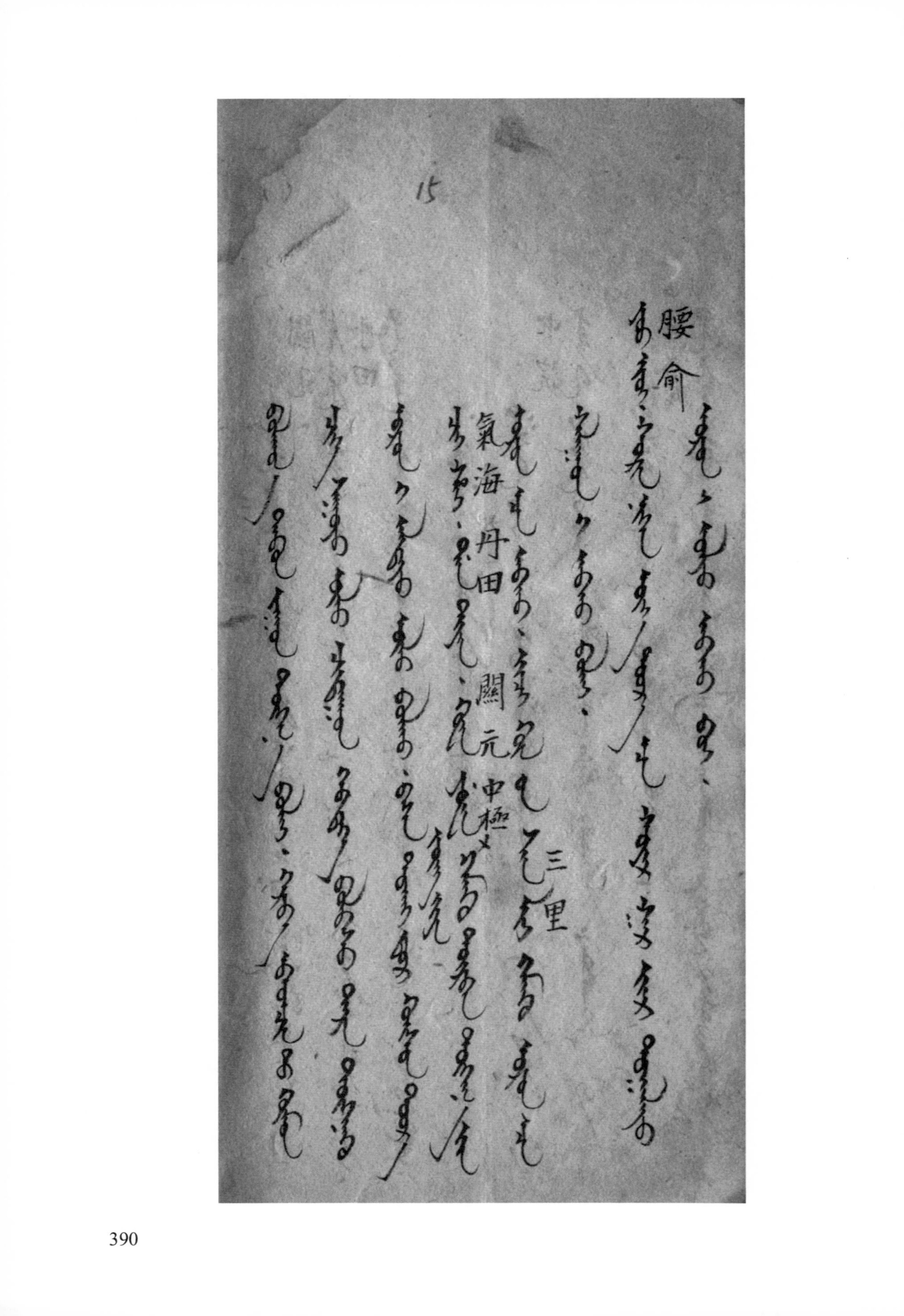

15

腰俞

氣海 丹田

關元

中極

三里

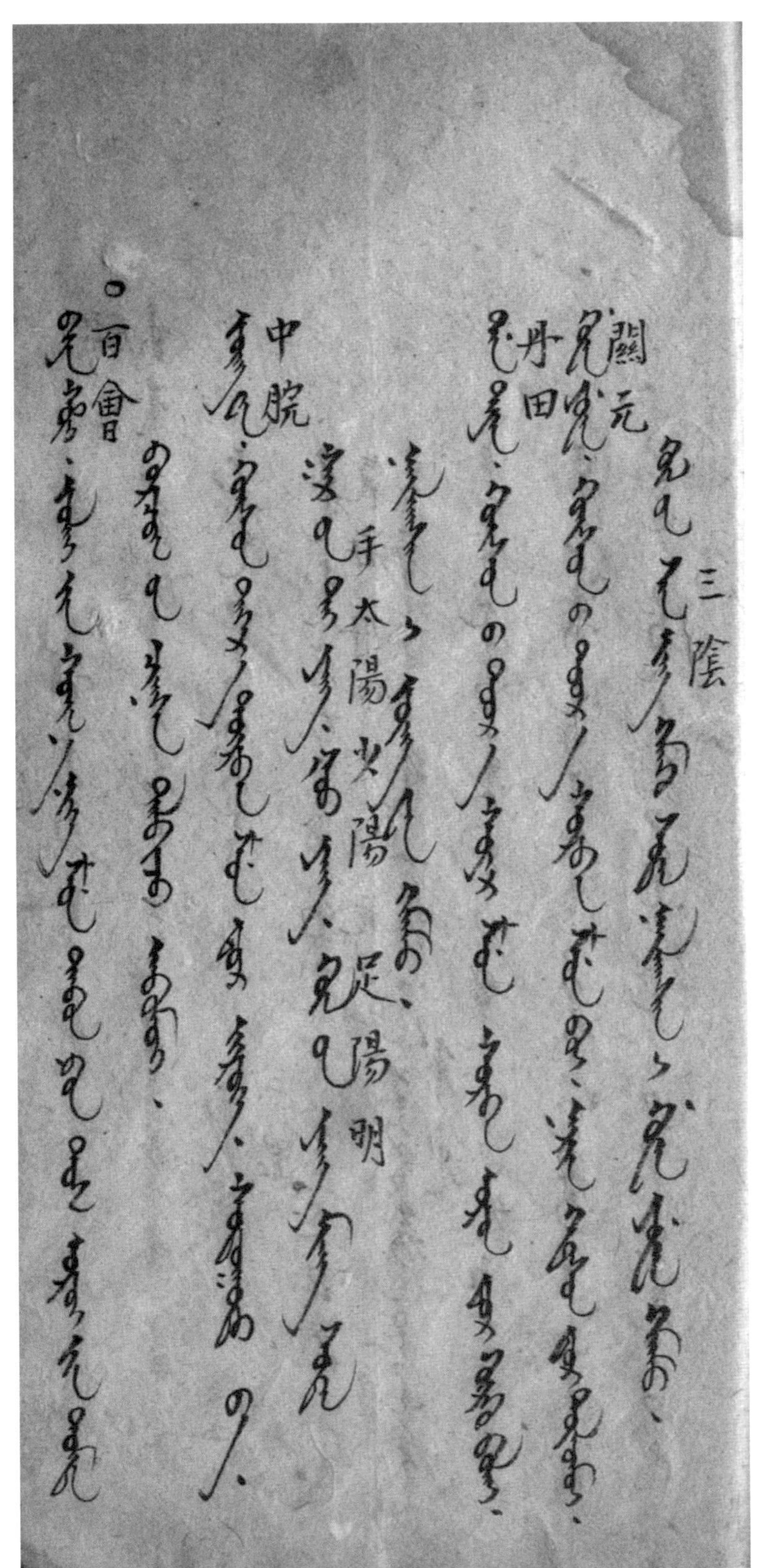

三陰

關元

丹田

手太陽

少陽

足陽明

中脘

百會

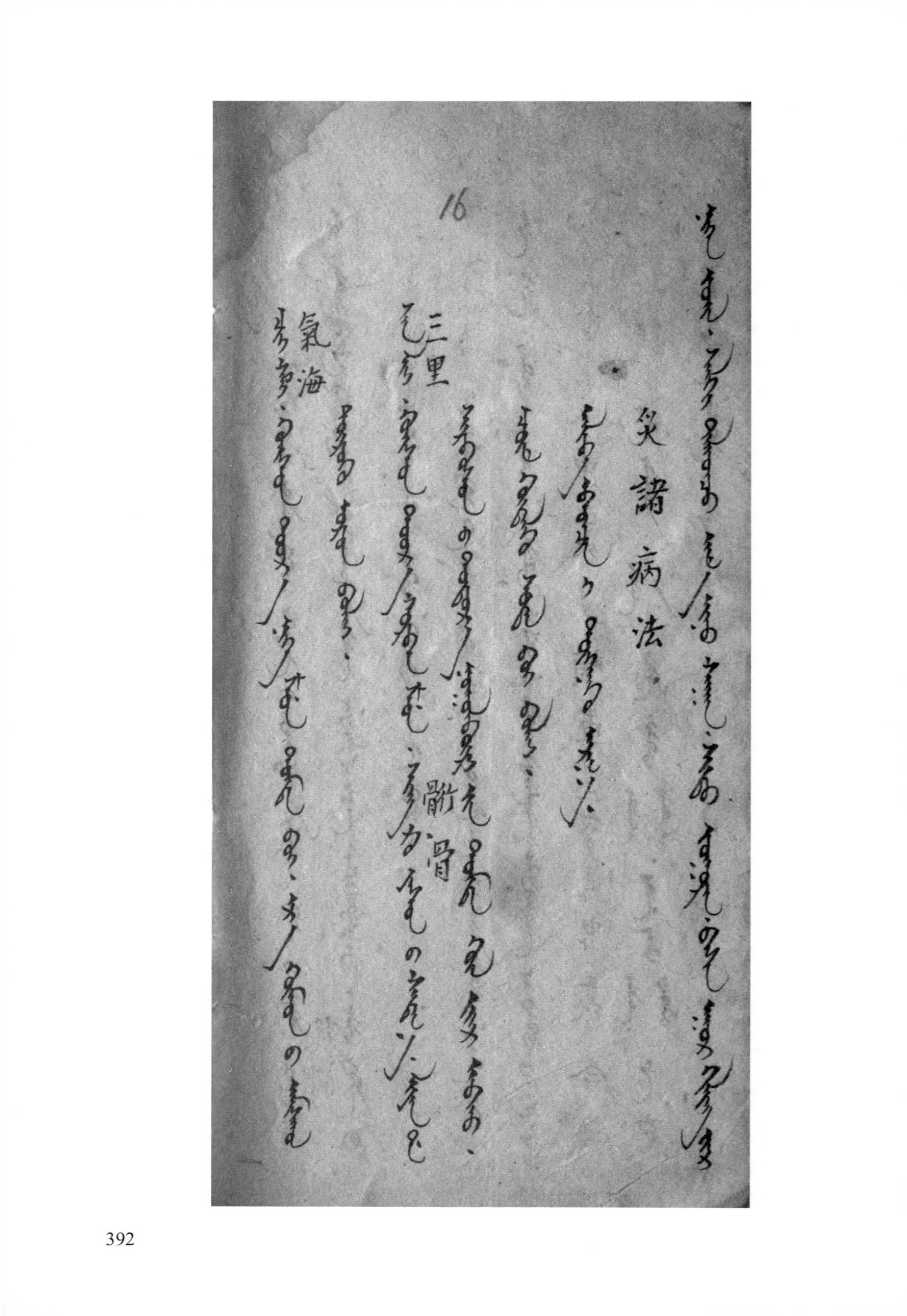

16

灸諸病法

三里

䯒骨

氣海

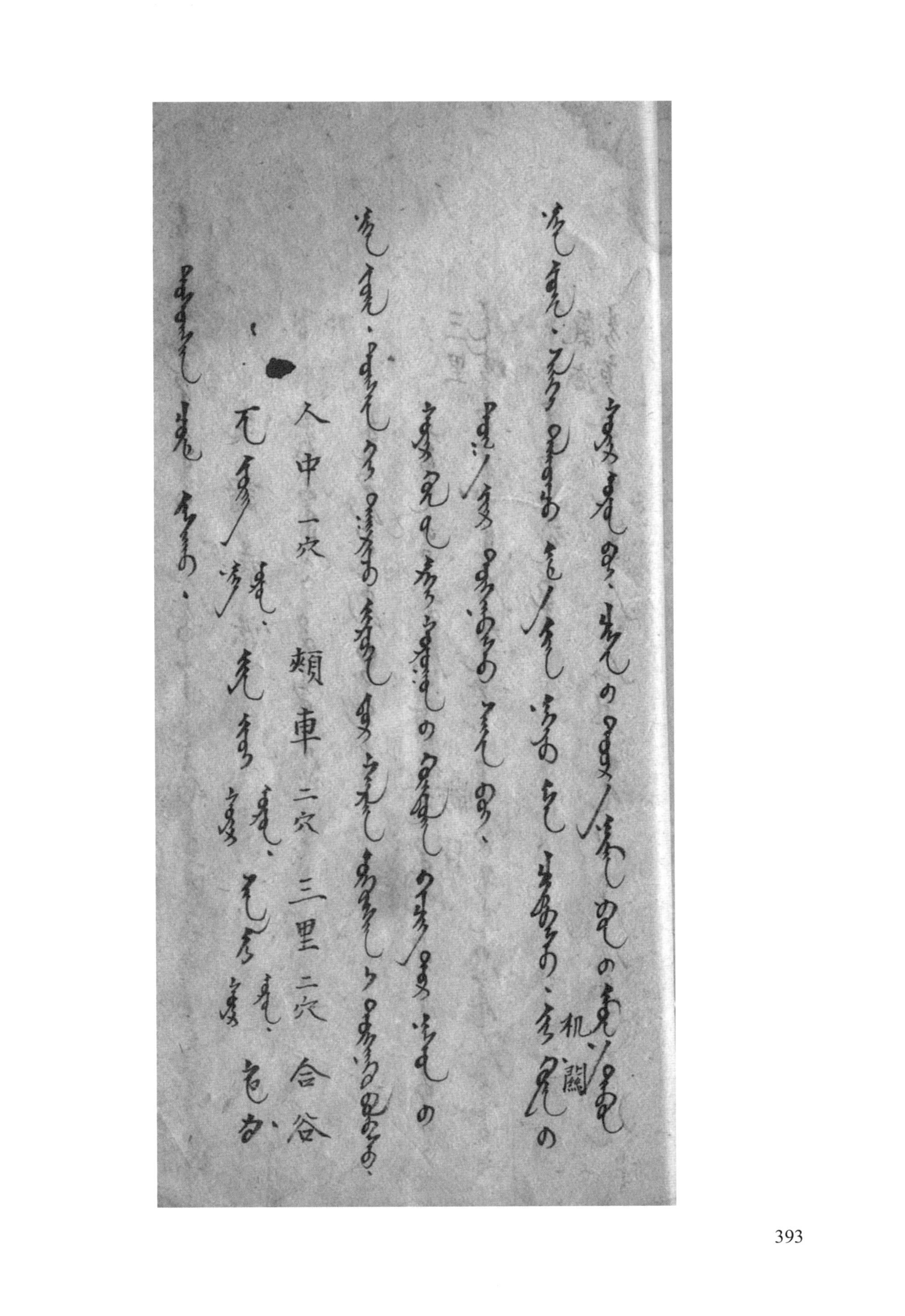

机關

人中一穴　頰車二穴　三里二穴　合谷

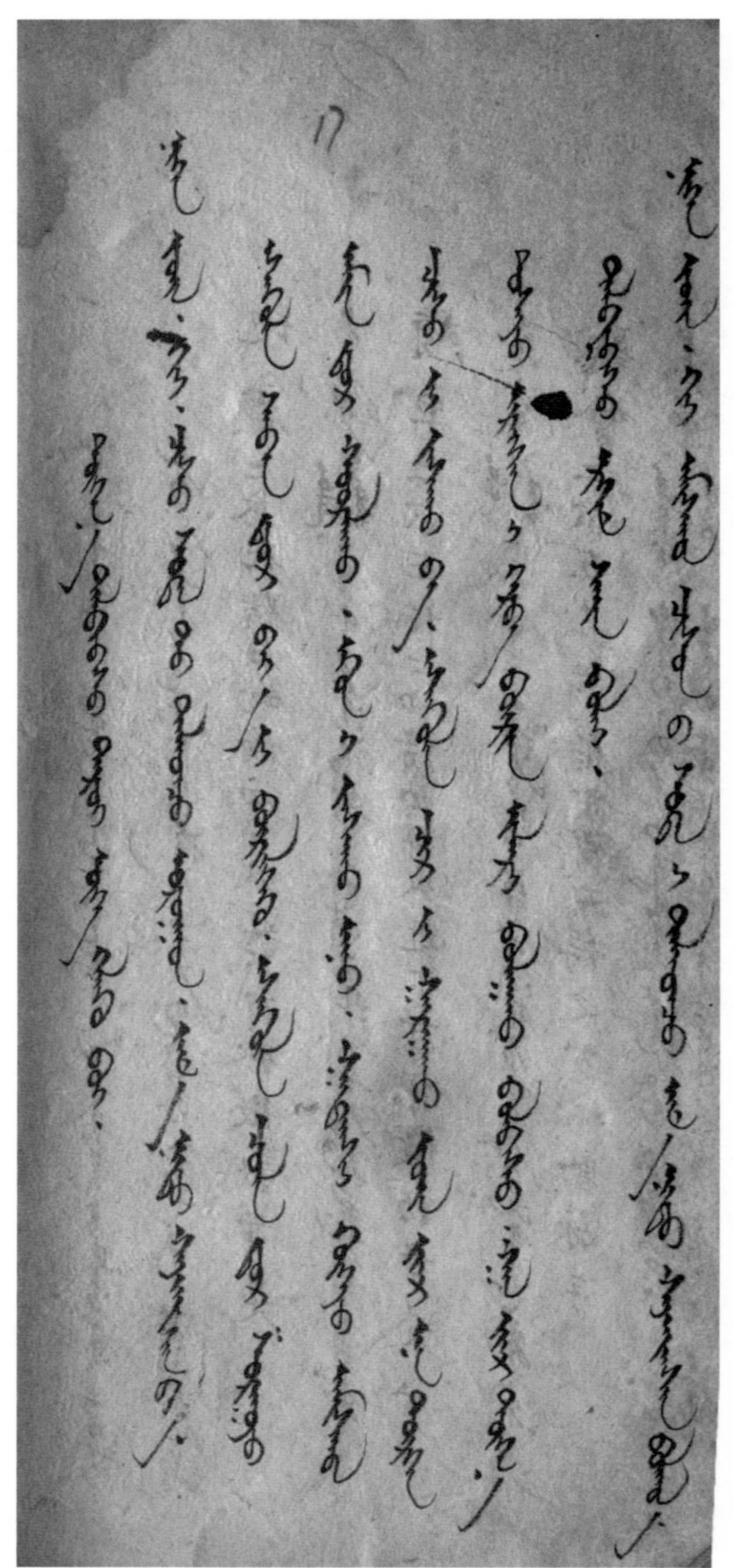

一

地倉二穴在横口吻傍四分外近下有脉微動者是

頰車二穴在横口吻傍四分外近下有脉微動者是

聽會二穴在耳前陷中張口得之有穴動脉手

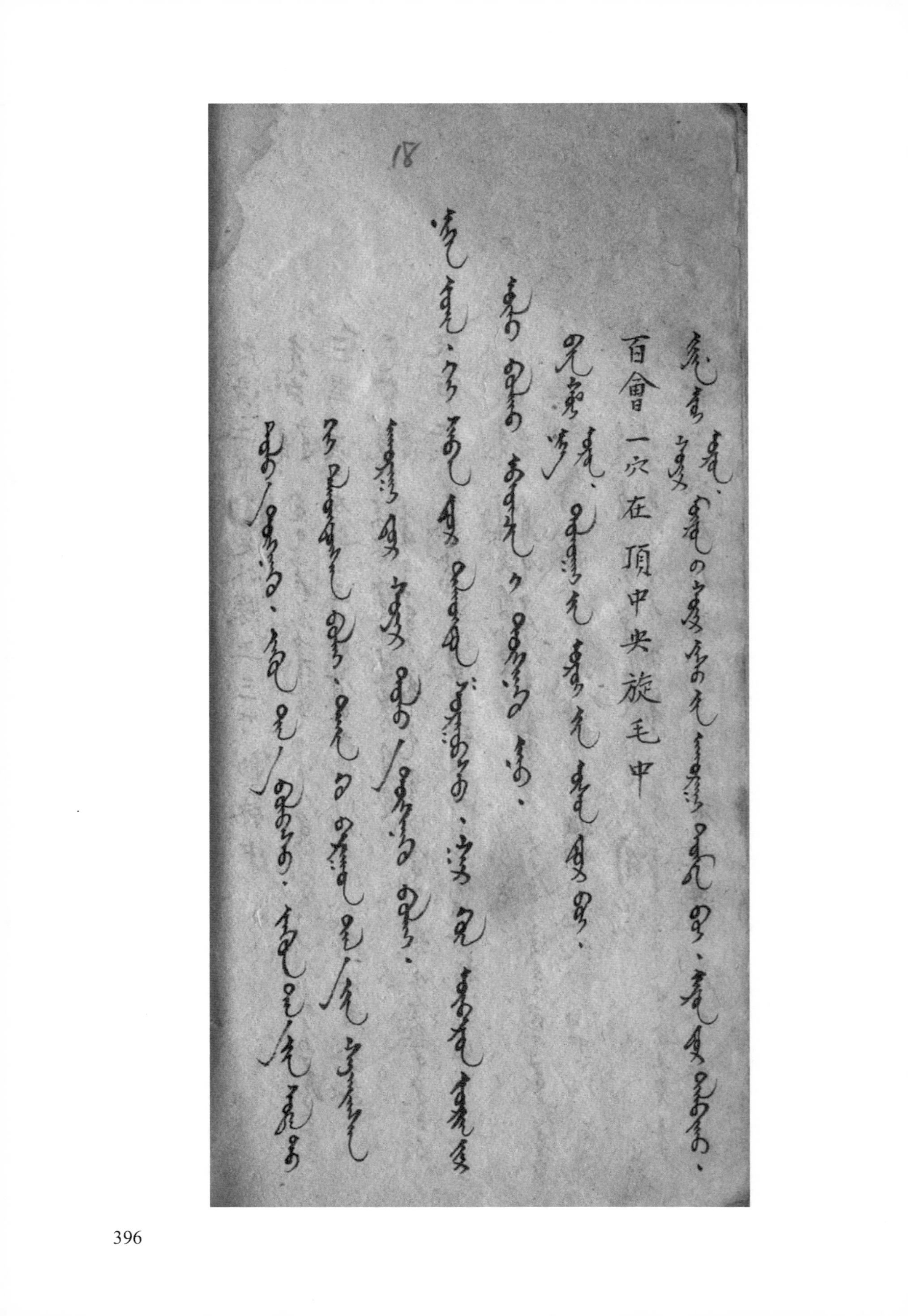

18

百會一穴在頂中央旋毛中

絶骨二穴在足外踝上三寸動脉中

三里二穴在膝下三寸胻骨外大筋内筋骨之間陷者宛宛中

風市二穴在膝外兩肋骨平立舒下兩手着腿中指盡處宛宛中

曲池二穴在肘外輔骨屈肘曲骨中以手拱胸取之紋頭陷中是

肩髃二穴在肩端兩骨間者宛宛中舉臂取之

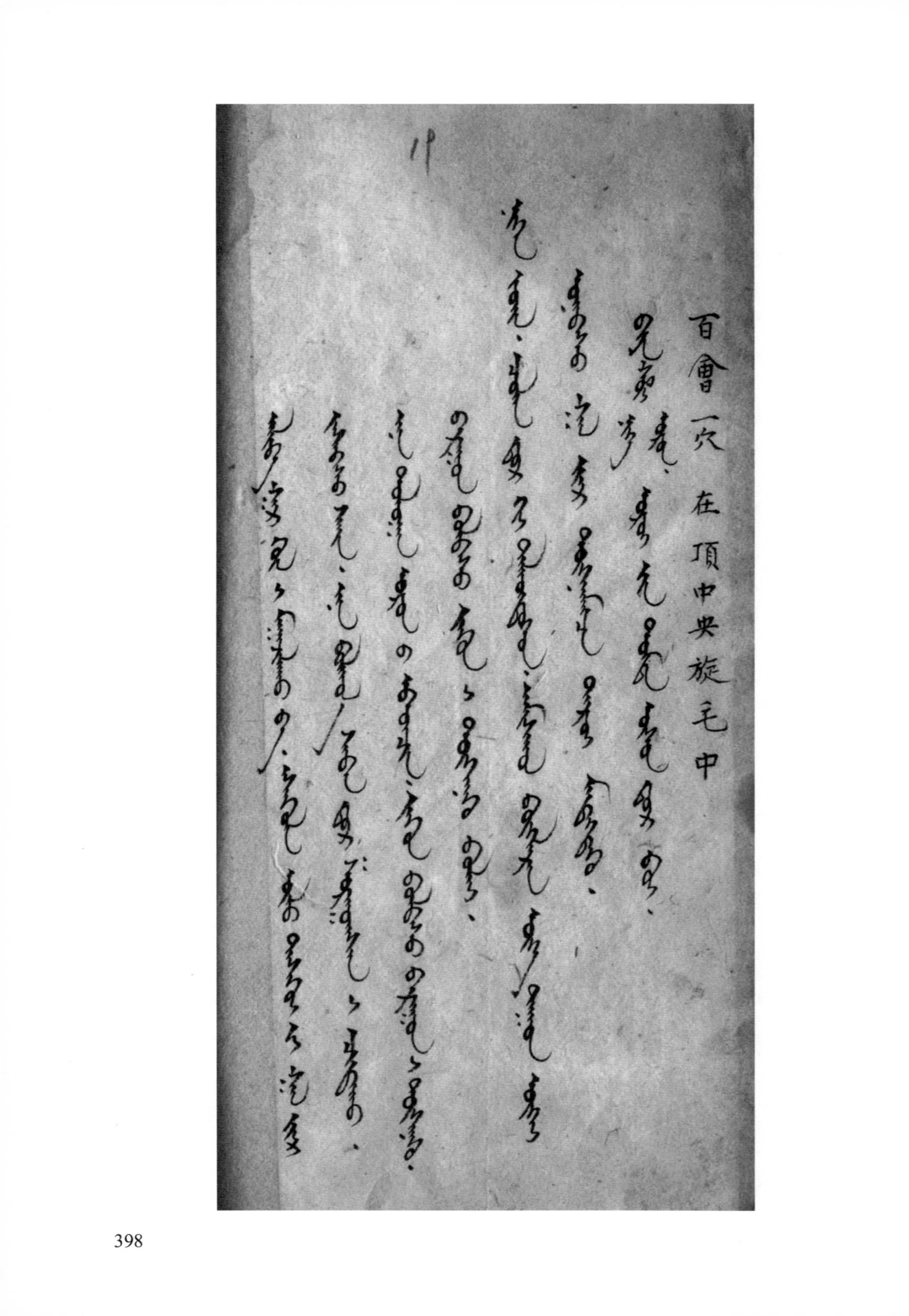

百會一穴 在頂中央旋毛中

曲池二穴同前

肩井二穴 在肩上陷缺盆上大骨前一寸半以三指按之當其中指下

大椎一穴 在項後第一椎上陷者是

風池一穴在顳顬髮後際陷中

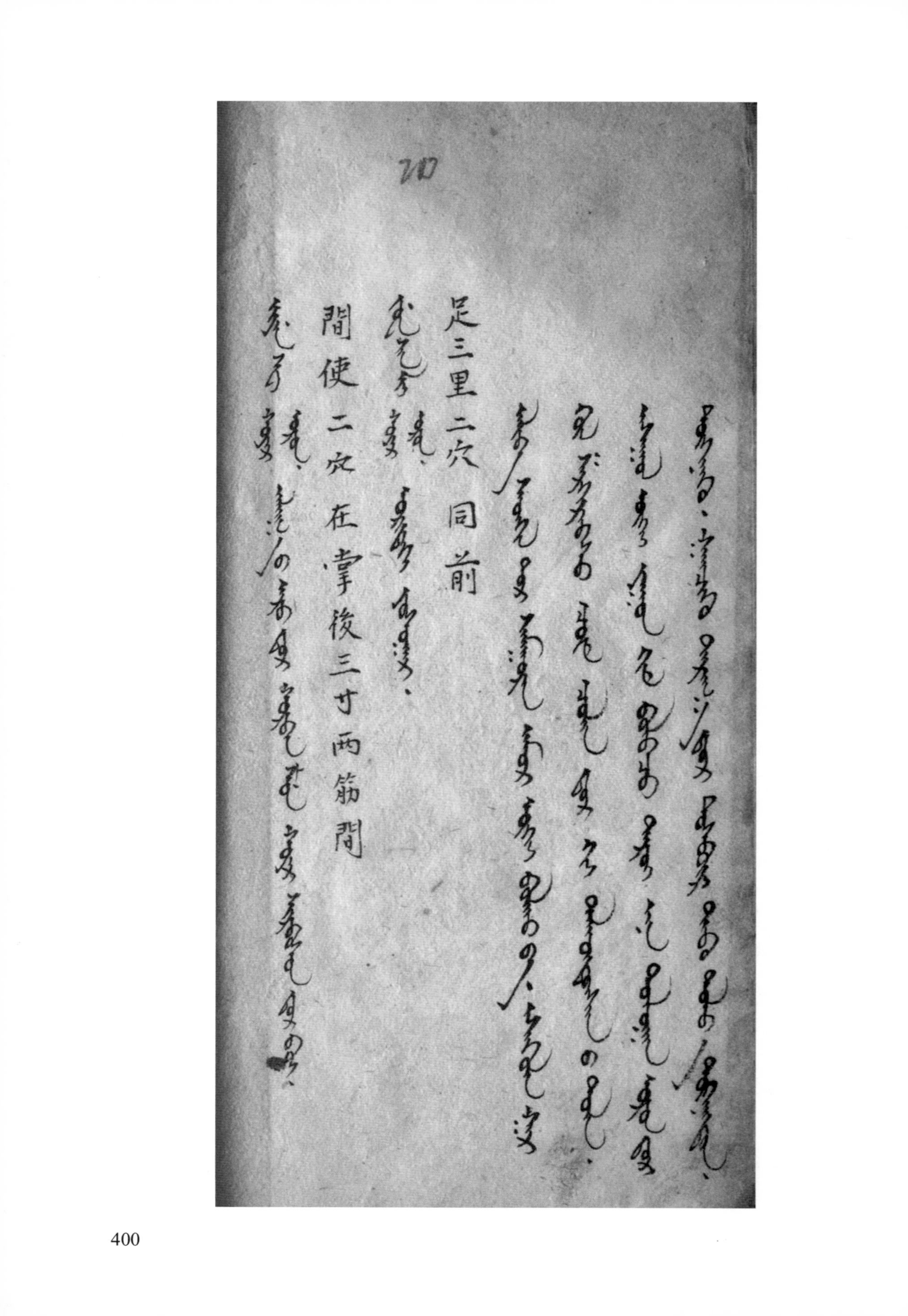

210

足三里二穴同前

間使二穴在掌後三寸兩筋間

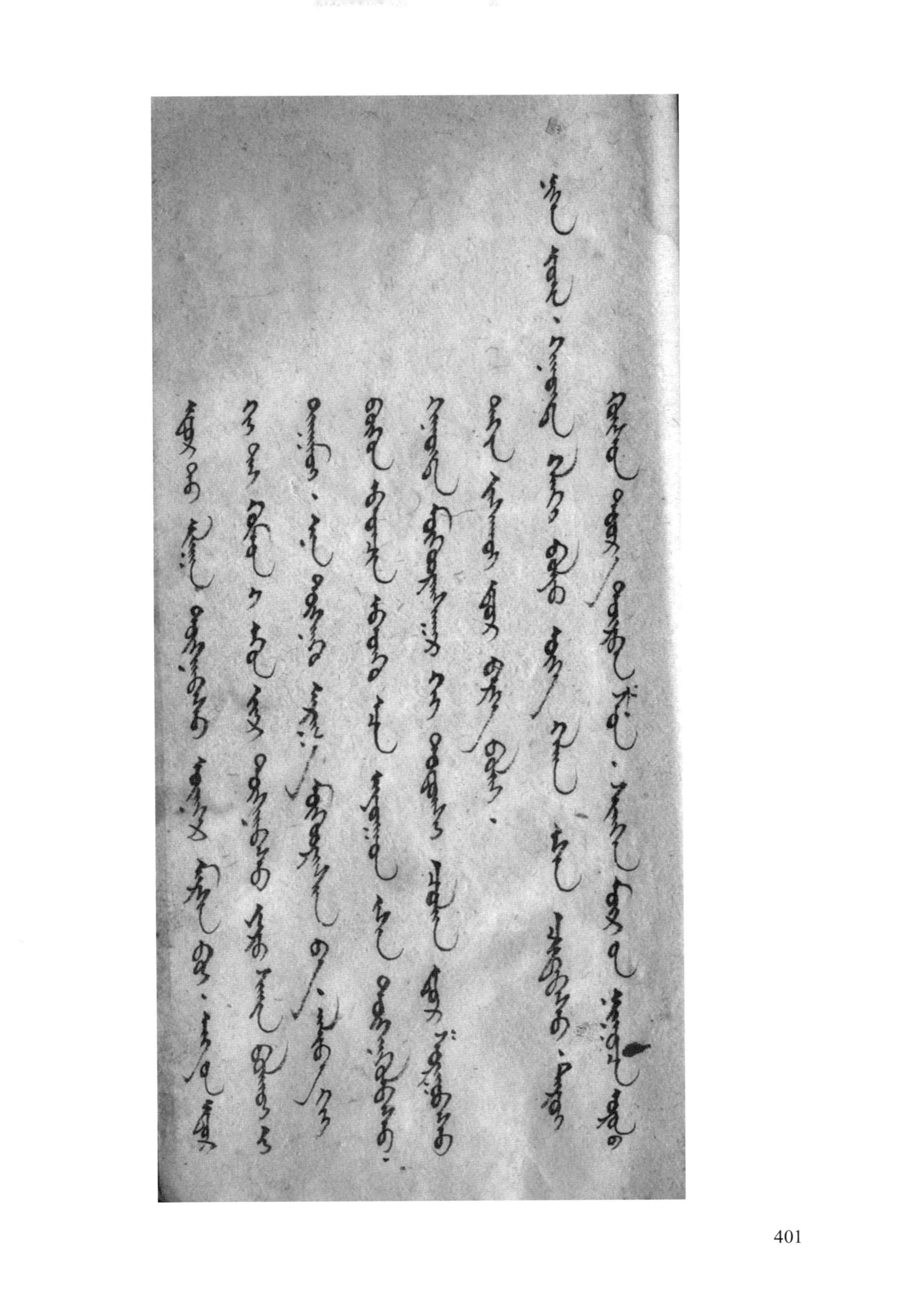

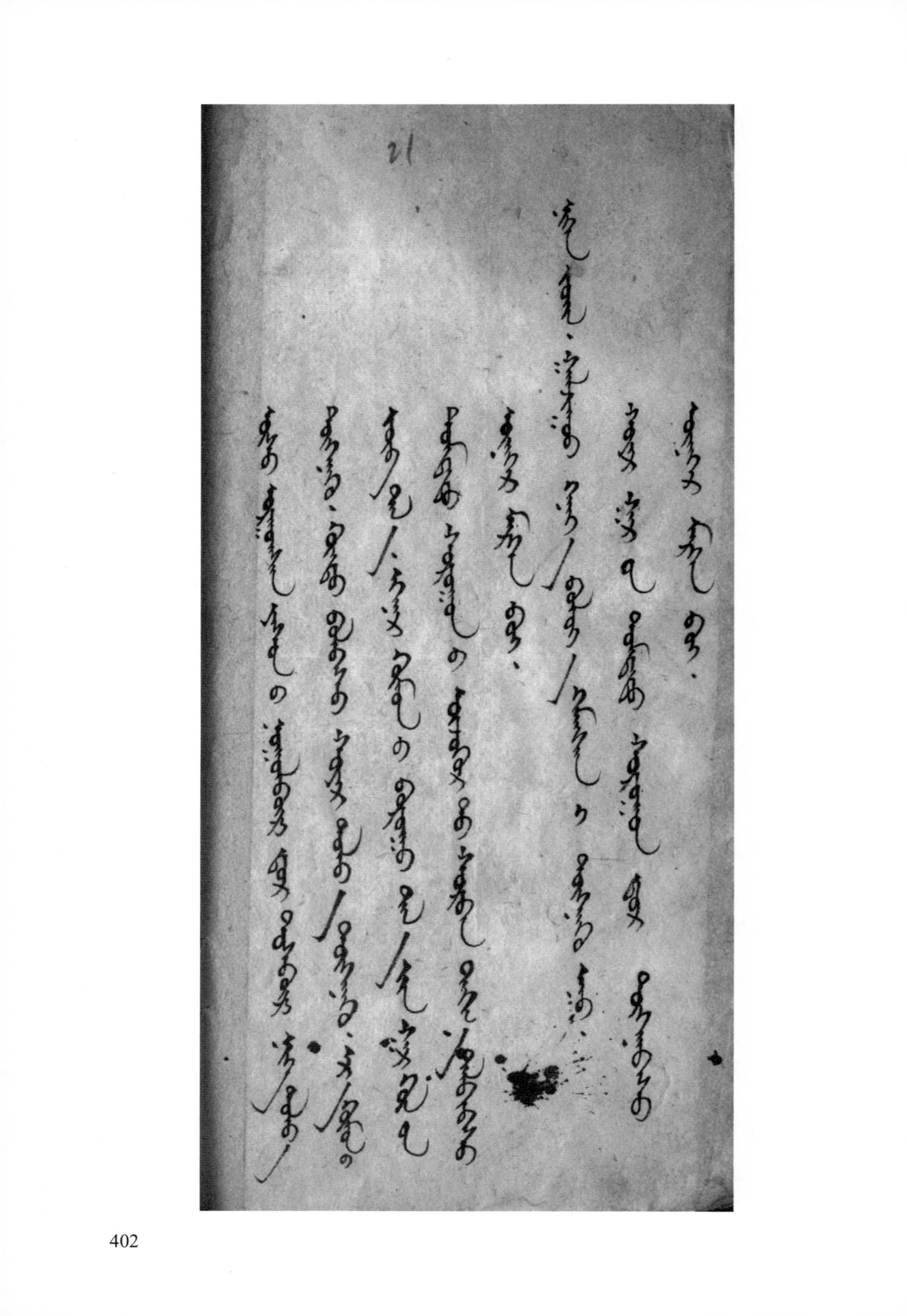

21

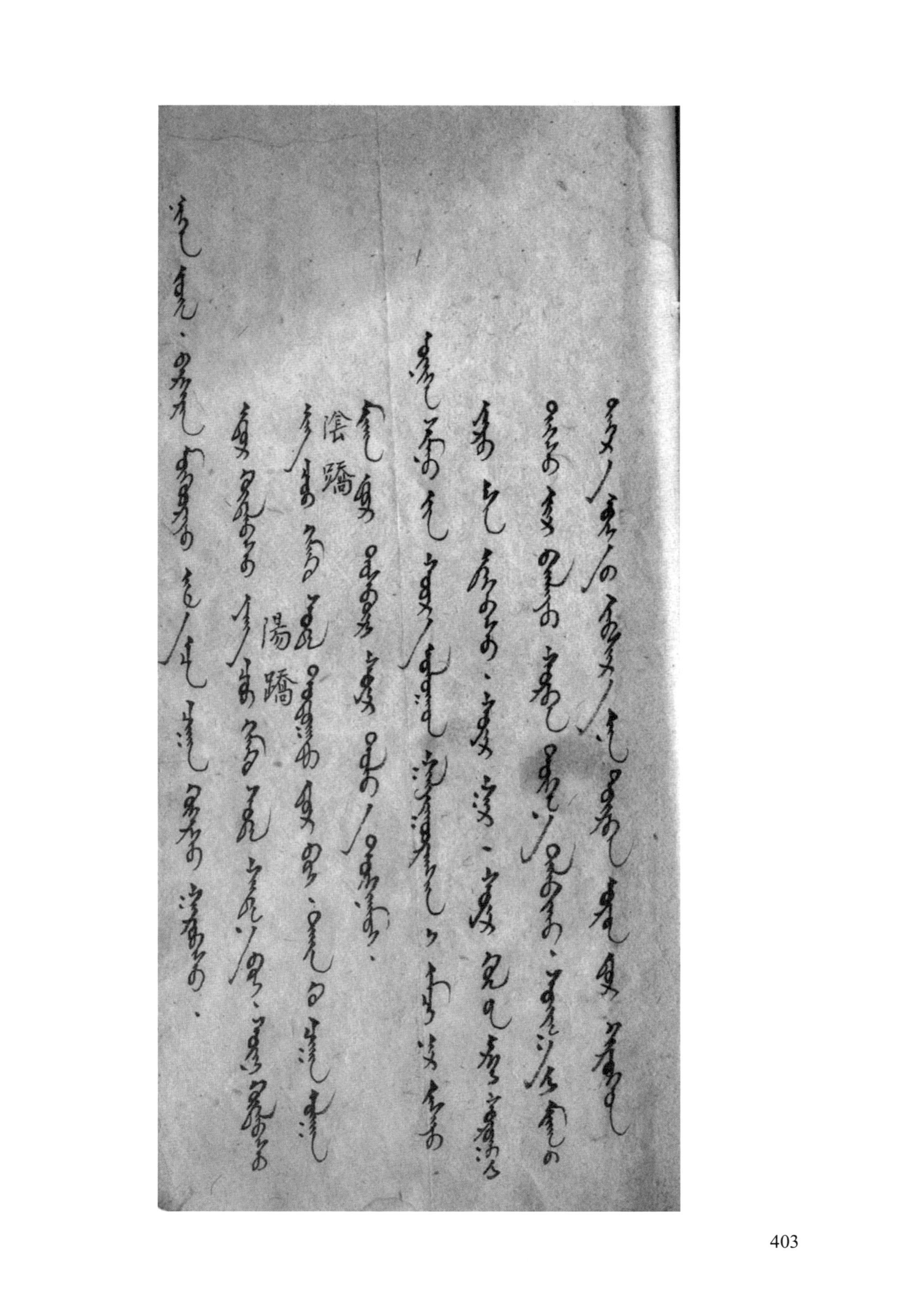

陰蹻

陽蹻

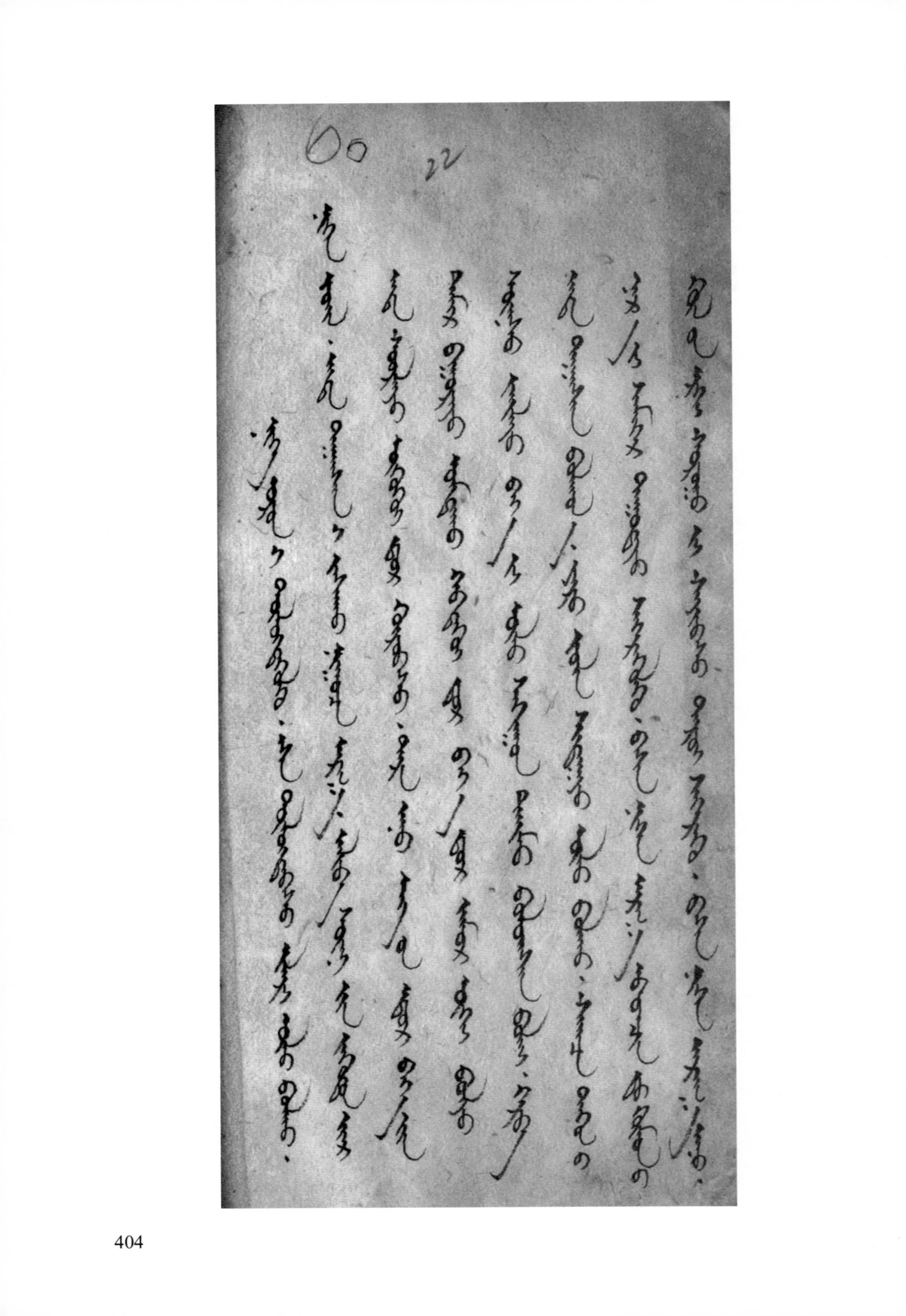

60 22

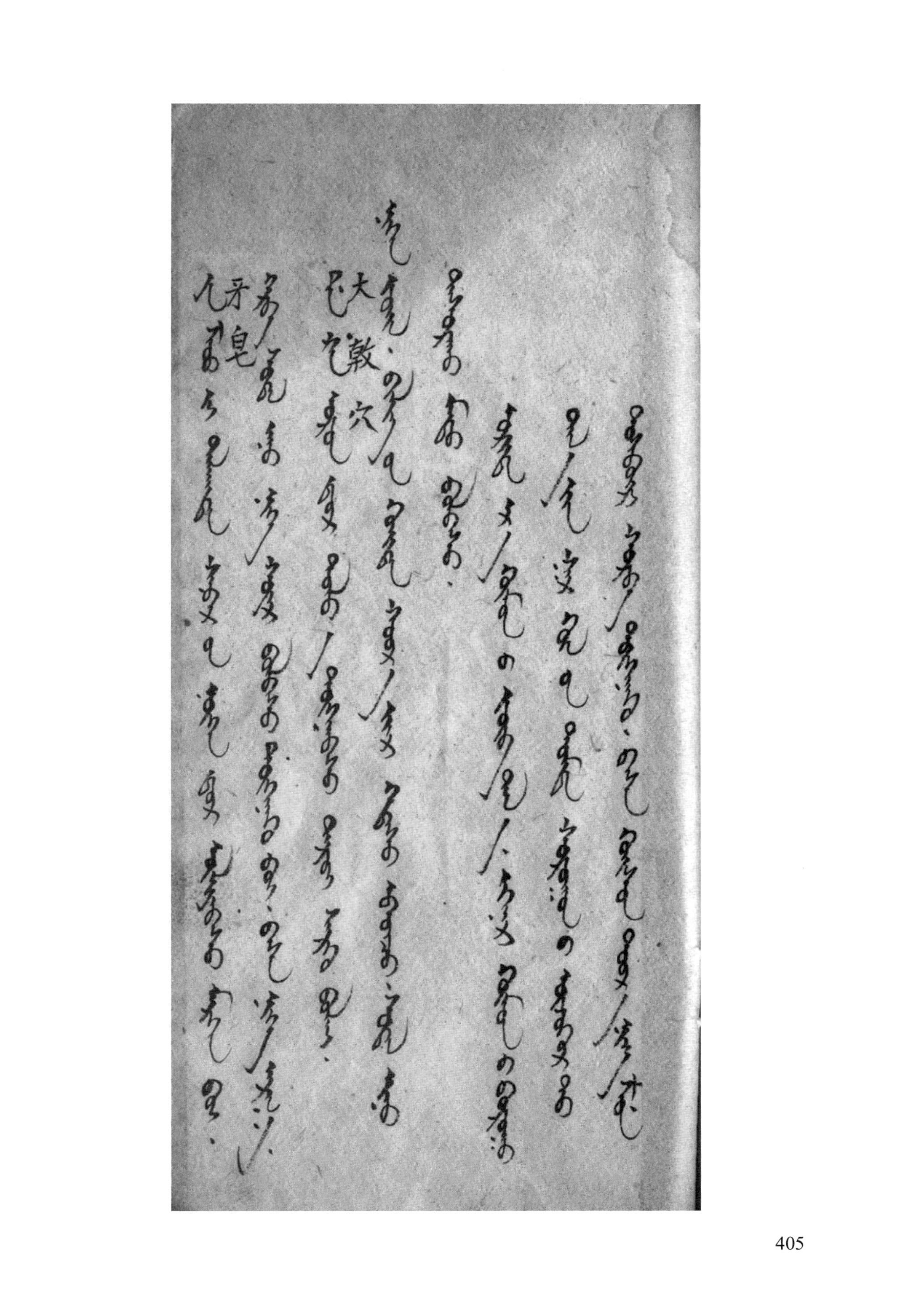

大敦穴

牙皂

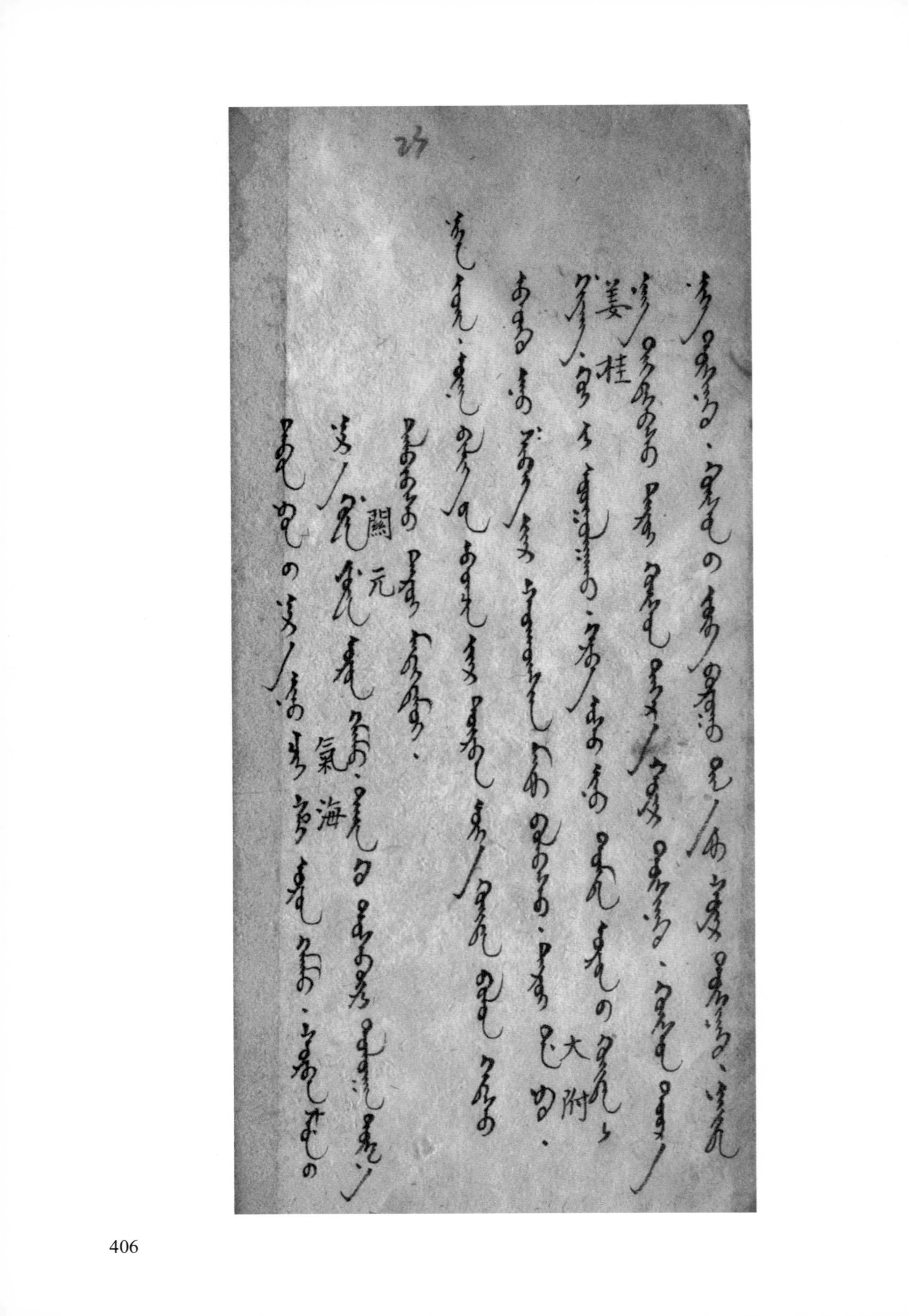

27

闕元

氣海

大附

姜桂

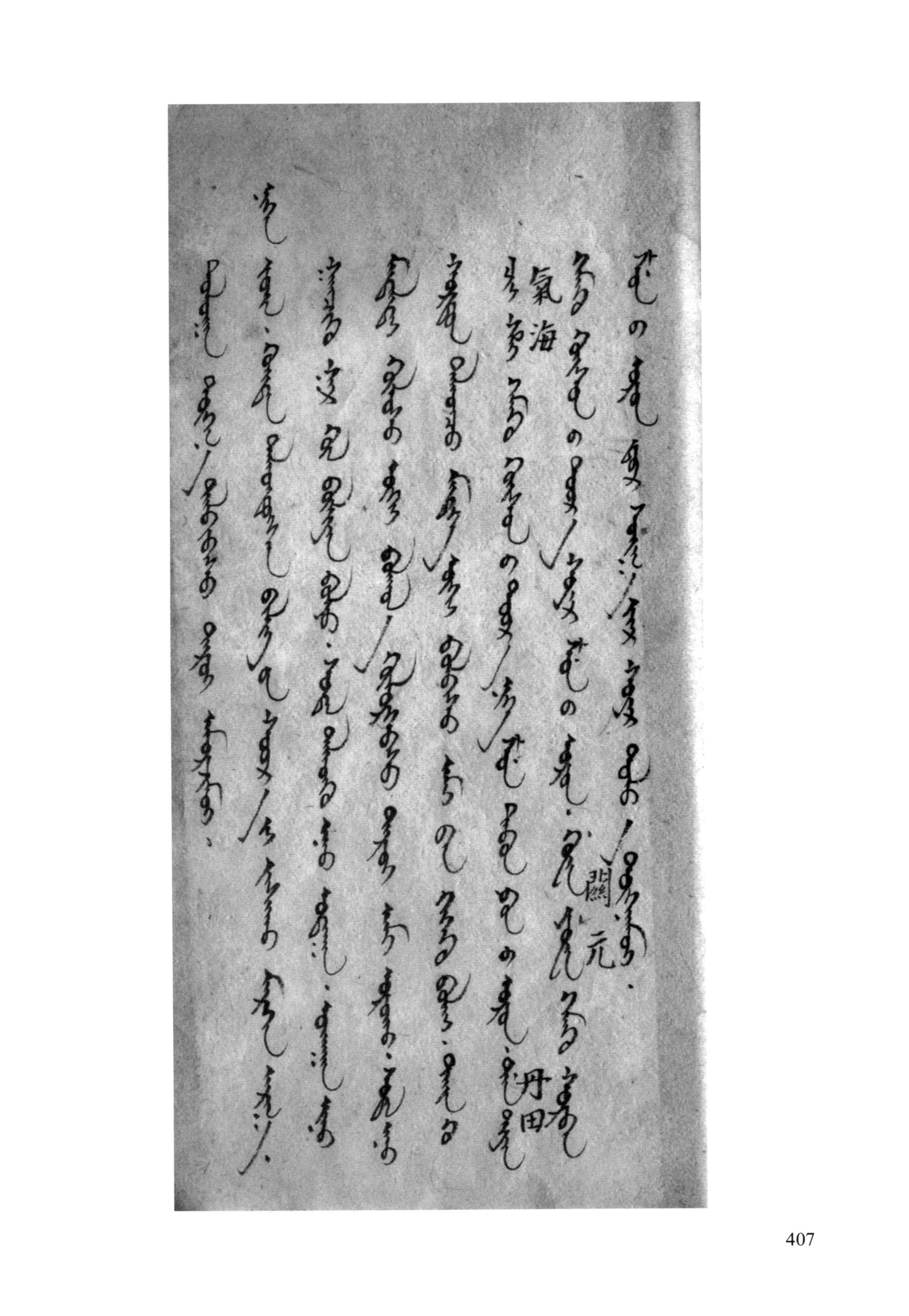

氣海

關元

丹田

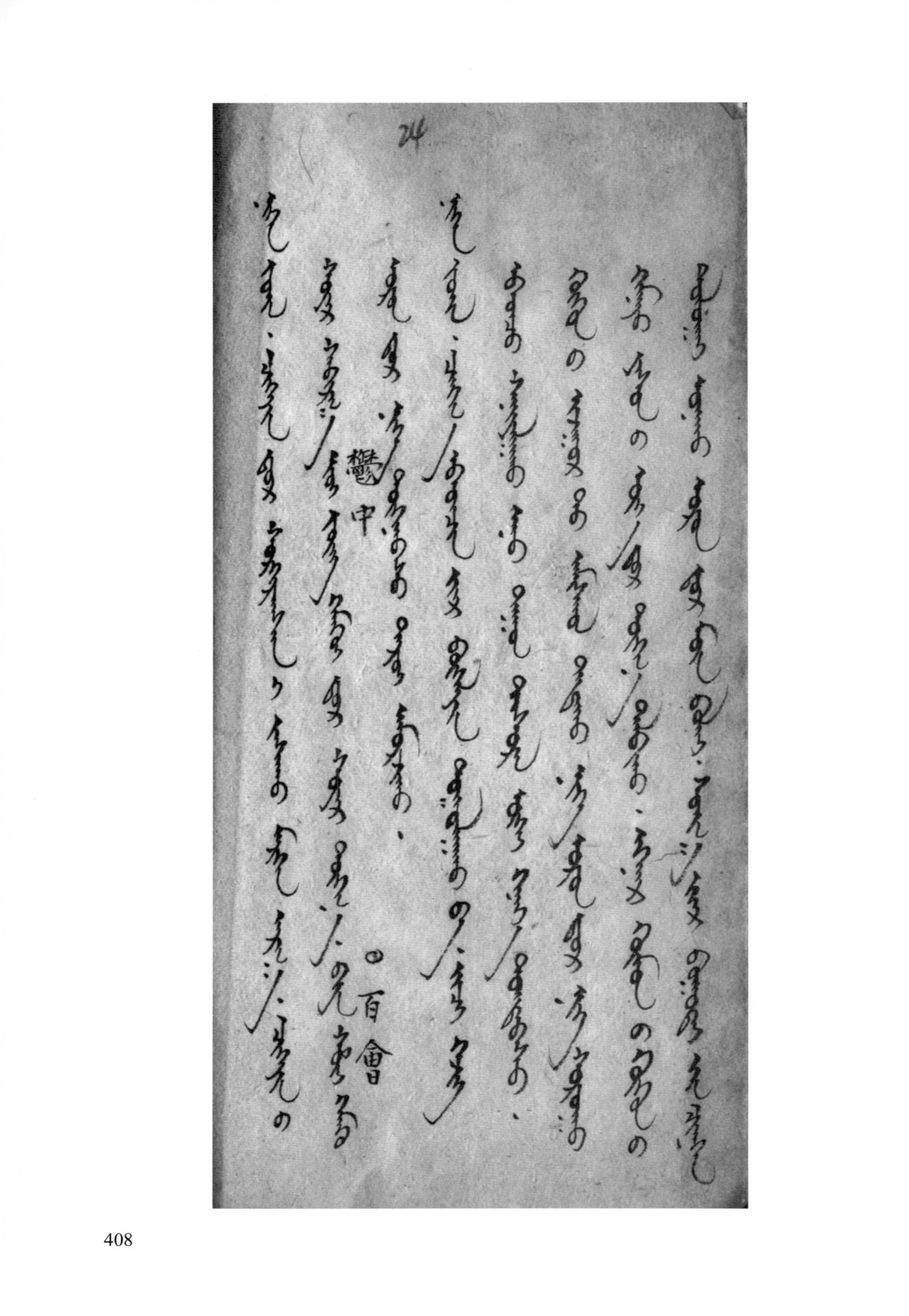

24

鬱中

百會

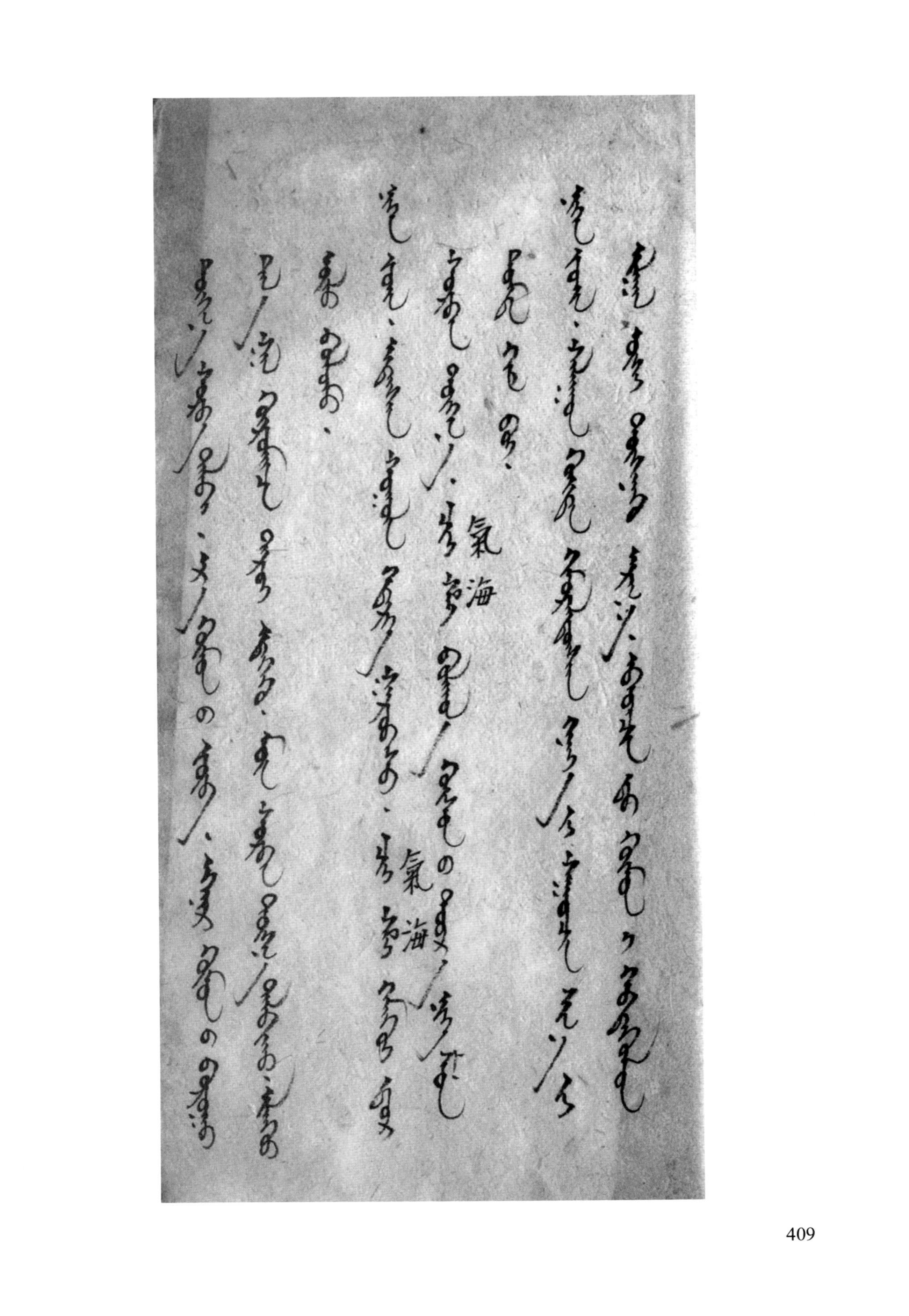

氣海

氣海

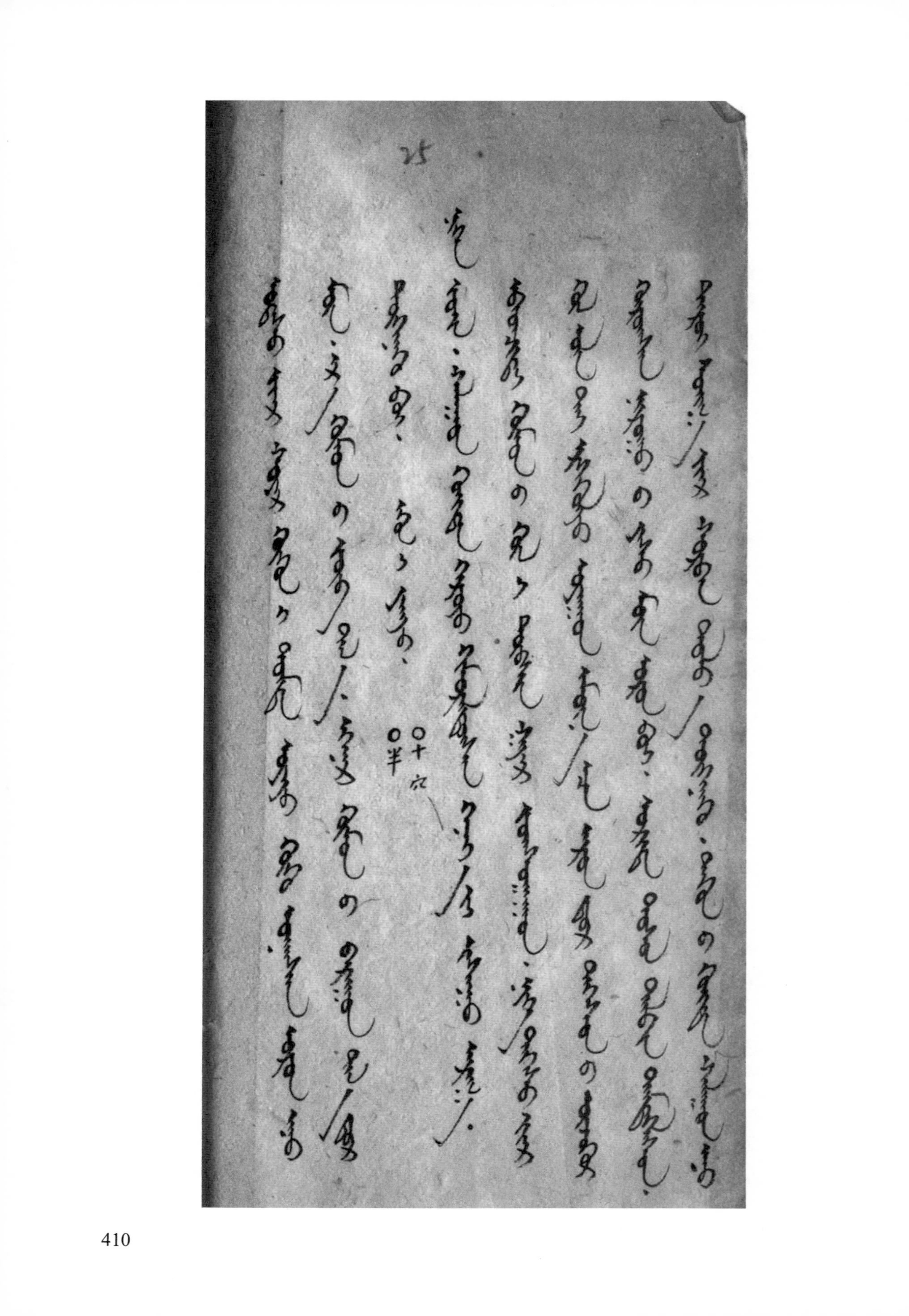

25

○十六 ○半

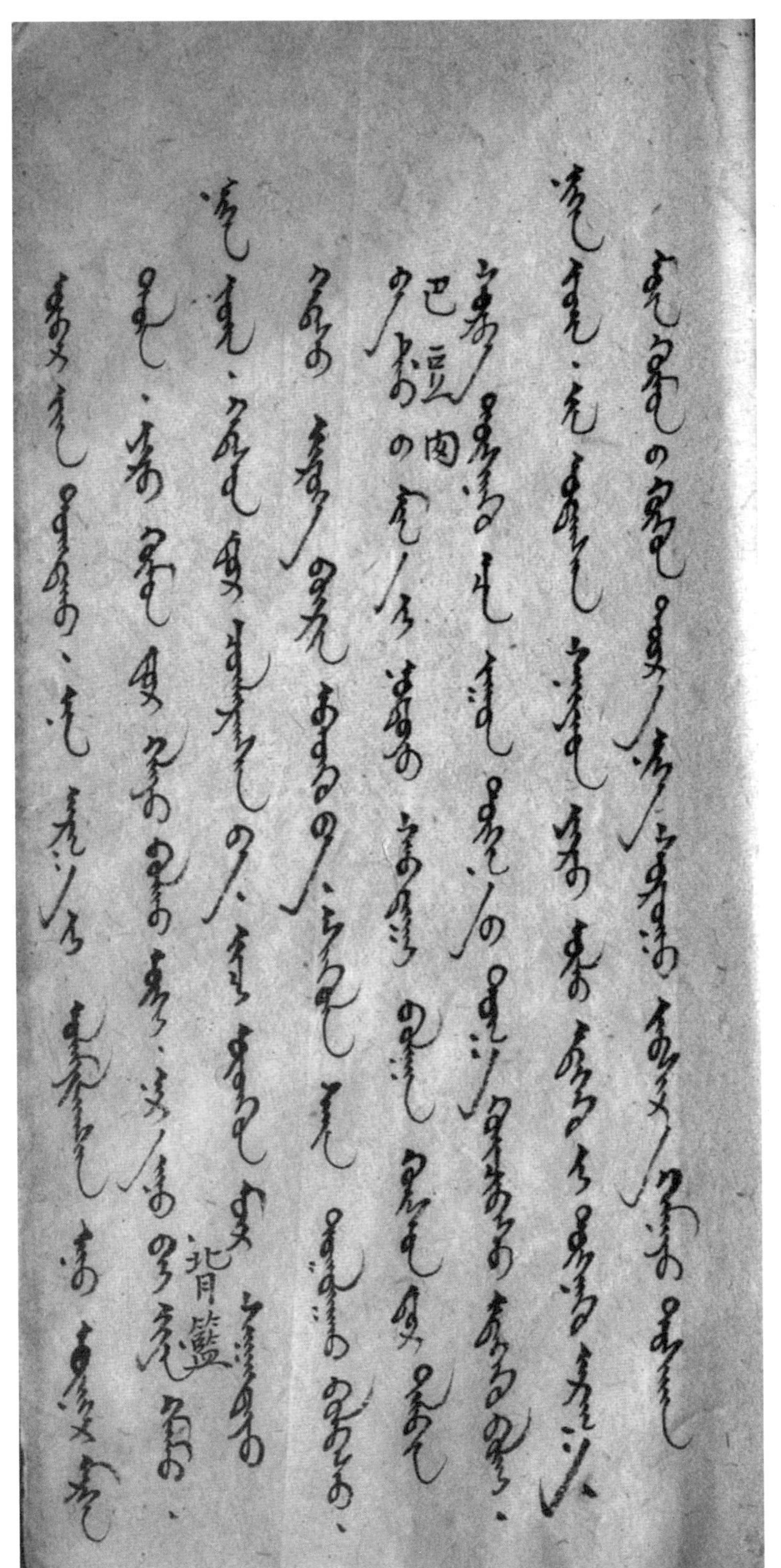

巴豆肉
背籃

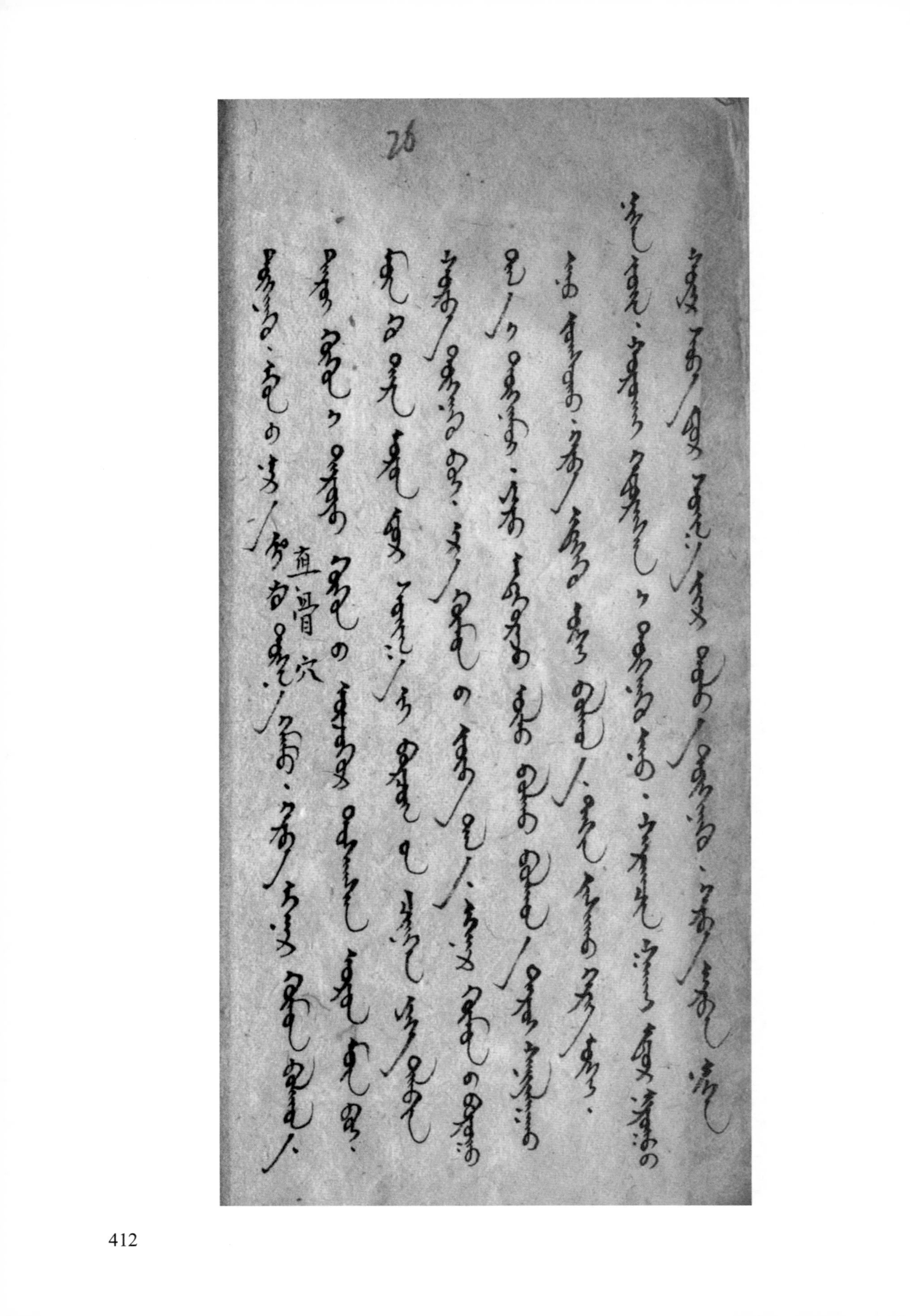

26

直骨穴

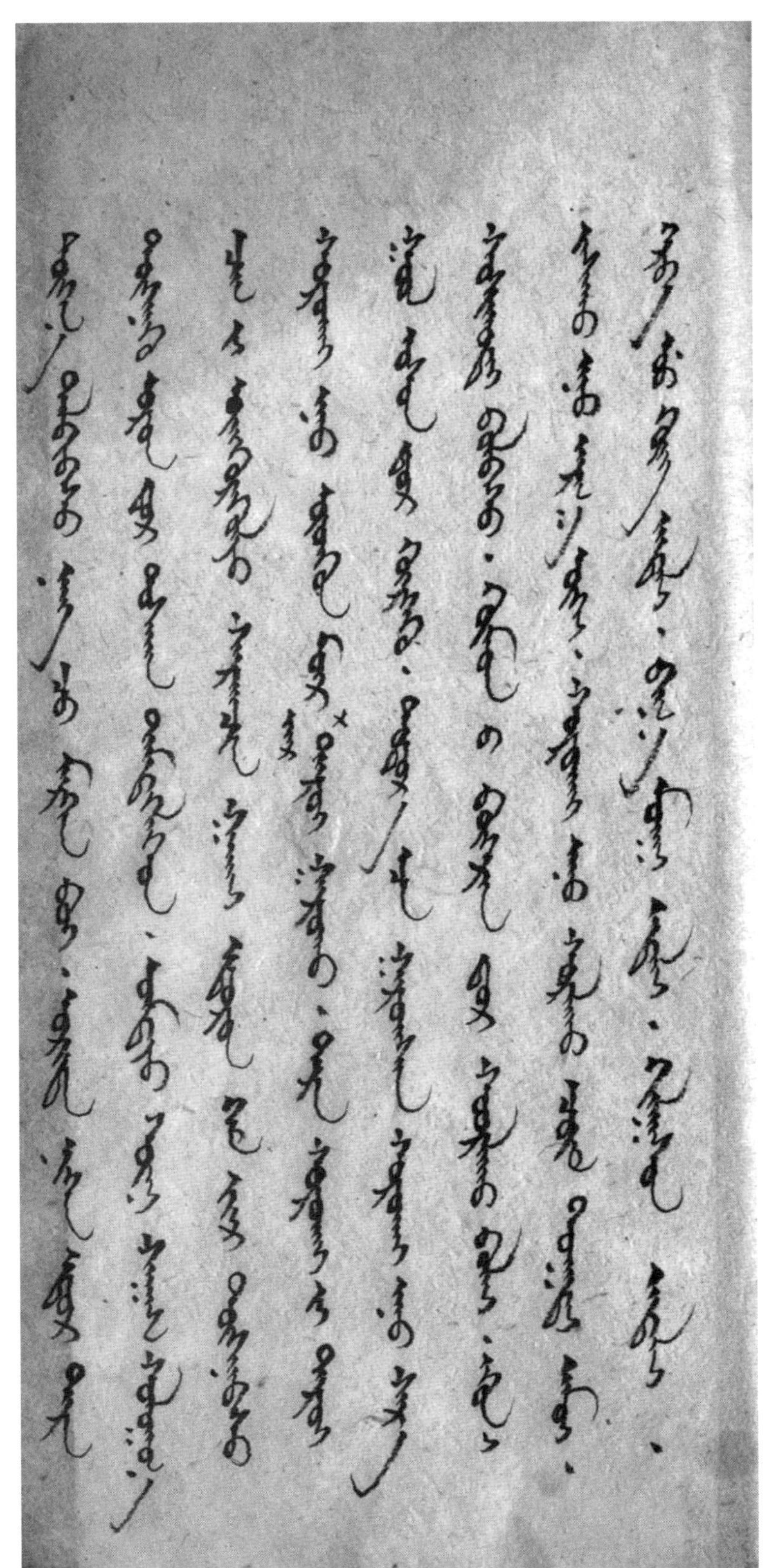

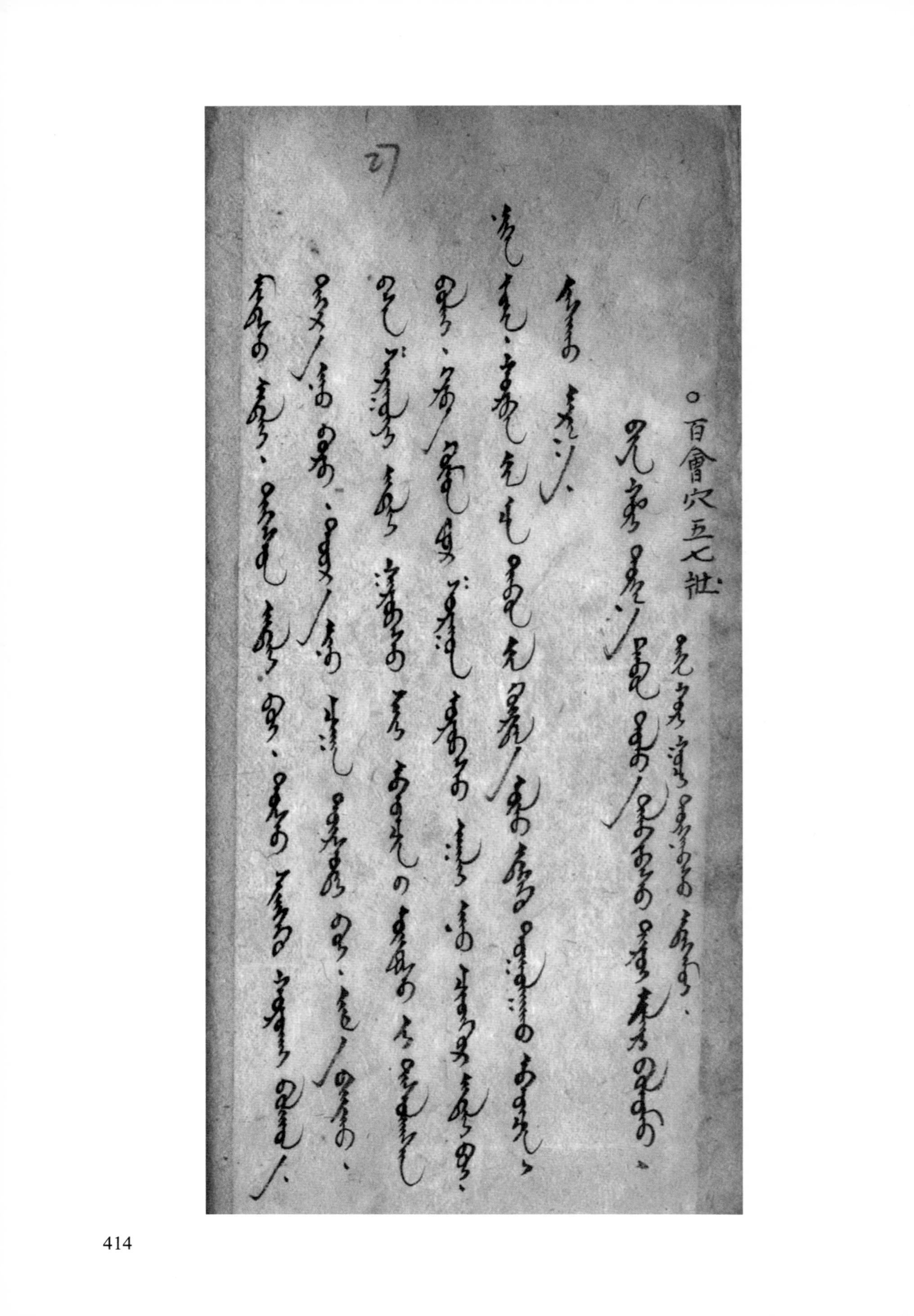

○百會穴五七壯

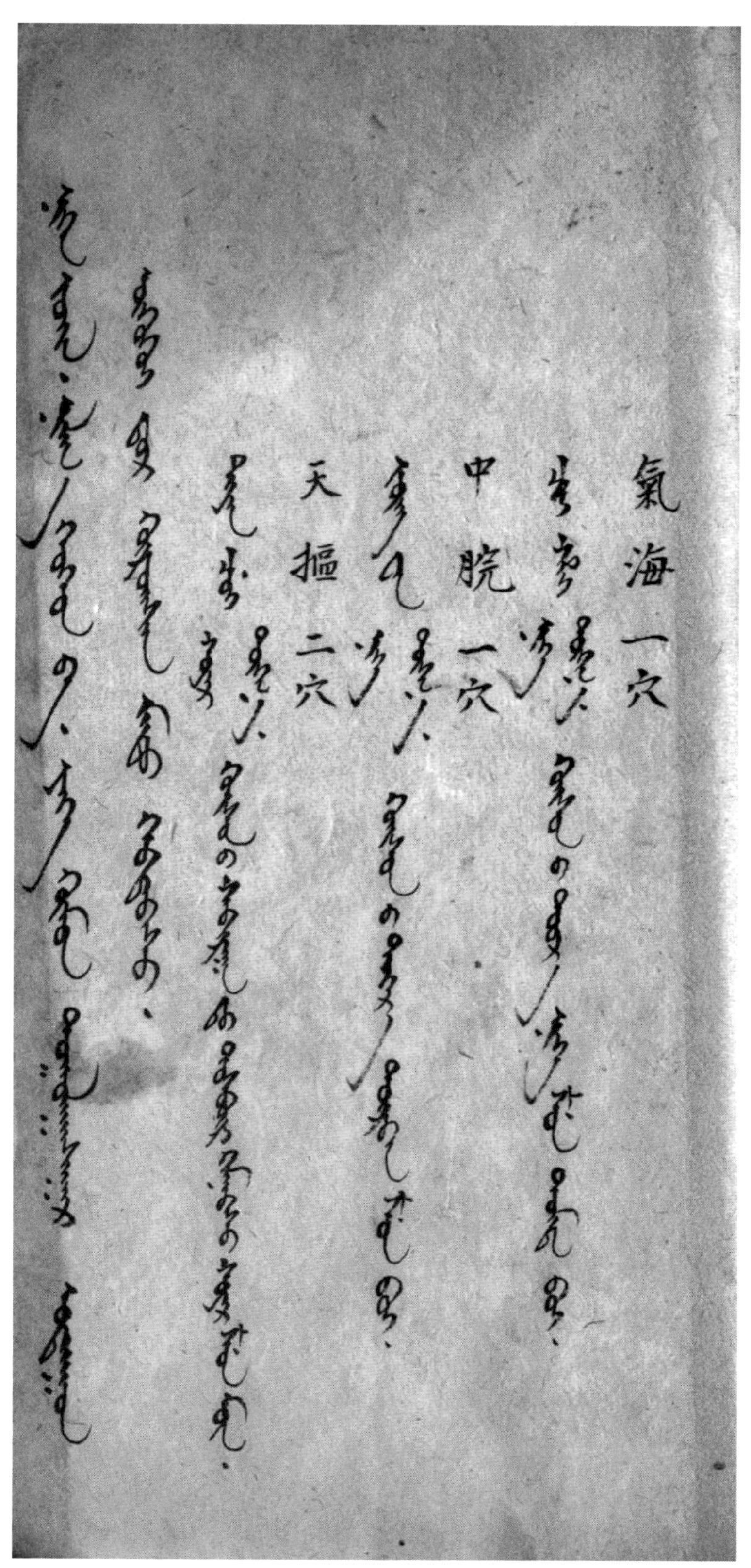

氣海一穴

中脘一穴

天樞二穴

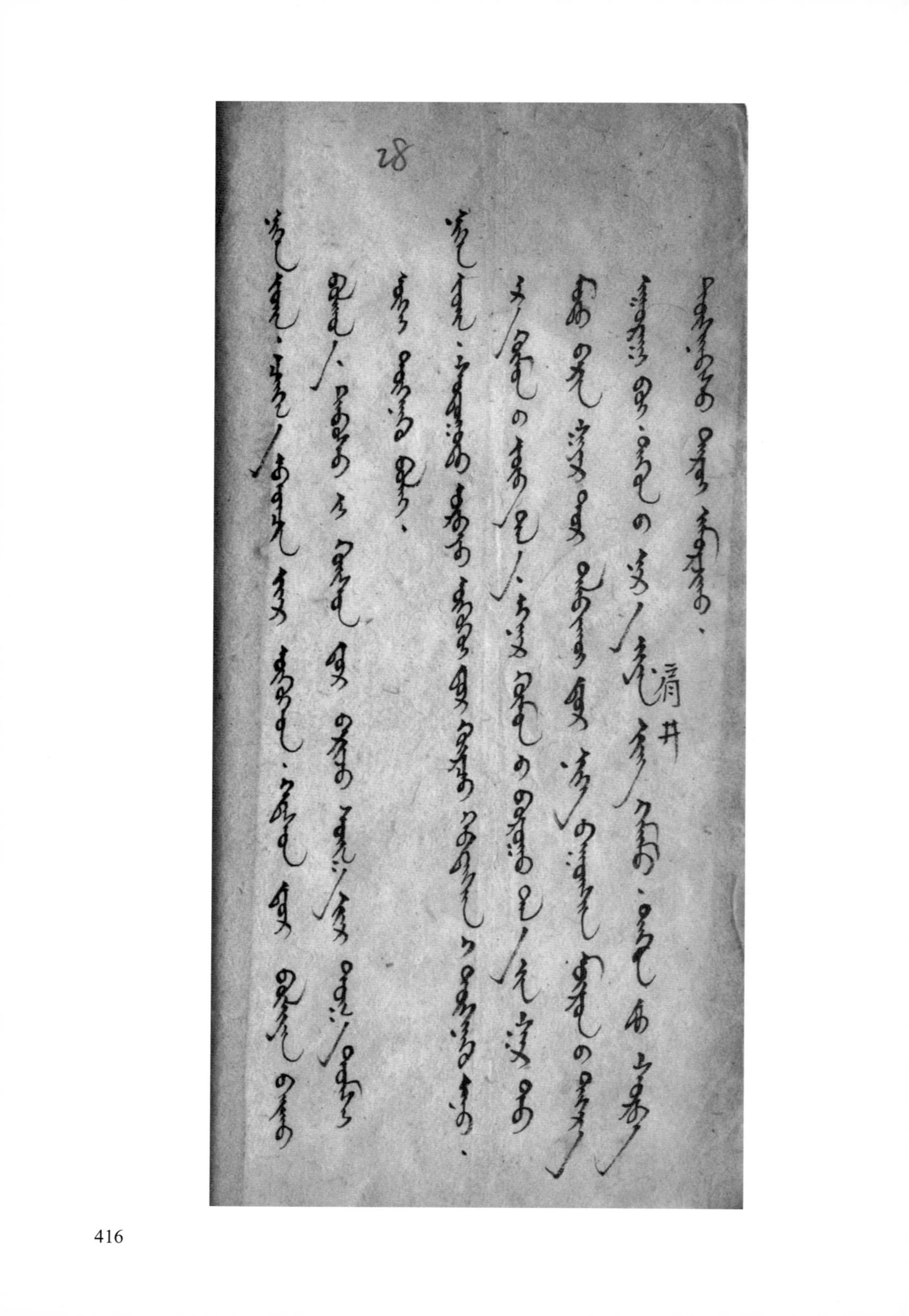

28

[illegible]

肩井

[illegible]

[illegible]

[illegible]

[illegible]

[illegible]

[illegible]

膻中　一穴在膺部中行内乳中間陷中仰肘取之灸七壯

膏肓　二穴令病两手交在两膊上則胛骨開以手指揣摸第四椎骨下两旁各開三寸四肋三間之中按之酸痛是穴灸時手按則膊上不可放下灸至百壯為佳

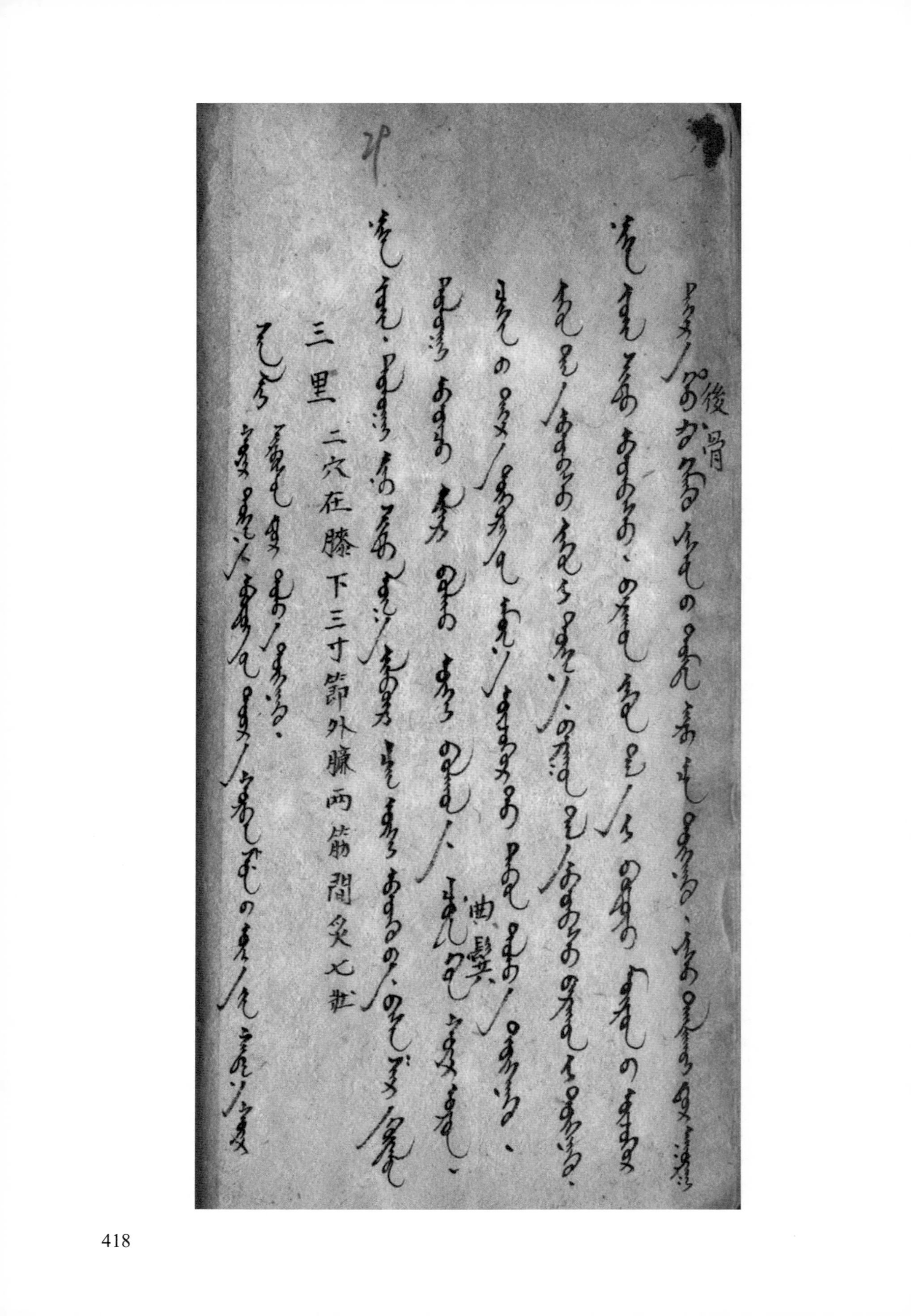

後骨

曲鬢

三里 二穴在膝下三寸節外臁兩筋間灸七壯

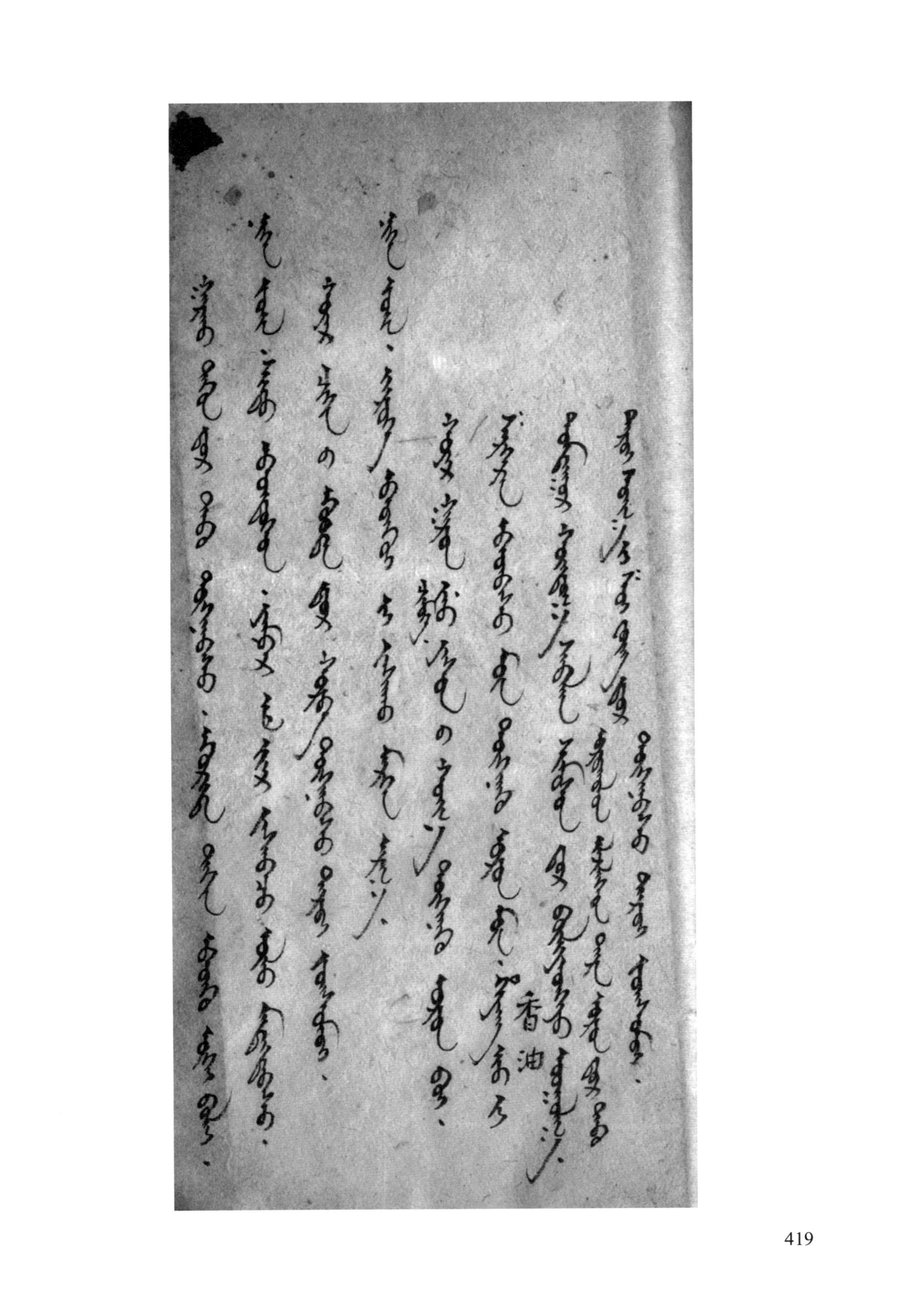

香油

30 本草綱自

本草綱自

中脘 一穴貳兩分三寸

石關 二穴 分水 一穴在右

章門

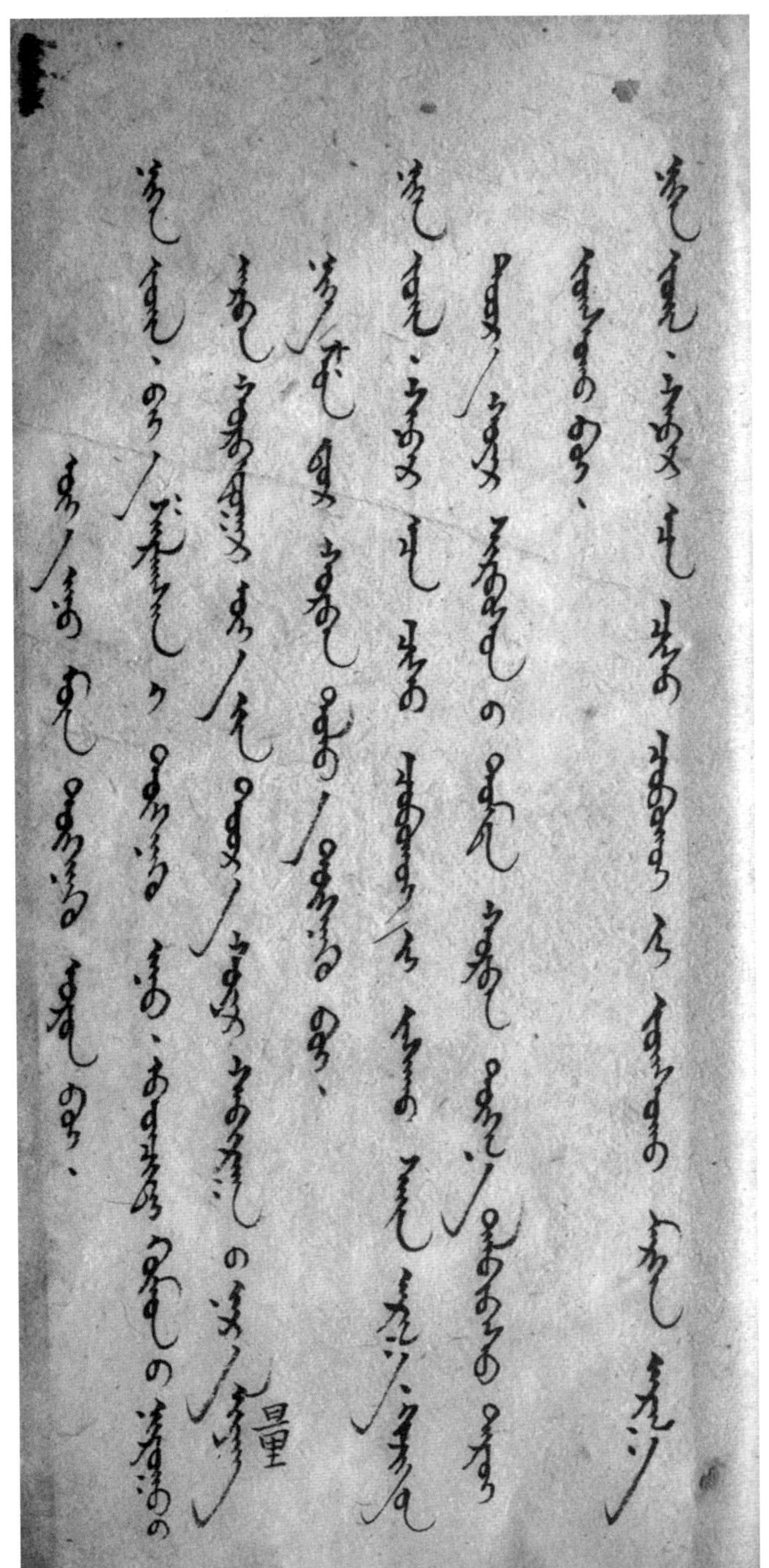
量

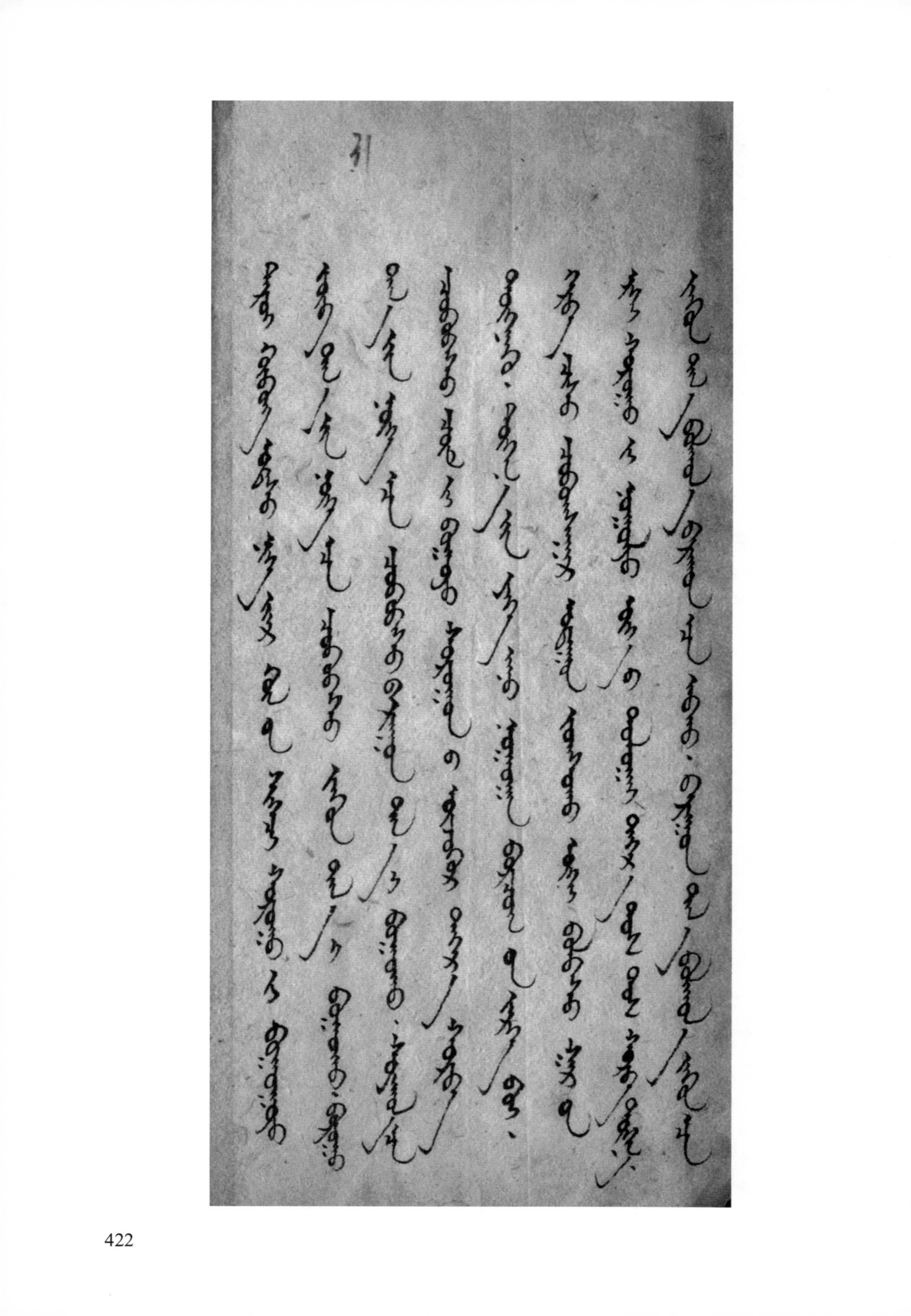

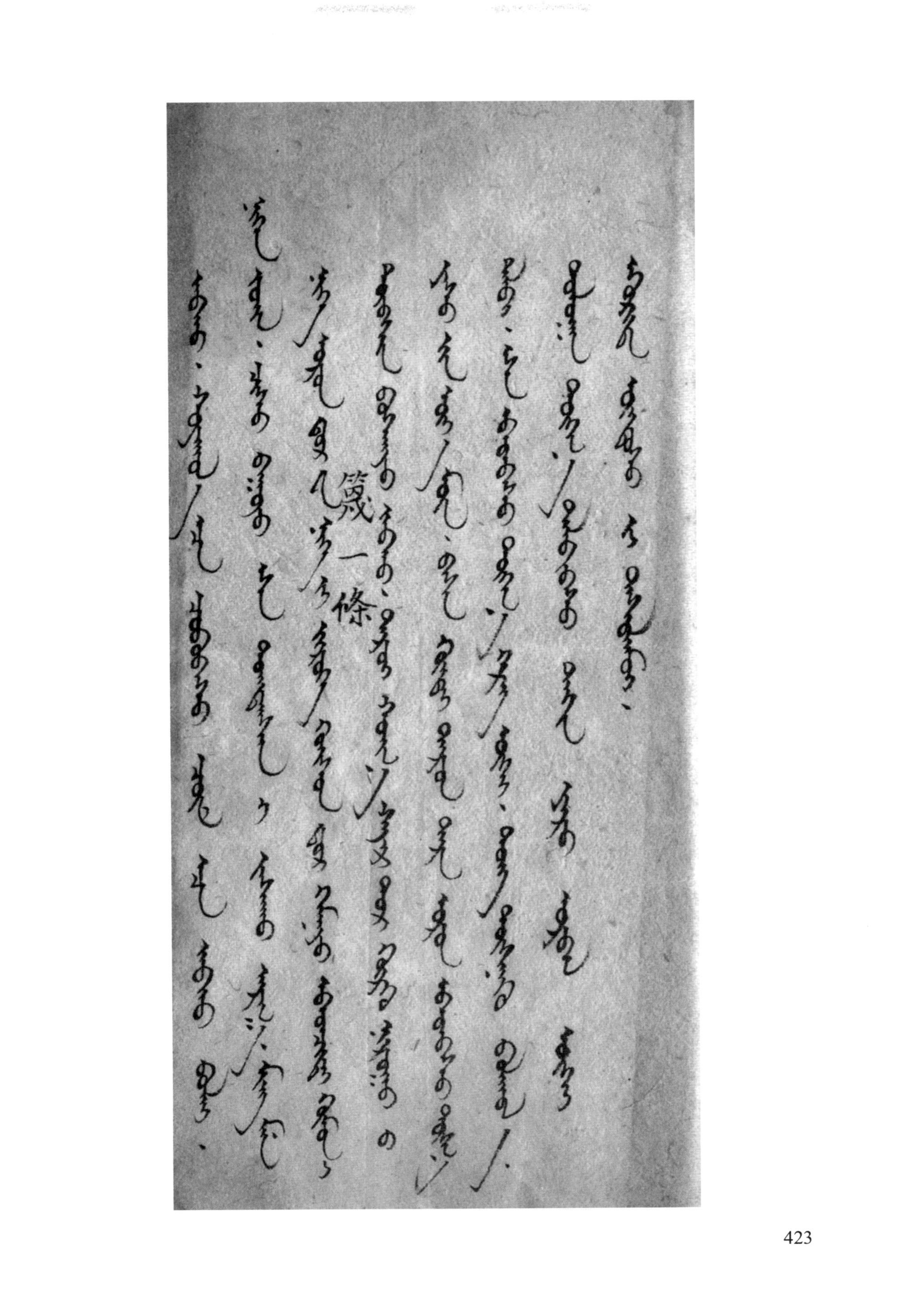

箴一條

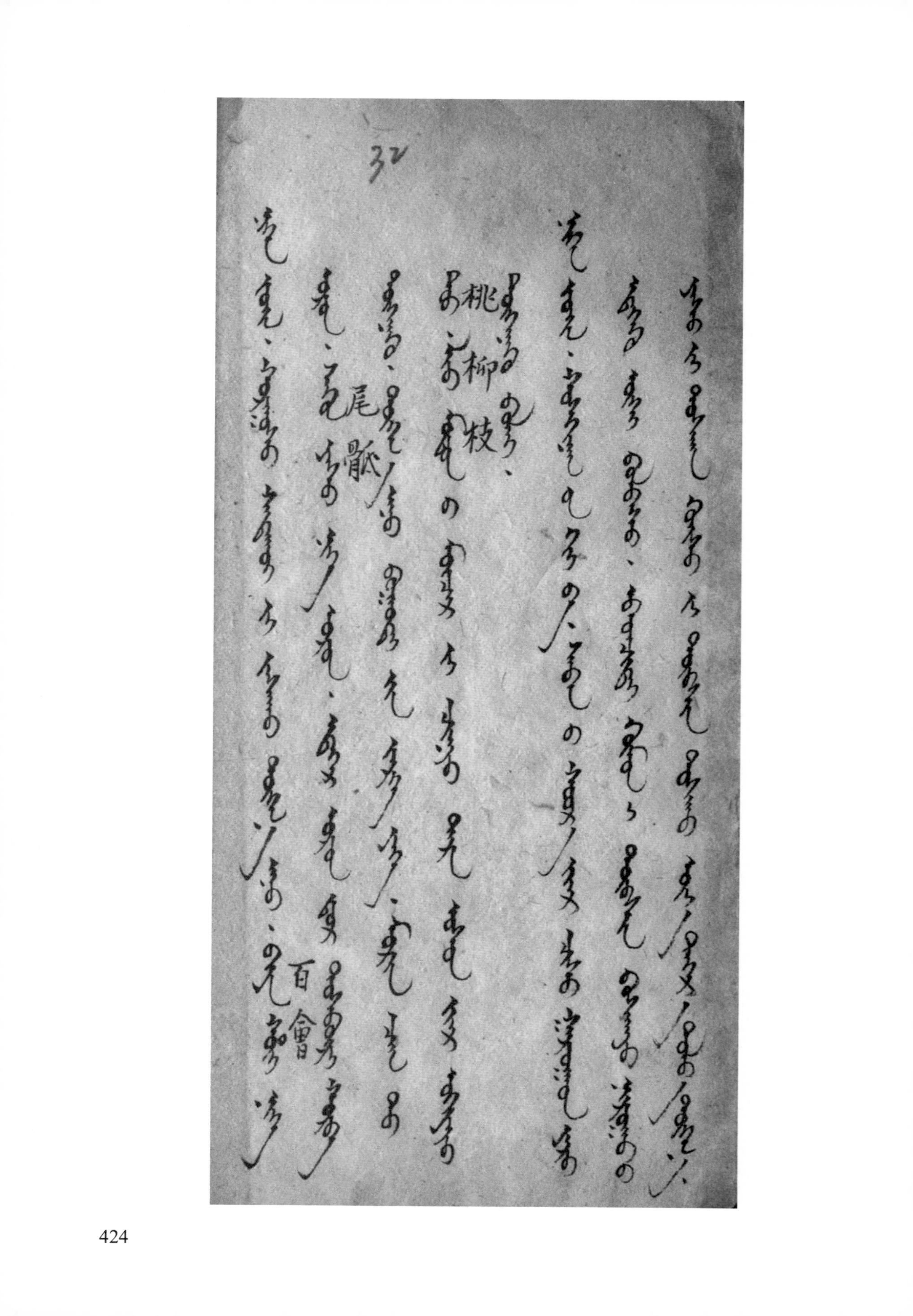

32

桃柳枝

尾骶

百會

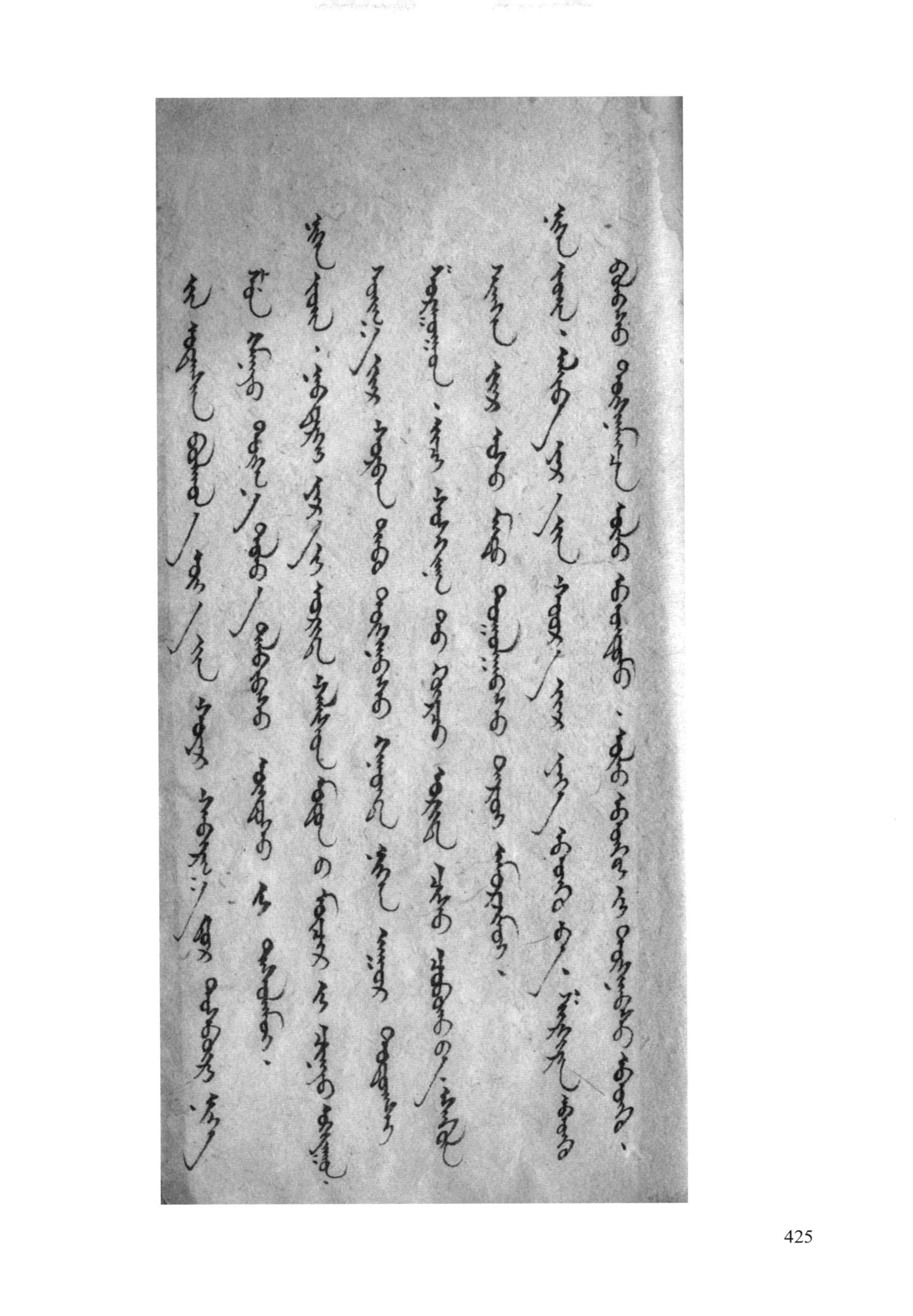

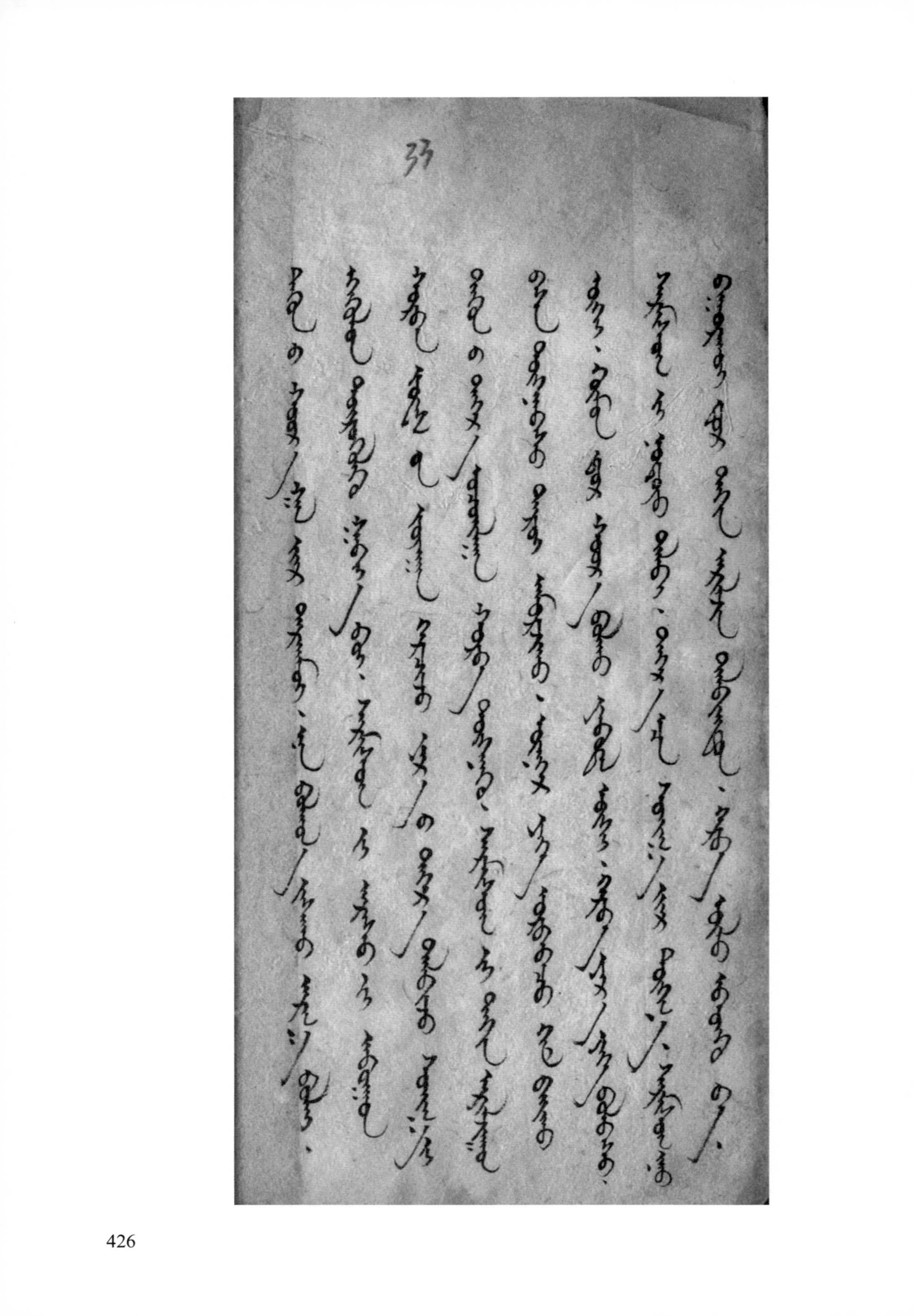

33

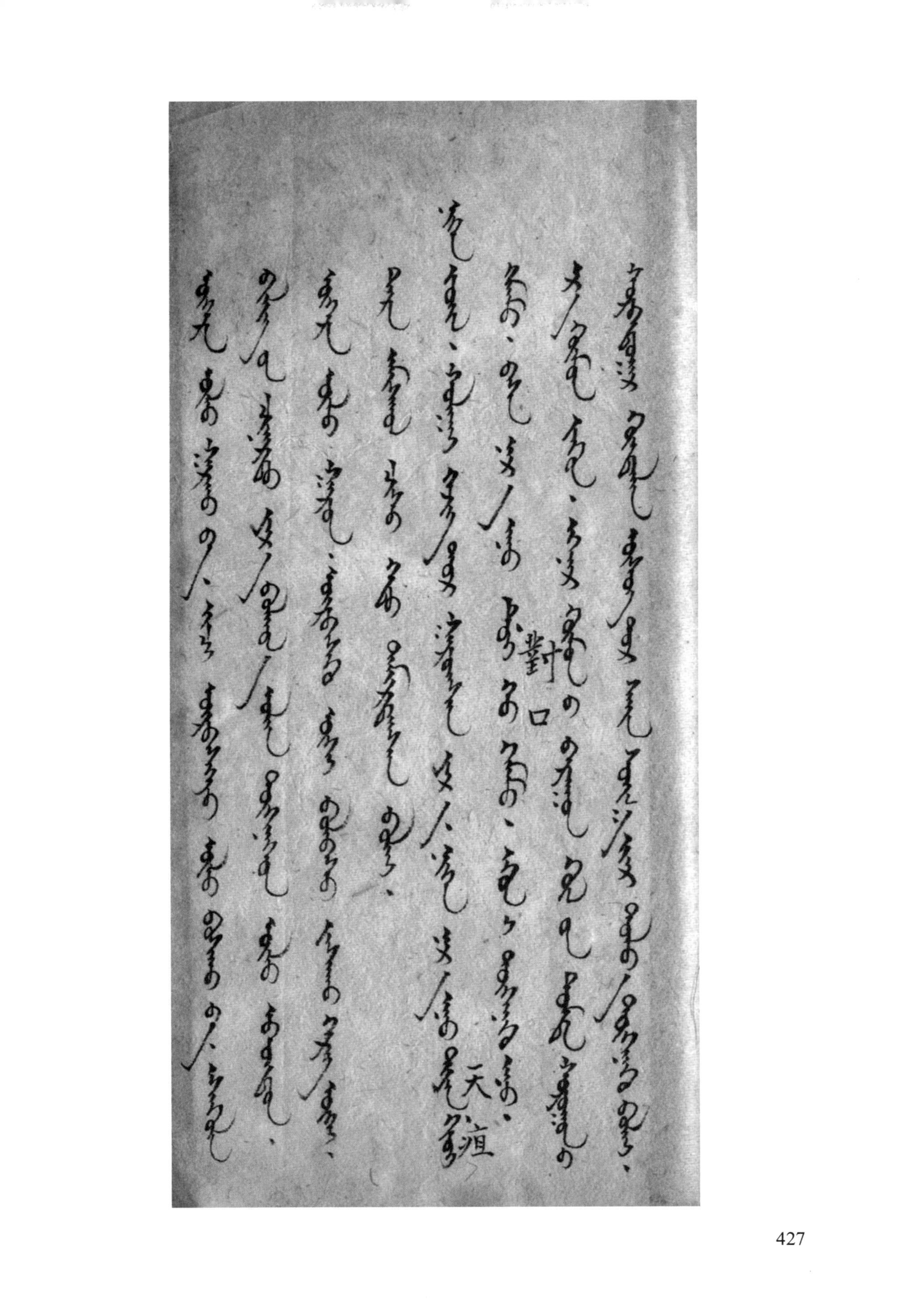

對口

一天

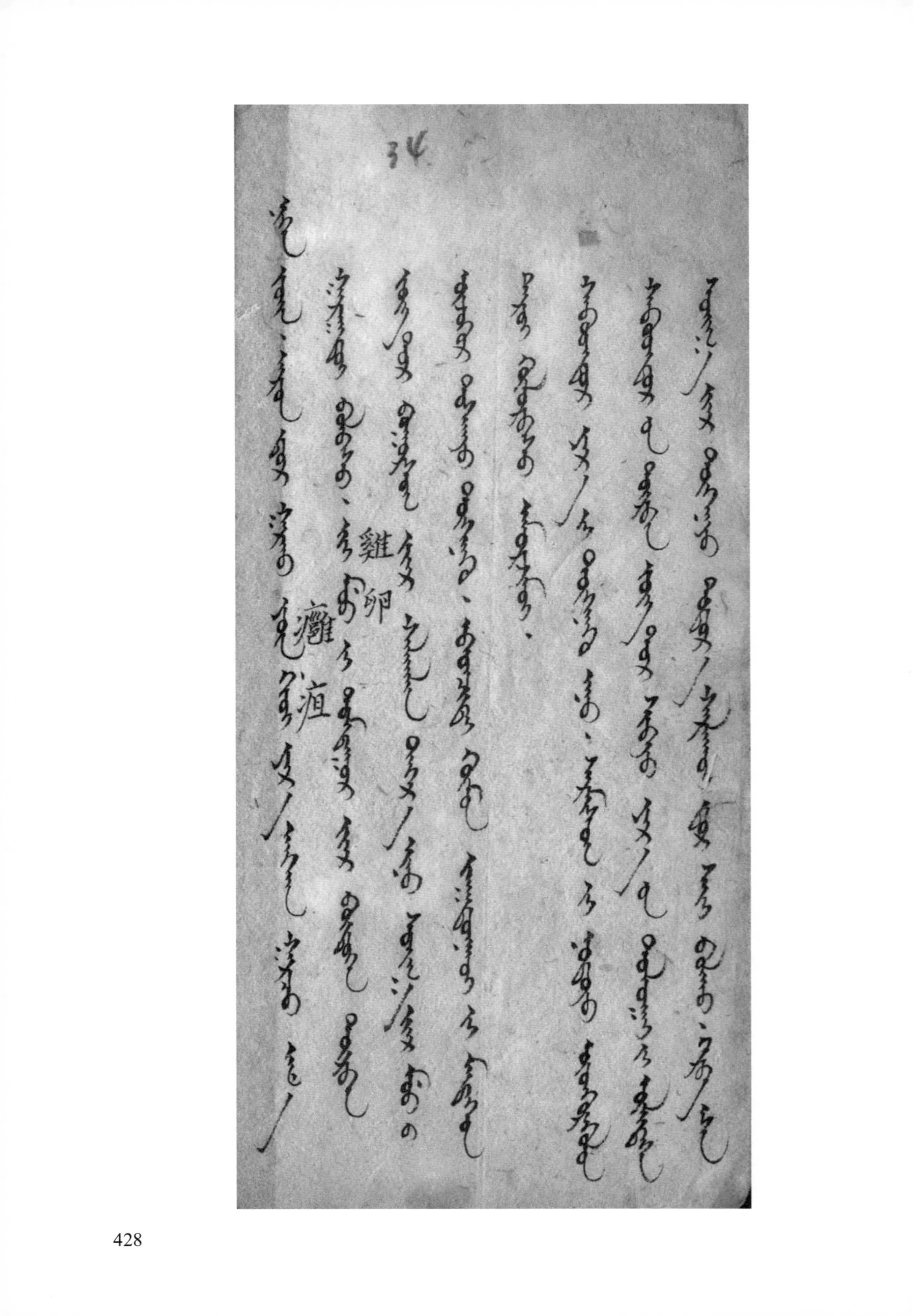

34

雞卵

癰疽

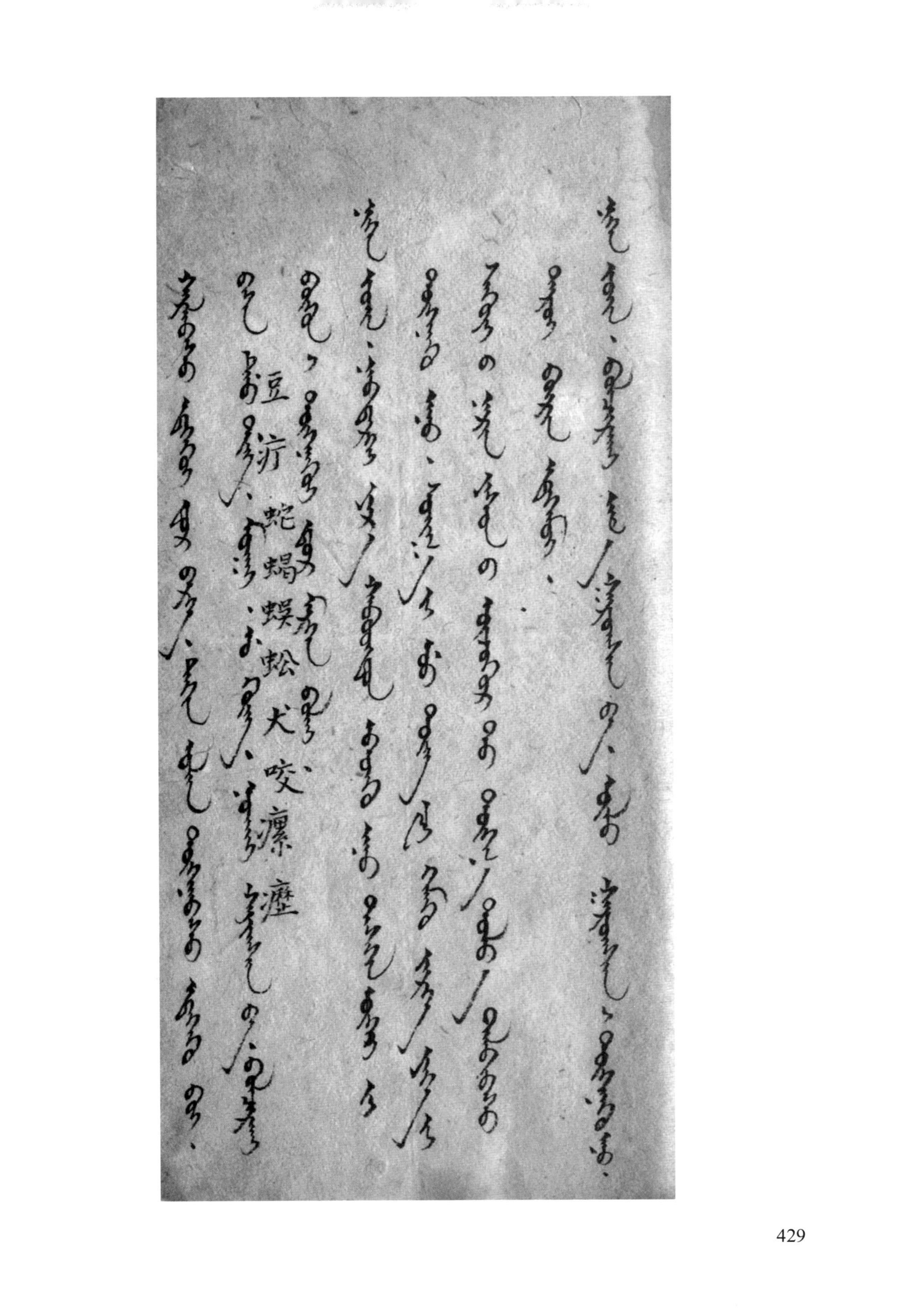

豆疔

蛇蝎蜈蚣犬咬瘰癧

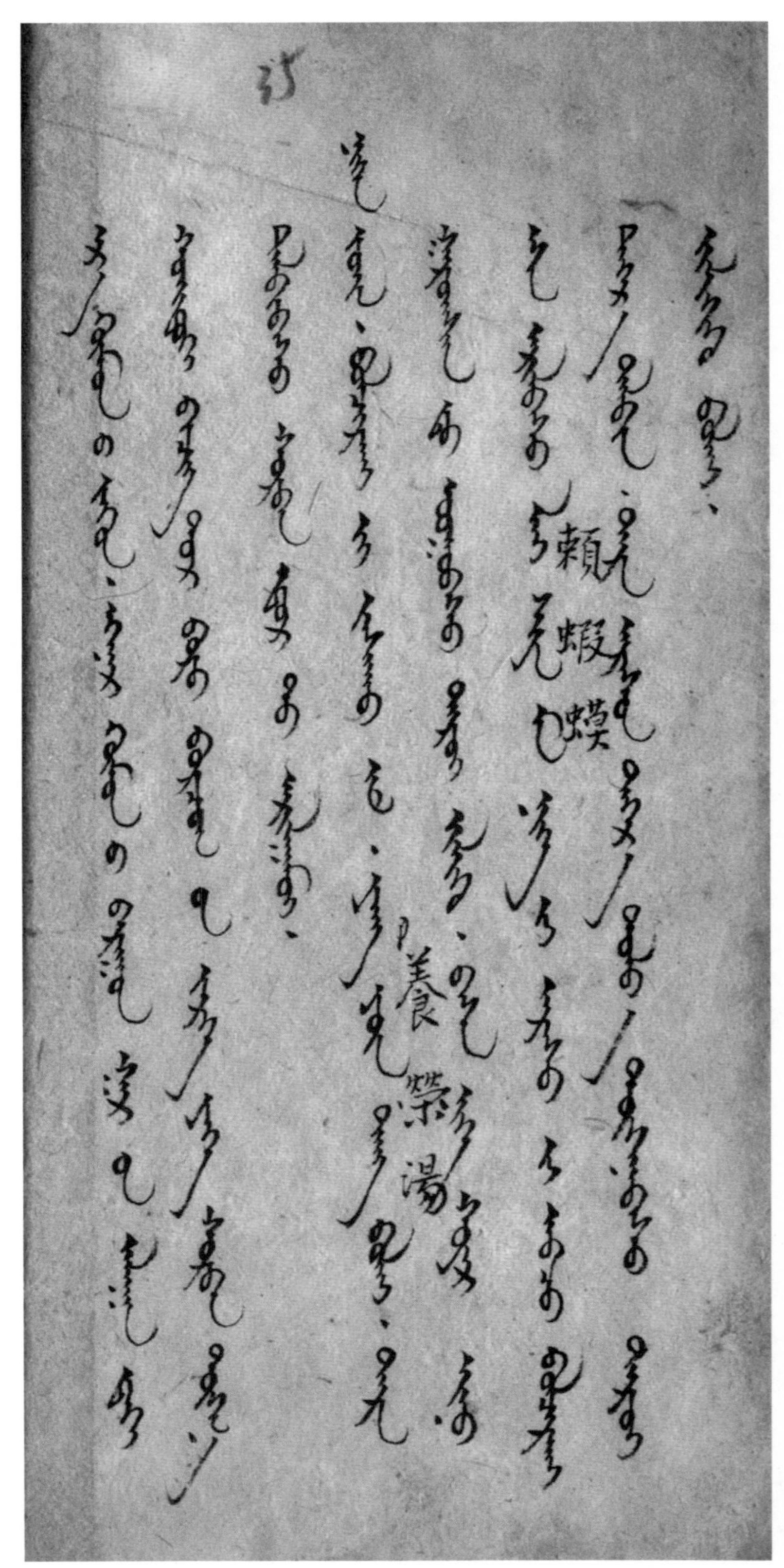
賴蝦蟆
養榮湯

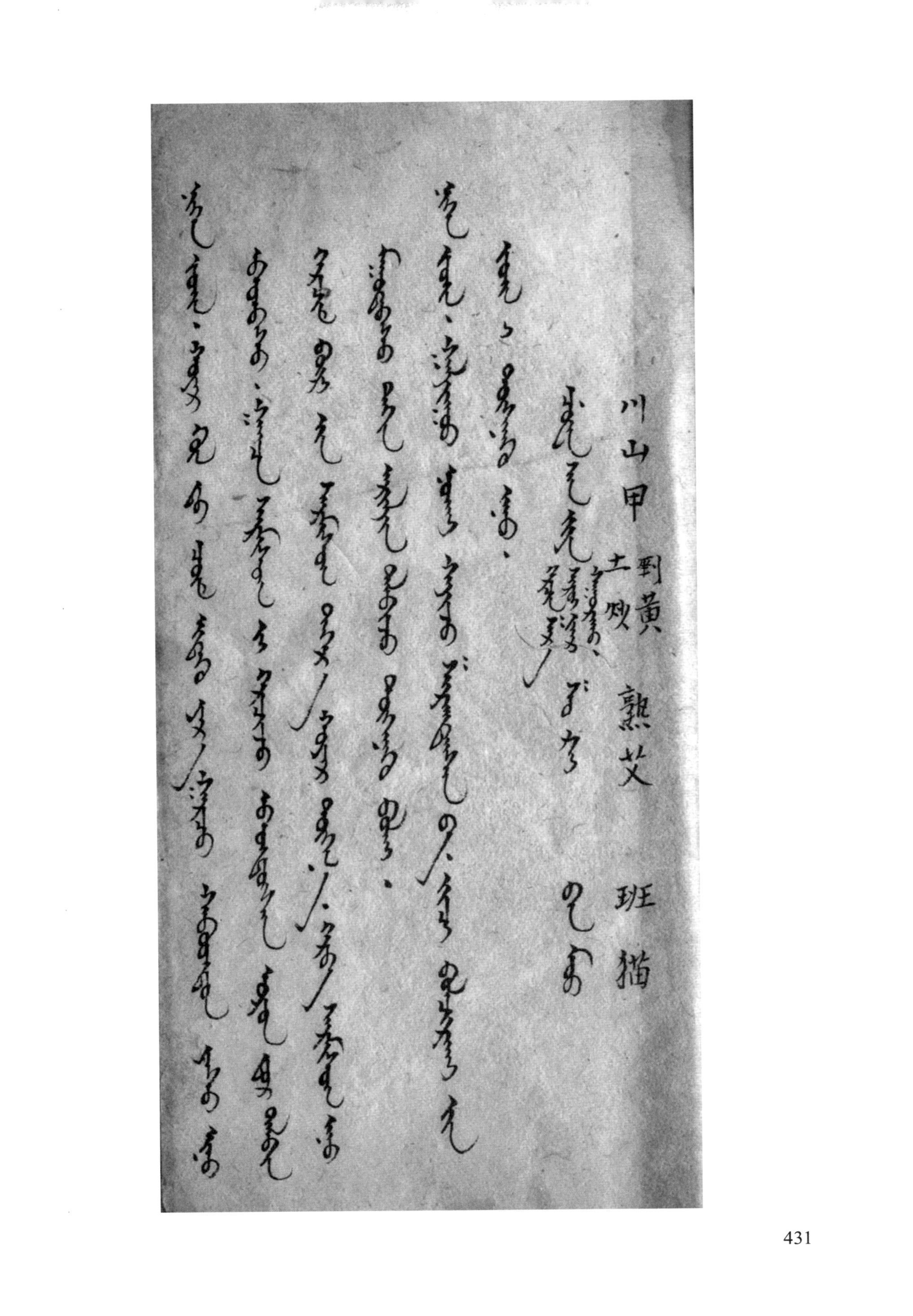

川山甲 剉黄 土炒 熟艾 班猫

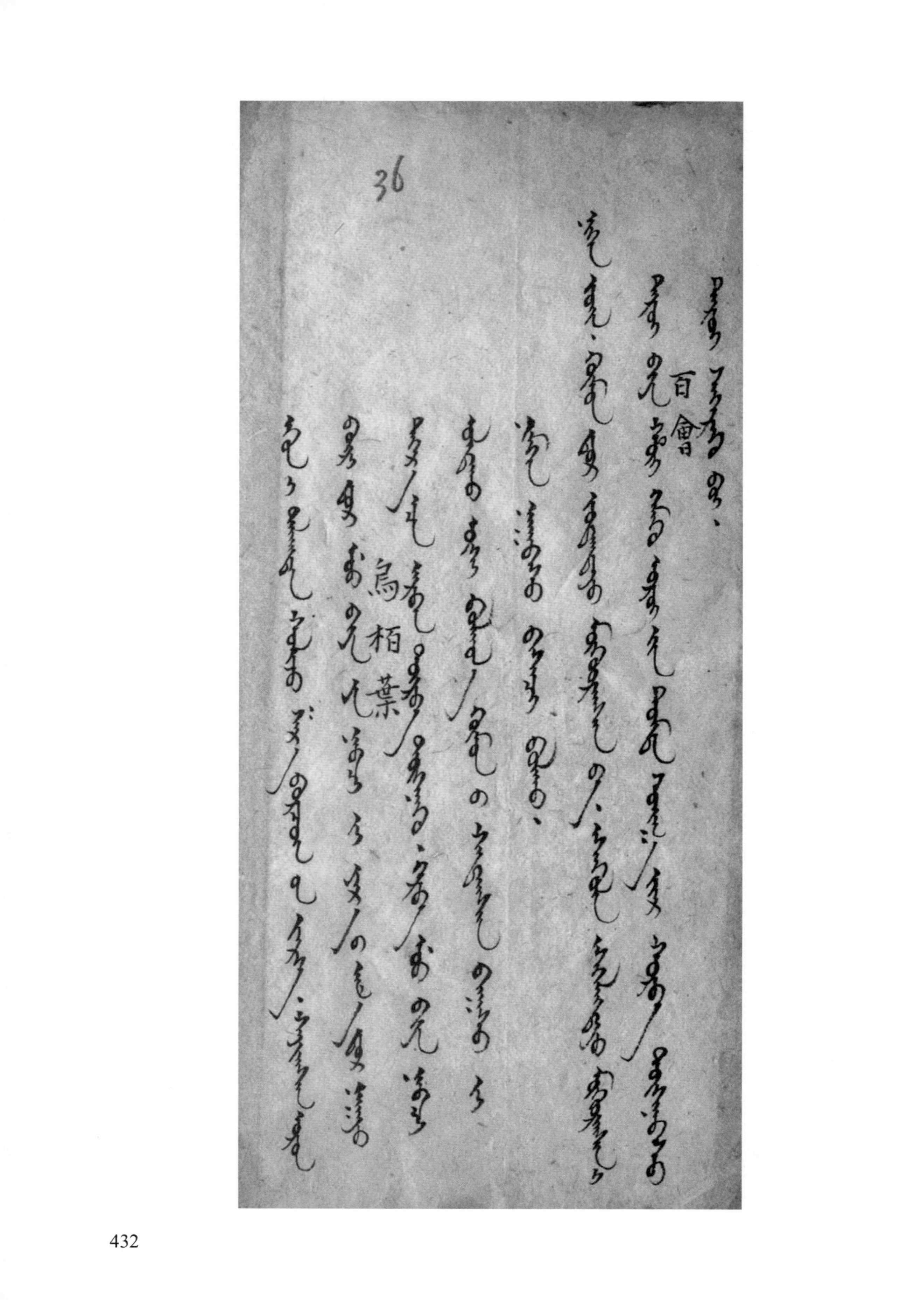

36

百會

烏栢葉

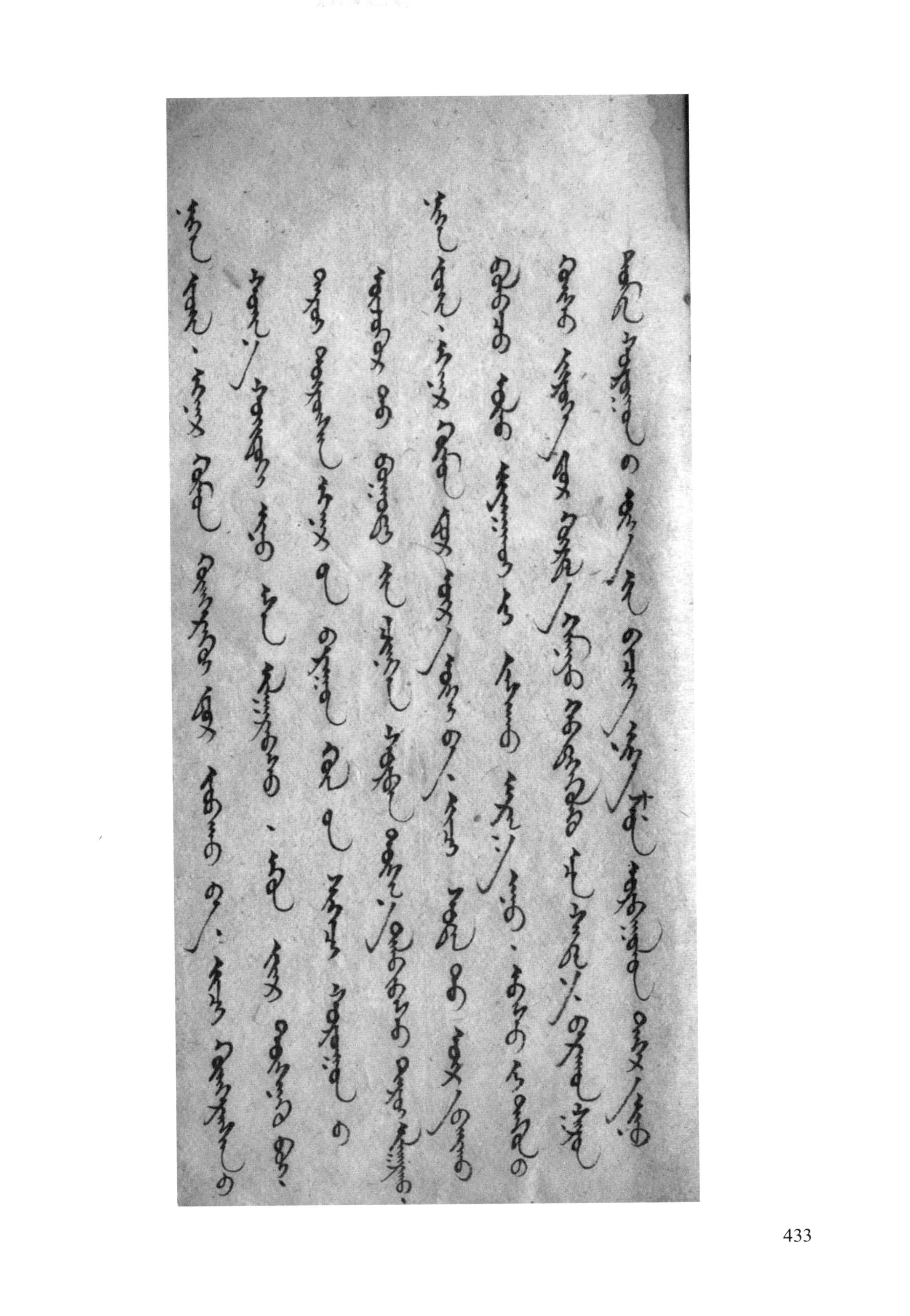

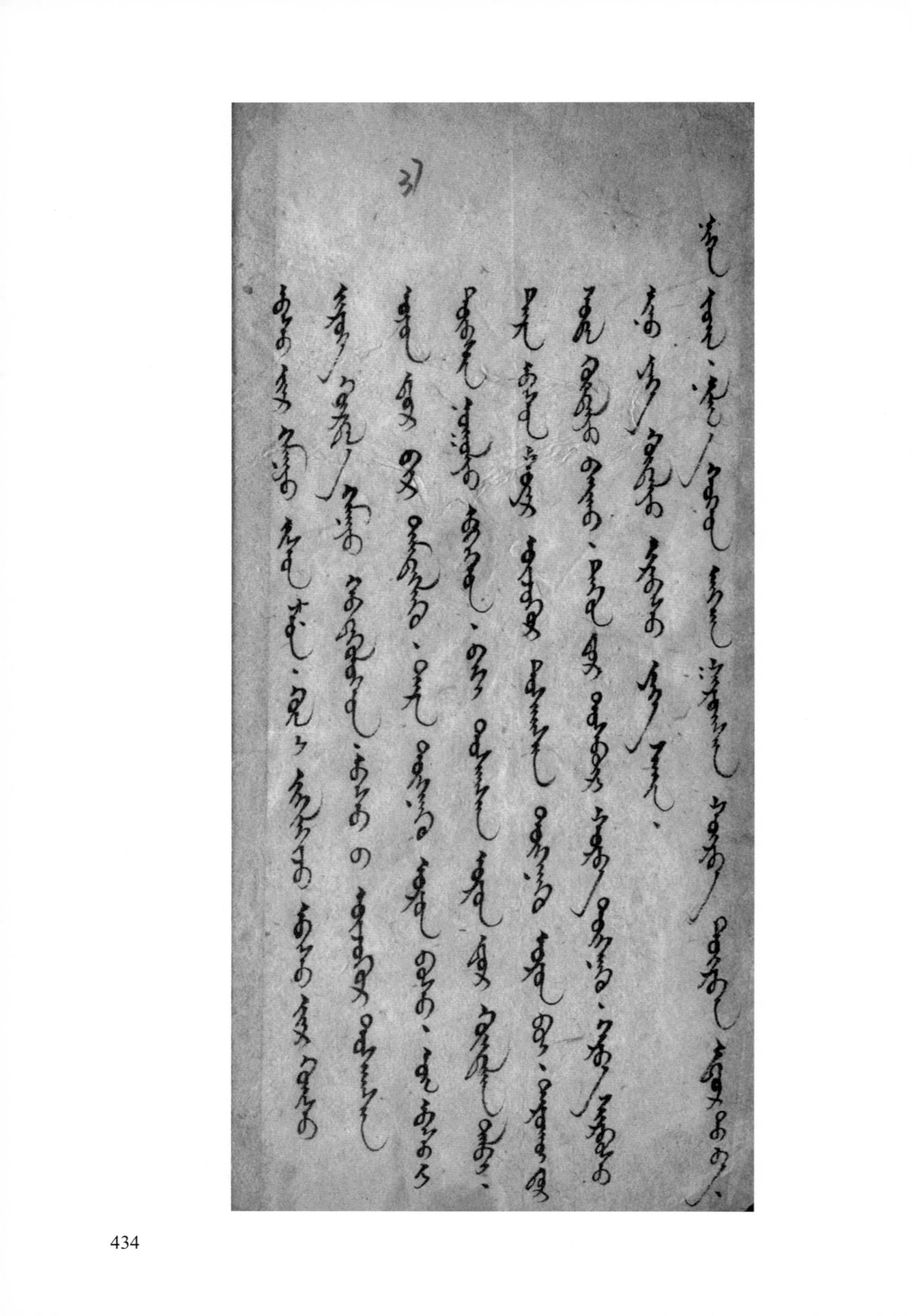

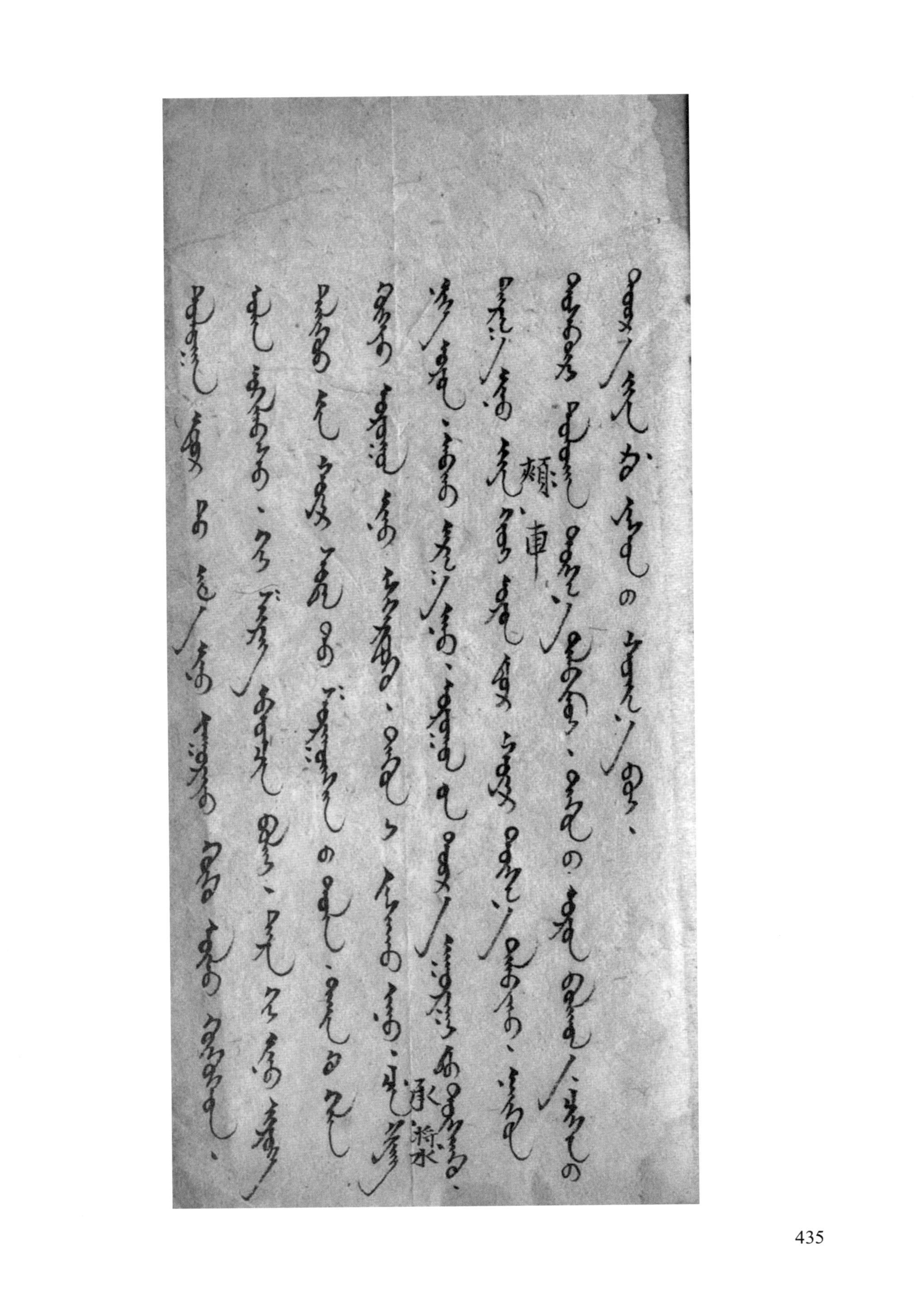

頗車

承將水

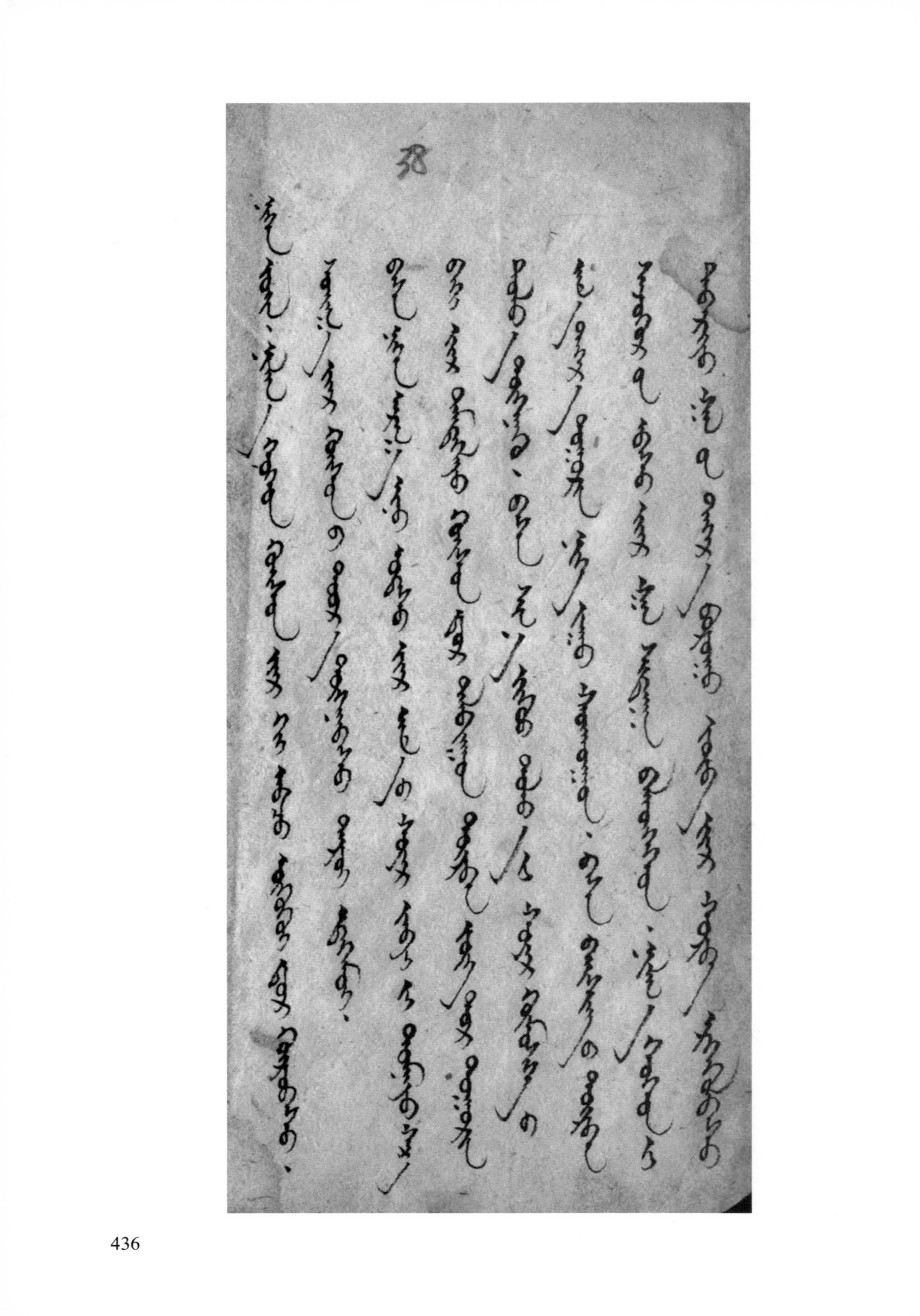

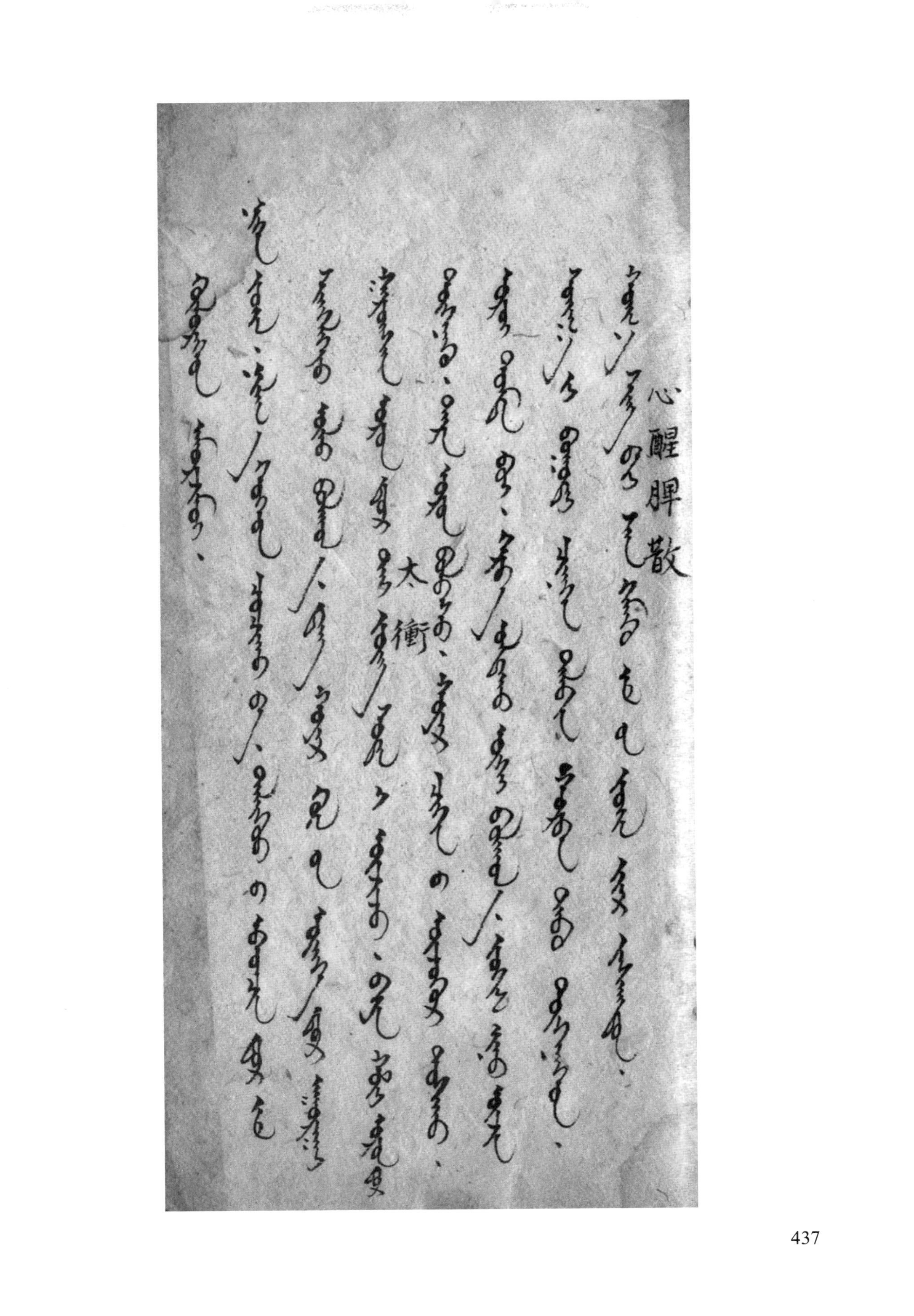

心醒脾散

太衝

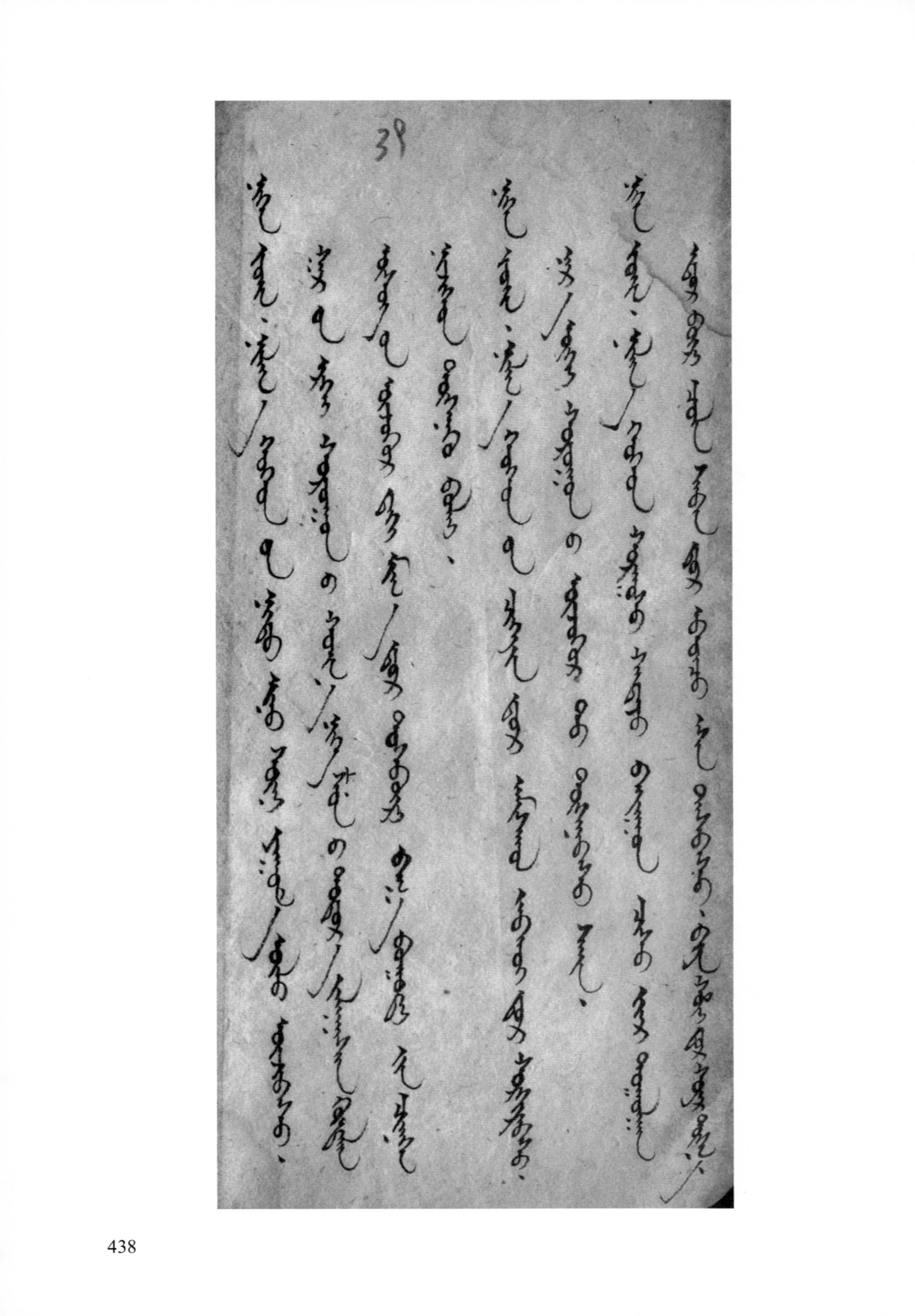

38

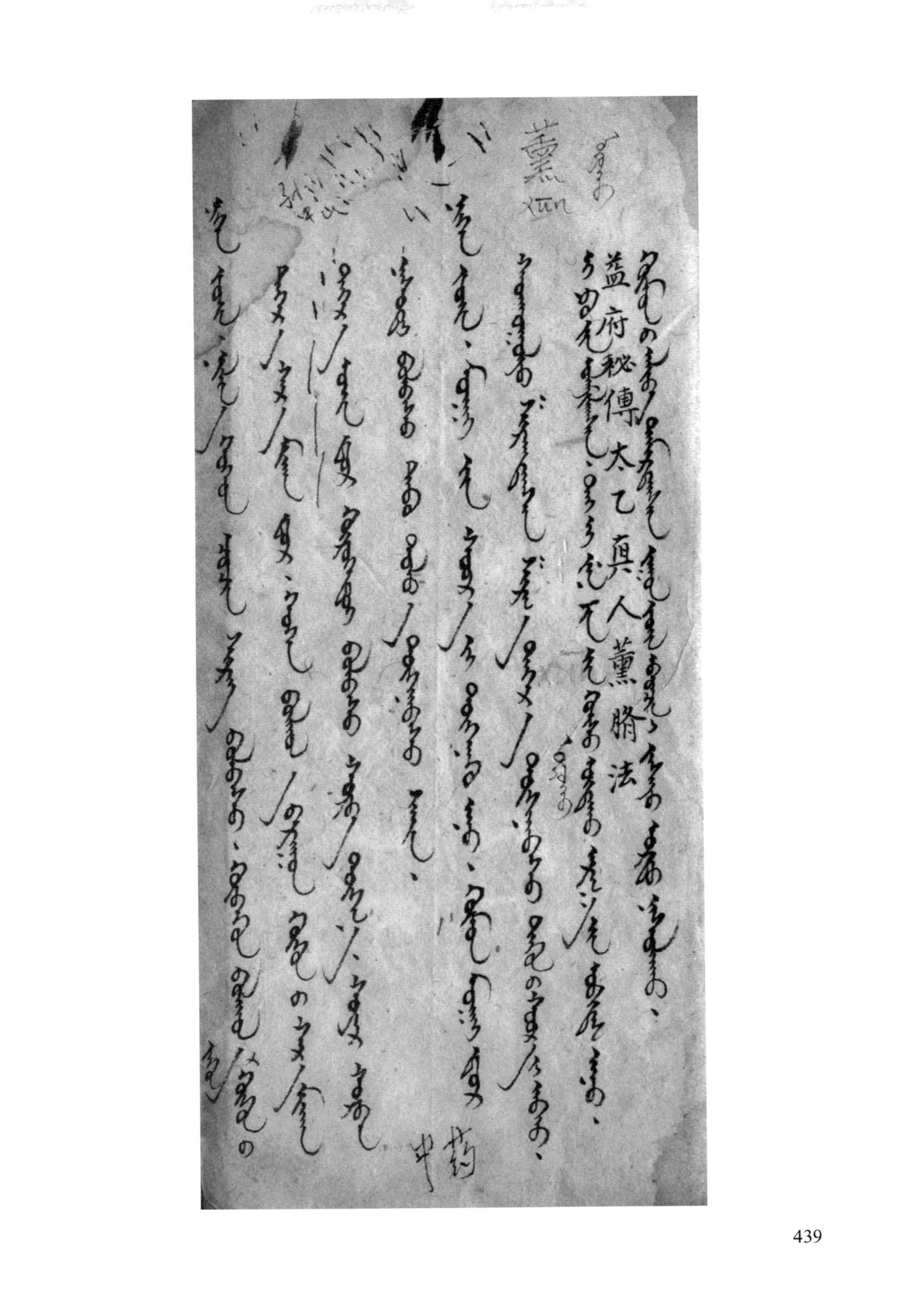

薰

益府秘傳太乙真人薰臍法

雄黄 朱砂 乳香 没藥 丁香

龍骨 虎骨 蛇骨 附子 南木香

射香 五分為末入臍内後用藥末放射香上將麪作圈圍住上用槐皮炙一百二十壯不將要換槐皮

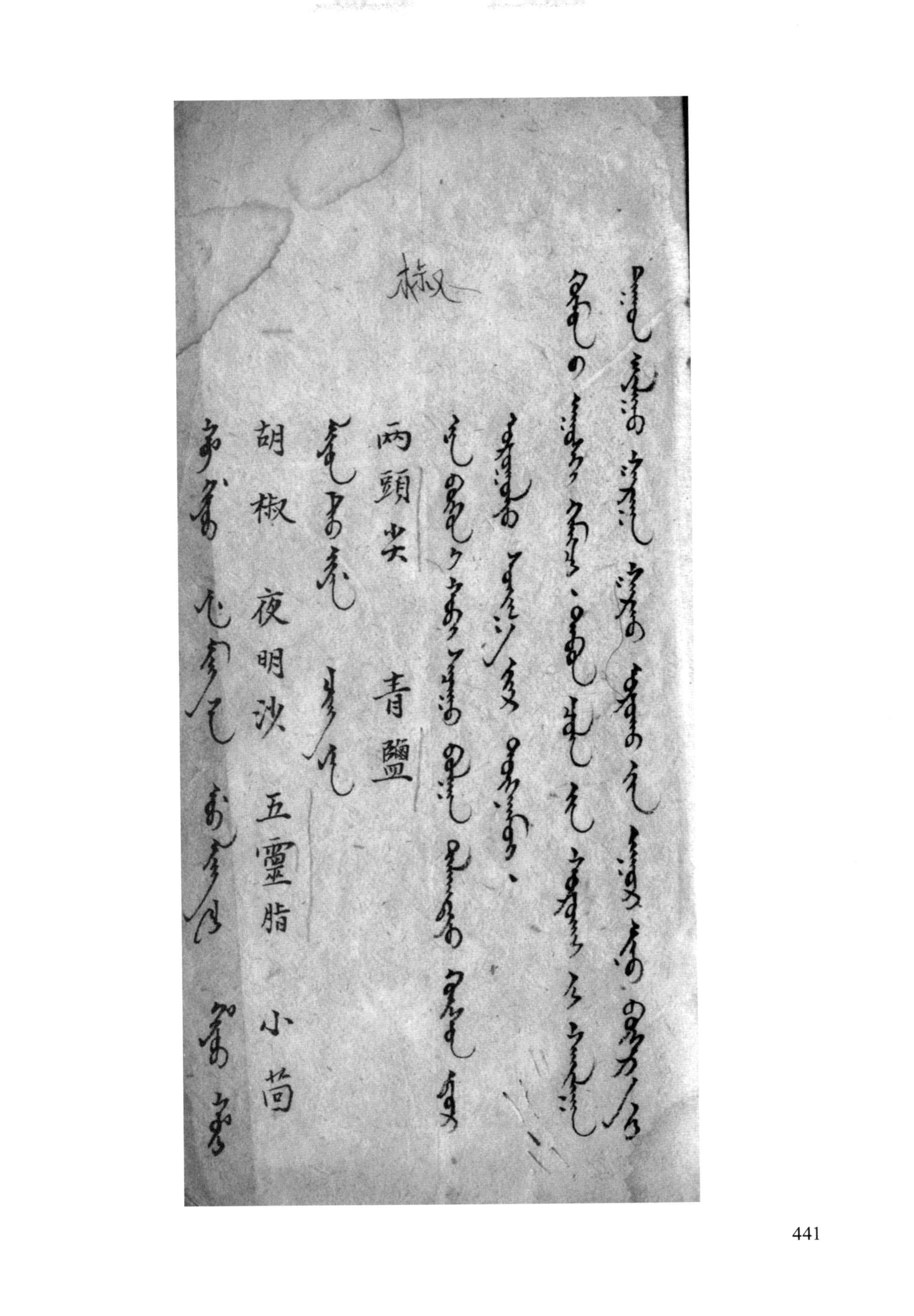

椒

两頭尖 青鹽

胡椒 夜明沙 五靈脂 小茴

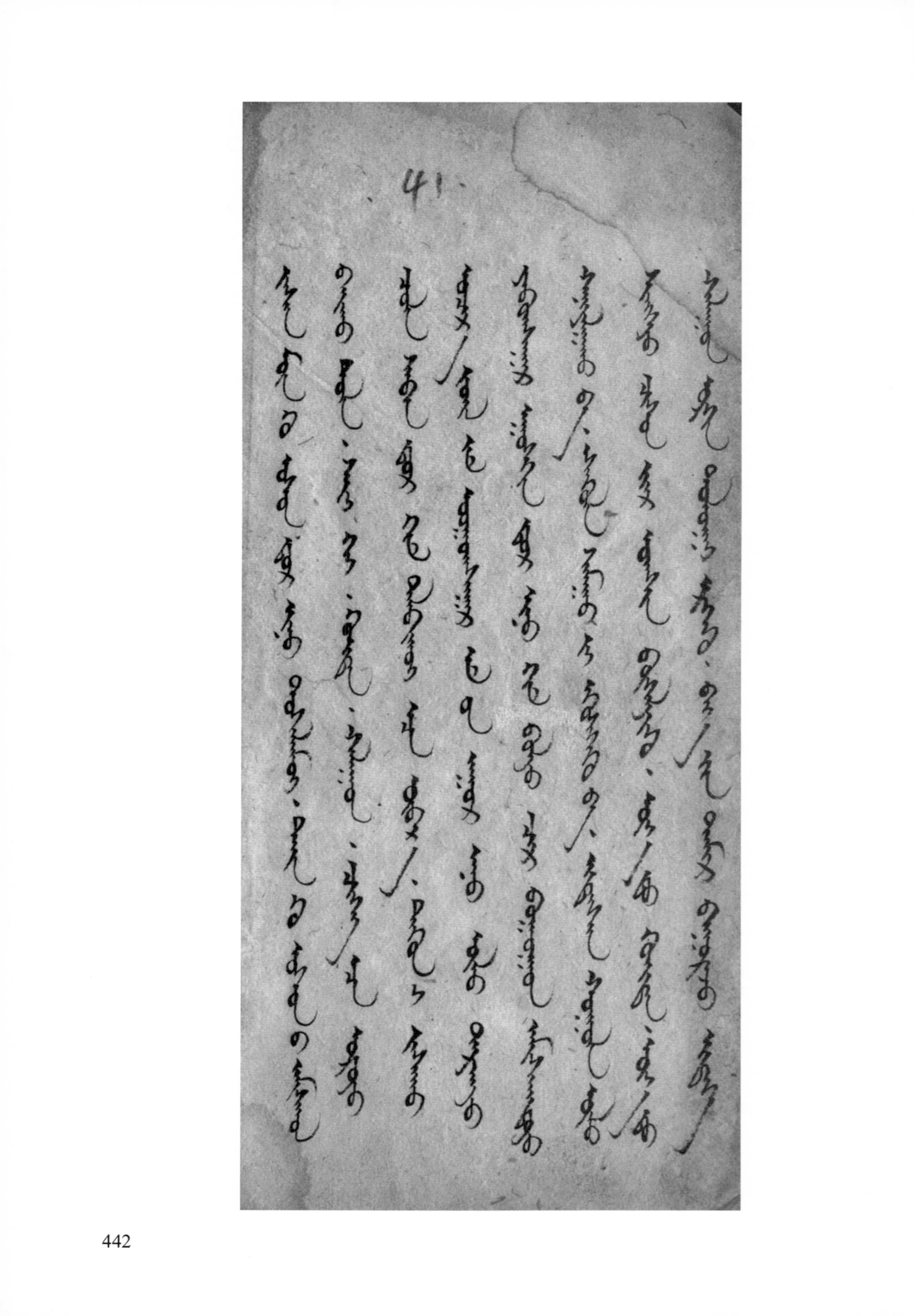

41

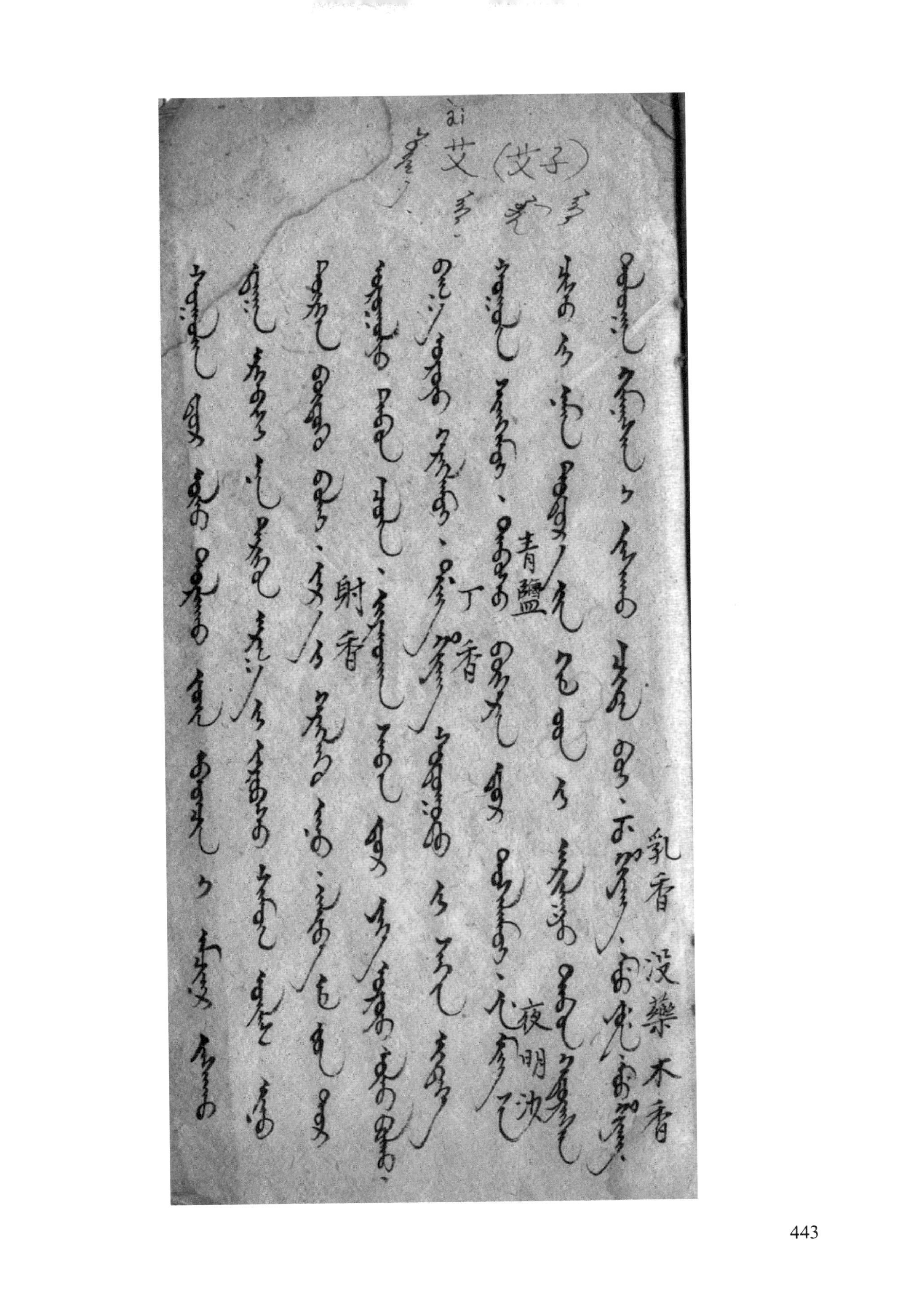

ài
艾（艾子）

乳香 没藥 木香

夜明沙

青鹽

丁香

射香

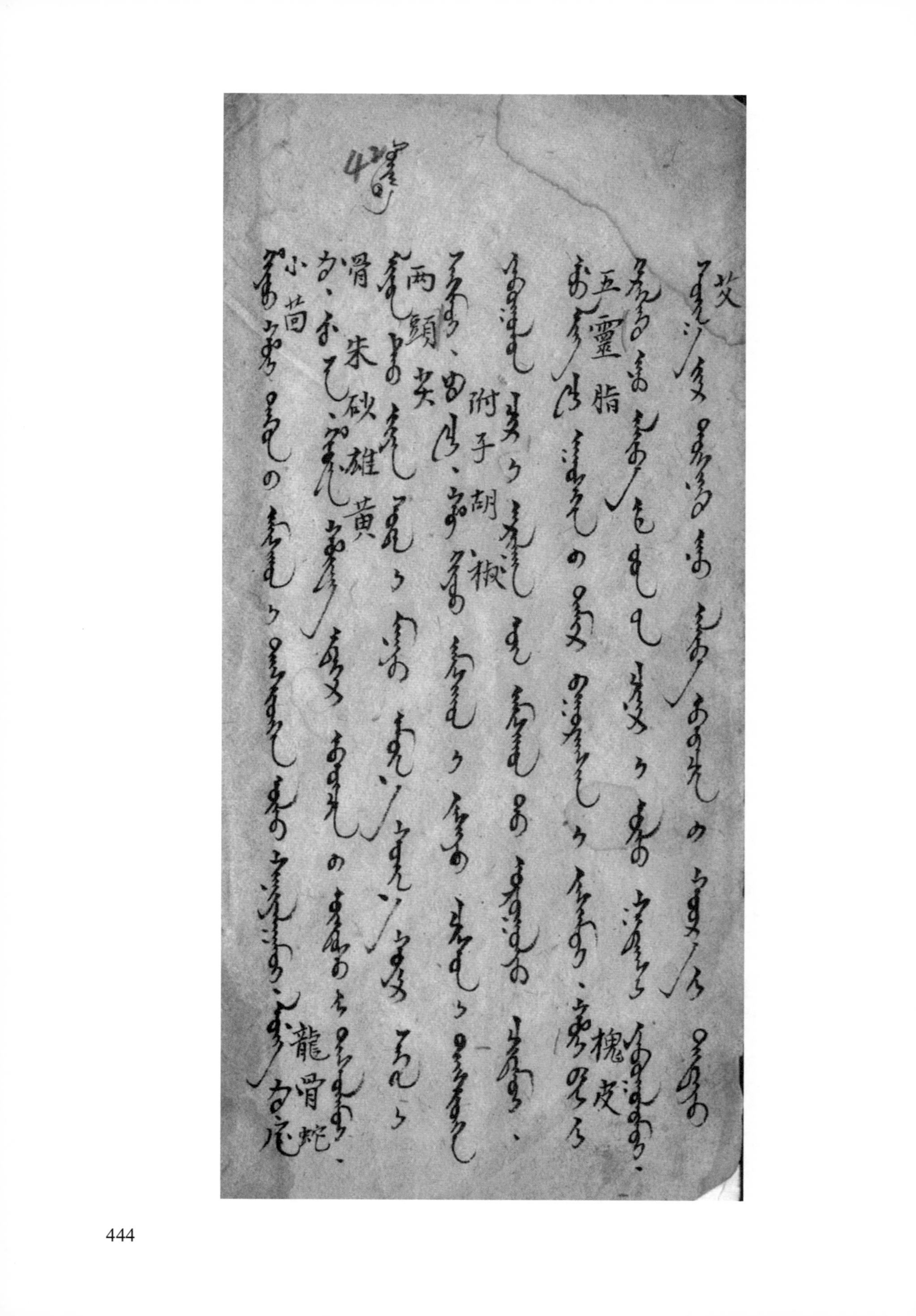

艾

五靈脂

槐皮

附子

胡椒

兩頭尖

朱砂

雄黃

骨

龍骨

蛇

小茴

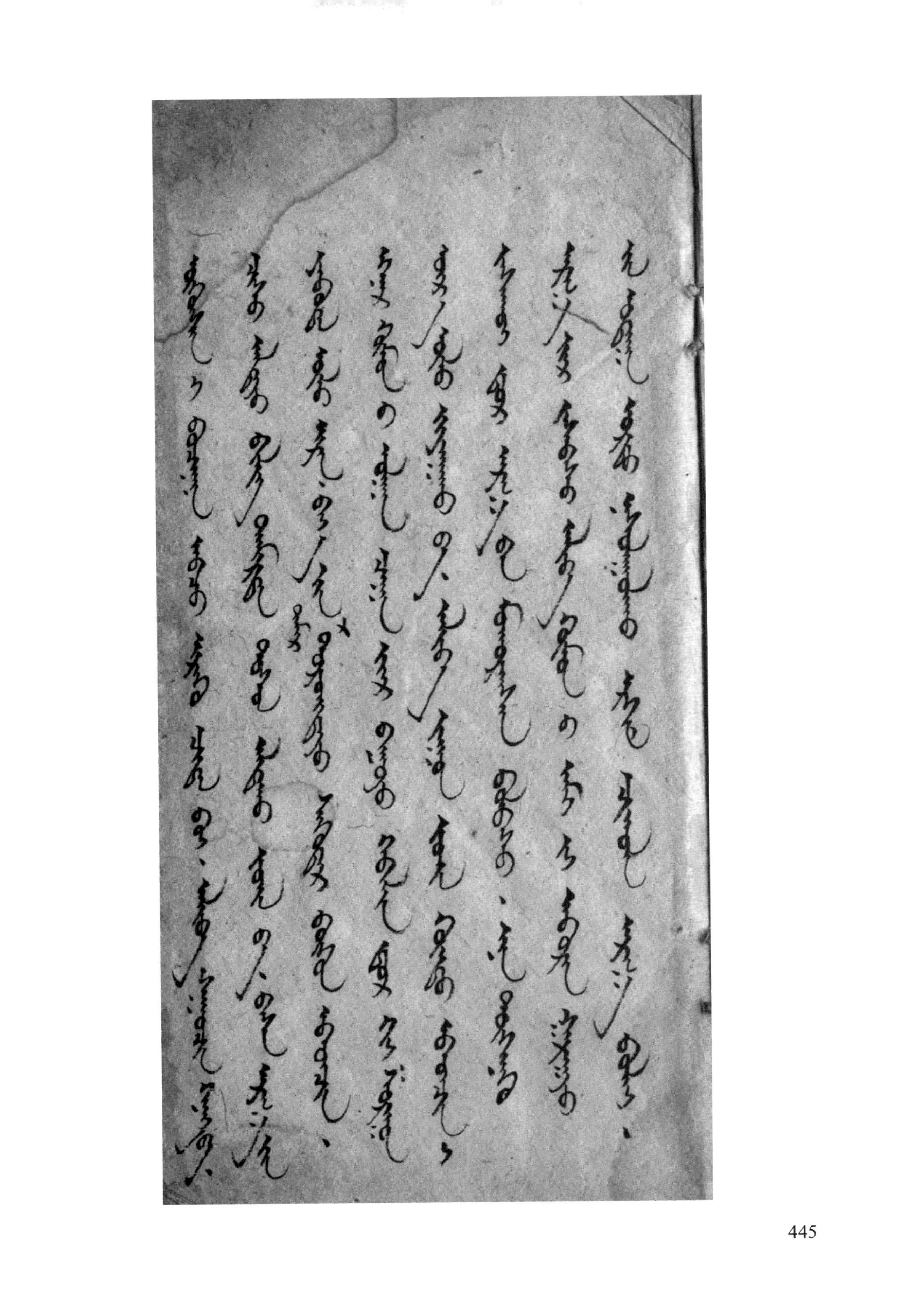

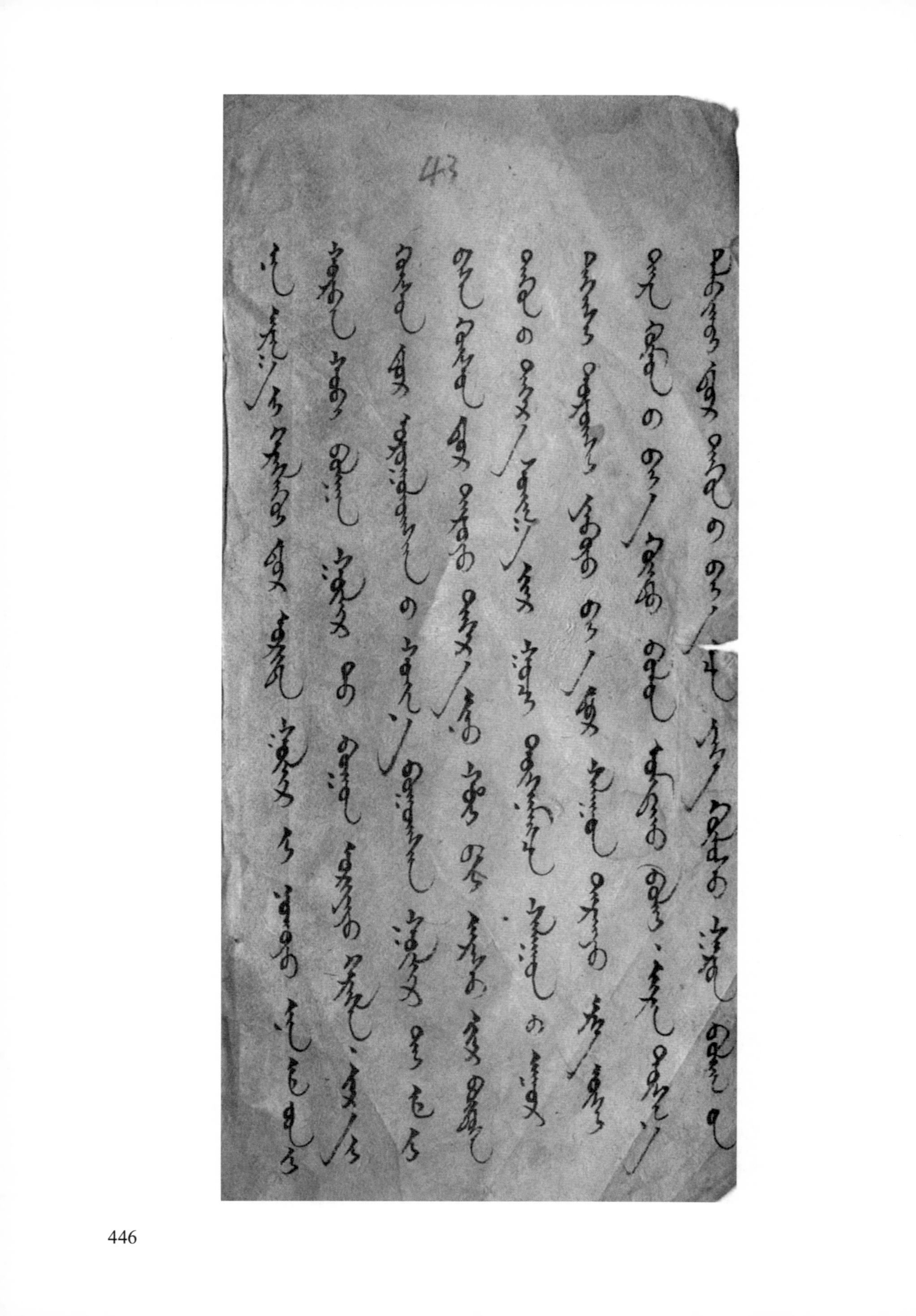

43

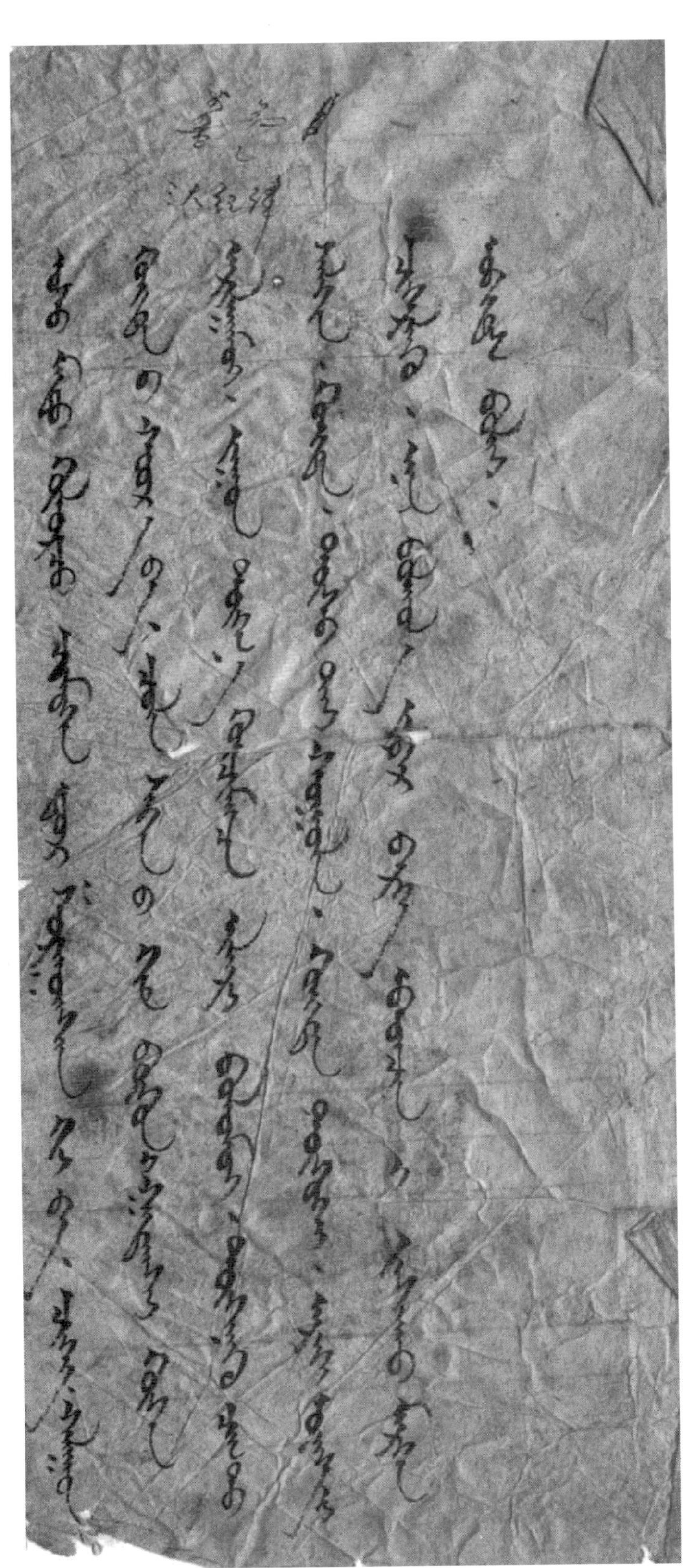

ᠲᠡᠮᠳᠡᠭᠯᠡᠯ

ᠪᠢᠳᠡ《ᠨᠢᠭᠤᠴᠠ ᠲᠣᠪᠴᠢᠶᠠᠨ》ᠪᠣᠯᠤᠨ《ᠮᠣᠩᠭᠣᠯ ᠬᠡᠯᠡᠨ ᠦ ᠰᠤᠳᠤᠯᠭ᠎ᠠ ᠶᠢᠨ ᠴᠤᠪᠤᠷᠠᠯ 3》ᠬᠡᠪᠯᠡᠯ ᠦᠨ ᠠᠵᠢᠯ ᠢ ᠡᠬᠢᠯᠡᠭᠦᠯᠦᠭᠰᠡᠨ ᠡᠴᠡ ᠪᠡᠨ ᠂ ᠡᠳᠦᠭᠡ ᠬᠦᠷᠲᠡᠯᠡ ᠪᠢᠳᠡᠨ ᠦ ᠬᠠᠮᠲᠤ ᠠᠵᠢᠯᠯᠠᠭᠰᠠᠨ ᠨᠥᠬᠦᠷ ᠦᠳ ᠲᠦ ᠪᠠᠶᠠᠷᠯᠠᠯ᠎ᠠ ᠪᠠᠶᠢᠨ᠎ᠠ ᠄

ᠪᠢᠳᠡ ᠡᠨᠡ ᠬᠦ ᠠᠵᠢᠯ ᠳᠤ ᠲᠤᠰᠠᠯᠠᠭᠰᠠᠨ ᠮᠣᠩᠭᠣᠯ ᠬᠡᠯᠡ ᠵᠦᠢ ᠶᠢᠨ ᠡᠷᠳᠡᠮᠲᠡᠨ ᠂ ᠫᠷᠣᠹᠧᠰᠰᠣᠷ (1949 — 2020) ᠪᠠᠭᠰᠢ ᠳᠤ ᠭᠦᠨ ᠬᠦᠨᠳᠦᠲᠡᠶ ᠪᠠᠶᠠᠷᠯᠠᠯ᠎ᠠ ᠢᠯᠡᠷᠬᠡᠶᠢᠯᠡᠨ ᠳᠤᠷᠠᠰᠬᠠᠯ ᠢᠶᠠᠷ ᠪᠠᠨ ᠳᠤᠷᠠᠰᠬᠠᠨ᠎ᠠ ᠄

ᠮᠣᠩᠭᠣᠯ ᠬᠡᠯᠡ ᠪᠢᠴᠢᠭ ᠦᠨ ᠰᠤᠳᠤᠯᠭ᠎ᠠ ᠶᠢᠨ ᠬᠦᠷᠢᠶᠡᠯᠡᠩ ᠦᠨ ᠡᠷᠳᠡᠮᠲᠡᠳ 《ᠨᠢᠭᠤᠴᠠ ᠲᠣᠪᠴᠢᠶᠠᠨ》ᠤ ᠰᠤᠳᠤᠯᠭ᠎ᠠ ᠶᠢᠨ ᠠᠵᠢᠯ ᠳᠤ ᠤᠳᠠᠭ᠎ᠠ ᠳᠡᠮᠵᠢᠯᠭᠡ ᠦᠵᠡᠭᠦᠯᠦᠭᠰᠡᠨ ᠳᠦ ᠂ ᠬᠦᠨᠳᠦᠲᠡᠶ ᠪᠠᠶᠠᠷᠯᠠᠯ᠎ᠠ ᠶᠢᠨ ᠰᠡᠳᠬᠢᠯ ᠢᠶᠡᠨ ᠢᠯᠡᠷᠬᠡᠶᠢᠯᠡᠨ᠎ᠡ ᠄

ᠪᠢᠳᠡ ᠡᠨᠡ ᠨᠣᠮ ᠢ ᠨᠡᠶᠢᠲᠡᠯᠡᠭᠦᠯᠬᠦ ᠳᠦ ᠲᠤᠰᠠᠯᠠᠭᠰᠠᠨ ᠦᠨᠳᠦᠰᠦᠲᠡᠨ ᠦ ᠬᠡᠪᠯᠡᠯ ᠦᠨ ᠬᠣᠷᠢᠶ᠎ᠠ ᠶᠢᠨ ᠮᠣᠩᠭᠣᠯ ᠬᠡᠪᠯᠡᠯ ᠦᠨ ᠨᠠᠶᠢᠷᠠᠭᠤᠯᠬᠤ ᠲᠠᠰᠤᠭ ᠤᠨ ᠨᠥᠬᠦᠳ ᠦᠨ ᠬᠢᠴᠢᠶᠡᠩᠭᠦᠢ ᠬᠥᠳᠡᠯᠮᠦᠷᠢ ᠳᠦ ᠪᠠᠶᠠᠷᠯᠠᠯ᠎ᠠ ᠢᠯᠡᠷᠬᠡᠶᠢᠯᠡᠨ᠎ᠡ ᠄

ᠡᠨᠡ ᠨᠣᠮ ᠤᠨ ᠬᠡᠪᠯᠡᠯ ᠦᠨ ᠠᠵᠢᠯ ᠳᠤ ᠲᠤᠰᠠᠯᠠᠭᠰᠠᠨ ᠪᠦᠬᠦ ᠨᠥᠬᠦᠳ ᠲᠦ ᠪᠠᠶᠠᠷᠯᠠᠯ᠎ᠠ ᠄

ᠨᠣᠮ ᠤᠨ ᠬᠠᠷᠢᠭᠤᠴᠠᠯᠭ᠎ᠠ ᠬᠠᠮᠲᠤ ᠪᠠᠶᠠᠷᠯᠠᠯ᠎ᠠ ᠢᠯᠡᠷᠬᠡᠶᠢᠯᠡᠨ᠎ᠡ !

ᠨᠣᠮ ᠤᠨ ᠵᠣᠬᠢᠶᠠᠭᠴᠢ ᠨᠠᠷ ᠲᠤ ᠪᠠᠶᠠᠷᠯᠠᠯ᠎ᠠ ᠢᠯᠡᠷᠬᠡᠶᠢᠯᠡᠨ᠎ᠡ !

ᠮᠣᠩᠭᠣᠯ ᠬᠡᠯᠡ ᠪᠢᠴᠢᠭ ᠦᠨ ᠰᠤᠳᠤᠯᠭ᠎ᠠ ᠶᠢᠨ ᠬᠦᠷᠢᠶᠡᠯᠡᠩ ᠦᠨ ᠬᠡᠯᠡᠨ ᠦ ᠰᠤᠳᠤᠯᠭ᠎ᠠ ᠶᠢᠨ ᠲᠠᠰᠤᠭ ᠲᠤ

ᠡᠷᠳᠡᠮ ᠰᠢᠨᠵᠢᠯᠡᠭᠡᠨ ᠦ ᠬᠡᠪᠯᠡᠯ ᠦᠨ ᠬᠣᠷᠢᠶ᠎ᠠ ᠪᠢᠴᠢᠪᠡ

2023 ᠣᠨ ᠤ 12 ᠰᠠᠷ᠎ᠠ ᠶᠢᠨ 7 ᠤ ᠡᠳᠦᠷ

ᠬᠠᠷᠢᠭᠤᠴᠠᠬᠤ
ᠨᠠᠢᠷᠠᠭᠤᠯᠤᠭᠴᠢ :
ᠰᠠᠷᠠᠨᠭᠤᠸ᠎ᠠ

ᠬᠠᠪᠰᠤᠷᠤᠭᠰᠠᠨ
ᠨᠠᠢᠷᠠᠭᠤᠯᠤᠭᠴᠢ :
ᠬᠠᠷᠠᠴᠤᠯᠠᠭ᠎ᠠ

ᠬᠠᠪᠳᠠᠰᠤ
ᠵᠢᠷᠤᠭᠴᠢ :
ᠲᠠ ᠴᠢ

ᠦᠨᠳᠦᠰᠦᠲᠡᠨ ᠦ ᠬᠡᠪᠯᠡᠯ ᠦᠨ ᠬᠣᠷᠢᠶ᠎ᠠ ᠬᠡᠪᠯᠡᠨ ᠭᠠᠷᠭᠠᠪᠠ 3

ᠪᠡᠭᠡᠵᠢᠩ ᠬᠣᠲᠠ

ᠦᠨᠳᠦᠰᠦᠲᠡᠨ ᠦ ᠬᠡᠪᠯᠡᠯ ᠦᠨ ᠬᠣᠷᠢᠶ᠎ᠠ ᠬᠡᠪᠯᠡᠪᠡ

*

ᠪᠡᠭᠡᠵᠢᠩ ᠤᠨ ᠰᠢᠨ᠎ᠡ ᠬᠤᠸᠠ ᠪᠢᠴᠢᠭ ᠦᠨ ᠳᠡᠯᠭᠡᠭᠦᠷ ᠲᠠᠷᠬᠠᠭᠠᠪᠠ
ᠰᠢᠨ᠎ᠡ ᠬᠤᠸᠠ ᠪᠢᠴᠢᠭ ᠦᠨ ᠳᠡᠯᠭᠡᠭᠦᠷ ᠪᠦᠬᠦ ᠣᠷᠣᠨ ᠳᠤ ᠬᠤᠳᠠᠯᠳᠤᠨ᠎ᠠ
ᠮᠣᠩᠭᠣᠯᠴᠤᠳ ᠤᠨ ᠪᠦᠬᠦ ᠣᠷᠣᠨ ᠤ ᠬᠡᠪᠯᠡᠯ ᠦᠨ ᠪᠢᠴᠢᠭ
ᠮᠣᠩᠭᠣᠯᠴᠤᠳ ᠤᠨ ᠪᠦᠬᠦ ᠣᠷᠣᠨ ᠤ ᠬᠡᠪᠯᠡᠯ ᠦᠨ ᠳᠡᠯᠭᠡᠭᠦᠷ

*

2023 ᠣᠨ ᠤ 12 ᠰᠠᠷ᠎ᠠ ᠳᠤ ᠠᠩᠬᠠᠳᠤᠭᠠᠷ ᠤᠳᠠ ᠶᠢ ᠳᠠᠷᠤᠪᠠ
2023 ᠣᠨ ᠤ 12 ᠰᠠᠷ᠎ᠠ ᠳᠤ ᠪᠡᠭᠡᠵᠢᠩ ᠳᠦ ᠠᠩᠬᠠᠨ ᠤ ᠬᠡᠪᠯᠡᠯ ᠬᠡᠪᠯᠡᠪᠡ
ᠰᠢᠤᠳᠠᠨ ᠺᠣᠳ᠋ : 100013
ᠤᠲᠠᠰᠤ : (010) 58130062 58130904
ᠦᠨ᠎ᠡ ᠨᠢ : 110.00 ᠶᠤᠸᠠᠨ

图书在版编目（CIP）数据

甘露之鬘：蒙古文 / 拉格胜布仁，伊拉贡巴雅尔整理编辑 . -- 北京：民族出版社，2023.11
（乌审蒙医古籍丛书 / 拉格胜布仁主编）
ISBN 978-7-105-17150-7

Ⅰ . ①甘… Ⅱ . ①拉… ②伊… Ⅲ . ①蒙医—方剂学—蒙古语（中国少数民族语言）Ⅳ . ① R291.2

中国国家版本馆 CIP 数据核字 (2023) 第 225276 号

策划编辑：阿茹汗
责任编辑：阿茹汗
责任校对：萨茹拉
封面设计：金　晔

出版发行：民族出版社
地址：北京市和平里北街 14 号
邮编：100013
网址：http://www.mzpub.com
印刷：北京盛通印刷股份有限公司
经销：各地新华书店
版次：2023 年 12 月第 1 版　2023 年 12 月北京第 1 次印刷
开本：787 毫米 × 1092 毫米　1/16
印张：29
定价：110.00 元
ISBN　978-7-105-17150-7 / R · 640（蒙 85）